中西医结合执业助理医师资格考试医学综合通关题库

（上册）

中国中医药出版社考试图书编辑部　编写

袋鼠医学
DAISHUMED.COM

中医类别医师资格考试指导用书独家出版单位——
中国中医药出版社旗下医学培训平台

券

优惠券 **30** 元

现金抵用券

下载"袋鼠医学APP"
激活优惠券

购买我社正版图书优享30元现金抵用券，使用方法：

（1）扫描左侧二维码下载"袋鼠医学APP"；

（2）登录APP点击导航栏"卡券激活"；

（3）在打开的页面中输入底部涂层中的优惠码即可激活。

注：具体使用规则请见页面，咨询请拨打官方电话400-9001-765；
本优惠券不折现，最终解释权归袋鼠医学所有。

刮开涂层→
获取优惠码

添加客服微信
即可获取

执医模拟冲刺试卷1套（电子版）

每日督学打卡试题

医考政策免费咨询

本系列图书定期勘误汇总

中国中医药出版社
·北　京·

U0649054

图书在版编目（CIP）数据

中西医结合执业助理医师资格考试医学综合通关题库：全二册/中国中医药出版社考试
图书编辑部编写．—北京：中国中医药出版社，2021.11

ISBN 978-7-5132-7193-6

Ⅰ．①中… Ⅱ．①中… Ⅲ．①中西医结合-资格考试-习题集 Ⅳ．①R2-031

中国版本图书馆 CIP 数据核字（2021）第 199193 号

中国中医药出版社出版

北京经济技术开发区科创十三街 31 号院二区 8 号楼
邮政编码　100176
传真　010-64405721
山东临沂新华印刷物流集团有限责任公司印刷
各地新华书店经销

开本 889×1194　1/16　印张 46.5　字数 1178 千字
2021 年 11 月第 1 版　2021 年 11 月第 1 次印刷
书号　ISBN 978-7-5132-7193-6

定价　239.00 元（上、下册）
网址　www.cptcm.com

服 务 热 线　010-64405510
购 书 热 线　010-89535836
维 权 打 假　010-64405753

微信服务号　zgzyycbs
微商城网址　https://kdt.im/LIdUGr
官 方 微 博　http://e.weibo.com/cptcm
天猫旗舰店网址　https://zgzyycbs.tmall.com

如有印装质量问题请与本社出版部联系（010-64405510）

编写说明

为帮助考生有效掌握执业所必须具备的基础理论、基本知识与基本技能，顺利通过医师资格考试，根据《医师资格考试大纲（中医、中西医结合）》（2020年版）、中医执业（含助理）医师（具有规定学历、师承或确有专长）和中西医结合执业（含助理）医师实践技能考试和医学综合考试指导用书，中国中医药出版社考试图书编辑部组织专家编写了中医、中西医结合执业（含助理）医师资格考试医学综合通关题库。

本系列通关题库具有三个鲜明的特点：

1. 权威性：以医师资格准入基本要求为依据，紧扣《医师资格考试大纲（中医、中西医结合）》（2020年版），由资深考试命题专家编写。他们不仅具有较高的理论和临床水平，而且长期研究考试及命题规律，是"学术"与"考试"双重专家，避免了只研究学术不会命题的现象。这可使本系列题库更好地符合考试规律，更加实用和适用。

2. 全面性：医学综合通关题库根据《医师资格考试大纲（中医、中西医结合）》（2020年版）、中医执业（含助理）医师（具有规定学历、师承或确有专长）和中西医结合执业（含助理）医师实践技能考试和医学综合考试指导用书编写，考试大纲要求的知识点能较好地通过习题表现出来。

3. 实效性：本题库涉及的题型是现行考试所用的题型，即A1、A2、A3/A4、B1型题，A1型题是单句型最佳选择题，A2型题是病例摘要型最佳选择题，A3/A4型题是临床情景型最佳选择题，B1型题是标准配伍题。通过不同题型，全面检验考生对临床常见病、多发病的病因、病机、临床表现、诊断与鉴别诊断、治疗原则等知识的熟悉、了解和掌握程度，对必须掌握的基础知识、专业知识的理解能力以及运用所学知识处理临床实际问题的综合应用能力。

我们希望通关题库能助考生一臂之力，但是由于习题是以"点"的形式表达大纲，因此覆盖面有一定局限性。建议考生在认真系统学习考试指导用书过程中，突出理解和应用，通过练习做题检验复习效果，找出自己的薄弱环节，逐步消化吸收知识点，强化知识点的掌握，不放过难点和自身的弱项，适当拓展复习范围。

由于题库海量，难免出现错讹之处，希望广大读者在使用过程中提出宝贵意见和建议，以便我们改正或改进。

中国中医药出版社考试图书编辑部

2021年11月

总目录

上　册

下　册

目 录

（上册）

中医学基础

中医基础理论

中医诊断学

中 药 学

方　剂　学

中西医结合临床

中西医结合内科学

中医学基础

中医基础理论

第一单元　中医学理论体系

A1 型题

1. 关于中医学的学科属性，以下哪项更准确
   A. 科学　　　　　　B. 哲学
   C. 医学科学　　　　D. 自然科学
   E. 自然哲学

2. 中医学的理论体系形成时间最迟为
   A. 夏朝　　　　　　B. 商朝
   C. 春秋时期　　　　D. 战国至秦汉时期
   E. 东汉时期

3. 中医学理论体系形成的实践基础为
   A. 长期医疗经验的丰富积累和总结
   B. 古代社会科学和自然科学的相互渗透
   C. 古代哲学思想的深刻影响
   D. 著名医家的努力
   E. 古代朴素唯物论的形成

4. 中医学理论体系的形成标志为
   A.《五十二病方》　B.《黄帝内经》
   C.《难经》　　　　D.《伤寒杂病论》
   E.《神农本草经》

5. 中医学理论体系的确立标志为
   A.《五十二病方》《黄帝内经》《难经》
   　　《伤寒杂病论》
   B.《黄帝内经》《难经》《伤寒杂病论》
   　　《神农本草经》
   C.《五十二病方》《黄帝内经》《难经》

《神农本草经》
   D.《五十二病方》《黄帝内经》《伤寒杂
   　　病论》《神农本草经》
   E.《五十二病方》《难经》《伤寒杂病
   　　论》《神农本草经》

6. 中医学的基本特点是
   A. 整体观念和阴阳五行
   B. 四诊八纲和辨证论治
   C. 同病异治和异病同治
   D. 整体观念和辨证论治
   E. 阴阳五行和五运六气

7. 中医学整体观念的含义是
   A. 人体是一个有机整体
   B. 人体自身以及人与环境之间的完整性
   C. 人体自身以及人与环境之间的统一性
   D. 人体自身以及人与环境之间的完整性、
   　　统一性和联系性
   E. 人体脏腑组织之间的整体联系性

8. 中医学理论体系的哲学基础是
   A. 精气学说　　　　B. 阴阳学说
   C. 五行学说　　　　D. 阴阳五行学说
   E. 精气、阴阳、五行学说

9. 中医学的指导思想是
   A. 整体观念　　　　B. 辨证论治
   C. 形神合一　　　　D. 理法方药
   E. 人体整体联系的统一性

10. 中医学的诊疗特点是

A. 望闻问切　　　B. 四诊八纲
C. 辨证论治　　　D. 治病求本
E. 审证求因

11. 人体整体联系的统一性表现为
    A. 形体结构的统一性
    B. 生命物质的统一性
    C. 机能活动的统一性
    D. 形体结构和生命物质的统一性
    E. 形体结构、生命物质和功能活动的统一性

12. 人与外界环境的统一性表现为
    A. 人与自然环境的统一性
    B. 人与社会环境的统一性
    C. 人与自然、社会环境的统一性
    D. 人禀天地之气而生
    E. 人与自然均受阴阳五行规律制约

13. 人类赖以生存和发展的自然环境是
    A. 大气环境　　　B. 水环境
    C. 土壤环境　　　D. 水和土壤环境
    E. 大气、水和土壤环境

14. 中医学整体观念在诊断学上的具体体现为
    A. 四诊合参
    B. 审察内外
    C. 辨证
    D. 四诊合参与辨证
    E. 四诊合参、审察内外与辨证

15. 中医学整体防治观的具体体现为
    A. 治病求本
    B. 异法方宜
    C. 辨证论治
    D. 治病求本与辨证论治
    E. 治病求本、辨证论治与异法方宜

16. 中医认识疾病和进行辨证的主要依据是
    A. 症状　　　B. 舌象
    C. 脉象　　　D. 病史
    E. 舌象和脉象

17. 中医学"证"的概念是

A. 疾病的症状与体征
B. 对疾病症状与体征的调查过程
C. 对疾病症状与体征的分析过程
D. 疾病发展过程中某一阶段的病理概括
E. 阴阳失调的具体表现

18. 证候的病理本质的内涵是
    A. 病因
    B. 病因与病性
    C. 病位与邪正关系
    D. 病性与邪正关系
    E. 病因、病性、病位与邪正关系

19. 决定证候病理本质的因素是
    A. 病因　　　B. 病性
    C. 病机　　　D. 病位
    E. 邪正关系

20. 构成疾病和证候临床表现的基本要素是
    A. 四诊　　　B. 舌象
    C. 脉象　　　D. 舌象和脉象
    E. 症状

21. 同病异治之"异"，是指
    A. 证候之异　　　B. 病因之异
    C. 病因和证候之异　D. 病因和病位之异
    E. 病性和病位之异

22. 异病同治之"同"，是指
    A. 病因之同　　　B. 病性之同
    C. 病位之同　　　D. 病因和病性之同
    E. 证候之同

B1 型题

A. 整体观念　　　B. 辨证论治
C. 天人合一　　　D. 形神合一
E. 阴平阳秘

1. 中医学理论体系的指导思想是
2. 中医学的治疗特点是

A. 症状　　　B. 体征
C. 舌象　　　D. 脉象

E. 四诊

3. 认识疾病和进行辨证的主要依据是

4. 客观诊察获得的病人机体异常变化的现象是

6. D	7. D	8. E	9. A	10. C
11. E	12. C	13. E	14. E	15. E
16. A	17. D	18. E	19. C	20. E
21. A	22. E			

参考答案

A1 型题

1. C   2. D   3. A   4. B   5. B

B1 型题

1. A   2. B   3. A   4. B

第二单元 精气学说

A1 型题

1. 构成世界的本源是

   A. 天气   B. 精气

   C. 阳气   D. 水精

   E. 地气

2. 构成人体的基本物质是

   A. 天气   B. 清气

   C. 阳气   D. 水精

   E. 精气

3. 天地万物相互联系的中介是

   A. 天气   B. 地气

   C. 精气   D. 阴阳

   E. 阳气

4. 精的概念源自于

   A. 阴阳说   B. 水地说

   C. 五行说   D. 元气说

   E. 云气说

5. 气的概念源自于

   A. 阴阳说   B. 水地说

   C. 五行说   D. 云气说

   E. 元气说

6. "精" 首见于下述的著作是

   A.《吕氏春秋》   B.《论衡》

   C.《老子》   D.《淮南子》

   E.《道德经》

B1 型题

   A. 阴阳说   B. 水地说

   C. 五行说   D. 元气说

   E. 云气说

1. 气的概念源自于

2. 精的概念源自于

参考答案

A1 型题

1. B   2. E   3. C   4. B   5. D

6. C

B1 型题

1. E   2. B

第三单元　阴阳学说

A1 型题

1. 阴阳的概念是
   A. 古代的两点论
   B. 相互对立的两个事物
   C. 一个事物内部相互对立的两个方面
   D. 矛盾
   E. 对自然界相互关联的某些事物和现象对立双方属性的概括

2. 阴阳属性的征兆是
   A. 寒与热　　　　B. 水与火
   C. 上与下　　　　D. 左与右
   E. 动与静

3. 属于"阴中之阳"的是
   A. 上午　　　　　B. 中午
   C. 下午　　　　　D. 前半夜
   E. 后半夜

4. 属于"阳中之阴"的是
   A. 前半夜　　　　B. 下午
   C. 上午　　　　　D. 中午
   E. 后半夜

5. 属于"阳中之阳"的是
   A. 上午　　　　　B. 下午
   C. 前半夜　　　　D. 中午
   E. 后半夜

6. 属于"阴中之阴"的是
   A. 上午　　　　　B. 下午
   C. 前半夜　　　　D. 中午
   E. 后半夜

7. "阴盛者胜之以阳"所说明的阴阳关系是
   A. 阴阳交感　　　B. 阴阳对立
   C. 阴阳互根　　　D. 阴阳消长

E. 阴阳转化

8. "动极者镇之以静"所说明的阴阳关系是
   A. 阴阳相互转化　B. 阴阳互根互用
   C. 阴阳相互消长　D. 阴阳对立制约
   E. 阴阳动态平衡

9. "阴在内，阳之守也"所说明的阴阳关系是
   A. 阴阳交感　　　B. 阴阳互根
   C. 阴阳对立　　　D. 阴阳消长
   E. 阴阳转化

10. "热者寒之"所体现的阴阳关系是
    A. 阴阳交感　　　B. 阴阳互根
    C. 阴阳对立　　　D. 阴阳消长
    E. 阴阳转化

11. "阴胜则阳病"所说明的阴阳关系是
    A. 阴阳转化　　　B. 阴阳对立
    C. 阴阳互根　　　D. 阴阳互藏
    E. 阴阳交感

12. "寒极生热"所说明的阴阳关系是
    A. 阴阳交感　　　B. 阴阳对立
    C. 阴阳互根　　　D. 阴阳消长
    E. 阴阳转化

13. "重阴必阳"所说明的阴阳关系是
    A. 阴阳交感　　　B. 阴阳对立
    C. 阴阳互根　　　D. 阴阳消长
    E. 阴阳转化

14. "阴中求阳"说明的阴阳关系是
    A. 阴阳交感　　　B. 阴阳对立
    C. 阴阳互根　　　D. 阴阳消长
    E. 阴阳转化

15. "阴损及阳"说明的阴阳关系是
    A. 阴阳交感　　　B. 阴阳对立
    C. 阴阳互根　　　D. 阴阳消长

E. 阴阳转化

16. "无阴则阳无以化" 所说明的阴阳关系是

    A. 阴阳交感   B. 阴阳对立

    C. 阴阳互根   D. 阴阳消长

    E. 阴阳转化

17. "阴阳离决，精气乃绝" 是指

    A. 阴阳平衡关系的破坏

    B. 阴阳对立关系的破坏

    C. 阴阳互根关系的破坏

    D. 阴阳消长关系的破坏

    E. 阴阳转化关系的破坏

18. "阴平阳秘，精神乃治" 是指

    A. 阴阳对立消长关系的正常

    B. 阴阳对立制约关系的正常

    C. 阴阳互根互用关系的正常

    D. 阴阳消长平衡关系的正常

    E. 阴阳相互转化关系的正常

19. "阴根于阳，阳根于阴" 所说明的阴阳关系是

    A. 阴阳交感   B. 阴阳对立

    C. 阴阳互根   D. 阴阳消长

    E. 阴阳转化

20. 阴阳的转化是

    A. 有条件的   B. 无条件的

    C. 绝对的   D. 相对的

    E. 必然的

21. 下列选项，可用阴阳对立制约解释的是

    A. 寒极生热   B. 阴损及阳

    C. 寒者热之   D. 重阴必阳

    E. 阴中求阳

22. 下列选项，可用阴阳相互转化解释的是

    A. 寒极生热   B. 阴损及阳

    C. 寒者热之   D. 阴病治阳

    E. 阴中求阳

23. 下列选项，可用阴阳互根互用解释的是

    A. 寒极生热   B. 阴病治阳

    C. 寒者热之   D. 重阴必阳

E. 阴中求阳

24. 可用阴阳对立制约解释的是

    A. 寒极生热   B. 阴损及阳

    C. 阳盛伤阴   D. 重阴必阳

    E. 阴中求阳

25. 五脏分阴阳，肺的阴阳属性是

    A. 阳中之阳   B. 阳中之阴

    C. 阴中之阳   D. 阴中之阴

    E. 阴中之至阴

26. 五脏分阴阳，心的阴阳属性是

    A. 阴中之阴   B. 阴中之阳

    C. 阳中之阴   D. 阳中之阳

    E. 阴中之至阴

27. 五脏分阴阳，脾的阴阳属性是

    A. 阳中之阳   B. 阳中之阴

    C. 阴中之阳   D. 阴中之阴

    E. 阴中之至阴

28. 五脏分阴阳，肝的阴阳属性是

    A. 阳中之阳   B. 阳中之阴

    C. 阴中之阳   D. 阴中之阴

    E. 阴中之至阴

29. 五脏分阴阳，肾的阴阳属性是

    A. 阳中之阳   B. 阳中之阴

    C. 阴中之阳   D. 阴中之阴

    E. 阴中之至阴

30. 导致实热证的阴阳失调是

    A. 阳偏盛   B. 阳偏衰

    C. 阴偏盛   D. 阴偏衰

    E. 阴盛阳病

31. 导致虚热证的阴阳失调是

    A. 阳偏盛   B. 阳偏衰

    C. 阴偏盛   D. 阴偏衰

    E. 阴盛阳病

32. 导致虚寒证的阴阳失调是

    A. 阳偏盛   B. 阳偏衰

    C. 阴偏盛   D. 阴偏衰

    E. 阴盛阳病

33. 导致实寒证的阴阳失调是

A. 阳偏盛   B. 阳偏衰

C. 阴偏盛   D. 阴偏衰

E. 阳胜阴病

34. 属于阳的脉象是

  A. 浮   B. 沉

  C. 迟   D. 涩

  E. 细

35. 属于阴的脉象是

  A. 浮   B. 数

  C. 迟   D. 滑

  E. 洪

36. 属于阳证的是

  A. 里证   B. 表证

  C. 寒证   D. 虚证

  E. 阴虚证

37. 属于阴证的是

  A. 虚证   B. 表证

  C. 热证   D. 实证

  E. 阳亢证

38. 下列选项，属于阴的是

  A. 浮脉   B. 面色鲜明

  C. 迟脉   D. 背部

  E. 声高气粗

39. 下列选项，属于阳的是

  A. 面色晦暗   B. 声低无力

  C. 脉象沉细   D. 心烦不宁

  E. 精神萎靡

40. "阳病治阴"的病理基础是

  A. 阴虚   B. 阳虚

  C. 阴胜   D. 阳胜

  E. 阴阳两虚

41. "阴病治阳"的病理基础是

  A. 阴虚   B. 阳虚

  C. 阴盛   D. 阳盛

  E. 阴阳两虚

42. 适用于阴偏衰的治疗方法是

  A. 阳病治阴   B. 阴病治阳

  C. 阴中求阳   D. 阳病治阴

E. 阴病治阴

43. "阴中求阳"的治疗方法适用于

  A. 阴虚   B. 阳虚

  C. 阴盛   D. 阳盛

  E. 阴阳两虚

44. "阳中求阴"的治疗方法适用于

  A. 阴虚   B. 阳虚

  C. 阴盛   D. 阳盛

  E. 阴阳两虚

45. 补阴时适当配伍补阳药称为

  A. 阴中求阳   B. 阳中求阴

  C. 阴病治阳   D. 阳病治阴

  E. 阴病治阴

46. 补阳时适当配伍补阴药称为

  A. 阴中求阳   B. 阳中求阴

  C. 阴病治阳   D. 阳病治阴

  E. 阳病治阳

47. 阴阳偏衰的治疗原则是

  A. 损其有余   B. 补其不足

  C. 寒者热之   D. 热者寒之

  E. 寒因寒用

48. 阴阳偏盛的治疗原则是

  A. 损其有余   B. 补其不足

  C. 寒者热之   D. 热者寒之

  E. 热因热用

49. "益火之源，以消阴翳"适用于

  A. 阴病治阳   B. 阳病治阴

  C. 热者寒之   D. 寒者热之

  E. 阳中求阴

50. "壮水之主，以制阳光"适用于

  A. 阴病治阳   B. 阳病治阴

  C. 热者寒之   D. 寒者热之

  E. 阳中求阴

51. "热者寒之"适用于

  A. 阴虚风动   B. 阳虚则寒

  C. 阴盛则寒   D. 阳盛则热

  E. 阴阳两虚

52. "寒者热之"适用于

A. 阴虚则热　　　　B. 阳虚水停

C. 阴盛则寒　　　　D. 阳盛则热

E. 阴阳两虚

53. "阴中求阳"适用于

A. 阴虚则热　　　　B. 阳虚则寒

C. 阴盛则寒　　　　D. 阳盛则热

E. 阴阳两虚

54. "阳中求阴"适用于

A. 阴虚则热　　　　B. 阳虚则寒

C. 阴盛则寒　　　　D. 阳盛则热

E. 阴阳两虚

55. 属于阳的五味是

A. 酸　　　　　　　B. 苦

C. 咸　　　　　　　D. 辛

E. 涩

56. 属于阴的五味是

A. 酸　　　　　　　B. 甘

C. 淡　　　　　　　D. 辛

E. 涩

57. 下列哪项不属于阴阳学说的基本内容

A. 阴阳的对立制约

B. 阴阳的消长

C. 阴阳的互根互用

D. 阴阳的胜复

E. 阴阳的转化

B1 型题

A. 阳中之阳　　　　B. 阳中之阴

C. 阴中之阴　　　　D. 阴中之阳

E. 阴中至阴

1. 在昼夜的阴阳属性中，下午属

2. 在五脏部位的阴阳属性中，肝为

A. 相关性　　　　　B. 普遍性

C. 相对性　　　　　D. 规定性

E. 转化性

3. 宇宙万物的发展与联系，反映了阴阳的

4. 阴中有阳，阳中有阴，反映了阴阳的

A. 阴阳对立　　　　B. 阴阳消长

C. 阴阳互藏　　　　D. 阴阳互根

E. 阴阳交感

5. 无寒就无所谓热，无热则无所谓寒，体现了

6. 天地氤氲，万物化醇，体现了

A. 实热证　　　　　B. 虚热证

C. 实寒证　　　　　D. 虚寒证

E. 真寒假热证

7. 阴虚所致的证候是

8. 阳盛所致的证候是

A. 实热证　　　　　B. 实寒证

C. 虚热证　　　　　D. 虚寒证

E. 真热假寒证

9. 阳虚所致的证候是

10. 阴盛所致的证候是

A. 阴不足则阳相对亢盛

B. 阳不足则阴相对有余

C. 阳有余则致阴液受损

D. 阴有余则致阳气受损

E. 阴欲消亡则阳无所依

11. "阴盛则阳病"的含义是

12. "阳盛则阴病"的含义是

A. 热极似寒，寒极似热

B. 寒极生热，热极生寒

C. 阴盛则寒，阳盛则热

D. 阴虚则热，阳虚则寒

E. 阴损及阳，阳损及阴

13. 可用阴阳互根解释的是

14. 可用阴阳转化解释的是

A. 实热证　　　　　B. 实寒证

C. 虚寒证　　　　　D. 虚热证

E. 寒热错杂证

15. "益火之源，以消阴翳"的适应证是

16. "壮水之主，以制阳光"的适应证是

    A. 实热证   B. 虚热证

    C. 实寒证   D. 虚寒证

    E. 寒热错杂证

17. 阳病治阴的适应证为

18. 阴病治阳的适应证为

    A. 阴中求阳   B. 阳中求阴

    C. 阳病治阴   D. 阴病治阳

    E. 补阴补阳

19. 补阴时适当配以补阳药为

20. 补阳时适当配以补阴药为

参考答案

A1 型题

1. E   2. B   3. E   4. B   5. A

6. C	7. B	8. D	9. B	10. C
11. B	12. E	13. E	14. C	15. C
16. C	17. C	18. D	19. C	20. A
21. C	22. A	23. E	24. C	25. B
26. D	27. E	28. C	29. D	30. A
31. D	32. B	33. C	34. A	35. C
36. B	37. A	38. C	39. D	40. A
41. B	42. A	43. B	44. A	45. B
46. A	47. B	48. A	49. A	50. B
51. D	52. C	53. B	54. A	55. D
56. A	57. D			

B1 型题

1. B	2. D	3. B	4. C	5. D
6. E	7. B	8. A	9. D	10. B
11. D	12. C	13. E	14. B	15. C
16. D	17. B	18. D	19. B	20. A

第四单元　五行学说

A1 型题

1. 五行中具有"曲直"特性的是
    A. 木   B. 火
    C. 土   D. 金
    E. 水

2. 五行中"木"的特性是
    A. 炎上   B. 润下
    C. 稼穑   D. 曲直
    E. 从革

3. 五行中"土"的特性是

    A. 炎上   B. 润下
    C. 稼穑   D. 曲直
    E. 从革

4. 五行中"金"的特性是
    A. 炎上   B. 润下
    C. 稼穑   D. 曲直
    E. 从革

5. 五行中具有"润下"特性的是
    A. 木   B. 火
    C. 土   D. 金
    E. 水

6. 属于五行之"火"的是

A. 宫音　　　　　　B. 角音

C. 商音　　　　　　D. 徵音

E. 羽音

7. 季节中属于五行之"土"的是

A. 春　　　　　　　B. 夏

C. 长夏　　　　　　D. 秋

E. 冬

8. 五行中，"木"的"母"行是

A. 水　　　　　　　B. 火

C. 土　　　　　　　D. 金

E. 木

9. 五行中，"水"的"子"行是

A. 金　　　　　　　B. 木

C. 水　　　　　　　D. 火

E. 土

10. 五行中，"金"的"所不胜"之行是

A. 火　　　　　　　B. 水

C. 土　　　　　　　D. 木

E. 金

11. 五行中，"金"的"所胜"之行是

A. 火　　　　　　　B. 水

C. 土　　　　　　　D. 木

E. 金

12. 金是水的

A. 母　　　　　　　B. 子

C. 所胜　　　　　　D. 所不胜

E. 相生

13. 火是水的

A. 母　　　　　　　B. 子

C. 所胜　　　　　　D. 所不胜

E. 相生

14. 木是金的

A. 母　　　　　　　B. 子

C. 所胜　　　　　　D. 所不胜

E. 相生

15. 土是金的

A. 母　　　　　　　B. 子

C. 所胜　　　　　　D. 所不胜

E. 相克

16. 下列选项属五行之"土"的是

A. 目　　　　　　　B. 舌

C. 口　　　　　　　D. 鼻

E. 耳

17. 下列选项属五行之"金"的是

A. 筋　　　　　　　B. 脉

C. 肉　　　　　　　D. 皮

E. 骨

18. 下列选项属五行之"水"的是

A. 恐　　　　　　　B. 脉

C. 肉　　　　　　　D. 皮

E. 怒

19. 长夏的五行属性是

A. 木　　　　　　　B. 火

C. 土　　　　　　　D. 金

E. 水

20. 按五行生克关系，肝为脾之

A. 母　　　　　　　B. 子

C. 所胜　　　　　　D. 所不胜

E. 相生

21. 按五行生克关系，木之所不胜是

A. 木　　　　　　　B. 火

C. 土　　　　　　　D. 金

E. 水

22. 按五行生克关系，肺的所不胜之脏是

A. 心　　　　　　　B. 肝

C. 脾　　　　　　　D. 肾

E. 肺

23. 按五行生克关系，肾的所不胜之脏是

A. 心　　　　　　　B. 肝

C. 脾　　　　　　　D. 肺

E. 肾

24. 按五行生克关系，心的所不胜之脏是

A. 肺　　　　　　　B. 脾

C. 肝　　　　　　　D. 肾

E. 心

25. 按五行生克关系，肝的所胜之脏是

A. 心　　　　　　　　　B. 肺

C. 脾　　　　　　　　　D. 肾

E. 肝

26. 肺病及肝的五行传变是

    A. 母病及子　　　　　　B. 相乘

    C. 子病犯母　　　　　　D. 相侮

    E. 相克

27. 肺病及肾的五行传变是

    A. 母病及子　　　　　　B. 相乘

    C. 子病犯母　　　　　　D. 相侮

    E. 相克

28. 肺病及脾的五行传变是

    A. 母病及子　　　　　　B. 相乘

    C. 子病犯母　　　　　　D. 相侮

    E. 相克

29. 肺病及心的五行传变是

    A. 母病及子　　　　　　B. 相乘

    C. 子病犯母　　　　　　D. 相侮

    E. 相克

30. 属于"五行相乘"的脏腑传变是

    A. 心病及脾　　　　　　B. 心病及肾

    C. 心病及肺　　　　　　D. 心病及肝

    E. 心病及胃

31. 属于"五行相侮"的脏腑传变是

    A. 心病及脾　　　　　　B. 心病及肾

    C. 心病及肺　　　　　　D. 心病及肝

    E. 心病及胃

32. 属于"母病及子"传变的是

    A. 心病及脾　　　　　　B. 心病及肾

    C. 心病及肺　　　　　　D. 心病及肝

    E. 肺病及心

33. 属于"子病犯母"传变的是

    A. 心病及脾　　　　　　B. 心病及肾

    C. 心病及肺　　　　　　D. 心病及肝

    E. 心病及胃

34. "亢则害，承乃制"说明了五行之间的

    A. 相生关系　　　　　　B. 相克关系

    C. 制化关系　　　　　　D. 相乘关系

E. 相侮关系

35. "见肝之病，知肝传脾"是指

    A. 木克土　　　　　　　B. 木疏土

    C. 木乘土　　　　　　　D. 木侮土

    E. 木生土

36. "木火刑金"属于

    A. 母病及子　　　　　　B. 相乘

    C. 子病犯母　　　　　　D. 相侮

    E. 相克

37. 五行学说认为病情较重的色脉关系是

    A. 色与脉的五行属性相同

    B. 色与脉的五行属性相生

    C. 客色胜主色

    D. 色与脉的五行属性相克

    E. 主色胜客色

38. 五行学说认为病情较轻的色脉关系是

    A. 色与脉的五行属性相同

    B. 色与脉的五行属性相生

    C. 客色胜主色

    D. 色与脉的五行属性相克

    E. 主色胜客色

39. 面见青色，脉见弦象的病证是

    A. 肝病　　　　　　　　B. 心病

    C. 脾病　　　　　　　　D. 肺病

    E. 肾病

40. 面见赤色，脉见洪象的病证是

    A. 肝病　　　　　　　　B. 心病

    C. 脾病　　　　　　　　D. 肺病

    E. 肾病

41. 培土生金法的理论基础是

    A. 五行相生　　　　　　B. 五行相克

    C. 五行制化　　　　　　D. 五行相乘

    E. 五行相侮

42. 泻南补北法的理论基础是

    A. 五行相生　　　　　　B. 五行相克

    C. 五行制化　　　　　　D. 五行相乘

    E. 五行相侮

43. 下列选项属于"实则泻其子"治则的是

A. 肝旺泻心　　　　B. 肝旺泻胆

C. 肝旺泻肾　　　　D. 肝旺泻肺

E. 肺旺泻胃

44. 根据五行相生规律确立的治法是

A. 泻南补北　　　　B. 益火补土

C. 抑木扶土　　　　D. 培土制水

E. 佐金平木

45. 根据五行相克规律确立的治法是

A. 金水相生　　　　B. 益火补土

C. 抑木扶土　　　　D. 滋水涵木

E. 培土生金

46. 根据五行相克规律，怒能胜

A. 喜　　　　　　　B. 思

C. 悲　　　　　　　D. 恐

E. 惊

47. 根据五行相克规律，思能胜

A. 喜　　　　　　　B. 怒

C. 悲　　　　　　　D. 恐

E. 惊

48. 下列选项属于五行相生规律传变的是

A. 木旺乘土　　　　B. 土虚木乘

C. 木火刑金　　　　D. 水不涵木

E. 土虚水侮

49. 泻南补北法的适应证是

A. 心肾阳虚证　　　B. 心肾不交证

C. 肝肾阴虚证　　　D. 心火上炎证

E. 肝火犯肺证

50. 滋水涵木法的适应证是

A. 肝阳偏亢证　　　B. 心肾不交证

C. 肺肾阴虚证　　　D. 肝阳不足证

E. 肾阴不足证

51. 佐金平木法的适应证是

A. 肝脾不调证　　　B. 肝火犯肺证

C. 肝肾阴虚证　　　D. 肝火上炎证

E. 肝胆湿热证

52. 金水相生法的适应证是

A. 肺阴虚证　　　　B. 肾阴虚证

C. 肺肾阴虚证　　　D. 肺气虚证

E. 肺肾气虚证

53. 培土生金法的适应证是

A. 肺气虚证　　　　B. 脾气虚证

C. 肺脾气虚证　　　D. 肺阴虚证

E. 肺气不宣证

B1 型题

A. 酸　　　　　　　B. 苦

C. 甘　　　　　　　D. 辛

E. 咸

1. 属于"金"之五味是

2. 属于"水"之五味是

A. 青　　　　　　　B. 赤

C. 黄　　　　　　　D. 白

E. 黑

3. 属于"土"之五色是

4. 属于"火"之五色是

A. 怒　　　　　　　B. 喜

C. 思　　　　　　　D. 悲

E. 恐

5. 属于"火"之五志是

6. 属于"木"之五志是

A. 肝　　　　　　　B. 心

C. 脾　　　　　　　D. 肺

E. 肾

7. 面青，嗜酸，脉弦，其病位多在

8. 面赤，口苦，脉数，其病位多在

A. 肺病及心　　　　B. 肺病及肝

C. 肺病及肾　　　　D. 肺病及脾

E. 脾病及肾

9. 属于母病及子的是

10. 属于子病犯母的是

    A. 相乘　　　　　　B. 相侮

    C. 相克　　　　　　D. 母病及子

    E. 子病犯母

11. 脾病及肾属于

12. 肺病及心属于

    A. 滋水涵木法　　　B. 益火补土法

    C. 培土生金法　　　D. 抑木扶土法

    E. 金水相生法

13. 温肾阳以补脾阳的治法是

14. 用于治疗肝旺脾虚的治法是

参考答案

A1 型题

1. A	2. D	3. C	4. E	5. E

6. D	7. C	8. A	9. B	10. A
11. D	12. A	13. C	14. C	15. A
16. C	17. D	18. A	19. C	20. D
21. D	22. A	23. C	24. D	25. C
26. B	27. A	28. C	29. D	30. C
31. B	32. A	33. D	34. C	35. C
36. D	37. D	38. B	39. A	40. B
41. A	42. B	43. A	44. B	45. C
46. B	47. D	48. D	49. B	50. A
51. B	52. C	53. C		

B1 型题

1. D	2. E	3. C	4. B	5. B
6. A	7. A	8. B	9. C	10. D
11. A	12. B	13. B	14. D	

第五单元　藏象学说

A1 型题

1. 藏象的基本含义是
    A. 以五脏为中心的整体观
    B. 内脏的解剖形象
    C. 脏腑的生理功能
    D. 脏腑的病理表现
    E. 内脏及表现于外的生理病理现象

2. 藏象学说的主要思维方法是
    A. 逻辑　　　　　　B. 辨证
    C. 演绎　　　　　　D. 反证
    E. 以象定脏

3. 五脏共同的生理特点是

    A. 传化物　　　　　B. 满而不实
    C. 实而不满　　　　D. 泻而不藏
    E. 受盛水谷

4. 区分五脏、六腑和奇恒之腑的最主要依据是
    A. 分布部位的不同　B. 解剖形态的不同
    C. 功能特点的不同　D. 阴阳属性的不同
    E. 表里联络的不同

5. 具有"藏而不泻"特点的是
    A. 五脏　　　　　　B. 六腑
    C. 奇恒之腑　　　　D. 五官
    E. 五体

6. 藏象学说的核心内容是
    A. 五脏　　　　　　B. 六腑

C. 脏腑　　　　　　　D. 奇恒之腑

E. 官窍

7. 下列哪项不是中医学藏象系统的特点

  A. 脏腑分阴阳为一整体

  B. 五脏与形体诸窍联结成一个整体

  C. 五脏的生理活动与精神情志密切相关

  D. 五脏相互之间是一整体

  E. 五脏与自然之间是一整体

参考答案

A1 型题

1. E　　2. E　　3. B　　4. C　　5. A

6. C　　7. E

第六单元　五　脏

A1 型题

1. 心的生理特性是

  A. 主通明　　　　　B. 主升清

  C. 主通降　　　　　D. 主疏泄

  E. 主宣发肃降

2. 下列哪项不属于肺的生理特性

  A. 华盖　　　　　　B. 娇脏

  C. 宣发　　　　　　D. 升清

  E. 肃降

3. 肾的生理特性是

  A. 宣发肃降　　　　B. 升清降浊

  C. 主蛰守位　　　　D. 喜燥恶湿

  E. 喜润恶燥

4. 脾的生理特性是

  A. 宣发肃降　　　　B. 喜条达恶抑郁

  C. 喜润恶燥　　　　D. 喜燥恶湿

  E. 喜热恶寒

5. 肝的生理特性是

  A. 娇脏　　　　　　B. 柔脏

  C. 刚脏　　　　　　D. 孤脏

  E. 阳脏

6. 下列哪项不属于肝主疏泄功能的体现

  A. 调畅情志

  B. 促进脾胃的运化

  C. 促进血津液的运行

  D. 调节汗液的排泄

  E. 调节男子的排精

7. 五脏阴阳的根本是

  A. 心阴与心阳　　　B. 脾阴与脾阳

  C. 肝阴与肝阳　　　D. 肾阴与肾阳

  E. 肺阴与肺阳

8. 心为"君主之官"的理论基础是

  A. 心主血脉　　　　B. 心主神明

  C. 心在五行属火　　D. 心开窍于舌

  E. 心在志为喜

9. 心为"五脏六腑之大主"的理论基础是

  A. 心主血脉　　　　B. 心主神明

  C. 心开窍于舌　　　D. 心其华在面

  E. 心在志为喜

10. 具有主神明功能的是

  A. 肝　　　　　　　B. 肺

  C. 心　　　　　　　D. 脾

  E. 肾

11. 具有主血脉功能的是

  A. 肝　　　　　　　B. 肺

  C. 心　　　　　　　D. 脾

  E. 肾

12. 肺主一身之气体现在

A. 吸入清气   B. 宣发卫气

C. 生成宗气   D. 助心行血

E. 呼出浊气

13. 有"华盖"之称的是

A. 肝   B. 心

C. 脾   D. 肺

E. 肾

14. "水之上源"是

A. 肝   B. 心

C. 脾   D. 肺

E. 肾

15. "气之本"是

A. 肝   B. 心

C. 脾   D. 肺

E. 肾

16. 具有助心行血功能的是

A. 肝   B. 心

C. 脾   D. 肺

E. 肾

17. 具有主一身之气功能的是

A. 肝   B. 心

C. 脾   D. 肺

E. 肾

18. "通调水道"依赖于肺功能的

A. 主一身之气   B. 司呼吸之气

C. 朝百脉   D. 主治节

E. 宣发肃降

19. 肺之"门户"是

A. 鼻   B. 口

C. 喉   D. 皮毛

E. 汗孔

20. "气血生化之源"指的是

A. 肝   B. 心

C. 脾   D. 肺

E. 肾

21. "后天之本"指的是

A. 肝   B. 心

C. 脾   D. 肺

E. 肾

22. 主升清的脏是

A. 肝   B. 心

C. 脾   D. 肺

E. 肾

23. 主统血的脏是

A. 肝   B. 心

C. 脾   D. 肺

E. 肾

24. 主四肢的脏是

A. 肝   B. 心

C. 脾   D. 肺

E. 肾

25. 主运化水液的脏是

A. 肝   B. 心

C. 脾   D. 肺

E. 肾

26. 主疏泄的脏是

A. 肝   B. 心

C. 脾   D. 肺

E. 肾

27. 与情志调畅密切相关的脏是

A. 肝   B. 心

C. 脾   D. 肺

E. 肾

28. 能够促进脾胃运化的脏是

A. 肝   B. 心

C. 肠   D. 肺

E. 肾

29. 调节血量的脏是

A. 肝   B. 心

C. 脾   D. 肺

E. 肾

30. "刚脏"指的是

A. 肝   B. 心

C. 脾   D. 肺

E. 肾

31. 具有体阴用阳特性的脏是

A. 肝   B. 心

C. 脾   D. 肺

E. 肾

32. 主管一身阴阳的脏是

A. 肝   B. 心

C. 脾   D. 肺

E. 肾

33. "先天之本"是

A. 肝   B. 心

C. 脾   D. 肺

E. 肾

34. 化生"天癸"的物质基础是

A. 肝血   B. 肾精

C. 脾气   D. 肺阴

E. 肾阳

35. 促进机体滋润、宁静、成形和制约阳热功能的物质是

A. 肾精   B. 肾气

C. 肾阴   D. 肾阳

E. 肾血

36. 主纳气的脏是

A. 肝   B. 心

C. 脾   D. 肺

E. 肾

37. 与肾主水液有关的是

A. 肾精的作用 B. 天癸的作用

C. 肾阴的作用 D. 肾阳的作用

E. 肾血的作用

38. "胃之关"指的是

A. 贲门   B. 幽门

C. 膀胱   D. 大肠

E. 肾

39. "肾为气之根"与下列功能有关的是

A. 藏精   B. 主水

C. 主纳气   D. 化生元气

E. 司二便

40. 主管生长发育的脏是

A. 肝   B. 心

C. 脾   D. 肺

E. 肾

41. 主管生殖的脏是

A. 肝   B. 心

C. 脾   D. 肺

E. 肾

42. 肝主疏泄中最重要的是

A. 调畅气机

B. 促进脾胃运化

C. 调畅情志

D. 促进血液津液运行

E. 对月经的影响

43. 五脏关系中主要体现在气血方面的两脏是

A. 心与肺   B. 心与肾

C. 肺与脾   D. 脾与肾

E. 肺与肾

44. 与气的生成关系密切的两脏是

A. 心与肺   B. 心与肾

C. 肺与脾   D. 脾与肝

E. 肺与肝

45. 具有化生天癸功能的脏是

A. 肝   B. 心

C. 脾   D. 肺

E. 肾

46. 具有贮藏血液功能的脏是

A. 肝   B. 心

C. 脾   D. 肺

E. 肾

47. "贮痰之器"指的脏是

A. 肝   B. 心

C. 脾   D. 肺

E. 肾

48. 与气机升降调节关系密切的两脏是

A. 心与肺   B. 心与肾

C. 肺与脾   D. 脾与肝

E. 肺与肝

49. 与血液生成及运行关系密切的两脏是

A. 心与肺　　　　　B. 心与肾

C. 心与脾　　　　　D. 脾与肝

E. 肺与肝

50. 多发气血两虚病变的两脏是

A. 心与肺　　　　　B. 心与肾

C. 心与脾　　　　　D. 脾与肝

E. 肺与肝

51. 血虚的病变多见的两脏是

A. 心与肺　　　　　B. 心与肾

C. 心与脾　　　　　D. 心与肝

E. 脾与肝

52. 两脏同病多表现为气血两亏的是

A. 脾肺两虚　　　　B. 心肝两虚

C. 心脾两虚　　　　D. 肺肾两虚

E. 脾肾两虚

53. "水火既济"指的是

A. 心肺关系　　　　B. 肺肝关系

C. 肝脾关系　　　　D. 脾肾关系

E. 心肾关系

54. "精血同源"指的是

A. 心肺关系　　　　B. 肺肝关系

C. 肝脾关系　　　　D. 肝肾关系

E. 心肾关系

55. "乙癸同源"指的是

A. 心肺关系　　　　B. 肺肝关系

C. 肝脾关系　　　　D. 肝肾关系

E. 心肾关系

56. "气之主"指的脏是

A. 肝　　　　　　　B. 心

C. 脾　　　　　　　D. 肺

E. 肾

57. "气之根"指的脏是

A. 肝　　　　　　　B. 心

C. 脾　　　　　　　D. 肺

E. 肾

58. 与维持正常呼吸关系最密切的两脏是

A. 心与脾　　　　　B. 脾与肾

C. 肾与肝　　　　　D. 肝与肺

E. 肺与肾

59. 具有藏泄互用关系的两脏是

A. 心与肺　　　　　B. 肺与肾

C. 肾与肝　　　　　D. 肝与脾

E. 脾与心

60. 具有先后天关系的两脏是

A. 心与肺　　　　　B. 肺与肾

C. 肾与肝　　　　　D. 肝与脾

E. 脾与肾

61. 与肾相合的是

A. 脉　　　　　　　B. 筋

C. 骨　　　　　　　D. 皮

E. 肉

62. 与肺相合的是

A. 脉　　　　　　　B. 筋

C. 骨　　　　　　　D. 皮

E. 肉

63. "肝在体"为

A. 脉　　　　　　　B. 筋

C. 骨　　　　　　　D. 皮

E. 肉

64. "脾在体"为

A. 脉　　　　　　　B. 筋

C. 骨　　　　　　　D. 皮

E. 肉

65. "心在志"为

A. 喜　　　　　　　B. 怒

C. 思　　　　　　　D. 忧

E. 恐

66. "肾在志"为

A. 喜　　　　　　　B. 怒

C. 思　　　　　　　D. 忧

E. 恐

67. 下述五志与脾关系密切的是

A. 喜　　　　　　　B. 怒

C. 思　　　　　　　D. 忧

E. 恐

68. 肾所化生的液是

A. 泪   B. 汗

C. 涎   D. 涕

E. 唾

69. "在液为汗"的是

     A. 肝   B. 心

     C. 脾   D. 肺

     E. 肾

70. "在液为涎"的是

     A. 肝   B. 心

     C. 脾   D. 肺

     E. 肾

71. "在窍为目"的是

     A. 肝   B. 心

     C. 脾   D. 肺

     E. 肾

72. "在窍为二阴"的是

     A. 肝   B. 心

     C. 脾   D. 肺

     E. 肾

73. 脾开窍于

     A. 目   B. 舌

     C. 口   D. 鼻

     E. 耳

74. 心开窍于

     A. 目   B. 舌

     C. 口   D. 鼻

     E. 耳

75. 肺开窍于

     A. 目   B. 舌

     C. 口   D. 鼻

     E. 耳

76. 主司二便的脏是

     A. 肝   B. 心

     C. 脾   D. 肺

     E. 肾

77. 肾的"外华"是

     A. 发   B. 爪

     C. 毛   D. 唇

E. 面

78. 其华在唇的脏是

     A. 肝   B. 心

     C. 脾   D. 肺

     E. 肾

79. 心的"外华"是

     A. 发   B. 爪

     C. 毛   D. 唇

     E. 面

80. 其华在爪的脏是

     A. 肝   B. 心

     C. 脾   D. 肺

     E. 肾

81. "血之余"是

     A. 发   B. 爪

     C. 毛   D. 唇

     E. 面

82. "筋之余"是

     A. 发   B. 爪

     C. 毛   D. 唇

     E. 面

B1 型题

     A. 心   B. 肝

     C. 脾   D. 肺

     E. 肾

1. 具有藏神功能的脏是

2. 维持内脏位置相对恒定的脏是

     A. 心   B. 肝

     C. 脾   D. 肺

     E. 肾

3. 具有朝百脉功能的脏是

4. 具有女子先天之称的脏是

     A. 心   B. 肝

     C. 脾   D. 肺

E. 肾

5. 生命活动的主宰是

6. 具有调畅气机作用的脏是

    A. 心   B. 肝

    C. 脾   D. 肺

    E. 肾

7. 具有通调水道功能的脏是

8. 具有统血功能的脏是

    A. 心   B. 肝

    C. 脾   D. 肺

    E. 肾

9. 先天之本是

10. 后天之本是

    A. 目   B. 舌

    C. 口   D. 鼻

    E. 耳

11. 心之窍在

12. 肝之窍在

    A. 脉   B. 筋

    C. 肉   D. 皮

    E. 骨

13. 肺在体合

14. 肝在体合

    A. 爪   B. 毛

    C. 唇   D. 发

    E. 面

15. 脾其华在

16. 肾其华在

    A. 心   B. 肝

    C. 脾   D. 肺

    E. 肾

17. 呼吸运动中的气之主是

18. 呼吸运动中的气之根是

    A. 心   B. 肝

    C. 脾   D. 肺

    E. 肾

19. 称之为刚脏的脏是

20. 司汗孔开合的脏是

    A. 爪   B. 毛

    C. 唇   D. 发

    E. 面

21. 筋之余是

22. 血之余是

    A. 心与肺   B. 心与脾

    C. 心与肝   D. 心与肾

    E. 肝与肾

23. 具有精血同源关系的是

24. 具有水火既济关系的是

    A. 心与肺   B. 心与脾

    C. 心与肝   D. 心与肾

    E. 肝与肾

25. 主要体现为气与血关系的是

26. 主要表现为血液生成和运行关系的是

    A. 心与肺   B. 心与脾

    C. 心与肝   D. 心与肾

    E. 肝与脾

27. 主要表现为血液和消化方面关系的是

28. 主要表现为血液和神志方面关系的是

    A. 心   B. 脾

    C. 肝   D. 肾

    E. 肺

29. 称为"罢极之本"的脏是

30. "气血生化之源"是

A. 神　　　　　　　B. 魄

C. 魂　　　　　　　D. 意

E. 志

31. 心藏脉，脉舍

32. 肝藏血，血舍

A. 神　　　　　　　B. 魄

C. 魂　　　　　　　D. 意

E. 志

33. 肺藏气，气舍

34. 脾藏营，营舍

A. 肝　　　　　　　B. 心

C. 脾　　　　　　　D. 肺

E. 肾

35. 与春气相应

36. 与夏气相应

A. 肝　　　　　　　B. 心

C. 脾　　　　　　　D. 肺

E. 肾

37. 与秋气相应

38. 与冬气相应

参考答案

A1 型题

1. A　　2. D　　3. C　　4. D　　5. C

6. D	7. D	8. B	9. B	10. C
11. C	12. C	13. D	14. D	15. D
16. D	17. D	18. E	19. C	20. C
21. C	22. C	23. C	24. C	25. C
26. A	27. A	28. A	29. A	30. A
31. A	32. E	33. E	34. B	35. C
36. E	37. D	38. E	39. C	40. E
41. E	42. A	43. A	44. C	45. E
46. A	47. D	48. E	49. C	50. C
51. D	52. C	53. E	54. D	55. D
56. D	57. E	58. E	59. C	60. E
61. C	62. D	63. B	64. E	65. A
66. E	67. C	68. E	69. D	70. C
71. A	72. E	73. C	74. B	75. D
76. E	77. A	78. C	79. E	80. A
81. A	82. B			

B1 型题

1. A	2. C	3. D	4. B	5. A
6. B	7. D	8. C	9. E	10. C
11. B	12. A	13. D	14. B	15. C
16. D	17. D	18. E	19. B	20. D
21. A	22. D	23. E	24. D	25. A
26. A	27. E	28. C	29. C	30. B
31. A	32. C	33. B	34. D	35. A
36. B	37. D	38. E		

第七单元　六　腑

A1 型题

1. 六腑共同的生理特点是

A. 化生精气　　　B. 贮藏精气

C. 实而不满　　　D. 藏而不泻

E. 满而不实

2. "户门"是

A. 唇　　　　　　B. 齿

C. 胃上口　　　　D. 会厌

E. 肛门

3. "飞门" 是

   A. 唇   B. 齿

   C. 胃上口   D. 会厌

   E. 肛门

4. "吸门" 是

   A. 唇   B. 齿

   C. 胃上口   D. 会厌

   E. 肛门

5. 大肠小肠之会为

   A. 飞门   B. 户门

   C. 幽门   D. 阑门

   E. 贲门

6. 下列选项既属六腑又属奇恒之腑的是

   A. 胆   B. 胃

   C. 膀胱   D. 三焦

   E. 大肠

7. 胃的生理功能是

   A. 受盛化物   B. 传化糟粕

   C. 主持诸气   D. 受纳腐熟

   E. 通调水道

8. 小肠的功能是

   A. 受盛化物   B. 排泄糟粕

   C. 受纳腐熟   D. 运行水液

   E. 通调水道

9. "中精之府" 是

   A. 胆   B. 胃

   C. 小肠   D. 大肠

   E. 膀胱

10. "中正之官" 是

   A. 胆   B. 胃

   C. 小肠   D. 大肠

   E. 膀胱

11. 大肠的功能是

   A. 受纳   B. 和降

   C. 化物   D. 传导

   E. 受盛

12. "主液" 的腑是

   A. 胆   B. 胃

   C. 小肠   D. 大肠

   E. 膀胱

13. 具有 "受盛化物" 功能的腑是

   A. 胆   B. 胃

   C. 小肠   D. 大肠

   E. 膀胱

14. "主津" 的腑是

   A. 胆   B. 胃

   C. 小肠   D. 大肠

   E. 膀胱

15. "水谷之海" 是

   A. 胆   B. 胃

   C. 小肠   D. 大肠

   E. 膀胱

16. "受盛之官" 是

   A. 胆   B. 胃

   C. 小肠   D. 大肠

   E. 膀胱

17. "州都之官" 是

   A. 胆   B. 胃

   C. 小肠   D. 大肠

   E. 膀胱

18. 泌别清浊是

   A. 胆的功能   B. 胃的功能

   C. 小肠的功能   D. 大肠的功能

   E. 膀胱的功能

19. 三焦的生理功能是

   A. 通行元气   B. 传化水谷

   C. 化生精气   D. 调畅气机

   E. 助心行血

20. 水液运行的通道是

   A. 胆   B. 胃

   C. 小肠   D. 三焦

   E. 膀胱

21. 具有主决断功能的腑是

   A. 胆   B. 胃

   C. 小肠   D. 大肠

E. 膀胱

22. "水谷之海"是
    A. 胆   B. 胃
    C. 冲脉   D. 肝
    E. 肾

23. 主通降的腑是
    A. 小肠   B. 大肠
    C. 胃   D. 胆
    E. 膀胱

24. 喜润恶燥的是
    A. 脾   B. 三焦
    C. 膀胱   D. 胃
    E. 小肠

25. 膀胱的贮尿、排尿功能依赖于
    A. 脾胃的气化
    B. 膀胱的开合
    C. 肾的气化与固摄
    D. 三焦的气化
    E. 肺的宣发与肃降

26. "孤腑"是
    A. 胃   B. 胆
    C. 三焦   D. 膀胱
    E. 小肠

27. 上焦的功能特点是
    A. 如雾   B. 如沤
    C. 如渎   D. 开发
    E. 宣化

28. 中焦的功能特点是
    A. 如雾   B. 如沤
    C. 如渎   D. 开发
    E. 宣化

29. 下焦的功能特点是
    A. 如雾   B. 如沤
    C. 如渎   D. 开发
    E. 宣化

30. 具有通行元气和运行水液功能的是
    A. 肾   B. 肺
    C. 肝   D. 三焦

E. 脾

31. 下列说法正确的是
    A. 心与小肠相表里
    B. 心与心包相表里
    C. 心与肾相表里
    D. 心与肝相表里
    E. 心与脾相表里

32. 下列说法错误的是
    A. 脾主升   B. 胃主降
    C. 脾属阴   D. 脾喜燥
    E. 胃喜燥

33. 肝与胆的关系表现在
    A. 共主小便   B. 共主悲喜
    C. 共主勇怯   D. 共主升降
    E. 共主生殖

B1 型题

    A. 膀胱   B. 三焦
    C. 小肠   D. 大肠
    E. 胆

1. 主受盛化物的脏腑是
2. 主吸收水分和排泄糟粕的脏腑是

    A. 膀胱   B. 三焦
    C. 小肠   D. 大肠
    E. 胆

3. 主决断的腑是
4. 通行元气的腑是

    A. 飞门   B. 户门
    C. 吸门   D. 阑门
    E. 魄门

5. 会厌被称为
6. 唇被称为

    A. 飞门   B. 户门
    C. 吸门   D. 阑门

E. 魄门

7. 下极被称为

8. 齿被称为

A. 中精之府   B. 精明之府

C. 神明之府   D. 津液之府

E. 孤腑

9. 胆为

10. 三焦为

参考答案

A1 型题

1. C   2. B   3. A   4. D   5. D

6. A	7. D	8. A	9. A	10. A
11. D	12. C	13. C	14. D	15. B
16. C	17. E	18. C	19. A	20. D
21. A	22. B	23. C	24. D	25. C
26. C	27. A	28. B	29. C	30. D
31. A	32. E	33. C		

B1 型题

| 1. C | 2. D | 3. E | 4. B | 5. C |
| 6. A | 7. E | 8. B | 9. A | 10. E |

第八单元　奇恒之腑

A1 型题

1. 既属六腑又属奇恒之腑的脏腑是
A. 肝   B. 胆
C. 脑   D. 髓
E. 女子胞

2. 称为"髓海"的是
A. 骨   B. 胆
C. 髓   D. 脑
E. 女子胞

3. 称为"元神之府"的是
A. 脑   B. 胆
C. 骨   D. 髓
E. 女子胞

4. 与脑的功能活动关系密切的是

A. 心肝脾   B. 肺肝肾
C. 肺脾肾   D. 肝脾肾
E. 心肝肾

5. 与女子胞功能活动关系密切的是
A. 心、肝、脾、冲脉、督脉
B. 心、肝、肾、冲脉、带脉
C. 心、肝、肾、冲脉、督脉
D. 冲脉、带脉、任脉、心、脾
E. 心、肝、脾、肾、冲脉、任脉

参考答案

A1 型题

1. B   2. D   3. A   4. E   5. E

第九单元　精、气、血、津液、神

A1 型题

1. 与气的生成密切相关的脏是
   A. 心、肝、脾　　　B. 肺、肝、肾
   C. 肺、脾、肾　　　D. 肝、脾、肾
   E. 心、肺、肾

2. 维持血液不逸出于脉外是气的
   A. 推动作用　　　　B. 温煦作用
   C. 防御作用　　　　D. 固摄作用
   E. 气化作用

3. 自汗、多尿表现为气之功能减退的是
   A. 推动作用　　　　B. 温煦作用
   C. 防御作用　　　　D. 固摄作用
   E. 气化作用

4. 易于感冒表现为气之功能减退的是
   A. 推动作用　　　　B. 温煦作用
   C. 防御作用　　　　D. 固摄作用
   E. 气化作用

5. 主管人体生长发育是气的
   A. 推动作用　　　　B. 温煦作用
   C. 防御作用　　　　D. 固摄作用
   E. 气化作用

6. 能促进脏腑功能活动的是气的
   A. 推动作用　　　　B. 温煦作用
   C. 防御作用　　　　D. 固摄作用
   E. 气化作用

7. 精气血津液之间相互转化依靠气的
   A. 推动作用　　　　B. 温煦作用
   C. 防御作用　　　　D. 固摄作用
   E. 气化作用

8. 推动人体生长发育，激发各脏腑经络等组织生理功能是气的

   A. 推动作用　　　　B. 温煦作用
   C. 防御作用　　　　D. 固摄作用
   E. 气化作用

9. 元气生成的主要物质来源是
   A. 肾中精气　　　　B. 水谷精气
   C. 自然界的清气　　D. 脏腑之精气
   E. 脉中的血气

10. 人体最根本、最重要的气是
    A. 元气　　　　　　B. 宗气
    C. 营气　　　　　　D. 卫气
    E. 血气

11. 胸中之气是
    A. 元气　　　　　　B. 宗气
    C. 营气　　　　　　D. 卫气
    E. 肺气

12. 行于脉内的气是
    A. 元气　　　　　　B. 宗气
    C. 营气　　　　　　D. 卫气
    E. 经气

13. 行于脉外的气是
    A. 元气　　　　　　B. 宗气
    C. 营气　　　　　　D. 卫气
    E. 脾气

14. 清气与水谷之气结合关系到
    A. 元气的生成　　　B. 宗气的生成
    C. 营气的生成　　　D. 卫气的生成
    E. 经气的生成

15. 与语言、声音、呼吸强弱有关的气是
    A. 元气　　　　　　B. 宗气
    C. 营气　　　　　　D. 卫气
    E. 经气

16. 与生长发育有关的气是
    A. 元气　　　　　　B. 宗气

C. 营气   D. 卫气

E. 经气

17. 具有营养全身和化生血液作用的气是

    A. 元气   B. 宗气

    C. 营气   D. 卫气

    E. 经气

18. 具有调节汗孔开合作用的气是

    A. 元气   B. 宗气

    C. 营气   D. 卫气

    E. 经气

19. 具有行气血作用的气是

    A. 元气   B. 宗气

    C. 营气   D. 卫气

    E. 经气

20. 具有司呼吸作用的气是

    A. 元气   B. 宗气

    C. 营气   D. 卫气

    E. 经气

21. 具有温养全身作用的气是

    A. 元气   B. 宗气

    C. 营气   D. 卫气

    E. 经气

22. 有"悍气"之称的气是

    A. 元气   B. 宗气

    C. 营气   D. 卫气

    E. 经气

23. 元气运行的道路是

    A. 心脉   B. 胸腔

    C. 全身   D. 脉外

    E. 三焦

24. 宗气的分布是

    A. 行于脉外   B. 散于胸腹

    C. 熏于肓膜   D. 贯注心肺

    E. 布散肌表

25. 营气的循行分布是

    A. 贯注心肺   B. 行于脉外

    C. 行于脉中   D. 下注气街

    E. 布于分肉

26. 卫气的循行分布是

    A. 行于脉中   B. 行于脉外

    C. 下走气街   D. 走于息道

    E. 布散胸中

27. 与血液运行关系密切的脏腑是

    A. 心脾肝肾   B. 心脾肝肺

    C. 心肝肺肾   D. 脾肺肾肝

    E. 心脾肺肾

28. 下列哪项不属于机体精神活动的物质基础

    A. 精   B. 气

    C. 血   D. 天癸

    E. 津液

29. 与血液生成关系最为密切的脏腑是

    A. 肝   B. 心

    C. 脾   D. 肺

    E. 肾

30. 灌注于骨节、脏腑、脑髓的是

    A. 精   B. 气

    C. 血   D. 津

    E. 液

31. 与津液代谢关系最为密切的脏腑是

    A. 肝脾肾   B. 脾肺肾

    C. 心肝脾   D. 脾肺心

    E. 肝肺肾

32. 对水液代谢起主宰作用的是

    A. 心主血脉   B. 肺主宣发

    C. 脾主运化   D. 肝主疏泄

    E. 肾阳气化

33. 气随血脱的生理基础是

    A. 气能生血   B. 气能行血

    C. 气能摄血   D. 血能载气

    E. 血能化气

34. 治疗血虚配伍补气药的理论基础是

    A. 气能生血   B. 气能行血

    C. 气能摄血   D. 血能载气

    E. 血能化气

35. 气虚引起血虚的理论基础是

A. 气能生血　　　B. 气能行血

C. 气能摄血　　　D. 血能载气

E. 血能化气

36. 治疗大出血时用益气固脱法的理论基础是

A. 气能生血　　　B. 气能行血

C. 气能摄血　　　D. 血能载气

E. 血能化气

37. "吐下之余，定无完气"的生理基础是

A. 气能生津　　　B. 气能化津

C. 气能摄津　　　D. 津能载气

E. 血能化气

38. "夺血者无汗，夺汗者无血"的理论依据是

A. 气能生血　　　B. 气能化津

C. 气能摄血　　　D. 津能载气

E. 津血同源

39. 气随汗脱的理论依据是

A. 气能生津　　　B. 气能化津

C. 气能摄津　　　D. 津能载气

E. 津能化气

40. 人体一切正常水液的总称是

A. 体液　　　　　B. 阴液

C. 津液　　　　　D. 津

E. 液

41. 津与血同源于

A. 营气　　　　　B. 血

C. 水谷精微　　　D. 精

E. 阴液

42. 与精的生成密切相关的脏腑是

A. 心、肾　　　　B. 心、肺

C. 脾胃、肾　　　D. 心、脾胃

E. 肺、肾

43. 生命活动的主宰及总体的外在表现是

A. 精　　　　　　B. 气

C. 血　　　　　　D. 津液

E. 神

44. 神分属五脏，肝藏

A. 魂　　　　　　B. 神

C. 意　　　　　　D. 魄

E. 志

45. 神分属五脏，肾藏

A. 魂　　　　　　B. 神

C. 意　　　　　　D. 魄

E. 志

B1 型题

A. 脾胃肾　　　　B. 脾肝肾

C. 心肺脾　　　　D. 肺脾肝

E. 肺脾肾

1. 与气的生成关系最密切的是

2. 与血的生成关系最密切的是

A. 元气　　　　　B. 宗气

C. 卫气　　　　　D. 营气

E. 经气

3. 贯心肺以行气血，走息道以行呼吸的气是

4. 根源于肾，通过三焦而布散全身的气是

A. 元气　　　　　B. 宗气

C. 营气　　　　　D. 卫气

E. 经气

5. 上贯心肺下注气街的气是

6. 具有"慓疾滑利"特性的气是

A. 心　　　　　　B. 肺

C. 脾胃　　　　　D. 肝

E. 肾

7. 与津液生成关系最为密切的是

8. 对津液输布排泄起主宰作用的是

A. 心肺脾肝　　　B. 心肺脾肾

C. 心肝脾肾　　　D. 肺脾肝肾

E. 心肺肝肾

9. 与血液循行关系密切的脏腑是

10. 与津液输布关系密切的脏腑是

参考答案

A1 型题

1. C 2. D 3. D 4. C 5. A

6. A 7. E 8. A 9. A 10. A

11. B 12. C 13. D 14. B 15. B

16. A 17. C 18. D 19. B 20. B

21. D 22. D 23. E 24. D 25. C

26. B 27. B 28. D 29. C 30. E

31. B 32. E 33. D 34. A 35. A

36. C 37. D 38. E 39. D 40. C

41. C 42. C 43. E 44. A 45. E

B1 型题

1. E 2. A 3. B 4. A 5. B

6. D 7. C 8. E 9. A 10. D

第十单元 经 络

A1 型题

1. 下列关于十二经脉错误的说法是
   A. 有一定的起止
   B. 与脏腑有直接络属关系
   C. 相互之间有表里关系
   D. 没有交接次序
   E. 气血运行的主要通道

2. 足三阴经的走向规律是
   A. 从足走头　　　　B. 从头走足
   C. 从胸走手　　　　D. 从手走头
   E. 从足走腹

3. 手三阴经的走向规律是
   A. 从足走头　　　　B. 从头走足
   C. 从胸走手　　　　D. 从手走头
   E. 从足走腹

4. 足三阳经的走向规律是
   A. 从足走头　　　　B. 从头走足
   C. 从胸走手　　　　D. 从手走头
   E. 从足走腹

5. 手足三阳经交于
   A. 手　　　　　　　B. 足
   C. 头　　　　　　　D. 腹

   E. 胸

6. 手足三阴经交于
   A. 手　　　　　　　B. 足
   C. 头　　　　　　　D. 腹
   E. 胸

7. 手太阳经分布在
   A. 上肢内侧前缘　　B. 上肢外侧前缘
   C. 上肢内侧后缘　　D. 上肢外侧中线
   E. 上肢外侧后缘

8. 手厥阴经分布在
   A. 上肢内侧前缘　　B. 上肢外侧前缘
   C. 上肢内侧中线　　D. 上肢外侧中线
   E. 上肢外侧后缘

9. 手太阴经分布在
   A. 上肢内侧前缘　　B. 上肢外侧前缘
   C. 上肢内侧后缘　　D. 上肢外侧中线
   E. 上肢外侧后缘

10. 循行于上肢内侧中线的是
    A. 手少阴心经　　　B. 手厥阴心包经
    C. 手太阳小肠经　　D. 手少阳三焦经
    E. 手太阴肺经

11. 循行于上肢外侧中线的是
    A. 手少阴心经　　　B. 手厥阴心包经
    C. 手太阳小肠经　　D. 手少阳三焦经

E. 手太阴肺经

12. 循行于上肢内侧后缘的是
A. 手少阴心经　　B. 手厥阴心包经
C. 手太阳小肠经　D. 手少阳三焦经
E. 手太阴肺经

13. 循行于下肢内侧后缘的是
A. 足少阳胆经　　B. 足少阴肾经
C. 足厥阴肝经　　D. 足太阴脾经
E. 足阳明胃经

14. 在内踝上 8 寸以上，循行于下肢内侧前缘的是
A. 足少阳胆经　　B. 足少阴肾经
C. 足厥阴肝经　　D. 足太阴脾经
E. 足阳明胃经

15. 循行于下肢外侧中线的是
A. 足少阳胆经　　B. 足少阴肾经
C. 足厥阴肝经　　D. 足太阴脾经
E. 足阳明胃经

16. 循行于下肢外侧前缘的是
A. 足少阳胆经　　B. 足少阴肾经
C. 足厥阴肝经　　D. 足太阴脾经
E. 足阳明胃经

17. 躯干部手三阳经分布在
A. 胸部　　　　　B. 腹部
C. 背部　　　　　D. 肩胛部
E. 侧面

18. 分布在头部两侧的经脉是
A. 太阳经　　　　B. 阳明经
C. 少阳经　　　　D. 厥阴经
E. 太阴经

19. 分布在面额部的经脉是
A. 太阳经　　　　B. 阳明经
C. 少阳经　　　　D. 厥阴经
E. 太阴经

20. 分布在后头部的经脉是
A. 太阳经　　　　B. 阳明经
C. 少阳经　　　　D. 厥阴经
E. 太阴经

21. 分布在胸腹部的经脉是
A. 足少阳胆经　　B. 手少阴心经
C. 手太阴肺经　　D. 足太阳膀胱
E. 足阳明胃经

22. 手太阴肺经与他经相交的处所是
A. 在足大趾交于足厥阴肝经
B. 在足大趾端交于足太阴脾经
C. 在食指端交于手阳明大肠经
D. 在无名指端交于手少阳三焦经
E. 在小指端交于手太阳小肠经

23. 手太阳小肠经与足太阳膀胱经的交接处是
A. 目外眦　　　　B. 鼻根部
C. 小指端　　　　D. 目内眦
E. 食指端

24. 根据十二经脉气血流注次序，心包经下交的经脉是
A. 手少阳三焦经　B. 手少阴心经
C. 足厥阴肝经　　D. 足少阳胆经
E. 足少阴肾经

25. 根据十二经脉气血流注次序，肾经上交的经脉是
A. 足厥阴肝经　　B. 足少阳胆经
C. 足阳明胃经　　D. 手太阳小肠经
E. 足太阳膀胱经

26. 根据十二经脉气血流注次序，大肠经下交的经脉是
A. 足厥阴肝经　　B. 足少阳胆经
C. 足阳明胃经　　D. 手太阳小肠经
E. 足太阳膀胱经

27. 与手厥阴相表里的经脉是
A. 足厥阴　　　　B. 足少阳
C. 足阳明　　　　D. 手太阳
E. 手少阳

28. 与足太阴相表里的经脉是
A. 足厥阴　　　　B. 足少阳
C. 足阳明　　　　D. 手太阳
E. 手少阳

29. 均起于胞中的奇经是
    A. 任脉、督脉、带脉
    B. 阴维脉、阴跷脉
    C. 阳维脉、阳跷脉
    D. 冲脉、任脉、督脉
    E. 任脉、冲脉、带脉

30. 督脉的主要生理功能是
    A. 总督一身之阴经
    B. 总督一身之阳经
    C. 分主一身左右之阴阳
    D. 约束诸条经脉
    E. 调节十二经气血

31. 任脉又称
    A. 阳脉之海   B. 阴脉之海
    C. 气海   D. 血海
    E. 髓海

32. 督脉又称
    A. 阳脉之海   B. 阴脉之海
    C. 气海   D. 血海
    E. 髓海

33. 主胞胎的是
    A. 冲脉   B. 带脉
    C. 督脉   D. 阴维脉
    E. 任脉

34. 称为"阴脉之海"的经脉是
    A. 冲脉   B. 带脉
    C. 督脉   D. 阴维脉
    E. 任脉

35. 称为"血海"的经脉是
    A. 冲脉   B. 带脉
    C. 督脉   D. 阴维脉
    E. 任脉

36. 手三阴经在上肢的分布规律是
    A. 太阴在前，厥阴在中，少阴在后
    B. 太阴在前，少阴在中，厥阴在后
    C. 厥阴在前，太阴在中，少阴在后
    D. 少阴在前，厥阴在中，太阴在后
    E. 厥阴在前，少阴在中，太阴在后

37. 手足三阳经在四肢的分布规律是
    A. 阳明在前，少阳在中，太阳在后
    B. 阳明在前，太阳在中，少阳在后
    C. 少阳在前，阳明在中，太阳在后
    D. 少阳在前，太阳在中，少阳在后
    E. 太阳在前，阳明在中，少阳在后

38. 称为"一源三歧"的经脉是
    A. 冲脉、任脉、带脉
    B. 任脉、督脉、带脉
    C. 冲脉、任脉、督脉
    D. 督脉、冲脉、带脉
    E. 冲脉、任脉、跷脉

39. 奇经八脉中，与脑、髓、肾关系密切的经脉是
    A. 带脉   B. 任脉
    C. 冲脉   D. 督脉
    E. 维脉

40. 从十二经脉分出的最大分支称之为
    A. 奇经八脉   B. 经别
    C. 络脉   D. 皮部
    E. 经筋

41. 具有约束骨骼，主司关节运动的是
    A. 奇经八脉   B. 经别
    C. 别络   D. 皮部
    E. 经筋

42. 用梅花针进行局部叩刺治疗的理论基础是
    A. 奇经八脉   B. 经别
    C. 别络   D. 皮部
    E. 经筋

43. 加强十二经脉表里两经在体表联系的是
    A. 奇经八脉   B. 经别
    C. 别络   D. 皮部
    E. 经筋

44. 别络有
    A. 12 条   B. 13 条
    C. 8 条   D. 15 条
    E. 14 条

45. 下列哪项不属于经脉的生理机能
    A. 沟通联系　　　B. 感应传导
    C. 运输渗灌　　　D. 气血化生
    E. 双向调节

B1 型题

    A. 冲脉　　　　　B. 任脉
    C. 督脉　　　　　D. 带脉
    E. 阴维脉

1. "总督一身阳经"的是
2. "总任诸阴"的是

    A. 冲脉　　　　　B. 督脉
    C. 任脉　　　　　D. 带脉
    E. 阳维脉

3. 称为"五脏六腑之海"的经脉是
4. 具有约束纵行诸脉作用的经脉是

    A. 足厥阴肝经　　B. 足太阴脾经
    C. 足少阴肾经　　D. 足太阳膀胱经
    E. 足少阳胆经

5. 起于足大趾爪甲后丛毛处的经脉是
6. 起于足小趾下，斜行足心的经脉是

    A. 头面部　　　　B. 面颊部
    C. 侧头部　　　　D. 头后部

    E. 颠顶部

7. 手足阳明经分布于
8. 手足少阳经分布于

    A. 手太阳小肠经　　B. 手阳明大肠经
    C. 足阳明胃经　　　D. 手少阳三焦经
    E. 足少阳胆经

9. 其循行入上齿中的经脉是
10. 其循行入下齿中的经脉是

参考答案

A1 型题

1. D	2. E	3. C	4. B	5. C
6. E	7. E	8. C	9. A	10. B
11. D	12. A	13. B	14. D	15. A
16. E	17. D	18. C	19. B	20. A
21. E	22. C	23. D	24. A	25. E
26. C	27. E	28. C	29. D	30. B
31. B	32. A	33. E	34. E	35. A
36. A	37. A	38. C	39. D	40. B
41. E	42. D	43. C	44. D	45. D

B1 型题

1. C	2. B	3. A	4. D	5. A
6. C	7. A	8. C	9. C	10. B

第十一单元　体　质

A1 型题

1. 体质是指人体的
   A. 身体素质　　　B. 心理素质
   C. 身心特性　　　D. 遗传特质

   E. 形态结构
2. 健康人的理想体质类型应是
   A. 肥胖质　　　　B. 偏阳质
   C. 偏阴质　　　　D. 阴阳平和质
   E. 瘦小质
3. 嗜食肥甘厚味，易形成

A. 火旺体质 B. 痰湿体质
C. 气虚体质 D. 肝郁体质
E. 血瘀体质

4. 先天禀赋决定着体质的相对
　A. 可变性 B. 连续性
　C. 复杂性 D. 普遍性
　E. 稳定性

5. 体质的构成是
　A. 形态结构
　B. 生理机能
　C. 心理活动
　D. 生理机能和心理活动的差异性
　E. 形态结构、生理机能和心理活动的差异性

6. 反映体质的标志之一是
　A. 体型 B. 体重
　C. 体格 D. 体态
　E. 体姿

7. 朱丹溪提出体型与发病的观点是
　A. 肥人多火 B. 肥人多郁
　C. 肥人多寒 D. 肥人多湿
　E. 肥人多热

8. 下列哪项不属于体质的特点
　A. 先天遗传性 B. 形神一体性
　C. 相对稳定性 D. 不可预测性

E. 动态可变性

9. 体质形成的基础是
　A. 后天营养 B. 先天禀赋
　C. 饮食结构 D. 运动锻炼
　E. 养生保健

10. 小儿的体质特点是
　A. 气血郁滞 B. 代谢缓慢
　C. 稚阴稚阳 D. 脏腑衰退
　E. 阴阳失调

11. 过度劳作易形成
　A. 痰湿体质 B. 瘀血体质
　C. 虚性体质 D. 火热体质
　E. 痰瘀体质

12. 素体津亏血耗者，易致邪从
　A. 寒化 B. 实化
　C. 虚化 D. 湿化
　E. 燥化

参考答案

A1 型题

1. C　2. D　3. B　4. E　5. E
6. C　7. D　8. D　9. B　10. C
11. C　12. E

第十二单元　病　因

A1 型题

1. 六淫是指
　A. 六气
　B. 六气不及
　C. 六种毒气
　D. 六种外感病邪的统称

E. 风寒暑湿燥火

2. 下列各项非为六淫致病特点的是
　A. 季节性 B. 环境性
　C. 传染性 D. 外感性
　E. 转化性

3. 被称为"百病之长"的是
　A. 风邪 B. 寒邪
　C. 暑邪 D. 湿邪

E. 燥邪

4. 易袭阳位，具有轻扬向上特性的邪气是

　　A. 暑邪　　　　　　B. 风邪

　　C. 火邪　　　　　　D. 燥邪

　　E. 寒邪

5. 致病最易出现发热、恶风、汗出症状的病邪是

　　A. 暑邪　　　　　　B. 火邪

　　C. 风邪　　　　　　D. 燥邪

　　E. 湿邪

6. 风邪伤人，病位移行无定处的特性是

　　A. 风性善行　　　　B. 风性数变

　　C. 风为阳邪　　　　D. 风性开泄

　　E. 风性轻扬

7. 六淫致病，具有动摇不定特点的邪气是

　　A. 寒邪　　　　　　B. 热邪

　　C. 暑邪　　　　　　D. 燥邪

　　E. 风邪

8. 其性开泄，易袭阳位的邪气是

　　A. 风邪　　　　　　B. 寒邪

　　C. 火邪　　　　　　D. 湿邪

　　E. 燥邪

9. 风邪的致病特点是

　　A. 易伤肌表　　　　B. 易伤津液

　　C. 易伤阳气　　　　D. 易袭阳位

　　E. 易致肿疡

10. 能够体现病邪致病具有发病急、变化快特点的是

　　A. 风为阳邪　　　　B. 风性轻扬

　　C. 风性善行　　　　D. 风性数变

　　E. 风性主动

11. 寒邪的性质和致病特点是

　　A. 易伤阳气　　　　B. 重浊，黏滞

　　C. 易于伤肺　　　　D. 病难速愈

　　E. 易伤津液

12. 肢体屈伸不利与寒邪性质和致病特点有关的是

　　A. 寒为阴邪，易伤阳气

B. 寒性凝滞，气血不畅

C. 寒伤肌表，肢体失于温养

D. 寒性收引，经脉拘急

E. 寒为阴邪，易袭阴位

13. 寒邪的性质和致病特点是

　　A. 凝滞　　　　　　B. 黏滞

　　C. 数变　　　　　　D. 重浊

　　E. 升散

14. 寒邪致病，多见疼痛症状的主要原因是

　　A. 寒为阴邪，伤阳失于温煦而痛

　　B. 寒性收引，气机收敛而疼痛

　　C. 寒主收引，经脉拘急而疼痛

　　D. 寒客肌表，卫阳被郁而疼痛

　　E. 寒性凝滞，气血阻滞而疼痛

15. 寒邪伤人，出现脘腹冷痛、呕吐等症的主要原因是

　　A. 寒性凝滞，气血不利

　　B. 寒为阴邪，易伤阳气

　　C. 寒性收引，气血凝滞

　　D. 寒性收引，经脉拘急

　　E. 寒为阴邪，易袭阴位

16. 六淫致病，容易引起冷痛的邪气是

　　A. 热邪　　　　　　B. 寒邪

　　C. 火邪　　　　　　D. 湿邪

　　E. 燥邪

17. 寒邪的性质和致病特点是

　　A. 其性重浊　　　　B. 其性黏滞

　　C. 其性干涩　　　　D. 其性趋下

　　E. 其性凝滞

18. 易袭人体阴位的邪气是

　　A. 风邪　　　　　　B. 寒邪

　　C. 暑邪　　　　　　D. 湿邪

　　E. 燥邪

19. 湿邪致病出现小便浑浊、大便不爽等症的主要原因是

　　A. 湿性重浊　　　　B. 湿为阴邪

　　C. 湿性黏滞　　　　D. 湿性趋下

　　E. 湿性困脾

20. 湿邪致病缠绵难愈的主要原因是
    A. 湿为阴邪，易阻遏气机，病难速愈
    B. 湿邪损伤阳气，病难速愈
    C. 湿性黏滞，不易祛除，病难速愈
    D. 湿性重浊，留滞于体内，病难速愈
    E. 湿性趋下，易袭阴位，病难速愈

21. 易阻滞气机，损伤阳气的邪气是
    A. 风邪   B. 热邪
    C. 暑邪   D. 寒邪
    E. 湿邪

22. 侵犯人体，阻滞经络，引发关节疼痛重着的邪气是
    A. 暑邪   B. 热邪
    C. 湿邪   D. 寒邪
    E. 燥邪

23. 湿邪致病最易困阻的是
    A. 心阳   B. 肺阳
    C. 脾阳   D. 肝阳
    E. 肾阳

24. 湿邪伤人易见尿少、水肿等症的主要原因是
    A. 湿性趋下，易伤人体下部
    B. 湿性重浊，分泌物阻滞不利
    C. 湿邪外袭，困遏清阳
    D. 湿性黏滞，排泄物涩滞不畅
    E. 湿邪阻滞经络关节

25. 最易伤肺的邪气是
    A. 风邪   B. 寒邪
    C. 暑邪   D. 燥邪
    E. 火邪

26. 六淫邪气中，最易伤津的是
    A. 寒   B. 燥
    C. 湿   D. 风
    E. 疠气

27. 易于导致干咳少痰，或痰黏难咯，或喘息胸痛等症状的邪气是
    A. 风邪   B. 寒邪
    C. 暑邪   D. 燥邪

    E. 湿邪

28. 火邪的性质和致病特点是
    A. 为阳邪，其性升发向上
    B. 为阳邪，其性轻扬开泄
    C. 为阳邪，其性燔灼趋上
    D. 为阳邪，多夹湿邪
    E. 为阳邪，其性炎热

29. 常引起心烦失眠、狂躁妄动等症的邪气是
    A. 风邪   B. 暑邪
    C. 湿邪   D. 寒邪
    E. 火邪

30. 最易生风动血的邪气是
    A. 热邪   B. 暑邪
    C. 燥邪   D. 风邪
    E. 湿邪

31. 暑邪伤人出现气短乏力症状的主要原因是
    A. 暑为阳邪，其性炎热
    B. 暑邪伤人，损伤脾胃
    C. 暑多夹湿，阻遏气机
    D. 暑性升散，伤津耗气
    E. 暑性升发，易扰心神

32. 暑邪伤人，常见胸闷、四肢困倦等症状的主要原因是
    A. 暑邪夹湿，气阻湿滞
    B. 暑性升散，汗多伤津，肢体失养
    C. 暑性升散，伤津耗气
    D. 暑性炎热，高热伤阴
    E. 暑性升散，易扰心神

33. 暑、火、燥三邪的共同致病特点是
    A. 纳少   B. 发热
    C. 伤津   D. 动血
    E. 生风

34. 疠气致病最重要的特点是
    A. 病情重，预后差
    B. 高热持续不退
    C. 易伤津耗气

D. 易扰动心神

E. 传染性强

35. 常易使肝的疏泄功能失调的情志异常

    A. 过喜   B. 过思

    C. 过怒   D. 过恐

    E. 过悲

36. 可导致心悸、惊恐不安的情志因素是

    A. 过度愤怒   B. 喜乐过度

    C. 过度悲忧   D. 突然受惊

    E. 思虑过度

37. 七情内伤致病多损伤的脏腑是

    A. 心、肝、脾   B. 心、肺、脾

    C. 心、肝、肾   D. 心、肺、肝

    E. 肺、脾、肾

38. 过怒常可影响的脏腑功能是

    A. 呼吸功能   B. 藏血功能

    C. 疏泄功能   D. 纳气功能

    E. 运化功能

39. 过度恐惧对气机的影响是

    A. 气消   B. 气结

    C. 气上   D. 气下

    E. 气乱

40. 过度悲伤对气机的影响是

    A. 气消   B. 气结

    C. 气上   D. 气下

    E. 气乱

41. 过度愤怒对气机的影响是

    A. 气消   B. 气结

    C. 气上   D. 气下

    E. 气乱

42. 暴喜过度，临床常见症状是

    A. 神无所归，虑无所定

    B. 心悸、失眠、健忘、多梦

    C. 面红目赤

    D. 精神不能集中，甚则失神狂乱

    E. 意志消沉，面色惨淡

43. 下列情志异常可引起二便失禁的是

    A. 过度悲忧   B. 过度恐惧

    C. 思虑不解   D. 过度愤怒

    E. 突然受惊

44. 思虑过度对气机的影响是

    A. 气乱   B. 气陷

    C. 气上   D. 气结

    E. 气收

45. 惊悸不安，慌乱失措的情志内伤是

    A. 喜则气缓   B. 怒则气上

    C. 恐则气下   D. 悲则气消

    E. 惊则气乱

46. 劳神过度，临床常见的症状是

    A. 腰酸腿软，精神萎靡

    B. 气少力衰，神疲消瘦

    C. 心悸、失眠、纳呆、腹胀、便溏

    D. 动则心悸，气喘汗出

    E. 烦躁不安，神志失常

47. 久卧则

    A. 伤气   B. 伤血

    C. 伤肉   D. 伤筋

    E. 伤骨

48. 最易导致脘腹胀满，嗳腐泛酸，厌食的因素是

    A. 摄食不足   B. 饮食不洁

    C. 暴饮暴食   D. 饮食偏寒偏热

    E. 饮食五味偏嗜

49. 思虑过久，易致

    A. 肝失疏泄   B. 心气紊乱

    C. 脾失健运   D. 肺失宣肃

    E. 脾失健运

50. 过食肥甘厚味，易于

    A. 阻滞气机   B. 损伤胃肠

    C. 化热生痰   D. 营养不良

    E. 寒湿内生

51. 劳力过度主要伤及

    A. 气   B. 血

    C. 精   D. 神

    E. 津液

52. 与水湿、痰饮形成关系密切的脏腑是

A. 心、肺、脾　　B. 肺、脾、肝
C. 脾、肝、肾　　D. 肝、肾、心
E. 肺、脾、肾

53. 瘀血所致疼痛的特点是
　　A. 胀痛　　　　B. 窜痛
　　C. 灼痛　　　　D. 刺痛
　　E. 重痛

54. 瘀血所致出血的特点是
　　A. 出血量多　　B. 出血不畅
　　C. 出血夹有血块　D. 出血伴有疼痛
　　E. 出血量少

55. 饮在肠间的是
　　A. 痰饮　　　　B. 悬饮
　　C. 溢饮　　　　D. 支饮
　　E. 水饮

56. 饮在胸胁的是
　　A. 痰饮　　　　B. 悬饮
　　C. 溢饮　　　　D. 支饮
　　E. 水饮

57. 饮在皮肤的是
　　A. 痰饮　　　　B. 悬饮
　　C. 溢饮　　　　D. 支饮
　　E. 水饮

58. 在六淫中，独见于夏季的邪气是
　　A. 风邪　　　　B. 寒邪
　　C. 暑邪　　　　D. 湿邪
　　E. 火邪

59. 只有外感而无内生的邪气是
　　A. 寒邪　　　　B. 湿邪
　　C. 燥邪　　　　D. 暑邪
　　E. 火邪

60. 致病具有"一气一病"特征的邪气是
　　A. 风邪　　　　B. 火邪
　　C. 疠气　　　　D. 暑邪
　　E. 燥邪

B1 型题

A. 寒邪伤于脏腑　B. 寒邪伤于肌表

C. 寒邪伤于筋脉　D. 寒邪伤于血分
E. 寒邪伤于关节

1. "伤寒"是指
2. "中寒"是指

A. 风邪　　　　B. 湿邪
C. 火邪　　　　D. 燥邪
E. 暑邪

3. 六淫中最易导致肿疡的是
4. 六淫中最易导致出血的是

A. 开泄　　　　B. 收引
C. 干涩　　　　D. 重浊
E. 生风

5. 燥邪的性质是
6. 湿邪的性质是

A. 风邪　　　　B. 寒邪
C. 湿邪　　　　D. 燥邪
E. 火邪

7. 易致颜面肌肉抽掣的邪气是
8. 易致胸闷苔腻的邪气是

A. 风邪　　　　B. 寒邪
C. 湿邪　　　　D. 燥邪
E. 火邪

9. 易于阻遏气机的邪气是
10. 易于耗气伤津的邪气是

A. 肝脾　　　　B. 肺脾
C. 心脾　　　　D. 心肾
E. 肾精

11. 劳神过度主要伤及
12. 房劳过度主要伤及

A. 心　　　　　B. 肝
C. 脾　　　　　D. 肺
E. 肾

13. 恐伤
14. 忧伤

参考答案

A1 型题

1. D	2. C	3. A	4. B	5. C
6. A	7. E	8. A	9. D	10. D
11. A	12. D	13. A	14. E	15. B
16. B	17. E	18. D	19. A	20. C
21. E	22. C	23. C	24. A	25. D

26. B	27. D	28. C	29. E	30. A
31. D	32. A	33. C	34. E	35. C
36. D	37. A	38. C	39. D	40. A
41. C	42. D	43. B	44. D	45. E
46. C	47. A	48. C	49. C	50. C
51. A	52. E	53. D	54. C	55. A
56. B	57. C	58. C	59. D	60. C

B1 型题

1. B	2. A	3. C	4. C	5. C
6. D	7. A	8. C	9. C	10. E
11. C	12. E	13. E	14. D	

第十三单元　发　病

A1 型题

1. 疾病发生的重要条件是
   A. 邪气亢盛　　　　B. 正气受损
   C. 邪气不足　　　　D. 正气不足
   E. 正气抗邪

2. 疾病发生的内在根据是
   A. 正气旺盛　　　　B. 正气不足
   C. 邪气伤害　　　　D. 邪气亢盛
   E. 邪气损正

3. 机体感受邪气，迅速发病，属于
   A. 感而即发　　　　B. 伏而后发
   C. 徐发　　　　　　D. 继发
   E. 复发

4. 病邪侵入体内潜伏一定时间而发病，属于
   A. 感而即发　　　　B. 伏而后发
   C. 徐发　　　　　　D. 继发
   E. 复发

5. 原有疾病再度发作或反复发作，属于
   A. 感而即发　　　　B. 伏而后发

   C. 徐发　　　　　　D. 继发
   E. 复发

6. 肝病胁痛，黄疸，久治不愈，渐成"癥积"，属于
   A. 感而即发　　　　B. 伏而后发
   C. 徐发　　　　　　D. 继发
   E. 复发

7. 湿邪为病，多为
   A. 感而即发　　　　B. 伏而后发
   C. 徐发　　　　　　D. 继发
   E. 复发

8. 六淫致病，大多为
   A. 感而即发　　　　B. 伏而后发
   C. 徐发　　　　　　D. 继发
   E. 复发

9. 疠气致病，多属于
   A. 感而即发　　　　B. 伏而后发
   C. 徐发　　　　　　D. 继发
   E. 复发

10. 情志骤变致病，多为
    A. 卒发　　　　　　B. 伏而后发

C. 徐发   D. 继发

E. 复发

11. 下列选项，一般不见于卒发的是

A. 中毒   B. 暴怒

C. 思虑过度   D. 新感外邪

E. 外伤

12. 下列选项致病多为徐发者

A. 疠气致病   B. 六淫致病

C. 暴怒   D. 思虑过度

E. 大悲

13. 下列选项不属于复发诱因的是

A. 劳复   B. 正复

C. 食复   D. 药复

E. 复感新邪

14. 下列选项不属于影响发病的主要因素是

A. 气候   B. 体质

C. 地域   D. 身高

E. 精神状态

15. 合病是指

A. 两经或两经以上同时受邪

B. 某一部位的证候未了，又出现另一部位的证候

C. 疾病再度发作

D. 在原发病的基础上又发生新的疾病

E. 复感新邪

B1 型题

A. 卒发   B. 伏而后发

C. 徐发   D. 继发

E. 复发

1. 艾滋病的发病，属于

2. 思虑过度为病，多属

A. 卒发   B. 伏而后发

C. 徐发   D. 继发

E. 复发

3. 破伤风发病，属于

4. 毒物伤及人体而迅即发病，属于

参考答案

A1 型题

1. A   2. B   3. A   4. B   5. E

6. D   7. C   8. A   9. A   10. A

11. C   12. D   13. B   14. D   15. A

B1 型题

1. B   2. C   3. B   4. A

第十四单元　病　机

A1 型题

1. 决定病证虚实变化的主要病机是

A. 脏腑的盛衰   B. 阴精的盛衰

C. 气血的盛衰   D. 正邪的盛衰

E. 阳气的盛衰

2. 邪正盛衰决定着

A. 病证的寒热   B. 病位的表里

C. 气血的盛衰   D. 病证的虚实

E. 病势的轻重

3. 实证常见于外感的

A. 病证末期   B. 发病初期

C. 各个阶段   D. 初期或中期

E. 病证中期

4. 虚证的概念是

A. 以正气不足，抗病能力低下为主的病
理变化

B. 正气不足，邪气亢盛的病理变化

C. 邪气亢盛，正气日衰，脏腑机能减退
的病理变化

D. 正虚邪恋的病理变化

E. 邪正相持的病理变化

5. 下列选项属虚证临床表现的是

A. 二便不通　　　B. 精神亢奋

C. 烦躁不宁　　　D. 二便失禁

E. 疼痛剧烈

6. 下列选项属实证临床表现的是

A. 二便不通　　　B. 神疲体倦

C. 五心烦热　　　D. 面容无华

E. 气短懒言

7. 下列选项属实证临床表现的是

A. 脉实有力　　　B. 二便失禁

C. 自汗盗汗　　　D. 疼痛喜按

E. 遗精早泄

8. 下列选项属病变虚实变化决定因素的是

A. 邪气亢盛与否

B. 正气旺盛与否

C. 脏腑功能的盛衰

D. 正邪力量的盛衰

E. 气血旺盛与否

9. "实"的病机是

A. 邪盛正衰同时存在

B. 邪气亢盛，正气未衰

C. 正气旺盛，抗邪有力

D. 正气旺盛，邪气不盛

E. 邪气已退，正气未复

10. "大实有羸状"的病机是

A. 由实转虚　　　B. 实中夹虚

C. 真实假虚　　　D. 真虚假实

E. 虚实夹杂

11. "至虚有盛候"的病机是

A. 实中兼虚　　　B. 虚中夹实

C. 虚实夹杂　　　D. 真实假虚

E. 真虚假实

12. "大实有羸状"的证候性质是

A. 实证　　　　　B. 虚证

C. 真虚假实证　　D. 真实假虚证

E. 虚实夹杂证

13. 病势处于迁延状态的病机是

A. 邪正相持　　　B. 正虚邪恋

C. 邪盛正衰　　　D. 邪去正虚

E. 正盛邪退

14. 遗留某些后遗症的机制是

A. 正盛邪退　　　B. 邪去正虚

C. 邪盛正虚　　　D. 邪正相持

E. 正虚邪恋

15. 下列不属于阴阳失调病机的是

A. 阴阳偏盛　　　B. 阴阳偏衰

C. 气血不和　　　D. 阴阳互损

E. 阴阳格拒

16. 下列有关阴阳失调的叙述，其错误的是

A. 阳虚则寒，虚而有寒，以虚为主

B. 阴盛则寒，以寒为主，虚象明显

C. 阳气虚衰，气虚为基础

D. 阳气不足，多责脾肾之阳

E. 阳相对亢盛，多由阴虚

17. 阳偏盛的主要病机特点是

A. 脏腑机能障碍

B. 病理性代谢产物聚积

C. 机能抑制，代谢减退

D. 阴不制阳，阳气偏亢

E. 阳盛而阴未虚，实热内生

18. 阴偏盛的主要病机特点是

A. 阴液不足，阳气偏亢

B. 阳气亢盛，机能亢奋

C. 阳气亢盛，耗伤阴液

D. 阴寒于内，阳越于外

E. 阴盛而阳未虚，寒从中生

19. "阳胜则热"的证候性质是

A. 虚热证　　　　B. 假热证

C. 实热证　　　　D. 寒热错杂证

E. 真热假寒证

20. "阴胜则寒"的证候性质是

　　A. 假热证　　　　B. 假寒证

　　C. 虚寒证　　　　D. 实寒证

　　E. 寒热错杂证

21. 阳偏衰，表现为主的两脏是

　　A. 脾肾　　　　　B. 心肾

　　C. 肺肾　　　　　D. 肝肾

　　E. 心脾

22. 阴偏衰常表现于密切相关的脏腑是

　　A. 心与肾　　　　B. 肺与脾

　　C. 脾与肾　　　　D. 脾与肝

　　E. 肝与肾

23. 阴偏衰的主要病机是

　　A. 阳气亢盛，阴气受损

　　B. 阳热盛极，格阴于外

　　C. 阳热亢盛，消耗阴液

　　D. 阴液不足，阴不制阳

　　E. 阴液亏损，阳亦不足

24. 与阳偏衰关系最密切的脏腑是

　　A. 心包　　　　　B. 肺

　　C. 胆　　　　　　D. 肝

　　E. 肾

25. 阴偏衰最不常见于

　　A. 胃　　　　　　B. 肾

　　C. 胆　　　　　　D. 心

　　E. 肝

26. 阴阳偏衰最为根本的脏腑是

　　A. 心　　　　　　B. 肝

　　C. 肾　　　　　　D. 脾

　　E. 肺

27. 阴损及阳是指

　　A. 阴液亏损，不能制阳

　　B. 阴盛于内，格阳于外

　　C. 阴虚阳无以生，阳气随之亏虚

　　D. 阴盛伤阳，阳气受损

　　E. 阴液不足，相对阳亢

28. 易发生阴阳互损的脏腑是

　　A. 心　　　　　　B. 肝

　　C. 肾　　　　　　D. 脾

　　E. 肺

29. 阴阳互损病机的理论基础是

　　A. 阴阳相互转化　B. 阴阳相互消长

　　C. 阴阳互根互用　D. 阴阳相互制约

　　E. 阴阳相互对立

30. 邪热内伏，反见四肢厥冷的病机是

　　A. 阳盛则阴病　　B. 阴盛则寒

　　C. 阳虚则寒　　　D. 阴损及阳

　　E. 阳盛格阴

31. 真热假寒的病机是

　　A. 阴盛格阳　　　B. 阳盛格阴

　　C. 阳虚阴盛　　　D. 阴虚阳盛

　　E. 阴损及阳

32. 阴寒之邪壅盛于内，逼迫阳气浮越于外的病机是

　　A. 阴盛格阳　　　B. 阴损及阳

　　C. 阳盛格阴　　　D. 阳损及阴

　　E. 阴阳两盛

33. 阳盛格阴的证候是

　　A. 真热假寒证　　B. 阴虚内热证

　　C. 真寒假热证　　D. 阳虚内寒证

　　E. 寒热错杂证

34. 阴盛格阳的证候是

　　A. 真热假寒证　　B. 真寒假热证

　　C. 实寒证　　　　D. 实热证

　　E. 寒热错杂证

35. 与气虚病变形成密切相关的脏腑是

　　A. 心脾肾　　　　B. 肺肝脾

　　C. 肺脾肾　　　　D. 心肺肾

　　E. 肺肝肾

36. 与气陷病变密切相关的脏腑是

　　A. 心　　　　　　B. 肺

　　C. 脾　　　　　　D. 肝

　　E. 肾

37. 气逆病变多见于

　　A. 肝脾肾　　　　B. 肺脾肾

C. 脾胃肾　　　　　D. 肺肝胃

E. 肺肝肾

38. 气的升发太过或下降不及，称之为

　　A. 气滞　　　　　B. 气闭

　　C. 气逆　　　　　D. 气陷

　　E. 气脱

39. 下列选项，非属气机失调的是

　　A. 气虚　　　　　B. 气陷

　　C. 气滞　　　　　D. 气逆

　　E. 气闭

40. 血虚病变多见的脏腑是

　　A. 心肺　　　　　B. 心脾

　　C. 心肾　　　　　D. 心肝

　　E. 肝肾

41. 阴寒内盛而出现热象者，其病变多为

　　A. 阴盛则阳病　　B. 阴盛格阳

　　C. 阴盛阳衰　　　D. 阴损及阳

　　E. 阳盛则热

42. 重阴必阳的病机是

　　A. 阴盛格阳　　　B. 阳损及阴

　　C. 阳盛格阴　　　D. 由阴转阳

　　E. 由阳转阴

43. 亡阳迅速导致亡阴的主要病机是

　　A. 阳不生阴　　　B. 阳不摄阴

　　C. 阳损及阴　　　D. 由阳转阴

　　E. 重阳必阴

44. 亡阴迅速导致亡阳的主要病机是

　　A. 阴不生阳　　　B. 阳无所附

　　C. 阴损及阳　　　D. 由阴转阳

　　E. 重阴必阳

45. 内生五邪不包括下列哪项

　　A. 内寒　　　　　B. 内热

　　C. 内湿　　　　　D. 内风

　　E. 内暑

46. 内风的病机不包括下列哪项

　　A. 肝阳化风　　　B. 热极生风

　　C. 阴虚生风　　　D. 阳虚生风

　　E. 血虚生风

47. 手足蠕动，筋挛肉瞤，伴低热、舌光少津的病机是

　　A. 肝阳化风　　　B. 热极生风

　　C. 阴虚风动　　　D. 阳虚生风

　　E. 血虚生风

48. 与内寒的病机关系最密切的是

　　A. 肝肾阴虚　　　B. 脾肾阳虚

　　C. 心肝血虚　　　D. 肺脾气虚

　　E. 肺肾阳虚

49. 内生之湿多因

　　A. 肝虚　　　　　B. 肺虚

　　C. 心虚　　　　　D. 脾虚

　　E. 肾虚

50. 内燥多见于

　　A. 肝肺心　　　　B. 脾肺肾

　　C. 肺胃大肠　　　D. 心肝脾

　　E. 心肝肾

51. 下列哪项不属于火热内生的病机

　　A. 气虚化火　　　B. 邪郁化火

　　C. 阴虚火旺　　　D. 阳盛化火

　　E. 五志过极化火

52. 外感病的基本传变形式是

　　A. 脏腑传变　　　B. 寒热传变

　　C. 表里传变　　　D. 上下传变

　　E. 阴阳传变

53. 温热病过程中由卫分直接深入营分，属于

　　A. 顺传　　　　　B. 脏传

　　C. 里传　　　　　D. 逆传

　　E. 腑传

B1 型题

　　A. 实证　　　　　B. 虚证

　　C. 虚实夹杂证　　D. 真虚假实证

　　E. 真实假虚证

1. 正气不足，邪气亢盛的证候是

2. 邪气亢盛，正气不衰的证候是

A. 实证　　　　　B. 虚证

C. 虚实夹杂证　　D. 真虚假实证

E. 真实假虚证

3. 正气不足，邪气已尽，易形成的证候是

4. 瘀血结聚，阻滞经络，易形成的证候是

A. 真寒假热证　　B. 真热假寒证

C. 虚寒证　　　　D. 虚热证

E. 阴阳两虚证

5. 阴盛格阳证属于

6. 阳盛格阴证属于

A. 实寒证　　　　B. 虚寒证

C. 虚热证　　　　D. 实热证

E. 寒热错杂证

7. 阳虚则寒的病证是

8. 阳胜则热的病证是

A. 实寒证　　　　B. 虚寒证

C. 虚热证　　　　D. 实热证

E. 寒热错杂证

9. 阴虚则热易致

10. 阴胜则盛易致

A. 阳偏盛　　　　B. 阴偏盛

C. 阳偏衰　　　　D. 阴偏衰

E. 阴阳两虚

11. 外感寒邪易致

12. 嗜食生冷易致

A. 阴盛则寒　　　B. 阴损及阳

C. 阳虚则寒　　　D. 阴盛格阳

E. 阳盛格阴

13. 邪热内盛，逼阴于外，易致

14. 阴寒内盛，逼阳于外，易致

A. 阴液不足，阳气偏亢

B. 阳热亢盛，阴液受损

C. 阴液骤失，阳无所附

D. 阳气不足，阴寒内盛

E. 阴邪为病，阳气受损

15. "阴胜则阳病"的含义是

16. "阳胜则阴病"的含义是

A. 阳盛则热　　　B. 阴盛则寒

C. 阳虚则寒　　　D. 阴虚则热

E. 阳损及阴

17. 阴液不足，不能制阳则为

18. 阳邪致病，阳气偏盛则为

A. 实热证　　　　B. 虚热证

C. 实寒证　　　　D. 虚寒证

E. 寒热错杂证

19. 阳偏盛所导致的证候是

20. 阳偏衰所导致的证候是

A. 虚寒证　　　　B. 虚热证

C. 实热证　　　　D. 假热证

E. 实寒证

21. 阴偏衰所形成的证候是

22. 阴偏盛所形成的证候是

A. 闷胀疼痛

B. 面红目赤

C. 少腹胀满重坠

D. 突然昏厥，不省人事

E. 汗出不止

23. 气脱病变，常见

24. 气滞病变，常见

A. 闷胀疼痛

B. 面红目赤

C. 少腹胀满重坠

D. 突然昏厥，不省人事

E. 汗出不止

25. 气闭可见

26. 气陷可见

    A. 气逆   B. 气滞

    C. 气陷   D. 气虚

    E. 气脱

27. 气升举无力易于导致

28. 脏腑功能低下或衰退，易于导致

    A. 气的升降失常

    B. 气的外出受阻

    C. 气虚至极而不内守

    D. 元气耗损机能减退

    E. 宗气不足推动无力

29. 气脱属

30. 气闭属

    A. 元气耗损，功能衰退

    B. 气机不畅，经气郁滞

    C. 气机升降失常

    D. 营卫虚损，肌表不固

    E. 气的出入异常

31. 气闭与气脱的病机，是指

32. 气逆与气陷病机，是指

    A. 血液不足，功能减退

    B. 血行迟缓，涩滞不畅

    C. 血分有热，迫血妄行

    D. 气血失和，经脉失荣

    E. 血随气逆，咯血呕血

33. 血热易致

34. 血瘀易致

    A. 血液不足，功能减退

    B. 血行迟缓，瘀阻停滞

    C. 血分有热，血行加速

    D. 气血失和，经脉失荣

    E. 血随气逆，咯血呕血

35. 血虚是指

36. 血瘀是指

    A. 刺痛难忍，固定不移

    B. 头晕眼花，心悸怔忡

    C. 闷胀疼痛

    D. 胀痛刺痛

    E. 面白乏力，皮下出血

37. 气滞可见

38. 气不摄血可见

参考答案

A1 型题

1. D	2. D	3. D	4. A	5. D
6. A	7. A	8. D	9. B	10. C
11. E	12. D	13. A	14. E	15. C
16. B	17. E	18. E	19. C	20. D
21. A	22. E	23. D	24. E	25. C
26. C	27. E	28. C	29. C	30. E
31. B	32. A	33. A	34. B	35. C
36. C	37. D	38. C	39. A	40. D
41. B	42. D	43. B	44. B	45. E
46. D	47. C	48. B	49. D	50. C
51. A	52. C	53. D		

B1 型题

1. C	2. A	3. B	4. A	5. A
6. B	7. B	8. D	9. C	10. A
11. B	12. C	13. E	14. D	15. E
16. B	17. D	18. A	19. A	20. D
21. B	22. E	23. E	24. A	25. D
26. C	27. C	28. D	29. C	30. B
31. E	32. C	33. C	34. B	35. A
36. B	37. C	38. E		

第十五单元　防治原则

A1 型题

1. 属于既病防变的是
   A. 调摄精神　　　B. 锻炼身体
   C. 起居有节　　　D. 药物预防
   E. 早期诊治

2. 先安未受邪气之地属于
   A. 治病求本　　　B. 急则治标
   C. 未病先防　　　D. 既病防变
   E. 因时制宜

3. 正治指的是
   A. 正确的治疗法则
   B. 顺从疾病的某些假象而治的法则
   C. 逆其疾病证候性质而治的法则
   D. 扶助正气的治疗法则
   E. 祛除邪气的治疗法则

4. 属于正治的是
   A. 热因热用　　　B. 以通治通
   C. 热者寒之　　　D. 用热远热
   E. 以补开塞

5. 属于正治的是
   A. 以寒治寒　　　B. 热因热用
   C. 用寒远寒　　　D. 以补开塞
   E. 以寒治热

6. 反治法是
   A. 顺从疾病本质而治
   B. 逆其疾病本质而治
   C. 逆其疾病现象而治
   D. 顺从疾病假象而治
   E. 反常的治疗方法

7. 属于反治的是
   A. 寒者热之　　　B. 以寒治寒

C. 以寒治热　　　D. 以热治寒
   E. 热者寒之

8. 虚则补之属于
   A. 逆治法　　　B. 从治法
   C. 治标法　　　D. 反治法
   E. 治本法

9. 热者寒之属于
   A. 正治法　　　B. 反治法
   C. 治标法　　　D. 从治法
   E. 治本法

10. 属于从治的是
    A. 治热以寒　　　B. 寒者热之
    C. 阳病治阴　　　D. 用热远热
    E. 以通治通

11. 寒因寒用适用于
    A. 真寒假热证　　　B. 表热里寒证
    C. 真热假寒证　　　D. 寒热错杂证
    E. 表寒里热证

12. 热因热用适用于
    A. 实热证　　　B. 虚热证
    C. 真热假寒证　　　D. 真寒假热证
    E. 寒热错杂证

13. 塞因塞用适用于
    A. 食滞腹泻　　　B. 肠热便结
    C. 瘀血闭经　　　D. 脾虚腹胀
    E. 热结旁流

14. 脾虚运化无力引起的腹部胀满，治疗应选用的法则是
    A. 通因通用　　　B. 寒因寒用
    C. 热因热用　　　D. 塞因塞用
    E. 寒者热之

15. 瘀血引起的崩漏，治疗应选用的法则是
    A. 塞因塞用　　　B. 通因通用

C. 补气摄血　　　　D. 清热凉血

E. 热者寒之

16. 下列选项应采用急则治其标的方法是

A. 二便不通　　　　B. 脾虚泄泻

C. 阳虚外寒　　　　D. 阴虚内热

E. 气血两亏

17. 对腹水臌胀应选用的治疗原则是

A. 治标　　　　　　B. 治本

C. 标本兼治　　　　D. 先治本后治标

E. 反治

18. 肺痨咳嗽，咳嗽不甚时应采取治疗法则的是

A. 治标　　　　　　B. 治本

C. 标本兼治　　　　D. 先治标后治本

E. 反治

19. 虚人感受外邪，其治疗应采用的法则是

A. 治标　　　　　　B. 治本

C. 标本兼治　　　　D. 先治本后治标

E. 反治

20.《内经》指出，对大小便不利应采用的治疗法则是

A. 治标　　　　　　B. 治本

C. 标本兼治　　　　D. 先治本后治标

E. 反治

21. 扶正与祛邪兼用适用于

A. 邪气盛，正气未衰

B. 正气虚，邪气也不盛

C. 邪气盛，正气也虚

D. 邪盛正虚，但正气尚耐攻伐

E. 邪盛正虚，正气不耐攻伐

22. 用寒远寒，用热远热法则属于

A. 扶正祛邪　　　　B. 因地制宜

C. 因人制宜　　　　D. 因时制宜

E. 未病先防

23. 下列选项符合"用寒远寒"治疗法则的是

A. 阳虚之人慎用寒凉药物

B. 寒冬季节慎用寒凉药物

C. 阳虚证慎用寒凉药物

D. 寒热错杂证慎用寒凉药物

E. 寒热真假证慎用寒凉药物

24. 下列选项不属于"因人制宜"治则的是

A. 因性别不同而用药各异

B. 因居处环境不同而用药各异

C. 团体质不同而用药各异

D. 因年龄长幼不同而用药各异

E. 因生活习惯不同而用药各异

25.《素问·五常政大论》所说"西北之气，散而寒之"，体现的原则是

A. 既病防变　　　　B. 治病求本

C. 因人制宜　　　　D. 因时制宜

E. 因地制宜

B1 型题

A. 治病求本　　　　B. 未病先防

C. 既病防变　　　　D. 因地制宜

E. 因时制宜

1. 调摄精神属于

2. 先安未受邪之地属于

A. 治病求本　　　　B. 未病先防

C. 既病防变　　　　D. 因地制宜

E. 因时制宜

3. 反治法属于

4. 正治法属于

A. 治病求本　　　　B. 未病先防

C. 既病防变　　　　D. 因地制宜

E. 因时制宜

5. 热因热用亦属于

6. 通因通用亦属于

A. 热因热用　　　　B. 寒因寒用

C. 塞因塞用　　　　D. 通因通用

E. 虚则补之

7. 对热结旁流应采用的治疗法则是

8. 对真寒假热应采用的治疗法则是

    A. 正治   B. 从治

    C. 标本兼治   D. 反治

    E. 治标

9. 对大出血患者应采用的治疗法则是

10. 热病见热象应采用的治疗法则是

    A. 急则治其标   B. 缓则治其本

    C. 标本同治   D. 先扶正后祛邪

    E. 先祛邪后扶正

11. 虚人感冒应选用的方法是

12. 二便不利应选用的方法是

    A. 实证   B. 虚证

    C. 虚实夹杂   D. 虚中夹实

    E. 实中夹虚

13. 扶正法适用于

14. 祛邪法适用于

    A. 因人制宜   B. 因时制宜

    C. 因地制宜   D. 治未病

    E. 扶助正气

15. 治病时考虑年龄属于

16. 用寒远寒，用热远热属于

    A. 热因热用   B. 寒因寒用

    C. 塞因塞用   D. 通因通用

    E. 热者寒之

17. 用补益药治疗闭塞不通病症的法则是

18. 用热性药治疗假热病症的法则是

参考答案

A1 型题

1. E	2. D	3. C	4. C	5. E
6. D	7. B	8. A	9. A	10. E
11. C	12. D	13. D	14. D	15. B
16. A	17. A	18. B	19. C	20. A
21. C	22. D	23. B	24. B	25. E

B1 型题

1. B	2. C	3. A	4. A	5. A
6. A	7. D	8. A	9. E	10. A
11. C	12. A	13. B	14. A	15. A
16. B	17. C	18. A		

第十六单元　养生与寿夭

A1 型题

1. 养生的原则不包括

    A. 顺应自然   B. 形神兼养

    C. 调养脾肾   D. 因人而宜

    E. 饮食偏嗜

2. 《素问·上古天真论》中的"恬淡虚无"是指

    A. 顺应自然   B. 外避邪气

    C. 调摄精神   D. 劳逸结合

    E. 饮食有节

3. 《灵枢·天年》中关于人体生命的产生是

    A. 阴阳交感，万物化生

    B. 以母为基，以父为楯

    C. 天地氤氲，万物化生

    D. 天地合气，命之曰人

    E. 以母为楯，以父为基

4.《素问·上古天真论》中女子天癸至的年龄是

    A. 二七   B. 三七

    C. 二八   D. 三八

    E. 四七

5. 根据《素问·上古天真论》所述以下何项不属于女子七七的生命特征

    A. 地道不通   B. 任脉虚

    C. 太冲脉衰   D. 胃气虚

    E. 天癸竭

6.《素问·上古天真论》对人体生长发育起决定性作用的是

    A. 脾气   B. 肾气

    C. 天癸   D. 胃气

    E. 肺气

7.《灵枢·天年》描述人体生命活动的进程和发展变化规律是以

    A. 七岁为纪   B. 八岁为纪

    C. 十岁为纪   D. 十二岁为纪

    E. 十五岁为纪

8.《内经》中提出决定人之寿夭的基本因素是

    A. 脏腑机能协调者寿

    B. 饮食五味调和者寿

    C. 锻炼身体者寿

    D. 药物调养者寿

    E. 药膳保健者寿

参考答案

A1 型题

1. E   2. C   3. B   4. A   5. D

6. B   7. C   8. A

中医诊断学

第一单元 绪 论

A 型题

1. 中医诊断的基本原则是
   A. 整体审察，四诊合参，病证结合
   B. 辨证求因，审因论治，脉症合参
   C. 司外揣内，见微知著，以常衡变
   D. 证候转化，病证结合，辨证求因
   E. 证候真假，证候错杂，四诊合参

2. 下列各项，属于中医诊断基本原则的是
   A. 审症求因　　　　B. 四诊合参

   C. 司外揣内　　　　D. 治病求本
   E. 脏腑经络

3. 下列各项，属于中医诊断基本原则的是
   A. 整体审察　　　　B. 司外揣内
   C. 辨病论治　　　　D. 辨证论治
   E. 望闻问切

参考答案

1. A　　　2. B　　　3. A

第二单元 望 诊

A 型题

1. 下列各项，不属于得神表现的是
   A. 目光精彩　　　　B. 神志清楚
   C. 颧赤如妆　　　　D. 面色荣润
   E. 呼吸调匀

2. 下列各项，不属于失神表现的是
   A. 神志昏迷　　　　B. 形羸色败
   C. 呼吸微弱　　　　D. 目无精彩
   E. 壮热面赤

3. 病人表现为得神提示的是
   A. 痰迷心窍，或痰火扰心，精神失常
   B. 精气充足，体健神旺
   C. 精气大伤，机能衰减，或邪气亢盛，
      功能障碍
   D. 精气不足，机能减退
   E. 精气衰竭，阴不敛阳，虚阳外越

4. 神气不足的表现是
   A. 形体羸瘦　　　　B. 精神不振
   C. 两目晦暗　　　　D. 面色无华
   E. 动作艰难

5. 下列各项，不是精亏神衰失神表现的是

    A. 动作艰难   B. 呼吸气微

    C. 肌肉瘦削   D. 神昏谵语

    E. 面色无华

6. 区别假神与病情好转的最主要依据是

    A. 突然神识清醒，目光转亮

    B. 局部症状好转与整体病情恶化不相符合

    C. 欲进饮食，想见亲人

    D. 面色无华，两颧泛红如妆

    E. 言语不休，语声清亮

7. 病人表现为假神的临床意义是

    A. 脏腑虚衰，功能低下

    B. 阴盛于内，格阳于外

    C. 气血不足，精神亏损

    D. 精气衰竭，虚阳外越

    E. 机体阴阳严重失调

8. 病人表情淡漠，神识痴呆，喃喃自语，哭笑无常属于

    A. 狂病   B. 脏躁

    C. 痫病   D. 惊风

    E. 癫病

9. 病人狂躁妄动，胡言乱语，少寐多梦，打人毁物，不避亲疏属

    A. 狂病   B. 脏躁

    C. 痫病   D. 惊风

    E. 癫病

10. 病人表情淡漠，神识痴呆，喃喃自语，哭笑无常，悲观失望，其临床意义是

    A. 温病邪热入于心包

    B. 阳明热盛，扰乱神明

    C. 肝风挟痰，蒙蔽清窍

    D. 痰气郁结，蒙蔽心神

    E. 气郁化火，痰火扰心

11. 下列各项，属痫病表现的是

    A. 精神痴呆，喃喃自语

    B. 突然昏倒，口吐涎沫

    C. 烦躁不安，神昏谵语

    D. 精神不振，健忘嗜睡

    E. 疯狂怒骂，打人毁物

12. 下列各项不属于邪盛神乱失神表现的是

    A. 撮空理线   B. 循衣摸床

    C. 两手握固   D. 呼吸气微

    E. 高热神昏

13. 病人言语失伦，瞳神呆滞，面色晦暗，反应迟钝属于

    A. 假神   B. 失神

    C. 精神异常   D. 神气不足

    E. 无神

14. 午后颧红的临床意义是

    A. 真寒假热   B. 阴虚内热

    C. 外感风热   D. 气虚发热

    E. 阳明实热

15. 小儿鼻柱、眉间及口唇四周青紫的临床意义是

    A. 肝脾不调   B. 瘀血内阻

    C. 小儿惊风   D. 疼痛剧烈

    E. 寒凝气滞

16. 下列各项，不属于黑色所主病证的是

    A. 寒证   B. 水饮

    C. 瘀血   D. 肾虚

    E. 脾虚

17. 面色黧黑，肌肤甲错的临床意义是

    A. 痛证   B. 水饮

    C. 寒证   D. 瘀血

    E. 肾虚

18. 脾胃气虚的面色表现是

    A. 面色青灰   B. 面色萎黄

    C. 面目一身俱黄   D. 面色青黄

    E. 面黄虚浮

19. 满面通红的临床意义是

    A. 真寒假热   B. 虚阳上越

    C. 邪热亢盛   D. 阴虚火旺

    E. 阳气暴脱

20. 阳气暴脱病人的面色表现是

    A. 面色青黑   B. 面色淡白

C. 面色苍白　　　　　D. 面色青紫

E. 面白无华

21. 下列各项，不属于面色发黑临床意义的是

A. 血瘀　　　　　　　B. 痰浊

C. 肾虚　　　　　　　D. 寒证

E. 水饮

22. 下列各项，不属于面色发青临床意义的是

A. 血瘀　　　　　　　B. 寒证

C. 惊风　　　　　　　D. 痰饮

E. 痛证

23. 病人面色淡白无华，唇舌色淡多属于

A. 阳气暴脱　　　　　B. 血虚

C. 阳虚　　　　　　　D. 阳虚水泛

E. 气虚

24. 病人面色白虚浮多属

A. 阳气暴脱　　　　　B. 血虚

C. 阳虚　　　　　　　D. 阳虚水泛

E. 气虚

25. 阳气暴脱的病人多表现

A. 面色青黑　　　　　B. 面色白

C. 面色白虚浮　　　　D. 面色苍白

E. 面色淡白无华

26. 一般面色白不见于以下何证

A. 亡阳证　　　　　　B. 血虚证

C. 阴虚证　　　　　　D. 阳虚证

E. 气虚证

27. 下列何种病人多见面黄虚浮

A. 阴黄　　　　　　　B. 脾虚湿蕴

C. 肝脾不调　　　　　D. 阳黄

E. 脾胃气虚

28. 下列各项，多见面目一身俱黄、色鲜明如橘皮色的是

A. 脾胃气虚　　　　　B. 脾虚湿蕴

C. 肝脾不调　　　　　D. 阳黄

E. 阴黄

29. 不会出现面黄的是

A. 阴黄　　　　　　　B. 脾虚湿蕴

C. 阳黄　　　　　　　D. 脾胃气虚

E. 肾虚

30. 面色苍白时而泛红如妆可见于

A. 亡阳证　　　　　　B. 阴虚证

C. 肝胆湿热　　　　　D. 戴阳证

E. 实热证

31. 下列各项不属于面赤临床意义的是

A. 肝火上炎　　　　　B. 阴虚证

C. 戴阳证　　　　　　D. 实热证

E. 肾精久耗

32. 面色黄而无华，两目不黄属于

A. 焦黄　　　　　　　B. 阳黄

C. 萎黄　　　　　　　D. 淡黄

E. 阴黄

33. 肾精久耗，阴虚火旺病人的面色可见

A. 面色黧黑，肌肤甲错

B. 面黑干焦

C. 眼眶周围发黑

D. 面色青黑

E. 面黑暗淡

34. 可见面黑表现的是

A. 惊风　　　　　　　B. 湿热

C. 风湿　　　　　　　D. 水饮

E. 热极

35. 人的面色随着四季时令的不同而变化，按照五行理论，夏季面色应

A. 稍黑　　　　　　　B. 稍红

C. 稍黄　　　　　　　D. 稍白

E. 稍青

36. 根据阴阳五行和脏象学说理论，五脏应五色，白色内应

A. 肾　　　　　　　　B. 心

C. 脾　　　　　　　　D. 肺

E. 肝

37. 下列各项，不属病色的是

A. 面色红赤　　　　　B. 面青颊赤

C. 面色淡白　　　　　D. 红黄隐隐

E. 面黄虚浮

38. 下列各项，不是常色表现的是

    A. 面色长夏稍黄　　B. 面色明润含蓄

    C. 面色隐约微黄　　D. 面色红黄隐隐

    E. 面色潮红娇嫩

39. 下列各项，都属于正常生理现象的是

    A. 主色与客色　　B. 主色与善色

    C. 善色与恶色　　D. 客色与善色

    E. 常色与善色

40. 面现青色的临床意义是

    A. 寒凝气滞，经脉瘀阻

    B. 心脾气血虚，气血虚衰

    C. 脾失健运，水湿内停

    D. 肾阳虚衰，水饮不化

    E. 邪热亢盛，血色上荣

41. 出现戴阳证的临床意义是

    A. 阴虚火旺　　B. 虚阳浮越

    C. 脏腑实热　　D. 外感风热

    E. 阴虚内热

42. 面黄虚浮，称为

    A. 黄胖　　B. 苍黄

    C. 阳黄　　D. 阴黄

    E. 萎黄

43. 下列各项，不属于白色主病的是

    A. 夺气　　B. 寒证

    C. 水饮　　D. 脱血

    E. 虚证

44. 下列各项，是青色和黑色共同所主之病证的是

    A. 寒证　　B. 惊风

    C. 水饮　　D. 肾虚

    E. 气滞

45. 虚证病人少见

    A. 面色嫩红　　B. 满面通红

    C. 面色淡白　　D. 面色萎黄

    E. 面色黧黑

46. 形盛气衰的表现是

    A. 体胖能食，肌肉坚实

    B. 体胖食少，神疲乏力

    C. 形瘦能食，舌红苔黄

    D. 形瘦颧红，皮肤干焦

    E. 卧床不起，骨瘦如柴

47. 病人卧时向外，躁动不安属

    A. 阳证　　　　B. 阴证

    C. 寒证　　　　D. 虚证

    E. 虚寒证

48. 病人但卧不能坐，坐则晕眩属

    A. 哮病　　　　B. 肺胀

    C. 肝阳化风　　D. 痰饮停肺

    E. 水气凌心

49. 病人肢体软弱，行动不便属

    A. 瘫痪　　　　B. 痹病

    C. 痿病　　　　D. 痫病

    E. 中风后遗症

50. 病人体胖能食，肌肉坚实者多为

    A. 形气有余　　B. 形气不足

    C. 胃火亢盛　　D. 阴虚火旺

    E. 形盛气虚

51. 阴虚的表现是

    A. 形瘦气短，头晕眼花

    B. 形瘦食少，舌淡苔白

    C. 形瘦颧红，皮肤干皱

    D. 卧床不起，骨瘦如柴

    E. 形瘦能食，舌红苔黄

52. 形瘦食多属

    A. 形盛气虚　　B. 形气有余

    C. 阴虚火旺　　D. 胃火亢盛

    E. 脏腑精气衰竭

53. 胃火亢盛可表现为

    A. 形瘦食少，舌淡苔白

    B. 卧床不起，骨瘦如柴

    C. 形瘦颧红，皮肤干焦

    D. 形瘦能食，舌红苔黄

    E. 形瘦气短，头晕眼花

54. 不耐久站，欲倚他物多见于

    A. 胃火亢盛　　B. 形盛气虚

C. 阴虚火旺 　　　　 D. 气虚血衰

E. 形盛气弱

55. 肺气壅滞多表现为

A. 坐而仰首

B. 神倦俯卧

C. 但卧不得坐，坐则昏眩

D. 蜷卧缩足，喜加衣被

E. 坐而喜俯

56. 卧不能坐，坐则晕眩多为

A. 肺气壅滞 　　　 B. 脱血夺气

C. 肺虚少气 　　　 D. 体弱气虚

E. 中气下陷

57. 坐而喜俯者多为

A. 肺气壅滞 　　　 B. 体弱气虚

C. 咳喘肺胀 　　　 D. 水饮内停气逆

E. 肝火上炎

58. 阳证、热证、实证表现为

A. 蜷卧缩足，喜加衣被

B. 卧时面常向外，身轻自能转侧

C. 但卧不得坐、坐则昏眩

D. 卧时面常向内，身重不能转侧

E. 喜静懒动，动之觉舒

59. 阴证、寒证、虚证表现为

A. 卧时面常向内，身重不能转侧

B. 卧时面常向外，身轻自能转侧

C. 但坐不得卧，卧则气逆

D. 神昏谵语，鼾声不止

E. 仰卧伸足，掀去衣被

60. "肥人多痰" 是指

A. 形盛有余 　　　 B. 形体健壮

C. 形盛气虚 　　　 D. 骨骼粗大

E. 肌肉充实

61. "中焦有火" 的表现是

A. 形瘦少食 　　　 B. 形体消瘦

C. 形瘦多食 　　　 D. 胸廓狭窄

E. 皮肤枯槁

62. 下列各项，不是病色的特征是

A. 鲜明暴露 　　　 B. 晦暗枯槁

C. 不应时应位 　　　 D. 某色独见

E. 因季节因素而变

63. 下列各项，不是面肿临床意义的是

A. 肺失宣降 　　　 B. 脾肾阳虚

C. 水湿泛滥 　　　 D. 心肾阳虚

E. 肺肾阴虚

64. 手足软弱无力，行动不灵而无痛者为

A. 痫证 　　　 B. 偏枯

C. 痿证 　　　 D. 痹证

E. 偏瘫

65. 手足蠕动多属于

A. 热极生风 　　　 B. 虚风内动

C. 狂犬病 　　　 D. 痫证

E. 破伤风

66. 卒然昏倒，不省人事，半身不遂，此属

A. 中风 　　　 B. 厥证

C. 中暑 　　　 D. 痫证

E. 瘫痪

67. 头发成斑片状脱落的临床意义是

A. 气血两虚 　　　 B. 肾精亏损

C. 久病体弱 　　　 D. 血虚受风

E. 血热

68. 小儿发结如穗，枯黄稀疏属于

A. 血热 　　　 B. 疳积

C. 先天不足 　　　 D. 肾精亏损

E. 血虚

69. 按 "五轮学说" 上、下眼睑所属脏腑是

A. 肺 　　　 B. 心

C. 脾 　　　 D. 肝

E. 肾

70. 按 "五轮学说" 之两目白睛是

A. 风轮 　　　 B. 血轮

C. 肉轮 　　　 D. 气轮

E. 水轮

71. 全目赤肿的病因是

A. 心脾积热 　　　 B. 肝经风热

C. 脾胃湿热 　　　 D. 肺热壅盛

E. 肾经虚火

72. 久病重病眼窝深陷，甚则视不见人，其临床意义是

    A. 气血两虚   B. 吐泻伤津

    C. 阴阳竭绝   D. 邪热炽盛

    E. 肝肾阴亏

73. 小儿昏睡露睛的临床意义是

    A. 肝胆火炽   B. 肺经郁热

    C. 肾精不足   D. 心阴亏损

    E. 脾胃虚衰

74. 新生儿脐风，上下口唇紧聚称为

    A. 口喎   B. 口撮

    C. 口噤   D. 口振

    E. 口动

75. 口腔肌膜灰白色小溃疡，周围红晕，局部灼痛者称为

    A. 口疮   B. 鹅口疮

    C. 口糜   D. 口撮

    E. 口喎

76. 瞳孔缩小可见于

    A. 颅脑外伤   B. 青风内障

    C. 颅内肿瘤   D. 川乌中毒

    E. 杏仁中毒

77. 唇色深红是因

    A. 煤气中毒   B. 热盛

    C. 胃气充足   D. 血瘀

    E. 寒凝血脉

78. 唇边生疮，红肿疼痛是因

    A. 阴虚火旺   B. 燥热津伤

    C. 心脾积热   D. 胃火亢盛

    E. 肺热炽盛

79. 患者双侧瞳孔散大属

    A. 颅脑外伤   B. 肝火上炎

    C. 颅内肿瘤   D. 绿风内障

    E. 有机磷中毒

80. 牙龈红肿疼痛而兼出血是因

    A. 胃火上炎   B. 脾不统血

    C. 肾虚火旺   D. 胃阴不足

    E. 脾肾气虚

81. 温病牙齿光燥如石是因

    A. 胃阴不足   B. 阳明热盛

    C. 肾阴枯竭   D. 胃肾阴虚

    E. 肺阴亏虚

82. 咽部溃烂成片或凹陷是因

    A. 肺胃热盛   B. 肺胃热轻

    C. 肺胃热毒   D. 阴虚火旺

    E. 痰浊凝聚

83. 病人发黄干枯，稀疏易落的临床意义是

    A. 精血不足   B. 肾虚或血热

    C. 血虚受风   D. 疳积

    E. 禀赋所致

84. 病人一侧或两侧腮部以耳垂为中心肿起，边缘不清，按之柔韧者，临床意义是

    A. 托腮痈   B. 抱头火丹

    C. 痄腮   D. 发颐

    E. 腮肿

85. 根据五轮学说，瞳仁属

    A. 肺   B. 心

    C. 脾   D. 肝

    E. 肾

86. 根据五轮学说，黑睛属

    A. 肺   B. 心

    C. 脾   D. 肝

    E. 肾

87. 根据五轮学说，白睛属

    A. 脾   B. 肺

    C. 心   D. 肝

    E. 肾

88. 根据五轮学说，两眦血络属

    A. 心   B. 脾

    C. 肺   D. 肝

    E. 肾

89. 病人目胞浮肿的临床意义是

    A. 水肿病

    B. 肝胆火炽

    C. 吐泻伤津或气血不足

    D. 肾精耗竭

E. 脾胃虚衰

90. 病人眼窝凹陷的临床意义是
    A. 水肿病
    B. 吐泻伤津或气血不足
    C. 肾精耗竭
    D. 肝胆火炽
    E. 脾胃虚衰

91. 下列各项，多见于血瘀证唇色的是
    A. 樱红   B. 淡白
    C. 深红   D. 青紫
    E. 青黑

92. 下列各项，口闭而难开、牙关紧闭属于
    A. 口噤   B. 口僻
    C. 口撮   D. 口振
    E. 口动

93. 下列各项，口角向一侧歪斜的是
    A. 口撮   B. 口噤
    C. 口僻   D. 口振
    E. 口动

94. 下列各项，病人战栗鼓颔，口唇振摇的是
    A. 口僻   B. 口撮
    C. 口噤   D. 口振
    E. 口动

95. 牙齿燥如枯骨的临床意义是
    A. 阳明热甚，津液大伤
    B. 胃阴已伤
    C. 肾阴枯竭，精不上荣
    D. 肾虚，虚火上炎
    E. 肝阳上亢

96. 眼胞皮红湿烂，是
    A. 脾火   B. 心火
    C. 肺火   D. 胃火
    E. 肝胆湿热

97. 肝在五轮学说中为
    A. 气轮   B. 风轮
    C. 水轮   D. 血轮
    E. 肉轮

98. 肺在五轮学说中为
    A. 风轮   B. 水轮
    C. 气轮   D. 血轮
    E. 肉轮

99. 齿缝出血，不痛不红微肿者的临床意义是
    A. 肾火伤络   B. 血热证
    C. 心火亢盛   D. 胃火盛
    E. 肝胆热盛

100. 咽喉色鲜红娇嫩，肿痛不甚者的临床意义是
    A. 痰湿停滞   B. 肺胃积热
    C. 寒凝咽喉   D. 阴虚火旺
    E. 胃中有热

101. 咽喉漫肿，色淡红者的临床意义是
    A. 肾火上炎   B. 肺胃积热
    C. 阳虚火浮   D. 痰湿凝聚
    E. 胃火上攻

102. 突然出现片状脱发的临床意义是
    A. 精血不足   B. 血虚受风
    C. 肾虚   D. 阴虚火旺
    E. 津液亏损

103. 手足蠕动的临床意义是
    A. 热极生风   B. 血虚生风
    C. 阴虚动风   D. 寒凝筋脉
    E. 肝阳化风

104. 斑与疹的主要区别是
    A. 是否时现时隐   B. 是否色红成片
    C. 是否抚之碍手   D. 是否压之褪色
    E. 是否伴有身热

105. 不属于疹的表现的是
    A. 点小如粟   B. 色红
    C. 高出皮肤   D. 抚之碍手
    E. 压之不褪色

106. 不属于斑的表现的是
    A. 点大成片   B. 色深红或青紫
    C. 平铺于皮肤   D. 抚之碍手
    E. 压之不褪色

107. 下列各项，不属于斑的特点的是
     A. 点大成片　　B. 色红
     C. 平摊于皮肤　D. 擦破流水
     E. 摸不应手

108. 外感热病中出现斑疹的临床意义是
     A. 气不摄血　　B. 热毒内盛
     C. 营血热炽　　D. 肝火动血
     E. 痰湿阻于血络

109. 咯痰白滑，量多易出者，属
     A. 燥痰　　　　B. 寒痰
     C. 热痰　　　　D. 湿痰
     E. 肺痈之痰

110. 咯痰白而清稀者属
     A. 寒痰　　　　B. 燥痰
     C. 湿痰　　　　D. 热痰
     E. 肺痈之痰

111. 鼻流浊涕，质稠量多，气味腥臭的临床意义是
     A. 外感风热　　B. 湿热蕴阻
     C. 外感风寒　　D. 风寒束肺
     E. 燥邪犯肺

112. 小儿食指络脉偏红的临床意义是
     A. 疳积　　　　B. 里热
     C. 表证　　　　D. 疼痛
     E. 惊风

113. 小儿食指络脉紫黑的临床意义是
     A. 实寒证　　　B. 实热证
     C. 虚热证　　　D. 血虚证
     E. 血络闭郁

114. 小儿食指络脉浮露的临床意义是
     A. 惊风　　　　B. 外感表证
     C. 疳积　　　　D. 脾虚证
     E. 内伤里证

115. 小儿食指络脉紫红的临床意义是
     A. 外感表证　　B. 里实热证
     C. 血络闭郁　　D. 痛证
     E. 惊风

116. 小儿食指络脉色青的临床意义是

A. 里实热证　　B. 外感表证
C. 痛证惊风　　D. 血络闭郁
E. 脾虚疳积

117. 小儿食指络脉达于气关的临床意义是
     A. 邪气入络　　B. 邪气入经
     C. 病情凶险　　D. 邪入脏腑
     E. 外感初起

118. 小儿食指络脉透关射甲的临床意义是
     A. 邪气入经　　B. 邪气入络
     C. 邪入脏腑　　D. 邪深病重
     E. 病情凶险

119. 湿痰的特点是
     A. 痰黄黏稠有块　B. 痰白清稀
     C. 痰少而黏难咯　D. 脓血痰味腥臭
     E. 痰白量多易咯

120. 小儿食指络脉显于风关的临床意义是
     A. 正常表现
     B. 邪气入络，邪浅病轻
     C. 病情凶险，预后不良
     D. 邪入脏腑，病情严重
     E. 邪气入经，邪深病重

121. 小儿食指络脉达于命关的临床意义是
     A. 正常表现
     B. 邪气入经，邪深病重
     C. 邪气入络，邪浅病轻
     D. 邪入脏腑，病情严重
     E. 病情凶险，预后不良

122. 小儿食指络脉沉隐的临床意义是
     A. 表证　　　　B. 里证
     C. 实证　　　　D. 虚证
     E. 热证

123. 小儿食指络脉淡白的临床意义是
     A. 里实热证　　B. 外感表证
     C. 痛证惊风　　D. 血络郁闭
     E. 脾虚疳积

124. 望小儿络脉，"透关射甲"是指
     A. 风关透至气关　B. 显于风关
     C. 风关透至命关　D. 直达指端

E. 在风关与气关之间

125. 痰白而清稀，或有灰黑点的临床意义是

    A. 湿痰   B. 寒痰

    C. 燥痰   D. 热痰

    E. 风痰

126. 邪热犯胃而致呕吐，呕吐物的特点是

    A. 呕吐物清稀   B. 呕吐物酸臭

    C. 伴食物残渣   D. 伴暗红色血

    E. 呕吐黄绿苦水

127. 不属于神乱常见临床表现的是

    A. 焦虑恐惧   B. 狂躁不安

    C. 淡漠痴呆   D. 卒然昏倒

    E. 倦怠乏力

128. 精神萎靡，意识模糊，反应迟钝，面色无华，目无精彩，呼吸微弱，或喘促无力，动作艰难，属于

    A. 精亏神衰   B. 邪盛神乱

    C. 假神   D. 少神

    E. 神乱

129. 久病患者，本已神昏，突然神识清楚，想见亲人，言语不休，但精神烦躁不安，属于

    A. 精亏神衰   B. 邪盛神乱

    C. 假神   D. 少神

    E. 神乱

130. 神昏谵语，躁扰不宁，循衣摸床，撮空理线，属于

    A. 精亏神衰   B. 邪盛神乱

    C. 假神   D. 少神

    E. 神乱

131. 病色大致可以分成的五种是

    A. 赤白黄青黑   B. 赤白黄青紫

    C. 灰白黄青黑   D. 赤白淡青黑

    E. 灰白黄青紫

132. 病色的特点是

    A. 晦暗，红黄隐隐

    B. 晦暗，暴露

    C. 晦暗，含蓄

    D. 红黄隐隐，无光泽

    E. 红黄隐隐，枯槁

133. 面色青黄多见于

    A. 肝脾不调

    B. 小儿惊风或惊风先兆

    C. 寒盛，疼痛

    D. 心阳暴脱，心血瘀阻

    E. 脾虚湿盛

134. 面目一身俱黄，晦暗如烟熏者的临床意义是

    A. 湿热熏蒸   B. 脾虚湿盛

    C. 脾胃气虚   D. 肾虚水饮

    E. 寒湿郁阻

135. 下列各项，不属于体强临床表现的是

    A. 胸廓宽厚   B. 肌肉充实

    C. 皮肤滑润   D. 食欲旺盛

    E. 筋细骨弱

136. 下列各项，体弱的临床意义是

    A. 容易患病，且病后预后较差

    B. 容易患病，但病后预后较好

    C. 不易患病，但病后预后较差

    D. 不易患病，即使病后亦预后较好

    E. 不易患病，但患病即成重症

137. 坐而喜俯，少气懒言的临床意义是

    A. 气血俱虚   B. 精神衰败

    C. 体弱气虚   D. 中焦有寒

    E. 水饮内停

138. 不属于咳逆倚息不得卧，卧则气逆的临床意义是

    A. 肺气壅塞   B. 心阳不足

    C. 水气凌心   D. 中气虚弱

    E. 肺有伏饮

139. 青少年白发，且伴有失眠健忘的临床意义是

    A. 劳神伤血   B. 肾虚

    C. 肝阴亏虚   D. 脾肾阳虚

    E. 阳明热盛

140. 黄疸的主要标志是

    A. 白睛发黄   B. 黑睛发黄

C. 目胞发黄　　D. 血络发黄

E. 眼球突出

141. 睡眠露睛的表现是

A. 两眼固定，不能转动

B. 昏昏欲睡，睡后胞睑未闭，而睛珠外露

C. 胞睑无力张开，而上睑下垂

D. 睑缘肿起结节

E. 目胞浮肿

142. 口撮的临床意义是

A. 肺气将绝　　B. 心脾积热

C. 脾虚生风　　D. 阳虚寒盛

E. 小儿脐风

143. 丹毒发于头面者称为

A. 赤游丹　　B. 流火

C. 抱头火丹　　D. 白驳风

E. 瘾疹

144. 丹毒发于小腿者称为

A. 赤游丹　　B. 流火

C. 抱头火丹　　D. 白驳风

E. 瘾疹

145. 湿疹的临床意义是

A. 湿热蕴结，复感风邪，郁于肌肤所致

B. 外感湿热，郁于肌肤，汗出不彻而发

C. 外感风邪或过敏所致

D. 外感风热或肺胃蕴热上熏所致

E. 外感火毒，或肝经湿热，浸淫肌肤

146. 患部形小而圆，红肿热痛不甚，根浅脓出即愈者称为

A. 痈　　B. 疽

C. 疔　　D. 疖

E. 疮

147. 小儿惊风的指纹表现是

A. 食指络脉偏红　　B. 食指络脉紫红

C. 食指络脉青色　　D. 食指络脉淡白

E. 食指络脉紫黑

148. 小儿血络郁闭的食指络脉表现是

A. 食指络脉偏红　　B. 食指络脉紫红

C. 食指络脉青色　　D. 食指络脉淡白

E. 食指络脉紫黑

149. 下列各项，不属于小儿病理食指络脉主要观察内容的是

A. 纹位　　B. 纹态

C. 纹色　　D. 纹形

E. 纹质

150. 寒盛、痛剧的临床表现是

A. 面色淡青

B. 面色青灰

C. 面色与口唇青紫

D. 面色青黄

E. 眉间、鼻柱、唇周色青

B 型题

A. 正气未伤，精气未衰

B. 正气不足，神气不旺

C. 精亏气损神衰

D. 精充气足神旺

E. 阴阳离决的危候

1. 假神的临床意义是

2. 失神的临床意义是

A. 面色荣润，目光精彩

B. 精神不振，健忘嗜睡

C. 精神萎靡，两目晦暗

D. 淡漠寡言，闷闷不乐

E. 焦虑不安，心悸气促

3. 失神的表现是

4. 得神的表现是

A. 形体羸瘦，精神萎靡

B. 神识清醒，颧赤如妆

C. 神昏谵语，循衣摸床

D. 精神不振，倦怠乏力

E. 神志清楚，两目精彩

5. 邪盛神乱的表现是

6. 少神的表现是

7. 假神的表现是

A. 正气不足，神气不旺

B. 精充气足神旺，或虽病精气未伤

C. 精气大伤，机能衰减

D. 热扰神明，邪陷心包

E. 精气衰竭，阴不敛阳，虚阳浮越

8. 假神的表现提示

9. 精亏神衰的表现提示

A. 青色、赤色 　　B. 青色、黑色

C. 黄色、黑色 　　D. 赤色、白色

E. 赤色、黑色

10. 主瘀血证的面色有

11. 主水湿内停证的面色有

A. 阳气不足 　　B. 营血亏虚

C. 阳气暴脱 　　D. 虚阳上越

E. 中寒腹痛

12. 面色淡白无华的临床意义是

13. 面色㿠白的临床意义是

A. 客色 　　B. 常色

C. 恶色 　　D. 善色

E. 主色

14. 人之种族皮肤的正常色泽，称为

15. 病人面有光泽，称为

16. 随季节气候不同而微有相应变化的正常肤色，称为

17. 病人面色枯槁晦暗，称为

A. 面白浮肿 　　B. 面色苍黄

C. 面黄虚浮 　　D. 面目黄而鲜明

E. 面目黄而晦暗

18. 阳虚水泛的病人多表现为

19. 阴黄病人多表现为

A. 面黑焦干 　　B. 面唇青紫

C. 面青脉微 　　D. 面色暗淡

E. 眉间、唇周发青

20. 心阳虚衰，血行瘀阻的病人多表现为

21. 心阳暴脱，心血瘀阻的病人多表现为

22. 小儿惊风多表现为

A. 面色暗淡

B. 面色萎黄

C. 眼周发黑

D. 面色黧黑，肌肤甲错

E. 面色青黄

23. 肾阳虚病人多表现为

24. 肾虚水饮或寒湿带下的病人多表现为

25. 血瘀日久的病人多表现为

A. 病色 　　B. 主色

C. 客色 　　D. 常色

E. 善色

26. 其面色、肤色一生不变的称为

27. 其面色随气候生活条件的改变而改变的称为

A. 阳气不足 　　B. 营血亏损

C. 阳气暴脱 　　D. 虚阳上越

E. 肺胃虚寒

28. 面色㿠白的临床意义是

29. 面色苍白的临床意义是

A. 萎黄 　　B. 黄胖

C. 阳黄 　　D. 淡黄

E. 阴黄

30. 脾虚湿阻面色多表现为

31. 脾胃气虚面色多表现为

A. 白色 　　B. 黄色

C. 赤色　　　　　D. 黑色

E. 青色

32. 虚证、湿证常见面色是

33. 虚证、寒证、脱血、夺气常见面色是

　　A. 面色白而无华　　B. 面色黄而无华

　　C. 面色淡黄枯槁　　D. 面色黑而干焦

　　E. 面色青黑

34. 肾精亏耗者面色最常见是

35. 阴寒内盛者面色最常见是

　　A. 面黑而干焦　　　B. 面色黄而虚浮

　　C. 面色淡黄枯槁　　D. 面黄晦暗如烟熏

　　E. 面色青灰，口唇青紫

36. 心血瘀阻证面色的临床表现是

37. 脾虚湿阻证面色的临床表现是

　　A. 面黄枯槁无光　　B. 面黄虚浮

　　C. 面黄鲜明　　　　D. 面黄而肿

　　E. 面黄晦暗

38. 黄胖的临床表现是

39. 萎黄的临床表现是

　　A. 阳气虚衰，气血阻滞

　　B. 肺气闭塞，呼吸不利

　　C. 脾气虚衰，湿邪内阻

　　D. 肾阳虚衰，血失濡养

　　E. 心阳暴脱，心血瘀阻

40. 面色青灰的临床意义是

41. 面色黑而暗淡的临床意义是

　　A. 赤色、白色　　　B. 黑色、青色

　　C. 黄色、黑色　　　D. 青色、赤色

　　E. 赤色、黑色

42. 瘀血内阻证时，面色的表现是

43. 水湿内停证时，面色的表现是

　　A. 肢体痿废　　　　B. 四肢抽搐

C. 手足拘急　　　　D. 手足颤动

E. 手足蠕动

44. 手足筋肉挛急不舒，屈伸不利者称为

45. 肢体肌肉萎缩，筋脉弛缓，痿废不用者称为

　　A. 形瘦食少　　　　B. 肥而食少

　　C. 形瘦食多　　　　D. 胖而能食

　　E. 肉削著骨

46. 脾虚有痰的临床表现是

47. 中焦有火的临床表现是

　　A. 横目斜视　　　　B. 目睛微定

　　C. 瞳孔散大　　　　D. 昏睡露睛

　　E. 双睑下垂

48. 脾肾亏虚的表现是

49. 肝风内动的表现是

　　A. 风轮　　　　　　B. 血轮

　　C. 气轮　　　　　　D. 水轮

　　E. 肉轮

50. 眼胞属脾称为

51. 瞳仁属肾称为

　　A. 目睛微定　　　　B. 横目斜视

　　C. 睡眠露睛　　　　D. 双睑下垂

　　E. 单睑下垂

52. 小儿慢脾风可见

53. 先天不足，脾肾双亏可见

　　A. 胃火上攻　　　　B. 肾火伤络

　　C. 湿热上蒸　　　　D. 肝火上炎

　　E. 胃阴不足

54. 齿龈流血，红肿疼痛为

55. 齿龈流血，不痛不红微肿为

　　A. 咽红肿色娇嫩，肿痛不甚

　　B. 咽喉红肿疼痛，甚则溃烂

C. 咽喉淡红不肿，微痛反复发作

D. 咽喉漫肿，周围红肿

E. 咽喉出现白色假膜，刮之不去或随即复生

56. 肾阴亏虚，虚火上浮可见

57. 肺胃热毒伤阴重证可见

A. 目眦赤　　B. 眼睑红肿湿烂

C. 白睛黄　　D. 白睛赤

E. 全目赤肿，迎风流泪

58. 肝经风热可见

59. 心火上炎可见

A. 口唇淡白　　B. 口唇深红

C. 口唇樱桃红色　　D. 口唇晦暗

E. 口唇青黑

60. 心火炽盛病人可见

61. 煤气中毒病人可见

62. 寒盛痛极病人可见

A. 口腔糜烂　　B. 口唇干裂

C. 口唇糜烂　　D. 口角流涎

E. 口唇青黑

63. 津液亏虚病人可见

64. 小儿脾虚湿盛可见

65. 脾胃积热上蒸可见

A. 血虚失血　　B. 胃火亢盛

C. 胃阴不足　　D. 虚火上炎

E. 脾不摄血

66. 齿龈红肿疼痛，出血，口渴，脉滑数的临床意义是

67. 齿龈淡白，舌淡脉弱的临床意义是

A. 平铺于皮下，抚之不碍手

B. 高出皮肤，抚之碍手

C. 皮肤起晶莹如粟的透明小疱疹

D. 范围较小，红肿热痛

E. 初起如粟，根脚坚硬

68. 疹的特点是

69. 斑的特点是

A. 痰白滑量多　　B. 痰黄质稠

C. 痰白清稀　　D. 痰少黏稠

E. 痰黏难咯

70. 燥痰的特征是

71. 寒痰的特征是

A. 湿痰　　B. 热痰

C. 燥痰　　D. 肺痈

E. 寒痰

72. 痰少而黏，难于咯出者，多属

73. 发热而痰黄稠有块者，多属

74. 痰白滑量多，易于咯出者，多属

75. 痰白清稀者，多属

A. 食指络脉透关射甲

B. 食指络脉未超风关

C. 食指络脉达于气关

D. 食指络脉达于命关

E. 食指络脉显于风关

76. 邪入脏腑，病情较重可表现出

77. 病情凶险，重危可表现出

A. 痰黄黏稠　　B. 痰多易咯

C. 痰少难咯　　D. 痰如泡沫

E. 痰稀白，夹有灰黑点

78. 寒痰的特点是

79. 燥痰的特点是

A. 咳吐清水痰涎　　B. 咳吐黏痰黄水

C. 咳吐黏稠痰液　　D. 咳吐清稀泡沫

E. 咳吐白滑痰液

80. 实热证可见

81. 虚寒证可见

A. 肝风夹痰

B. 热邪煎熬，炼液成痰

C. 寒伤阳气，气不化津

D. 脾虚生湿，湿聚成痰

E. 外感风寒，肺失宣肃

82. 湿痰的临床意义是

83. 寒痰的临床意义是

A. 精亏神衰　　　B. 邪盛神乱

C. 得神　　　　　D. 少神

E. 神乱

84. 神志清楚，目光明亮，面色荣润含蓄，动作灵活自如的临床意义是

85. 病人突然昏倒，口吐白沫，目睛上视，四肢抽搐，移时苏醒，醒后如常的临床意义是

86. 精神不振，面色少华，少气懒言，动作迟缓的临床意义是

A. 赤色　　　　　B. 白色

C. 黄色　　　　　D. 青色

E. 黑色

87. 外感发热的面色表现是

88. 小儿惊风或惊风先兆的面色表现是

89. 大失血及寒证的面色表现是

A. 阳证，热证　　B. 阴证，寒证

C. 虚寒证　　　　D. 实热证

E. 寒热夹杂

90. 卧时常向外，躁动不安，身轻能自转侧的临床意义是

91. 卧时常向里，喜静懒言，身重不能转侧的临床意义是

92. 蜷卧缩足，喜加衣被的临床意义是

A. 肺气将绝　　　B. 痉病，惊风

C. 新生儿脐风　　D. 中风

E. 疟疾

93. 口张可见于

94. 口僻可见于

95. 口噤可见于

A. 口唇淡白　　　B. 口唇深红

C. 口唇樱桃红色　D. 口唇青紫

E. 口唇青黑

96. 实热证病人可见

97. 煤气中毒病人可见

98. 寒盛、痛极病人可见于

A. 食指络脉偏红　B. 食指络脉紫红

C. 食指络脉青色　D. 食指络脉淡白

E. 食指络脉紫黑

99. 小儿里热炽盛多见

100. 小儿外感表证，寒证多见

101. 小儿脾虚，疳积者多见

参考答案

A 型题

1. C	2. E	3. B	4. B	5. D
6. B	7. D	8. E	9. A	10. D
11. B	12. D	13. B	14. B	15. C
16. E	17. D	18. B	19. C	20. C
21. B	22. D	23. B	24. D	25. D
26. C	27. B	28. D	29. E	30. D
31. E	32. C	33. B	34. D	35. B
36. D	37. D	38. E	39. A	40. A
41. B	42. A	43. C	44. A	45. B
46. B	47. A	48. C	49. C	50. A
51. C	52. D	53. D	54. D	55. A
56. B	57. B	58. B	59. A	60. C
61. B	62. E	63. C	64. C	65. B
66. A	67. D	68. B	69. C	70. D
71. B	72. C	73. E	74. B	75. A
76. D	77. B	78. C	79. D	80. A

81. B	82. C	83. A	84. C	85. E
86. D	87. B	88. A	89. A	90. B
91. D	92. A	93. C	94. D	95. C
96. A	97. B	98. C	99. A	100. D
101. D	102. B	103. C	104. C	105. E
106. D	107. D	108. C	109. D	110. A
111. B	112. C	113. E	114. B	115. B
116. C	117. B	118. E	119. E	120. B
121. D	122. B	123. E	124. D	125. B
126. B	127. E	128. A	129. C	130. B
131. A	132. B	133. A	134. E	135. E
136. A	137. C	138. D	139. A	140. A
141. B	142. E	143. C	144. B	145. A
146. D	147. C	148. E	149. E	150. A

B 型题

1. E	2. C	3. C	4. A	5. C
6. D	7. B	8. E	9. C	10. B
11. C	12. B	13. A	14. E	15. D

16. A	17. C	18. A	19. E	20. B
21. C	22. E	23. A	24. C	25. D
26. B	27. C	28. A	29. C	30. D
31. A	32. B	33. A	34. D	35. E
36. E	37. B	38. B	39. A	40. E
41. D	42. B	43. C	44. C	45. A
46. B	47. C	48. E	49. A	50. E
51. D	52. C	53. D	54. A	55. E
56. A	57. E	58. E	59. A	60. B
61. C	62. E	63. B	64. D	65. C
66. B	67. A	68. B	69. A	70. B
71. C	72. C	73. B	74. A	75. E
76. D	77. A	78. E	79. C	80. C
81. A	82. D	83. C	84. C	85. E
86. D	87. A	88. D	89. B	90. A
91. B	92. C	93. A	94. D	95. B
96. B	97. C	98. E	99. B	100. A
101. D				

第三单元　望　舌

A 型题

1. 舌尖所候的脏腑是
　　A. 肝胆　　　　　B. 肾
　　C. 心肺　　　　　D. 脾胃
　　E. 三焦

2. 舌根所候的脏腑是
　　A. 肝胆　　　　　B. 肾
　　C. 三焦　　　　　D. 脾胃
　　E. 心肺

3. 候脾胃病变时，观察舌的部位是
　　A. 舌尖　　　　　B. 舌面
　　C. 舌中　　　　　D. 舌边

E. 舌根

4. 络舌本的经脉是
　　A. 手少阴心经　　B. 足厥阴肝经
　　C. 足少阴肾经　　D. 足太阴脾经
　　E. 手太阴肺经

5. 挟舌本的经脉是
　　A. 手太阴经　　　B. 手少阴经
　　C. 足太阴经　　　D. 足少阴经
　　E. 足厥阴经

6. 属于望舌体内容的是
　　A. 有根无根　　　B. 腻腐
　　C. 舌下络脉　　　D. 黄或灰黑
　　E. 剥落偏全

7. 下列各项，不会造成虚假舌象的是

A. 牙齿残缺　　　B. 自然光线

C. 饮用牛奶　　　D. 进食辛热食物

E. 服带色药物

8. 不属于正常舌象的是

A. 苔质干湿适中　　　B. 舌体柔软

C. 舌质淡嫩少苔　　　D. 舌质淡红

E. 舌苔薄白

9. 可能使舌苔染白的食物、药物是

A. 橘子　　　　　B. 蛋黄

C. 牛乳　　　　　D. 吸烟

E. 核黄素

10. 可能使舌苔染黄的食物是

A. 牛乳　　　　　B. 橘子

C. 巧克力　　　　D. 稀饭

E. 烧酒

11. 下列各项，是正常舌象表现的是

A. 舌质红　　　　B. 舌体瘦薄

C. 舌体淡嫩少苔　　　D. 舌苔薄白

E. 舌体短缩

12. 下列各项，不会引起舌象生理变异的是

A. 年龄因素　　　B. 呕吐腹泻

C. 禀赋体质　　　D. 性别因素

E. 气候变化

13. 阳热有余，蒸腾胃中秽浊之邪上泛，其舌苔表现是

A. 糙苔　　　　　B. 滑苔

C. 腻苔　　　　　D. 腐苔

E. 无根苔

14. 观察舌苔以辨别病邪深浅，主要依据是

A. 舌苔的有无　　　B. 舌苔的厚薄

C. 舌苔的颜色　　　D. 舌苔的润燥

E. 舌苔的真假

15. 阴寒内盛的舌色是

A. 淡紫舌　　　　B. 淡白舌

C. 绛紫舌　　　　D. 青紫舌

E. 淡红舌

16. 舌绛少苔或无苔的临床意义是

A. 阴虚火旺　　　B. 气分实热

C. 热入营血　　　D. 阳明热盛

E. 瘀血阻滞

17. 外感秽浊与热毒之邪相合的舌象表现是

A. 黄腻苔　　　　B. 白腻苔

C. 积粉苔　　　　D. 灰黑苔

E. 腐苔

18. 舌体肿胀，舌色红绛的临床意义是

A. 气血壅滞将要发斑

B. 心脾热盛

C. 脾胃湿热

D. 湿热酒毒

E. 中毒

19. 舌短缩色青紫而湿润的临床意义是

A. 痰湿内阻　　　B. 寒凝筋脉

C. 热盛津伤　　　D. 热入心包

E. 脾虚不运

20. 舌有点刺色绛紫的临床意义是

A. 阴虚火旺　　　B. 热入营血

C. 气滞血瘀　　　D. 痰浊凝滞

E. 脾虚湿盛

21. 舌中部芒刺的临床意义是

A. 心火亢盛　　　B. 肝胆火盛

C. 肺热壅盛　　　D. 胃肠热盛

E. 膀胱湿热

22. 舌苔脱落处舌面不光滑，仍有新生苔质颗粒者称

A. 地图舌　　　　B. 花剥苔

C. 镜面舌　　　　D. 光滑舌

E. 类剥苔

23. 镜面舌色红绛的临床意义是

A. 胃阴枯竭　　　B. 营血大虚

C. 气血两虚　　　D. 气虚痰浊未化

E. 阳气虚衰

24. 下列各项，不属于瘀血舌象的是

A. 舌上紫斑　　　B. 全舌紫暗

C. 舌上紫点　　　D. 舌绛而干

E. 舌质青紫

25. 舌苔淡黄而湿润的临床意义是

A. 湿热盛　　　　B. 邪热盛

C. 食积化热　　　D. 痰饮化热

E. 阳虚水湿

26. 舌苔薄黄的临床意义是

A. 湿热盛　　　　B. 上焦热盛

C. 胃肠有热　　　D. 风热表证

E. 热盛津伤

27. 阴寒内盛，血行凝滞的舌象是

A. 舌红有裂纹　　B. 舌红而干

C. 舌红肿胀　　　D. 舌淡紫湿润

E. 舌绛紫而干

28. 舌质胖嫩，淡白湿润并有齿痕的临床意义是

A. 气虚　　　　　B. 脾虚

C. 湿热痰浊　　　D. 阳虚水湿

E. 血虚不润

29. 舌痿软而淡白无华的临床意义是

A. 气血俱虚　　　B. 肝肾阴亏

C. 风痰阻络　　　D. 热极伤阴

E. 阴虚火旺

30. 舌体强硬，语言謇涩，伴肢体麻木的临床意义是

A. 热入心包　　　B. 热邪炽盛

C. 心脾热盛　　　D. 气血亏虚

E. 中风先兆

31. 舌苔由薄转厚提示

A. 内伤病轻　　　B. 正气胜邪

C. 邪气渐盛　　　D. 胃气暴绝

E. 外感初起

32. 舌色淡白湿润，舌体胖嫩的临床意义是

A. 脾虚湿热　　　B. 阳虚水湿

C. 食积胃肠　　　D. 营分有热

E. 瘀血内阻

33. 下列各项，不会出现淡白舌的是

A. 久病大病　　　B. 大失血后

C. 禀赋不足　　　D. 水湿内停

E. 瘀血阻滞

34. 舌绛少苔或有裂纹的临床意义是

A. 痰饮内停　　　B. 寒邪直中

C. 湿热困脾　　　D. 阴虚火旺

E. 瘀血内停

35. 邪热深入营血所表现的舌象是

A. 红舌　　　　　B. 青舌

C. 绛舌　　　　　D. 淡舌

E. 紫舌

36. 舌色淡白的临床意义是

A. 心火上炎证　　B. 外感表热证

C. 外感表寒证　　D. 阳虚水湿内停

E. 阴虚火旺证

37. 紫舌的临床意义是

A. 湿困　　　　　B. 血瘀

C. 痰阻　　　　　D. 中毒

E. 津亏

38. 热盛伤津、气血壅滞的舌象是

A. 红绛舌　　　　B. 淡红舌

C. 青紫舌　　　　D. 舌绛紫而干

E. 舌红而燥

39. 提示邪气渐盛的舌苔变化是

A. 苔由厚变薄　　B. 苔由薄变厚

C. 苔由润变燥　　D. 苔骤然退去

E. 苔由多变少

40. 舌苔干燥的临床意义是

A. 食滞胃肠　　　B. 风寒表证

C. 瘀血内阻　　　D. 湿浊壅滞

E. 津液亏耗

41. 热极津枯的舌象表现是

A. 舌光无苔少津　　B. 舌苔由润变燥

C. 舌苔由燥变润　　D. 舌苔由白转黄

E. 舌苔焦黑而燥裂

42. 热渐盛而津渐伤的舌象表现是

A. 舌光无苔　　　B. 舌苔由白转黄

C. 舌苔由润变燥　　D. 舌苔由厚变薄

E. 舌苔焦黑起裂

43. 滑苔的临床意义是

A. 气滞　　　　　B. 阳虚

C. 血瘀　　　　　D. 痰湿

E. 实热

44. 燥苔的临床意义是

    A. 湿热蕴结　　　　B. 气血亏虚

    C. 津液已伤　　　　D. 外感风寒

    E. 食积停滞

45. 舌绛少苔的临床意义是

    A. 血瘀　　　　　　B. 热盛

    C. 气虚　　　　　　D. 阴虚

    E. 痰火

46. 淡白舌黄腻苔的临床意义是

    A. 本虚标实　　　　B. 暑湿

    C. 脾胃虚寒　　　　D. 脾胃湿热

    E. 食积

47. 下列各项，不出现舌苔薄白的是

    A. 外感初起　　　　B. 正常人

    C. 气血亏虚　　　　D. 痰浊内阻

    E. 里邪不甚

48. 下列各项，不出现厚苔的是

    A. 痰浊停滞　　　　B. 胃肠食滞

    C. 病位在里　　　　D. 外感风寒

    E. 肠热腑实

49. 下列各项，不属于观察苔质的内容是

    A. 燥苔　　　　　　B. 厚苔

    C. 腐苔　　　　　　D. 黄苔

    E. 剥苔

50. 属于望苔质内容的是

    A. 点刺　　　　　　B. 红绛

    C. 裂纹　　　　　　D. 剥脱

    E. 僵硬

51. 病人舌苔厚腻如积粉的临床意义是

    A. 食积内停　　　　B. 湿邪夹热毒

    C. 痰饮上泛　　　　D. 湿浊内盛

    E. 痰湿化热

52. 病人舌苔白腻而滑的临床意义是

    A. 外感风寒　　　　B. 时邪夹湿

    C. 食积内停　　　　D. 痰饮内阻

    E. 痰湿化热

53. 下列各项，不属于剥苔的是

    A. 根剥苔　　　　　B. 前剥苔

    C. 中剥苔　　　　　D. 花剥苔

    E. 类剥苔

54. 腻苔不具备的特征是

    A. 颗粒细小致密　　B. 苔质疏松浮浅

    C. 中间厚边周薄　　D. 舌苔融合成片

    E. 紧贴不易揩除

55. 病人痰饮内停时的舌象表现是

    A. 积粉苔　　　　　B. 腻滑苔

    C. 厚黏苔　　　　　D. 白霉苔

    E. 薄干苔

56. 腐苔不具备的特征是

    A. 舌苔根底松浮　　B. 舌苔颗粒粗大

    C. 如豆腐渣堆铺　　D. 舌罩稠厚黏苔

    E. 舌苔揩之可去

57. 不属于剥苔的特征是

    A. 剥落处界限清楚　B. 剥落处时常转移

    C. 剥落处边缘突起　D. 剥落处光滑无苔

    E. 剥落处有新生苔

58. 下列各项，不属于地图舌特征的是

    A. 剥落部位时时转移

    B. 剥落处舌面光滑无苔

    C. 舌苔大片剥落

    D. 界限清楚

    E. 边缘突起

59. 病人舌淡白胖嫩，舌苔水滑的临床意义是

    A. 气虚夹湿　　　　B. 阳虚水停

    C. 热痰内蕴　　　　D. 瘀血内停

    E. 气分有湿

60. 不出现滑苔的病证是

    A. 饮邪恋肺　　　　B. 脾阳不振

    C. 蓄水证　　　　　D. 寒湿内生

    E. 血瘀气滞

61. 舌苔苔质颗粒细腻致密，不易刮去，上有黏液属

    A. 滑苔　　　　　　B. 腐苔

    C. 腻苔　　　　　　D. 垢苔

E. 浊腻苔

62. 不表现出腻苔的病证是

　A. 痰浊　　　　　B. 湿热

　C. 食积　　　　　D. 阴虚

　E. 脾虚湿困

63. 镜面舌的临床意义是

　A. 水湿上泛　　　B. 胃无生气

　C. 热盛伤津　　　D. 胃肠热结

　E. 热入营分

64. 胃气渐复的舌象表现是

　A. 舌苔从全到剥落

　B. 舌苔剥脱部位时时移动

　C. 舌苔剥落后复生薄白苔

　D. 剥脱处全无舌苔

　E. 未剥落处仍有滑苔

65. 脓腐苔的临床意义是

　A. 内痈　　　　　B. 痰浊

　C. 食积　　　　　D. 脾虚湿困

　E. 阴虚

66. 正气渐衰的舌象表现是

　A. 舌苔从全到剥落

　B. 舌苔剥落后复生薄白

　C. 未剥落处有腻滑苔

　D. 舌苔剥脱部位时时移动

　E. 舌苔呈乳白色

67. 病人舌红绛苔白滑腻的临床意义是

　A. 阴虚夹痰　　　B. 血热阴虚

　C. 阴虚内热　　　D. 阳虚水泛

　E. 气虚夹湿

68. 下列各项，不出现舌苔薄白而润的是

　A. 正常舌象　　　B. 表证初起

　C. 阳虚内寒　　　D. 瘀血内停

　E. 阴虚津伤

69. 痰浊、寒湿内阻的舌象表现是

　A. 白厚腻干苔　　B. 苔如积粉

　C. 黄腻滑苔　　　D. 薄白润苔

　E. 白腻滑苔

70. 虚寒者，复感湿热之邪的舌象表现是

　A. 红舌苔黄　　　B. 青舌苔白

　C. 绛舌苔白　　　D. 苔黄白而腻

　E. 舌淡苔黄腻

71. 下列各项，不是阳虚寒湿、痰饮内停的舌象表现是

　A. 舌苔滑润　　　B. 白腻灰黑苔

　C. 舌质淡白胖嫩　D. 舌红苔白滑

　E. 舌淡苔黄

72. 湿邪与热毒相结的舌苔表现是

　A. 黄腻苔　　　　B. 白腻苔

　C. 白如积粉　　　D. 灰苔而润

　E. 黑苔而水滑

73. 苔黄而质腻的临床意义是

　A. 食积化腐　　　B. 热入营分

　C. 寒湿内停　　　D. 外感风寒

　E. 痰饮阻滞

74. 黄厚腻苔的临床意义不包括

　A. 食积化腐　　　B. 痰热内蕴

　C. 感受湿热　　　D. 痰浊化热

　E. 寒湿内结

75. 黄燥苔的临床意义是

　A. 表热证　　　　B. 实热证

　C. 湿热证　　　　D. 假热证

　E. 虚热证

76. 苔黑而滑润的临床意义是

　A. 阴虚火旺　　　B. 湿热郁蒸

　C. 热盛伤津　　　D. 痰火内蕴

　E. 阳虚寒盛

77. 气虚证的舌象表现是

　A. 舌淡瘦苔白腻　B. 舌淡红苔薄白

　C. 舌淡胖苔水滑　D. 舌淡苔薄白

　E. 舌紫暗苔少

78. 舌绛苔黄黏腻的临床意义是

　A. 气营两燔　　　B. 湿热兼痰饮

　C. 营热兼痰饮　　D. 气虚夹痰湿

　E. 胃肠燥热

79. 属于危重舌象的是

　A. 裂纹舌　　　　B. 歪斜舌

C. 镜面舌　　　　D. 胖嫩舌

E. 红星舌

80. 舌苔有根无根的临床意义是

A. 气血盈亏　　　　B. 邪气盛衰

C. 津液存亡　　　　D. 胃气有无

E. 脏腑虚实

81. 病人素体脾胃虚寒，复感湿热之邪的舌象表现是

A. 红瘦舌，薄白苔

B. 红绛舌，黄燥苔

C. 绛舌，黄白苔

D. 红舌，苍老滑苔

E. 淡白舌，黄腻苔

82. 苔少无津的临床意义是

A. 寒湿证　　　　B. 里热证

C. 表寒证　　　　D. 虚寒证

E. 阴虚证

83. 白厚腻苔的临床意义是

A. 里热证　　　　B. 寒湿证

C. 表寒证　　　　D. 阴虚证

E. 虚寒证

84. 肝胆湿热的舌象表现是

A. 舌淡，苔白润　　B. 舌红，苔黄厚

C. 舌红，苔黄腻　　D. 舌淡红，苔薄

E. 舌红绛

85. 里实热证的舌象表现是

A. 舌红，苔黄厚　　B. 舌淡，苔白润

C. 舌红，苔黄腻　　D. 舌红绛

E. 舌淡红，苔薄

86. 阴虚火旺的舌象表现是

A. 舌淡，苔白润　　B. 舌红，苔黄厚

C. 舌红，苔黄腻　　D. 舌淡红，苔薄

E. 舌红绛

87. 气营两燔的舌象表现是

A. 绛舌，薄白苔　　B. 红瘦舌，黑苔

C. 绛舌，黄白苔　　D. 淡舌，黄裂苔

E. 红舌，白滑苔

88. 阴虚复感风寒的舌象表现是

A. 红瘦舌，黑苔　　B. 绛舌，薄白苔

C. 绛舌，黄白苔　　D. 红舌，白滑苔

E. 淡舌，黄裂苔

89. 阴虚里热炽盛的舌象表现是

A. 红瘦舌，黑苔　　B. 绛舌，薄白苔

C. 绛舌，黄白苔　　D. 红舌，白滑苔

E. 淡舌，黄裂苔

90. 病人热入营分，气分有湿的舌象表现是

A. 舌红绛，苔黄腻　B. 舌红绛，苔黄燥

C. 舌红绛，苔白滑　D. 舌红绛，少苔

E. 舌红绛，苔黄白

91. 病人热入营血，营阴被耗的舌象表现是

A. 舌红绛，苔黄腻　B. 舌红绛，苔黄燥

C. 舌红绛，苔白滑　D. 舌红绛，少苔

E. 舌红绛，苔黄白

92. 推断气血盛衰的主要依据是

A. 舌体的颜色　　　B. 舌苔的厚薄

C. 舌体的动态　　　D. 舌下络脉

E. 舌苔的颜色

93. 区别病邪性质的主要依据是

A. 舌体的动态　　　B. 舌苔的厚薄

C. 舌体的颜色　　　D. 舌苔的颜色

E. 舌下络脉

94. 观察舌苔以辨别病邪性质的主要依据是

A. 舌苔的有无　　　B. 舌苔的颜色

C. 舌苔的消长　　　D. 舌苔的润燥

E. 舌苔的厚薄

95. 腻苔的主要特征是

A. 苔质颗粒细腻致密

B. 苔质颗粒疏松，粗大而厚

C. 舌苔水分过多，扪之湿而滑

D. 苔质燥裂如沙石，扪之粗糙

E. 苔质颗粒不清

96. 下列各项，不出现腻苔的是

A. 痰饮　　　　　　B. 食积

C. 阳虚　　　　　　D. 湿热

E. 顽痰

97. 外感秽浊不正之气，热毒内盛初期的舌

苔表现是

A. 黄腻苔   B. 白腻苔

C. 积粉苔   D. 灰黑苔

E. 白燥苔

98. 舌淡胖嫩，苔白滑润的临床意义是

A. 阳虚水泛   B. 外感风热

C. 湿热内蕴   D. 气血两虚

E. 痰瘀阻络

99. 苔黑而滑润的临床意义是

A. 阴虚火旺   B. 寒盛阳衰

C. 热盛伤津   D. 痰火内蕴

E. 湿热郁蒸

100. 花剥苔的临床意义是

A. 脾肾阳虚   B. 脾虚湿盛

C. 湿遏热郁   D. 胃阴大伤

E. 肝肾阴亏

101. 舌体胖大有齿痕的临床意义是

A. 肝血亏虚   B. 心血不足

C. 肺阴不足   D. 肾阴不足

E. 脾虚湿盛

102. 表示热极津枯的舌象表现是

A. 苔灰而干   B. 苔黄干燥

C. 苔灰而润   D. 苔黑燥裂

E. 苔黑而润

103. 舌红绛，苔白腻的临床意义是

A. 邪热入营，湿浊未化

B. 痰热互阻

C. 饮停胸胁

D. 气虚发热

E. 阴虚内热

104. 舌红苔黄腻的临床意义是

A. 胃肠热结   B. 肝阳上亢

C. 心火亢盛   D. 肺热壅盛

E. 湿热内蕴

105. 阴虚内热的舌象表现是

A. 舌红绛苔黄腻

B. 舌红绛苔灰而干

C. 舌红绛苔黄而燥

D. 舌红绛苔黑而干

E. 舌红绛少苔或无苔

106 新病出现假苔的临床意义是

A. 邪浊渐聚，病情较轻

B. 胃气匮乏，病情危重

C. 胃气壅实，病邪深重

D. 邪去正胜，胃气渐复

E. 气阴不足，正气衰败

107. 枯白舌的临床意义是

A. 夺气脱血   B. 阳虚水停

C. 外感风寒   D. 气血两亏

E. 阳虚寒凝

108. 全身性血行瘀滞时，多见的舌象表现是

A. 全舌青紫

B. 舌有紫色斑点

C. 舌色淡红中泛现青紫

D. 舌色淡紫而湿润

E. 舌色紫红或绛紫而干枯少津

109. 瘀血阻滞于机体某些局部时，多见的舌象表现是

A. 全舌青紫

B. 舌有紫色斑点

C. 舌色淡红中泛现青紫

D. 舌色淡紫而湿润

E. 舌色紫红或绛紫而干枯少津

110. 气血不足，舌体脉络不充时，多见的舌象表现是

A. 老舌   B. 嫩舌

C. 胖舌   D. 瘦舌

E. 点、刺舌

111. 阴寒内盛，阳气被遏，血行凝滞时，多见的舌象表现是

A. 全舌青紫

B. 舌有紫色斑点

C. 舌色淡红中泛现青紫

D. 舌色淡紫而湿润

E. 舌色紫红或绛紫而干枯少津

112. 湿浊内蕴，阳气被遏，湿浊痰饮停聚于

舌面时，常见的舌象表现是

A. 厚苔　　　　　B. 偏苔

C. 全苔　　　　　D. 腻苔

E. 腐苔

113. 热毒炽盛，内入营血，营阴受灼，津液耗损，气血壅滞的舌象表现是

A. 全舌青紫

B. 舌有紫色斑点

C. 舌色淡红中泛现青紫

D. 舌色淡紫而湿润

E. 舌色紫红或绛紫而干枯少津

114. 实邪亢盛，充斥体内，而正气未衰，邪正交争，邪气壅滞于上时的舌象表现是

A. 老舌　　　　　B. 嫩舌

C. 胖舌　　　　　D. 瘦舌

E. 点、刺舌

115. 肺气壅滞或肝郁血瘀，或气虚无力推动血液运行，使血流缓慢时的舌象表现是

A. 全舌青紫

B. 舌有紫色斑点

C. 舌色淡红中泛现青紫

D. 舌色淡紫而湿润

E. 舌色紫红或绛紫而干枯少津

116. 阳气亏虚，运血无力，寒湿内生时的舌象表现是

A. 老舌　　　　　B. 嫩舌

C. 淡胖舌　　　　D. 瘦舌

E. 点、刺舌

117. 脾肾阳虚，津液输布障碍，水湿之邪停滞于体内时的舌象表现是

A. 老舌　　　　　B. 嫩舌

C. 淡胖舌　　　　D. 瘦舌

E. 点、刺舌

118. 阳气虚衰，气血运行不畅，血行瘀滞时的舌象表现是

A. 全舌青紫

B. 舌有紫色斑点

C. 舌色淡红中泛现青紫

D. 舌色淡紫而湿润

E. 舌色紫红或绛紫而干枯少津

119. 心脾热盛，热毒上壅时的舌象表现是

A. 老舌　　　　　B. 嫩舌

C. 瘦舌　　　　　D. 红绛肿胀舌

E. 点、刺舌

120. 邪热内蕴，营热郁结，舌络充斥时的舌象表现是

A. 老舌　　　　　B. 嫩舌

C. 胖舌　　　　　D. 瘦舌

E. 点、刺舌

121. 胃气夹湿浊、痰浊、食浊、热邪等熏蒸，积滞舌面时的舌象表现是

A. 厚苔　　　　　B. 偏苔

C. 全苔　　　　　D. 腻苔

E. 腐苔

122. 湿热或痰热内蕴，湿热上泛时的舌象表现是

A. 老舌　　　　　B. 嫩舌

C. 红胖舌　　　　D. 瘦舌

E. 点、刺舌

123. 患者舌短缩，色淡白而胖嫩的临床意义是

A. 寒凝筋脉　　　B. 气血俱虚

C. 痰湿内蕴　　　D. 热盛伤津

E. 动风先兆

124. 痰热、湿热、暑湿等邪内蕴的舌象表现是

A. 燥苔　　　　　B. 偏苔

C. 全苔　　　　　D. 腻苔

E. 腐苔

125. 患者舌短缩，色淡白或青紫而湿润的临床意义是

A. 寒凝筋脉　　　B. 气血俱虚

C. 痰湿内蕴　　　D. 热盛伤津

E. 动风先兆

126. 阳热有余，蒸腾胃中秽浊之邪上泛时的舌象表现是

A. 厚苔　　　　　　B. 偏苔
C. 全苔　　　　　　D. 腻苔
E. 腐苔

127. 患者舌短缩，体胖而苔滑腻的临床意义是
A. 寒凝筋脉　　　　B. 气血俱虚
C. 痰湿内蕴　　　　D. 热盛伤津
E. 动风先兆

128. 患者舌短缩，色红绛而干的临床意义是
A. 寒凝筋脉　　　　B. 气血俱虚
C. 痰湿内蕴　　　　D. 热盛伤津
E. 动风先兆

B 型题

A. 舌中　　　　　　B. 舌尖
C. 舌根　　　　　　D. 舌边
E. 舌底

1. 肾在舌上的分属部位是
2. 肝在舌上的分属部位是

A. 舌尖　　　　　　B. 舌中
C. 舌根　　　　　　D. 舌面
E. 舌边

3. 肾在舌上分属部位是
4. 心肺在舌上分属部位是

A. 肾　　　　　　　B. 脾胃
C. 心肺　　　　　　D. 肝胆
E. 三焦

5. 根据脏腑在舌上的分部理论，舌中属
6. 根据脏腑在舌上的分部理论，舌边属

A. 手太阴经　　　　B. 手少阴经
C. 足太阴经　　　　D. 足少阴经
E. 足厥阴经

7. 循喉咙，挟舌本的经络是
8. 络于舌本的经络是

A. 剥苔　　　　　　B. 黄腻苔
C. 灰黑而干苔　　　D. 灰黑而润苔
E. 薄白苔

9. 痰热内蕴可见
10. 胃气不足，胃阴枯竭可见

A. 花剥苔　　　　　B. 类剥苔
C. 燥苔　　　　　　D. 糙苔
E. 地图舌

11. 舌苔不规则脱落，边缘突起，界限清楚的是
12. 舌苔干燥，粗糙，津液全无的是

A. 腐苔　　　　　　B. 黄腻苔
C. 积粉苔　　　　　D. 光滑舌
E. 水滑苔

13. 水湿内停舌苔表现是
14. 湿热内阻舌苔表现是

A. 痰浊内蕴　　　　B. 阴虚火旺
C. 热入心包　　　　D. 心脾热盛
E. 中风先兆

15. 歪斜舌的临床意义是
16. 舌体强硬而胖大，舌苔厚腻的临床意义是

A. 肝阳化风　　　　B. 热极生风
C. 阴虚动风　　　　D. 疫毒攻心
E. 血虚动风

17. 舌红少津而颤动的临床意义是
18. 新病舌绛而颤动的临床意义是

A. 胖大舌　　　　　B. 瘦薄舌
C. 点刺舌　　　　　D. 强硬舌
E. 老舌

19. 气血两虚的舌象是
20. 水湿内停的舌象是

A. 湿邪郁蒸　　　　B. 阴虚火旺

C. 痰热壅盛　　　　D. 寒湿内盛

E. 里热炽盛

21. 苔灰黑干燥的临床意义是

22. 苔灰黑润滑的临床意义是

A. 寒湿困脾　　　　B. 气机不畅

C. 内有瘀血　　　　D. 津液亏乏

E. 痰饮内停

23. 病人舌青紫，口燥而漱水不欲咽的临床意义是

24. 病人舌质红而少津的临床意义是

25. 病人舌色紫暗或舌上有斑点的临床意义是

A. 正气胜邪，病退好转

B. 病情由虚转实

C. 正不胜邪，胃气暴绝

D. 邪气由表入里

E. 热势加重，津液耗伤

26. 病人舌苔厚腻骤然消退的临床意义是

27. 病人舌苔厚腻逐渐消退的临床意义是

28. 病人舌苔由薄转厚的临床意义是

A. 苔厚干　　　　　B. 舌苔滑

C. 苔黄腻　　　　　D. 苔剥落

E. 苔无根

29. 水湿内停的舌象表现是

30. 湿热内阻的舌象表现是

A. 舌苔有根无根　　B. 舌苔的润燥

C. 舌苔的厚薄　　　D. 舌苔的颜色

E. 舌苔的腻腐

31. 辨别病邪的性质可依据

32. 辨别邪气的深浅可依据

33. 辨别津液的存亡可依据

A. 薄白苔　　　　　B. 苔白而湿润

C. 积粉苔　　　　　D. 苔白糙裂

E. 白腻苔

34. 温病秽浊与热毒内结的舌象表现是

35. 温病化热，津液暴伤的舌象表现是

A. 舌苔花剥　　　　B. 舌苔水滑

C. 舌苔厚腻　　　　D. 舌苔干厚

E. 舌苔霉腐

36. 湿热内阻的舌象表现是

37. 痰饮水湿内停的舌象表现是

A. 正气渐复　　　　B. 邪气入里

C. 胃阴衰亡　　　　D. 由虚转实

E. 由实转虚

38. 舌苔由薄转厚的临床意义是

39. 舌苔全无的临床意义是

A. 舌苔由白转黄　　B. 舌苔由厚转薄

C. 舌苔由薄转厚　　D. 舌苔由燥变润

E. 舌苔由润变燥

40. 提示邪气入里的舌象表现是

41. 提示正气渐复的舌象表现是

A. 镜面舌　　　　　B. 肿胀舌

C. 齿痕舌　　　　　D. 瘦薄舌

E. 吐弄舌

42. 心脾有热的舌象表现是

43. 脾虚湿盛的舌象表现是

A. 薄白苔　　　　　B. 白润苔

C. 白粉苔　　　　　D. 白砂苔

E. 黄腻苔

44. 热结津伤的舌象表现是

45. 湿热蕴脾的舌象表现是

A. 绛舌薄白苔　　　B. 红瘦舌黑苔

C. 绛舌黄白苔　　　D. 绛舌黏腻苔

E. 绛舌黄润苔

46. 气营两燔的舌象表现是

47. 营热夹湿的舌象表现是

A. 舌红苔黄腻　　　B. 舌红绛少苔

C. 舌红苔薄黄　　　D. 舌红有裂纹

E. 舌红绛有芒刺

48. 阴虚内热证的舌象表现是

49. 邪热内结证的舌象表现是

A. 舌体歪斜　　　B. 舌体痿软

C. 舌体颤抖　　　D. 舌体板硬

E. 吐弄舌

50. 风痰阻络，导致中风的舌象表现是

51. 心脾有热，动风耗津的舌象表现是

A. 心火亢盛　　　B. 脾胃火盛

C. 肝胆火热　　　D. 肺热壅盛

E. 肾水将涸

52. 舌边生芒刺的临床意义是

53. 舌中生芒刺的临床意义是

A. 花剥兼腻苔　　　B. 薄白苔

C. 黄腻苔　　　D. 黑燥苔

E. 黑润苔

54. 热极津枯的舌象表现是

55. 痰浊未化，正气已伤的舌象表现是

A. 血虚　　　B. 阴亏

C. 血寒　　　D. 脾虚

E. 津伤

56. 舌色淡白，有裂纹的临床意义是

57. 舌色淡白，舌体胖大有裂纹的临床意义是

A. 上焦心肺的病变

B. 中焦脾胃的病变

C. 下焦肾的病变

D. 肝胆的病变

E. 五脏的病变

58. 舌尖多反映

59. 舌中多反映

A. 上焦心肺的病变

B. 中焦脾胃的病变

C. 下焦肾的病变

D. 肝胆的病变

E. 五脏的病变

60. 舌根多反映

61. 舌边多反映

A. 上焦心肺的病变

B. 中焦脾胃的病变

C. 下焦肾的病变

D. 五脏病变

E. 六腑病变

62. 舌质侧重血分，多候

63. 舌苔侧重气分，多候

A. 阳虚水停　　　B. 气血两亏

C. 气血调和　　　D. 外感风热初期

E. 实热证

64. 舌质淡白湿润，舌体胖嫩的临床意义是

65. 舌质淡白光莹，舌体瘦薄的临床意义是

66. 舌质淡红润泽，白中透红的临床意义是

A. 虚热证　　　B. 肝经有热

C. 心火上炎　　　D. 外感风热初期

E. 实热证

67. 舌色稍红，或舌边尖略红的临床意义是

68. 舌体小，舌色鲜红而少苔，或有裂纹，或光红无苔的临床意义是

69. 舌色鲜红，舌体不小，或兼黄苔的临床意义是

参考答案

A 型题

1. C　　2. B　　3. C　　4. B　　5. D

6. C	7. B	8. C	9. C	10. B
11. D	12. B	13. D	14. B	15. A
16. A	17. C	18. B	19. B	20. B
21. D	22. E	23. A	24. D	25. D
26. D	27. D	28. D	29. A	30. E
31. C	32. B	33. E	34. D	35. C
36. D	37. B	38. D	39. B	40. E
41. E	42. C	43. D	44. C	45. D
46. A	47. D	48. D	49. D	50. D
51. B	52. D	53. E	54. B	55. B
56. D	57. E	58. A	59. B	60. E
61. C	62. D	63. B	64. C	65. A
66. A	67. A	68. E	69. E	70. E
71. D	72. C	73. A	74. E	75. B
76. E	77. D	78. C	79. C	80. D
81. E	82. E	83. B	84. C	85. A
86. E	87. C	88. B	89. A	90. C
91. D	92. A	93. D	94. B	95. A
96. C	97. C	98. A	99. B	100. D
101. E	102. D	103. A	104. E	105. E
106. A	107. A	108. A	109. B	110. B

111. D	112. D	113. E	114. A	115. C
116. B	117. C	118. D	119. D	120. E
121. A	122. C	123. B	124. D	125. A
126. E	127. C	128. D		

B 型题

1. C	2. D	3. C	4. A	5. B
6. D	7. D	8. E	9. B	10. A
11. E	12. D	13. E	14. B	15. E
16. A	17. C	18. B	19. B	20. A
21. E	22. D	23. C	24. D	25. C
26. C	27. A	28. D	29. B	30. C
31. D	32. C	33. D	34. C	35. D
36. C	37. B	38. B	39. C	40. C
41. B	42. E	43. C	44. D	45. E
46. C	47. D	48. B	49. B	50. A
51. E	52. C	53. B	54. D	55. C
56. A	57. D	58. A	59. B	60. C
61. D	62. D	63. E	64. A	65. B
66. C	67. D	68. A	69. E	

第四单元　闻　诊

A 型题

1. 由于情志抑郁不舒而发出长吁或短叹声音称为

  A. 呃逆　　　　　B. 嗳气

  C. 太息　　　　　D. 短气

  E. 呵欠

2. 咳声短促，连续不断，咳后有鸡鸣样回声称为

  A. 顿咳　　　　　B. 肺痨

  C. 肺痈　　　　　D. 白喉

  E. 肺痿

3. 寒湿痰浊停肺咳嗽的特点是

  A. 咳声轻清低微　B. 咳声重浊紧闷

  C. 咳声不扬痰黄稠　D. 干咳无痰或少痰

  E. 阵发性痉挛性咳嗽

4. 不属于喘证临床表现的是

  A. 鼻翼扇动　　　B. 呼吸困难

  C. 张口抬肩　　　D. 喉中痰鸣

  E. 难以平卧

5. 神志不清，语言重复，声音低微，时断时续称为

  A. 错语　　　　　B. 独语

C. 狂言　　　　　D. 谵语

E. 郑声

6. 神识不清，语无伦次，声高有力称为

A. 狂言　　　　　B. 错语

C. 郑声　　　　　D. 谵语

E. 独语

7. 郑声的临床意义是

A. 心气虚弱　　　B. 宗气大虚

C. 神气不足　　　D. 痰扰神明

E. 脏气衰微，心神散乱

8. 下列各项，不属实喘特征的是

A. 呼吸深长　　　B. 发作急骤

C. 息粗声高　　　D. 动则喘甚

E. 呼出为快

9. 呼吸短浅，息微声低，动则喘甚者称为

A. 短气　　　　　B. 少气

C. 虚喘　　　　　D. 夺气

E. 太息

10. "金破不鸣" 是指

A. 久病失音　　　B. 少气

C. 肺虚咳嗽　　　D. 抑郁太息

E. 肾虚作喘

11. 呕吐呈喷射状的临床意义是

A. 脾胃阳虚　　　B. 热伤胃肠

C. 热扰神明　　　D. 食滞胃脘

E. 饮邪犯胃

12. 热邪犯胃的呕吐特点是

A. 呕声壮厉，吐黏稠黄水

B. 呕吐呈喷射状

C. 呕吐酸腐食糜

D. 呕吐物清稀

E. 吐势徐缓，声音微弱

13. 久病、重病呃逆不止，声低气怯的临床意义是

A. 胃气衰败　　　B. 脾胃气虚

C. 脾胃阳虚　　　D. 热邪客胃

E. 寒邪客胃

14. 嗳气频作响亮，嗳后脘腹胀减，发作与

情志相关的临床意义是

A. 胃阳虚　　　　B. 宿食内停

C. 寒邪犯胃　　　D. 肝气犯胃

E. 胃虚气逆

15. 咳声不扬，痰黄难咯的临床意义是

A. 痰湿阻肺　　　B. 热邪犯肺

C. 燥邪犯肺　　　D. 寒邪犯肺

E. 肺肾阳虚

16. "金实不鸣" 是指

A. 咳声不扬　　　B. 咳声嘶哑

C. 新病音哑失音　D. 肺实作喘

E. 咳声紧闷

17. 咳声如犬吠，声音嘶哑，吸气困难的临床意义是

A. 久病肺气虚损　B. 风邪与痰热搏结

C. 燥邪犯肺　　　D. 寒痰湿浊停肺

E. 肺肾阴虚疫毒攻喉

18. 哮的临床意义是

A. 痰饮内伏，复感外邪

B. 寒邪、热邪袭肺

C. 水气上凌心肺

D. 肺肾亏虚，气失摄纳

E. 肺脾气虚，内生痰湿

19. 病人口气酸臭，脘腹胀满的临床意义是

A. 胃肠蕴热　　　B. 肝胃蕴热

C. 食积胃肠　　　D. 内有脓疡

E. 口腔不洁

20. 病人口气腐臭或吐脓血的临床意义是

A. 牙疳　　　　　B. 内有脓疡

C. 胃热　　　　　D. 龋齿

E. 口腔不洁

21. 当瘟疫类疾病发生时病室中嗅到的气味是

A. 腐臭气　　　　B. 臭气触人

C. 尿臊气　　　　D. 烂苹果气

E. 蒜臭气

22. 病室中有尸臭气的临床意义是

A. 瘟疫发作　　　B. 患者失血

C. 脏腑衰败   D. 肾衰

E. 消渴病重

23. 古代所称"噫气"是

    A. 呃逆   B. 嗳气

    C. 少气   D. 矢气

    E. 呵气

24. 下列各项，表现为思维正常，吐字不清，吐字困难的是

    A. 独语   B. 错语

    C. 谵语   D. 言謇

    E. 郑声

25. 下列与虚喘发作关系密切的是

    A. 肝肺   B. 心肺

    C. 肺肾   D. 脾肺

    E. 脾肾

26. 引起哮病发作最常见的诱因是

    A. 瘀血内阻   B. 感受外邪

    C. 劳倦过度   D. 情志失调

    E. 过食辛辣

27. 喘声低微，呼吸短促难续，得一长息为快，动则喘甚的临床意义是

    A. 痰湿阻肺   B. 风寒袭肺

    C. 痰热壅肺   D. 肺肾气虚

    E. 肺脾气虚

28. 咳嗽是指

    A. 有痰无声   B. 呼吸急促

    C. 有痰有声   D. 无痰无声

    E. 有声无痰

29. 咳声轻清低微的临床意义是

    A. 风热犯肺证   B. 风寒束表证

    C. 肺气虚证   D. 肺阴虚证

    E. 燥邪犯肺证

30. 干咳无痰或少痰而黏的临床意义是

    A. 风热犯肺证   B. 燥邪犯肺证

    C. 热邪犯肺证   D. 痰热壅肺证

    E. 痰湿阻肺证

31. 久病体虚之人出现嗳气的特点是

    A. 嗳气频作，声音响亮

    B. 嗳气频作，脘腹冷痛

    C. 嗳气声低而断续

    D. 嗳气有酸腐味

    E. 饱食之后偶有嗳气

32. 水逆证的呕吐特点是

    A. 饮后即吐   B. 吐利并作

    C. 吐物酸腐   D. 朝食暮吐

    E. 呕吐如喷

33. "金实不鸣"的临床意义是

    A. 风寒犯肺   B. 虚火灼肺

    C. 肺气不足   D. 燥邪犯肺

    E. 气阴耗伤

34. 谵语的临床表现为

    A. 语无伦次，笑骂不定

    B. 语无伦次，神志不清

    C. 语言重复，声音低微

    D. 自言自语，见人则止

    E. 语言错乱，说后自知

35. 咳声重浊，痰白清稀的临床意义是

    A. 肺热咳嗽   B. 肺燥咳嗽

    C. 痰湿咳嗽   D. 外感风寒

    E. 寒湿咳嗽

36. 咳嗽阵发，连声不绝，咳嗽终止时有一声深吸气声，如鹭鸶叫者属

    A. 白喉   B. 顿咳

    C. 燥咳   D. 痰饮

    E. 寒咳

37. 下列各项，不是哮证临床意义的是

    A. 感受外寒   B. 内有痰饮

    C. 伏饮引动   D. 肺有实热

    E. 感受风热

38. 白喉咳嗽的特点是

    A. 咳声紧闷   B. 咳声如犬吠

    C. 咳声重浊   D. 咳声清脆

    E. 咳声低微

39. 嗳气、呃逆、呕吐的共同临床意义是

    A. 肝气上逆   B. 肺气上逆

    C. 胃气上逆   D. 肝郁气滞

E. 脾失健运

40. 食后嗳气酸腐的临床意义是

    A. 寒邪客胃　　　　B. 食滞胃脘

    C. 胃热上逆　　　　D. 湿困脾胃

    E. 肝气犯胃

41. 下列各项，不属于口臭临床意义的是

    A. 胃有寒湿　　　　B. 胃中有热

    C. 口腔溃腐　　　　D. 口腔不洁

    E. 内有宿食

42. 水肿病晚期病人病室的气味是

    A. 腐臭味　　　　　B. 尸臭味

    C. 血腥味　　　　　D. 尿臊味

    E. 烂苹果样气味

43. 寒痰湿浊停聚于肺，肺失肃降时的临床表现是

    A. 咳声重浊沉闷

    B. 咳声轻清低微

    C. 咳声不扬，痰臭色黄，不易咯出

    D. 咳有痰声，痰多容易咯出

    E. 干咳无痰或少痰

44. 久病肺气虚损，失于宣降时的临床表现是

    A. 咳声重浊沉闷

    B. 咳声轻清低微

    C. 咳声不扬，痰臭色黄，不易咯出

    D. 咳有痰声，痰多容易咯出

    E. 干咳无痰或少痰

45. 风邪与痰热搏结，导致小儿顿咳时的临床表现是

    A. 咳声短促，呈阵发性，痉挛性，连续不断，咳后有鸡鸣样回音，并反复发作

    B. 咳声轻清低微

    C. 咳声不扬，痰臭色黄，不易咯出

    D. 咳有痰声，痰多容易咯出

    E. 干咳无痰或少痰

46. 痰湿阻肺时的临床表现是

    A. 咳声重浊沉闷

    B. 咳声轻清低微

    C. 咳声不扬，痰臭色黄，不易咯出

    D. 咳有痰声，痰多容易咯出

    E. 干咳无痰或少痰

47. 热伤胃津，胃失濡养时的临床表现是

    A. 吐势徐缓，声音微弱，呕吐物清稀

    B. 吐势较猛，声音壮厉，呕吐出黏稠黄水，或酸或苦

    C. 呕吐呈喷射状

    D. 呕吐酸腐味食糜

    E. 口干欲饮，饮后则吐

48. 热邪犯肺，肺津被灼时的临床表现是

    A. 咳声重浊沉闷

    B. 咳声轻清低微

    C. 咳声不扬，痰臭色黄，不易咯出

    D. 咳有痰声，痰多容易咯出

    E. 干咳无痰或少痰

49. 肺肾阴虚，疫毒攻喉所致白喉的临床表现是

    A. 咳声重浊沉闷

    B. 咳声如犬吠，伴声音嘶哑，吸气困难

    C. 咳声不扬，痰臭色黄，不易咯出

    D. 咳有痰声，痰多容易咯出

    E. 干咳无痰或少痰

50. 脾胃阳虚，脾失健运，胃失和降，胃气上逆时的临床表现是

    A. 吐势徐缓，声音微弱，呕吐物清稀

    B. 吐势较猛，声音壮厉，呕吐出黏稠黄水，或酸或苦

    C. 呕吐呈喷射状

    D. 呕吐酸腐味食糜

    E. 口干欲饮，饮后则吐

51. 燥邪犯肺或阴虚肺燥时的临床表现是

    A. 咳声重浊沉闷

    B. 咳声轻清低微

    C. 咳声不扬，痰臭色黄，不易咯出

    D. 咳有痰声，痰多容易咯出

    E. 干咳无痰或少痰

52. 热扰神明，或颅内压增高时的临床表现是
    A. 吐势徐缓，声音微弱，呕吐物清稀
    B. 吐势较猛，声音壮厉，呕吐出黏稠黄水，或酸或苦
    C. 呕吐呈喷射状
    D. 呕吐酸腐味食糜
    E. 口干欲饮，饮后则吐

53. 口气臭秽者的临床意义是
    A. 食积胃肠   B. 胃中有热
    C. 内有溃腐脓疡 D. 牙疳
    E. 寒邪犯胃

54. 饮停于胃，胃气上逆时的临床表现是
    A. 吐势徐缓，声音微弱，呕吐物清稀
    B. 吐势较猛，声音壮厉，呕吐出黏稠黄水，或酸或苦
    C. 呕吐呈喷射状
    D. 呕吐酸腐味食糜
    E. 口干欲饮，饮后则吐

55. 脾胃阳虚证的临床表现是
    A. 朝食暮吐，暮食朝吐
    B. 吐势较猛，声音壮厉，呕吐出黏稠黄水，或酸或苦
    C. 呕吐呈喷射状
    D. 呕吐酸腐味食糜
    E. 口干欲饮，饮后则吐

56. 口气酸臭，并伴食欲不振，脘腹胀满的临床表现是
    A. 食积胃肠   B. 胃中有热
    C. 内有溃腐脓疡 D. 牙疳
    E. 寒邪犯胃

57. 暴饮暴食或过食肥甘厚味，食滞胃脘，为胃失和降，胃气上逆时的临床表现是
    A. 吐势徐缓，声音微弱，呕吐物清稀
    B. 吐势较猛，声音壮厉，呕吐出黏稠黄水，或酸或苦
    C. 呕吐呈喷射状
    D. 呕吐酸腐味食糜

    E. 口干欲饮，饮后则吐

58. 患者食积化腐而下趋的临床表现是
    A. 大便酸臭难闻
    B. 大便溏泄而腥
    C. 大便泄泻，臭如败卵，或夹有未消化食物，矢气酸臭
    D. 小便黄赤浑浊，有臊臭味
    E. 小便味甜并散发烂苹果样气味

59. 口气臭秽难闻，牙龈腐烂的临床意义是
    A. 食积胃肠   B. 胃中有热
    C. 内有溃腐脓疡 D. 牙疳
    E. 寒邪犯胃

60. 患者肠有郁热的临床表现是
    A. 大便酸臭难闻
    B. 大便溏泄而腥
    C. 大便泄泻，臭如败卵，或夹有未消化食物，矢气酸臭
    D. 小便黄赤浑浊，有臊臭味
    E. 小便味甜并散发烂苹果样气味

61. 患者脾胃虚寒的临床表现是
    A. 大便酸臭难闻
    B. 大便溏泄而腥
    C. 大便泄泻，臭如败卵，或夹有未消化食物，矢气酸臭
    D. 小便黄赤浑浊，有臊臭味
    E. 小便味甜并散发烂苹果样气味

62. 口气腐臭者，或兼咳吐脓血的临床意义是
    A. 食积胃肠   B. 胃中有热
    C. 内有溃腐脓疡 D. 牙疳
    E. 寒邪犯胃

63. 患者膀胱湿热的临床表现是
    A. 大便酸臭难闻
    B. 大便溏泄而腥
    C. 大便泄泻，臭如败卵，或夹有未消化食物，矢气酸臭
    D. 小便黄赤浑浊，有臊臭味
    E. 小便味甜并散发烂苹果样气味

64. 消渴病患者的临床表现是
   A. 大便酸臭难闻
   B. 大便溏泄而腥
   C. 大便泄泻，臭如败卵，或夹有未消化食物，矢气酸臭
   D. 小便黄赤浑浊，有臊臭味
   E. 小便味甜并散发烂苹果样气味

B 型题

   A. 痰热扰心   B. 热扰心神
   C. 心气虚弱   D. 脏气衰微
   E. 宗气大虚

1. 语言时有错乱，语后自知言错的临床意义是
2. 自言自语，见人便止，首尾不续的临床意义是

   A. 咳声重浊紧闷
   B. 咳声不扬，痰黄质稠
   C. 干咳少痰无痰
   D. 咳有痰声，痰多易咯
   E. 咳声如犬吠，声音嘶哑

3. 痰湿阻肺的特征是
4. 燥邪犯肺的特征是

   A. 胃热津伤   B. 暴饮暴食
   C. 脾胃虚寒   D. 颅内肿瘤
   E. 饮停于胃

5. 呕吐酸腐味食糜的临床意义是
6. 吐势徐缓，吐物清稀的临床意义是

   A. 消渴晚期   B. 肾衰
   C. 有机磷中毒   D. 脏腑衰败
   E. 溃腐疮疡

7. 病室尿臊气的临床意义是
8. 病室烂苹果气味的临床意义是

   A. 口气酸臭   B. 口气腥臭

   C. 口气腐臭   D. 口气臊臭
   E. 口气臭秽

9. 胃肠积滞，口气的临床表现是
10. 体内有溃腐脓疡，口气的临床表现是

   A. 咳声低微   B. 干咳少痰
   C. 咳声不扬   D. 咳如犬吠
   E. 咳声紧闷

11. 白喉病人咳嗽的特点是
12. 热邪犯肺病人咳嗽的特点是

   A. 谵语   B. 郑声
   C. 独语   D. 失语
   E. 错语

13. 热扰心神可见
14. 心气大伤，精神散乱可见

   A. 实喘   B. 上气
   C. 虚喘   D. 哮证
   E. 少气

15. 喘息气粗，声高息涌是
16. 呼吸急促，声高断续，喉间痰鸣是

   A. 呕吐清水   B. 呕吐酸臭
   C. 呕吐痰涎   D. 呕吐黄水
   E. 呕吐酸腐

17. 热伤胃津的临床表现是
18. 食滞胃脘的临床表现是

   A. 喘证   B. 哮证
   C. 少气   D. 短气
   E. 上气

19. 出现呼吸困难，短促急迫的临床表现是
20. 出现呼吸气急而短，不足以息，数而不能接续的临床表现是

   A. 秽浊上犯   B. 肝气郁结
   C. 肺气上冲   D. 胃气上逆
   E. 痰气交阻

21. 太息的临床意义是

22. 呃逆的临床意义是

参考答案

A 型题

1. C	2. A	3. B	4. D	5. E
6. D	7. E	8. D	9. C	10. A
11. C	12. A	13. A	14. D	15. B
16. C	17. E	18. A	19. C	20. B
21. B	22. C	23. B	24. D	25. C
26. B	27. D	28. C	29. C	30. B
31. C	32. A	33. A	34. B	35. D

36. B	37. D	38. B	39. C	40. B
41. A	42. D	43. A	44. B	45. A
46. D	47. B	48. C	49. D	50. A
51. E ·	52. C	53. B	54. E	55. A
56. A	57. D	58. C	59. D	60. A
61. B	62. C	63. D	64. E	

B 型题

1. C	2. C	3. D	4. C	5. B
6. C	7. B	8. A	9. A	10. C
11. D	12. C	13. A	14. B	15. A
16. D	17. D	18. E	19. A	20. D
21. B	22. D			

第五单元 问 诊

A 型题

1. 发热为午后夜间低热的临床意义是

　　A. 阳明腑实　　　　B. 阴虚火旺

　　C. 湿温内蕴　　　　D. 温病入营

　　E. 热邪客表

2. 小儿夏季长期发热，秋凉自愈的临床意义是

　　A. 血虚　　　　　　B. 气虚

　　C. 阴虚　　　　　　D. 气血两虚

　　E. 气阴两虚

3. 长期微热，兼疲乏、少气、自汗的临床意义是

　　A. 气虚　　　　　　B. 阴虚

　　C. 血虚　　　　　　D. 阳虚

　　E. 气阴两虚

4. 恶寒战栗与高热交替发作，发有定时，属于

　　A. 少阳病　　　　　B. 疟疾

　　C. 热入血室　　　　D. 表寒证

E. 阳明病

5. 自汗的临床意义是

　　A. 气虚　　　　　　B. 阴虚

　　C. 血虚　　　　　　D. 气滞

　　E. 痰盛

6. 手足心汗出量多的临床意义是

　　A. 阴经郁热　　　　B. 阳经郁热

　　C. 阴虚　　　　　　D. 阳虚

　　E. 气虚

7. 下列各项，与微热临床意义无关的是

　　A. 血虚　　　　　　B. 阴虚

　　C. 气虚　　　　　　D. 胃肠热盛

　　E. 气阴两虚

8. 阴虚潮热的特点是

　　A. 热势较高，日晡热甚

　　B. 身热不扬

　　C. 午后夜间低热

　　D. 腹满便秘

　　E. 午后热甚

9. 下列各项，不属头汗临床意义的是

　　A. 进食辛辣　　　　B. 气阴两虚

C. 上焦热盛　　　　D. 虚阳上越

E. 中焦湿热

10. 久病畏寒的临床意义是

A. 寒邪表证　　　　B. 风邪表证

C. 内湿证　　　　　D. 里虚寒证

E. 里虚热证

11. 下列各项，不属微热临床意义的是

A. 情志不舒　　　　B. 气虚

C. 阳明热盛　　　　D. 阴液亏虚

E. 血虚

12. 以"十问"来概括问诊内容的医家是

A. 张仲景　　　　　B. 扁鹊

C. 张景岳　　　　　D. 喻嘉言

E. 赵晴初

13. 外感风寒之邪初期的临床表现为

A. 寒热俱重

B. 寒热俱轻

C. 恶寒重而发热轻

D. 发热重而恶寒轻

E. 但寒不热

14. 表证必要的临床表现是

A. 恶寒　　　　　　B. 发热

C. 恶风　　　　　　D. 汗出

E. 畏寒

15. 久病畏寒的临床意义是

A. 寒邪内侵　　　　B. 风寒袭表

C. 感受风邪　　　　D. 风湿外袭

E. 阳气虚衰

16. 气郁发热的临床表现特点是

A. 时有低热，兼面白、头晕、舌淡、
脉细

B. 长期微热，劳累则甚，兼疲乏、少
气、自汗

C. 长期低热，兼颧红、五心烦热

D. 每因情志不舒而时有微热，兼胸闷，
急躁易怒

E. 小儿于夏季气候炎热时长期发热，兼
有烦渴、多尿、无汗，至秋凉自愈

17. 下列各项，不属于疟疾发作临床表现
的是

A. 寒热往来有定时

B. 寒热往来无定时

C. 剧烈头痛

D. 多汗

E. 口渴

18. 下列各项，属于病理性汗出的是

A. 气候炎热而汗出

B. 衣被过厚而汗出

C. 体力活动时汗出

D. 睡眠时汗出不止

E. 进食辛辣时汗出

19. 汗出过多的临床意义是

A. 里热证　　　　　B. 表热证

C. 里寒证　　　　　D. 虚热证

E. 表寒证

20. 出现自汗、盗汗的临床意义是

A. 津血不足证　　　B. 阳气亏虚证

C. 阴液亏虚证　　　D. 气阴两虚证

E. 气血两虚证

21. 不属于但头汗出的临床意义是

A. 中焦湿热蕴结

B. 上焦热盛

C. 元气将脱，虚阳上越

D. 进食辛辣、热汤、饮酒

E. 里热蒸迫

22. 风寒表证之恶寒的临床意义是

A. 风性开泄，腠理疏松

B. 外邪束表，卫阳被遏

C. 阳气虚衰，失其温煦

D. 亡阳

E. 肺卫气虚，宣降失常

23. 自觉身冷，得衣近火则缓解的是

A. 恶寒　　　　　　B. 寒厥

C. 畏寒　　　　　　D. 寒栗

E. 寒战

24. 湿温潮热的临床表现是

A. 至夏则热，秋凉则止

B. 身热不扬，午后热甚

C. 午后发热，入夜尤甚

D. 长期发热，劳必益甚

E. 入夜发热，天明热退

25. 午后或入夜发热，似有热发自骨内之感，伴颧红、盗汗等症的临床意义是

A. 湿温潮热　　　　B. 日晡潮热

C. 气虚发热　　　　D. 阴虚潮热

E. 热入营血

26. 寒热往来，发无定时，伴口苦、咽干、目眩、胁痛、脉弦的临床意义是

A. 湿温病　　　　B. 疟疾

C. 少阳病　　　　D. 外感表证

E. 阳明病

27. 自汗的临床意义是

A. 阳气暴脱于外　　B. 气虚卫阳不固

C. 阴虚阳亢于上　　D. 血虚阴亏于里

E. 邪正相争剧烈

28. 睡时汗出，醒则汗止，属于

A. 盗汗　　　　B. 绝汗

C. 自汗　　　　D. 战汗

E. 大汗

29. 手足心汗出，与之相关的脏是

A. 肝　　　　B. 心

C. 脾　　　　D. 肾

E. 肺

30. 下列各项，不会导致"但头汗出"的是

A. 中焦湿热上蒸　　B. 上焦邪热郁蒸

C. 久病伴随阳泄　　D. 病危虚阳上越

E. 阳虚不能固表

31. 酸痛的临床意义是

A. 寒邪阻滞经络　　B. 火邪窜至经络

C. 湿侵肌肉关节　　D. 气血亏虚

E. 风邪偏胜

32. 疼痛兼有空虚感的临床意义是

A. 湿邪困阻气机　　B. 气机阻滞

C. 风邪偏盛　　　　D. 气血阴精不足

E. 瘀血阻滞

33. 疼痛不剧，尚可忍耐，绵绵不休，属于

A. 酸痛　　　　B. 隐痛

C. 空痛　　　　D. 胀痛

E. 窜痛

34. 阳气精血亏虚所致疼痛的临床表现是

A. 隐隐作痛　　　　B. 痛如刀绞

C. 胀满疼痛　　　　D. 游走窜痛

E. 刺痛固定

35. 血瘀致痛的临床表现是

A. 胀痛　　　　B. 刺痛

C. 重痛　　　　D. 走窜痛

E. 空痛

36. 前额头痛连及眉棱骨属于

A. 阳明头痛　　　　B. 少阳头痛

C. 太阳头痛　　　　D. 厥阴头痛

E. 太阴头痛

37. 颠顶部位头痛属于

A. 阳明头痛　　　　B. 太阳头痛

C. 少阳头痛　　　　D. 厥阴头痛

E. 少阴头痛

38. 下列各项，与胁痛无关的是

A. 肝郁气滞　　　　B. 饮停胸胁

C. 肝阴亏虚　　　　D. 胃阴亏虚

E. 肝胆湿热

39. 腰痛剧烈，向小腹放射，尿血的临床意义是

A. 寒湿　　　　B. 肾虚

C. 带脉损伤　　　　D. 瘀血阻络

E. 结石阻滞

40. 结石阻滞胆管所引起上腹痛的疼痛性质属于

A. 刺痛　　　　B. 胀痛

C. 绞痛　　　　D. 掣痛

E. 灼痛

41. 胃脘剧痛暴作，出现压痛及反跳痛的临床意义是

A. 气滞　　　　B. 寒邪凝滞

C. 食积　　　　　D. 胃脘穿孔

E. 胃癌

42. 头痛晕沉，腹泻自汗者，属于
A. 太阴经　　　　B. 少阴经
C. 阳明经　　　　D. 厥阴经
E. 少阳经

43. 头痛连齿者，病在
A. 太阳经　　　　B. 少阴经
C. 阳明经　　　　D. 厥阴经
E. 少阳经

44. 病人头痛眩晕，面色苍白，属于
A. 风湿头痛　　　B. 肾虚头痛
C. 风寒头痛　　　D. 气虚头痛
E. 血虚头痛

45. 肝阳上亢头痛的临床表现是
A. 头痛如裹　　　B. 头晕胀痛
C. 头痛如刺　　　D. 昏沉重痛
E. 头痛绵绵

46. 下列各项，不是眩晕临床意义的是
A. 肺阴不足　　　B. 肾精不足
C. 痰湿内阻　　　D. 肝阳上亢
E. 气血两亏

47. 头晕而重，如物缠裹的临床意义是
A. 肝阳上亢　　　B. 肝火上炎
C. 痰湿内阻　　　D. 肾精亏虚
E. 气血亏虚

48. 下列各项，不属头晕临床意义的是
A. 肝阳上亢　　　B. 瘀阻脑络
C. 痰湿内阻　　　D. 外感风寒
E. 肾虚精亏

49. 下列各项，不属目眩临床意义的是
A. 风热上袭　　　B. 痰湿上蒙
C. 肝火上炎　　　D. 肝阳化风
E. 阴精不足

50. 突发耳鸣，声大如潮，按之不减的临床意义是
A. 阴虚火旺　　　B. 肾精亏损
C. 肝肾阴虚　　　D. 肝胆火盛

E. 肝血不足

51. 下列各项，不会导致失眠的是
A. 营血亏虚　　　B. 痰湿困脾
C. 心胆气虚　　　D. 阴虚火旺
E. 食积胃脘

52. 精神疲惫，神识朦胧，困倦嗜睡的临床意义是
A. 心肾阳虚　　　B. 痰湿困脾
C. 脾虚不运　　　D. 营血亏虚
E. 邪闭心神

53. 头晕而重，如物缠裹，痰多苔腻的临床意义是
A. 气血亏虚　　　B. 肝阳上亢
C. 痰湿内阻　　　D. 肾虚精亏
E. 瘀血阻滞

54. 胸闷，壮热，鼻翼扇动的临床意义是
A. 心气虚
B. 热邪或痰热壅肺
C. 痰饮停滞
D. 肺肾气虚
E. 寒邪客肺

55. 肢体困重，嗜卧，疲乏的临床意义是
A. 水湿泛溢
B. 湿困脾阳
C. 脾气虚，不能运化
D. 热伤气阴
E. 气血亏虚

56. 下列各项，不属于失眠临床表现的是
A. 睡中容易惊醒　B. 彻夜不能入眠
C. 经常不易入睡　D. 睡中时而做梦
E. 易醒不能再睡

57. 下列各项，不属于失眠临床意义的是
A. 肝郁化火　　　B. 食积胃脘
C. 阴虚火旺　　　D. 心胆气虚
E. 痰火扰心

58. 胸痛憋闷，痛引肩臂的临床意义是
A. 胸痹　　　　　B. 真心痛
C. 肺痈　　　　　D. 肺痨

E. 肺胀

59. 脘闷纳呆，兼头身困重，便溏苔腻的临床意义是

　　A. 寒邪犯胃　　B. 脾肾阳虚

　　C. 脾胃气虚　　D. 湿邪困脾

　　E. 热邪犯胃

60. 耳聋逐渐加重且有腰酸眩晕的临床意义是

　　A. 温病耳聋　　B. 伤寒耳聋

　　C. 肾虚耳聋　　D. 痰浊耳聋

　　E. 血瘀耳聋

61. 下列各项，不会导致头晕目眩的是

　　A. 血虚　　　　B. 气虚

　　C. 阴虚　　　　D. 阳虚

　　E. 肝阳

62. 口干，但欲漱水不欲咽的临床意义是

　　A. 湿热内蕴　　B. 营分热盛

　　C. 阴虚津亏　　D. 痰饮内停

　　E. 瘀血内停

63. 常见饭后嗜睡的临床意义是

　　A. 脾气虚弱　　B. 湿邪困脾

　　C. 心肾阳虚　　D. 痰热内扰

　　E. 邪闭心神

64. 患者饥不欲食的临床意义是

　　A. 胃寒　　　　B. 胃热

　　C. 食积　　　　D. 脾气虚

　　E. 胃阴虚

65. 渴喜热饮而量不多，或水入即吐的临床意义是

　　A. 湿热内蕴　　B. 痰饮内停

　　C. 营分热盛　　D. 瘀血内阻

　　E. 阴虚津亏

66. 厌食油腻，脘闷呕恶，便溏不爽的临床意义是

　　A. 湿热蕴脾　　B. 食滞胃脘

　　C. 肝胆湿热　　D. 寒湿困脾

　　E. 妊娠反应

67. 厌食，脘腹胀痛，嗳腐食臭的临床意义是

　　A. 脾胃气虚　　B. 湿邪困脾

　　C. 食滞胃脘　　D. 肝胆湿热

　　E. 脾胃阳虚

68. 大便时干时稀的临床意义是

　　A. 脾阳虚　　　B. 脾气虚

　　C. 脾肾阳虚　　D. 肝脾不调

　　E. 食滞胃肠

69. 大便先干而后稀的临床意义是

　　A. 命门火衰　　B. 脾气虚

　　C. 脾阳虚　　　D. 肝脾不调

　　E. 湿邪困脾

70. 下列各项，不会导致便秘的是

　　A. 胃肠积热　　B. 食滞胃肠

　　C. 阳虚寒凝　　D. 腹内癥块

　　E. 阴津亏损

71. 下列各项，不会导致泄泻的是

　　A. 脾气虚弱　　B. 脾肾阳虚

　　C. 肠道湿热　　D. 肝肾阴虚

　　E. 肝脾不调

72. 脾虚、肾虚大便的临床表现是

　　A. 泻下黄糜　　B. 完谷不化

　　C. 泻下腐臭　　D. 便下脓血

　　E. 溏结不调

73. 尿后余沥不尽的临床意义是

　　A. 肾阴亏虚　　B. 肾精亏虚

　　C. 肾气不固　　D. 膀胱湿热

　　E. 肾虚水泛

74. 久病小便频数，色清量多，夜间明显的临床意义是

　　A. 热盛伤津　　B. 膀胱湿热

　　C. 中气下陷　　D. 肾气不固

　　E. 肾虚水泛

75. 下列各项，不会导致小儿遗尿的是

　　A. 肾气亏虚　　B. 膀胱虚寒

　　C. 脾虚气陷　　D. 肝经湿热下迫

　　E. 先天禀赋不足

76. 多食易饥，兼见大便溏泻的临床意义是

A. 胃火亢盛　　　　B. 胃阴不足

C. 脾胃湿热　　　　D. 湿邪困脾

E. 胃强脾弱

77. 肾阳虚导致的小便改变是

A. 小便短赤　　　　B. 小便频数而清

C. 小便浑浊　　　　D. 小便频数短少

E. 小便涩痛

78. 发热恶寒，口微渴的临床意义是

A. 里热炽盛　　　　B. 外感风热

C. 湿热内蕴　　　　D. 痰饮内停

E. 热入营血

79. 下列各项，消渴病不会出现的临床表现是

A. 多饮　　　　　　B. 消谷善饥

C. 多尿　　　　　　D. 形体消瘦

E. 大便溏泻

80. 除中的临床表现是

A. 食量渐增　　　　B. 食欲渐复

C. 食量渐减　　　　D. 饥不欲食

E. 久病突然暴食

81. 心火上炎，心烦失眠患者的临床表现是

A. 口酸　　　　　　B. 口甜

C. 口苦　　　　　　D. 口涩

E. 口咸

82. 泻下黄糜，肛门灼热的临床意义是

A. 热结旁流　　　　B. 食滞胃肠

C. 肾阳虚衰　　　　D. 大肠湿热

E. 寒湿困脾

83. 肝脾不调的临床表现是

A. 便夹脓血　　　　B. 泻下黄糜

C. 溏结不调　　　　D. 肛门灼热

E. 里急后重

84. 湿热蕴结膀胱不会出现的临床表现是

A. 尿急　　　　　　B. 尿痛

C. 小便频数　　　　D. 小便短赤

E. 小便频数，色清量多，夜间明显

85. 下列各项，不会导致余溺不尽的是

A. 肾阳不足　　　　B. 肾阴亏损

C. 久病体弱　　　　D. 湿热留著

E. 肾气不固

86. 下列各项，不属于排尿感异常的临床表现是

A. 遗尿　　　　　　B. 尿道涩痛

C. 余溺不尽　　　　D. 小便失禁

E. 小便频数

87. 下列各项，不属于肾气不固的临床表现是

A. 小便失禁　　　　B. 尿道涩痛

C. 遗尿　　　　　　D. 余溺不尽

E. 小便频数

88. 口干但不欲饮，兼见潮热、盗汗、颧红的临床意义是

A. 内有痰饮　　　　B. 内有瘀血

C. 内有食积　　　　D. 阴液耗伤

E. 内有积热

89. 消渴病的临床表现是

A. 口渴不欲饮

B. 大渴引饮，小便量多

C. 口渴喜冷饮

D. 口渴漱水不欲咽

E. 口渴喜热饮

90. 消谷善饥的临床意义是

A. 胃火炽盛　　　　B. 胃阴不足

C. 脾胃虚弱　　　　D. 脾胃湿热

E. 脾阳虚衰

91. "除中"是指

A. 久病食入不消　　B. 久病胃脘痞满

C. 久病不能进食　　D. 久病突然能食

E. 胃热消谷善饥

92. 妇女怀孕厌食、呕恶称为

A. 少食　　　　　　B. 厌食

C. 恶阻　　　　　　D. 恶食

E. 纳呆

93. 口中泛酸的临床意义是

A. 胃肠积滞　　　　B. 脾胃湿热

C. 宿食不化　　　　D. 肝胆湿热

E. 肝胃郁热

94. 口中甜而黏腻的临床意义是
    A. 痰饮内停　　　B. 脾虚湿阻
    C. 饮食停滞　　　D. 肝胆湿热
    E. 脾胃湿热

95. 下列各项，不属于失眠临床意义的是
    A. 心脾气血虚　　B. 心气不足
    C. 胆郁痰扰　　　D. 食滞内停
    E. 肺阴不足

96. 失眠易惊醒，兼眩晕、心烦、口苦的临床意义是
    A. 肝血不足　　　B. 心肾不交
    C. 心肝血虚　　　D. 胆郁痰扰
    E. 食滞内停

97. 久病或产后便秘的临床意义是
    A. 阴寒内结　　　B. 热盛伤津
    C. 阴液亏虚　　　D. 气血两亏
    E. 肾阴不足

98. 情志抑郁，腹痛作泻，泻后痛减的临床意义是
    A. 伤食积滞　　　B. 大肠湿热
    C. 肝脾不调　　　D. 脾胃气虚
    E. 湿困脾胃

99. 完谷不化的临床意义是
    A. 伤食　　　　　B. 肝脾不调
    C. 湿热下注　　　D. 痢疾
    E. 脾肾阳虚

100. 先便后血，其色紫暗，神疲乏力的临床意义是
    A. 脾胃虚寒　　　B. 脾胃湿热
    C. 肠风下血　　　D. 大肠湿热
    E. 肛裂

101. 下列各项，与水液代谢无关的是
    A. 膀胱　　　　　B. 肺
    C. 肝　　　　　　D. 脾
    E. 肾

102. 下列各项，不属于阳虚小便临床表现的是

    A. 夜尿频数　　　B. 尿清而长
    C. 尿急而痛　　　D. 多尿遗尿
    E. 尿少浮肿

103. 小便频数，量少，色赤，刺痛的临床意义是
    A. 膀胱湿热　　　B. 肾阳不足
    C. 肾气不固　　　D. 结石阻塞
    E. 膀胱失约

104. 下列各项，不会导致癃闭的是
    A. 瘀血内结
    B. 湿热蕴结膀胱
    C. 结石阻塞
    D. 肾阳不足，气化不利
    E. 肾气不固

105. 临床表现为小便不畅，点滴而出的是
    A. 癃证　　　　　B. 闭证
    C. 尿少　　　　　D. 淋证
    E. 遗尿

106. 下列各项，不属于膀胱湿热临床表现的是
    A. 尿急　　　　　B. 尿频
    C. 遗尿　　　　　D. 尿痛
    E. 尿黄

107. 下列各项，不会导致月经先期的是
    A. 阳气虚衰　　　B. 脾气亏虚
    C. 肾气不足　　　D. 肝郁化热
    E. 阳盛血热

108. 妇女带下色白，清稀如涕，无臭味的临床意义是
    A. 脾虚气弱　　　B. 冲任亏虚
    C. 寒湿下注　　　D. 湿热下注
    E. 肝经郁热

109. 妇女月经先期而至，量多，色深质稠的临床意义是
    A. 肝气郁滞　　　B. 气不摄血
    C. 瘀血积滞　　　D. 阳盛血热
    E. 寒邪凝滞

110. 带下色黄，质黏臭秽的临床意义是

A. 脾气虚弱　　　B. 湿热下注

C. 脾肾阳虚　　　D. 肝肾阴虚

E. 寒湿下注

111. 下列各项，不属于月经先期临床意义的是

A. 肾气不足　　　B. 脾气亏虚

C. 阴虚火旺　　　D. 寒凝血瘀

E. 阳盛血热

112. 下列各项，不属于月经后期临床意义的是

A. 肾精不足　　　B. 营血亏虚

C. 阴虚火旺　　　D. 阳气虚衰

E. 痰湿阻滞

113. 月经淡红、质稀、量少的临床意义是

A. 气虚　　　　　B. 血虚

C. 血热　　　　　D. 寒凝

E. 气郁

114. 带下色白、量多、质清稀的临床意义是

A. 湿热下注　　　B. 冲任亏虚

C. 肝肾阴虚　　　D. 寒湿下注

E. 肝经郁热

115. 心脉阻滞型胸痹的临床表现是

A. 左胸心前区憋闷作痛，时痛时止

B. 胸痛剧烈，面色青灰，手足青冷

C. 胸痛，壮热面赤，喘促鼻扇

D. 胸痛，颧赤盗汗，午后潮热，咳痰带血

E. 胸痛，壮热，咳吐脓血腥臭痰

116. 心脉急骤闭塞不通的真心痛的临床表现是

A. 左胸心前区憋闷作痛，时痛时止

B. 胸痛剧烈，面色青灰，手足青冷

C. 胸痛，壮热面赤，喘促鼻扇

D. 胸痛，颧赤盗汗，午后潮热，咳痰带血

E. 胸痛，壮热，咳吐脓血腥臭痰

117. 侧头部痛，痛在两侧太阳穴附近为甚者，多属

A. 阳明经头痛　　B. 少阳经头痛

C. 太阳经头痛　　D. 厥阴经头痛

E. 太阴经头痛

118. 肺阴亏虚，虚火灼络的肺痨病的临床表现是

A. 左胸心前区憋闷作痛，时痛时止

B. 胸痛剧烈，面色青灰，手足青冷

C. 胸痛，壮热面赤，喘促鼻扇

D. 胸痛，颧赤盗汗，午后潮热，咳痰带血

E. 胸痛，壮热，咳吐脓血腥臭痰

119. 痰热阻肺，热壅血瘀的肺痈病的临床表现是

A. 左胸心前区憋闷作痛，时痛时止

B. 胸痛剧烈，面色青灰，手足青冷

C. 胸痛，壮热面赤，喘促鼻扇

D. 胸痛，颧赤盗汗，午后潮热，咳痰带血

E. 胸痛，壮热，咳吐脓血腥臭痰

120. 前额部连眉棱骨痛，多属

A. 阳明经头痛　　B. 少阳经头痛

C. 太阳经头痛　　D. 厥阴经头痛

E. 太阴经头痛

121. 热邪壅肺，脉络不利的肺热病的临床表现是

A. 左胸心前区憋闷作痛，时痛时止

B. 胸痛剧烈，面色青灰，手足青冷

C. 胸痛，壮热面赤，喘促鼻扇

D. 胸痛，颧赤盗汗，午后潮热，咳痰带血

E. 胸痛，壮热，咳吐脓血腥臭痰

122. 后头部连项痛者，多属

A. 阳明经头痛　　B. 少阳经头痛

C. 太阳经头痛　　D. 厥阴经头痛

E. 太阴经头痛

123. 胃失和降，气机不畅的临床表现是

A. 胁的一侧或两侧疼痛

B. 胃脘痛

C. 全腹痛，伴压痛，反跳痛

D. 脐外侧及下腹部突然剧烈绞痛，向大腿内侧及阴部放射，尿血

E. 腹部持续性疼痛，阵发性加剧，伴腹胀，呕吐，便闭

124. 全头重痛者，多属

A. 阳明经头痛　　B. 少阳经头痛

C. 太阳经头痛　　D. 厥阴经头痛

E. 太阴经头痛

125. 肝气郁滞、肝胆湿热、肝胆火盛、肝血瘀阻及饮停胸胁的临床表现是

A. 胁的一侧或两侧疼痛

B. 胃脘痛

C. 全腹痛，伴压痛，反跳痛

D. 脐外侧及下腹部突然剧烈绞痛，向大腿内侧及阴部放射，尿血

E. 腹部持续性疼痛，阵发性加剧，伴腹胀，呕吐，便闭

126. 颠顶痛者，多属

A. 阳明经头痛　　B. 少阳经头痛

C. 太阳经头痛　　D. 厥阴经头痛

E. 太阴经头痛

127. 肠痹或肠结时，肠道麻痹，梗阻，扭转或套叠，气机闭塞不通可导致的临床表现是

A. 胁的一侧或两侧疼痛

B. 胃脘痛

C. 全腹痛，伴压痛，反跳痛

D. 脐外侧及下腹部突然剧烈绞痛，向大腿内侧及阴部放射，尿血

E. 腹部持续性疼痛，阵发性加剧，伴腹胀，呕吐，便闭

128. 腰部刺痛或痛连下肢的临床意义是

A. 肾虚　　　　B. 寒湿

C. 瘀血阻络　　D. 结石阻滞

E. 带脉损伤

129. 尿路结石的临床表现是

A. 胁的一侧或两侧疼痛

B. 胃脘痛

C. 全腹痛，伴压痛，反跳痛

D. 脐外侧及下腹部突然剧烈绞痛，向大腿内侧及阴部放射，尿血

E. 腹部持续性疼痛，阵发性加剧，伴腹胀，呕吐，便闭

130. 腰部经常酸软而痛的临床意义是

A. 肾虚　　　　B. 寒湿

C. 瘀血阻络　　D. 结石阻滞

E. 带脉损伤

131. 腰部冷痛沉重，阴雨天加重的临床意义是

A. 肾虚　　　　B. 寒湿

C. 瘀血阻络　　D. 结石阻滞

E. 带脉损伤

132. 腹部脏器穿孔或热毒弥漫的临床表现是

A. 胁的一侧或两侧疼痛

B. 胃脘痛

C. 全腹痛，伴压痛，反跳痛

D. 脐外侧及下腹部突然剧烈绞痛，向大腿内侧及阴部放射，尿血

E. 腹部持续性疼痛，阵发性加剧，伴腹胀，呕吐，便闭

133. 腰部突然剧痛，向少腹部放射，尿血的临床意义是

A. 肾虚　　　　B. 寒湿

C. 瘀血阻络　　D. 结石阻滞

E. 带脉损伤

134. 心气不足，或心阳不足的临床表现是

A. 胸闷，心悸气短

B. 胸闷，咳喘痰多

C. 胸闷，壮热，鼻翼扇动

D. 胸闷气喘，畏寒肢冷

E. 胸闷气喘，少气不足以息

135. 痰饮停肺的临床表现是

A. 胸闷，心悸气短

B. 胸闷，咳喘痰多

C. 胸闷，壮热，鼻翼扇动

D. 胸闷气喘，畏寒肢冷

E. 胸闷气喘，少气不足以息

136. 热邪或痰热壅肺的临床表现是
    A. 胸闷，心悸气短
    B. 胸闷，咳喘痰多
    C. 胸闷，壮热，鼻翼扇动
    D. 胸闷气喘，畏寒肢冷
    E. 胸闷气喘，少气不足以息

137. 气血亏虚的临床表现是
    A. 头晕而胀，烦躁易怒，舌红苔黄，脉弦数
    B. 头晕胀痛，头重脚轻，舌红少津，脉弦细
    C. 头晕面白，神疲乏力，舌淡，脉细弱
    D. 头晕且重，如物裹缠，痰多苔腻
    E. 头晕耳鸣，腰酸遗精

138. 肺气虚或肾气虚的临床表现是
    A. 胸闷，心悸气短
    B. 胸闷，咳喘痰多
    C. 胸闷，壮热，鼻翼扇动
    D. 胸闷气喘，畏寒肢冷
    E. 胸闷气喘，少气不足以息

139. 肝火上炎的临床表现是
    A. 头晕而胀，烦躁易怒，舌红苔黄，脉弦数
    B. 头晕胀痛，头重脚轻，舌红少津，脉弦细
    C. 头晕面白，神疲乏力，舌淡，脉细弱
    D. 头晕且重，如物裹缠，痰多苔腻
    E. 头晕耳鸣，腰酸遗精

140. 肝阳上亢的临床表现是
    A. 头晕而胀，烦躁易怒，舌红苔黄，脉弦数
    B. 头晕胀痛，头重脚轻，舌红少津，脉弦细
    C. 头晕面白，神疲乏力，舌淡，脉细弱

D. 头晕且重，如物裹缠，痰多苔腻
    E. 头晕耳鸣，腰酸遗精

141. 寒邪客肺的临床表现是
    A. 胸闷，心悸气短
    B. 胸闷，咳喘痰多
    C. 胸闷，壮热，鼻翼扇动
    D. 胸闷气喘，畏寒肢冷
    E. 胸闷气喘，少气不足以息

142. 痰湿内阻的临床表现是
    A. 头晕而胀，烦躁易怒，舌红苔黄，脉弦数
    B. 头晕胀痛，头重脚轻，舌红少津，脉弦细
    C. 头晕面白，神疲乏力，舌淡，脉细弱
    D. 头晕且重，如物裹缠，痰多苔腻
    E. 头晕耳鸣，腰酸遗精

143. 脾胃气虚的临床表现是
    A. 脘痞，嗳腐吞酸
    B. 脘痞，食少，便溏
    C. 脘痞，纳呆，呕恶，苔腻
    D. 脘痞，胃脘有振水声
    E. 脘痞，饥不欲食，干呕

144. 外伤后，瘀血阻络的临床表现是
    A. 头晕而刺痛
    B. 头晕胀痛，头重脚轻，舌红少津，脉弦细
    C. 头晕面白，神疲乏力，舌淡，脉细弱
    D. 头晕且重，如物裹缠，痰多苔腻
    E. 头晕耳鸣，腰酸遗精

145. 食积胃脘的临床表现是
    A. 脘痞，嗳腐吞酸
    B. 脘痞，食少，便溏
    C. 脘痞，纳呆，呕恶，苔腻
    D. 脘痞，胃脘有振水声
    E. 脘痞，饥不欲食，干呕

146. 肾虚精亏的临床表现是

A. 头晕而胀，烦躁易怒，舌红苔黄，
  脉弦数

B. 头晕胀痛，头重脚轻，舌红少津，
  脉弦细

C. 头晕面白，神疲乏力，舌淡，脉
  细弱

D. 头晕且重，如物裹缠，痰多苔腻

E. 头晕耳鸣，腰酸遗精

147. 湿邪困脾的临床表现是

A. 脘痞，嗳腐吞酸

B. 脘痞，食少，便溏

C. 脘痞，纳呆，呕恶，苔腻

D. 脘痞，胃脘有振水声

E. 脘痞，饥不欲食，干呕

148. 腹部持续胀满不减而拒按的临床意义是

A. 脾胃虚弱，健运失司

B. 食积胃肠或实热内结，气机阻滞

C. 酒食不节，情志内伤或房劳太过，
  致使肝脾肾功能失常，气血水等邪
  结聚于腹内

D. 气血亏虚，风寒入络，风痰阻络，
  痰湿或瘀血阻络，肌肤、经脉失养

E. 气血亏虚，阳气虚衰或脾虚湿困

149. 胃阴亏虚的临床表现是

A. 脘痞，嗳腐吞酸

B. 脘痞，食少，便溏

C. 脘痞，纳呆，呕恶，苔腻

D. 脘痞，胃脘有振水声

E. 脘痞，饥不欲食，干呕

150. 腹部时胀时减而喜按的临床意义是

A. 脾胃虚弱，健运失司

B. 食积胃肠或实热内结，气机阻滞

C. 酒食不节，情志内伤或房劳太过，
  致使肝脾肾功能失常，气血水等邪
  结聚于腹内

D. 气血亏虚，风寒入络，风痰阻络，
  痰湿或瘀血阻络，肌肤、经脉失养

E. 气血亏虚，阳气虚衰

151. 饮邪停胃的临床表现是

A. 脘痞，嗳腐吞酸

B. 脘痞，食少，便溏

C. 脘痞，纳呆，呕恶，苔腻

D. 脘痞，胃脘有振水声

E. 脘痞，饥不欲食，干呕

152. 腹部胀大如鼓，皮色苍黄，腹部青筋暴露的临床意义是

A. 脾胃虚弱，健运失司

B. 食积胃肠或实热内结，气机阻滞

C. 酒食不节，情志内伤或房劳太过，
  致使肝脾肾功能失常，气血水等邪
  结聚于腹内

D. 气血亏虚，风寒入络，风痰阻络，
  痰湿或瘀血阻络，肌肤、经脉失养

E. 气血亏虚，阳气虚衰或脾虚湿困

153. 患者睡后易醒，不易再睡，兼心悸、便溏的临床意义是

A. 心肾不交　　　B. 心脾气血虚

C. 胆郁痰扰　　　D. 食滞内停

E. 痰湿内盛

154. 脘痞腹胀，呕恶痰涎者，多为

A. 脾胃虚弱　　　B. 食滞胃脘

C. 饮停于胃　　　D. 湿热蕴脾

E. 痰湿中阻

155. 患者不易入睡，甚至彻夜难眠，兼心烦不寐的临床意义是

A. 心肾不交　　　心脾气血虚

C. 胆郁痰扰　　　D. 食滞内停

E. 痰湿

156. 胸闷气短者多为

A. 胸阳气不足　　　B. 肝气郁结

C. 肺气亏虚　　　D. 脾气亏虚

E. 气血亏虚

157. 患者睡眠时时惊醒，不易安卧的临床意义是

A. 心肾不交　　　B. 心脾气血虚

C. 胆郁痰扰　　　D. 食滞内停

E. 痰湿内盛

158. 患者夜寐不安，腹胀，嗳气酸腐的临床意义是

    A. 心肾不交   B. 心脾气血虚

    C. 胆郁痰扰   D. 食滞内停

    E. 痰湿内盛

159. 患者困倦嗜睡，伴头目昏沉，胸闷脘痞，肢体困重的临床意义是

    A. 心肾不交

    B. 痰湿困脾，清阳不升

    C. 脾失健运，清阳不升

    D. 正气未复

    E. 心肾阳虚，神失温养

160. 患者饭后嗜睡，兼神疲倦怠，食少纳呆的临床意义是

    A. 心肾不交

    B. 痰湿困脾，清阳不升

    C. 脾失健运，清阳不升

    D. 正气未复

    E. 心肾阳虚，神失温养

161. 患者精神极度疲惫，神识朦胧，困倦欲睡，肢冷脉微的临床意义是

    A. 心肾不交

    B. 痰湿困脾，清阳不升

    C. 脾失健运，清阳不升

    D. 正气未复

    E. 心肾阳虚，神失温养

162. 目眩的临床表现是

    A. 病人自觉视物旋转动荡，如在舟车之上，或眼前……

    ……有蚊蝇飞动

    B. 病人视物不明，……模糊

    C. 病人白昼视物正常，……至黄昏视物不清

    D. 病人视一物成两物

    E. 病人眼睑、眦内或目珠有痒感，轻者揉拭则止，重者极痒难忍

163. 患者大病之后，精神疲乏而嗜睡的临床意义是

A. 心肾不交

B. 痰湿困脾，清阳不升

C. 脾失健运，清阳不升

D. 正气未复

E. 心肾阳虚，神失温养

164. 燥邪伤津的临床表现是

A. 口渴咽干，鼻干唇燥，发于秋季

B. 口干微渴，兼发热

C. 大渴，喜冷饮，兼见壮热面赤，汗出，脉洪数

D. 口渴多饮，伴小便量多，多食易饥，体渐消瘦

E. 口渴咽干，夜间尤甚，兼颧红盗汗，舌红少津

165. 外感温热病初期，伤津较轻的临床表现是

A. 口渴咽干，鼻干唇燥，发于秋季

B. 口干微渴，兼发热

C. 大渴，喜冷饮，兼见壮热面赤，汗出，脉洪数

D. 口渴多饮，伴小便量多，多食易饥，体渐消瘦

E. 口渴咽干，夜间尤甚，兼颧红盗汗，舌红少津

166. 患者口渴，饮水不多，兼身热夜甚，心烦不寐，舌红绛的临床意义是

    A. 湿热证   B. 温病营分证

    C. 痰饮内停   D. 瘀血内停

    E. 阴虚证

167. 消渴病的临床表现是

A. 口渴咽干，鼻干唇燥，发于秋季

B. 口干微渴，兼发热

C. 大渴，喜冷饮，兼见壮热面赤，汗出，脉洪数

D. 口渴多饮，伴小便量多，多食易饥，体渐消瘦

E. 口渴咽干，夜间尤甚，兼颧红盗汗，舌红少津

168. 阴虚证患者的临床表现是

    A. 口渴咽干，鼻干唇燥，发于秋季

    B. 口干微渴，兼发热

    C. 大渴，喜冷饮，兼见壮热面赤，汗出，脉洪数

    D. 口渴多饮，伴小便量多，多食易饥，体渐消瘦

    E. 口渴咽干，夜间尤甚，兼颧红盗汗，舌红少津

169. 患者渴不多饮，兼身热不扬，头身困重，苔黄腻的临床意义是

    A. 湿热证   B. 温病营分证

    C. 痰饮内停   D. 瘀血内停

    E. 阴虚证

170. 里热炽盛，津液大伤的临床表现是

    A. 口渴咽干，鼻干唇燥，发于秋季

    B. 口干微渴，兼发热

    C. 大渴，喜冷饮，兼见壮热面赤，汗出，脉洪数

    D. 口渴多饮，伴小便量多，多食易饥，体渐消瘦

    E. 口渴咽干，夜间尤甚，兼颧红盗汗，舌红少津

171. 患者渴喜热饮，饮水不多或饮入即吐的临床意义是

    A. 湿热证   B. 温病营分证

    C. 痰饮内停   D. 瘀血内停

    E. 阴虚证

172. 患者口干，但欲漱水，不欲咽的临床意义是

    A. 湿热证   B. 温病营分证

    C. 痰饮内停   D. 瘀血内停

    E. 阴虚证

173. 脾胃虚弱的临床表现是

    A. 食欲减退，兼见面色萎黄，食后腹胀，疲乏无力

    B. 纳呆少食，兼见脘闷腹胀，重，便溏苔腻

    C. 厌食，兼脘腹胀满，嗳气酸腐，舌苔厚腻

    D. 厌食油腻之物，兼脘腹痞闷，呕恶便溏，肢体困重

    E. 厌食油腻厚味，伴胁肋胀痛灼热，口苦泛呕，身目发黄

174. 湿邪困脾的临床表现是

    A. 食欲减退，兼见面色萎黄，食后腹胀，疲乏无力

    B. 纳呆少食，兼见脘闷腹胀，头身困重，便溏苔腻

    C. 厌食，兼脘腹胀满，嗳气酸腐，舌苔厚腻

    D. 厌食油腻之物，兼脘腹痞闷，呕恶便溏，肢体困重

    E. 厌食油腻厚味，伴胁肋胀痛灼热，口苦泛呕，身目发黄

175. 病人自觉口中有甜味的临床意义是

    A. 脾胃虚弱

    B. 脾胃湿热或脾虚

    C. 痰热内盛、湿热蕴脾或寒湿困脾

    D. 肝胃郁热或饮食停滞

    E. 燥热伤津或脏腑热盛

176. 湿热蕴脾的临床表现是

    A. 食欲减退，兼见面色萎黄，食后腹胀，疲乏无力

    B. 纳呆少食，兼见脘闷腹胀，头身困重，便溏苔腻

    C. 厌食，兼脘腹胀满，嗳气酸腐，舌苔厚腻

    D. 厌食油腻之物，兼脘腹痞闷，呕恶，肢体困重

    E. 厌食油腻厚味，伴胁肋胀痛灼热，口苦泛呕，身目发黄

177. 肝胆湿热的临床表现是

    A. 食欲减退，兼见面色萎黄，食后腹胀，疲乏无力

    B. 纳呆少食，兼见脘闷腹胀，头身困

重，便溏苔腻

    C. 厌食，兼脘腹胀满，嗳气酸腐，舌苔厚腻

    D. 厌食油腻之物，兼脘腹痞闷，呕恶便溏，肢体困重

    E. 厌食油腻厚味，伴胁肋胀痛灼热，口苦泛呕，身目发黄

178. 病人味觉减退，口中乏味，甚至无味的临床意义是

    A. 脾胃虚弱

    B. 脾胃湿热或脾虚

    C. 痰热内盛、湿热蕴脾或寒湿困脾

    D. 肝胃郁热或饮食停滞

    E. 燥热伤津或脏腑热盛

179. 食滞胃脘的临床表现是

    A. 食欲减退，兼见面色萎黄，食后腹胀，疲乏无力

    B. 纳呆少食，兼见脘闷腹胀，头身困重，便溏苔腻

    C. 厌食，兼脘腹胀满，嗳气酸腐，舌苔厚腻

    D. 厌食油腻之物，兼脘腹痞闷，呕恶便溏，肢体困重

    E. 厌食油腻厚味，伴胁肋胀痛灼热，口苦泛呕，身目发黄

180. 病人自觉口中黏腻不爽的临床意义是

    A. 脾胃虚弱

    B. 脾胃湿热或脾虚

    C. 痰热内盛、湿热蕴脾或寒湿困脾

    D. 肝胃郁热或饮食停滞

    E. 燥热伤津或脏腑热盛

181. 病人自觉口中有酸味或泛酸的临床意义是

    A. 脾胃虚弱

    B. 脾胃湿热或脾虚

    C. 痰热内盛、湿热蕴脾或寒湿困脾

    D. 肝胃郁热或饮食停滞

    E. 燥热伤津或脏腑热盛

182. 病人自觉口中有涩味，如食生柿子的临床意义是

    A. 脾胃虚弱

    B. 脾胃湿热或脾虚

    C. 痰热内盛、湿热蕴脾或寒湿困脾

    D. 肝胃郁热或饮食停滞

    E. 燥热伤津或脏腑热盛

183. 病人自觉口中有苦味的临床意义是

    A. 心火上炎或肝胆火热

    B. 肾病或寒水上泛

    C. 痰热内盛、湿热蕴脾或寒湿困脾

    D. 肝胃郁热或饮食停滞

    E. 燥热伤津或脏腑热盛

184. 病人自觉口中有咸味的临床意义是

    A. 心火上炎或肝胆火热

    B. 肾病或寒水上泛

    C. 痰热内盛、湿热蕴脾或寒湿困脾

    D. 肝胃郁热或饮食停滞

    E. 燥热伤津或脏腑热盛

185. 患者大便中含有较多未消化的食物的临床意义是

    A. 脾虚、肾虚或食滞胃肠

    B. 肝脾不调

    C. 湿热疫毒，阻滞肠道，肠络受损

    D. 气不摄血或胃肠积热、湿热蕴脾、气血瘀滞

    E. 脾虚中气下陷

186. 患者腹痛窘迫，时时欲便，肛门重坠，便出不爽的临床意义是

    A. 大肠湿热下注或大肠郁热下迫直肠

    B. 湿热内阻，肠道气滞

    C. 湿热蕴结或肝气犯脾，肠道气滞

    D. 脾肾虚弱，肛门失约

    E. 脾虚中气下陷

187. 患者大便中含有脓血黏液的临床意义是

    A. 脾虚、肾虚或食滞胃肠

    B. 肝脾不调

    C. 湿热疫毒，阻滞肠道，肠络受损

D. 气不摄血或胃肠积热、湿热蕴脾、气血瘀滞

E. 脾虚中气下陷

188. 患者月经周期、经期基本正常，但经量较常量明显增多的临床意义是

A. 脾气亏虚，肾气不足，冲任不固；或阳盛血热，肝郁化热，阴虚火旺，热扰冲任，血海不宁

B. 营血亏虚，肾精不足，或阳气虚衰，生血不足，血海空虚；或气滞，寒凝血瘀，痰湿阻滞，冲任受阻

C. 肝气郁滞，脾肾亏虚，是冲任气血失调，血海蓄溢失常

D. 热伤冲任，迫血妄行；或气虚，冲任不固；或瘀阻胞络，络伤血溢

E. 精血亏虚，血海失充；寒凝瘀阻，痰湿阻滞，冲任气血不畅

189. 患者排便时有灼热感的临床意义是

A. 大肠湿热下注或大肠郁热下迫直肠

B. 湿热内阻，肠道气滞

C. 湿热蕴结或肝气犯脾，肠道气滞

D. 脾肾虚弱，肛门失约

E. 脾虚中气下陷

190. 患者大便时干时稀的临床意义是

A. 脾虚、肾虚或食滞胃肠

B. 肝脾不调

C. 湿热疫毒，阻滞肠道，肠络受损

D. 气不摄血或胃肠积热、湿热蕴脾、气血瘀滞

E. 脾虚中气下陷

191. 患者排便不通畅，有滞涩难尽之感的临床意义是

A. 大肠湿热下注或大肠郁热下迫直肠

B. 湿热内阻，肠道气滞

C. 湿热蕴结或肝气犯脾，肠道气滞

D. 脾肾虚弱，肛门失约

E. 脾虚中气下陷

192. 患者月经周期延后7天以上，并连续两

个月经周期以上的临床意义是

A. 脾气亏虚，肾气不足，冲任不固；或阳盛血热，肝郁化热，阴虚火旺，热扰冲任，血海不宁

B. 营血亏虚，肾精不足，或阳气虚衰，生血不足，血海空虚；或气滞，寒凝血瘀，痰湿阻滞，冲任受阻

C. 肝气郁滞，脾肾亏虚，是冲任气血失调，血海蓄溢失常

D. 热伤冲任，迫血妄行；或气虚，冲任不固；或瘀阻胞络，络伤血溢

E. 精血亏虚，血海失充；寒凝瘀阻，痰湿阻滞，冲任气血不畅

193. 患者肛门有下坠之感的临床意义是

A. 大肠湿热下注或大肠郁热下迫直肠

B. 湿热内阻，肠道气滞

C. 湿热蕴结或肝气犯脾，肠道气滞

D. 脾肾虚弱，肛门失约

E. 脾虚中气下陷

194. 患者月经周期提前7天以上，并连续两个月经周期以上的临床意义是

A. 脾气亏虚，肾气不足，冲任不固；或阳盛血热，肝郁化热，阴虚火旺，热扰冲任，血海不宁

B. 营血亏虚，肾精不足，或阳气虚衰，生血不足，血海空虚；或气滞，寒凝血瘀，痰湿阻滞，冲任受阻

C. 肝气郁滞，脾肾亏虚，是冲任气血失调，血海蓄溢失常

D. 热伤冲任，迫血妄行；或气虚，冲任不固；或瘀阻胞络，络伤血溢

E. 精血亏虚，血海失充；寒凝瘀阻，痰湿阻滞，冲任气血不畅

195. 患者大便不能控制，滑出不禁，甚则便出而不自知的临床意义是

A. 大肠湿热下注或大肠郁热下迫直肠

B. 湿热内阻，肠道气滞

C. 湿热蕴结或肝气犯脾，肠道气滞

D. 脾肾虚弱，肛门失约

E. 脾虚中气下陷

196. 患者经期不定，月经或提前或延后 7 天以上，并连续两个月经周期以上的临床意义是

    A. 脾气亏虚，肾气不足，冲任不固；或阳盛血热，肝郁化热，阴虚火旺，热扰冲任，血海不宁

    B. 营血亏虚，肾精不足，或阳气虚衰，生血不足，血海空虚；或气滞，寒凝血瘀，痰湿阻滞，冲任受阻

    C. 肝气郁滞，脾肾亏虚，是冲任气血失调，血海蓄溢失常

    D. 热伤冲任，迫血妄行；或气虚，冲任不固；或瘀阻胞络，络伤血溢

    E. 精血亏虚，血海失充；寒凝瘀阻，痰湿阻滞，冲任气血不畅

197. 患者大便带血，或便血相混，或便后滴血，或全为血便的临床意义是

    A. 脾虚、肾虚或食滞胃肠

    B. 肝脾不调

    C. 湿热疫毒，阻滞肠道，肠络受损

    D. 气不摄血或胃肠积热、湿热蕴脾、气血瘀滞

    E. 脾虚中气下陷

198. 患者月经周期基本正常，但经量较常量明显减少，甚至点滴即净的临床意义是

    A. 脾气亏虚，肾气不足，冲任不固；或阳盛血热，肝郁化热，阴虚火旺，热扰冲任，血海不宁

    B. 营血亏虚，肾精不足，或阳气虚衰，生血不足，血海空虚；或气滞，寒凝血瘀，痰湿阻滞，冲任受阻

    C. 肝气郁滞，脾肾亏虚，是冲任气血失调，血海蓄溢失常

    D. 热伤冲任，迫血妄行；或气虚，冲任不固；或瘀阻胞络，络伤血溢

    E. 精血亏虚，血海失充；寒凝瘀阻，痰湿阻滞，冲任气血不畅

B 型题

    A. 盗汗   B. 自汗

    C. 半身汗   D. 战汗

    E. 头汗

1. 上焦热盛可见

2. 中焦湿热可见

    A. 身热不扬   B. 日晡潮热

    C. 阴虚潮热   D. 长期微热

    E. 壮热汗出

3. 肠道燥热内结，腑气不通的热型是

4. 阴虚火旺的热型是

    A. 恶寒重发热轻   B. 发热轻而恶风

    C. 发热重恶寒轻   D. 但寒不热

    E. 寒热往来

5. 风寒表证的特征是

6. 伤风表证的特征是

7. 风热表证的特征是

    A. 恶寒发热   B. 但寒不热

    C. 但热不寒   D. 无明显寒热症状

    E. 寒热往来

8. 表证的寒热特征是

9. 里寒证的寒热特征是

10. 里热证的寒热特征是

11. 半表半里证的寒热特征是

    A. 恶寒发热，鼻塞流涕，舌红苔薄白

    B. 午后或入夜发热，伴见盗汗，颧红，舌干红

    C. 日晡潮热，大便干结

    D. 寒热往来，发无定时

    E. 午后热甚，身热不扬

12. 湿温发热的特点是

13. 阳明腑实发热的特点是

A. 夜热早凉　　　B. 日晡潮热

C. 持续高热　　　D. 骨蒸发热

E. 身热不扬

14. 阴虚火旺发热的特点是

15. 余邪留伏发热的特点是

A. 经常自汗不止

B. 睡时汗出，醒则汗止

C. 蒸蒸汗出

D. 头额汗出

E. 手足心汗出

16. 中焦湿热上蒸而汗出的特点是

17. 脾虚运化失常而汗出的特点是

A. 胸痛颧赤盗汗　　B. 胸胁胀痛

C. 左胸憋闷疼痛　　D. 胸痛咳脓血痰

E. 胸痛咳喘咯痰

18. 胸痹的临床表现是

19. 肝郁气滞的临床表现是

A. 绞痛　　　　　　B. 窜痛

C. 灼痛　　　　　　D. 空痛

E. 重痛

20. 气滞致痛的表现是

21. 阴精不足致痛的表现是

A. 太阳经病　　　　B. 少阳经病

C. 少阴经病　　　　D. 阳明经病

E. 厥阴经病

22. 两侧头痛属

23. 后头痛连项属

A. 太阳经　　　　　B. 少阳经

C. 阳明经　　　　　D. 厥阴经

E. 少阴经

24. 两侧头痛属于

25. 前额连眉棱骨痛属于

A. 太阳经　　　　　B. 少阳经

C. 阳明经　　　　　D. 厥阴经

E. 少阴经

26. 颠顶痛属于

27. 头连项痛属于

A. 左胸心前区憋闷作痛，时痛时止

B. 胸痛剧烈，面色青灰，手足青冷

C. 胸痛，咳喘气粗，壮热面赤

D. 胸痛，颧赤盗汗，午后潮热

E. 胸痛，壮热，咳吐脓血腥臭痰

28. 真心痛的临床表现是

29. 胸痹的临床表现是

A. 左胸心前区憋闷作痛，时痛时止

B. 胸痛剧烈，面色青灰，手足青冷

C. 胸痛，咳喘气粗，壮热面赤

D. 胸痛，颧赤盗汗，午后潮热

E. 胸痛，壮热，咳吐脓血腥臭痰

30. 肺痈的临床表现是

31. 肺痨的临床表现是

A. 腹部疼痛隐隐，得温痛减

B. 全腹痛，有压痛及反跳痛

C. 小腹及少腹部胀痛

D. 脐外侧及下腹部突然剧烈绞痛，向大腿内侧及阴部放射，尿血

E. 腹部持续性疼痛，阵发性加剧，伴腹胀、呕吐、便闭

32. 肠痈或肠结的临床表现是

33. 腹部脏器穿孔的临床表现是

34. 腹部结石的临床表现是

A. 肾虚头痛　　　　B. 气虚头痛

C. 血虚头痛　　　　D. 痰浊头痛

E. 风湿头痛

35. 头痛绵绵，过劳则甚的临床意义是

36. 头痛眩晕，面色苍白的临床意义是

A. 关节疼痛重着不移

B. 四肢关节游走窜痛

C. 四肢关节红肿热痛

D. 关节疼痛剧烈

E. 关节酸胀麻木

37. 行痹的临床表现是

38. 寒痹的临床表现是

A. 胀痛   B. 刺痛

C. 重痛   D. 掣痛

E. 闷痛

39. 实邪闭阻气机疼痛的特点为

40. 湿邪困遏气机疼痛的特点为

A. 胸胀痛而走窜

B. 胸闷痛而痞满

C. 胸痛咳吐脓血

D. 胸背彻痛剧烈，面色青灰

E. 胸痛潮热，咳痰带血

41. 真心痛胸痛的特点是

42. 阴虚证胸痛的特点是

A. 胸痛，壮热，面赤，喘促鼻扇

B. 胸痛，潮热，盗汗，咳痰带血

C. 胸痛，身热，咳吐脓血腥臭痰

D. 胸部刺痛，痛处不移

E. 胸闷，咳喘，痰白量多

43. 肺痈胸痛的特点是

44. 邪热壅肺胸痛的特点是

A. 胁肋胀痛，太息易怒

B. 胁肋灼痛，面红目赤

C. 胁肋刺痛，固定不移

D. 胁痛，患侧肋间饱满

E. 胁肋胀痛，身目发黄

45. 肝火炽盛的临床表现是

46. 肝气郁结的临床表现是

A. 胃脘气滞   B. 胃火炽盛

C. 胃阴亏虚   D. 瘀血内停

E. 寒邪犯胃

47. 胃脘冷痛的临床意义是

48. 胃脘灼痛的临床意义是

A. 腰部隐隐作痛

B. 腰部酸软而痛

C. 腰部刺痛，痛连下肢

D. 腰部突然剧痛，向少腹部放射

E. 腰部冷痛沉重，阴雨天加重

49. 瘀血腰痛的特点为

50. 寒湿腰痛的特点为

A. 肝阳上亢   B. 痰湿内阻

C. 气虚血少   D. 肝火上炎

E. 肾精不足

51. 头晕昏沉，痰多苔腻的临床意义是

52. 头晕目眩，倦怠乏力的临床意义是

A. 肺脾气虚   B. 肝肾阴虚

C. 营血亏虚   D. 肾阳虚

E. 心脉痹阻

53. 嗜睡的临床意义是

54. 失眠的临床意义是

A. 心肾不交   B. 心脾气血虚

C. 胆郁痰扰   D. 痰湿困脾

E. 食滞内停

55. 不易入睡的临床意义是

56. 失眠时惊的临床意义是

A. 肝胃郁热   B. 脾胃虚弱

C. 湿热中阻   D. 燥热伤津

E. 寒水上泛

57. 口黏腻的临床意义是

58. 口中泛酸的临床意义是

A. 口苦　　　　　B. 口淡

C. 口涩　　　　　D. 口甜

E. 口咸

59. 燥热津伤，其口味是

60. 寒水上泛，其口味是

A. 纳呆少食，脘闷腹胀，头身困重，苔腻脉濡

B. 厌食油腻，脘闷呕恶，便溏不爽，肢体困重

C. 食欲减退，兼面色萎黄，食后腹胀，疲倦

D. 厌食油腻，胁肋灼热胀痛，口苦泛恶

E. 纳呆少食，脘腹胀闷，嗳腐食臭

61. 湿热蕴脾，运化机能障碍的临床表现是

62. 肝胆湿热，肝失疏泄，脾失健运的临床表现是

A. 热结便秘　　　B. 气虚便秘

C. 阴虚便秘　　　D. 寒凝便秘

E. 血虚便秘

63. 大便秘结，舌红少苔，脉细数者，属

64. 大便秘结，舌苔黄厚而燥，脉沉数者，属

A. 口渴喜冷饮　　B. 口渴饮水少

C. 口渴喜热饮　　D. 饮水即吐

E. 口干但欲漱水不欲咽

65. 热结津伤证口渴的特点为

66. 瘀血内阻证口渴的特点为

A. 咽干口燥，所饮不多

B. 口渴，饮水即吐

C. 口渴但欲漱水不欲咽

D. 口淡不渴

E. 口渴引饮

67. 阴虚内热证口渴的特点为

68. 饮停胃中证口渴的特点为

A. 饥不欲食　　　B. 消谷善饥

C. 嗜食异物　　　D. 除中

E. 厌食

69. 厌恶食物或恶闻食臭者，称为

70. 食欲旺盛，食后不久即感饥饿者，称为

A. 口淡乏味　　　B. 口甜黏腻

C. 口中泛酸　　　D. 口中酸馊

E. 口苦

71. 肝胃郁热证的口味可见

72. 脾胃湿热证的口味可见

A. 久泻不愈，大便滑出不禁

B. 便溏臭秽，泻下不爽

C. 肛门重坠，甚则脱出

D. 腹痛而排便不畅

E. 时时欲泻，便出不爽

73. 脾肾阳虚证的临床表现是

74. 脾虚中气下陷证的临床表现是

A. 便秘，噫气，胸痞闷，胁胀满

B. 大便秘结，肢冷身凉，脉沉迟

C. 高热，腹满胀痛，舌红苔黄燥

D. 便干，舌红苔少，脉细数

E. 排便困难，便后疲惫

75. 阴寒内结便秘的临床表现是

76. 阴虚便秘的临床表现是

A. 肝郁乘脾　　　B. 命门火衰

C. 食滞胃肠　　　D. 脾阳虚衰

E. 大肠湿热

77. 黎明腹痛作泻，泻后痛减，完谷不化的临床意义是

78. 腹痛泄泻，脘闷嗳腐，泻后痛减的临床意义是

A. 余沥　　　　　B. 闭证

C. 癃证　　　　　D. 淋证

E. 遗尿

79. 小便不畅，点滴不尽者，称为

80. 小便不畅，点滴不出者，称为

　　A. 血热　　　　　　B. 气虚

　　C. 血瘀　　　　　　D. 血虚

　　E. 精血亏虚

81. 月经过多，色淡质稀的临床意义是

82. 月经过少，腰酸乏力的临床意义是

　　A. 血瘀　　　　　　B. 湿热蕴结

　　C. 阳虚寒凝　　　　D. 血虚

　　E. 气滞

83. 经前或经期小腹胀痛的临床意义是

84. 经前或经期小腹刺痛拒按的临床意义是

85. 小腹冷痛，遇暖则减的临床意义是

　　A. 白带　　　　　　B. 黄带

　　C. 赤带　　　　　　D. 赤白带

　　E. 五色带

86. 寒湿下注多见的临床表现是

87. 湿热下注多见的临床表现是

参考答案

A 型题

1. B	2. E	3. A	4. B	5. A
6. A	7. D	8. D	9. B	10. D
11. C	12. C	13. C	14. A	15. E
16. D	17. B	18. D	19. A	20. D
21. E	22. B	23. C	24. B	25. D
26. C	27. B	28. A	29. C	30. E
31. C	32. D	33. B	34. A	35. B
36. A	37. D	38. D	39. E	40. C
41. D	42. A	43. B	44. E	45. B
46. A	47. C	48. D	49. B	50. D
51. B	52. A	53. C	54. B	55. B

56. D	57. A	58. A	59. D	60. C
61. D	62. E	63. A	64. E	65. B
66. A	67. C	68. D	69. B	70. B
71. D	72. B	73. C	74. D	75. C
76. E	77. B	78. B	79. E	80. E
81. C	82. D	83. C	84. E	85. B
86. E	87. B	88. D	89. B	90. A
91. D	92. C	93. E	94. E	95. E
96. D	97. D	98. C	99. E	100. A
101. C	102. C	103. A	104. E	105. A
106. C	107. A	108. C	109. D	110. B
111. D	112. C	113. B	114. D	115. A
116. B	117. B	118. D	119. E	120. A
121. C	122. C	123. B	124. E	125. A
126. D	127. E	128. C	129. D	130. A
131. B	132. D	133. D	134. A	135. B
136. C	137. C	138. E	139. A	140. B
141. D	142. D	143. B	144. A	145. A
146. E	147. C	148. B	149. E	150. A
151. D	152. C	153. B	154. E	155. A
156. A	157. C	158. D	159. B	160. C
161. E	162. A	163. B	164. A	165. B
166. B	167. D	168. E	169. A	170. C
171. C	172. D	173. A	174. B	175. B
176. D	177. E	178. A	179. C	180. C
181. D	182. E	183. A	184. B	185. A
186. B	187. C	188. D	189. A	190. B
191. C	192. B	193. E	194. A	195. D
196. C	197. D	198. E		

B 型题

1. E	2. E	3. B	4. C	5. A
6. B	7. C	8. A	9. B	10. C
11. E	12. E	13. C	14. D	15. A
16. D	17. E	18. C	19. B	20. B
21. D	22. B	23. A	24. B	25. C
26. D	27. A	28. B	29. A	30. E

31. D	32. E	33. B	34. D	35. B
36. C	37. B	38. D	39. A	40. C
41. D	42. E	43. C	44. A	45. B
46. A	47. E	48. B	49. C	50. E
51. B	52. C	53. D	54. C	55. A
56. C	57. C	58. A	59. C	60. E

61. B	62. D	63. C	64. A	65. A
66. E	67. A	68. B	69. E	70. B
71. C	72. B	73. A	74. C	75. A
76. D	77. B	78. C	79. A	80. B
81. B	82. E	83. E	84. A	85. C
86. A	87. B			

第六单元　脉　诊

A 型题

1. 脉诊的"寻"法是指
   A. 轻按寸口
   B. 重按寸口
   C. 用力不轻不重按寸口
   D. 一指按其寸口一部
   E. 三指同按寸口

2. 根据《灵枢·终始》篇中的人迎、寸口诊法，若人迎脉大于寸口脉 4 倍者，称为
   A. 内关
   B. 外格
   C. 表邪盛
   D. 表邪入里
   E. 寒邪在里

3. 仲景《伤寒杂病论》中的三部诊法是指诊
   A. 人迎、寸口、太溪
   B. 寸口、太溪、趺阳
   C. 神门、寸口、太溪
   D. 人迎、寸口、太冲
   E. 人迎、寸口、趺阳

4. 遍诊法首见于
   A.《难经》
   B.《史记·扁鹊仓公列传》
   C.《内经》
   D.《脉经》
   E.《景岳全书》

5. "有神"之脉象的临床表现是
   A. 不浮不沉
   B. 从容和缓
   C. 沉取有力
   D. 有力柔和
   E. 不大不小

6. 医生手指用力不轻不重，按至肌肉以体察脉象的方法称为
   A. 总按
   B. 浮取
   C. 沉取
   D. 中取
   E. 单诊

7. 切脉指法中，不轻不重，委曲求之，称为
   A. 总按
   B. 举
   C. 按
   D. 寻
   E. 单按

8. 受气候的影响，平脉在夏季的临床表现是
   A. 稍弦
   B. 稍洪
   C. 稍浮
   D. 稍缓
   E. 稍沉

9. "有根"之脉象的临床表现是
   A. 节律一致
   B. 不浮不沉
   C. 不快不慢
   D. 和缓有力
   E. 尺部沉取有力

10. "有神"之脉象的临床表现是
   A. 节律一致
   B. 从容和缓
   C. 柔和有力
   D. 沉取有力
   E. 不浮不沉

11. 三部脉举按均有力的是
   A. 数脉
   B. 促脉

C. 弦脉　　　　　　D. 实脉

E. 结脉

12. 濡脉与弱脉的临床表现不同之处是

A. 脉形粗细　　　　B. 脉位浮沉

C. 脉力强弱　　　　D. 脉之紧张程度

E. 脉之频率快慢

13. 下列各项，不主气血两虚证的脉象是

A. 缓脉　　　　　　B. 细脉

C. 微脉　　　　　　D. 虚脉

E. 弱脉

14. 气滞血瘀的痛证可以见到的脉象是

A. 虚脉　　　　　　B. 紧脉

C. 滑脉　　　　　　D. 实脉

E. 涩脉

15. 下列各项，与饮食停滞无关的脉象是

A. 促脉　　　　　　B. 紧脉

C. 滑脉　　　　　　D. 结脉

E. 涩脉

16. 脉来数而时有一止，止无定数，其脉是

A. 促脉　　　　　　B. 数脉

C. 结脉　　　　　　D. 代脉

E. 弦脉

17. 肝胆病常见的脉象是

A. 滑脉　　　　　　B. 紧脉

C. 细脉　　　　　　D. 弦脉

E. 促脉

18. 既主疼痛又主痰饮病的脉象是

A. 紧脉　　　　　　B. 滑脉

C. 涩脉　　　　　　D. 结脉

E. 弦脉

19. 具有脉形细特征的一组脉象是

A. 濡、弱、紧脉

B. 微、弱、弦脉

C. 濡、弱、虚脉

D. 微、弱、濡脉

E. 虚、弱、涩脉

20. 下列各项，不属于弦脉临床意义的是

A. 肝胆病　　　　　B. 痰饮

C. 疼痛　　　　　　D. 血瘀

E. 老年健康者

21. 绷急弹指，如牵绳转索的脉象是

A. 沉脉　　　　　　B. 弦脉

C. 紧脉　　　　　　D. 虚脉

E. 弱脉

22. 三部脉举之无力，按之空虚的脉是

A. 动脉　　　　　　B. 细脉

C. 促脉　　　　　　D. 虚脉

E. 微脉

23. 结、代、促脉的共同特征是

A. 脉缓慢时有一止

B. 脉快时有一止

C. 脉来时有一止

D. 脉时有一止，止无定数

E. 脉时有一止，止有定数

24. 数脉的特征是

A. 一息五至

B. 一息四至

C. 一息五至以上，不足七至

D. 一息七至以上

E. 一息八至

25. 具有脉体阔大，来盛去衰特点的脉象是

A. 细脉　　　　　　B. 浮脉

C. 洪脉　　　　　　D. 实脉

E. 涩脉

26. 浮而细软无力的脉象是

A. 微脉　　　　　　B. 细脉

C. 弱脉　　　　　　D. 濡脉

E. 虚脉

27. 具有沉细无力特征的脉象是

A. 细脉　　　　　　B. 濡脉

C. 弱脉　　　　　　D. 微脉

E. 虚脉

28. 主惊恐、跌仆损伤的脉象是

A. 弦脉　　　　　　B. 涩脉

C. 紧脉　　　　　　D. 促脉

E. 代脉

29. 下列各项，不属于涩脉主病的是
    A. 精伤　　　　　B. 血少
    C. 血瘀　　　　　D. 痰食内停
    E. 气虚

30. 下列各项，不属于结脉临床意义的是
    A. 气血虚衰　　　B. 阴盛气结
    C. 寒痰　　　　　D. 宿食
    E. 瘀血

31. 下列各项，不属于代脉临床意义的是
    A. 脏气衰微　　　B. 痰浊
    C. 疼痛　　　　　D. 跌仆损伤
    E. 惊恐

32. 具有极细极软，似有似无特征的脉象是
    A. 微脉　　　　　B. 细脉
    C. 弱脉　　　　　D. 虚脉
    E. 濡脉

33. 缓脉的临床意义是
    A. 瘀血　　　　　B. 热病
    C. 湿病　　　　　D. 食积
    E. 寒病

34. 代脉的脉象特征是
    A. 数而时止，止无定数
    B. 缓而时止，止无定数
    C. 迟而时止，止有定数
    D. 数而时止，止有定数
    E. 脉来时止，止无定数

35. 湿邪为病时的脉象是
    A. 缓脉、虚脉　　B. 濡脉、弱脉
    C. 缓脉、细脉　　D. 细脉、弱脉
    E. 虚脉、细脉

36. 痰饮证的脉象是
    A. 弦脉　　　　　B. 濡脉
    C. 细脉　　　　　D. 缓脉
    E. 结脉

37. 促脉的临床意义是
    A. 热证里虚　　　B. 阳盛实热
    C. 脏气衰微　　　D. 寒痰瘀血
    E. 阴盛气结

38. 弦脉的脉象特征是
    A. 如按葱管　　　B. 如水漂木
    C. 如按鼓皮　　　D. 如按琴弦
    E. 如循刀刃

39. 濡脉与弱脉的相同特点是
    A. 浮而无力　　　B. 浮而不聚
    C. 细而无力　　　D. 浮而弦硬
    E. 浮而细软

40. 迟脉的临床意义是
    A. 痰饮　　　　　B. 虚热证
    C. 寒证　　　　　D. 血瘀
    E. 气滞

41. 下列各项，脉象表现为左寸脉洪数的是
    A. 心火亢盛　　　B. 表热
    C. 肝阳上亢　　　D. 肺热壅滞
    E. 大肠湿热

42. 三岁以下小儿，平脉可见
    A. 一息四五至　　B. 一息三四至
    C. 一息五六至　　D. 一息六七至
    E. 一息八九至

43. 下列各项，健康人不会出现的脉象是
    A. 弦脉　　　　　B. 滑脉
    C. 数脉　　　　　D. 迟脉
    E. 微脉

44. 下列各项，不会出现迟脉的是
    A. 虚寒证　　　　B. 正常人
    C. 实热证　　　　D. 实寒证
    E. 痰热证

45. 下列各项，不会出现数脉的是
    A. 实热证　　　　B. 虚热证
    C. 运动以后　　　D. 三岁小儿
    E. 阳气将绝

46. 虚脉的脉象特点是
    A. 三部脉举之无力，按之空虚
    B. 沉细而软，应指无力
    C. 极细极软，若有若无
    D. 浮细而软，应指少力
    E. 脉细如线，细直而软

47. 弱脉脉象特征是
    A. 沉细虚　　　　B. 微细
    C. 濡细　　　　　D. 沉缓
    E. 细虚濡

48. 下列各项，不会出现滑脉的是
    A. 气盛血涌　　　B. 阴虚火旺证
    C. 食滞胃脘证　　D. 痰热壅肺证
    E. 妊娠恶阻

49. 下列各项，气滞血瘀的脉象是
    A. 虚脉　　　　　B. 紧脉
    C. 涩脉　　　　　D. 弦脉
    E. 实脉

50. 濡脉的脉象特征是
    A. 极软而沉细
    B. 浮而细软
    C. 极细极软
    D. 浮大无根，应指散漫
    E. 浮大中空

51. 邪热内结的脉象是
    A. 沉脉　　　　　B. 濡脉
    C. 滑脉　　　　　D. 紧脉
    E. 迟脉

52. 气滞血瘀或精伤血少的脉象是
    A. 弦脉　　　　　B. 涩脉
    C. 细脉　　　　　D. 洪脉
    E. 迟脉

53. 风寒表证最常见的脉象是
    A. 右寸脉数　　　B. 浮缓
    C. 浮紧　　　　　D. 浮数
    E. 浮滑

54. 下列各项，不属于阳虚之脉的是
    A. 虚脉　　　　　B. 微脉
    C. 弱脉　　　　　D. 细脉
    E. 促脉

55. 下列各项，不属于促脉临床意义的是
    A. 痰饮阻滞　　　B. 实热证
    C. 脏气衰败　　　D. 寒邪凝滞
    E. 气血停滞

56. 弦脉的脉象特征是
    A. 端直以长　　　B. 脉来紧急
    C. 沉按实大　　　D. 脉体宽大
    E. 状如波涛

57. 促脉的脉象是
    A. 脉来数而时止，止无规律
    B. 沉按弦
    C. 脉形短
    D. 脉来时止，有规律
    E. 脉来缓而时一止，止有规律

58. 具有缓而有歇止，止无规律特征的脉象是
    A. 代脉　　　　　B. 结脉
    C. 弦脉　　　　　D. 涩脉
    E. 促脉

59. 脉位表浅的脉是
    A. 紧脉　　　　　B. 弱脉
    C. 细脉　　　　　D. 濡脉
    E. 弦脉

60. 既主寒证，又主热证的脉是
    A. 滑脉　　　　　B. 洪脉
    C. 迟脉　　　　　D. 弦脉
    E. 代脉

61. 下列各项，不属于虚证脉象的是
    A. 浮脉　　　　　B. 动脉
    C. 微脉　　　　　D. 濡脉
    E. 细脉

62. 下列各项，不见于正常人的脉象是
    A. 濡脉　　　　　B. 缓脉
    C. 迟脉　　　　　D. 滑脉
    E. 沉脉

63. 下列各项，不属于痰饮脉象的是
    A. 濡脉　　　　　B. 弦脉
    C. 促脉　　　　　D. 结脉
    E. 滑脉

64. 濡脉与弱脉的共同特点是
    A. 脉细如线　　　B. 细而无力
    C. 浮而无力　　　D. 迟而无力

E. 沉而无力

65. 下列各项，不属于涩脉临床意义的是

    A. 血少   B. 伤精

    C. 气滞   D. 痰食

    E. 湿阻

66. 微脉具有的脉象特征是

    A. 极细极软，按之欲绝，若有若无

    B. 脉细如丝，应指明显

    C. 极软而沉细

    D. 浮大无根，应指散漫

    E. 浮而细软

67. 主痛的脉象是

    A. 紧脉   B. 细脉

    C. 代脉   D. 滑脉

    E. 促脉

68. 节律不整齐的脉象是

    A. 弦脉   B. 促脉

    C. 缓脉   D. 紧脉

    E. 滑脉

69. 阳明气分热盛的脉象是

    A. 弱脉   B. 弦脉

    C. 滑脉   D. 洪脉

    E. 细脉

70. 下列各项，不属于虚脉类的脉象是

    A. 弱脉   B. 紧脉

    C. 濡脉   D. 代脉

    E. 散脉

71. 下列各项，不属于实脉类的脉象是

    A. 濡脉   B. 紧脉

    C. 滑脉   D. 弦脉

    E. 洪脉

72. 脉形宽大，来盛去衰，脉位偏浮，滔滔满指，呈波涛之势，此脉是

    A. 紧脉   B. 数脉

    C. 滑脉   D. 实脉

    E. 洪脉

73. 下列各项，不属于涩脉临床意义的是

    A. 气滞血瘀   B. 痰食内停

    C. 阴寒内盛   D. 伤精

    E. 血少

74. 濡脉的脉象是

    A. 浮数无根   B. 浮而细软

    C. 浮大无力   D. 沉细而软

    E. 脉细如线

75. 濡脉的临床意义是

    A. 寒证   B. 痰证

    C. 水饮   D. 虚证

    E. 食滞

76. 洪脉的临床意义是

    A. 气分热盛   B. 湿热蕴结

    C. 外感表证   D. 宿食积滞

    E. 肝失疏泄

77. 弦脉的脉象是

    A. 脉气紧张，端直而长

    B. 脉来绷急，状如牵绳

    C. 浮而搏指，滑数有力

    D. 状如波涛，来盛去衰

    E. 沉按实大，弦长有力

78. 下列各项，不属于弦脉临床意义的是

    A. 疟疾   B. 痛证

    C. 胆病   D. 湿证

    E. 痰饮

79. 滑脉的脉象是

    A. 轻取即得，举之泛泛

    B. 往来流利，应指圆滑

    C. 厥厥动摇，滑数有力

    D. 脉短如豆，滑数有力

    E. 状如波涛，来盛去衰

80. 下列各项，不属于实热证脉象的是

    A. 紧脉   B. 滑脉

    C. 洪脉   D. 促脉

    E. 数脉

81. 细脉的脉象是

    A. 沉细而软，应指无力

    B. 举之无力，按之空虚

    C. 极细极软，似有似无

D. 脉体如线，应指明显

E. 浮而细软，应指无力

82. 微脉的临床意义是

A. 气虚有湿　　　B. 气虚血少

C. 阴阳气血俱虚　D. 诸虚诸湿

E. 阳气有余

83. 弱脉的脉象特征是

A. 脉极软而沉细　B. 脉细如线

C. 脉来绷急　　　D. 来盛去衰

E. 迟缓无为

84. 下列各项，以脉宽为主要特征的脉象是

A. 滑脉　　　　　B. 濡脉

C. 数脉　　　　　D. 促脉

E. 洪脉

85. 脉来急数而时一止，止无定数的脉象是指

A. 弦脉　　　　　B. 促脉

C. 结脉　　　　　D. 代脉

E. 滑脉

86. 脉率迟缓，时见一止，止无定数的脉象是指

A. 促脉　　　　　B. 代脉

C. 结脉　　　　　D. 弦脉

E. 涩脉

87. 下列各项，不属于代脉临床意义的是

A. 痛证　　　　　B. 跌仆损伤

C. 虚证　　　　　D. 惊恐

E. 食滞

88. 结脉、代脉、促脉的共同点是

A. 脉来较数　　　B. 脉来时止

C. 止无定数　　　D. 止有定数

E. 脉来缓慢

89. 脉沉细，应指无力的脉象是

A. 细脉　　　　　B. 微脉

C. 濡脉　　　　　D. 弱脉

E. 虚脉

90. 下列各项，不属于虚证脉象的是

A. 浮脉　　　　　B. 洪脉

C. 迟脉　　　　　D. 濡脉

E. 细脉

91. 下列各项，不属于痰饮脉象的是

A. 弦脉　　　　　B. 滑脉

C. 促脉　　　　　D. 结脉

E. 数脉

92. 外邪侵袭肌表，卫阳抗邪于外时的脉象是

A. 浮脉　　　　　B. 弦脉

C. 滑脉　　　　　D. 紧脉

E. 沉脉

93. 实邪内郁，正气尚盛，邪正相争于里时的脉象是

A. 浮脉　　　　　B. 紧脉

C. 弦脉　　　　　D. 滑脉

E. 沉脉

94. 气血不足，或阳虚气乏，无力升举鼓动时的脉象为

A. 浮脉　　　　　B. 散脉

C. 滑脉　　　　　D. 濡脉

E. 沉脉

95. 寒邪侵袭人体，困遏阳气，导致心动缓慢，气血凝滞，脉流不畅时的脉象是

A. 弦脉　　　　　B. 涩脉

C. 迟脉　　　　　D. 缓脉

E. 沉脉

96. 阳气亏虚，心阳不振，无力鼓动气血，脉流不畅时的脉象是

A. 结脉　　　　　B. 代脉

C. 迟脉　　　　　D. 缓脉

E. 沉脉

97. 邪热亢盛与糟粕相搏，热实互结时的脉象是

A. 结脉　　　　　B. 代脉

C. 迟脉　　　　　D. 缓脉

E. 沉脉

98. 脾胃虚弱，气血不足，脉管不充，亦无力鼓动时的脉象是

A. 濡脉　　　　　　B. 滑脉

C. 迟脉　　　　　　D. 缓脉

E. 沉脉

99. 湿邪阻遏脉道，气机被困，脉管弛纵，脉来怠慢不振时的脉象是

A. 濡脉　　　　　　B. 细脉

C. 迟脉　　　　　　D. 缓脉

E. 沉脉

100. 实热内盛，或外感病邪热亢盛时的脉象是

A. 数脉　　　　　　B. 促脉

C. 虚脉　　　　　　D. 弱脉

E. 实脉

101. 病久阴虚，虚热内生时的脉象是

A. 数脉　　　　　　B. 促脉

C. 虚脉　　　　　　D. 弱脉

E. 实脉

102. 若人体气血不足，为满足人体各脏腑组织生理功能的需要，心气勉力行之时的脉象是

A. 数脉　　　　　　B. 促脉

C. 虚脉　　　　　　D. 弱脉

E. 实脉

103. 阴血亏虚，不能充盈脉管，脉管充盈度减小时的脉象是

A. 洪脉　　　　　　B. 濡脉

C. 虚脉　　　　　　D. 细脉

E. 微脉

104. 气血亏虚，脉管不充且无力推动血液运行时的脉象是

A. 数脉　　　　　　B. 弦脉

C. 促脉　　　　　　D. 弱脉

E. 实脉

105. 邪气亢盛，而正气不虚，邪正相搏，气血壅盛时的脉象是

A. 数脉　　　　　　B. 促脉

C. 虚脉　　　　　　D. 弱脉

E. 实脉

106. 阳明气分证，邪热亢盛，充斥内外时的脉象是

A. 洪脉　　　　　　B. 促脉

C. 虚脉　　　　　　D. 细脉

E. 微脉

107. 胃气败绝时的脉象是

A. 促脉　　　　　　B. 弦脉

C. 濡脉　　　　　　D. 代脉

E. 紧脉

108. 气血两虚，无力推动血行，脉管松弛时的脉象是

A. 数脉　　　　　　B. 促脉

C. 虚脉　　　　　　D. 结脉

E. 实脉

109. 脉管受湿邪阻遏，气血运行不利时的脉象是

A. 洪脉　　　　　　B. 代脉

C. 虚脉　　　　　　D. 细脉

E. 微脉

110. 以按之欲绝，似有似无为主要表现的脉象是

A. 洪脉　　　　　　B. 代脉

C. 虚脉　　　　　　D. 细脉

E. 微脉

111. 痰湿留聚或食积时的脉象是

A. 弦脉　　　　　　B. 代脉

C. 滑脉　　　　　　D. 促脉

E. 涩脉

112. 肝胆疾病中的脉象是

A. 代脉　　　　　　B. 促脉

C. 弦脉　　　　　　D. 濡脉

E. 紧脉

113. 气滞血瘀，阻滞脉道时的脉象是

A. 代脉　　　　　　B. 弦脉

C. 滑脉　　　　　　D. 紧脉

E. 涩脉

114. 精伤血少时的脉象是

A. 长脉　　　　　　B. 短脉

C. 滑脉　　　　　　D. 代脉

E. 涩脉

115. 阴盛气结，脉气凝滞时的脉象是
    A. 弦脉   B. 紧脉
    C. 濡脉   D. 代脉
    E. 结脉

116. 气虚而致脉管不敛，无力推动血行的脉象是
    A. 弦脉   B. 紧脉
    C. 濡脉   D. 代脉
    E. 结脉

117. 湿困脾胃，阻遏阳气，脉气不振时的脉象是
    A. 弦脉   B. 紧脉
    C. 濡脉   D. 代脉
    E. 结脉

118. 气血虚衰，脉气不续时的脉象是
    A. 弦脉   B. 紧脉
    C. 濡脉   D. 代脉
    E. 结脉

119. 阳盛实热，脉来急数，脉气不相顺接时的脉象是
    A. 弦脉   B. 促脉
    C. 濡脉   D. 代脉
    E. 紧脉

120. 气、血、痰、食等有形实邪停滞时的脉象是
    A. 促脉   B. 弦脉
    C. 濡脉   D. 代脉
    E. 紧脉

121. 脏气衰败，脉气不相顺接时多见的脉象是
    A. 弦脉   B. 结脉
    C. 濡脉   D. 促脉
    E. 紧脉

122. 脏气衰微，元气不足时的脉象是
    A. 弦脉   B. 结脉
    C. 濡脉   D. 代脉
    E. 紧脉

123. 寒邪侵袭机体，正气未衰，正邪相争剧烈时的脉象是
    A. 紧脉   B. 促脉
    C. 濡脉   D. 弦脉
    E. 代脉

124. 痰饮内停时的脉象是
    A. 代脉   B. 紧脉
    C. 濡脉   D. 促脉
    E. 弦脉

B 型题

A. 医生手指用力从轻到重，按至肌肉，并调节适当指力左右推寻
B. 医生用轻取的指法取脉
C. 三指同时用力的诊脉方法
D. 用一指定三关的方法诊脉
E. 手指用力较重，甚至按到筋骨体察脉象

1. 寻法是
2. 按法是
3. 举法是

A. 洪脉   B. 濡脉
C. 浮脉   D. 虚脉
E. 细脉

4. 举之无力，按之空虚的脉象是
5. 脉体宽大，充实有力，来盛去衰，状若波涛汹涌的脉象是

A. 洪脉、浮脉、濡脉
B. 洪脉、濡脉、紧脉
C. 洪脉、紧脉、细脉
D. 紧脉、弱脉、虚脉
E. 弱脉、濡脉、虚脉

6. 具有脉搏无力特点的脉象是
7. 具有脉位表浅特点的脉象是

A. 脉迟而时有一止，止无定数
B. 脉数而时有一止，止无定数

C. 脉短如豆，滑数有力

D. 脉来时有一止，止有定数，良久复来

E. 脉来绷急，状如绳索

8. 促脉的脉象特征是

9. 紧脉的脉象特征是

A. 沉脉   B. 促脉

C. 滑脉   D. 紧脉

E. 弦脉

10. 多见于肝肿瘤的脉象是

11. 里证的脉象是

A. 滑脉   B. 弦脉

C. 洪脉   D. 濡脉

E. 沉脉

12. 食积内停的脉象是

13. 痰热内停的脉象是

A. 脉体宽大，来盛去衰，滔滔满指

B. 举按充实而有力

C. 端直以长，如按琴弦

D. 绷急弹指，如牵绳转索

E. 脉来急促，时有一止，止无定数

14. 弦脉的脉象特征是

15. 实脉的脉象特征是

16. 紧脉的脉象特征是

A. 邪热亢盛   B. 阴寒阻碍阳气

C. 虚阳浮越于外   D. 气血两虚

E. 湿邪困阻阳气

17. 洪脉的临床意义是

18. 濡脉的临床意义是

19. 紧脉的临床意义是

A. 脉象无冲和之意，应指坚搏

B. 脉象虚大无根或微弱不应指

C. 脉象散乱，脉律无序

D. 脉细如线，应指明显

E. 脉来浮大中空，按之搏指如鼓皮

20. 无神之脉的脉象特征是

21. 无胃之脉的脉象特征是

22. 无根之脉的脉象特征是

A. 脉来时一止，止有定数

B. 脉来一息不足四至

C. 脉来艰涩，如轻刀刮竹

D. 一息四至，脉来怠缓

E. 脉来缓慢，时见一止，止无定数

23. 代脉的脉象是

24. 结脉的脉象是

A. 气血两虚   B. 阳衰气少

C. 湿阻脉道   D. 伤精血少

E. 失血伤阴

25. 虚脉的临床意义是

26. 微脉的临床意义是

A. 虚脉   B. 微脉

C. 紧脉   D. 弱脉

E. 濡脉

27. 脉象极软而沉细是

28. 脉象浮而细软无力是

A. 状如波涛汹涌，来盛去衰

B. 紧张有力，如转绳索

C. 脉来数，一息五至以上

D. 脉来流利，应指圆滑

E. 三部脉举按均有力

29. 实脉的脉象是

30. 洪脉的脉象是

A. 浮大无根，按之消失

B. 举之有余，按之不足

C. 浮大中空

D. 浮而弦硬

E. 浮而细软

31. 突然大出血时的脉象是

32. 长期慢性出血，导致气血不足的脉象是

    A. 浮脉　　　　　　B. 细脉

    C. 洪脉　　　　　　D. 虚脉

    E. 濡脉

33. 脉象浮而细软，是

34. 三部脉举之无力，按之空虚，是

    A. 举之有余，按之稍减不空

    B. 三部脉举之无力，按之空虚

    C. 极细极软，按之欲绝，若有若无

    D. 浮散无根，至数不齐

    E. 浮散无力，按之全无

35. 虚脉的脉象是

36. 微脉的脉象是

    A. 流利圆滑，如珠走盘

    B. 端直以长，如按琴弦

    C. 首尾端直，超过本位

    D. 脉短如豆，滑数有力

    E. 紧张有力，如转绳索

37. 滑脉的脉象是

38. 弦脉的脉象是

参考答案

A 型题

1. C　2. B　3. B　4. C　5. D
6. D　7. D　8. B　9. E　10. C
11. D　12. B　13. A　14. E　15. D
16. A　17. D　18. E　19. D　20. D
21. C　22. D　23. C　24. C　25. C
26. D　27. C　28. E　29. E　30. D
31. B　32. A　33. C　34. C　35. C
36. A　37. B　38. D　39. C　40. C
41. A　42. D　43. E　44. E　45. E
46. A　47. A　48. B　49. C　50. B
51. E　52. B　53. C　54. E　55. D
56. A　57. A　58. B　59. D　60. C
61. B　62. A　63. A　64. D　65. E
66. A　67. A　68. B　69. D　70. B
71. A　72. E　73. C　74. B　75. D
76. A　77. A　78. D　79. B　80. A
81. D　82. C　83. A　84. B　85. B
86. C　87. E　88. B　89. D　90. B
91. E　92. A　93. E　94. A　95. C
96. C　97. C　98. D　99. D　100. A
101. A　102. A　103. D　104. D　105. E
106. A　107. B　108. C　109. D　110. E
111. C　112. C　113. E　114. E　115. E
116. C　117. C　118. E　119. B　120. A
121. D　122. D　123. A　124. E

B 型题

1. A　2. E　3. B　4. D　5. A
6. E　7. A　8. B　9. E　10. E
11. A　12. A　13. A　14. C　15. B
16. D　17. A　18. E　19. B　20. C
21. A　22. B　23. A　24. E　25. A
26. B　27. D　28. E　29. E　30. A
31. C　32. E　33. E　34. D　35. B
36. C　37. A　38. B

第七单元　按　诊

A 型题

1. 按肌肤尚温，汗出如油，脉躁疾无力的临床意义是
    A. 亡阳证　　　　　B. 实热证
    C. 亡阴证　　　　　D. 阴虚证
    E. 气虚证

2. 按肌肤干瘪的临床意义是
    A. 气血不足　　　　B. 阳虚有寒
    C. 津液不足　　　　D. 湿热蕴结
    E. 瘀血内停

3. 腹部肿块，痛无定处，时聚时散者称为
    A. 痞满　　　　　　B. 癥积
    C. 瘕聚　　　　　　D. 虫积
    E. 水鼓

4. 腹部肿块，推之不移，痛有定处者是
    A. 气鼓　　　　　　B. 虫积
    C. 水鼓　　　　　　D. 癥积
    E. 瘕聚

5. 久病肌肤枯涩的临床意义是
    A. 气血两虚　　　　B. 津液不足
    C. 血虚不荣　　　　D. 湿热蕴结
    E. 瘀血内停

6. 以指掌稍用力寻抚局部的方法称
    A. 触法　　　　　　B. 摸法
    C. 按法　　　　　　D. 推法
    E. 叩法

7. 诊断疼痛虚实的方法是
    A. 疼痛的部位　　　B. 痛时姿势
    C. 痛处喜按或拒按　D. 痛处的颜色
    E. 痛处皮肤温度

8. 以手指用力按压局部的手法称为

    A. 扣法　　　　　　B. 触法
    C. 按法　　　　　　D. 摸法
    E. 压法

9. 不属于按诊内容的是
    A. 诊皮肤寒热　　　B. 诊皮肤颜色
    C. 诊皮肤滑涩　　　D. 诊尺肤
    E. 诊腧穴

10. 腹大如鼓，按之如囊裹水者是
    A. 结胸　　　　　　B. 气胀
    C. 水鼓　　　　　　D. 心下痞
    E. 瘕聚

11. 尺肤诊病中，尺肤凉而脉细小的临床意义是
    A. 气虚证　　　　　B. 阴虚证
    C. 血虚证　　　　　D. 血燥证
    E. 温热证

12. 气鼓的临床表现是
    A. 腹部按之饱满充实而有弹性
    B. 腹部胀大，叩击如击鼓之膨膨然
    C. 腹大如鼓，按之如囊裹水
    D. 腹部膨满而虚软，缺乏弹性
    E. 腹部肿块柔软

13. 脘腹各部的划分，脐上部分称为
    A. 胃脘　　　　　　B. 心下
    C. 大腹　　　　　　D. 小腹
    E. 少腹

14. 左少腹作痛，按之累累有硬块者是
    A. 痛经　　　　　　B. 肠痈
    C. 瘕聚　　　　　　D. 虫积
    E. 宿粪

15. 身热初按热甚，久按热反轻者属于
    A. 热在表　　　　　B. 虚阳外越
    C. 热在里　　　　　D. 阴虚证

E. 热在半表半里

16. 皮肤不热，红肿不明显的临床意义是
 A. 阴证　　　　　B. 阳证
 C. 热证　　　　　D. 表证
 E. 虚证

17. 按尺肤凹而不起的临床意义是
 A. 泄泻　　　　　B. 热证
 C. 瘀血　　　　　D. 鼓胀
 E. 风水

18. 腹部高度胀大如鼓，称为
 A. 虚痞　　　　　B. 结胸
 C. 水饮　　　　　D. 食积
 E. 鼓胀

B 型题

 A. 血分　　　　　B. 痰饮
 C. 水分　　　　　D. 寒凝
 E. 气分

1. 腹部肿块推之不移，痛有定处的临床意义是

2. 腹部肿块推之可移，痛无定处的临床意义是

 A. 真热假寒证　　B. 表热里寒证
 C. 真寒假热证　　D. 表热证
 E. 里热证

3. 皮肤无汗而灼热的临床意义是

4. 身灼热而肢厥的临床意义是

 A. 额上热甚于手心热
 B. 手心热甚于额上热
 C. 手足俱冷
 D. 尺肤部凉
 E. 手足心热甚于手足背

5. 里热证的临床表现是

6. 表热证的临床表现是

7. 寒证的临床表现是

 A. 腹中结块，按之聚散不定，或形如筋状久按转移不定
 B. 腹中肿块，推之不移，痛有定处
 C. 腹内肿块坚硬如石
 D. 腹中肿块，推之可移，痛无定处
 E. 右少腹痛而拒按，有包块应手

8. 瘕聚的临床表现是

9. 虫积的临床表现是

10. 癥积的临床表现是

 A. 尺肤粗糙，如枯鱼之鳞
 B. 尺肤润泽
 C. 尺肤热甚
 D. 尺肤凉
 E. 尺肤肿胀，按之凹陷不起

11. 精血不足的临床表现是

12. 泄泻少气的临床表现是

13. 热证的临床表现是

 A. 腹有结聚，按之如条索状
 B. 腹内有块，按之坚硬，推之不移
 C. 心下满，按之柔软无压痛
 D. 肿块时聚时散，痛无定处
 E. 胃脘胀闷，按之则痛

14. 痞的临床表现是

15. 聚的临床表现是

参考答案

A 型题

1. C	2. C	3. C	4. D	5. A
6. B	7. C	8. C	9. B	10. C
11. A	12. B	13. C	14. E	15. A
16. A	17. E	18. E		

B 型题

1. A	2. E	3. E	4. A	5. B
6. A	7. C	8. D	9. A	10. B
11. A	12. D	13. C	14. C	15. D

第八单元　八纲辨证

A 型题

1. 不属于八纲范畴的是
   A. 阴阳　　　　　B. 标本
   C. 虚实　　　　　D. 寒热
   E. 表里

2. 表证的临床表现有
   A. 恶寒发热，头身疼痛，喷嚏，鼻塞，
   B. 喜暖，口淡不渴，肢冷蜷卧
   C. 恶热喜冷，口渴欲饮，面赤
   D. 手足厥冷，溺清长，便溏
   E. 形体消瘦，口燥咽干，两颧潮红

3. 表证多见于
   A. 内伤杂病　　　B. 外感病初期
   C. 皮肤疮疡类病证　D. 太阳病证
   E. 上焦病证

4. 下列各项，属于表证辨证要点的是
   A. 发热，恶热喜冷，口渴欲饮，面赤
   B. 畏寒，冷痛，喜暖，口淡不渴，肢冷蜷卧
   C. 寒热往来
   D. 但热不寒或但寒不热
   E. 新起恶寒，或恶寒发热并见，脉浮

5. 下列各项，不属于表证临床表现的是
   A. 恶寒发热　　　B. 咳嗽吐痰
   C. 脉浮苔白　　　D. 鼻塞喷嚏
   E. 头身疼痛

6. 下述各项，属于里证辨证要点的是
   A. 见于外感疾病的中、后期阶段
   B. 新起恶寒发热并见
   C. 一般病情较轻
   D. 病位较浅
   E. 病程较短

7. 下列各项，对里证认识正确的是
   A. 多见于内伤杂病
   B. 新起恶寒发热并见
   C. 内部脏腑的症状不明显
   D. 有胸胁苦满等特有表现
   E. 以头身疼痛、鼻塞或喷嚏等为常见症状

8. 表证与里证的鉴别要点是
   A. 脉浮与脉沉　　B. 口渴与不渴
   C. 便溏与便结　　D. 声高与声低
   E. 体质壮实与虚弱

9. 半表半里证的特有表现是
   A. 腹痛吐泻　　　B. 口渴喜饮
   C. 胸胁苦满　　　D. 鼻塞流涕
   E. 小便清长

10. "寒热"的鉴别要点是
    A. 对寒热的喜恶
    B. 脏腑症状是否突出
    C. 头痛与腹痛
    D. 脉之浮沉
    E. 舌苔之有无

11. 热证的辨证要点是
    A. 畏寒，冷痛，
    B. 口淡不渴，肢冷蜷卧
    C. 痰、涎、涕清稀，小便清长
    D. 面色白，舌淡，
    E. 恶热喜冷，口渴欲饮，面赤

12. 寒证的临床表现是
    A. 发热，恶热喜冷
    B. 口渴欲饮，面赤，烦躁不宁
    C. 痰、涕黄稠
    D. 小便短黄，大便干结
    E. 舌淡，苔白而润

13. 寒证的舌象表现是
    A. 舌淡红苔薄黄　　B. 舌淡苔白润

C. 舌紫苔腻　　　　D. 舌绛苔黄腻

E. 舌红苔白干

14. 下列各项，不属于热证临床表现的是

A. 便秘臭秽　　　　B. 口干口苦

C. 面白尿清　　　　D. 舌苔黄腻

E. 脉细而数

15. 热证的舌象表现是

A. 舌淡白苔干　　　B. 舌红苔黄腻

C. 舌淡红苔白腻　　D. 舌青苔润

E. 舌紫干少苔

16. 热证的脉象表现是

A. 数脉　　　　　　B. 沉脉

C. 伏脉　　　　　　D. 代脉

E. 结脉

17. 下列各项中，不属于寒证与热证鉴别要点的是

A. 身热与身冷　　　B. 面赤与面白

C. 口渴与不渴　　　D. 舌苔黄与白

E. 头痛与不痛

18. 虚证的临床表现是

A. 久病、势缓　　　B. 新起、暴病

C. 病情急剧　　　　D. 疼痛拒按

E. 声高气粗

19. 下列各项，不属于实证临床表现的是

A. 五心烦热　　　　B. 大便秘结

C. 小便不通　　　　D. 痰涎壅盛

E. 腹痛拒按

20. 下列各项，不属于虚证临床表现的是

A. 五心烦热　　　　B. 舌嫩少苔

C. 腹胀满不减　　　D. 声低息微

E. 怕冷喜加衣

21. 下列各项，不属于实证辨证要点的是

A. 病势急　　　　　B. 久病

C. 体质壮实　　　　D. 病情剧烈

E. 暴病

22. 下列各项，不属于虚证和实证鉴别要点的是

A. 汗出的有无　　　B. 病程的新久

C. 语声的高低　　　D. 脉象的虚实

E. 舌象的老嫩

23. 下列各项，不属于阳证表现的是

A. 面红目赤　　　　B. 疼痛拒按

C. 烦躁不宁　　　　D. 脉数有力

E. 舌淡胖嫩

24. 阳虚证的临床表现是

A. 畏寒肢冷　　　　B. 形体消瘦

C. 口燥咽干　　　　D. 五心烦热

E. 两颧潮红

25. 下列各项，是阴虚证临床表现的是

A. 口淡不渴

B. 两颧潮红

C. 无汗或自汗

D. 小便清长或尿少不利

E. 大便稀薄

26. 阴虚证的临床表现是

A. 五心烦热　　　　B. 身热不扬

C. 日晡潮热　　　　D. 夜热早凉

E. 易感冒

27. 阳虚证的舌象表现是

A. 舌淡红苔薄白　　B. 舌红苔黄

C. 舌红脉数　　　　D. 舌淡胖苔白滑

E. 舌绛红无苔

28. 阳虚证的临床表现是

A. 身灼肢温　　　　B. 口渴饮冷

C. 面赤颧红　　　　D. 大吐大泻

E. 畏寒喜暖

29. 亡阳汗出的临床表现是

A. 冷汗淋漓　　　　B. 汗冷味咸

C. 汗热而黏　　　　D. 汗出如油

E. 汗出恶风

30. 下列各项，不属于亡阴临床表现的是

A. 汗热味咸而黏　　B. 汗出如油

C. 神情淡漠　　　　D. 虚烦躁扰

E. 口渴饮冷

31. 亡阳的临床意义是

A. 热结肠胃

B. 外感寒邪未及时发散

C. 阳气偏盛，阳热内郁

D. 大失血等阴血消亡而阳随阴脱

E. 瘀血停蓄

32. 下列各项，不属于亡阳证临床表现的是
    A. 手足厥冷　　　B. 面赤舌干
    C. 冷汗淋漓　　　D. 呼吸气微
    E. 脉微欲绝

33. 下列各项，不属于"证候相兼"的是
    A. 表寒证　　　　B. 表实寒证
    C. 表实热证　　　D. 里实寒证
    E. 里虚热证

34. 八纲中表里寒热虚实的错杂关系，可以表现为
    A. 表实寒证、表实热证、里实寒证
    B. 表实热证、里实寒证、里实热证
    C. 里实寒证、里实热证、里虚寒证
    D. 表寒里热证、上热下寒证、里虚表实证
    E. 里实热证、里虚寒证、里虚热证

35. 寒证化热的临床意义是
    A. 邪热毒气严重　　B. 阳气耗散
    C. 疫毒痢初期　　　D. 痰湿凝聚
    E. 阳气旺盛

36. 热证转寒的临床意义是
    A. 阳气偏盛，阳热内郁
    B. 邪气过盛，耗伤正气
    C. 痰湿凝聚
    D. 实证入内
    E. 寒包火证

37. 证候真假的所谓"真"主要是指
    A. 患者真实的临床表现
    B. 临床上常见的证候
    C. 指与疾病内在本质相符的证候
    D. 本病或者久病之症
    E. 患者的病情完全真实

38. 证候真假常出现于疾病的
    A. 初期阶段　　　B. 中期阶段
    C. 后期阶段　　　D. 危重阶段

E. 过渡阶段

39. 真寒假热证的临床意义是
    A. 阴盛格阳　　　B. 阳盛格阴
    C. 阴不敛阳　　　D. 阳不敛阴
    E. 表热里寒

40. 下列各项，不属于真寒假热证临床表现的是
    A. 自觉发热反欲盖衣被
    B. 面色浮红如妆
    C. 口渴而喜饮
    D. 咽痛而不红肿
    E. 脉浮大按之无力

41. 患者咳嗽喘促，动则益甚，声低息微，腰膝酸软，舌淡，脉沉细无力，其临床意义是
    A. 表证　　　　　B. 寒证
    C. 虚证　　　　　D. 热证
    E. 实证

42. 患者持续高热，咳嗽痰黄，左侧胸痛，舌红苔黄腻，脉滑数，其临床意义是
    A. 表热证　　　　B. 表寒证
    C. 里虚证　　　　D. 里热证
    E. 里寒证

43. 患者恶寒甚，发热不重，鼻塞，舌淡红苔薄白，脉浮紧，其临床意义是
    A. 里寒证　　　　B. 表热证
    C. 表寒证　　　　D. 表里俱寒证
    E. 半表半里证

44. 患者形寒肢冷，口淡不渴，小便清长，大便稀溏，舌淡苔白，脉沉，其临床意义是
    A. 表寒证　　　　B. 里寒证
    C. 真寒假热证　　D. 表里俱寒证
    E. 真热假寒证

45. 患者突起胃脘疼痛，呕吐清涎，面色苍白，舌苔白润，脉沉紧，其临床意义是
    A. 表实寒证　　　B. 表实热证
    C. 里实寒证　　　D. 里虚寒证
    E. 里虚热证

46. 患者面红身热，口渴心烦，烦躁多言，小便黄赤，大便干结，舌红苔黄，脉数，其临床意义是
    A. 表热证　　　　B. 里热证

C. 表里俱热证　　　D. 真寒假热证

E. 真热假寒证

47. 患者烦热，尿清长，头晕咽干，面浮红如妆，下肢厥冷，舌淡脉弱，其临床意义是

　　A. 寒热错杂证　　　B. 真热假寒证

　　C. 真寒假热证　　　D. 里实寒证

　　E. 里虚寒证

48. 患者淋雨后，出现喷嚏，鼻塞，流涕，恶寒发热，自服感冒药发热不解，日后体温39℃，口渴欲饮，尿黄短少，舌红苔黄，脉数，其临床意义是

　　A. 表里同病　　　　B. 表证

　　C. 半表半里证　　　D. 里邪出表

　　E. 表证入里

49. 患者内热烦躁，继而汗出热解，烦躁减轻，其临床意义是

　　A. 由阳转阴　　　　B. 邪退正虚

　　C. 里邪出表　　　　D. 邪盛入里

　　E. 邪正相持

50. 患者心悸，失眠，盗汗，颧红，手足心发热，舌红少苔，脉细数，其临床意义是

　　A. 表实寒证　　　　B. 表实热证

　　C. 里实寒证　　　　D. 里虚寒证

　　E. 里虚热证

51. 患者新起恶寒，微发热，无汗，咳嗽气喘，舌红苔黄白相兼，脉浮数，其临床意义是

　　A. 表热证　　　　　B. 表寒证

　　C. 表寒里热证　　　D. 表热里寒证

　　E. 里实证

52. 患者发热微恶寒，头痛，咳嗽，咽喉肿痛，大便溏泻，小便清长，其临床意义是

　　A. 上热下寒　　　　B. 真热假寒

　　C. 表热里寒　　　　D. 表实里虚

　　E. 真寒假热

53. 患者恶寒发热，头痛无汗，脘腹冷痛，拒按，苔白，脉浮紧，其临床意义是

　　A. 表实寒里虚寒证

　　B. 表实寒里虚热证

　　C. 表里实寒证

　　D. 表里实热证

　　E. 表实寒里实热证

B 型题

　　A. 淡红舌薄白苔　　B. 新起恶寒发热

　　C. 口渴饮水不多　　D. 咳嗽吐白痰

　　E. 腹痛下利清谷

1. 表证的临床表现是

2. 里证的临床表现是

　　A. 是否恶寒发热　　B. 是否胸胁苦满

　　C. 是否咳嗽气喘　　D. 是否小便清长

　　E. 是否食欲下降

3. 辨别表证与里证的依据是

4. 辨别寒证与热证的依据是

　　A. 动则汗出　　　　B. 蒸蒸汗出

　　C. 半身汗出　　　　D. 汗出如油

　　E. 睡时汗出

5. 实热证汗出的临床特点是

6. 阴虚热证汗出的临床特点是

　　A. 寒证　　　　　　B. 热证

　　C. 实证　　　　　　D. 虚证

　　E. 表证

7. 患者胸腹胀满，按之疼痛，腹满不减，其临床意义是

8. 患者胸腹胀满，按之不痛，腹满时减，其临床意义是

　　A. 表热证　　　　　B. 表实证

　　C. 表虚证　　　　　D. 里实证

　　E. 里虚证

9. 患者微有发热恶风，有汗出，舌淡红，苔薄白，其临床意义是

10. 患者腹内有块，腹痛拒按，便秘，苔黄，脉伏，其临床意义是

　　A. 表热证　　　　　B. 表虚证

　　C. 实热证　　　　　D. 虚热证

　　E. 表寒证

11. 患者发热，口渴喜饮，咳喘痰黄，舌红

苔黄，脉滑数，其临床意义是

12. 患者发热微恶寒，头痛咽痛，口微渴，脉浮数，其临床意义是

    A. 热证转寒　　　　B. 寒热夹杂
    C. 表里俱热　　　　D. 真热假寒
    E. 真寒假热

13. 患者平素心烦口苦，尿黄便结，昨起发热，微恶寒，头痛，有汗，舌尖红，苔薄黄，脉浮数，其临床意义是

14. 患者今突然发热，呕吐腹泻，泻少量脓血，继而神昏谵语，四肢厥冷，胸腹灼热，舌红苔黄，脉沉数，其临床意义是

    A. 表实寒里虚热证
    B. 表实热里虚寒证
    C. 表实寒里虚寒证
    D. 表实热里虚热证
    E. 表里俱寒证

15. 平时常干咳，潮热，盗汗，颧红，现恶寒，低热，头痛，舌红苔白，脉浮细，其临床意义是

16. 平时畏寒肢冷，腹痛喜温，下肢微肿，今起恶寒头痛，无汗，舌淡胖，脉濡缓，其临床意义是

    A. 大汗淋漓，四肢厥冷，面色苍白，神情淡漠，呼吸微弱，脉微欲绝
    B. 形体消瘦，五心烦热，颧红盗汗，口燥咽干，皮肤干燥，脉象细数

C. 身热大汗，汗热质黏，面色潮红，躁扰不安，渴喜冷饮，脉细数疾
D. 高热肢厥，神识昏沉，胸腹灼热，口渴喜饮，面色紫暗，脉沉有力
E. 经常畏冷，四肢不温，渴喜热饮，常自汗出，尿清便溏，脉迟无力

17. 真热假寒证的临床表现是

18. 亡阳证的临床表现是

参考答案

A 型题

1. B	2. A	3. B	4. E	5. B
6. A	7. A	8. A	9. C	10. A
11. E	12. E	13. B	14. C	15. B
16. A	17. E	18. A	19. A	20. C
21. B	22. A	23. E	24. A	25. B
26. A	27. D	28. E	29. A	30. C
31. D	32. B	33. C	34. D	35. E
36. B	37. C	38. D	39. A	40. C
41. C	42. D	43. C	44. B	45. C
46. B	47. C	48. E	49. C	50. E
51. C	52. C	53. C		

B 型题

1. B	2. E	3. A	4. D	5. B
6. E	7. C	8. D	9. C	10. D
11. C	12. A	13. C	14. D	15. A
16. C	17. D	18. A		

第九单元　气血津液辨证

A 型题

1. 气虚证的临床意义是
  A. 脏腑、经络的气机阻滞

B. 机体气生成不足，消耗太过
C. 元气亏虚已极，急骤外泄
D. 气虚固摄失职
E. 无力升举，清阳之气下陷

2. 下列各项，不属于气虚证临床意义的是

A. 年老体弱 B. 五志过极

C. 劳累过度 D. 久病重病

E. 先天不足

3. 下列各项，不属于气虚证临床表现的是

A. 脉无力 B. 畏寒肢冷

C. 神疲乏力 D. 少气懒言

E. 舌质淡嫩

4. 气虚证的临床表现是

A. 内脏下垂，脱肛，阴挺

B. 自汗，或大便、小便、经血、精液、胎元等不固

C. 呼吸微弱而不规则，汗出不止，口开目合，全身瘫软

D. 气短声低，少气懒言，精神疲惫，体倦乏力

E. 胸胁、脘腹等处或损伤部位的胀闷或疼痛

5. 气陷证的临床表现是

A. 畏寒肢冷 B. 动则汗出

C. 少气懒言 D. 脘腹坠胀

E. 舌淡苔白

6. 下列各项，不正确的是

A. 气陷多是气虚的发展

B. 气陷则清阳之气不升，自觉气短

C. 气陷是指脾气下陷

D. 气陷于下则下肢浮肿

E. 气陷无力升举，故脘腹坠胀

7. 不属于气不固证临床表现的是

A. 自汗 B. 滑胎

C. 气短 D. 遗精

E. 脱肛

8. 下列各项，不正确的是

A. 气不固证是指气虚失其固摄功能

B. 大小便失禁都属气不固证

C. 气不固证在女性月经病中只表现为急性出血不止

D. 流涎是气不固证的表现之一

E. 气不固证可以表现为多种体液的外泄

9. 气逆证的临床表现是

A. 胸胁、脘腹等处或损伤部位的胀闷或疼痛

B. 呼吸微弱而不规则，汗出不止，口开目合，全身瘫软

C. 咳嗽频作，呼吸喘促，呃逆，嗳气不止，或恶心呕吐、呕血

D. 妇女出现崩漏，或为滑胎、小产

E. 遗尿，余溺不尽，小便失禁

10. 气滞证的临床表现是

A. 头晕眼花 B. 胀闷疼痛

C. 嗳气恶心 D. 腹部坠胀

E. 手足发麻

11. 下列各项，不属于气滞证临床表现的是

A. 痛处按之有形 B. 症状时轻时重

C. 随情绪而增减 D. 部位多不固定

E. 嗳气、矢气可减轻

12. 下列各项，不属于血虚证临床表现的是

A. 面色淡白 B. 唇甲色淡

C. 心悸多梦 D. 手足发麻

E. 肢体浮肿

13. 血瘀证的临床表现是

A. 胀痛 B. 冷痛

C. 灼痛 D. 刺痛

E. 掣痛

14. 下列各项，不属于血虚证临床意义的是

A. 气机不调，升降失常

B. 脾失健运，生血乏源

C. 劳神太过，暗耗阴血

D. 瘀血内阻，新血不生

E. 大病久病，耗伤气血

15. 下列各项，不属于血虚证临床表现的是

A. 两颧潮红 B. 头昏眼花

C. 心悸失眠 D. 手足发麻

E. 舌淡脉细

16. 血虚证的辨证要点是

A. 心悸失眠 B. 经少经闭

C. 肢体麻木 D. 头晕眼花

E. 颜色淡白，脉细

17. 血虚证的临床表现是

    A. 刺痛，痛久拒按，固定不移，常在夜间痛甚

    B. 舌有紫色斑点，舌下络脉曲张

    C. 出血反复不止，色紫黯或夹血块

    D. 颜面、眼睑、口唇、舌质、爪甲的颜色淡白

    E. 体表者包块色青紫，腹内者触及质硬而推之不移

18. 下列各项，不属于血瘀病因的是

    A. 寒凝   B. 气滞

    C. 气虚   D. 阴虚

    E. 外伤

19. 血瘀证面色的临床表现是

    A. 面色萎黄   B. 面色青黑

    C. 面色青黄   D. 面色淡白

    E. 面色黧黑

20. 下列各项，不属于血瘀证疼痛临床表现的是

    A. 患处刺痛   B. 时轻时重

    C. 部位固定   D. 夜间痛剧

    E. 痛而拒按

21. 下列各项，不属于血瘀证临床表现的是

    A. 出血反复不止   B. 腹内肿块

    C. 痛如针刺   D. 手足发麻

    E. 面色黧黑

22. 下列各项，不属于血热证临床表现的是

    A. 月经量多色淡   B. 迫血妄行而出血

    C. 肌肤生疮疖疔痈   D. 温热病之血分证

    E. 身热面赤发斑

23. 下列各项，属于血寒证的是

    A. 寒邪客肺证   B. 寒凝胞宫证

    C. 寒凝关节证   D. 寒邪束表证

    E. 寒凝肠胃证

24. 下列各项，与痰生成有关的是

    A. 元气外脱

    B. 脾的运化功能失常

C. 冲任不固

D. 气不摄血

E. 脏腑组织失养，机能活动减退

25. 痰证的临床表现是

    A. 面色苍白，大汗淋漓，四肢厥冷

    B. 统摄无权，血即离经

    C. 脏腑组织失养，机能活动减退

    D. 运血无力，血行缓慢

    E. 咳吐痰多，胸闷，呕恶，眩晕，体胖

26. 下列各项，不属于痰证临床表现是

    A. 头晕目眩

    B. 某些部位出现圆滑柔韧的包块

    C. 肢体瘫痪、麻木，结成癥瘕积聚时可触及肿块

    D. 神昏而喉中痰鸣

    E. 神志错乱而为癫、狂、痴、痫

27. 痰证的临床表现是

    A. 突然面色苍白，大汗淋漓，四肢厥冷，呼吸微弱

    B. 吐血，便血，崩漏，皮下瘀斑，鼻衄，神疲乏力，气短懒言

    C. 头晕目眩，少气懒言，神疲乏力，自汗，面色淡白或萎黄

    D. 咳嗽痰多，痰质黏稠，胸脘痞闷，呕恶，纳呆

    E. 唇甲淡白，心悸失眠，形体消瘦，舌淡而嫩，脉细弱

28. 下列各项，不属于阳水临床表现的是

    A. 头面部先肿   B. 兼脾、肾阳虚

    C. 起病急病程短   D. 皮肤光亮而薄

    E. 多夹风邪为患

29. 下列各项，不属于水停证临床表现的是

    A. 全身浮肿，按之凹陷不能即起

    B. 小便不利

    C. 身体困重

    D. 腹部胀满，叩之呈鼓音

    E. 腹部膨隆按之如囊裹水

30. 津液不足证的临床表现是

A. 舌淡胖，苔白滑，脉濡缓

B. 小便短少不利，身体困重

C. 腹水而见腹部膨隆、叩之音浊

D. 头面、肢体甚或全身水肿，按之凹陷不易起

E. 口、鼻、唇、舌、咽喉、皮肤、大便等干燥

31. 下列各项，不属于津液不足证临床表现的是

A. 皮肤干燥　　　　B. 舌红少津

C. 渴欲漱水不欲咽　D. 大便干燥

E. 小便短少

32. 津液亏虚的常见证有

A. 气不摄血证　　　B. 阳气虚脱证

C. 火淫证　　　　　D. 湿淫证

E. 肺燥津伤证

33. 患者少气懒言，神疲乏力，气短自汗，舌淡脉虚的临床意义是

A. 气虚证　　　　　B. 气陷证

C. 血虚证　　　　　D. 阳虚证

E. 气滞证

34. 患者泻痢日久，头晕目花，脱肛，气短疲乏，脘腹坠胀的临床意义是

A. 气虚证　　　　　B. 气陷证

C. 血虚证　　　　　D. 气滞证

E. 气逆证

35. 患者头晕眼花，气短疲乏，形体消瘦，阴挺，脉弱的临床意义是

A. 气陷证　　　　　B. 气滞证

C. 气逆证　　　　　D. 气虚证

E. 气不固证

36. 患者面色淡白，头晕眼花，心悸多梦，舌淡脉细的临床意义是

A. 气虚证　　　　　B. 津亏证

C. 阴虚证　　　　　D. 血虚证

E. 阳虚证

37. 患者胸胁胀闷，走窜疼痛的临床意义是

A. 气滞证　　　　　B. 气逆证

C. 血瘀证　　　　　D. 气虚证

E. 气陷证

38. 患者左胸前区刺痛，常于夜间发作，面色略黯，舌尖有紫色斑点，脉弦涩的临床意义是

A. 气逆证　　　　　B. 气滞证

C. 气虚证　　　　　D. 血热证

E. 血瘀证

39. 患者身热夜甚，烦躁不眠，舌红绛，脉细数，月经先期量多的临床意义是

A. 湿热证　　　　　B. 瘀热搏结证

C. 血热证　　　　　D. 阴虚证

E. 气虚发热证

40. 患者手足疼痛，肤色紫黯发凉，得温痛减，喜暖恶寒，月经愆期，经色黯紫，脉沉迟而涩的临床意义是

A. 气滞血瘀证　　　B. 血寒证

C. 血瘀证　　　　　D. 血虚证

E. 气虚证

41. 患者胸胁胀闷，窜痛，胁下癥块，性情急躁，刺痛拒按，舌紫黯，脉涩的临床意义是

A. 气虚血瘀证　　　B. 气滞血瘀证

C. 血瘀证　　　　　D. 血寒证

E. 气血两虚证

42. 患者身倦乏力，少气自汗，腹痛拒按，舌黯且有瘀斑的临床意义是

A. 血瘀兼血虚证　　B. 气滞血瘀证

C. 气虚血瘀证　　　D. 气血两虚证

E. 气不摄血证

43. 患者面白无华，短气，身倦乏力，便血，舌淡，脉细弱的临床意义是

A. 气随血脱证　　　B. 气不摄血证

C. 气血两虚证　　　D. 血虚证

E. 气陷证

44. 患者大出血后出现气短，心悸，冷汗淋漓，四肢厥冷，脉微欲绝的临床意义是

A. 气虚失血　　　　B. 气血两虚

C. 气随血脱　　　　D. 气虚下陷

E. 阴虚阳亢

45. 患者头晕目眩，乏力少气，自汗，面色萎黄，心悸多梦，舌淡瘦薄，脉细无力的临床意义是

    A. 气虚血瘀证   B. 气血两虚证

    C. 气滞血瘀证   D. 气虚证

    E. 血虚证

46. 患者腹内肿块，推之不移，刺痛拒按的临床意义是

    A. 气滞证   B. 血热证

    C. 血虚证   D. 血寒证

    E. 血瘀证

47. 患者胸胁脘腹胀闷、胀痛、窜痛的临床意义是

    A. 气虚证   B. 气滞证

    C. 气逆证   D. 气陷证

    E. 气滞血瘀证

48. 患者喉中有异物感，吞之不下，吐之不出，痰多，胸闷胁胀，苔白滑，脉弦的临床意义是

    A. 痰阻胸阳   B. 痰气郁结

    C. 寒痰阻肺   D. 痰浊犯肺

    E. 痰蒙清窍

49. 患者口燥咽干，唇燥而裂，皮肤干枯无泽，小便短少，大便干结，舌红少津，脉细数的临床意义是

    A. 温燥证   B. 血虚证

    C. 阴虚证   D. 津液不足证

    E. 阳虚证

50. 患者初起恶寒发热，咽喉疼痛，继之眼睑头面浮胀，小便量少的临床意义是

    A. 痰饮   B. 悬饮

    C. 支饮   D. 阳水

    E. 阴水

B 型题

    A. 气陷证   B. 气虚证

    C. 气不固证   D. 气陷证

    E. 血脱证

1. 年高体弱，小便淋沥不尽，夜尿多，神疲，气短，动则汗出，脉弦缓的临床意义是

2. 头晕眼花，气短疲乏，脘腹坠胀感，大便稀溏，形体消瘦的临床意义是

    A. 气滞证   B. 气虚证

    C. 气逆证   D. 血瘀证

    E. 血热证

3. 突感左胸前区刺痛，痛引左上臂内侧，面色略黯，脉弦涩的临床意义是

4. 情志抑郁，善太息，近来少腹及乳房胀痛，苔薄白，脉弦的临床意义是

    A. 气滞证   B. 气逆证

    C. 气虚证   D. 血瘀证

    E. 血虚证

5. 神虚气短，动则汗出，舌淡脉虚的临床意义是

6. 头痛，眩晕，甚至昏厥、咯血，以及气从少腹上冲于胸咽，舌苔白，脉弦的临床意义

    A. 气短声低，懒言，神疲乏力，头晕目眩，自汗，动则尤甚，舌淡嫩，脉虚弱

    B. 大小便失禁，遗精，滑胎，伴腰膝酸软

    C. 头晕眼花，耳鸣，疲乏，气短，腹部下坠，或有脱肛、阴挺

    D. 气短懒言，神疲乏力，自汗，易感外邪

    E. 情志抑郁，善太息，胁胀痛，脉弦

7. 肾气不固的临床表现是

8. 气滞的临床表现是

    A. 胸胁闷胀窜痛，胁下痞块，刺痛拒按，妇女闭经，舌紫黯或紫斑，脉涩

    B. 面色晦黯，身倦乏力，刺痛拒按不移，

舌淡黯或有瘀斑，脉沉涩

C. 头昏目眩，少气懒言，乏力自汗，面
   色萎黄，心悸失眠，舌淡嫩，脉细弱

D. 面色无华，倦怠乏力，崩漏，舌淡脉
   细弱

E. 面色苍白，四肢乏力

9. 气滞血瘀的临床表现是

10. 气血两虚的临床表现是

A. 血虚证　　　　　B. 液脱证

C. 血瘀证　　　　　D. 津亏证

E. 阴虚证

11. 神识痴呆，半身不遂，皮肤干燥如鳞甲，舌有紫色斑点，脉弦细涩的临床意义是

12. 腹泻呕吐十余次，吐泻物如米泔水样，皮肤枯瘪，眼球深陷，脉微的临床意义是

A. 血寒证　　　　　B. 阴虚证

C. 阳虚证　　　　　D. 血热证

E. 亡阳证

13. 月经先期十余天，量多质稠，经色深红，口渴心烦，舌绛，脉滑数的临床意义是

14. 因行经期下水劳作，而月经延迟，少腹冷痛，拒按，脉沉弦的临床意义是

A. 痰　　　　　　　B. 饮

C. 水　　　　　　　D. 湿

E. 脓

15. 可流窜而停积于某些部位的病理产物是

16. 常弥漫于全身的病理产物是

A. 痰蒙心神　　　　B. 痰浊阻肺

C. 痰阻经络　　　　D. 痰凝肌肤

E. 痰气郁结

17. 神昏，喉中痰鸣的临床意义是

18. 肢体麻木，半身不遂的临床意义是

A. 气虚血瘀证　　　B. 气阴两虚证

C. 气滞血瘀证　　　D. 血虚夹瘀证

E. 气血两虚证

19. 肢体瘫痪，卧床年余，气短息弱，食少声低，面色淡白，舌淡，脉弱的临床意义是

20. 胞衣不下，腹痛拒按，恶露夹血块，气短神疲，乏力声低，脉弱的临床意义是

A. 气不摄血证　　　B. 气滞血瘀证

C. 气虚血瘀证　　　D. 气血两虚证

E. 气随血脱证

21. 情志不遂，性情急躁易怒，胸闷胁胀，月经后期色紫黯，脉弦涩的临床意义是

22. 消瘦乏力，纳少，面色萎黄，眩晕心悸，舌淡，脉弱的临床意义是

A. 面色淡白，心悸失眠，少气懒言，乏
   力自汗，舌淡嫩，脉细弱

B. 面色淡白而无华，气短乏力，伴出
   血，舌淡，脉细弱

C. 面色苍白，大量出血，四肢厥冷，汗
   出淋漓，脉微细欲绝

D. 口唇青紫，呼吸微弱，心胸憋闷，大
   汗淋漓，四肢厥冷，脉微欲绝

E. 面色㿠白，心悸气短，动则加剧，脉
   细弱结代

23. 气随血脱证的临床表现是

24. 气不摄血证的临床表现是

参考答案

A 型题

1. B	2. B	3. B	4. D	5. D
6. D	7. E	8. C	9. C	10. B
11. A	12. E	13. D	14. A	15. A
16. E	17. D	18. D	19. E	20. B
21. D	22. A	23. B	24. B	25. E
26. C	27. D	28. B	29. D	30. E

31. C	32. E	33. A	34. B	35. A
36. D	37. A	38. E	39. C	40. B
41. B	42. C	43. B	44. C	45. B
46. E	47. B	48. B	49. D	50. D

6. B	7. B	8. E	9. A	10. C
11. C	12. D	13. D	14. A	15. A
16. D	17. A	18. C	19. E	20. A
21. B	22. D	23. C	24. B	

B 型题

1. C　　2. D　　3. D　　4. A　　5. C

第十单元　脏腑辨证

A 型题

1. 心阳虚的脉象表现是

　　A. 脉细　　　　　B. 沉迟无力或结代

　　C. 脉微欲绝　　　D. 散脉

　　E. 濡脉

2. 心阳虚证与心阳虚脱证临床表现相同的是

　　A. 冷汗淋漓　　　B. 神志模糊

　　C. 面唇青紫　　　D. 失眠多梦

　　E. 胸痛暴作

3. 下列各项,不属于心阳虚脱证临床表现的是

　　A. 冷汗淋漓　　　B. 四肢厥冷

　　C. 面唇青紫　　　D. 失眠多梦

　　E. 胸痛暴作

4. 心气虚、心阳虚、心血虚、心阴虚四证的共同临床表现是

　　A. 心痛　　　　　B. 心烦

　　C. 失眠　　　　　D. 健忘

　　E. 心悸

5. 下列各项,不属于心血虚临床表现的是

　　A. 心悸怔忡　　　B. 健忘

　　C. 唇舌淡白　　　D. 失眠

　　E. 盗汗

6. 下列各项,不属于心阴虚证临床表现的是

　　A. 五心烦热　　　B. 咽干

　　C. 面色萎黄　　　D. 舌红少苔

　　E. 心悸

7. 心血虚证与心阴虚证的共同临床表现是

　　A. 五心烦热　　　B. 失眠多梦

　　C. 颧红　　　　　D. 面色淡白

　　E. 脉细数

8. 下列各项,不属于心血虚、心阴虚共同临床表现的是

　　A. 心悸　　　　　B. 失眠

　　C. 怔忡　　　　　D. 眩晕

　　E. 脉细

9. 心火亢盛证的临床表现是

　　A. 腹泻　　　　　B. 高热

　　C. 痛　　　　　　D. 狂躁

　　E. 郑声

10. 不属于心火亢盛证临床表现的是

　　A. 牙龈肿痛　　　B. 大便干结

　　C. 口舌生疮　　　D. 小便黄赤

　　E. 衄血

11. 心火亢盛证的舌象表现是

　　A. 舌尖红绛　　　B. 舌边红绛

　　C. 舌根红绛　　　D. 舌中红绛

　　E. 全舌红绛

12. 心火亢盛证常伴见的临床表现是

　　A. 大便稀溏　　　B. 小便赤涩灼痛

C. 痰黄稠　　　　　D. 少腹引痛

E. 五心烦热

13. 痰阻心脉证胸痛的临床表现是

A. 胀痛　　　　　B. 刺痛

C. 闷痛　　　　　D. 隐痛

E. 剧痛

14. 瘀阻心脉证胸痛的临床表现是

A. 胀痛　　　　　B. 刺痛

C. 闷痛　　　　　D. 隐痛

E. 剧痛

15. 胸刺痛伴脉细涩或结代的临床意义是

A. 血瘀心脉　　　B. 寒凝心脉

C. 气滞心脉　　　D. 痰阻心脉

E. 热结心脉

16. 心脉痹阻证胸痛发作时，可伴见的临床症状是

A. 痛引胸胁　　　B. 痛引脘腹

C. 痛引腰背　　　D. 痛引颈项

E. 痛引肩背

17. 寒凝心脉证胸痛的临床表现是

A. 胀痛　　　　　B. 刺痛

C. 闷痛　　　　　D. 隐痛

E. 剧痛

18. 下列各项，不属于心脉痹阻证临床意义的是

A. 血瘀　　　　　B. 湿热

C. 寒凝　　　　　D. 气滞

E. 痰阻

19. 表情淡漠，喃喃自语的临床意义是

A. 痰湿困脾　　　B. 痰湿阻肺

C. 痰火扰神　　　D. 痰蒙心神

E. 痰气交阻

20. 痰蒙心神的临床意义是

A. 癫病　　　　　B. 狂病

C. 躁证　　　　　D. 痹证

E. 热病

21. 下列各项，不属于痰火扰神证临床表现的是

A. 胡言乱语　　　B. 哭笑无常

C. 不避亲疏　　　D. 舌苔白腻

E. 脉滑数

22. 痰蒙心神与痰火扰神证的共同临床表现是

A. 喃喃自语　　　B. 哭笑无常

C. 不避亲疏　　　D. 谵语

E. 脉滑

23. 小肠实热证的临床表现是

A. 肛门灼热　　　B. 小便赤涩

C. 大便稀溏　　　D. 腹部灼痛

E. 鼻衄

24. 下列各项，不属于小肠实热证临床表现的是

A. 嗜睡　　　　　B. 口渴

C. 口舌生疮　　　D. 尿血

E. 脉数

25. 下列各项，不属于瘀阻脑络证临床表现的是

A. 头痛　　　　　B. 头晕

C. 失眠　　　　　D. 口渴

E. 健忘

26. 瘀阻脑络证的脉象表现是

A. 脉缓弱　　　　B. 脉细涩

C. 脉弦细　　　　D. 脉弦紧

E. 脉弦滑

27. 瘀阻脑络证头痛的临床表现是

A. 胀痛　　　　　B. 隐痛

C. 刺痛　　　　　D. 灼痛

E. 掣痛

28. 下列各项，不属于肺气虚证临床表现的是

A. 少气短息　　　B. 面色淡白

C. 声低懒言　　　D. 盗汗

E. 畏风

29. 肺气虚证咳嗽的临床表现是

A. 咳声不扬　　　B. 咳声清脆

C. 咳喘无力　　　D. 干咳无痰

E. 咳声紧闷

30. 肺气虚证的辨证依据是

A. 腹泻

B. 头痛

C. 眩晕

D. 咳嗽无力、气短而喘、自汗与气虚症状共见

E. 失眠

31. 肺气虚证咯痰的临床表现是

A. 痰白而清稀　　B. 痰白而黏稠

C. 痰少而难咯　　D. 痰少而带血

E. 痰黄而黏稠

32. 下列各项，不属于肺阴虚证临床表现的是

A. 痰少易咯　　B. 痰中带血

C. 口燥咽干　　D. 五心烦热

E. 颧红盗汗

33. 肺阴虚证咳嗽的临床表现是

A. 咳声不扬　　B. 咳声清脆

C. 咳喘无力　　D. 干咳无痰

E. 咳声紧闷

34. 肺阴虚证声音嘶哑的临床意义是

A. 金实不鸣　　B. 金破不鸣

C. 木火刑金　　D. 痰气交阻

E. 肺气失宣

35. 下列各项，不属于饮停胸胁临床表现的是

A. 胸廓饱满　　B. 胸胁胀闷

C. 咳嗽气喘　　D. 头目眩晕

E. 脉滑数

36. 燥邪犯肺证与肺阴虚证的鉴别要点是

A. 有无发热恶寒　　B. 有无胸痛咳血

C. 有无口干咽燥　　D. 痰量的多少

E. 咯痰的难易

37. 肺阴虚证的舌象表现是

A. 舌红苔黄　　B. 舌红苔白

C. 舌红少苔　　D. 舌红苔厚

E. 舌红苔灰

38. 下列各项，不属于风寒犯肺证临床表现的是

A. 咳嗽　　　　B. 畏寒

C. 鼻塞流清涕　　D. 喉痒

E. 舌苔薄白

39. 燥邪犯肺证咳嗽的临床表现是

A. 阵咳痰多　　B. 咳声不扬

C. 干咳痰多　　D. 干咳痰少

E. 咳声低弱

40. 风寒犯肺证引起咳嗽的临床意义是

A. 痰气交阻　　B. 肺气不降

C. 肺气失宣　　D. 肺气上逆

E. 肺阴不足

41. 寒痰阻肺证的临床表现是

A. 干咳　　　　B. 痰黄易咯

C. 胁痛　　　　D. 哮喘痰鸣

E. 自汗

42. 肺热炽盛证的临床意义是

A. 虚热证　　　B. 营分证

C. 气分证　　　D. 血分证

E. 卫分证

43. 下列各项，不属于风热犯肺证临床表现的是

A. 咳嗽　　　　B. 鼻塞流浊涕

C. 微恶风寒　　D. 口不渴

E. 咽喉疼痛

44. 燥邪犯肺证与肺阴虚证的共同临床表现是

A. 痰中带血　　B. 五心烦热

C. 盗汗　　　　D. 午后潮热

E. 痰黄而少

45. 下列各项，不属于痰热壅肺证与肺热炽盛证共同临床表现的是

A. 咳嗽气喘　　B. 小便短赤

C. 胸痛　　　　D. 发热

E. 脓血腥臭痰

46. 下列各项，不属于阳明腑实证临床表现的是

A. 脉沉迟而实　　B. 日晡潮热

C. 身热不扬　　　D. 腹胀拒按

E. 大便秘结

47. 出现"热结旁流"证候的是

A. 肠道湿热证　　B. 肠热腑实证

C. 肠燥津亏证　　D. 寒湿困脾证

E. 湿热蕴脾证

48. 肠热腑实证的舌苔表现是

A. 舌苔黄厚干焦　　B. 舌苔黄厚腻

C. 舌苔黑而润　　　D. 舌苔薄黄而干

E. 舌苔灰而腻

49. 肠燥津亏证的脉象表现是

A. 脉细涩　　B. 脉细弦

C. 脉沉细　　D. 脉沉紧

E. 脉沉弱

50. 肠热腑实证的临床意义是

A. 里实证　　B. 里虚证

C. 里热证　　D. 表热里实证

E. 里热实证

51. 下列各项，不属于肠道湿热证临床表现的是

A. 腹痛　　　　　B. 暴泻黄糜臭秽

C. 肛门灼热　　　D. 完谷不化

E. 发热烦渴

52. 肠燥津亏证的临床表现是

A. 口干咽燥　　　B. 口臭头晕

C. 便干难以排出　D. 舌红苔白干

E. 脉象细涩

53. 脾气虚证的临床表现是

A. 头痛　　B. 呃逆

C. 嗳气　　D. 腹胀

E. 便干

54. 脾气虚证的舌象表现是

A. 舌淡苔白　　B. 舌红苔黄

C. 舌红少津　　D. 舌淡苔黄

E. 舌淡苔燥

55. 脾气虚证口味的临床表现是

A. 口苦　　B. 口甜

C. 口酸　　D. 口淡

E. 口咸

56. 下列各项，不属于脾气虚证临床表现的是

A. 浮肿　　B. 消瘦

C. 虚胖　　D. 纳少

E. 面青

57. 脾气虚证的大便性状是

A. 便秘　　　B. 黏液便

C. 黏滞不爽　D. 便溏

E. 脓血便

58. 脾虚气陷证的临床意义是

A. 脾阳虚　　B. 脾阴虚

C. 脾气虚　　D. 湿热蕴脾

E. 脾不统血

59. 下列各项，不属于脾虚气陷证临床表现的是

A. 子宫下垂　　B. 头晕

C. 大便干结　　D. 久泻久痢

E. 眼睑下垂

60. 脾阳虚证腹痛的临床表现是

A. 胀痛拒按　　B. 胀痛喜按

C. 冷痛拒按　　D. 刺痛拒按

E. 绵痛喜按

61. 下列各项，不属于脾阳虚证临床表现的是

A. 口甜　　B. 完谷不化

C. 不渴　　D. 四肢不温

E. 肢体浮肿

62. 脾阳虚证的舌象表现是

A. 舌淡苔白　　　B. 舌淡胖边有齿痕

C. 舌淡苔干　　　D. 舌淡苔厚

E. 舌淡瘦小

63. 胃阳虚证的临床表现是

A. 泛吐酸水　　B. 泛吐苦水

C. 泛吐清水　　D. 泛吐痰涎

E. 泛吐宿食

64. 脾虚气陷证小便的临床表现是

A. 小便短少   B. 小便频数

C. 小便清长   D. 小便混浊

E. 小便黄赤

65. 脾虚气陷证脘腹坠胀的临床表现是

    A. 运动后加重

    B. 睡眠时加重

    C. 食入后加重

    D. 情志不遂时加重

    E. 便后加重

66. 下列各项，不属于脾虚气陷证临床表现的是

    A. 脱肛   B. 久泻久痢

    C. 便意频频   D. 齿落

    E. 胃下垂

67. 脾阳虚证的临床表现是

    A. 便滞不爽   B. 小便不畅

    C. 饥不欲食   D. 带下清稀

    E. 阴囊瘙痒

68. 脾阳虚证的脉象表现是

    A. 浮而缓弱   B. 沉而弦细

    C. 浮而弦细   D. 沉而缓弱

    E. 沉迟无力

69. 脾不统血引起的出血，其血色的临床表现是

    A. 深红   B. 淡红

    C. 紫黑   D. 瘀块

    E. 青黑

70. 下列各项，不属于脾不统血证临床表现的是

    A. 少气懒言   B. 面白无华

    C. 舌红苔黄   D. 神疲乏力

    E. 便溏

71. 寒湿困脾与湿热蕴脾的共见临床表现是

    A. 口甜口黏   B. 口淡不渴

    C. 身热不扬   D. 脘腹痞闷

    E. 皮肤瘙痒

72. 下列各项，不属于寒湿困脾与湿热蕴脾共见临床表现的是

A. 渴不多饮   B. 头身困重

C. 纳呆   D. 苔腻

E. 泛恶

73. 下列各项，不属于湿热蕴脾临床表现的是

    A. 纳呆厌食   B. 渴不多饮

    C. 口甜口黏   D. 黄而晦黯

    E. 小便短黄

74. 下列各项，不属于胃气虚证临床表现的是

    A. 口淡乏味   B. 不思饮食

    C. 食后胀甚   D. 腹部痞胀

    E. 面色萎黄

75. 胃阳虚证胃痛的临床表现是

    A. 冷痛   B. 灼痛

    C. 刺痛   D. 隐痛

    E. 掣痛

76. 下列各项，不属于胃阴虚证临床表现的是

    A. 饥不欲食   B. 矢气频传

    C. 大便干结   D. 脘痞不舒

    E. 干呕呃逆

77. 胃火炽盛证胃痛的临床表现是

    A. 冷痛   B. 灼痛

    C. 刺痛   D. 隐痛

    E. 掣痛

78. 胃火炽盛证的临床表现是

    A. 饥不欲食   B. 消谷善饥

    C. 厌食   D. 纳呆

    E. 纳少

79. 胃火炽盛证的临床表现是

    A. 面红目赤   B. 唇红燥裂

    C. 牙龈肿痛   D. 舌尖红赤

    E. 鼻头色赤

80. 胃火炽盛证的临床表现是

    A. 口酸   B. 口甜

    C. 口咸   D. 口臭

    E. 口淡

81. 寒滞胃肠证的病性是

  A. 实寒证   B. 虚寒证

  C. 阳虚证   D. 气虚证

  E. 虚实夹杂证

82. 寒滞胃肠证的脉象表现是

  A. 弦细   B. 弦滑

  C. 沉弱   D. 沉紧

  E. 沉弦

83. 下列各项，不属于寒滞胃肠证临床表现
的是

  A. 面白或青   B. 恶心呕吐

  C. 泛吐苦水   D. 肢冷不温

  E. 口淡不渴

84. 食滞胃肠证胃痛的临床表现是

  A. 隐痛   B. 刺痛

  C. 灼痛   D. 掣痛

  E. 胀痛

85. 食滞胃肠证的临床表现是

  A. 口淡不渴   B. 嗳腐吞酸

  C. 渴饮善饥   D. 渴不多饮

  E. 渴喜冷饮

86. 食滞胃肠证泻下物的临床表现是

  A. 脓血便   B. 完谷不化

  C. 臭秽如败卵 D. 稀溏

  E. 黄软便

87. 食滞胃肠证的脉象表现是

  A. 弦滑   B. 滑缓

  C. 滑实   D. 滑数

  E. 滑大

88. 食滞胃肠证的舌象表现是

  A. 舌苔薄白   B. 舌苔薄黄

  C. 舌苔剥脱   D. 舌苔厚腻

  E. 舌苔灰黑

89. 胃肠气滞证胃痛的临床表现是

  A. 隐痛   B. 刺痛

  C. 灼痛   D. 掣痛

  E. 胀痛

90. 下列各项，不属于肝病常见症状的是

  A. 少腹胀痛   B. 月经不调

  C. 急躁易怒   D. 眩晕肢颤

  E. 纳呆便溏

91. 寒滞胃肠证胃痛的诱因是

  A. 情绪波动   B. 受热

  C. 过食生冷   D. 寒冷

  E. 失眠

92. 视物模糊或夜盲症的临床意义是

  A. 肝血虚   B. 肝阴虚

  C. 肝阳虚   D. 肝阳上亢

  E. 肝郁气滞

93. 肝血虚证的临床表现是

  A. 两目干涩   B. 视力减退

  C. 手足蠕动   D. 头痛目赤

  E. 面部烘热

94. 肝阴虚证胁痛的临床表现是

  A. 胀痛   B. 掣痛

  C. 冷痛   D. 隐痛

  E. 刺痛

95. 肝郁气滞证的临床表现是

  A. 视物模糊   B. 胁肋灼痛

  C. 头晕耳鸣   D. 梅核气

  E. 面部潮红

96. 下列各项，不属于肝郁气滞证临床表现
的是

  A. 善太息   B. 乳癖

  C. 胁下积块   D. 痛经

  E. 目赤

97. 瘿瘤的临床意义是

  A. 脾气虚   B. 肺阳虚

  C. 肝郁气滞   D. 肾气亏

  E. 心火衰

98. 咽部异物感的临床意义是

  A. 气滞血瘀   B. 肝郁气滞

  C. 虚火灼津   D. 气虚痰凝

  E. 阴虚阳亢

99. 肝郁气滞证的脉象表现是

  A. 脉弦   B. 脉紧

C. 脉滑　　　　　D. 脉洪

E. 脉细

100. 经前乳房胀痛的临床意义是

A. 胃气上逆　　　B. 肺气失宣

C. 心气不足　　　D. 肝郁气滞

E. 肾气亏虚

101. 下列各项，不属于肝阳上亢证临床表现的是

A. 头目胀痛　　　B. 眩晕耳鸣

C. 面红目赤　　　D. 腰膝酸软

E. 头轻脚重

102. 肝阳上亢证的舌象表现是

A. 舌红少津　　　B. 舌淡苔白

C. 舌红苔润　　　D. 舌红苔黄

E. 舌红苔厚

103. 突然昏仆，不省人事，口吐涎沫，喉中痰鸣的临床意义是

A. 痰湿困脾　　　B. 痰湿阻肺

C. 痰火扰神　　　D. 痰气交阻

E. 肝风挟痰

104. 下列各项，不属于肝火炽盛主要症状的是

A. 胁肋灼痛　　　B. 头晕胀痛

C. 面红目赤　　　D. 抑郁寡欢

E. 耳鸣如潮

105. 肝火炽盛证的脉象表现是

A. 洪数　　　　　B. 滑数

C. 弦数　　　　　D. 紧数

E. 细数

106. 肝阳上亢证的病性是

A. 实证　　　　　B. 虚证

C. 上虚下实　　　D. 实证转虚

E. 本虚标实

107. 少腹牵引阴部坠胀冷痛，或阴囊收缩的临床意义是

A. 寒凝胞宫　　　B. 寒滞肝脉

C. 寒滞胃肠　　　D. 寒滞脾脉

E. 寒滞肾脉

108. 肝阳上亢证的临床意义是

A. 上实下虚　　　B. 寒邪入里

C. 痰湿郁积　　　D. 瘀血化热

E. 心火下移

109. 下列各项，不属于肝胆湿热证临床表现的是

A. 食欲亢进　　　B. 胁肋胀痛灼热

C. 阴囊湿疹　　　D. 阴痒

E. 寒热往来

110. 肝胆湿热证的临床表现是

A. 口酸　　　　　B. 口咸

C. 口苦　　　　　D. 口淡

E. 口甜

111. 脏腑湿热证的共同临床表现是

A. 黄疸　　　　　B. 腹痛

C. 腹泻　　　　　D. 舌苔黄腻

E. 头胀重

112. 下列各项，不属于热极生风证临床表现的是

A. 高热神昏　　　B. 四肢抽搐

C. 角弓反张　　　D. 两目上视

E. 目合口开

113. 肝阳化风与热极生风的共同临床表现是

A. 高热神昏　　　B. 步履不正

C. 头摇肢颤　　　D. 两目上视

E. 脉弦

114. 肝阳上亢证的临床意义是

A. 木火刑金　　　B. 木旺克土

C. 土不克水　　　D. 水不涵木

E. 金不生水

115. 下列各项，不属于肝风内动证临床表现的是

A. 眩晕欲仆　　　B. 震颤

C. 嗜睡　　　　　D. 抽搐

E. 蠕动

116. 下列各项，不属于肝阳化风证临床表现的是

A. 眩晕欲仆　　　B. 语言謇涩

C. 头摇肢颤　　　D. 角弓反张

E. 半身不遂

117. 失眠多梦，惊悸不宁，口苦欲呕的临床意义是

A. 心脾气血虚　　B. 心肾不交

C. 心阴虚　　　　D. 胆郁痰扰

E. 肝胆湿热

118. 下列各项，不属于肾精不足证临床表现的是

A. 阳痿　　　　　B. 生殖功能减退

C. 男子精少不育　D. 遗精早泄

E. 经闭不孕

119. 下列各项，不属于肾精不足证临床表现的是

A. 耳鸣耳聋　　　B. 发脱齿摇

C. 夜尿频多　　　D. 神情呆钝

E. 足痿无力

120. 肾阳虚证的脉象表现是

A. 脉沉迟无力　　B. 脉沉弦

C. 脉沉紧　　　　D. 脉沉滑

E. 脉沉实

121. 肾虚水泛证的水肿表现是

A. 腹部明显　　　B. 面部明显

C. 四肢明显　　　D. 腰以下明显

E. 腰以上明显

122. 肾阳虚证的临床表现是

A. 头晕　　　　　B. 恶寒

C. 自汗　　　　　D. 夜尿频多

E. 口不渴

123. 肾阳虚证的面色表现是

A. 萎黄　　　　　B. 苍白

C. 黧黑　　　　　D. 颧红

E. 面青

124. 肾阳虚证的寒热表现是

A. 恶寒　　　　　B. 寒战

C. 畏寒　　　　　D. 寒热往来

E. 微热

125. 下列各项，不属于肾阳虚证临床表现

的是

A. 男子阳痿早泄　B. 女子宫寒不孕

C. 白带量多黄稠　D. 完谷不化

E. 小便清长

126. 下列各项，不属于肾精不足证临床表现的是

A. 生长发育迟缓　B. 囟门迟闭

C. 智力低下　　　D. 动作迟钝

E. 余沥不尽

127. 下列各项，不属于肾阴虚证临床表现的是

A. 眩晕耳鸣　　　B. 少气懒言

C. 骨蒸发热　　　D. 咽干颧红

E. 五心烦热

128. 肾阴虚证的舌象表现是

A. 舌红苔薄黄

B. 舌红苔黄厚

C. 舌红少苔或无苔

D. 舌红尖有芒刺

E. 舌红苔薄白

129. 肾虚水泛证的临床意义是

A. 宣降失常　　　B. 土不制水

C. 水道不通　　　D. 气化无权

E. 阴寒凝滞

130. 下列各项，不属于肾虚临床表现的是

A. 腰膝酸软　　　B. 耳鸣耳聋

C. 牙齿动摇　　　D. 尿频急痛

E. 阳痿遗泄

131. 下列各项，不属于肾虚水泛证临床表现的是

A. 浮肿　　　　　B. 小便短少

C. 腹部胀满　　　D. 心悸气短

E. 咳喘痰黄

132. 下列各项，不属于肾气不固证临床表现的是

A. 腰膝酸软　　　B. 耳鸣如潮

C. 遗尿　　　　　D. 早泄

E. 月经淋沥不尽

133. 下列各项，不属于肺肾气虚证临床表现的是
　　A. 久病咳喘　　　B. 呼多吸少
　　C. 气不接续　　　D. 动则喘甚
　　E. 喉中痰鸣

134. 女子胎动易滑的临床意义是
　　A. 肾精不足　　　B. 肾阴虚证
　　C. 肾阳虚证　　　D. 肾气不固
　　E. 肺肾气虚

135. 下列各项，不属于肾气不固证小便临床表现的是
　　A. 小便频数而清
　　B. 尿后余沥不尽
　　C. 遗尿
　　D. 癃闭
　　E. 小便失禁

136. 肺肾气虚证的临床表现是
　　A. 发热恶寒　　　B. 恶心呕吐
　　C. 眩晕头痛　　　D. 呼少吸多
　　E. 呼多吸少

137. 肺肾气虚证脉象表现为
　　A. 脉弱　　　　　B. 脉浮细无力
　　C. 脉浮大无根　　D. 脉洪大
　　E. 脉滑数

138. 下列各项，不属于膀胱湿热证临床表现的是
　　A. 便干　　　　　B. 小腹胀痛
　　C. 腰痛　　　　　D. 发热
　　E. 小便短黄

139. 膀胱湿热证与脾不统血证的共同临床表现有
　　A. 小便余沥不尽
　　B. 月经淋沥不断
　　C. 尿血
　　D. 带下量多
　　E. 便溏

140. 肝火犯肺证的脉象表现是
　　A. 滑数　　　　　B. 洪数

　　C. 弦数　　　　　D. 紧数
　　E. 浮数

141. 肝脾不调证大便的性状是
　　A. 溏结不爽　　　B. 黄糜臭秽
　　C. 完谷不化　　　D. 稀水样便
　　E. 脓血便

142. 肝脾不调证的临床表现是
　　A. 腹痛作泻，里急后重
　　B. 腹痛作泻，肛门灼热
　　C. 腹痛作泻，呃逆嗳气
　　D. 腹痛作泻，泻后痛减
　　E. 腹痛作泻，臭如败卵

143. 肝胃不和证引起的临床表现是
　　A. 腹痛肠鸣
　　B. 腹泻不爽
　　C. 脘腹胀痛走窜
　　D. 呃逆，嗳气，嘈杂
　　E. 肠鸣矢气

144. 下列各项，不属于肝胃不和证临床表现的是
　　A. 嗳气呃逆　　　B. 吞酸嘈杂
　　C. 食少纳减　　　D. 急躁易怒
　　E. 脉紧

145. 脾肾阳虚证大便的性状表现是
　　A. 溏结不爽　　　B. 黄糜臭秽
　　C. 完谷不化　　　D. 稀水样便
　　E. 脓血便

146. 脾肾阳虚证的舌象表现是
　　A. 舌淡胖苔白滑　　B. 舌淡胖苔薄黄
　　C. 舌淡胖苔少　　　D. 舌淡胖少津
　　E. 舌淡胖苔根腻

147. 下列各项，不属于脾肾阳虚证临床表现的是
　　A. 形寒肢冷
　　B. 腰膝或腹部冷痛
　　C. 大便干结如羊屎
　　D. 小便不利
　　E. 面浮肢肿

148. 下列各项，不属于肝肾阴虚证临床表现的是
A. 胁部胀痛　　　　B. 耳鸣健忘
C. 腰膝酸软　　　　D. 口燥咽干
E. 男子遗精

149. 脾肾阳虚证的面色表现是
A. 面色萎黄　　　　B. 面色苍白
C. 面色青灰　　　　D. 面色白
E. 面色青紫

150. 心肾不交证的代表性表现是
A. 腰痛　　　　　　B. 不寐
C. 胸闷　　　　　　D. 舌尖痛
E. 狂躁

151. 下列各项，不属于心肾不交证临床表现的是
A. 舌淡少苔　　　　B. 惊悸多梦
C. 健忘　　　　　　D. 腰膝酸软
E. 口干咽燥

152. 下列各项，不属于心肾阳衰证临床表现的是
A. 心悸怔忡　　　　B. 肢体浮肿
C. 小便清长　　　　D. 畏寒肢冷
E. 唇甲青紫

153. 下列各项，不属于心肺气虚证临床表现的是
A. 心悸咳喘　　　　B. 胸闷气短
C. 痰液清稀　　　　D. 面色淡白
E. 腹胀纳呆

154. 下列各项，不属于肺肾阴虚证辨证要点的是
A. 干咳痰少　　　　B. 音哑
C. 遗精　　　　　　D. 月经不调
E. 脉细弦

155. 肝火犯肺证咳嗽的临床表现是
A. 咳声紧闷　　　　B. 咳声不扬
C. 咳嗽阵作　　　　D. 咳声低微
E. 咳如犬吠

156. 下列各项，不属于心脾气血虚证临床表现的是
A. 心悸怔忡　　　　B. 失眠多梦
C. 食欲不振　　　　D. 腹胀便溏
E. 舌红苔少

157. 下列各项，不属于心肝血虚证临床表现的是
A. 心悸健忘　　　　B. 气短懒言
C. 两目干涩　　　　D. 视物模糊
E. 爪甲不荣

158. 下列各项，不属于脾肺气虚证临床表现的是
A. 饥不欲食　　　　B. 腹胀便溏
C. 气短而喘　　　　D. 咳痰清稀
E. 自汗畏风

159. 患者心悸怔忡，胸闷气短，神疲乏力的临床意义是
A. 心气虚　　　　　B. 心阳虚
C. 心血虚　　　　　D. 心肾阳衰
E. 心阴虚

160. 患者心悸怔忡，心胸憋闷刺痛，脉涩的临床意义是
A. 瘀阻心脉证　　　B. 痰阻心脉证
C. 寒凝心脉证　　　D. 气滞心脉证
E. 心气虚证

161. 患者狂躁妄动，打人毁物，力逾常人的临床意义是
A. 癫病　　　　　　B. 狂病
C. 躁证　　　　　　D. 痫证
E. 热病

162. 患者女，23 岁。心烦失眠 1 个月。患者因最近与同事发生矛盾，心情烦躁，入夜难以入睡，自觉手足心发热，口干欲饮，但所饮不多，舌红苔薄而干，脉细数的临床意义是
A. 心阴虚证　　　　B. 肝阴虚证
C. 心火上炎证　　　D. 肝火上炎证
E. 肝气郁结证

163. 患者男，55 岁。体胖，患"高血压"已 6 年余，近 2 天来，自觉心前区闷痛，时感心

悸，短气，舌淡苔白腻，脉沉弦的临床意义是

    A. 心脉痹阻证   B. 痰迷心窍证

    C. 痰火扰心证   D. 痰阻心脉证

    E. 瘀阻心脉证

164. 患者女，17岁。因高考将至，过度紧张，而致心情烦躁，入夜难眠，口干多饮，舌红苔黄干，脉数的临床意义是

    A. 心阴虚证   B. 肝阴虚证

    C. 心血虚证   D. 心火亢盛证

    E. 肝火上炎证

165. 患者男，40岁。平时性情急躁易怒，近2周失眠多梦，头晕，口舌溃疡肿痛，尿黄，大便干结，舌红苔黄，脉数的临床意义是

    A. 肝火上炎证   B. 心火亢盛证

    C. 胃火上冲证   D. 脾胃湿热证

    E. 肾火上炎证

166. 患者头痛，痛处固定，痛如针刺的临床意义是

    A. 心脉痹阻证   B. 肝阳上亢证

    C. 肝火上炎证   D. 痰蒙清窍证

    E. 瘀阻脑络证

167. 患者，女，31岁，3年来怀孕3次，均不足3个月而流产，听力减退，带下清稀，腰部酸痛，舌淡苔白，脉弱的临床意义是

    A. 肾气不固   B. 肾精不足

    C. 肾阳虚   D. 脾气下陷

    E. 脾肾阳虚

168. 患者男，58岁。心悸胸闷已2年。近1周来心悸加剧，并见胸部闷痛，入夜加重，伴畏寒肢冷，舌淡胖，苔白滑，脉沉弦迟的临床意义是

    A. 心气虚证   B. 心阳虚证

    C. 心血虚证   D. 心阴虚证

    E. 心脉痹阻证

169. 患者惊悸不宁，失眠多梦，烦躁不安，苔黄腻的临床意义是

    A. 心火亢盛证   B. 心阴虚证

    C. 痰火扰神证   D. 胆郁痰扰证

    E. 痰蒙心神证

170. 患者，男，65岁。眩晕，耳鸣如蝉，健忘失眠，胁痛，腰膝酸痛，盗汗，舌红少苔，脉细数的临床意义是

    A. 肾精不足   B. 肾阴虚

    C. 肝阴虚   D. 肝肾阴虚

    E. 肝阳上亢

171. 患者，女，36岁，已婚。面色萎黄，神疲乏力，气短懒言，食少便溏，月经淋沥不断，经血色淡，舌淡无苔，脉沉细无力的临床意义是

    A. 脾不统血   B. 脾肾阳虚

    C. 气血两虚   D. 脾肺气虚

    E. 肝血不足

172. 患者，女，26岁，已婚。胃脘隐痛，饥不欲食，口燥咽干，大便干结，舌红少津，脉细数的临床意义是

    A. 脾阴不足   B. 胃阴不足

    C. 胃燥津亏   D. 胃热炽盛

    E. 肝胃不和

173. 患者身目发黄，黄色鲜明，腹部痞满，肢体困重，便溏尿黄，身热不扬，舌红苔黄腻，脉濡数的临床意义是

    A. 肝胆湿热   B. 大肠湿热

    C. 肝火上炎   D. 湿热蕴脾

    E. 寒湿困脾

174. 患者平素性急易怒，时有胁胀，近日胁胀加重，伴食欲不振，食后腹胀，便溏，舌淡苔薄白，脉弦的临床意义是

    A. 脾气虚   B. 脾阳虚

    C. 脾肾阳虚   D. 肝脾不调

    E. 肝胃不和

175. 患者，男，50岁。咳嗽喘促，呼多吸少动则益甚，声低息微，腰膝酸软，舌淡，脉沉细两尺无力的临床意义是

    A. 肺气虚损   B. 肺阴虚亏

    C. 肺肾气虚   D. 肺肾阴虚

    E. 肾气虚衰

176. 患者，男，50岁。咳喘20余年，现咳嗽痰少，口燥咽干，形体消瘦，腰膝酸软，颧红盗汗，舌红少苔，脉细数的临床意义是

    A. 肺气虚损   B. 肺阴虚亏

    C. 肺肾阴虚   D. 肺肾气虚

    E. 肾气虚衰

177. 患者男，20岁。5天前受凉后出现恶寒发热，无汗，咳嗽，夜间加剧，咳痰稀薄色白，舌苔薄白，脉浮紧的临床意义是

    A. 风寒束肺证   B. 寒邪客肺证

    C. 痰湿阻肺证   D. 燥邪犯肺证

    E. 饮停于肺证

178. 患者男，43岁。干咳3年余。近1个月来，因过于劳累，咳嗽加剧，痰中带血丝，自觉手足心热，入睡后出汗，醒后汗止，尿少便干，两颧潮红，舌红苔少而干，脉细数的临床意义是

    A. 燥邪犯肺证   B. 肝火犯肺证

    C. 邪热壅肺证   D. 肺阴虚证

    E. 肺气虚证

179. 患者，女，56岁。咳喘10年，伴见胸闷心悸，咯痰清稀，声低乏力，面白神疲，舌质淡白，脉弱的临床意义是

    A. 心肺气虚   B. 肺气虚

    C. 寒邪客肺   D. 脾肺气虚

    E. 肺肾气虚

180. 患者眩晕耳鸣，头目胀痛，面红目赤，急躁易怒，腰膝酸软，头重足轻，舌红，脉弦细数的临床意义是

    A. 肝火上炎   B. 肝阳上亢

    C. 肝阴不足   D. 肝气郁结

    E. 肝阳化风

181. 患者，男，50岁。眩晕欲仆，头重脚轻，筋惕肉瞤，肢麻震颤，腰膝酸软，舌红苔薄白，脉弦细的临床意义是

    A. 肝阳上亢   B. 肝肾阴虚

    C. 肝阳化风   D. 阴虚风动

    E. 肝血不足

182. 患者女，27岁，常感视物模糊，眩晕耳鸣，爪甲不荣，肢体麻木，月经量少，面白无华，舌淡，脉细的临床意义是

    A. 肝阴虚   B. 肝血虚

    C. 肝火炽盛   D. 心血虚

    E. 气血不足

183. 患者女，41岁，近二年来常感两目干涩，视力减退，口咽干燥，时觉胁肋隐隐灼痛，面部烘热，舌红少津，脉弦细数的临床意义是

    A. 肝阴虚   B. 肝血虚

    C. 肝火炽盛   D. 心血虚

    E. 气血不足

184. 患者女，18岁，常感少腹冷痛，行经时痛经，得温痛减，伴寒肢冷，舌淡苔白滑，脉弦紧的临床意义是

    A. 寒滞肝脉   B. 寒滞胃肠

    C. 肝郁气滞   D. 瘀血阻络

    E. 寒饮停胃

185. 患者男，21岁，暴食致胃脘痛，呕恶，口气酸腐，苔黄腻，脉滑数的临床意义是

    A. 湿热蕴脾   B. 食滞胃肠

    C. 肝胃不和   D. 胃热

    E. 胃阴虚

186. 患者男，45岁，素喜食肥腻，有"胆石症"病史，今天突感上腹剧烈疼痛，伴恶心呕吐。检查：右上腹压痛明显，两目黄染，舌质红苔黄腻，脉弦数的临床意义是

    A. 肝火炽盛   B. 湿热蕴脾

    C. 肝郁气滞   D. 肝胆湿热

    E. 膀胱湿热

187. 患者高热引起两目上视，牙关紧闭，四肢抽搐的临床意义是

    A. 肝阳化风   B. 热极生风

    C. 阴虚动风   D. 血虚生风

    E. 外感风邪

188. 患者女，42岁，自觉脘腹胀闷，纳呆，伴见泛恶欲吐，大便溏泻，肢体困重，舌淡胖苔腻，脉濡缓的临床意义是

    A. 胃寒证   B. 寒湿困脾

C. 脾阳虚证　　D. 食滞胃肠

E. 脾气虚

189. 患者女，32 岁，近来常感胸胁胀闷窜痛，易怒，月经不能按时，舌淡红苔薄白，脉弦的临床意义是

　　A. 肝阴虚　　　　B. 肝血虚

　　C. 肝郁气滞　　　D. 肝阳上亢

　　E. 肝火炽盛

190. 患者女，21 岁，昨日因受凉，出现鼻塞流清涕，今日又现咳嗽，痰色白，有恶寒感，不发热。舌淡苔薄，脉浮的临床意义是

　　A. 寒痰阻肺　　　B. 风寒犯肺

　　C. 脾肺气虚　　　D. 痰湿阻肺

　　E. 肺阳虚

191. 患者女，37 岁，近日因空气干燥，出现咳嗽痰少而黏，伴唇咽干燥，发热恶风寒，舌红苔白而干，脉数的临床意义是

　　A. 肺阴虚　　　　B. 燥邪犯肺

　　C. 风热犯肺　　　D. 肝火犯肺

　　E. 风寒犯肺

192. 患者男，42 岁，常感口苦咽干，头痛目赤，便秘尿黄，诊其舌红苔黄，脉弦数的临床意义是

　　A. 肝火炽盛　　　B. 胃热

　　C. 脾胃湿热　　　D. 肝胆湿热

　　E. 心火亢盛

193. 患者女，31 岁，皮下常出现淡紫色瘀斑，伴见面色无华，食少便溏，少气懒言，舌淡苔白，脉细弱的临床意义是

　　A. 血虚证　　　　B. 血寒证

　　C. 脾阳虚证　　　D. 血热证

　　E. 脾不统血

194. 女，26 岁，近日咳嗽痰稠色黄，鼻流黄浊涕，身热微恶风寒，口干咽痛，舌尖红，苔薄黄，脉浮数的临床意义是

　　A. 风热犯肺　　　B. 表热证

　　C. 痰邪壅盛　　　D. 燥邪犯肺

　　E. 肝火犯肺

195. 患者女，45 岁，心悸，失眠多梦，头晕目眩，面色白而无华，唇淡白，舌淡，脉细弱的临床意义是

　　A. 心阴虚　　　　B. 心脾气血虚

　　C. 心血虚　　　　D. 心肝血虚

　　E. 肝血虚

196. 患者男，66 岁，长期吸烟，患"慢性支气管炎"二十余年，近年来常咳喘，晨起时咳吐大量清稀涎沫，伴畏寒，胸闷气短，声低息微，呼吸气冷，舌淡苔白腻，脉滑的临床意义是

　　A. 肺气虚　　　　B. 风寒犯肺

　　C. 脾肺气虚　　　D. 痰湿阻肺

　　E. 肺肾气虚

197. 患者男，51 岁，近二月来，常感耳内肿痛流脓，口苦咽干，耳鸣如潮，便秘尿黄，舌红苔黄，脉弦数的临床意义是

　　A. 肝火炽盛　　　B. 肾火

　　C. 脾胃湿热　　　D. 肝胆湿热

　　E. 心火亢盛

198. 患者男，24 岁，近年来常咳嗽，痰少而黏，甚则咯血，声音嘶哑，形瘦，午后潮热，五心烦热，盗汗，舌红少津，脉细数的临床意义是

　　A. 肺肾阴虚　　　B. 肺阴虚

　　C. 燥邪犯肺　　　D. 肝火犯肺

　　E. 肺气虚

199. 患者男，26 岁，结婚四年不育，常腰痛，头晕耳鸣，足软无力，脱发，舌淡苔薄白，尺脉弱的临床意义是

　　A. 肾精不足　　　B. 肾阳虚衰

　　C. 肾阴不足　　　D. 肾气不固

　　E. 肺肾气虚

200. 患者男，71 岁，常感腰膝酸软，小便频数而清，尿后余沥不尽，舌淡脉弱的临床意义是

　　A. 肾阳虚衰　　　B. 肾气不固

　　C. 肾精不足　　　D. 肝肾阴虚

　　E. 肺肾气虚

201. 患者男，12岁，感冒后期出现咳嗽阵发，痰黏量少色黄，时咯血，烦热口苦，胸胁灼痛，急躁易怒，舌红苔薄黄，脉弦数的临床意义是

  A. 肝火犯肺 B. 热邪壅肺

  C. 燥邪犯肺 D. 风热犯肺

  E. 痰热壅肺

202. 男，47岁，病者长期感腰膝酸软，听力减退，尿频，夜尿多，滑精，舌质淡，脉弱的临床意义是

  A. 肾气不固 B. 肾阴虚

  C. 肾阳虚 D. 肾精不足

  E. 肺肾气虚

203. 患者男，68岁，有咳喘病史数年，近来咳喘无力，呼多吸少，气不得续，动则喘甚，自汗神倦，声音低怯，腰膝痛，舌淡苔白，脉沉弱的临床意义是

  A. 肺气虚 B. 肺肾阴虚

  C. 脾肺气虚 D. 肾阳虚

  E. 肺肾气虚

204. 患者男，39岁，近来常感腰酸梦遗，虚烦不眠，心悸健忘，五心烦热，盗汗，舌红少苔，脉细数的临床意义是

  A. 肾阴虚 B. 心阴虚

  C. 心肾不交 D. 肝肾阴虚

  E. 肺阴虚

205. 患者男，28岁，近二年来胃脘时痛，伴嗳气，腹胀，吞酸，舌红苔薄黄，脉弦的临床意义是

  A. 胃阴虚 B. 胃阳虚

  C. 胃肠气滞 D. 肝胃不和

  E. 胃火炽盛

206. 患者女，34岁，教师，近两个月来感睡眠不佳，早醒，醒后仍觉困倦不舒，面色萎黄，食纳少，舌质淡，脉弱的临床意义是

  A. 心脾气血虚 B. 心阴虚

  C. 心肾不交 D. 心血虚

  E. 脾气虚

207. 患者女子带下色黄臭，外阴瘙痒的临床意义是

  A. 肝胆湿热 B. 大肠湿热

  C. 脾胃湿热 D. 膀胱湿热

  E. 肝火上炎

B 型题

  A. 心阳虚证 B. 心脉痹阻证

  C. 心阴虚证 D. 心血虚证

  E. 心气虚证

 1. 心悸，胸闷气短，舌淡脉虚的临床意义是

 2. 心悸怔忡，形寒肢冷，气短心痛的临床意义是

  A. 气滞心脉证 B. 寒凝心脉证

  C. 心阴虚脱证 D. 瘀阻心脉证

  E. 痰阻心脉证

 3. 心悸怔忡，心胸闷痛，身重困倦，苔白腻，脉沉滑或沉涩的临床意义是

 4. 心悸怔忡，心胸胀痛，伴胁胀，善太息，舌淡红，脉弦的临床意义是

  A. 心火上炎证 B. 热闭心神证

  C. 心火迫血妄行证 D. 心火下移证

  E. 热扰心神证

 5. 身热口渴，烦躁，夜卧不安，口舌生疮，赤烂疼痛，舌红苔黄，脉数的临床意义是

 6. 身热口渴，失眠，小便赤涩灼痛，舌红苔黄，脉数的临床意义是

  A. 痰蒙心神证 B. 痰火扰神证

  C. 胆郁痰扰证 D. 心火亢盛证

  E. 肝阳化风证

 7. 表情淡漠，神识痴呆，精神抑郁，喃喃独语，苔腻，脉滑的临床意义是

 8. 突然昏仆，不省人事，口吐涎沫，喉有痰声，手足抽搐的临床意义是

A. 心悸，气短，自汗，脉弱

B. 心悸，气短，畏寒肢冷，脉结

C. 心悸，失眠，面舌色淡白，脉细

D. 心悸，心烦，潮热盗汗，脉细数

E. 心悸，胸痛，舌紫黯，脉涩

9. 心阳虚证的临床表现是

10. 心阴虚证的临床表现是

A. 痰热壅肺证　　B. 燥邪犯肺证

C. 风寒犯肺证　　D. 肺热炽盛证

E. 风热犯肺证

11. 胸闷气喘，咳嗽，咳痰黄稠量多，舌红，苔黄腻，脉滑数的临床意义是

12. 咳嗽，痰稠色黄，咽痛，发热微恶风寒，舌尖红，脉浮数的临床意义是

A. 肝火犯肺证　　B. 痰热壅肺证

C. 肺肾阴虚证　　D. 燥邪犯肺证

E. 风热犯肺证

13. 咳嗽痰中带血，盗汗，遗精，口干咽燥，舌红少苔的临床意义是

14. 干咳无痰或痰少而黏，发热恶风，口鼻唇干，脉浮的临床意义是

A. 胸痛　　　　　B. 胁痛

C. 腹痛　　　　　D. 腰痛

E. 脘痛

15. 肾脏病变的临床表现是

16. 胃腑病变的临床表现是

A. 面色萎黄

B. 面黄虚浮

C. 面色苍黄

D. 面目俱黄色鲜明如橘皮

E. 面目俱黄色晦黯如烟熏

17. 脾虚湿热患者的面色表现是

18. 脾气虚证患者的面色表现是

A. 脾胃阳虚证　　B. 寒湿困脾证

C. 寒饮停胃证　　D. 寒滞胃肠证

E. 脾肾阳虚证

19. 脘腹痞闷，纳呆呕恶，大便溏泄，头身困重，苔白腻，脉缓的临床意义是

20. 五更泄泻，便质清冷，畏寒，面白神疲，舌淡，脉沉迟无力的临床意义是

A. 吐血，衄血，耳鸣如潮，胸胁灼痛，面目红赤

B. 便血，肌衄，妇女崩漏，食少，面色萎黄，脉弱

C. 心烦失眠，吐血，衄血，舌尖红赤，苔黄脉数

D. 吐血，咳血，尿血，月经量多，崩漏，舌绛脉数

E. 刺痛，出血紫黯或夹有血块，舌紫黯，脉涩

21. 脾不统血证的临床表现是

22. 心火亢盛证的临床表现是

A. 心气虚证　　　B. 肺气虚证

C. 脾虚气陷证　　D. 肾气不固证

E. 脾不统血证

23. 怀孕3次，均不足3个月而流产，头晕耳鸣，食少疲乏，腰膝酸痛的临床意义是

24. 身体瘦弱，脘腹坠胀，头晕目眩，舌淡脉弱的临床意义是

A. 肝肾阴虚证　　B. 肝阳上亢证

C. 肝火上炎证　　D. 胆郁痰扰证

E. 心脾气血虚证

25. 头晕眼花，少气乏力，心悸失眠，食少，舌淡的临床意义是

26. 头晕胀痛，面红目赤，急躁易怒，腰膝酸软，舌红少苔的临床意义是

A. 肝胆火盛证　　B. 寒湿困脾证

C. 脾胃气虚证　　　D. 肝胆湿热证

E. 湿热蕴脾证

27. 皮肤巩膜发黄，晦黯不泽，脘腹痞闷，呕恶，苔白腻，脉缓弱的临床意义是

28. 身目鲜黄，便溏不爽，脘闷呕恶，身热不扬，苔黄腻，脉濡数的临床意义是

A. 肾虚水泛证　　　B. 肾阳虚证

C. 肾精不足证　　　D. 肾气不固证

E. 肾阴虚证

29. 腰膝酸软，神疲乏力，小便频数而清或尿后余沥不尽的临床意义是

30. 腰膝酸软，神疲乏力，月经淋沥不尽，白带量多清稀的临床意义是

A. 心肾不交证　　　B. 肾气不固证

C. 肾阴虚证　　　　D. 心脾气血虚证

E. 肾精不足证

31. 遗精，头晕耳鸣，烦热盗汗，惊悸多梦，舌红少苔的临床意义是

32. 滑精频作，神疲乏力，腰膝酸软，面色少华，舌淡的临床意义是

A. 久泄久痢，形寒舌淡

B. 心悸咳喘，畏寒身肿

C. 发育迟缓，骨骼柔软

D. 腰酸耳鸣，小便失禁

E. 眩晕咽干，腰膝酸软

33. 脾肾阳虚证的临床表现为

34. 肾阳虚衰，水湿泛滥的临床表现为

A. 心肾不交证　　　B. 心肺气虚证

C. 心肝血虚证　　　D. 心脉痹阻证

E. 心肾阳虚证

35. 心悸怔忡，胸闷疼痛，脉象细涩的临床意义是

36. 惊悸失眠，遗精盗汗，脉象细数的临床意义是

A. 心肺气虚证　　　B. 心脾气血虚证

C. 心肾阳虚证　　　D. 心肝血虚证

E. 心脉痹阻证

37. 心悸少寐，食少便溏，脉象细弱的临床意义是

38. 心悸怔忡，尿少浮肿，脉象微弱的临床意义是

A. 脾胃阳虚证　　　B. 湿热蕴脾证

C. 脾肾阳虚证　　　D. 寒湿困脾证

E. 肾虚水泛证

39. 肢体浮肿，脘腹痞闷，泛恶欲呕，面色晦暗，舌苔白腻，脉濡缓的临床意义是

40. 腰膝酸软，耳鸣，身体浮肿，腰以下尤甚，按之没指，小便短少，舌质淡胖，苔白滑，脉沉迟无力的临床意义是

A. 脾阳虚证　　　　B. 命门火衰证

C. 食滞胃肠证　　　D. 肝脾不调证

E. 大肠湿热证

41. 胁胀，腹痛作泻，或腹胀矢气，排便不爽，大便时干时稀的临床意义是

42. 发热，腹痛，腹泻，大便或下痢脓血的临床意义是

A. 心血虚证　　　　B. 心火亢盛证

C. 心肾不交证　　　D. 肝火上炎证

E. 肝阴虚证

43. 心烦失眠，多梦，遗精的临床意义是

44. 急躁易怒，失眠，梦多，胁肋灼痛的临床意义是

A. 胃阴虚证　　　　B. 肝胃不和证

C. 食滞胃肠证　　　D. 胃寒证

E. 胃气虚证

45. 嗳气频作，常随情绪变化的临床意义是

46. 嗳气频作，伴饥不欲食的临床意义是

A. 心悸气短，咳喘无力

B. 心悸失眠，纳差，腹胀，便溏

C. 心悸失眠，头晕，面白无华，肢体麻木，月经量少色淡

D. 心烦不寐，腰脊困痛，夜梦遗精

E. 心悸怔忡，形寒肢冷，腰冷浮肿

47. 心肺气虚证的临床表现是

48. 心脾气血虚证的临床表现是

A. 肾精不足证　　B. 心脾气血虚证

C. 肾阴虚证　　　D. 心肝血虚证

E. 肝郁气滞证

49. 月经量少，心悸失眠，健忘，食欲减退，腹胀便溏的临床意义是

50. 月经量少，胸胁胀满，小腹及乳房胀痛，脉象弦涩的临床意义是

参考答案

A 型题

1. B	2. C	3. D	4. E	5. E
6. C	7. B	8. C	9. D	10. A
11. A	12. B	13. C	14. B	15. A
16. E	17. E	18. B	19. D	20. A
21. D	22. E	23. B	24. A	25. D
26. B	27. C	28. D	29. C	30. D
31. A	32. A	33. D	34. B	35. E
36. A	37. C	38. B	39. D	40. C
41. D	42. C	43. D	44. A	45. E
46. C	47. B	48. A	49. A	50. E
51. D	52. C	53. D	54. A	55. D
56. E	57. D	58. C	59. C	60. E
61. A	62. B	63. C	64. D	65. C
66. D	67. D	68. E	69. B	70. C
71. D	72. A	73. D	74. D	75. A
76. B	77. B	78. B	79. C	80. D
81. A	82. D	83. C	84. E	85. B
86. C	87. C	88. D	89. E	90. E
91. D	92. A	93. B	94. D	95. D
96. E	97. C	98. B	99. A	100. D
101. E	102. A	103. E	104. D	105. C
106. E	107. B	108. A	109. A	110. C
111. D	112. E	113. E	114. D	115. C
116. D	117. D	118. D	119. C	120. A
121. D	122. D	123. C	124. C	125. C
126. E	127. B	128. C	129. C	130. D
131. E	132. B	133. E	134. D	135. D
136. E	137. A	138. A	139. C	140. C
141. A	142. C	143. D	144. E	145. C
146. A	147. C	148. A	149. D	150. B
151. A	152. C	153. E	154. D	155. C
156. E	157. B	158. A	159. A	160. A
161. B	162. B	163. D	164. D	165. B
166. E	167. A	168. B	169. D	170. D
171. A	172. B	173. D	174. D	175. C
176. C	177. A	178. D	179. A	180. B
181. C	182. B	183. A	184. A	185. B
186. D	187. B	188. B	189. C	190. B
191. B	192. A	193. E	194. A	195. C
196. D	197. A	198. B	199. A	200. B
201. D	202. A	203. E	204. C	205. D
206. A	207. A			

B 型题

1. E	2. A	3. E	4. A	5. A
6. D	7. A	8. E	9. B	10. D
11. A	12. E	13. C	14. D	15. D
16. E	17. D	18. A	19. B	20. E
21. B	22. C	23. D	24. C	25. E
26. B	27. B	28. E	29. D	30. D
31. A	32. B	33. A	34. B	35. D
36. A	37. B	38. C	39. D	40. E
41. D	42. E	43. C	44. D	45. B
46. A	47. A	48. B	49. B	50. E

中 药 学

第一单元　中药的性能

A1 型题

1. 确定四气的理论依据是
   - A. 从人体的感觉总结出来的
   - B. 从机体的反应总结出来的
   - C. 从疾病的性质总结出来的
   - D. 从药物作用于机体所发生的反应概括出来的
   - E. 从药物药用部位、质地轻重等推导出来的

2. 能够减轻或消除热证的药物，其药性一般属于
   - A. 寒、热　　　　　B. 寒、凉
   - C. 温、凉　　　　　D. 温、热
   - E. 平

3. 下列各项，不属温热性能所具有的作用的是
   - A. 温里　　　　　B. 开窍
   - C. 补火　　　　　D. 温经
   - E. 回阳

4. 平性药指的是
   - A. 寒、热之性不甚明显的药物
   - B. 作用比较强烈的药物
   - C. 升浮、沉降作用趋向不明显的药物
   - D. 性味甘淡的药物
   - E. 寒热之性均具备的药物

5. 确定药物寒热、温凉的依据是
   - A. 神农氏尝百草的体会
   - B.《素问》："寒者热之，热者寒之。"
   - C.《本经》："疗寒以热药，疗热以寒药。"
   - D. 药物作用于人体的反应
   - E. 口尝的滋味

6. 具有发散作用的药味是
   - A. 咸　　　　　　B. 酸
   - C. 苦　　　　　　D. 辛
   - E. 甘

7. 治疗筋脉挛急疼痛的药物，其味是
   - A. 酸　　　　　　B. 苦
   - C. 甘　　　　　　D. 辛
   - E. 咸

8. 治疗外感风热，应选择的药物的性味是
   - A. 辛、温　　　　B. 辛、凉
   - C. 甘、寒　　　　D. 苦、寒
   - E. 甘、温

9. 治疗寒凝血瘀，月经不调，少腹冷痛，应选用的药物的性味是
   - A. 辛、凉　　　　B. 苦、温
   - C. 辛、温　　　　D. 苦、寒
   - E. 咸、寒

10. 下列各项，不属苦味药作用的是
    - A. 降泻　　　　　B. 通泄
    - C. 燥湿　　　　　D. 行气

E. 清泄

11. 甘味的作用是
   A. 发散　　　　　　B. 补益
   C. 燥湿　　　　　　D. 软坚
   E. 收敛

12. 五味的阴阳属性，属于阳的一组是
   A. 辛，甘，咸　　　B. 酸，苦，淡
   C. 甘，淡，苦　　　D. 辛，甘，淡
   E. 辛，苦，酸

13. 五味的阴阳属性，属于阴的一组是
   A. 辛、甘、苦　　　B. 酸、苦、咸
   C. 甘、淡、酸　　　D. 辛、甘、淡
   E. 酸、苦、甘

14. 辛味药物的作用是
   A. 发散，行气　　　B. 补益，软坚
   C. 燥湿，通泄　　　D. 收敛，固涩
   E. 软坚，缓急

15. 下列各项，属甘味药作用的是
   A. 温中止痛　　　　B. 缓急止痛
   C. 理气止痛　　　　D. 化瘀止痛
   E. 祛风止痛

16. 下列各项，属淡味药作用的是
   A. 软坚散结　　　　B. 活血祛瘀
   C. 疏肝理气　　　　D. 利水渗湿
   E. 泻下通便

17. 具有敛肺止咳作用的药物大多具有的药味是
   A. 辛　　　　　　　B. 甘
   C. 酸　　　　　　　D. 苦
   E. 咸

18. 与涩味药物作用相似的是
   A. 苦味　　　　　　B. 咸味
   C. 酸味　　　　　　D. 辛味
   E. 甘味

19. 具有清热燥湿作用的药物具有的药味是
   A. 酸　　　　　　　B. 苦
   C. 甘　　　　　　　D. 辛
   E. 咸

20. 五味之中，具有泻火坚阴作用的味是
   A. 甘味　　　　　　B. 咸味
   C. 辛味　　　　　　D. 苦味
   E. 酸味

21. 治疗瘰疬、瘿瘤等证的药物具有的药味是
   A. 苦　　　　　　　B. 甘
   C. 咸　　　　　　　D. 涩
   E. 淡

22. 性味苦寒的药物大多具有的功效是
   A. 祛风除湿　　　　B. 芳香化湿
   C. 清热燥湿　　　　D. 利水渗湿
   E. 活血通络

23. 下列各项，概括药物药性和作用的是
   A. 归经　　　　　　B. 四气五味
   C. 升降浮沉　　　　D. 有毒无毒
   E. 配伍七情

24. 下列各项，不属苦味药作用的是
   A. 清热泻火　　　　B. 泄降逆气
   C. 引药下行　　　　D. 通泻大便
   E. 燥湿坚阴

25. 酸味药的作用是
   A. 止汗平喘　　　　B. 止泻止痢
   C. 固崩止带　　　　D. 固崩止遗
   E. 收敛固涩

26. 具有收敛固涩作用的是
   A. 酸味　　　　　　B. 咸味
   C. 辛味　　　　　　D. 苦味
   E. 淡味

27. 辛味药临床一般治疗的是
   A. 表证及气血阻滞证
   B. 呕吐呃逆
   C. 久泻久痢
   D. 瘰疬、瘿瘤、痰核
   E. 大便燥结

28. 涩味药多用于治疗的是
   A. 胃热消渴　　　　B. 水肿、小便不利
   C. 胸胁苦满　　　　D. 恶心呕吐

E. 虚汗、遗精滑精

29. 芳香药多具有的味是
    A. 辛味　　　　　　B. 甘味
    C. 苦味　　　　　　D. 酸味
    E. 淡味

30. 治疗肺热咳嗽，应选用的药物的归经是
    A. 心经　　　　　　B. 肾经
    C. 肝经　　　　　　D. 肺经
    E. 胃经

31. 治疗肺热咳嗽，应选用的药物是
    A. 归肺经温热性药物
    B. 归肺经寒凉性药物
    C. 归肺经辛甘味药物
    D. 归心经寒凉性药物
    E. 归胃经寒凉性药物

32. 治疗胁痛易怒、抽搐惊恐等症，应选用的药物的归经是
    A. 归心经　　　　　B. 归肺经
    C. 归肝经　　　　　D. 归肾经
    E. 归胃经

33. 确定归经学说的理论基础是
    A. 阴阳学说　　　　B. 脏腑经络理论
    C. 药性理论　　　　D. 药味理论
    E. 五行学说

34. 运用药物的归经理论还须考虑的是
    A. 药物的用量
    B. 药物的用法
    C. 药物的四气五味、升降浮沉
    D. 药物的采集
    E. 药物的炮制

35. 升降浮沉指的是
    A. 作用趋向性
    B. 作用部位的选择性
    C. 药物有无毒副作用
    D. 药物性能峻猛与否
    E. 药物有无补泻作用

36. 下列各项，作用趋向一般属于升浮的是
    A. 甘、辛、凉　　　B. 辛、苦、热

C. 辛、甘、温　　　D. 甘、淡、寒
E. 酸、咸、热

37. 下列各项，不属沉降药物作用的是
    A. 清热泻火　　　　B. 收敛固涩
    C. 平肝潜阳　　　　D. 开窍
    E. 镇惊安神

38. 下列各项，不属升浮药物作用的是
    A. 发表散寒　　　　B. 透疹
    C. 安神　　　　　　D. 涌吐
    E. 开窍

39. 属升浮药性的"性味"是
    A. 甘、苦，寒　　　B. 酸、苦，温
    C. 辛、苦，寒　　　D. 辛、甘，温
    E. 辛、甘，寒

40. 按照药性升降浮沉理论，具有升浮药性的药是
    A. 重镇安神药　　　B. 平肝息风药
    C. 开窍药　　　　　D. 清热药
    E. 泻下药

41. 按照药性升降浮沉理论，具有沉降性质的性味是
    A. 苦，温　　　　　B. 辛，温
    C. 苦，寒　　　　　D. 甘，寒
    E. 咸，温

A2 型题

1. 患者，男，45 岁。咳嗽，咯吐痰涎，色白清稀，鼻塞流涕，用药宜首选的药物的归经是
    A. 归肺经　　　　　B. 归心经
    C. 归肝经　　　　　D. 归膀胱经
    E. 归脾经

2. 患者，女，50 岁。体弱多病，形体消瘦，气短乏力，纳食不香，头晕心慌，面色苍白，时嗳气，腹胀，经查诊断为胃下垂。应选用的药物是
    A. 味辛、升浮药　　B. 味甘、沉降药
    C. 味甘、升浮药　　D. 味酸、沉降药

E. 味苦、沉降药

B1 型题

A. 发散、行气、行血

B. 收敛固涩

C. 软坚散结、泻下

D. 补益、和中、缓急

E. 渗湿利水

1. 甘味药的作用是

2. 辛味药的作用是

A. 四气　　　　　B. 五味

C. 归经　　　　　D. 毒性

E. 升降浮沉

3. 表示药物作用部位的是

4. 反映药物作用趋势的是

A. 用附子、干姜治疗腹中冷痛、脉沉无力

B. 用猪苓、茯苓治疗水肿、小便不利

C. 用黄芩、板蓝根治疗发热口渴、咽痛

D. 用山茱萸、五味子治疗虚汗、遗精

E. 用麻黄、薄荷治疗表证

5. 属于"疗寒以热药"治疗原则的是

6. 属于"疗热以寒药"治疗原则的是

A. 归心经　　　　B. 归肝经

C. 归脾经　　　　D. 归肺经

E. 归肾经

7. 朱砂能治疗心悸失眠,具有重镇安神之功,其归经是

8. 杏仁能治疗胸闷喘咳,具有止咳平喘之功,其归经是

A. 四气　　　　　B. 五味

C. 升降浮沉　　　D. 归经

E. 有毒无毒

9. 与所治疾病的寒热性质相对而言的中药性能是

10. 与所治疾病的病势相对而言的中药性能是

A. 四气　　　　　B. 五味

C. 升降浮沉　　　D. 归经

E. 有毒无毒

11. 表示药物作用部位的中药性能是

12. 反映药物作用安全程度的中药性能是

A. 发散　　　　　B. 缓急

C. 收敛　　　　　D. 泻降

E. 软坚

13. 甘味药物的作用是

14. 酸味药物的作用是

A. 发散　　　　　B. 缓急

C. 收敛　　　　　D. 泻降

E. 软坚

15. 辛味药物的作用是

16. 咸味药物的作用是

A. 辛味　　　　　B. 甘味

C. 酸味　　　　　D. 苦味

E. 咸味

17. 具有发散作用的药物的药味一般是

18. 具有收敛固涩作用的药物的药味一般是

A. 味辛、甘,性温、热

B. 味辛、甘,性寒、凉

C. 味酸、苦、咸,性温、热

D. 味酸、苦、咸,性寒、凉

E. 味辛、酸,性寒、热

19. 升浮药物大多具有的性味是

20. 沉降药物大多具有的性味是

参考答案

A1 型题

1. D	2. B	3. B	4. A	5. D
6. D	7. C	8. B	9. C	10. D
11. B	12. D	13. B	14. A	15. B
16. D	17. C	18. C	19. B	20. D
21. C	22. C	23. B	24. C	25. E
26. A	27. A	28. E	29. A	30. D
31. B	32. C	33. B	34. C	35. A

36. C	37. D	38. C	39. D	40. C
41. C				

A2 型题

1. A	2. C

B1 型题

1. D	2. A	3. C	4. E	5. A
6. C	7. A	8. D	9. A	10. C
11. D	12. E	13. C	14. C	15. A
16. E	17. A	18. C	19. A	20. D

第二单元 中药的配伍

A1 型题

1. 性能功效相类似的药物配合应用，可增强原有疗效的配伍关系是
   - A. 相须
   - B. 相使
   - C. 相畏
   - D. 相杀
   - E. 相恶

2. 功效有某种共性的药物配合应用，辅药能增强主药的疗效。这种配伍关系是
   - A. 相反
   - B. 相恶
   - C. 相杀
   - D. 相畏
   - E. 相使

3. 一种药物能减轻另一种药物的毒性烈性，这种配伍关系是
   - A. 相畏
   - B. 相须
   - C. 相使
   - D. 相恶
   - E. 相杀

4. 一种药物的毒性烈性，能被另一种药物消除的配伍关系是
   - A. 相恶
   - B. 相杀
   - C. 相畏
   - D. 相须
   - E. 相反

5. 两药合用，一种药物能使另一种药物原有的功效降低或丧失。这种配伍关系是
   - A. 相反
   - B. 相畏
   - C. 相杀
   - D. 相恶
   - E. 相使

6. 两种药物合用，能产生或增强毒性。这种配伍关系是
   - A. 相杀
   - B. 相畏
   - C. 相恶
   - D. 相反
   - E. 相使

7. 属于减毒配伍关系的是
   - A. 相须，相使
   - B. 相恶，相反
   - C. 相畏，相杀
   - D. 相须，相畏
   - E. 相恶，相杀

8. 大黄与芒硝配伍，能增强攻下泄热的功效，这种配伍关系是
   - A. 相恶
   - B. 相使
   - C. 相杀
   - D. 相反
   - E. 相畏

9. 黄芪与茯苓配伍，茯苓能增强黄芪的补气利水作用，这种配伍关系是

    A. 相须   B. 相使

    C. 相反   D. 相恶

    E. 相畏

10. 七情配伍中，可以提高药效的是

    A. 相畏、相杀   B. 相杀、相使

    C. 相须、相使   D. 相须、相恶

    E. 相恶、相反

11. 七情配伍中，可降低药物毒副作用的是

    A. 相恶、相使   B. 相杀、相反

    C. 相须、相恶   D. 相杀、相畏

    E. 相须、相使

12. 七情配伍中，可以降低药物功效的是

    A. 相须   B. 相使

    C. 相杀   D. 相畏

    E. 相恶

13. 药物"七情"的含义是

    A. 喜、怒、忧、思、悲、恐、惊

    B. 辛、甘、酸、苦、咸、淡、涩

    C. 相须、相使、相畏、相杀、相恶、相反、单行

    D. 寒、热、温、凉、平

    E. 有毒、无毒

14. 生姜能减轻或清除生半夏的毒性，这种配伍关系是

    A. 相须   B. 相使

    C. 相杀   D. 相恶

    E. 相反

15. 相须、相使配伍可产生的作用是

    A. 协同作用，增进疗效

    B. 拮抗作用，降低疗效

    C. 减毒作用

    D. 毒副作用

    E. 产生毒性

16. 人参配莱菔子，莱菔子能削弱人参的补气作用，这种配伍关系属于

    A. 相须   B. 相使

    C. 相畏   D. 相恶

    E. 相杀

17. 半夏与陈皮合用以增强燥湿化痰的作用，其配伍关系是

    A. 相畏   B. 相杀

    C. 相须   D. 相使

    E. 相恶

B1 型题

    A. 相须   B. 相使

    C. 相畏   D. 相恶

    E. 相反

1. 石膏配牛膝属于的配伍关系是

2. 黄连配木香属于的配伍关系是

    A. 天南星配生姜   B. 甘草配甘遂

    C. 石膏配牛膝   D. 丁香配郁金

    E. 藜芦配白芍

3. 属于相畏的配伍是

4. 属于相使的配伍是

    A. 相使配伍   B. 相畏配伍

    C. 相杀配伍   D. 相恶配伍

    E. 相反配伍

5. 一种药物的毒性反应或副作用，能够被另一种药物减轻或消除，其配伍是

6. 一种药物能够减轻或消除另一种药物的毒性反应或副作用，其配伍是

    A. 相使配伍   B. 相畏配伍

    C. 相杀配伍   D. 相恶配伍

    E. 相反配伍

7. 一种药物的功效能够被另一种药物减弱或消除，其配伍是

8. 两种药物合用，能够产生毒性反应或副作用，其配伍是

A. 石膏与知母配伍

B. 黄芪与茯苓配伍

C. 半夏与生姜配伍

D. 人参与莱菔子配伍

E. 甘草与海藻配伍

9. 属于相使的是

10. 属于相反的是

A. 石膏与知母配伍

B. 黄芪与茯苓配伍

C. 半夏与生姜配伍

D. 人参与莱菔子配伍

E. 甘草与海藻配伍

11. 属于相恶的是

12. 属于相须的是

A1 型题

1. A	2. E	3. E	4. C	5. D
6. D	7. C	8. B	9. B	10. C
11. D	12. E	13. C	14. C	15. A
16. D	17. C			

B1 型题

1. B	2. B	3. A	4. C	5. B
6. C	7. D	8. E	9. B	10. E
11. D	12. A			

第三单元　中药的用药禁忌

A1 型题

1. 属于配伍禁忌的是

A. 人参与藜芦　　　　B. 人参与海藻

C. 人参与大戟　　　　D. 人参与莱菔子

E. 人参与五倍子

2. 下列配伍中，属于"十九畏"的是

A. 大戟与甘草　　　　B. 贝母与乌头

C. 乌头与瓜蒌　　　　D. 官桂与赤石脂

E. 芍药与藜芦

3. 下列配伍中，属于"十八反"的是

A. 大戟与甘草　　　　B. 人参与莱菔子

C. 白及与甘草　　　　D. 丁香与木香

E. 人参与五倍子

4. 与人参相反的药物是

A. 半夏　　　　　　　B. 乌头

C. 藜芦　　　　　　　D. 白芍

E. 细辛

5. 与海藻相反的药物是

A. 藜芦　　　　　　　B. 昆布

C. 大枣　　　　　　　D. 甘草

E. 细辛

6. "十九畏"中，与人参相畏的药物是

A. 密陀僧　　　　　　B. 五灵脂

C. 狼毒　　　　　　　D. 郁金

E. 水牛角

7. 下列各项，与乌头相反的药物是

A. 甘草　　　　　　　B. 海藻

C. 人参　　　　　　　D. 藜芦

E. 瓜蒌

8. 下列各项，与瓜蒌相反的药物是

A. 半夏　　　　　　　B. 乌头

C. 贝母　　　　　　　D. 白蔹

E. 白及

9. 下列各项，不属于"十八反"的是

A. 甘草反甘遂　　　B. 乌头反贝母

C. 藜芦反半夏　　　D. 甘草反大戟

E. 乌头反瓜蒌

10. 下列各项，不属妊娠禁用药的是

A. 麝香　　　　　　B. 巴豆

C. 大戟　　　　　　D. 半夏

E. 斑蝥

11. 在"十八反"中，不属与甘草相反的药物是

A. 大戟　　　　　　B. 海藻

C. 贝母　　　　　　D. 芫花

E. 甘遂

12. 在"十八反"中，不属与乌头相反的药物是

A. 玄参　　　　　　B. 白及

C. 贝母　　　　　　D. 瓜蒌

E. 半夏

13. 属于"十九畏"的是

A. 川乌与草乌　　　B. 桃仁与红花

C. 官桂与赤石脂　　D. 乌头与贝母

E. 甘草与甘遂

14. 下列各项，不属妊娠禁用药物的是

A. 牵牛子　　　　　B. 桃仁

C. 巴豆　　　　　　D. 莪术

E. 水蛭

15. 下列各项，不属妊娠慎用药物的是

A. 牛膝　　　　　　B. 白术

C. 大黄　　　　　　D. 红花

E. 附子

16. 下列各项，不属于证候禁忌的是

A. 寒证忌用寒药

B. 热证忌用热药

C. 邪盛而正不虚者忌用补虚药

D. 血证忌用补药

E. 正虚而无邪者忌用攻邪药

A2 型题

1. 患者，女，25 岁。妊娠 8 周，下列各项，

可以服用的是

A. 巴豆、牵牛子、商陆

B. 三棱、莪术、水蛭

C. 斑蝥、麝香、虻虫

D. 当归、阿胶、丹参

E. 附子、干姜、肉桂

B1 型题

A. 大戟　　　　　　B. 瓜蒌

C. 细辛　　　　　　D. 五灵脂

E. 朴硝

1. 与乌头相反的药物是

2. 与藜芦相反的药物是

A. 大戟　　　　　　B. 瓜蒌

C. 细辛　　　　　　D. 五灵脂

E. 丁香

3. "十九畏"中，郁金畏的是

4. "十九畏"中，人参畏的是

A. 硼砂　　　　　　B. 雄黄

C. 轻粉　　　　　　D. 水银

E. 朴硝

5. 不宜与砒石同用的药物是

6. 不宜与硫黄同用的药物是

A. 陈皮配半夏　　　B. 石膏配牛膝

C. 乌头配半夏　　　D. 生姜配黄芩

E. 丁香配郁金

7. 属于"十八反"的是

8. 属于"十九畏"的是

A. 乌头　　　　　　B. 甘草

C. 三棱　　　　　　D. 芒硝

E. 藜芦

9. 不宜与瓜蒌同用的药物是

10. 不宜与牙硝同用的药物是

参考答案

A1 型题

1. A	2. D	3. A	4. C	5. D
6. B	7. E	8. B	9. C	10. D
11. C	12. A	13. C	14. B	15. B

16. D

A2 型题

1. D

B1 型题

1. B	2. C	3. E	4. D	5. D
6. E	7. C	8. E	9. A	10. C

第四单元 中药的剂量与用法

A1 型题

1. 呕吐病人服药的方法应是
   A. 饭前服
   B. 饭后服
   C. 小量频服
   D. 睡前服
   E. 清晨服

2. 服药方法中，汤剂的服法是
   A. 温服
   B. 热服
   C. 冷服
   D. 小量频服
   E. 温开水吞服

3. 车前子、旋覆花入汤剂的用法是
   A. 久煎
   B. 先煎
   C. 布包煎
   D. 烊化
   E. 另煎

4. 贝壳、甲壳、化石等类药物入汤剂的用法是
   A. 先煎
   B. 后下
   C. 布包煎
   D. 另煎
   E. 烊化兑服

5. 气味芳香、成分易挥发的药物其用法是
   A. 先煎
   B. 后下
   C. 布包煎
   D. 另煎
   E. 烊化兑服

6. 下列各项，用药方法错误的是
   A. 旋覆花包煎
   B. 生大黄后下
   C. 鹤草芽入煎服
   D. 阿胶烊化兑服
   E. 附子先煎

7. 下列各项，用法错误的是
   A. 生牡蛎入汤剂宜先煎
   B. 钩藤入汤剂不宜久煎
   C. 雷丸入汤剂宜先煎
   D. 砂仁入汤剂宜后下
   E. 附子入汤剂宜先煎

8. 下列各项，用法错误的是
   A. 旋覆花布包入汤剂
   B. 琥珀入汤剂
   C. 钩藤入汤剂后下
   D. 雷丸研末冷开水调服
   E. 麝香入丸散服

9. 入汤剂需先煎的药物是
   A. 薄荷、豆蔻
   B. 蒲黄、海金沙
   C. 人参、阿胶
   D. 磁石、牡蛎
   E. 车前子、蒲黄

10. 宜饭后服用的药物是
    A. 峻下逐水药
    B. 对胃肠有刺激性的药
    C. 驱虫药
    D. 安神药
    E. 截疟药

11. 中药传统的给药途径是

    A. 舌下给药

    B. 直肠给药

    C. 口服和皮肤给药

    D. 黏膜表面给药

    E. 吸入给药

B1 型题

    A. 贝壳、甲壳、化石及多种矿物药

    B. 芳香性药物

    C. 某些粉末状药物及细小的植物种子药物

    D. 较贵重的药物

    E. 胶质的药物

1. 入汤剂宜先煎的药物是

2. 入汤剂宜布包煎的药物是

    A. 贝壳、甲壳、化石及多种矿物药

    B. 芳香性药物

    C. 某些粉末状药物及细小的植物种子药物

    D. 较贵重的药物

    E. 胶质的药物

3. 入汤剂宜后下的药物是

4. 入汤剂宜另行烊化的药物是

    A. 武火急煎   B. 文火久煎

    C. 武火久煎   D. 文火略煎

    E. 不宜久煎

5. 滋补药的煎法是

6. 矿石贝壳药的煎法是

    A. 先煎   B. 后下

    C. 包煎   D. 另煎

    E. 烊化

7. 钩藤入汤剂其用法是

8. 西洋参入汤剂其用法是

    A. 先煎   B. 后下

    C. 包煎   D. 另煎

    E. 冲服

9. 细小而含黏液质多的种子类药入汤剂的用法是

10. 贝壳类药入汤剂的用法是

参考答案

A1 型题

1. C   2. A   3. C   4. A   5. B

6. C   7. C   8. B   9. D   10. B

11. C

B1 型题

1. A   2. C   3. B   4. E   5. B

6. B   7. B   8. D   9. C   10. A

第五单元　解表药

A1 型题

1. 下列各项，属于辛温解表药的是

    A. 荆芥、防风、蔓荆子

    B. 藁本、牛蒡子、辛夷

    C. 紫苏、香薷、白芷

    D. 白芷、桂枝、葛根

E. 麻黄、羌活、桑叶

2. 麻黄善治的病证是

　　A. 风热表证

　　B. 风寒表证

　　C. 风寒有汗表虚证

　　D. 风寒无汗表实证

　　E. 风寒夹湿表证

3. 麻黄的功效是

　　A. 发汗解表，宣肺平喘，利水消疮

　　B. 发汗解表，宣肺平喘，利水消肿

　　C. 发汗解表，宣肺平喘，通阳散结

　　D. 发汗解表，宣肺平喘，化湿通淋

　　E. 发汗解表，利水平喘，散寒止痛

4. 用治邪热壅肺之咳喘、气急，宜选用的药组是

　　A. 半夏、天南星

　　B. 陈皮、半夏

　　C. 麻黄、石膏

　　D. 白芥子、莱菔子

　　E. 杏仁、白果

5. 既能宣肺，又能利水的药物是

　　A. 细辛　　　　　　B. 生姜

　　C. 白芷　　　　　　D. 麻黄

　　E. 葛根

6. 桂枝的功效是

　　A. 发汗解表，宣肺平喘，利水消肿

　　B. 发汗解肌，温经通阳，助阳化气

　　C. 发汗解表，温脾暖肝

　　D. 发汗解表，温经止血

　　E. 发汗解表，温胃止呕

7. 素体表虚，复因外感，恶风汗出，发热脉浮缓，应首选的药物是

　　A. 薄荷　　　　　　B. 荆芥

　　C. 桂枝　　　　　　D. 防风

　　E. 紫苏

8. 既能发汗解表，又能温通经脉的药物是

　　A. 防风　　　　　　B. 羌活

　　C. 细辛　　　　　　D. 桂枝

　　E. 紫苏

9. 治疗心阳不振、心悸、脉结代者，应选用的药物是

　　A. 桂枝配白芍　　　B. 桂枝配甘草

　　C. 桂枝配茯苓　　　D. 桂枝配大枣

　　E. 桂枝配附子

10. 紫苏善治疗的病证是

　　A. 外感风寒，胸闷咳喘

　　B. 外感风寒，表虚证

　　C. 外感风热，麻疹不透

　　D. 外感风寒兼湿邪头痛

　　E. 阳虚外感

11. 既能行气宽中安胎，又能解表散寒，解鱼蟹毒的药物是

　　A. 紫苏　　　　　　B. 黄芩

　　C. 砂仁　　　　　　D. 白术

　　E. 豆蔻

12. 治疗外感风寒兼脾胃气滞胸脘满闷、恶心呕逆者，应首选的药物是

　　A. 防风　　　　　　B. 香薷

　　C. 细辛　　　　　　D. 紫苏

　　E. 白芷

13. 有"呕家圣药"之称的药物是

　　A. 柴胡　　　　　　B. 辛夷

　　C. 升麻　　　　　　D. 生姜

　　E. 白芷

14. 既能发汗解表，又能温中止呕、温肺止咳的药物是

　　A. 麻黄　　　　　　B. 桂枝

　　C. 紫苏　　　　　　D. 生姜

　　E. 白芷

15. 生姜善治的呕吐是

　　A. 胃热呕吐　　　　B. 胃寒呕吐

　　C. 胃虚呕吐　　　　D. 虫积呕吐

　　E. 食积呕吐

16. 误服生半夏中毒，解毒应选用的药物是

　　A. 甘草　　　　　　B. 绿豆

　　C. 黄连　　　　　　D. 金银花

E. 生姜

17. 解鱼蟹中毒最宜用的药物是

    A. 生姜、白芷　　　B. 紫苏、半夏

    C. 紫苏、生姜　　　D. 生姜、葛根

    E. 葛根、菊花

18. 既能发汗解表，又能利水消肿的药物是

    A. 麻黄、荆芥　　　B. 香薷、紫苏

    C. 麻黄、香薷　　　D. 紫苏、生姜

    E. 荆芥、防风

19. 有"夏月之麻黄"之称的药物是

    A. 浮萍　　　　　　B. 香薷

    C. 紫苏　　　　　　D. 防风

    E. 生姜

20. 善于治疗夏季感寒饮冷，发热恶寒，头痛无汗的药物是

    A. 麻黄　　　　　　B. 桂枝

    C. 紫苏　　　　　　D. 生姜

    E. 香薷

21. 治疗夏季乘凉饮冷、阳气被阴邪所遏之阴暑证，宜选用的药物是

    A. 荆芥　　　　　　B. 香薷

    C. 桂枝　　　　　　D. 细辛

    E. 麻黄

22. 外感风寒表证、外感风热表证均可使用的药物是

    A. 麻黄、桂枝　　　B. 紫苏、生姜

    C. 细辛、白芷　　　D. 荆芥、防风

    E. 羌活、独活

23. 能祛风解表，炒炭又可止血的药物是

    A. 羌活　　　　　　B. 白芷

    C. 桂枝　　　　　　D. 荆芥

    E. 苍耳子

24. 荆芥的功效是

    A. 祛风解表，透疹消疮，止血止痉

    B. 发表通窍，胜湿止痛，止血

    C. 发表止痉，消疮止泻

    D. 发表止痛，利水消肿

    E. 消疮止泻，透疹止血

25. 既能祛风解表，又能透疹消疮的药物是

    A. 桂枝　　　　　　B. 荆芥

    C. 羌活　　　　　　D. 防风

    E. 白芷

26. 既能治疗风寒、风热表证，又能治疗破伤风的药物是

    A. 蝉蜕　　　　　　B. 防风

    C. 天麻　　　　　　D. 荆芥

    E. 僵蚕

27. 下列各项，不属防风治疗的病证的是

    A. 外感风寒，头身疼痛

    B. 风寒湿痹，肢体疼痛

    C. 肝脾不和，腹痛泄泻

    D. 湿热痹证，痉厥抽搐

    E. 破伤风症，角弓反张

28. 既能祛风解表，又能胜湿、止痛、止痉的药物是

    A. 荆芥　　　　　　B. 防风

    C. 香薷　　　　　　D. 紫苏

    E. 桂枝

29. 治疗外感风寒夹湿之头痛、头重、身重，应首选的药物是

    A. 香薷　　　　　　B. 桂枝

    C. 麻黄　　　　　　D. 羌活

    E. 生姜

30. 羌活善治的头痛是

    A. 少阳经头痛　　　B. 肝经头痛

    C. 太阳经头痛　　　D. 阳明经头痛

    E. 风热头痛

31. 长于治疗腰以上风湿痹证的药物是

    A. 独活　　　　　　B. 羌活

    C. 蔓荆子　　　　　D. 防风

    E. 苍耳子

32. 既能解表散寒、祛风止痛、通鼻窍，又能燥湿止带、消肿排脓的药物是

    A. 白芷　　　　　　B. 荆芥

    C. 防风　　　　　　D. 苍术

    E. 羌活

33. 下列各项，不属白芷主治病证的是
    A. 头痛鼻塞　　　　B. 鼻渊鼻塞
    C. 痈肿疮疡　　　　D. 寒湿带下
    E. 肺寒咳喘

34. 善于治疗阳明经眉棱骨痛的药物是
    A. 连翘　　　　　　B. 细辛
    C. 白芷　　　　　　D. 蔓荆子
    E. 柴胡

35. 白芷的功效是
    A. 疏散风热　　　　B. 消肿排脓
    C. 透疹消疮　　　　D. 行气宽中
    E. 胜湿止痛

36. 既能燥湿止带，又能消肿排脓的药物是
    A. 细辛　　　　　　B. 白蔹
    C. 白芷　　　　　　D. 苍术
    E. 白果

37. 具有解表散寒、温肺化饮、宣通鼻窍功效的药物是
    A. 干姜　　　　　　B. 辛夷
    C. 生姜　　　　　　D. 细辛
    E. 苍耳子

38. 既能治疗风寒头痛，又能治疗鼻渊的药物是
    A. 细辛　　　　　　B. 麻黄
    C. 荆芥　　　　　　D. 藿香
    E. 薄荷

39. 治疗外感风寒所致颠顶头痛的药物是
    A. 白芷　　　　　　B. 羌活
    C. 藁本　　　　　　D. 苍耳子
    E. 细辛

40. 既能宣通鼻窍，又能发散风寒、祛风湿、止痛的药物是
    A. 独活　　　　　　B. 羌活
    C. 防风　　　　　　D. 苍耳子
    E. 辛夷

41. 辛温解表药中具有散风寒、通鼻窍功效的药物是
    A. 荆芥　　　　　　B. 桂枝

    C. 防风　　　　　　D. 辛夷
    E. 麻黄

42. 善于治疗鼻渊头痛的药物是
    A. 羌活　　　　　　B. 辛夷
    C. 藁本　　　　　　D. 紫苏
    E. 荆芥

43. 辛凉解表药共有的功效是
    A. 清利咽喉　　　　B. 清利头目
    C. 发散风热　　　　D. 透发麻疹
    E. 清肺止咳

44. 下列各项，属辛凉解表药的是
    A. 薄荷、桑叶、荆芥
    B. 蝉衣、柴胡、菊花
    C. 柴胡、淡豆豉、防风
    D. 牛蒡子、苍耳子、升麻
    E. 蔓荆子、辛夷、葛根

45. 薄荷的功效是
    A. 疏散风热，利咽透疹
    B. 疏散风热，解毒透疹
    C. 疏散风热，升举阳气
    D. 疏散风热，息风止痉
    E. 疏散风热，明目退翳

46. 治疗风热上乘头痛，目赤，咽喉肿痛，应首选的药物是
    A. 荆芥　　　　　　B. 薄荷
    C. 葛根　　　　　　D. 桑叶
    E. 柴胡

47. 薄荷入汤剂的用法是
    A. 先煎　　　　　　B. 冲服
    C. 后下　　　　　　D. 另煎
    E. 布包煎

48. 功能疏肝解郁的解表药物是
    A. 薄荷　　　　　　B. 牛蒡子
    C. 桑叶　　　　　　D. 菊花
    E. 蔓荆子

49. 下列各项，不属牛蒡子功效的是
    A. 疏散风热　　　　B. 透疹利咽
    C. 解毒消肿　　　　D. 宣肺祛痰

E. 明目退翳

50. 性寒滑肠，气虚便溏者慎用的药物是
　A. 薄荷　　　　　B. 蝉蜕
　C. 柴胡　　　　　D. 桑叶
　E. 牛蒡子

51. 具有疏散风热、宣肺祛痰、透疹利咽、解毒消肿功效的药物是
　A. 薄荷　　　　　B. 牛蒡子
　C. 蝉蜕　　　　　D. 升麻
　E. 葛根

52. 治疗外感风热，咽喉肿痛，咳痰不利，兼大便秘结者，应首选的药物是
　A. 蝉蜕　　　　　B. 牛蒡子
　C. 薄荷　　　　　D. 桑叶
　E. 菊花

53. 善于治疗风热音哑、肝热目赤、小儿夜啼的药物是
　A. 薄荷　　　　　B. 柴胡
　C. 葛根　　　　　D. 桑叶
　E. 蝉蜕

54. 既能疏散风热，又能息风止痉的药物是
　A. 薄荷　　　　　B. 蝉蜕
　C. 桑叶　　　　　D. 菊花
　E. 牛蒡子

55. 下列各项，不属蝉蜕功效的是
　A. 疏散风热　　　B. 透疹止痒
　C. 息风止痉　　　D. 明目退翳
　E. 宣通鼻窍

56. 治疗风热、肝热之目赤肿痛的最佳药组是
　A. 菊花、木贼　　B. 薄荷、柴胡
　C. 桑叶、菊花　　D. 桑叶、牛蒡子
　E. 蝉蜕、木贼

57. 治疗咳嗽痰稠，鼻咽干燥，属燥热伤肺者，应选用的药物是
　A. 薄荷　　　　　B. 升麻
　C. 葛根　　　　　D. 蔓荆子
　E. 桑叶

58. 既能疏散风热，又能清热解毒、清肝明目的药物是
　A. 蔓荆子　　　　B. 桑叶
　C. 菊花　　　　　D. 牛蒡子
　E. 升麻

59. 既解表，又有明目功效的药物是
　A. 柴胡、薄荷　　B. 桑叶、菊花
　C. 柴胡、蔓荆子　D. 葛根、蝉蜕
　E. 升麻、柴胡

60. 菊花具有的功效是
　A. 平降肝阳，息风止痉，清肝明目
　B. 疏风清热，息风止痉
　C. 疏散风热，清热解毒，清肝明目
　D. 清肺止咳，清热解毒
　E. 疏风清热，清利咽喉

61. 具有疏散风热、清利头目功效的药物是
　A. 葛根　　　　　B. 麻黄
　C. 升麻　　　　　D. 蔓荆子
　E. 淡豆豉

62. 善于疏解半表半里之邪而有和解退热之功的药物是
　A. 菊花　　　　　B. 柴胡
　C. 升麻　　　　　D. 桑叶
　E. 蝉蜕

63. 长于条达肝气而疏肝解郁的解表药物是
　A. 升麻　　　　　B. 葛根
　C. 柴胡　　　　　D. 菊花
　E. 薄荷

64. 具有发散风热、升举阳气之功的药组是
　A. 葛根、蔓荆子　B. 柴胡、升麻
　C. 升麻、薄荷　　D. 柴胡、藁本
　E. 葛根、薄荷

65. 解表药中既能升阳，又可解毒的药物是
　A. 葛根　　　　　B. 柴胡
　C. 升麻　　　　　D. 薄荷
　E. 蔓荆子

66. 治疗外感风寒，项背强痛而无汗的药组是

A. 葛根、柴胡　　　B. 葛根、升麻

C. 葛根、麻黄　　　D. 葛根、牛蒡子

E. 葛根、白芷

67. 葛根的主治病证是

A. 咽喉疼痛　　　B. 寒热往来

C. 头项强痛　　　D. 咳嗽痰多

E. 胸中烦闷

68. 葛根的功效是

A. 发表解肌，清利头目

B. 发表解肌，升阳透疹

C. 解肌退热，疏肝解郁

D. 解肌退热，透疹，生津止渴，升阳止泻

E. 发表解肌，利水消肿

69. 长于鼓舞脾胃清阳之气而治疗湿热泻痢、脾虚泄泻的药物是

A. 芦根　　　　　B. 天花粉

C. 葛根　　　　　D. 薄荷

E. 桑叶

70. 葛根的功效，以下说法错误的是

A. 解肌退热　　　B. 升阳止泻

C. 透疹　　　　　D. 解痉

E. 生津止渴

71. 既能解肌退热，又能升阳止泻的药物是

A. 升麻　　　　　B. 葛根

C. 柴胡　　　　　D. 桑叶

E. 薄荷

A2 型题

1. 患者，女，38 岁。头痛连及项背，遇风则痛甚，恶风寒喜裹头戴帽，口不渴，苔薄白，脉浮。用药应首选的药物是

A. 发散风寒药　　　B. 发散风热药

C. 活血祛瘀药　　　D. 理气药

E. 祛风湿药

2. 患者，男，45 岁。头痛头胀，发热恶风，口渴咽干，舌质红，苔薄黄，脉浮数。用药应首选的药物是

A. 活血祛瘀药　　　B. 理气药

C. 发散风寒药　　　D. 发散风热药

E. 祛风湿药

3. 患者，男，30 岁。夜间外出着衣薄，次日恶寒发热，头身疼痛，后背发凉，无汗，舌苔薄白，脉浮紧。用药应首选的药物是

A. 荆芥、防风　　　B. 麻黄、桂枝

C. 桂枝、白芍　　　D. 羌活、白芷

E. 紫苏、香薷

4. 患者，女，26 岁。产后 20 天，发热，头痛，汗出恶风，肩背酸痛，舌苔薄白，脉浮缓。用药应首选的药物是

A. 麻黄、桂枝　　　B. 桂枝、白芍

C. 紫苏、生姜　　　D. 黄芪、防风

E. 苍术、羌活

5. 患者，男，45 岁。平素肩背酸痛，夜卧复受风邪，左臂疼痛，屈伸不利，舌脉如常。用药应首选的药物是

A. 独活　　　　　B. 防风

C. 羌活　　　　　D. 川芎

E. 秦艽

6. 患者，女，32 岁。素有头痛病史，经常前额疼痛，昨天生气后，眉棱骨痛伴有左侧头部胀痛，用药应首选的药物是

A. 防风　　　　　B. 羌活

C. 藁本　　　　　D. 白芷

E. 升麻

7. 患者，女，60 岁。素有高血压病史，近日发热微恶风，头昏头痛，鼻塞咽干，微咳，舌边尖赤，苔薄白脉数。用药应首选的药物是

A. 桑叶、菊花　　　B. 桑叶、蔓荆子

C. 桑叶、决明子　　D. 菊花、蔓荆子

E. 菊花、决明子

8. 患者，男，38 岁。形体消瘦，倦怠乏力，脘腹隐隐坠痛，大便溏薄，一日三行，舌质淡，脉沉细无力。用药应首选的药物是

A. 党参、白术　　　B. 党参、升麻

C. 山药、柴胡　　　D. 黄芪、升麻

E. 党参、柴胡

9. 患者，女，42岁。患感冒已经5天，现胸胁苦满，口苦咽干目眩，不欲饮食，舌边赤，脉弦。用药应首选的药物是

A. 荆芥、防风　　　B. 桑叶、菊花

C. 柴胡、黄芩　　　D. 葛根、升麻

E. 柴胡、葛根

10. 患者，男，30岁。长期在电脑前工作，近一年时感视力疲劳，两目干涩，头昏脑胀，腰膝酸痛，舌质略红，脉细涩。用药应首选的药物是

A. 夏枯草、决明子

B. 龙胆、夏枯草

C. 桑叶、菊花

D. 菊花、枸杞子

E. 菊花、决明子

11. 患者，男，50岁。素有高血压病史，服降压药可基本维持血压正常。但时有头痛、眩晕、耳鸣、项强等不适。用药应首选的药物是

A. 菊花　　　　　　B. 决明子

C. 夏枯草　　　　　D. 牛膝

E. 葛根

12. 患者，男，40岁。有头部外伤史，头刺痛如锥，颠顶部位尤甚，舌质暗，脉弦数。治疗拟采用活血化瘀，应选用的引经药物是

A. 柴胡　　　　　　B. 白芷

C. 藁本　　　　　　D. 葛根

E. 细辛

13. 患儿，男，1岁。夜卧不宁，时有啼哭，白昼如常。用药应首选的药物是

A. 石膏　　　　　　B. 黄连

C. 全蝎　　　　　　D. 蝉蜕

E. 防风

14. 患者，男，24岁。鼻渊头痛，香臭不闻，浊涕常流。用药应首选的药物是

A. 薄荷　　　　　　B. 广藿香

C. 辛夷　　　　　　D. 紫苏

E. 荆芥

15. 患者，女，22岁。中午进食鱼虾、螃蟹等海鲜，傍晚自觉腹痛，恶心欲吐，大便稀溏。用药应首选的药物是

A. 香薷、甘草　　　B. 紫苏、生姜

C. 薄荷、连翘　　　D. 葛根、车前子

E. 延胡索、木香

16. 患儿，男，5岁。发热39.5℃，咽喉肿痛，咳嗽，鼻塞流涕，面部和耳后有针头大小的丘疹，部分融合呈砖红色，或片状斑丘疹。诊断为麻疹初起，用药应首选的药物是

A. 荆芥、防风、桂枝

B. 麻黄、桂枝、紫苏

C. 薄荷、牛蒡子、蝉蜕

D. 葛根、桑叶、蔓荆子

E. 柴胡、升麻、葛根

17. 患者，男，32岁。两目模糊，视物不清，目赤肿痛，迎风流泪，头晕，头痛，脉浮数。用药应首选的药物是

A. 熟地黄、枸杞子

B. 菊花、桑叶

C. 牛蒡子、薄荷

D. 羌活、白芷

E. 荆芥、防风

18. 患者，女，28岁。发热恶风，咽喉肿痛，头痛目赤，脉浮而数。用药应首选的药物是

A. 白花蛇舌草、金银花

B. 羚羊角、木贼

C. 全蝎、菊花

D. 白僵蚕、桑叶

E. 地龙、荆芥

19. 患者，女，27岁。皮疹瘙痒，遇风加重，苔薄白。用药应首选的药物是

A. 苦参、黄柏

B. 荆芥、蒺藜

C. 地肤子、白僵蚕

D. 龙胆、茵陈

E. 黄连、连翘

20. 患者，女，32岁。素有心悸、心慌。2天前不慎受凉，出现头痛、发热、恶寒、微汗，脉浮缓而结代。用药应首选的药物是

    A. 麻黄配桂枝　　　B. 荆芥配防风

    C. 桂枝配白芍　　　D. 羌活配藁本

    E. 金银花配连翘

21. 患者，男，53岁。发热恶寒，头身疼痛，鼻塞，无汗，脉浮紧。伴咳喘日久，咳痰稀白量多。用药应首选的药组是

    A. 桂枝、白芍　　　B. 紫苏、生姜

    C. 麻黄、桂枝　　　D. 荆芥、防风

    E. 白芷、杏仁

22. 患者，女，45岁。2周前不慎感寒。肩臂疼痛，伴有麻木不仁，活动受限，受凉后疼痛加重，舌淡苔白，脉沉紧。用药应首选的药物是

    A. 独活　　　　　　B. 桑寄生

    C. 羌活　　　　　　D. 秦艽

    E. 威灵仙

B1 型题

    A. 解表散寒，行气宽中，解鱼蟹毒

    B. 祛风解表，消肿排脓

    C. 发汗解表，温经通脉，助阳化气

    D. 发汗解表，温中止呕，温肺止咳

    E. 祛风解表，胜湿止痛，止痉

1. 生姜的功效是

2. 防风的功效是

    A. 解表散寒，行气宽中，解鱼蟹毒

    B. 祛风解表，消肿排脓

    C. 发汗解肌，温经通脉，助阳化气

    D. 发汗解表，温中止呕，温肺止咳

    E. 祛风解表，胜湿止痛，止痉

3. 桂枝的功效是

4. 紫苏的功效是

    A. 发汗解表，利水消肿

    B. 发散风寒，胜湿止痛

    C. 发散风寒，消肿排脓

    D. 发散风寒，宣通鼻窍

    E. 发散风寒，和中止呕

5. 防风、羌活均具有的功效是

6. 麻黄、香薷均具有的功效是

    A. 发汗解表，宣肺平喘，利水消肿

    B. 发汗解肌，温通经脉，助阳化气

    C. 解表散寒，行气宽中，解鱼蟹毒

    D. 发散风寒，温中止呕，温肺止咳

    E. 解表散寒，祛风胜湿，止痛

7. 麻黄的功效是

8. 羌活的功效是

    A. 白芷　　　　　　B. 羌活

    C. 藁本　　　　　　D. 蔓荆子

    E. 辛夷

9. 治疗外感风寒之眉棱骨痛，应选用的药物是

10. 治疗外感风寒之颠顶头痛，应选用的药物是

    A. 发汗解表、通窍

    B. 发汗解表，化湿和中，利水消肿

    C. 发汗解表，消肿排脓

    D. 祛风解表，透疹消疮，止血止痉

    E. 发汗解表，胜湿止痛

11. 荆芥的功效是

12. 香薷的功效是

    A. 藁本　　　　　　B. 白芷

    C. 羌活　　　　　　D. 防风

    E. 荆芥

13. 具有祛风解表止血功效的药物是

14. 具有祛风胜湿解痉功效的药物是

    A. 羌活　　　　　　B. 荆芥

C. 防风　　　　　D. 白芷

E. 紫苏

15. 治疗外感风寒湿邪，上半身肩臂痹痛者，应选用的药物是

16. 治疗外感风寒，眉棱骨痛者，应选用的药物是

A. 喘咳　　　　　B. 胸痹

C. 破伤风　　　　D. 鼻渊

E. 上半身疼痛

17. 桂枝的主治病证是

18. 防风的主治病证是

A. 喘咳　　　　　B. 胸痹

C. 破伤风　　　　D. 鼻渊

E. 上半身疼痛

19. 苍耳子的主治病证是

20. 羌活的主治病证是

A. 太阳头痛　　　B. 阳明头痛

C. 少阳头痛　　　D. 厥阴头痛

E. 少阴头痛

21. 细辛善于治疗的是

22. 白芷善于治疗的是

A. 太阳头痛　　　B. 阳明头痛

C. 少阳头痛　　　D. 厥阴头痛

E. 少阴头痛

23. 柴胡善于治疗的是

24. 羌活善于治疗的是

A. 行气宽中　　　B. 化湿和中

C. 温经通阳　　　D. 宣肺平喘

E. 温中止呕

25. 生姜具有的功效是

26. 香薷具有的功效是

A. 桂枝　　　　　B. 麻黄

C. 防风　　　　　D. 香薷

E. 紫苏

27. 治疗痰饮眩晕，应选用的药物是

28. 治疗破伤风证，应选用的药物是

A. 疏散风热，透疹

B. 解毒利咽，透疹

C. 凉血止血，透疹

D. 清热解毒，透疹

E. 升阳止泻，透疹

29. 蝉蜕的功效是

30. 升麻的功效是

A. 桑叶、菊花

B. 薄荷、牛蒡子

C. 升麻、牛蒡子

D. 蝉蜕、牛蒡子

E. 升麻、柴胡

31. 具有清热解毒功效的药组是

32. 具有升阳举陷功效的药组是

A. 疏散风热，清利头目，利咽透疹，疏肝解郁

B. 疏散风热，息风止痉

C. 疏散风热，清肺润燥，清肝明目

D. 疏散风热，升阳透疹

E. 疏散风热，清热解毒

33. 桑叶的功效是

34. 薄荷的功效是

A. 柴胡、葛根、升麻

B. 薄荷、蝉蜕、牛蒡子

C. 羌活、防风、藁本

D. 白芷、苍耳子、辛夷

E. 桑叶、菊花、蔓荆子

35. 具有疏散风热透疹功效的药物是

36. 具有发散风热升阳功效的药物是

A. 麻黄　　　　　　 B. 香薷

C. 菊花　　　　　　 D. 紫苏

E. 牛蒡子

37. 治疗风寒外束，肺气壅遏，咳嗽者，应选用的药物是

38. 治疗外感风寒所致表实无汗者，应选用的药物是

A. 麻黄　　　　　　 B. 香薷

C. 菊花　　　　　　 D. 紫苏

E. 牛蒡子

39. 治疗夏季乘凉，外感风寒者，应选用的药物是

40. 治疗外感风寒，兼见胸闷不舒者，应选用的药物是

A. 蝉蜕　　　　　　 B. 桑叶

C. 薄荷　　　　　　 D. 菊花

E. 柴胡

41. 治疗风热郁肺，咽喉肿痛，声音嘶哑者，应选用的药物是

42. 治疗肝经风热，小儿惊风，夜啼者，应选用的药物是

A. 葛根　　　　　　 B. 升麻

C. 柴胡　　　　　　 D. 菊花

E. 牛蒡子

43. 治疗外感风热，项背强痛者，应选用的药物是

44. 治疗外感风热，目赤肿痛者，应选用的药物是

A. 柴胡　　　　　　 B. 菊花

C. 升麻　　　　　　 D. 桑叶

E. 葛根

45. 治疗伤寒邪在少阳，寒热往来者，应选用的药物是

46. 治疗燥热伤肺，咳嗽者，应选用的药

物是

A. 清利头目　　　　 B. 息风止痉

C. 透疹辟秽　　　　 D. 清肝明目

E. 疏肝解郁

47. 柴胡具有的功效是

48. 桑叶具有的功效是

A. 宣通鼻窍　　　　 B. 息风止痉

C. 疏肝解郁　　　　 D. 清肝明目

E. 解毒透疹

49. 蝉蜕具有的功效是

50. 薄荷具有的功效是

A. 清利头目　　　　 B. 息风止痉

C. 解毒透疹　　　　 D. 清肝明目

E. 疏肝解郁

51. 牛蒡子具有的功效是

52. 蔓荆子具有的功效是

A. 利咽消肿　　　　 B. 利咽清利头目

C. 明目退翳　　　　 D. 解热生津

E. 疏肝解郁

53. 蝉蜕具有的功效是

54. 牛蒡子具有的功效是

A. 利咽消肿　　　　 B. 利咽清利头目

C. 明目退翳　　　　 D. 解热生津

E. 清热解毒

55. 葛根具有的功效是

56. 升麻具有的功效是

A. 外感风热，麻疹初起，肝经风热，目赤多泪，小儿惊啼

B. 外感风热，麻疹初起，热毒疮肿

C. 外感风热，麻疹初起，湿热泻痢，热病烦渴

D. 少阳证，肝气郁结，气虚下陷

E. 外感风热，肝经风热，肝阳上亢，头晕头痛

57. 葛根的主治病证是

58. 柴胡的主治病证是

A. 外感风热，麻疹初起，肝经风热，目赤多泪，小儿惊啼

B. 外感风热，麻疹初起，胁肋胀痛

C. 外感风热，麻疹初起，湿热泻痢，热病烦渴

D. 少阳证，肝气郁结，气虚下陷

E. 外感风热，肝经风热，肝阳上亢，头晕头痛

59. 薄荷的主治病证是

60. 蝉蜕的主治病证是

A. 外感风热，麻疹初起，肝经风热，目赤多泪，小儿惊啼

B. 外感风热，麻疹初起，热毒疮肿

C. 外感风热，麻疹初起，湿热泻痢，热病烦渴

D. 少阳证，肝气郁结，气虚下陷

E. 外感风热，肝经风热，肝阳上亢，头晕头痛

61. 菊花的主治病证是

62. 牛蒡子的主治病证是

A. 薄荷　　　　　　B. 牛蒡子

C. 蝉蜕　　　　　　D. 荆芥

E. 麻黄

63. 功能疏散风热，解毒透疹，消肿利咽的药物是

64. 功能疏散风热，明目透疹，息风止痉的药物是

A. 牛蒡子　　　　　B. 淡豆豉

C. 栀子　　　　　　D. 葛根

E. 蝉蜕

65. 功能解表，兼能除烦的药物是

66. 功能透疹，兼能解毒的药物是

A. 牛蒡子　　　　　B. 生姜

C. 栀子　　　　　　D. 葛根

E. 淡豆豉

67. 功能解表，兼能止呕的药物是

68. 功能透疹，兼能利咽的药物是

A. 薄荷　　　　　　B. 紫苏

C. 荆芥　　　　　　D. 防风

E. 升麻

69. 治疗肝气郁滞所致胸闷胁痛的药物是

70. 治疗脾胃气滞所致胸闷呕吐的药物是

A. 疏肝解郁　　　　B. 清热解毒

C. 清肺润燥　　　　D. 息风止痉

E. 生津止渴

71. 柴胡具有的功效是

72. 升麻具有的功效是

参考答案

A1 型题

1. C	2. D	3. B	4. C	5. D
6. B	7. C	8. D	9. B	10. A
11. A	12. D	13. D	14. D	15. B
16. E	17. C	18. C	19. B	20. E
21. B	22. D	23. D	24. A	25. B
26. B	27. D	28. B	29. D	30. C
31. B	32. A	33. E	34. C	35. B
36. C	37. D	38. A	39. C	40. D
41. D	42. B	43. C	44. B	45. A
46. B	47. C	48. A	49. E	50. E
51. B	52. B	53. E	54. B	55. E
56. C	57. E	58. C	59. B	60. C
61. D	62. B	63. C	64. B	65. C

66. C	67. C	68. D	69. C	70. D
71. B				

A2 型题

1. A	2. D	3. B	4. B	5. C
6. D	7. A	8. D	9. C	10. D
11. E	12. C	13. D	14. C	15. B
16. C	17. B	18. D	19. B	20. C
21. C	22. C			

B1 型题

1. D	2. E	3. C	4. A	5. B
6. A	7. A	8. E	9. A	10. C

11. D	12. B	13. E	14. D	15. A
16. D	17. B	18. C	19. D	20. C
21. E	22. B	23. C	24. A	25. E
26. B	27. A	28. C	29. A	30. D
31. C	32. E	33. C	34. A	35. B
36. A	37. A	38. A	39. B	40. D
41. A	42. A	43. A	44. D	45. A
46. D	47. E	48. D	49. B	50. C
51. C	52. A	53. C	54. A	55. D
56. E	57. C	58. D	59. B	60. A
61. E	62. B	63. B	64. C	65. B
66. A	67. B	68. A	69. A	70. B
71. A	72. B			

第六单元　清热药

A1 型题

1. 内服能够清热泻火、除烦止渴，火煅外用能够敛疮生肌、收湿、止血的药物是
　　A. 知母　　　　　　B. 栀子
　　C. 石膏　　　　　　D. 芦根
　　E. 竹叶

2. 治疗胃火上炎的头痛、牙龈肿痛，应选用的药组是
　　A. 玄参、黄芩　　　B. 知母、贝母
　　C. 石膏、升麻　　　D. 龙胆、黄柏
　　E. 紫苏、生姜

3. 石膏的功效是
　　A. 滋阴润燥　　　　B. 除烦止渴
　　C. 生津利尿　　　　D. 消肿生肌
　　E. 燥湿解毒

4. 下列各项中，应煎服入药的是
　　A. 牛黄　　　　　　B. 石膏
　　C. 芒硝　　　　　　D. 青黛

　　E. 甘遂

5. 既能清实热，又可退虚热的药物是
　　A. 石膏　　　　　　B. 知母
　　C. 黄芩　　　　　　D. 苦参
　　E. 栀子

6. 既能清热泻火，又可滋阴润肺的药物是
　　A. 栀子　　　　　　B. 芦根
　　C. 竹叶　　　　　　D. 知母
　　E. 石膏

7. 治疗气分热证，症见壮热、烦渴、脉洪大等，最佳的配伍是
　　A. 芦根，天花粉　　B. 黄芩，栀子
　　C. 夏枯草，决明子　D. 石膏，知母
　　E. 竹叶，淡竹叶

8. 下列各项，不属于知母功效的是
　　A. 清热泻火　　　　B. 清热解毒
　　C. 滋阴清热　　　　D. 消退虚热
　　E. 滋肺胃肾阴

9. 上以清肺，中以凉胃，下泻肾火的药物是
　　A. 黄柏　　　　　　B. 栀子

C. 知母　　　　　　D. 地骨皮

E. 生地黄

10. 功能清热生津，除烦止呕的药物是

A. 石膏　　　　　　B. 知母

C. 芦根　　　　　　D. 黄连

E. 天花粉

11. 既能清热泻火、生津止渴，又能消肿排脓的药物是

A. 天花粉　　　　　B. 白芷

C. 麻黄　　　　　　D. 芦根

E. 知母

12. 孕妇忌用的药物是

A. 天花粉　　　　　B. 淡竹叶

C. 夏枯草　　　　　D. 决明子

E. 芦根

13. 淡竹叶的功效描述最准确的是

A. 清热，解毒，利尿

B. 清热泻火

C. 清热泻火，除烦，利尿

D. 清热除烦，生津

E. 清热除烦，利尿

14. 栀子具有的功效是

A. 清热除烦，泻火解毒，利尿

B. 泻火除烦，清热利湿，凉血解毒

C. 泻火解毒，利尿

D. 清热燥湿，泻火解毒，止血

E. 清热解毒，除烦止渴，消肿止痛

15. 具有清热利湿、利胆退黄之效，治湿热黄疸的药组是

A. 栀子、大黄　　　B. 黄芩、夏枯草

C. 金银花、连翘　　D. 紫草、水牛角

E. 黄连、苦参

16. 既能够治疗病热病心烦、郁闷、躁扰不宁，又能够治疗血热妄行之吐衄、尿血的药物是

A. 石膏　　　　　　B. 知母

C. 苦参　　　　　　D. 栀子

E. 黄芩

17. 下列各项，不属栀子功效的是

A. 凉血解毒　　　　B. 泻火除烦

C. 清热利湿　　　　D. 消退虚热

E. 凉血止血

18. 治疗痰火凝结之瘿瘤、瘰疬，应选用的最佳药物是

A. 栀子　　　　　　B. 决明子

C. 桑叶　　　　　　D. 夏枯草

E. 菊花

19. 夏枯草的功效是

A. 清心火，利小便

B. 清热泻火，明目，散结消肿

C. 清热泻火

D. 清肺热，止咳喘

E. 清胃热，降血压

20. 治疗肝经风热，目赤肿痛，应选用的药组是

A. 柴胡、桑叶　　　B. 牛蒡子、葛根

C. 蝉蜕、升麻　　　D. 桑叶、夏枯草

E. 菊花、白芷

21. 既能清肝明目，又能润肠通便的药物是

A. 决明子　　　　　B. 菟丝子

C. 枸杞子　　　　　D. 沙苑子

E. 牛蒡子

22. 既能清热燥湿，又能治疗胎热不安的药物是

A. 黄连　　　　　　B. 黄芩

C. 黄柏　　　　　　D. 龙胆草

E. 苏梗

23. 治疗肺热咳嗽，应选用的药物是

A. 栀子　　　　　　B. 大黄

C. 黄芩　　　　　　D. 黄连

E. 黄柏

24. 治疗怀胎蕴热、胎动不安者，应选用的药物是

A. 桑寄生　　　　　B. 黄芩

C. 苏梗　　　　　　D. 续断

E. 砂仁

25. 治疗湿热所致的腹泻、痢疾，胃热所致

的呕吐，均可选用的药物是

  A. 黄芩   B. 黄连

  C. 黄柏   D. 大黄

  E. 龙胆

26. 下列各项，不属黄连功效的是

  A. 清热   B. 安胎

  C. 燥湿   D. 泻火

  E. 解毒

27. 既能清热燥湿，又善清心火的药物是

  A. 连翘   B. 竹叶

  C. 黄芩   D. 黄连

  E. 黄柏

28. 善去中焦湿热、泻心胃火毒的药物是

  A. 黄连   B. 栀子

  C. 黄芩   D. 龙胆草

  E. 黄柏

29. 下列各项，不属黄连主治病证的是

  A. 肺热咳嗽   B. 血热吐血

  C. 胃热呕吐   D. 湿热泻痢

  E. 痈疽疮毒

30. 具有清热燥湿、泻火除蒸、解毒疗疮功效的药物是

  A. 银柴胡   B. 苦参

  C. 黄芩   D. 黄连

  E. 黄柏

31. 既能清热燥湿，又善于治疗下焦湿热诸证和阴虚发热的药物是

  A. 黄芩   B. 黄连

  C. 黄柏   D. 知母

  E. 龙胆

32. 治疗湿热下注之足膝红肿热痛，应选用的药组是

  A. 羌活、独活 B. 白芷、苍耳子

  C. 苦参、茯苓 D. 黄柏、苍术

  E. 细辛、防风

33. 黄柏的功效是

  A. 清湿热，退虚热

  B. 清湿热，除疳热

  C. 清热燥湿，泻火除蒸，解毒疗疮

  D. 清热燥湿，泻火生津

  E. 清热解毒，凉血止血

34. 治疗阴虚发热、骨蒸盗汗及遗精等症，有退虚热、制相火功效的药物是

  A. 银柴胡   B. 地骨皮

  C. 黄连   D. 牡丹皮

  E. 黄柏

35. 治疗阴虚火旺、肺肾阴虚所致盗汗、骨蒸潮热、心烦等症，应选用的药物是

  A. 天花粉、沙参 B. 生石膏、黄柏

  C. 黄柏、知母 D. 黄芩、地骨皮

  E. 牡丹皮、桑白皮

36. 具有清热燥湿、泻肝胆火功效的药物是

  A. 决明子   B. 龙胆

  C. 黄柏   D. 黄连

  E. 菊花

37. 用治湿热黄疸和肝经热盛，高热惊厥，手足抽搐，应选用的药物是

  A. 黄柏   B. 黄连

  C. 黄芩   D. 龙胆

  E. 防风

38. 用于肝胆实热所致之胁痛、头痛、口苦、目赤、耳聋、阴肿阴痒等症，应选用的药物是

  A. 黄柏   B. 龙胆

  C. 黄连   D. 苦参

  E. 虎杖

39. 均善于清肝胆经实火的药物是

  A. 黄连、栀子 B. 龙胆、夏枯草

  C. 桑叶、菊花 D. 石膏、知母

  E. 葛根、柴胡

40. 下列各项，不属于利胆退黄药组的是

  A. 栀子、黄柏、秦艽

  B. 大黄、龙胆、苦参

  C. 郁金、虎杖、白鲜皮

  D. 大黄、茵陈、金钱草

  E. 柴胡、黄芩、川楝子

41. 治疗皮肤瘙痒、脓疱疮、疥癣、淋证涩

痛，应选用的药物是

    A. 黄柏   B. 黄连

    C. 苦参   D. 紫草

    E. 麻黄

42. 具有清热燥湿、杀虫、利尿功效的药物是

    A. 苦参   B. 黄连

    C. 胡黄连   D. 黄柏

    E. 白鲜皮

43. 下列各项，不属苦参功效的是

    A. 清热   B. 燥湿

    C. 利尿   D. 杀虫止痒

    E. 凉血化瘀

44. 既能清热解毒，又能疏散风热、凉血止痢的药物是

    A. 大青叶   B. 板蓝根

    C. 青黛   D. 连翘

    E. 金银花

45. 金银花的功效是

    A. 清热解毒，疏散风热，凉血止痢

    B. 清热解毒，利湿

    C. 清热解毒，凉血消斑

    D. 清热解毒，凉血散肿

    E. 清热解毒，燥湿

46. 治疗热毒疮疡，风热外感的药物是

    A. 黄连   B. 蒲公英

    C. 牛黄   D. 桑叶

    E. 金银花

47. 既能清热解毒，又能疏散风热的药组是

    A. 桑叶、菊花   B. 薄荷、牛蒡子

    C. 牛黄、水牛角 D. 金银花、连翘

    E. 蒲公英、紫花地丁

48. 前人称为"疮家圣药"的药物是

    A. 白芷   B. 连翘

    C. 天花粉   D. 红藤

    E. 蒲公英

49. 治疗热毒蕴结之各种疮毒痈肿，瘰疬结核等，应选用的药物是

    A. 蒲公英   B. 紫花地丁

    C. 连翘   D. 白芷

    E. 大青叶

50. 治疗热陷心包之高热、神昏、谵语，应选用的药组是

    A. 黄连、胡黄连 B. 赤芍、金银花

    C. 石膏、知母   D. 黄连、连翘心

    E. 玄参、牡丹皮

51. 治疗温病热在卫气营血各个阶段均可使用的药组是

    A. 石膏、知母   B. 金银花、连翘

    C. 牡丹皮、赤芍 D. 牛黄、熊胆

    E. 青蒿、地骨皮

52. 穿心莲的功效是

    A. 清热解毒

    B. 清热解毒，养阴

    C. 泻火解毒，清热燥湿，凉血，消肿

    D. 清热凉血，祛瘀止痛

    E. 清热凉血，养阴生津

53. 用治温热病热毒发斑、神昏、壮热，血热毒盛之丹毒、咽肿等，应选用的药物是

    A. 金银花   B. 连翘

    C. 大青叶   D. 生地

    E. 穿心莲

54. 大青叶的功效是

    A. 清热解毒，凉肝定惊

    B. 清热解毒，凉血消斑

    C. 清热解毒，凉血散肿

    D. 清热解毒，燥湿

    E. 清热解毒，利水消肿

55. 大青叶、板蓝根、青黛的共同功效是

    A. 清热解毒，燥湿

    B. 清热解毒，凉血

    C. 清热解毒，利水消肿

    D. 清热解毒，利湿

    E. 清热解毒，活血止痛

56. 青黛入汤剂时，其用法是

    A. 先煎   B. 后下

C. 包煎　　　　　　D. 另煎

　　E. 作散剂冲服

57. 善于治疗乳痈，人称"乳痈良药，通淋妙品"的药物是

　　A. 金银花　　　　B. 连翘

　　C. 夏枯草　　　　D. 菊花

　　E. 蒲公英

58. 善于治疗疔毒的药物是

　　A. 鱼腥草　　　　B. 菊花

　　C. 败酱草　　　　D. 紫花地丁

　　E. 金银花

59. 善于治疗梅毒或因梅毒服用汞剂而致肢体拘挛的药物是

　　A. 鱼腥草　　　　B. 土茯苓

　　C. 败酱草　　　　D. 蒲公英

　　E. 地肤子

60. 功可清热解毒，消痈排脓，善于治疗肺痈、肺热咳嗽的药物是

　　A. 菊花　　　　　B. 芦根

　　C. 鱼腥草　　　　D. 蒲公英

　　E. 桑叶

61. 均善于治疗肺痈的药物是

　　A. 金银花、连翘　　B. 生地黄、玄参

　　C. 鱼腥草、芦根　　D. 牡丹皮、赤芍

　　E. 地骨皮、白薇

62. 用治痰热壅盛之咽喉肿痛的药物是

　　A. 山豆根　　　　B. 射干

　　C. 马勃　　　　　D. 鱼腥草

　　E. 薄荷

63. 山豆根的功效是

　　A. 利咽消肿　　　B. 利湿

　　C. 利尿　　　　　D. 消痈

　　E. 止痢

64. 具有清热解毒、利咽、消肿之功的药物是

　　A. 山豆根　　　　B. 菊花

　　C. 牛蒡子　　　　D. 薄荷

　　E. 射干

65. 均善于治疗咽喉肿痛的药物是

　　A. 山豆根、射干　　B. 桑叶、决明子

　　C. 野菊花、菊花　　D. 龙胆、夏枯草

　　E. 栀子、竹叶

66. 下列各项，不属山豆根功效的是

　　A. 清肺热　　　　B. 利咽喉

　　C. 活血化瘀　　　D. 消肿止痛

　　E. 清热解毒

67. 为治痢要药的药物是

　　A. 苦参　　　　　B. 白头翁

　　C. 秦皮　　　　　D. 败酱草

　　E. 鱼腥草

68. 白头翁长于治疗的病证是

　　A. 虚寒脘腹痛

　　B. 血虚腹痛

　　C. 肝胃不和的脘腹痛

　　D. 肠痈腹痛

　　E. 热痢腹痛

69. 治疗热毒血痢、湿热泻痢，应选用的药物是

　　A. 白头翁　　　　B. 秦皮

　　C. 黄柏　　　　　D. 黄连

　　E. 黄芩

70. 治疗温毒发斑，经闭痛经，应选用的药物是

　　A. 葛根　　　　　B. 连翘

　　C. 白芍　　　　　D. 赤芍

　　E. 黄柏

71. 既能够治疗痢疾，又可截疟的药物是

　　A. 青蒿　　　　　B. 白头翁

　　C. 鸦胆子　　　　D. 马齿苋

　　E. 黄连

72. 治疗温热病之身热夜甚，神昏谵语，应选用的药物是

　　A. 生地黄　　　　B. 大黄

　　C. 紫花地丁　　　D. 黄连

　　E. 黄芩

73. 既能清热凉血，又能养阴生津的药物是

A. 天花粉、芦根　　B. 竹叶、牡丹皮

C. 生地黄、玄参　　D. 紫草、水牛角

E. 石膏、知母

74. 用于温病热甚伤阴劫液之肠燥便秘的药物是

A. 生地黄　　　　　B. 大黄

C. 番泻叶　　　　　D. 火麻仁

E. 郁李仁

75. 下列各项，不属生地黄功效的是

A. 凉血　　　　　　B. 养阴

C. 生津　　　　　　D. 清热

E. 解毒

76. 玄参的功效是

A. 清热解毒，凉血

B. 清热解毒，止血

C. 清热凉血，软坚

D. 清热凉血，泻火解毒，滋阴

E. 清热泻火，散瘀

77. 治疗温热病血热壅盛、发斑、吐衄等，应选用的药物是

A. 石膏　　　　　　B. 知母

C. 金银花　　　　　D. 连翘

E. 玄参

78. 治疗热毒咽喉肿痛、痈肿疮毒及瘰疬痰核等，应选用的药物是

A. 白芷　　　　　　B. 紫花地丁

C. 玄参　　　　　　D. 升麻

E. 紫草

79. 既能活血祛瘀，又能清热凉血的药物是

A. 牡丹皮　　　　　B. 银柴胡

C. 胡黄连　　　　　D. 青蒿

E. 地骨皮

80. 凉血不留瘀，活血不动血，又能退无汗骨蒸的药物是

A. 赤芍　　　　　　B. 白薇

C. 生地黄　　　　　D. 牡丹皮

E. 郁金

81. 既能清热凉血，又能活血散瘀的药物是

A. 玄参、生地黄　　B. 水牛角、牡丹皮

C. 知母、黄柏　　　D. 赤芍、牡丹皮

E. 大黄、栀子

82. 既能凉血散瘀，又善清泻肝火的药物是

A. 石膏　　　　　　B. 赤芍

C. 牡丹皮　　　　　D. 黄连

E. 栀子

83. 赤芍的功效是

A. 养阴生津，消肿止痛

B. 凉血补血

C. 解毒养阴，凉血

D. 清热凉血，散瘀止痛

E. 清心安神

84. 功可清热凉血、活血消斑、解毒透疹的药物是

A. 赤芍　　　　　　B. 紫草

C. 生地黄　　　　　D. 玄参

E. 地骨皮

85. 用于预防麻疹的药物是

A. 升麻　　　　　　B. 葛根

C. 紫草　　　　　　D. 白鲜皮

E. 荆芥

86. 既能截疟，又可退虚热的药物是

A. 白薇　　　　　　B. 青蒿

C. 牡丹皮　　　　　D. 知母

E. 黄芩

87. 既能清热解暑，又可截疟的药物是

A. 香薷　　　　　　B. 黄芩

C. 青蒿　　　　　　D. 柴胡

E. 滑石

88. 既能退虚热，又可解毒疗疮、治阴虚外感证的药物是

A. 胡黄连　　　　　B. 地骨皮

C. 青蒿　　　　　　D. 连翘

E. 白薇

89. 既能清热凉血，又能退骨蒸的药物是

A. 石膏　　　　　　B. 白薇

C. 栀子　　　　　　D. 芦根

E. 胡黄连

90. 既善凉血退蒸，又可清泄肺热的药物是
　　A. 黄芩　　　　　　　B. 桑叶
　　C. 地骨皮　　　　　　D. 石膏
　　E. 白薇

91. 既能退虚热，又能除疳热的药物是
　　A. 柴胡、银柴胡　　　B. 银柴胡、胡黄连
　　C. 牡丹皮、赤芍　　　D. 黄连、胡黄连
　　E. 白薇、秦艽

92. 既能退虚热，又可清热燥湿的药物是
　　A. 黄芩　　　　　　　B. 黄连
　　C. 胡黄连　　　　　　D. 知母
　　E. 苦参

93. 既能退虚热，又可凉血的药物是
　　A. 生地黄、玄参　　　B. 黄柏、知母
　　C. 地骨皮、白薇　　　D. 地骨皮、胡黄连
　　E. 牡丹皮、银柴胡

94. 下列各项，不属治疗虚热的药物的是
　　A. 白薇　　　　　　　B. 青蒿
　　C. 银柴胡　　　　　　D. 牡丹皮
　　E. 柴胡

A2 型题

1. 患者，男，43 岁。口苦，心烦，胸闷不舒，入睡困难，舌质红，脉数。用药应首选的药物是
　　A. 栀子、淡豆豉　　　B. 栀子、竹叶
　　C. 黄连、肉桂　　　　D. 酸枣仁、柏子仁
　　E. 酸枣仁、远志

2. 患者，男，16 岁。发热腹痛，里急后重，大便有脓血，舌质红，脉滑数。用药应首选的药物是
　　A. 黄芩、木香　　　　B. 黄连、木香
　　C. 黄柏、木香　　　　D. 苦参、木香
　　E. 马齿苋、木香

3. 患者，男，18 岁。发热恶寒，鼻塞头痛，咽部红肿，口干溲黄，舌苔薄黄，脉数有力。用

药应首选的药物是
　　A. 荆芥、防风　　　　B. 桑叶、菊花
　　C. 葛根、升麻　　　　D. 柴胡、黄芩
　　E. 金银花、连翘

4. 患者，男，50 岁。平素喜饮白酒，近日牙龈红肿作痛，伴口苦心烦，舌质暗红，脉沉数有力。用药应首选的药物是
　　A. 黄连、牡丹皮　　　B. 黄芩、牡丹皮
　　C. 黄柏、牡丹皮　　　D. 丹参、牡丹皮
　　E. 石膏、知母

5. 患者，女，48 岁。咳嗽 1 周，咳嗽时胸背痛，咳吐大量脓痰，素有便秘，舌苔黄，脉滑数。用药应首选的药物是
　　A. 柴胡、桔梗　　　　B. 柴胡、枳壳
　　C. 瓜蒌仁、浙贝母　　D. 鱼腥草、桃仁
　　E. 薏苡仁、冬瓜仁

6. 患者，男，42 岁。全头胀痛，急躁易怒，口苦胁痛，面红目赤，便秘溲赤，舌边尖红，苔黄，脉弦数。用药应首选的药物是
　　A. 全蝎、蜈蚣　　　　B. 磁石、牡蛎
　　C. 龙胆、栀子　　　　D. 天麻、石决明
　　E. 川芎、川牛膝

7. 患者，男，19 岁。手足心热，夜眠多梦，时有遗精，舌质红，脉细数。用药应首选的药物是
　　A. 黄芩、黄连　　　　B. 黄连、黄柏
　　C. 黄芩、黄柏　　　　D. 黄柏、知母
　　E. 芡实、莲子

8. 患者，男，36 岁。左耳隆鸣，听力下降，急躁心烦，口干胁痛，小便短赤，舌质红，舌苔黄，脉弦数。用药应首选的药物是
　　A. 龙胆　　　　　　　B. 夏枯草
　　C. 车前草　　　　　　D. 金钱草
　　E. 白花蛇舌草

9. 患者，女，44 岁。素有高血压病史，近两周发现项下不适，可触摸到肿块。诊断为甲状腺瘤。用药应首选的药物是
　　A. 龙胆　　　　　　　B. 夏枯草

C. 连翘　　　　　D. 玄参

E. 蒲公英

10. 患者，女，26 岁。产后 3 周，左乳房红肿胀痛，触摸到有硬块，大便如常，小便色黄。用药应首选的药物是

A. 全瓜蒌　　　　B. 夏枯草

C. 牡蛎　　　　　D. 蒲公英

E. 柴胡

11. 患者，男，45 岁。咽喉肿痛，咳嗽痰黄，胸闷微喘。用药应首选的药物是

A. 玄参　　　　　B. 桔梗

C. 薄荷　　　　　D. 黄芩

E. 射干

12. 患者，女，37 岁。暑天身染疟疾，往来寒热，胸闷头痛，恶心纳呆。用药应首选的药物是

A. 柴胡　　　　　B. 槟榔

C. 青蒿　　　　　D. 黄芩

E. 黄柏

13. 患者，女，20 岁。2 周前患感冒，现午后仍有低热，口渴欲饮，舌红少津，脉细数，用药应首选的药物是

A. 石斛　　　　　B. 青蒿

C. 银柴胡　　　　D. 胡黄连

E. 白薇

14. 患者，女，30 岁。带下量多，色黄而稠，少腹隐痛，阴部瘙痒，舌苔黄腻，脉滑数。用药应首选的药物是

A. 清热泻火药　　B. 清热凉血药

C. 清热燥湿药　　D. 清热解毒药

E. 利水渗湿药

15. 患者，男，35 岁。外感风寒治疗 1 周未愈，昨起体温升高达 39℃，发热不恶寒，周身有汗，烦渴，脉洪大，用药应首选的药物是

A. 黄连、黄芩　　B. 竹叶、黄连

C. 石膏、知母　　D. 知母、黄柏

E. 牡丹皮、赤芍

16. 患者，男，35 岁。外感风寒治疗 1 周未

愈，昨起体温升高达 39℃，发热不恶寒，周身有汗，烦渴，脉洪大。用药应首选的药物是

A. 清热凉血药　　B. 清泄气分药

C. 清热燥湿药　　D. 清热解毒药

E. 清热养阴药

17. 患者，女，30 岁。外感发热 10 天，经治疗热势已退，现夜热早凉，舌红少苔，脉细数。用药应首选的药物是

A. 地骨皮　　　　B. 赤芍

C. 牡丹皮　　　　D. 黄柏

E. 生地黄

18. 患者，男，3 岁。发烧 2 天，突然神志不清，痉挛抽搐。用药应首选的药物是

A. 青黛　　　　　B. 夏枯草

C. 栀子　　　　　D. 大青叶

E. 薄荷

19. 患者，男，50 岁。一周来，喜食冷饮，消谷善饥，烦渴多饮，舌质红，舌苔黄，脉数。用药应首选的药物是

A. 栀子　　　　　B. 黄芩

C. 黄连　　　　　D. 黄柏

E. 龙胆

20. 患者，女，28 岁。近一个月以来，口腔溃疡反复发作，心烦，夜晚难以入睡，小便黄，舌质红，脉数。用药应首选的药物是

A. 芒硝　　　　　B. 牛蒡子

C. 竹叶　　　　　D. 黄芩

E. 石膏

21. 患者，男，18 岁。腹泻 3 天，伴腹痛胀满，大便黏腻不爽，里急后重，四肢酸重无力，发热汗出，舌苔黄腻，脉濡数。用药应首选的药物是

A. 温脾燥湿药　　B. 健脾补气药

C. 清热燥湿药　　D. 清热解毒药

E. 清热凉血药

22. 患者，男，18 岁。腹泻 3 天，伴腹痛胀满，大便黏腻不爽，里急后重，四肢酸重无力，发热汗出，舌苔黄腻，脉濡数。用药应首选的药

物是

    A. 干姜   B. 黄连

    C. 赤芍   D. 金银花

    E. 白术

23. 患者，女，12 岁。壮热不恶寒 3 天，每日体温午后升高，夜间高于白天，烦躁时有谵语，舌红绛，脉细数。用药应首选的药物是

    A. 黄芩、黄连   B. 石膏、知母

    C. 薄荷、连翘   D. 水牛角、黄连

    E. 柴胡、黄芩

24. 患者，女，11 岁。5 天前感冒，前天开始突发高热，并出现喘促气急，咳嗽痰黄。舌红苔黄，脉洪数。应首选的与麻黄配伍的药物是

    A. 桂枝   B. 前胡

    C. 连翘   D. 荆芥

    E. 石膏

25. 患者，男，15 岁。发热恶寒，目赤肿痛，羞明流泪，眵多色黄。首选的与桑叶、菊花配伍的药物是

    A. 决明子   B. 石决明

    C. 钩藤   D. 天麻

    E. 地龙

26. 患儿，男，8 岁。感冒数天，现出现高热，心烦口渴，出汗，舌红苔黄，脉洪大。用药应首选的药组是

    A. 金银花、连翘   B. 竹叶、芦根

    C. 石膏、知母   D. 知母、黄柏

    E. 牡丹皮、赤芍

27. 患者，男，25 岁。头痛、咽痛三四天，出现心烦郁闷，躁扰不宁，夜不能寐，小便黄，舌尖红，脉数。用药应首选的药物是

    A. 栀子、淡豆豉   B. 黄连、黄芩

    C. 麻黄、石膏   D. 栀子、黄柏

    E. 赤芍、牡丹皮

28. 患者，男，56 岁。患咳嗽气喘四五年，时轻时重，近一月以来，出现晚上低热，自觉手足心发烫，心烦急躁，小便黄。应选用的与知母配伍的药物是

    A. 石膏   B. 生地黄

    C. 天花粉   D. 黄柏

    E. 玄参

29. 患者，男，38 岁。牙痛红肿，烦渴多饮，舌红苔黄，脉洪数。用药应首选的药物是

    A. 栀子   B. 黄芩

    C. 黄连   D. 黄柏

    E. 龙胆

30. 患儿，男，5 岁。高热，神昏，手足不时痉挛抽搐，用药应首选的药物是

    A. 青黛   B. 夏枯草

    C. 栀子   D. 大青叶

    E. 黄连

31. 患儿，男，12 岁。患流行性出血热，经治疗基本恢复，但仍低热未退，夜热早凉，热退无汗，形体消瘦，舌红少苔，脉细数。用药应首选的药物是

    A. 地骨皮   B. 赤芍

    C. 牡丹皮   D. 黄柏

    E. 生地黄

B1 型题

    A. 知母   B. 石膏

    C. 栀子   D. 芦根

    E. 玄参

1. 功能清热止呕，治疗胃热呕逆的药物是

2. 功能滋阴润燥，治疗阴虚肺燥咳嗽的药物是

    A. 生地黄   B. 石膏

    C. 栀子   D. 芦根

    E. 玄参

3. 功能清热泻火，用于胃热牙龈肿痛的药物是

4. 功能泻火除烦，用于心烦郁闷，躁扰不宁的药物是

A. 龙胆　　　　　B. 黄芩
C. 黄连　　　　　D. 黄柏
E. 苦参

5. 功能清热燥湿，又善清心胃实热的药物是
6. 功能清热燥湿，又善清肺热的药物是

A. 龙胆　　　　　B. 黄芩
C. 黄连　　　　　D. 黄柏
E. 苦参

7. 功能清热燥湿，又善清肝胆火的药物是
8. 功能清热燥湿，又善祛风杀虫的药物是

A. 黄柏　　　　　B. 玄参
C. 知母　　　　　D. 牡丹皮
E. 地骨皮

9. 功能退虚热，又可燥湿，用于治疗湿热黄疸的药物是
10. 功能退虚热，又可解毒，用于治疗瘰疬痰核的药物是

A. 黄柏　　　　　B. 玄参
C. 知母　　　　　D. 牡丹皮
E. 地骨皮

11. 功能退虚热，又可治疗肠痈腹痛的药物是
12. 功能退虚热，又可治疗温病气分壮热烦渴的药物是

A. 芦根　　　　　B. 知母
C. 天花粉　　　　D. 淡竹叶
E. 栀子

13. 功能泻火除烦，又能凉血止血的药物是
14. 功能上清心火，又能下利小便的药物是

A. 芦根　　　　　B. 知母
C. 天花粉　　　　D. 淡竹叶
E. 栀子

15. 功能滋肾阴，又能退虚热的药物是
16. 功能清热生津，又能消肿排脓的药物是

A. 石膏　　　　　B. 夏枯草
C. 知母　　　　　D. 芦根
E. 淡竹叶

17. 治疗温病气分证胃热呕逆的药物是
18. 治疗温病气分证疮溃不敛的药物是

A. 石膏　　　　　B. 夏枯草
C. 知母　　　　　D. 芦根
E. 淡竹叶

19. 治疗痰火郁结、瘰疬瘿瘤的药物是
20. 治疗肝火上炎、目赤肿痛的药物是

A. 夏枯草　　　　B. 石膏
C. 淡竹叶　　　　D. 栀子
E. 黄芩

21. 主清肺与胃之火的药物是
22. 主清心与小肠之火的药物是

A. 夏枯草　　　　B. 石膏
C. 淡竹叶　　　　D. 栀子
E. 黄芩

23. 主清肝火的药物是
24. 主清三焦火的药物是

A. 菊花　　　　　B. 桑叶
C. 金银花　　　　D. 连翘
E. 薄荷

25. 既能疏散风热，又能清热解毒，治疗热毒痢疾的药物是
26. 既能疏散风热，又能清热解毒，被誉为"疮家圣药"的药物是

A. 菊花　　　　　B. 桑叶
C. 金银花　　　　D. 连翘
E. 薄荷

27. 既能疏散风热，又能平抑肝阳，治疗肝阳上亢、眩晕头痛的药物是
28. 既能疏散风热，又可凉润肺燥，治疗燥

热咳嗽的药物是

  E. 清热燥湿，泻火解毒，止血，安胎

  A. 清热泻火，除烦止渴

  B. 清热泻火，滋阴润燥

  C. 清热生津，除烦止呕

  D. 清热生津，消肿排脓

  E. 泻火除烦，清热利湿，凉血解毒

29. 石膏具有的功效是

30. 栀子具有的功效是

  A. 清热燥湿

  B. 清热燥湿，泻火解毒

  C. 清热燥湿，泻火除蒸，解毒疗疮

  D. 清热燥湿，泻火解毒，利尿

  E. 清热燥湿，泻肝胆火

31. 黄柏具有的功效是

32. 龙胆具有的功效是

  A. 清热泻火，生津润燥

  B. 清热泻火，除烦止渴

  C. 清热泻火，泻下攻积

  D. 清热燥湿，泻肝火

  E. 清热燥湿，泻火解毒

33. 知母具有的功效是

34. 黄连具有的功效是

  A. 清热泻火，生津止渴，除烦止呕，利尿

  B. 清热除烦，生津利尿

  C. 清热泻火，生津止渴，消肿排脓

  D. 清热除烦，利尿

  E. 清热解毒，利尿

35. 天花粉具有的功效是

36. 芦根具有的功效是

  A. 清热燥湿，祛风杀虫，利尿

  B. 清热燥湿，泻火解毒，退虚热

  C. 清热燥湿，泻肝火

  D. 清热燥湿，泻火解毒

37. 黄芩具有的功效是

38. 苦参具有的功效是

  A. 清热燥湿，泻火解毒

  B. 泻下，清肝，杀虫

  C. 清热凉血，解毒，定惊

  D. 疏风清热，清肝明目

  E. 清热泻火，明目，散结消肿

39. 水牛角具有的功效是

40. 夏枯草具有的功效是

  A. 清热凉血，养阴，生津

  B. 清热凉血，活血散瘀

  C. 清热凉血，泻火解毒，滋阴

  D. 清热，解毒，利尿

  E. 清热凉血，利尿通淋，解疮毒

41. 生地黄具有的功效是

42. 玄参具有的功效是

  A. 清热凉血，活血散瘀

  B. 清热凉血，祛瘀止痛

  C. 凉血活血，解毒透疹

  D. 凉血止血，泻火解毒

  E. 凉血退蒸，清泻肺热

43. 赤芍具有的功效是

44. 牡丹皮具有的功效是

  A. 清热解毒，利湿

  B. 清热解毒，凉血消斑

  C. 清热解毒，凉血散肿

  D. 清热解毒，消肿散结，疏散风热

  E. 清热解毒，疏散风热，凉血止痢

45. 金银花具有的功效是

46. 连翘具有的功效是

  A. 疏散风热

B. 凉血消斑，清肝泻火，定惊

C. 凉血消斑，利咽消肿

D. 凉血，利咽

E. 利咽喉，散肿止痛

47. 大青叶具有的功效是

48. 青黛具有的功效是

A. 清热解毒，凉血，利咽

B. 清热解毒，利咽消肿

C. 清热解毒，祛痰止咳，凉血止血

D. 清热解毒，消痰，利咽

E. 清肺，利咽，解毒，止血

49. 射干具有的功效是

50. 山豆根具有的功效是

A. 凉血除蒸，清肺降火

B. 凉血止血，泻火解毒，安神定惊

C. 凉血活血，解毒透疹

D. 清虚热凉血，利尿通淋，解毒疗疮

E. 清热凉血，养阴生津

51. 白薇具有的功效是

52. 地骨皮具有的功效是

A. 退虚热，凉血，解暑，截疟

B. 退虚热，除疳热，清湿热

C. 清虚热，除疳热

D. 清热燥湿，泻火解毒，退虚热

E. 和解退热，疏肝解郁，升举阳气

53. 银柴胡具有的功效是

54. 胡黄连具有的功效是

A. 湿热泻痢，热毒泻痢

B. 肠痈腹痛

C. 肺痈胸痛，咳吐脓血

D. 乳痈肿痛

E. 热毒壅盛之斑疹不畅或色紫暗

55. 蒲公英治疗的病证是

56. 白头翁治疗的病证是

A. 石膏　　　　　B. 栀子

C. 天花粉　　　　D. 夏枯草

E. 淡竹叶

57. 治疗温病气分实热证，症见壮热、烦渴、脉洪大，应选用的药物是

58. 治疗温病热盛伤津，口干舌燥，烦渴，应选用的药物是

A. 黄芩　　　　　B. 黄柏

C. 黄连　　　　　D. 龙胆草

E. 苦参

59. 治疗肺热咳嗽，应选用的药物是

60. 治疗胃热呕吐，应选用的药物是

A. 龙胆　　　　　B. 黄连

C. 柴胡　　　　　D. 升麻

E. 葛根

61. 治疗肝胆实热，胁痛，口苦，应选用的药物是

62. 治疗肠胃湿热，腹泻，痢疾，应选用的药物是

A. 牛黄　　　　　B. 石膏

C. 生地黄　　　　D. 青蒿

E. 地骨皮

63. 治疗温病热入心包，神昏窍闭，应选用的药物是

64. 治疗温病热入营血，身热口干，身发斑疹，应选用的药物是

A. 射干　　　　　B. 菊花

C. 蝉蜕　　　　　D. 山豆根

E. 桑叶

65. 治疗咽喉肿痛，兼有痰热壅盛者，应选用的药物是

66. 治疗咽喉肿痛，证属热毒壅结者，应选用的药物是

A. 峻下冷积，逐水退肿，祛痰利咽，外用蚀疮

B. 疏散风热，清肺利咽

C. 清热解毒，消痰，利咽

D. 开宣肺气，祛痰利咽

E. 祛痰止咳，消肿利咽

67. 巴豆霜的功效是

68. 射干的功效是

A. 乳痈　　　B. 肠痈
C. 肺痈　　　D. 疔毒
E. 大头瘟毒

69. 紫花地丁善于治疗的病证是

70. 板蓝根善于治疗的病证是

A. 乳痈　　　B. 肠痈
C. 肺痈　　　D. 疔毒
E. 大头瘟毒

71. 蒲公英善于治疗的病证是

72. 鱼腥草善于治疗的病证是

A. 利胆退黄，泻火除烦，清热利湿，凉血解毒

B. 利胆退黄，泻火解毒，凉血祛瘀，化痰通便

C. 利胆退黄，活血止痛，行气解郁，清心凉血

D. 利胆退黄，活血行气，调经止痛，清心除烦

E. 利胆退黄，凉血化瘀，清热泻火，利尿通淋

73. 郁金的功效是

74. 栀子的功效是

A. 射干　　　B. 鱼腥草
C. 紫草　　　D. 苦参
E. 蒲公英

75. 功能清热解毒，排脓利尿的药物是

76. 功能凉血活血，解毒透疹的药物是

A. 先煎　　　B. 后下
C. 包煎　　　D. 另煎
E. 冲服

77. 石膏入汤剂的用法是

78. 青黛入药的用法是

A. 黄连　　　B. 黄芩
C. 黄柏　　　D. 苦参
E. 栀子

79. 善清上焦之火的药物是

80. 善清下焦之火的药物是

A. 黄芩、黄连　　B. 苦参、龙胆
C. 金银花、连翘　D. 蒲公英、鱼腥草
E. 黄柏、知母

81. 均能清热解毒、利尿通淋的药组是

82. 均能清热泻火、退热除蒸的药组是

A. 菊花　　　B. 青黛
C. 鱼腥草　　D. 板蓝根
E. 栀子

83. 入汤剂不宜久煎的药物是

84. 宜入丸散剂服用的药物是

A. 龙胆　　　B. 栀子
C. 黄连　　　D. 黄芩
E. 黄柏

85. 善清三焦火热，重在泻心火除烦的是

86. 善于清热燥湿泻火，以清下焦及肝胆湿热和清泻肝胆实火为核心的是

A. 贯众　　　B. 蒲公英
C. 山豆根　　D. 白头翁
E. 紫花地丁

87. 主入胃经，善治痈肿、乳痈，又能利湿通淋的是药物是

88. 主入心、肝经，有散结之功，善治疗疮的药物是

参考答案

A1 型题

1. C	2. C	3. B	4. B	5. B
6. D	7. D	8. B	9. C	10. C
11. A	12. A	13. E	14. B	15. A
16. D	17. D	18. D	19. B	20. D
21. A	22. B	23. C	24. B	25. B
26. B	27. D	28. A	29. A	30. E
31. C	32. D	33. C	34. E	35. C
36. B	37. D	38. B	39. B	40. E
41. C	42. A	43. E	44. E	45. A
46. E	47. D	48. B	49. C	50. D
51. B	52. C	53. C	54. B	55. B
56. E	57. E	58. D	59. B	60. C
61. C	62. B	63. A	64. A	65. A
66. C	67. B	68. E	69. A	70. D
71. C	72. A	73. C	74. A	75. E
76. D	77. E	78. C	79. A	80. D
81. D	82. E	83. D	84. B	85. C
86. B	87. C	88. E	89. B	90. C
91. B	92. C	93. C	94. E	

A2 型题

1. A	2. B	3. E	4. A	5. D

6. C	7. D	8. A	9. B	10. D
11. E	12. C	13. E	14. C	15. C
16. B	17. C	18. A	19. C	20. C
21. C	22. B	23. D	24. E	25. C
26. C	27. D	28. E	29. C	30. A
31. C				

B1 型题

1. D	2. A	3. B	4. C	5. C
6. B	7. A	8. E	9. A	10. B
11. D	12. C	13. E	14. D	15. B
16. C	17. D	18. A	19. B	20. D
21. B	22. C	23. A	24. D	25. C
26. D	27. A	28. B	29. A	30. E
31. C	32. E	33. A	34. E	35. C
36. A	37. E	38. A	39. C	40. E
41. A	42. C	43. B	44. A	45. E
46. D	47. C	48. B	49. D	50. B
51. D	52. A	53. C	54. B	55. D
56. A	57. A	58. C	59. B	60. C
61. A	62. B	63. A	64. C	65. A
66. D	67. A	68. C	69. D	70. E
71. A	72. C	73. C	74. A	75. B
76. C	77. A	78. E	79. B	80. C
81. D	82. E	83. C	84. B	85. B
86. A	87. B	88. E		

第七单元 泻下药

A1 型题

1. 下列各项，不属攻下药适应证的是
   A. 饮食积滞　　　B. 虚寒泻痢
   C. 水肿饮停　　　D. 冷积便秘
   E. 大肠燥热

2. 治疗阳明腑实证，常与大黄配伍的药物是
   A. 番泻叶　　　　B. 甘遂
   C. 芒硝　　　　　D. 火麻仁

E. 生地黄

3. 下列各项，不属于大黄功效的是
    A. 泻下攻积　　　B. 软坚润燥
    C. 逐瘀通经　　　D. 凉血解毒
    E. 清热泻火

4. 治疗胃肠实热积滞的高热、神昏谵语，应选用的药物是
    A. 甘遂　　　B. 火麻仁
    C. 番泻叶　　　D. 牵牛子
    E. 大黄

5. 使用大黄的注意点，说法不妥的是
    A. 妇女月经期慎用　　B. 妇女哺乳期慎用
    C. 孕妇便秘忌用　　D. 孕妇忌用
    E. 阴疽忌用

6. 大黄后下的目的是
    A. 清热解毒　　　B. 泻热通便
    C. 清化痰热　　　D. 活血祛瘀
    E. 凉血止血

7. 既能泻火凉血，活血祛瘀，又能清泻湿热的药物是
    A. 栀子　　　B. 牡丹皮
    C. 紫草　　　D. 蒲黄
    E. 大黄

8. 既有泻下作用，又有凉血功效的药物是
    A. 大黄　　　B. 芒硝
    C. 巴豆霜　　　D. 郁李仁
    E. 番泻叶

9. 用大黄泻下攻积，最恰当的用法是
    A. 酒炒后下　　　B. 醋炒先煎
    C. 炒炭研末服　　D. 生用后下
    E. 生用先煎

10. 善于治疗实热积滞燥结难下的药物是
    A. 石膏　　　B. 巴豆霜
    C. 芒硝　　　D. 火麻仁
    E. 知母

11. 芒硝入汤剂的用法是
    A. 先煎　　　B. 后下
    C. 包煎　　　D. 冲服

E. 另煎

12. 芒硝的功效是
    A. 润燥软坚　　　B. 泻下寒积
    C. 养血润肠　　　D. 养阴通便
    E. 壮阳通便

13. 具有泻下攻积、润燥软坚、清热消肿功效的药物是
    A. 大黄　　　B. 芦荟
    C. 芒硝　　　D. 番泻叶
    E. 郁李仁

14. 能够润肠通便，富含油脂，治老人虚人便秘多用的药物是
    A. 火麻仁、郁李仁　B. 火麻仁、芦荟
    C. 杏仁、当归　　D. 番泻叶、牵牛子
    E. 芒硝、柏子仁

15. 既有肠燥便秘，又有水肿腹满者，应选用的药物是
    A. 火麻仁　　　B. 杏仁
    C. 桃仁　　　D. 郁李仁
    E. 大黄

16. 松子仁除润肠通便之功外，还具有的功效是
    A. 利水消肿　　　B. 生津止渴
    C. 润肺止咳　　　D. 养血安神
    E. 益气健脾

17. 醋制甘遂的目的是
    A. 增强止痛功能　　B. 引经入药
    C. 便于储存　　　D. 矫味
    E. 减低毒性

18. 泻下药中，有效成分不溶于水，应入丸散的药物是
    A. 芒硝　　　B. 番泻叶
    C. 火麻仁　　　D. 牵牛子
    E. 甘遂

19. 下列各项，不宜入煎剂的药物是
    A. 滑石　　　B. 番泻叶
    C. 甘遂　　　D. 大黄
    E. 牵牛子

20. 具有泻下逐水、去积杀虫功效的药物是

    A. 番泻叶　　　　　B. 大黄

    C. 芒硝　　　　　　D. 牵牛子

    E. 仙鹤草

21. 治疗水肿胀满，大便秘结，小便不利，应选用的药物是

    A. 大黄　　　　　　B. 牵牛子

    C. 番泻叶　　　　　D. 巴豆霜

    E. 芒硝

22. 牵牛子不宜配伍的药物是

    A. 芒硝　　　　　　B. 五灵脂

    C. 硫黄　　　　　　D. 巴豆霜

    E. 郁金

23. 治疗寒积便秘，应选用的药物是

    A. 甘遂　　　　　　B. 大黄

    C. 芒硝　　　　　　D. 巴豆霜

    E. 番泻叶

24. 下列药物中，多制成霜使用的是

    A. 火麻仁　　　　　B. 郁李仁

    C. 巴豆　　　　　　D. 牵牛子

    E. 杏仁

25. 既能泻下冷积，逐水退肿，又能祛痰利咽治疗喉痹的药物是

    A. 大黄　　　　　　B. 芒硝

    C. 牛蒡子　　　　　D. 巴豆

    E. 番泻叶

26. "十九畏"中，与巴豆霜相畏的药物是

    A. 甘草　　　　　　B. 朴硝

    C. 藜芦　　　　　　D. 牵牛子

    E. 郁金

27. 巴豆霜内服剂量是

    A. 0.3~0.6g　　　　B. 0.7~0.9g

    C. 0.1~0.3g　　　　D. 0.01~0.03g

    E. 0.5~1g

28. 下列各项，不属于巴豆霜主治病证的是

    A. 腹水臌胀　　　　B. 寒实结胸

    C. 热结旁流　　　　D. 喉痹痰阻

    E. 寒积便秘

A2 型题

1. 患者，男，25 岁。发热 1 天，右下腹痛，拒按，大便三日未行，舌质红，舌苔黄，脉滑数。用药应首选的药物是

    A. 桃仁、薏苡仁　　B. 红藤、薏苡仁

    C. 大黄、牡丹皮　　D. 牡丹皮、赤芍

    E. 大黄、枳实

2. 患者，男，25 岁。皮肤、白睛色黄明润，小便色黄如浓茶，大便秘结，舌苔黄腻，脉滑数。最宜与茵陈配伍使用的药物是

    A. 黄芩　　　　　　B. 黄连

    C. 黄柏　　　　　　D. 大黄

    E. 龙胆

3. 患者，女，31 岁。素患肠痈，连日来右下腹阵阵作痛，口苦便干。宜与大黄配伍使用的药物是

    A. 赤芍　　　　　　B. 白芍

    C. 牡丹皮　　　　　D. 丹参

    E. 当归

4. 患者，男，50 岁。患肝硬化多年，近日尿量骤减，腹部胀大如鼓，饮食精神尚可。用药应首选的药物是

    A. 大腹皮　　　　　B. 连翘

    C. 桑白皮　　　　　D. 甘遂

    E. 葶苈子

5. 患者，男，50 岁。患肝硬化多年，近日尿量骤减，腹部胀大如鼓，饮食精神尚可。欲用甘遂逐水，药量是

    A. 0.1g　　　　　　B. 1g

    C. 2g　　　　　　　D. 3g

    E. 5g

6. 患者，男，40 岁。大便十日未行，腹满硬痛，发热烦躁，舌苔焦黄，脉沉实有力。用药应首选的药物是

    A. 栀子　　　　　　B. 黄芩

    C. 石膏　　　　　　D. 芒硝

E. 番泻叶

7. 患者，男，40岁。大便十日未行，腹满硬痛，发热烦躁，舌苔焦黄，脉沉实有力。用药应首选的药物是

　　A. 攻下药　　　　B. 润下药

　　C. 峻下逐水药　　D. 清热泻火药

　　E. 清热解毒药

8. 患者，男，44岁。发热，大便坚结，五六天未解，腹痛胀满，谵语发狂。宜与大黄配伍的药物是

　　A. 栀子　　　　　B. 黄芩

　　C. 石膏　　　　　D. 芒硝

　　E. 番泻叶

9. 患者，女，40岁，患温热病后体虚，大便燥结，诊为热结阴伤。宜与大黄配伍的药物是

　　A. 生地黄、玄参　B. 芒硝、黄连

　　C. 附子、干姜　　D. 人参、当归

　　E. 厚朴、枳实

B1 型题

　　A. 寒积便秘　　　B. 热积便秘

　　C. 阳虚便秘　　　D. 肠燥便秘

　　E. 虫积便秘

1. 大黄的主治病证是

2. 巴豆霜的主治病证是

　　A. 寒积便秘　　　B. 热积便秘

　　C. 阳虚便秘　　　D. 肠燥便秘

　　E. 虫积便秘

3. 郁李仁的主治病证是

4. 火麻仁的主治病证是

　　A. 泻下，清热，软坚

　　B. 泻下，清肝，杀虫

　　C. 泻下逐水，去积杀虫

　　D. 行气，利水，杀虫

　　E. 泻水逐饮，消肿散结

5. 牵牛子的功效是

6. 甘遂的功效是

　　A. 泻下通便，行水消胀

　　B. 泻下逐水，去积杀虫

　　C. 泻下逐水，杀虫

　　D. 行气利水，杀虫

　　E. 泻下逐水，消肿

7. 牵牛子的功效是

8. 番泻叶的功效是

　　A. 峻下冷积，逐水退肿，祛痰利咽

　　B. 疏散风热，清肺利咽

　　C. 清热解毒，消痰利咽

　　D. 开宣肺气，祛痰利咽

　　E. 祛痰止咳，消肿利咽

9. 巴豆霜的功效是

10. 射干的功效是

　　A. 大黄　　　　　B. 芒硝

　　C. 番泻叶　　　　D. 芦根

　　E. 火麻仁

11. 具有逐瘀通经功效的药物是

12. 具有润燥软坚功效的药物是

　　A. 大黄　　　　　B. 芒硝

　　C. 番泻叶　　　　D. 芦根

　　E. 火麻仁

13. 具有凉血解毒功效的药物是

14. 具有滋养补虚功效的药物是

　　A. 甘遂　　　　　B. 芫花

　　C. 松子仁　　　　D. 牵牛子

　　E. 番泻叶

15. 具有泻水逐饮、消肿散结功效的药物是

16. 具有泻水逐饮、祛痰止咳功效的药物是

　　A. 甘遂　　　　　　　　B. 芫花

C. 巴豆霜　　　　D. 牵牛子

E. 番泻叶

17. 具有泻下冷积、逐水退肿功效的药物是

18. 具有泻下逐水、去积杀虫功效的药物是

A. 大黄　　　　B. 栀子

C. 郁金　　　　D. 虎杖

E. 牛膝

19. 功能活血止痛、行气解郁、凉血清心、利胆退黄的药物是

20. 功能通便解毒、退黄、止咳的药物是

A. 实热积滞，燥屎坚结

B. 脘腹冷痛，大便秘结

C. 腹水水肿，二便不通

D. 津枯血少，肠燥便秘

E. 虫积腹痛，大便秘结

21. 大黄配附子、干姜用于治疗的病证是

22. 甘遂配牵牛子用于治疗的病证是

A. 热结便秘　　　　B. 阳虚便秘

C. 大便燥结　　　　D. 血虚便秘

E. 津亏便秘

23. 大黄尤善于治疗的病证是

24. 芒硝尤善于治疗的病证是

A. 肠燥便秘　　　　B. 肺燥干咳

C. 臌胀　　　　D. 虫积腹痛

E. 水肿胀满

25. 火麻仁的主治病证是

26. 郁李仁的主治病证是

A. 痰饮喘咳　　　　B. 虫积腹痛

C. 胸胁停饮　　　　D. 寒积便秘

E. 肠燥便秘

27. 甘遂的主治病证是

28. 巴豆霜的主治病证是

参考答案

A1 型题

1. B	2. C	3. B	4. E	5. C
6. B	7. E	8. A	9. D	10. C
11. D	12. A	13. C	14. A	15. D
16. C	17. E	18. E	19. C	20. D
21. B	22. D	23. D	24. C	25. D
26. D	27. C	28. C		

A2 型题

1. C	2. D	3. C	4. D	5. B
6. D	7. A	8. D	9. A	

B1 型题

1. B	2. A	3. D	4. D	5. C
6. E	7. B	8. A	9. A	10. C
11. A	12. B	13. A	14. E	15. A
16. B	17. C	18. D	19. C	20. D
21. B	22. C	23. A	24. C	25. A
26. E	27. C	28. D		

第八单元　祛风湿药

A1 型题

1. 祛风湿药的主要功效是
　　A. 祛除风湿，舒筋活络
　　B. 祛除风湿，活血止痛
　　C. 祛除风湿，强壮筋骨
　　D. 祛除风湿，活血消肿
　　E. 祛除风湿，解除痹痛

2. 独活的功效是
　　A. 祛风湿，利水，止痛
　　B. 祛风湿，止痛，清热解毒
　　C. 祛风湿，止痛，治骨鲠
　　D. 祛风湿，止痛，解表
　　E. 祛风湿，止痛，安胎

3. 既能祛风除湿、通痹止痛，又可解表的药物是
　　A. 威灵仙　　　　　B. 秦艽
　　C. 五加皮　　　　　D. 桂枝
　　E. 独活

4. 治疗寒湿痹痛，腰以下明显者，最佳选药是
　　A. 防己　　　　　　B. 威灵仙
　　C. 独活　　　　　　D. 羌活
　　E. 木瓜

5. 治疗风湿痹痛，诸骨鲠咽，应选用的药物是
　　A. 五加皮　　　　　B. 桑寄生
　　C. 木瓜　　　　　　D. 威灵仙
　　E. 羌活

6. 蕲蛇的功效是
　　A. 祛风通络，利水
　　B. 舒筋活络，止痛
　　C. 祛风，通络，止痉
　　D. 补肝肾，强筋骨
　　E. 祛风湿，退虚热

7. 具有祛风、通络、止痉功效的药物是
　　A. 白附子　　　　　B. 木瓜
　　C. 蕲蛇　　　　　　D. 桑枝
　　E. 桂枝

8. 下列各项，不属蕲蛇主治病证的是
　　A. 湿浊中阻，吐泻转筋
　　B. 风湿痹痛，筋脉拘挛
　　C. 中风偏枯，半身不遂
　　D. 麻风顽痹，皮肤瘙痒
　　E. 破伤风症，角弓反张

9. 下列关于蕲蛇的主治病证描述错误的是
　　A. 风湿顽痹疼痛　　B. 中风半身不遂
　　C. 破伤风　　　　　D. 跌打损伤瘀痛
　　E. 皮肤顽癣

10. 木瓜的功效是
　　A. 祛风通络，清热燥湿
　　B. 舒筋活络，化湿和胃
　　C. 祛风止痛，清退虚热
　　D. 祛风通络，杀虫止痒
　　E. 补益肝肾，祛风通络

11. 既舒筋活络，又化湿和胃的祛风湿药物是
　　A. 独活　　　　　　B. 秦艽
　　C. 木瓜　　　　　　D. 威灵仙
　　E. 五加皮

12. 功能舒经活络，并善于缓解拘挛疼痛的药物是
　　A. 独活　　　　　　B. 蕲蛇
　　C. 桑寄生　　　　　D. 威灵仙
　　E. 木瓜

13. 治疗湿痹、筋脉拘挛、吐泻转筋病证，应选用的药物是

    A. 木瓜   B. 防己

    C. 威灵仙   D. 秦艽

    E. 独活

14. 下列各项，治疗腰以下风湿痹痛的药物是

    A. 黄柏   B. 防己

    C. 独活   D. 薏苡仁

    E. 麻黄

15. 善于治疗下部痹证之腰腿疼痛，属于寒湿所致者，应选用的药物是

    A. 秦艽   B. 络石藤

    C. 豨莶草   D. 独活

    E. 防己

16. 秦艽的功效是

    A. 祛风湿，止痹痛，治骨鲠

    B. 祛风湿，通经络，利水

    C. 祛风湿，止痹痛，解表

    D. 祛风湿，通络止痛，退虚热，清湿热

    E. 祛风湿，止痹痛，安胎

17. 治疗风湿热痹、关节红肿者尤为适宜的药物是

    A. 独活   B. 麻黄

    C. 五加皮   D. 羌活

    E. 秦艽

18. 既能用于风湿痹证，又可用于骨蒸潮热的药物是

    A. 威灵仙   B. 络石藤

    C. 木瓜   D. 秦艽

    E. 防己

19. 被称为"风药中之润剂"的药物是

    A. 威灵仙   B. 防己

    C. 蕲蛇   D. 川乌

    E. 秦艽

20. 防己的功效是

    A. 祛风湿，舒经络，解表

    B. 祛风湿，消骨鲠，解暑

    C. 祛风湿，止痛，化湿和胃

    D. 祛风湿，止痛，安胎

    E. 祛风湿，止痛，利水消肿

21. 下列各项，治疗风湿热痹的最佳选药是

    A. 桑寄生   B. 独活

    C. 羌活   D. 防己

    E. 五加皮

22. 豨莶草的功效下列描述错误的是

    A. 祛风湿，利关节 B. 解毒

    C. 降血压   D. 除湿

    E. 活血化瘀

23. 五加皮的功效是

    A. 祛风通络，燥湿止痒

    B. 祛风湿，清退虚热

    C. 祛风湿，强筋骨，安胎

    D. 祛风湿，止痹痛，消骨鲠

    E. 祛风湿，补肝肾，强筋骨，利水

24. 治疗风湿痹痛，四肢拘挛，腰膝酸软，小儿行迟，应选用的药物是

    A. 羌活   B. 牛膝

    C. 五加皮   D. 威灵仙

    E. 络石藤

25. 既能祛风湿，又能补肝肾，强筋骨，还能利水消肿的药物是

    A. 薏苡仁   B. 桑寄生

    C. 五加皮   D. 益母草

    E. 桑白皮

26. 治疗风湿日久，累及肝肾的最佳药组是

    A. 羌活、独活   B. 五加皮、桑寄生

    C. 秦艽、薏苡仁 D. 白术、苍术

    E. 苍术、黄柏

27. 既能祛风湿，又能补肝肾、强筋骨、安胎的药物是

    A. 木瓜   B. 杜仲

    C. 桑枝   D. 桑寄生

    E. 防己

28. 治疗肝肾不足，腰膝酸痛，应选用的药物是

A. 桂枝　　　　　　B. 桑寄生

C. 蕲蛇　　　　　　D. 独活

E. 防己

29. 治疗风湿痹痛，兼有肝肾不足的最佳选药是

A. 羌活　　　　　　B. 独活

C. 桑寄生　　　　　D. 威灵仙

E. 秦艽

A2 型题

1. 患者，女，61 岁。患风湿痹痛多年，现腰膝酸痛，筋骨痿软无力，脉弦细。用药应选用的药物是

A. 独活　　　　　　B. 秦艽

C. 五加皮　　　　　D. 防己

E. 桂枝

2. 患者，男，41 岁。午后呕吐 2 次，腹泻 5 次，经输液治疗后，夜间吐泻未作，天明前左腿抽筋 2 次，起床后仍感疼痛。用药应选用的药物是

A. 藿香　　　　　　B. 佩兰

C. 木瓜　　　　　　D. 石菖蒲

E. 苍术

3. 患者，男，28 岁。外出感寒，左肩臂痛，难以抬肩，遇风则疼痛加剧，舌苔薄白。用药应选用的药物是

A. 羌活　　　　　　B. 威灵仙

C. 独活　　　　　　D. 桑寄生

E. 秦艽

4. 患者，男，35 岁。3 周前突患肩臂疼痛，伴有麻木不仁、活动受限，受凉则痛势加剧，近 3 日又增项背僵痛不能转侧。用药应选用的药物是

A. 独活、僵蚕　　　B. 桑寄生、川牛膝

C. 羌活、葛根　　　D. 秦艽、木瓜

E. 威灵仙、鸡血藤

5. 患者，女，60 岁。1 个月前患腰腿疼痛，

受凉后加重，劳累后加重，休息后可以缓解，饮食尚可，二便正常，舌淡苔白，脉沉迟少力。用药应选用的药物是

A. 羌活　　　　　　B. 独活

C. 桑寄生　　　　　D. 秦艽

E. 威灵仙

6. 患者，女，50 岁。2 周前突发小腿肌肉抽筋（腓肠肌痉挛），近来发作频繁，尤以夜间为重，每因天气寒冷或包裹不严而发作。用药应选用的药物是

A. 羌活　　　　　　B. 木瓜

C. 独活　　　　　　D. 桑寄生

E. 秦艽

B1 型题

A. 止痛，利水

B. 补肝肾，强筋骨，安胎

C. 通痹止痛，解表

D. 通经络

E. 通络止痛，退虚热，清湿热

1. 独活的功效是

2. 秦艽的功效是

A. 祛风湿，清热解毒

B. 祛风湿，止痛，利水消肿

C. 祛风湿，清虚热

D. 祛风湿，凉血消肿

E. 祛风湿，补肝肾，强筋骨，利水

3. 五加皮的功效是

4. 防己的功效是

A. 祛风湿，通筋络，强筋骨

B. 祛风湿，强筋骨，利水

C. 祛风湿，和胃化浊

D. 祛风湿，补肝肾，强筋骨，安胎

E. 祛风湿，通络止痛，消骨鲠

5. 威灵仙的功效是

6. 桑寄生的功效是

    A. 祛风湿，利关节，解毒

    B. 祛风定痛，强筋骨

    C. 祛风，通络，止痉

    D. 祛风除湿，和胃化浊

    E. 祛风通络，利水

7. 蕲蛇的功效是

8. 豨莶草的功效是

    A. 秦艽   B. 威灵仙

    C. 木瓜   D. 羌活

    E. 独活

9. 治疗痹证发热，关节红肿热痛，应选用的药物是

10. 治疗痹证湿重，筋脉拘挛，脚气肿痛，应选用的药物是

    A. 独活   B. 木瓜

    C. 防己   D. 秦艽

    E. 豨莶草

11. 具有祛风除湿、通痹止痛、解表功效的药物是

12. 具有祛风湿、止痛、利水消肿功效的药物是

    A. 豨莶草   B. 木瓜

    C. 独活   D. 防己

    E. 秦艽

13. 具有祛风湿、舒筋络、清虚热功效的药物是

14. 具有祛风湿、通经络、解热毒功效的药物是

    A. 木瓜   B. 秦艽

    C. 独活   D. 络石藤

    E. 防己

15. 具有舒筋活络、化湿和胃功效的药物是

16. 具有祛风通络、凉血消肿功效的药物是

    A. 桑寄生   B. 蕲蛇

    C. 五加皮   D. 威灵仙

    E. 木瓜

17. 具有祛风湿、补肝肾、强筋骨、安胎功效的药物是

18. 具有祛风湿、补肝肾、强筋骨、利水功效的药物是

    A. 蕲蛇   B. 桑寄生

    C. 木瓜   D. 威灵仙

    E. 五加皮

19. 具有祛风、通络、止痉功效的药物是

20. 具有祛风湿、通络止痛、消骨鲠功效的药物是

    A. 羌活   B. 独活

    C. 木瓜   D. 防己

    E. 五加皮

21. 善于治疗上肢风寒湿痹的药物是

22. 善于治疗下肢风寒湿痹的药物是

    A. 羌活   B. 独活

    C. 木瓜   D. 防己

    E. 五加皮

23. 善于治疗筋急项强不可转侧的药物是

24. 善于治疗风湿热痹的药物是

    A. 羌活   B. 独活

    C. 木瓜   D. 防己

    E. 五加皮

25. 具有补肝肾、利水消肿功效的药物是

26. 具有舒经活络、和胃化湿功效的药物是

    A. 威灵仙   B. 秦艽

    C. 桑寄生   D. 蕲蛇

    E. 木瓜

27. 既祛风湿，又治骨鲠的药物是

28. 既祛风湿，又退虚热的药物是

    A. 威灵仙　　　　B. 秦艽

    C. 桑寄生　　　　D. 蕲蛇

    E. 木瓜

29. 既祛风湿，又息风定惊的药物是

30. 既祛风湿，又和胃化湿的药物是

    A. 络石藤　　　　B. 桑寄生

    C. 木瓜　　　　　D. 秦艽

    E. 威灵仙

31. 功能祛风湿、退虚热的药物是

32. 功能祛风湿、利湿退黄的药物是

    A. 防己　　　　　B. 独活

    C. 威灵仙　　　　D. 五加皮

    E. 豨莶草

33. 既能祛风通络，又能消骨鲠的药物是

34. 既能祛风通络，又能清热解毒的药物是

    A. 豨莶草、臭梧桐　B. 防己、五加皮

    C. 威灵仙、防己　　D. 桑寄生、五加皮

    E. 络石藤、蕲蛇

35. 都具有祛风湿、强筋骨功效的药物是

36. 都具有祛风湿、利水功效的药物是

    A. 祛风除湿，通痹止痛，解表

    B. 祛风湿，止痛，利水消肿

    C. 祛风湿，利关节，解毒

    D. 祛风湿，通络止痛，消骨鲠

    E. 祛风湿，活血通络，清肺化痰

37. 独活的功效是

38. 羌活的功效是

参考答案

A1 型题

1. E	2. D	3. E	4. C	5. D
6. C	7. C	8. A	9. D	10. B
11. C	12. E	13. A	14. C	15. D
16. D	17. E	18. D	19. E	20. E
21. D	22. E	23. E	24. C	25. C
26. B	27. D	28. B	29. C	

A2 型题

1. C	2. C	3. A	4. C	5. C
6. B				

B1 型题

1. C	2. E	3. E	4. B	5. E
6. D	7. C	8. A	9. A	10. C
11. A	12. C	13. E	14. A	15. A
16. D	17. A	18. C	19. A	20. D
21. A	22. B	23. C	24. D	25. E
26. C	27. A	28. B	29. D	30. E
31. D	32. D	33. C	34. E	35. D
36. B	37. A	38. A		

第九单元　化湿药

A1 型题

1. 芳香化湿药的主治病证是
   A. 水湿内停　　　B. 水湿泄泻
   C. 湿痹拘挛　　　D. 湿疹湿疮
   E. 湿阻中焦

2. 芳香化湿药入汤剂的用法是
   A. 先煎　　　　　B. 另煎
   C. 烊服　　　　　D. 不宜久煎
   E. 冲服

3. 关于芳香化湿药的论述，以下错误的是
   A. 多辛温，归脾胃经
   B. 入汤剂多宜后下
   C. 多具利小便作用
   D. 多用治湿困中焦
   E. 易耗气伤阴

4. 最宜治湿浊中阻之呕吐的药物是
   A. 苏叶　　　　　B. 香薷
   C. 生姜　　　　　D. 黄连
   E. 藿香

5. 具有化湿解暑功效的化湿药物是
   A. 苍术　　　　　B. 佩兰
   C. 豆蔻　　　　　D. 砂仁
   E. 草豆蔻

6. 下列各项，不具有止呕功效的药物是
   A. 半夏　　　　　B. 藿香
   C. 佩兰　　　　　D. 豆蔻
   E. 竹茹

7. 既能化湿，又能解暑的药物是
   A. 藿香、佩兰　　B. 苍术、厚朴
   C. 砂仁、豆蔻　　D. 橘皮、青皮
   E. 茯苓、玉竹

8. 功能燥湿健脾、祛风散寒的药物是
   A. 茯苓　　　　　B. 白术
   C. 苍术　　　　　D. 萆薢
   E. 威灵仙

9. 治疗夜盲症，应选用的药物是
   A. 砂仁　　　　　B. 苍术
   C. 豆蔻　　　　　D. 草果
   E. 以上都不是

10. 长于行气、燥湿、消积、降气平喘的药物是
    A. 苏梗　　　　　B. 厚朴
    C. 砂仁　　　　　D. 豆蔻
    E. 香附

11. 既能行气除满，又可平喘的药物是
    A. 陈皮　　　　　B. 大腹皮
    C. 麻黄　　　　　D. 厚朴
    E. 枳壳

12. 下列各项，不属厚朴功效的是
    A. 行气　　　　　B. 活血
    C. 燥湿　　　　　D. 消积
    E. 平喘

13. 治疗咳嗽痰多、气喘、脘腹胀满、纳呆食少者，应选用的药物是
    A. 藿香　　　　　B. 佩兰
    C. 厚朴　　　　　D. 苍术
    E. 砂仁

14. 治疗妊娠呕恶、不思饮食、脘腹胀闷、胎动不安者，应选用的药物是
    A. 生姜　　　　　B. 厚朴
    C. 竹茹　　　　　D. 砂仁
    E. 黄芩

15. 砂仁的功效是
    A. 燥湿，平喘

B. 燥湿，发汗

C. 化湿行气，温中止泻，安胎

D. 化湿，解暑

E. 化湿，止呕

16. 既能化湿行气，又能理气安胎的药物是

A. 藿香　　　　　B. 佩兰

C. 砂仁　　　　　D. 豆蔻

E. 草豆蔻

17. 下列各项，入汤剂后下的药物是

A. 酸枣仁　　　　B. 柏子仁

C. 砂仁　　　　　D. 郁李仁

E. 桃仁

18. 豆蔻、肉豆蔻均具有的功效是

A. 芳香化湿　　　B. 涩肠止泻

C. 理气安胎　　　D. 温中行气

E. 疏肝理气

19. 藿香与草豆蔻均具有的功效是

A. 化湿，止呕　　B. 化湿，健脾

C. 化湿，解表　　D. 化湿，止泻

E. 化湿，截疟

A2 型题

1. 患者，女，25 岁。妊娠两个月，因进食不慎，脘腹胀痛，恶心腹泻，舌苔白腻，脉滑。用药应选用的药物是

A. 豆蔻　　　　　B. 砂仁

C. 苍术　　　　　D. 厚朴

E. 佩兰

2. 患者，男，36 岁。因应酬太多，倍感疲劳，昨日起怕冷，发烧，头痛，恶心，呕吐，腹泻。舌质淡，苔白腻，脉象润滑。用药应选用的药物是

A. 麻黄　　　　　B. 桂枝

C. 藿香　　　　　D. 苏叶

E. 薄荷

3. 患者，女，28 岁。口气浊臭，脘腹胀满，不思饮食，呕恶欲吐，大便溏泻，舌质红，舌苔

黄厚而腻，脉象润滑。用药应选用的药物是

A. 苍术　　　　　B. 厚朴

C. 佩兰　　　　　D. 藿香

E. 砂仁

4. 患者，女，36 岁。已怀孕两个月，近日突然"见红"，伴有恶心、呕吐、脘腹胀满，不思饮食，舌淡苔白，脉滑。用药应选用的药物是

A. 生姜　　　　　B. 半夏

C. 杜仲　　　　　D. 桑寄生

E. 砂仁

5. 患者，女，36 岁。已怀孕两个月，近日突然"见红"，伴有恶心、呕吐、脘腹胀满，不思饮食，舌淡苔白，脉滑。用药应选用的药物是

A. 清热安胎药　　B. 补气安胎药

C. 养血安胎药　　D. 益肾安胎药

E. 理气安胎药

6. 患者，女，35 岁，大便水泻，并见轻微发热，恶心欲吐，舌质淡，苔白腻，脉象濡滑。用药应选用的药物是

A. 苍术　　　　　B. 白术

C. 车前子　　　　D. 茯苓

E. 藿香

7. 患者，男，35 岁。脘腹胀满，不思饮食，恶心呕吐，疲乏无力，大便溏泻，日行 3~4 次，查舌质淡，苔白浊而腻，脉象濡滑。用药应选用的药物是

A. 白术　　　　　B. 苍术

C. 白芍　　　　　D. 党参

E. 黄芪

8. 患者，男，46 岁。近日疲劳，昨日下午淋了一点小雨，晚上出现怕冷，发热，头痛，恶心，呕吐，腹泻。舌质淡，苔白腻，脉象濡滑。用药应选用的药物是

A. 麻黄　　　　　B. 桂枝

C. 藿香　　　　　D. 紫苏

E. 薄荷

B1 型题

A. 苍术　　　　　　B. 厚朴
C. 豆蔻　　　　　　D. 草豆蔻
E. 草果

1. 既能燥湿健脾，又能祛风散寒的药物是
2. 既能燥湿消痰，又能下气除满的药物是

A. 厚朴　　　　　　B. 砂仁
C. 豆蔻　　　　　　D. 草豆蔻
E. 草果

3. 具有燥湿温中、除痰截疟功效的药物是
4. 具有化湿行气、温中止泻、安胎功效的药物是

A. 苍术　　　　　　B. 草果
C. 草豆蔻　　　　　D. 豆蔻
E. 藿香

5. 既能燥湿健脾，又能祛风散寒的药物是
6. 既能解暑，又能化湿止呕的药物是

A. 燥湿健脾，祛风散寒
B. 化湿，解暑，止呕
C. 燥湿消痰，下气除满
D. 化湿行气，温中止泻，安胎
E. 化湿行气，止呕

7. 苍术具有的功效是
8. 藿香具有的功效是

A. 燥湿健脾，祛风散寒
B. 化湿，解暑，止呕
C. 燥湿消痰，下气除满
D. 化湿行气，温中止泻，安胎
E. 化湿行气，止呕

9. 厚朴具有的功效是
10. 砂仁具有的功效是

A. 藿香　　　　　　B. 砂仁

C. 佩兰　　　　　　D. 厚朴
E. 白术

11. 治疗暑月外感风寒，内伤生冷之恶寒发热，呕恶泄泻者，用药应选用的药物是
12. 治疗脾经湿热，口中甜腻，多涎口臭者，用药应选用的药物是

A. 苍术　　　　　　B. 厚朴
C. 豆蔻　　　　　　D. 木瓜
E. 蚕沙

13. 具有燥湿健脾功效的药物是
14. 具有燥湿行气功效的药物是

A. 广藿香　　　　　B. 佩兰
C. 豆蔻　　　　　　D. 厚朴
E. 苍术

15. 功能化湿、止呕、解暑的药物是
16. 功能化湿行气、温中止呕的药物是

A. 佩兰　　　　　　B. 砂仁
C. 广藿香　　　　　D. 厚朴
E. 苍术

17. 发表之力较弱，以化湿辟秽为主，可用于脾经湿热，口中甜腻、多涎的是
18. 微温不燥，辛散发表而不峻烈，为芳香化湿要药的是

A. 广藿香　　　　　B. 砂仁
C. 苍术　　　　　　D. 木香
E. 厚朴

19. 功偏行气止痛，为治气滞腹痛要药的是
20. 善治湿浊中阻，中焦寒湿气滞，温中而止呕、止泻的药物是

参考答案

A1 型题

1. E　　2. D　　3. C　　4. E　　5. B

6. C   7. A   8. C   9. B   10. B
11. D   12. B   13. C   14. D   15. C
16. C   17. C   18. D   19. A

A2 型题

1. B   2. C   3. C   4. E   5. E
6. E   7. B   8. C

1. A   2. B   3. E   4. B   5. A
6. E   7. A   8. B   9. C   10. D
11. A   12. C   13. A   14. B   15. A
16. C   17. A   18. C   19. D   20. B

第十单元　利水渗湿药

A1 型题

1. 茯苓的功效是
   A. 利水渗湿，清热，除痹
   B. 利水渗湿，消肿，散结
   C. 利水渗湿，止咳，除痹
   D. 利水消肿，渗湿，健脾，宁心
   E. 利水渗湿，止呕，通乳

2. 治疗小便不利、水肿、脾虚证，应选用的药物是
   A. 泽泻   B. 猪苓
   C. 车前子   D. 茯苓
   E. 木通

3. 下列各项，不属茯苓主治病证的是
   A. 水肿   B. 停饮心悸
   C. 脾虚食少便溏   D. 热结便秘
   E. 心悸失眠

4. 具有渗利兼补益特点的药物是
   A. 木通   B. 通草
   C. 泽泻   D. 茯苓
   E. 猪苓

5. 治疗脾虚湿盛之食少泄泻、水肿腹胀、脚气浮肿，应选用的药物是
   A. 猪苓   B. 木通
   C. 车前子   D. 石韦

E. 薏苡仁

6. 既能利水消肿，渗湿健脾，除痹又能清热排脓的药物是
   A. 薏苡仁   B. 车前子
   C. 木通   D. 茯苓
   E. 滑石

7. 下列各项，不具有健脾祛湿功效的药物是
   A. 茯苓   B. 猪苓
   C. 白术   D. 薏苡仁
   E. 苍术

8. 用于暑湿泄泻，利小便以实大便的药物是
   A. 通草   B. 车前子
   C. 海金沙   D. 茵陈
   E. 瞿麦

9. 车前子入汤剂的用法是
   A. 先煎   B. 后下
   C. 另煎   D. 烊化
   E. 包煎

10. 下列各项，不属车前子功效的是
    A. 利水通淋   B. 利水消肿
    C. 清热解毒   D. 清肺化痰
    E. 清肝明目

11. 既能利尿通淋，又能清解暑热，收湿敛疮的药物是
    A. 茯苓   B. 滑石
    C. 通草   D. 萆薢

E. 藿香

12. 外用有清热收湿作用，可用治湿疮、湿疹、痱子等皮肤病的药物是

A. 茯苓　　　　B. 猪苓

C. 车前子　　　D. 滑石

E. 芒硝

13. 下列各项，不属滑石主治病证的是

A. 湿热、淋痛　B. 暑温、湿温

C. 湿疹、湿疮　D. 暑热、痱毒

E. 寒湿带下

14. 飞滑石入煎剂的用法是

A. 冲服　　　　B. 包煎

C. 另煎　　　　D. 后下

E. 烊化

15. 海金沙的功效是

A. 除湿退黄　　B. 利水通淋，解暑

C. 利水渗湿　　D. 清热利水，杀虫

E. 利尿通淋，止痛

16. 善于治疗血淋、尿血的药物是

A. 车前子　　　B. 泽泻

C. 石韦　　　　D. 萆薢

E. 木通

17. 具有清肺止咳功效的利水渗湿药物是

A. 海金沙　　　B. 石韦

C. 茯苓　　　　D. 猪苓

E. 薏苡仁

18. 善于治疗膏淋的药物是

A. 车前子　　　B. 滑石

C. 萆薢　　　　D. 石韦

E. 海金沙

19. 茵陈的功效是

A. 利水渗湿，安神

B. 清利湿热，解毒

C. 利水渗湿，除痹

D. 利湿退黄，解毒疗疮

E. 利水通淋，祛风湿

20. 治疗湿热黄疸的最佳选药是

A. 车前子　　　B. 泽泻

C. 茵陈　　　　D. 木通

E. 石韦

21. 既可用于热淋、砂淋、石淋，又可用于恶疮肿毒、毒蛇咬伤的药物是

A. 泽泻　　　　B. 冬葵子

C. 车前子　　　D. 金钱草

E. 猪苓

22. 治疗湿热黄疸，应选用的药物是

A. 车前子　　　B. 金钱草

C. 通草　　　　D. 薏苡仁

E. 地肤子

23. 善于治疗砂淋、石淋的药物是

A. 车前子　　　B. 石韦

C. 滑石　　　　D. 金钱草

E. 木通

24. 下列各项，不属金钱草功效的是

A. 利尿通淋　　B. 软坚排石

C. 利湿退黄　　D. 疏肝利胆

E. 解毒消肿

25. 金钱草的功效是

A. 利水通淋

B. 利湿退黄，利尿通淋，解毒消肿

C. 利水通淋，退黄

D. 利水通淋，止咳

E. 利水消肿，安神健脾

26. 虎杖的功效是

A. 活血调经，清热利湿，解毒消疮，化痰平喘

B. 利湿退黄，清热解毒，散瘀止痛，化痰止咳

C. 活血定痛，清热利湿，解毒通便，化痰止咳

D. 活血通络，祛湿退黄，清热解毒，利尿通便

E. 活血消癥，利湿退肿，解毒疗疮，化痰止血

27. 善治湿热并重之湿温、暑温，常与滑石、黄芩同用的药物是

A. 车前子   B. 金钱草

C. 木通   D. 茵陈

E. 虎杖

A2 型题

1. 患者，女，51 岁。颜面下肢浮肿两天，小便量少，心悸，失眠。用药应选用的药物是

A. 茯苓   B. 猪苓

C. 泽泻   D. 车前子

E. 薏苡仁

2. 患者，女，30 岁。膝足肿胀，屈伸不利，大便溏泻，身倦乏力。用药应选用的药物是

A. 桑枝   B. 桂枝

C. 秦艽   D. 薏苡仁

E. 木瓜

3. 患者，女，74 岁。脘腹胀满，不思饮食，四肢乏力，心悸失眠，且常见下肢水肿，舌体胖大，边有齿痕，舌苔薄白，脉象虚弱。用药应选用的药物是

A. 白术   B. 苍术

C. 茯苓   D. 厚朴

E. 陈皮

4. 患者，女，45 岁。尿频、尿急、尿痛，并见肉眼血尿。尿常规检查示：红细胞满视野。肾 B 超检查未见异常。舌质红，舌苔薄黄，脉弦数。用药应选用的药物是

A. 车前子   B. 泽泻

C. 石韦   D. 木通

E. 金钱草

5. 患者，男，49 岁。小便开始或末尾尿液混浊，色如米泔，伴有小便不畅，舌质淡，苔薄黄，脉象弦滑。用药应选用的药物是

A. 木通   B. 茯苓

C. 萆薢   D. 车前子

E. 泽泻

6. 患者，男，29 岁。全身皮肤发黄，伴有发热，头痛，恶心，呕吐，舌质红，苔黄腻，脉弦滑。用药应选用的药物是

A. 车前子   B. 茵陈

C. 泽泻   D. 茯苓

E. 地肤子

7. 患者，男，12 岁。大便水泻，并见轻微发热，恶心欲吐症状。舌质淡，舌苔白腻，脉象濡滑。用药应选用的药物是

A. 苍术   B. 白术

C. 车前子   D. 茯苓

E. 藿香

8. 患者，女，50 岁。近期常感腰痛，且有小便不畅症状。尿常规检查，见红细胞 1~2 个。B 超检查示：肾盂结石。用药应选用的药物是

A. 连翘   B. 车前子

C. 泽泻   D. 金钱草

E. 木通

B1 型题

A. 利水通淋，清热排脓

B. 利水消肿，渗湿，健脾，宁心

C. 利尿通淋，清解暑热，收湿敛疮

D. 利水渗湿，泄热，通乳

E. 利水通淋，化痰止咳

1. 滑石的功效是

2. 茯苓的功效是

A. 利水消肿，渗湿

B. 利水通淋，健脾

C. 清热利湿，通淋止痛

D. 利水渗湿，安神

E. 利湿退黄

3. 海金沙的功效是

4. 猪苓的功效是

A. 利水渗湿，除痹

B. 利水通淋，通乳

C. 利湿退黄，利尿通淋，解毒消肿

D. 利水渗湿，健脾，止咳

　E. 利水通淋，渗湿止泻，明目，祛痰

5. 车前子的功效是

6. 金钱草的功效是

　A. 清肺化痰，排脓

　B. 利尿通淋，通气下乳

　C. 利湿去浊，祛风除痹

　D. 利水渗湿，祛风湿

　E. 利水通淋，杀虫

7. 萆薢的功效是

8. 通草的功效是

　A. 茯苓　　　　　　B. 猪苓

　C. 泽泻　　　　　　D. 薏苡仁

　E. 滑石

9. 具有利水渗湿、健脾舒筋脉功效的药物是

10. 具有利水渗湿、泄热功效的药物是

　A. 茯苓　　　　　　B. 猪苓

　C. 泽泻　　　　　　D. 薏苡仁

　E. 滑石

11. 具有利水渗湿、排脓功效的药物是

12. 具有利水通淋、解暑功效的药物是

　A. 木通　　　　　　B. 金钱草

　C. 石韦　　　　　　D. 地肤子

　E. 海金沙

13. 具有利水通淋、通乳功效的药物是

14. 具有利水通淋、退黄功效的药物是

　A. 木通　　　　　　B. 金钱草

　C. 石韦　　　　　　D. 地肤子

　E. 海金沙

15. 具有利水通淋、止咳功效的药物是

16. 具有清热利湿、止痒功效的药物是

　A. 萆薢　　　　　　B. 茵陈

　C. 茯苓　　　　　　D. 猪苓

　E. 木通

17. 具有利湿浊、祛风湿功效的药物是

18. 具有利湿热、退黄疸功效的药物是

　A. 茵陈　　　　　　B. 滑石

　C. 茯苓　　　　　　D. 萆薢

　E. 薏苡仁

19. 治疗湿热黄疸，应选用的药物是

20. 治疗湿热淋证，小便淋沥涩痛，应选用的药物是

　A. 茵陈　　　　　　B. 滑石

　C. 茯苓　　　　　　D. 萆薢

　E. 木通

21. 治疗膏淋小便混浊，色白如米泔，应选用的药物是

22. 治疗热淋，小便淋沥涩痛，兼见心烦尿赤，口舌生疮，应选用的药物是

　A. 茯苓　　　　　　B. 薏苡仁

　C. 白术　　　　　　D. 猪苓

　E. 泽泻

23. 具有健脾渗湿、宁心安神功效的药物是

24. 具有健脾燥湿、止汗安胎功效的药物是

　A. 茯苓　　　　　　B. 薏苡仁

　C. 猪苓　　　　　　D. 白术

　E. 泽泻

25. 具有利水渗湿、泄热功效的药物是

26. 具有利水渗湿、排脓功效的药物是

　A. 通草　　　　　　B. 石韦

　C. 虎杖　　　　　　D. 萆薢

　E. 茵陈

27. 善于治疗热淋的药物是

28. 善于治疗血淋的药物是

　A. 木通　　　　　　B. 石韦

　C. 金钱草　　　　　D. 萆薢

　E. 茵陈

29. 善于治疗砂淋、石淋的药物是

30. 善于治疗膏淋的药物是

　　A. 宁神益智，补脾益肺
　　B. 宁心安神，止泻止汗
　　C. 宁心安神，祛痰开窍
　　D. 宁心安神，健脾利水
　　E. 定惊安神，利尿通淋

31. 茯苓的功效是

32. 远志的功效是

　　A. 茵陈　　　　　B. 萹蓄
　　C. 木通　　　　　D. 薏苡仁
　　E. 萆薢

33. 具有利胆退黄功效的药物是

34. 具有杀虫止痒功效的药物是

参考答案

A1 型题

1. D　　2. D　　3. D　　4. D　　5. E

6. A	7. B	8. B	9. E	10. C
11. B	12. D	13. E	14. B	15. E
16. C	17. B	18. C	19. D	20. C
21. D	22. B	23. D	24. D	25. B
26. B	27. D			

A2 型题

1. A	2. D	3. C	4. C	5. C
6. B	7. E	8. D		

B1 型题

1. C	2. B	3. C	4. A	5. E
6. C	7. C	8. B	9. D	10. C
11. D	12. E	13. A	14. B	15. C
16. D	17. A	18. B	19. A	20. B
21. D	22. E	23. A	24. C	25. E
26. B	27. A	28. B	29. C	30. D
31. D	32. C	33. A	34. B	

第十一单元　温里药

A1 型题

1. 治疗元气大亏，阳气暴脱，亡阳与气脱并见，应选用的药组是
　　A. 附子、黄芪　　　B. 附子、人参
　　C. 白术、附子　　　D. 附子、干姜
　　E. 附子、肉桂

2. 治疗亡阳证，汗出清冷，四肢厥逆，脉微欲绝者，应选用的药物是
　　A. 附子、肉桂　　　B. 附子、干姜
　　C. 附子、人参　　　D. 附子、细辛
　　E. 附子、高良姜

3. 治疗寒湿痹证，骨节疼痛，应选用的药物是
　　A. 附子　　　　　B. 干姜
　　C. 高良姜　　　　D. 细辛
　　E. 吴茱萸

4. 附子入汤剂先煎的目的是
　　A. 充分煎出有效成分
　　B. 减轻毒性
　　C. 增强功效
　　D. 产生新作用
　　E. 减轻刺激性

5. 被称为"回阳救逆第一品药"的是
　　A. 人参　　　　　B. 肉桂

C. 鹿茸　　　　　D. 附子

E. 干姜

6. 下列各项，不属附子主治病证的是

　A. 亡阳欲脱，肢冷脉微

　B. 寒凝血瘀，经闭阴疽

　C. 命门火衰，阳痿早泄

　D. 中寒腹痛，阴寒水肿

　E. 阳虚外感，寒痹刺痛

7. "十八反"中，与乌头相反的药物是

　A. 玄参　　　　　B. 瓜蒌

　C. 细辛　　　　　D. 海藻

　E. 白芍

8. 温里药中善于温肺化饮，治疗寒饮伏肺，咳嗽气喘，痰多清稀者的药物是

　A. 附子、细辛　　　B. 附子、干姜

　C. 吴茱萸、细辛　　D. 干姜、吴茱萸

　E. 干姜、细辛

9. 治疗脾胃寒证，症见脘腹冷痛呕吐泄泻等，应选用的药物是

　A. 细辛　　　　　B. 丁香

　C. 干姜　　　　　D. 吴茱萸

　E. 黄连

10. 既能温中回阳，又能温肺化饮的药物是

　A. 生姜　　　　　B. 干姜

　C. 高良姜　　　　D. 麻黄

　E. 桂枝

11. 辛甘温热，治疗下元虚冷之要药是

　A. 高良姜　　　　B. 附子

　C. 干姜　　　　　D. 吴茱萸

　E. 肉桂

12. 具有温肾阳、温脾阳、温通血脉、引火归原功效的药物是

　A. 附子　　　　　B. 干姜

　C. 肉桂　　　　　D. 吴茱萸

　E. 桂枝

13. 入汤剂宜后下的药物是

　A. 附子　　　　　B. 肉桂

　C. 干姜　　　　　D. 吴茱萸

E. 小茴香

14. 补气养血药中加入适量肉桂，其主要目的是

　A. 引火归原　　　B. 鼓舞气血生长

　C. 散寒止痛　　　D. 补而不滞

　E. 以上都不是

15. 既能温中止痛，又能杀虫，可用于蛔虫腹痛、呕吐或吐蛔的药物是

　A. 干姜　　　　　B. 吴茱萸

　C. 砂仁　　　　　D. 小茴香

　E. 花椒

16. 既善疏肝，又能暖肝的药物是

　A. 附子　　　　　B. 花椒

　C. 山茱萸　　　　D. 吴茱萸

　E. 肉桂

17. 吴茱萸善于治疗的头痛是

　A. 少阴头痛　　　B. 厥阴头痛

　C. 痰湿头痛　　　D. 血瘀头痛

　E. 风寒头痛

18. 吴茱萸的功效是

　A. 散寒止痛，降逆止呕，助阳止泻

　B. 祛风止痛，温肺化饮，助阳止泻

　C. 回阳救逆，温肾助阳，降逆止呕

　D. 温中止痛，祛风杀虫，降逆止呕

　E. 温中降逆，理气和胃，助阳止泻

19. 治疗肝火犯胃，呕吐吞酸，黄连常配伍的药物是

　A. 丁香　　　　　B. 干姜

　C. 花椒　　　　　D. 小茴香

　E. 吴茱萸

20. 治疗寒疝疼痛，睾丸偏坠疼痛，应选用的药物是

　A. 肉桂　　　　　B. 沉香

　C. 小茴香　　　　D. 丁香

　E. 木香

21. 具有散寒止痛、理气和胃功效的药物是

　A. 肉桂　　　　　B. 干姜

　C. 高良姜　　　　D. 小茴香

E. 花椒

22. 丁香的功效是

　　A. 散寒止痛，降逆止呕，助阳止泻

　　B. 温中止痛，补火助阳，降逆止呕

　　C. 降逆止呕，补火助阳，纳气平喘

　　D. 温中降逆，散寒止痛，温肾助阳

　　E. 温胃降逆，温肾纳气，助阳止泻

23. 治疗脘腹冷痛，呕吐，泄泻，应选用的药物是

　　A. 丁香　　　　　　B. 小茴香

　　C. 细辛　　　　　　D. 高良姜

　　E. 赭石

24. 下列各项，不属于花椒功效的是

　　A. 温中　　　　　　B. 杀虫

　　C. 止痛　　　　　　D. 止痒

　　E. 消痰

A2 型题

1. 患者，男，58 岁。每日清晨即腹胀泄泻，白昼如常人，喜热饮食，舌质淡，脉沉细。用药应首选的药物是

　　A. 附子　　　　　　B. 干姜

　　C. 肉桂　　　　　　D. 吴茱萸

　　E. 山药

2. 患者，男，27 岁。胃脘冷痛，畏寒喜暖，口不渴。用药应首选的药物是

　　A. 丁香　　　　　　B. 砂仁

　　C. 花椒　　　　　　D. 高良姜

　　E. 香附

3. 患者，男，89 岁。久病卧床，近日来冷汗自出，四肢厥逆，面色苍白，舌淡苔白，脉微欲绝。用药应首选的药物是

　　A. 肉桂、桂枝　　　B. 干姜、高良姜

　　C. 附子、干姜　　　D. 细辛、小茴香

　　E. 吴茱萸、丁香

4. 患者，女，40 岁。脘腹冷痛，恶心欲吐，大便溏泻，舌淡苔白，舌体胖大，边有齿痕，脉象沉细。用药应首选的药物是

　　A. 附子　　　　　　B. 肉桂

　　C. 干姜　　　　　　D. 吴茱萸

　　E. 小茴香

5. 患者，男，40 岁。腰腿怕冷，痿软无力，伴有阳痿、早泄、尿频症状，舌淡苔白，脉沉迟少力。用药应首选的药物是

　　A. 干姜　　　　　　B. 细辛

　　C. 肉桂　　　　　　D. 吴茱萸

　　E. 小茴香

6. 患者，女，65 岁。心悸、胸闷、水肿十余年，近日病情加重，全身冷汗淋漓，神志时清时昏，面色苍白，手足冰凉，舌质淡胖，脉细微无力，宜急用附子配伍的药物是

　　A. 山药　　　　　　B. 党参

　　C. 人参　　　　　　D. 黄芪

　　E. 甘草

B1 型题

　　A. 温中散寒，回阳通脉，温肺化饮

　　B. 散寒止痛，降逆止呕，助阳止泻

　　C. 温中回阳，散寒止痛，纳气平喘

　　D. 祛寒止痛，理气和胃，温肺化饮

　　E. 散寒止痛，补火助阳，理气和胃

1. 干姜的功效是

2. 吴茱萸的功效是

　　A. 生姜　　　　　　B. 干姜

　　C. 炮姜　　　　　　D. 生姜皮

　　E. 高良姜

3. 具有散寒解表功效的药物是

4. 具有温中回阳功效的药物是

　　A. 附子、干姜　　　B. 附子、肉桂

　　C. 细辛、吴茱萸　　D. 细辛、干姜

　　E. 高良姜、干姜

5. 均具有补火助阳功效的药物是

6. 均具有温肺化饮功效的药物是

    A. 干姜　　　　B. 附子

    C. 肉桂　　　　D. 丁香

    E. 吴茱萸

7. 治疗寒饮咳喘，痰多清稀，应选用的药物是

8. 治疗寒凝瘀滞经闭，痛经，应选用的药物是

    A. 附子　　　　B. 肉桂

    C. 干姜　　　　D. 吴茱萸

    E. 小茴香

9. 具有回阳救逆、补火助阳功效的药物是

10. 具有温中回阳、温肺化饮功效的药物是

    A. 附子　　　　B. 肉桂

    C. 干姜　　　　D. 吴茱萸

    E. 小茴香

11. 具有补火助阳、温通经脉功效的药物是

12. 具有散寒止痛、疏肝下气功效的药物是

    A. 细辛　　　　B. 花椒

    C. 丁香　　　　D. 小茴香

    E. 高良姜

13. 具有散寒止痛、温肺化饮功效的药物是

14. 具有温中止痛、杀虫功效的药物是

    A. 细辛　　　　B. 花椒

    C. 丁香　　　　D. 小茴香

    E. 高良姜

15. 具有温中降逆、温肾助阳功效的药物是

16. 具有散寒止痛、理气和胃功效的药物是

    A. 肉桂　　　　B. 吴茱萸

    C. 细辛　　　　D. 丁香

    E. 白术

17. 治疗下元虚冷，虚阳上浮，上热下寒者，应选用的药物是

18. 治疗脾肾虚寒，久泻，五更泄泻者，应选用的药物是

    A. 附子　　　　B. 肉桂

    C. 干姜　　　　D. 吴茱萸

    E. 细辛

19. "回阳救逆第一品药"是

20. 善于"引火归原"的药物是

    A. 附子　　　　B. 肉桂

    C. 干姜　　　　D. 吴茱萸

    E. 细辛

21. 善于暖肝散寒的药物是

22. 能散寒止痛通窍的药物是

    A. 回阳救逆　　B. 补火助阳

    C. 温胃止呕　　D. 发汗平喘

    E. 发表解肌

23. 肉桂的功效是

24. 桂枝的功效是

    A. 寒疝腹痛　　B. 厥阴头痛

    C. 风湿痹痛　　D. 脘腹冷痛

    E. 虫积腹痛

25. 小茴香尤善于治疗的是

26. 吴茱萸尤善于治疗的是

    A. 肉桂　　　　B. 附子

    C. 干姜　　　　D. 草乌

    E. 川乌

27 上助心阳，中温脾阳，下补肾阳，为回阳救逆要药的是

28. 既可散在表之风邪，又可逐在里之寒湿，温通经络而止痛的是

参考答案

A1 型题

1. B	2. B	3. A	4. B	5. D
6. B	7. B	8. E	9. C	10. B
11. E	12. C	13. B	14. B	15. E
16. D	17. B	18. A	19. E	20. C
21. D	22. D	23. D	24. E	

A2 型题

1. D	2. D	3. C	4. D	5. C

B1 型题

1. A	2. B	3. A	4. B	5. B
6. D	7. C	8. C	9. A	10. C
11. B	12. D	13. A	14. B	15. C
16. D	17. A	18. B	19. A	20. B
21. D	22. E	23. E	24. E	25. A
26. B	27. E	28. E		

第十二单元　理气药

A1 型题

1. 陈皮的功效是
   A. 疏肝解郁，化湿止呕
   B. 理气健脾，燥湿化痰
   C. 温肺化痰，行气止痛
   D. 温经散寒，行气活血
   E. 理气调中，温肾纳气

2. 既能理气健脾，又能燥湿化痰的药物是
   A. 枳实　　　　　　B. 佛手
   C. 陈皮　　　　　　D. 薤白
   E. 川楝子

3. 下列各项，专理脾肺气滞的药物是
   A. 香附　　　　　　B. 木香
   C. 陈皮　　　　　　D. 乌药
   E. 青皮

4. 下列各项，不属陈皮功效的是
   A. 理气　　　　　　B. 健脾
   C. 燥湿　　　　　　D. 疏肝

   E. 化痰

5. 治疗肝气郁滞之胁肋作痛，食积不化，应选用的药物是
   A. 青皮　　　　　　B. 陈皮
   C. 柴胡　　　　　　D. 川楝子
   E. 香附

6. 青皮的功效是
   A. 理气止痛，和胃化痰
   B. 疏肝破气，消积化滞
   C. 理气活血，散结消瘀
   D. 行气散寒止痛
   E. 疏肝理气，降逆止呕

7. 既能用于食积停滞，腹痛便秘，泻痢不畅，里急后重，又能用于痰浊阻塞气机，胸脘痞满的药物是
   A. 枳实　　　　　　B. 陈皮
   C. 青皮　　　　　　D. 香附
   E. 木香

8. 功用与枳实同，但作用较缓和，以行气宽中除胀为主的药物是

A. 佛手　　　　　B. 枳壳

C. 木香　　　　　D. 陈皮

E. 青皮

9. 枳实的理气功效是

A. 破气　　　　　B. 降气

C. 纳气　　　　　D. 疏肝

E. 行气

10. 治疗脏器下垂，应选用的药物是

A. 陈皮　　　　　B. 枳实

C. 佛手　　　　　D. 青皮

E. 厚朴

11. 枳壳的功效是

A. 行气宽中除胀为主

B. 行气消痰除痞为主

C. 燥湿化痰和胃为主

D. 理气和胃降逆为主

E. 行气止痛散结为主

12. 下列各项，不属枳实主治病证的是

A. 食积停滞　　　B. 痰浊胸痹

C. 内脏下垂诸证　D. 热结便秘

E. 痰饮咳喘

13. 木香的功效是

A. 行气止痛，健脾消食

B. 疏肝止痛，助阳止泻

C. 行气调中，温脾化痰

D. 破气消积，散寒止痛

E. 理气调中，温肾助阳

14. 用治食积气滞，湿热互阻下痢里急后重者，应选用的药物是

A. 黄连、黄柏　　B. 柴胡、枳壳

C. 木香、槟榔　　D. 香附、薤白

E. 苦参、青皮

15. 既能行气止痛，又能健脾消食的药物是

A. 木香　　　　　B. 香附

C. 陈皮　　　　　D. 青皮

E. 枳实

16. 下列各项，不属于木香主治病证的是

A. 三焦气滞　　　B. 肺气阻滞

C. 肝胆气郁　　　D. 脾胃气滞

E. 大肠气滞

17. 具有行气止痛、散寒调中功效的药物是

A. 陈皮　　　　　B. 檀香

C. 乌药　　　　　D. 川楝子

E. 青皮

18. 檀香入汤剂的用法是

A. 先煎　　　　　B. 包煎

C. 后下　　　　　D. 冲服

E. 烊化

19. 治疗肝气郁滞或肝胃不和所致的胁肋作痛兼见热象者，应选用的药物是

A. 香附　　　　　B. 延胡索

C. 陈皮　　　　　D. 川楝子

E. 木香

20. 既能行气止痛，又能杀虫疗癣的药物是

A. 川楝子　　　　B. 青皮

C. 佛手　　　　　D. 木香

E. 香附

21. 治疗寒郁气滞之胸闷胁痛，肾阳不足之遗尿、尿频，应选用的药物是

A. 木香　　　　　B. 香附

C. 乌药　　　　　D. 大腹皮

E. 川楝子

22. 既能行气止痛，又能温肾散寒的药物是

A. 青皮　　　　　B. 木香

C. 川楝子　　　　D. 檀香

E. 乌药

23. 善于疏肝解郁，调经止痛，理气宽中的药物是

A. 川楝子　　　　B. 檀香

C. 香附　　　　　D. 木香

E. 枳壳

24. 善于治疗肝气郁滞之痛经，人称"气病之总司，妇科之主帅"的药物是

A. 香附　　　　　B. 木香

C. 佛手　　　　　D. 青皮

E. 乌药

25. 佛手的功效是

　　A. 疏肝和胃，行气止痛，燥湿化痰

　　B. 疏肝破气，止咳化痰，行气止痛

　　C. 疏肝解郁，行气止痛，化湿和胃

　　D. 疏肝解郁，理气和中，燥湿化痰

　　E. 破气消积，疏肝除癥，助阳止泻

26. 下列各项，不属佛手功效的是

　　A. 调和脾胃　　　　B. 行气止痛

　　C. 疏肝解郁　　　　D. 消食导滞

　　E. 燥湿化痰

27. 治疗寒痰湿浊凝滞于胸中，胸阳不振，咳唾胸痹，应选用的药物是

　　A. 佛手　　　　　　B. 陈皮

　　C. 青皮　　　　　　D. 木香

　　E. 薤白

28. 薤白的功效是

　　A. 疏肝解郁，行气导滞

　　B. 通阳散结，行气导滞

　　C. 通阳散结，解毒消肿

　　D. 散寒通阳，解毒散结

　　E. 散寒通阳，行气导滞

A2 型题

1. 患者，男，48 岁。形体消瘦，脘腹胀痛，有时隐隐作痛，纳食不香，诊断为胃下垂。用药应首选的药物是

　　A. 陈皮　　　　　　B. 青皮

　　C. 枳实　　　　　　D. 木香

　　E. 香附

2. 患者，男，42 岁。胁肋胀痛，脘腹灼热疼痛，口苦，舌质红，脉弦数。用药应首选的药物是

　　A. 木香　　　　　　B. 香附

　　C. 乌药　　　　　　D. 川楝子

　　E. 佛手

3. 患者，女，30 岁。胃脘胀痛，牵连胁痛，嗳气频频，舌苔薄白，脉弦。用药应首选的药物是

　　A. 柴胡、青皮　　　B. 陈皮、枳壳

　　C. 木香、砂仁　　　D. 苍术、厚朴

　　E. 藿香、佩兰

4. 患者，女，20 岁。经期先后不定，经色正常，经前乳房胀痛，经期小腹痛，性情急躁，舌苔薄黄，脉弦。用药应首选的药物是

　　A. 疏肝理气药　　　B. 活血止痛药

　　C. 温阳滋阴药　　　D. 补血滋阴药

　　E. 温脾和胃药

5. 患者，女，15 岁，吃瓜果后，出现腹痛，下痢脓血，泻痢不爽，应选用的与黄连配伍的药物是

　　A. 黄柏　　　　　　B. 木香

　　C. 白头翁　　　　　D. 黄芩

　　E. 吴茱萸

B1 型题

　　A. 破气调中，燥湿消积

　　B. 理气健脾，燥湿化痰

　　C. 行气温中，开胃止痛

　　D. 疏肝调中，燥湿消积

　　E. 理气宽中，消肿散结

1. 陈皮的功效是

2. 檀香的功效是

　　A. 疏肝破气，消积化滞

　　B. 破气散结，疏肝行滞

　　C. 破气除癥，化痰消积

　　D. 疏肝破气，化痰除癥

　　E. 疏肝破气，散结消痞

3. 青皮的功效是

4. 枳实的功效是

　　A. 行气止痛，温肾纳气

　　B. 行气止痛，杀虫，解毒消肿

　　C. 行气止痛，杀虫疗癣

D. 行气止痛，温肾纳气，降逆调中

E. 行气止痛，温肾散寒

5. 乌药的功效是

6. 川楝子的功效是

A. 通阳散结，行气导滞

B. 散寒通阳，解毒散结，调经止痛

C. 通阳散结，疏肝解郁，宽中化痰

D. 通阳散结，燥湿化痰

E. 疏肝解郁，调经止痛，理气调中

7. 薤白的功效是

8. 香附的功效是

A. 陈皮　　　　　B. 青皮

C. 枳实　　　　　D. 香附

E. 乌药

9. 具有理气调中、燥湿化痰功效的药物是

10. 具有疏肝破气、散结消滞功效的药物是

A. 陈皮　　　　　B. 青皮

C. 枳实　　　　　D. 香附

E. 乌药

11. 具有破气消积、化痰除痞功效的药物是

12. 具有疏肝理气、调经止痛功效的药物是

A. 乌药　　　　　B. 川楝子

C. 檀香　　　　　D. 青皮

E. 薤白

13. 具有行气止痛、温肾散寒功效的药物是

14. 具有行气止痛、杀虫功效的药物是

A. 青皮　　　　　B. 檀香

C. 川楝子　　　　D. 乌药

E. 薤白

15. 具有行气止痛、杀虫功效的药物是

16. 具有行气止痛、温肾散寒功效的药物是

A. 陈皮　　　　　B. 青皮

C. 香附　　　　　D. 檀香

E. 薤白

17. 善于行脾胃气滞的药物是

18. 善于疏肝胆气滞的药物是

A. 陈皮　　　　　B. 青皮

C. 香附　　　　　D. 枳实

E. 薤白

19. 具有调经止痛功效的药物是

20. 具有化痰除痞功效的药物是

A. 香附　　　　　B. 木香

C. 陈皮　　　　　D. 乌药

E. 枳实

21. 治疗湿热泻痢、里急后重，应用与黄连配伍的药物是

22. 治疗痰浊阻闭、胸阳不振之胸痹疼痛，与薤白配伍的药物是

参考答案

A1 型题

1. B　2. C　3. C　4. D　5. A
6. B　7. A　8. B　9. A　10. B
11. A　12. E　13. A　14. C　15. A
16. B　17. B　18. C　19. D　20. A
21. C　22. A　23. C　24. A　25. D
26. D　27. E　28. B

A2 型题

1. C　2. D　3. A　4. A　5. B

B1 型题

1. B　2. C　3. A　4. C　5. E
6. C　7. A　8. E　9. A　10. B
11. C　12. D　13. A　14. B　15. C
16. D　17. A　18. B　19. C　20. D
21. B　22. E

第十三单元　消食药

A1 型题

1. 既能消食化积，又能行气散瘀的药物是
    A. 神曲   B. 山楂
    C. 木香   D. 鸡内金
    E. 枳实

2. 善化油腻肉食积滞的药物是
    A. 莱菔子   B. 山楂
    C. 木香   D. 麦芽
    E. 陈皮

3. 既治食积腹痛，又治疝气痛的药物是
    A. 麦芽   B. 香附
    C. 神曲   D. 山楂
    E. 鸡内金

4. 既能消食和胃，又能发散风寒的药物是
    A. 紫苏   B. 藿香
    C. 山楂   D. 神曲
    E. 陈皮

5. 可与金石、贝壳等同用，以助其消化的药物是
    A. 香附   B. 麦芽
    C. 神曲   D. 鸡内金
    E. 山楂

6. 既能消食健胃，又能回乳消胀的药物是
    A. 神曲   B. 山楂
    C. 鸡内金   D. 莱菔子
    E. 麦芽

7. 既能消食健胃，又能涩精止遗，治疗小儿脾虚疳积的药物是
    A. 银柴胡   B. 麦芽
    C. 乌梅   D. 莱菔子
    E. 鸡内金

A2 型题

1. 患者，女，26 岁。产后 20 天，乳房胀痛，乳漏不止，要求回乳。用药应选用的药物是
    A. 炒麦芽   B. 莱菔子
    C. 炒神曲   D. 炒山楂
    E. 炒槟榔

2. 患者，男，34 岁。午间食涮羊肉 1 斤，午后脘腹胀痛，嗳腐吞酸，恶心欲吐。用药应选用的药物是
    A. 炒麦芽   B. 莱菔子
    C. 炒神曲   D. 炒山楂
    E. 炒槟榔

B1 型题

    A. 消食兼能散瘀   B. 消食兼能发表
    C. 消食兼能疏肝   D. 消食兼能化石
    E. 消食兼能化痰
1. 山楂的功效特点是
2. 神曲的功效特点是

    A. 消食兼能杀虫   B. 消食兼能发表
    C. 消食兼能疏肝   D. 消食兼能化石
    E. 消食兼能化痰
3. 生麦芽的功效特点是
4. 鸡内金的功效特点是

    A. 山楂   B. 神曲
    C. 莱菔子   D. 麦芽
    E. 鸡内金
5. 治疗食积兼外感表证，应选用的药物是

6. 治疗食积兼痰多咳喘，应选用的药物是

    A. 山楂　　　　　　B. 香附

    C. 莱菔子　　　　　D. 麦芽

    E. 鸡内金

7. 治疗食积兼肝郁气滞，应选用的药物是

8. 治疗食积兼瘀血痛经，应选用的药物是

    A. 香附　　　　　　B. 麦芽

    C. 鸡内金　　　　　D. 山楂

    E. 莱菔子

9. 治疗胆结石兼消化不良，应选用的药物是

10. 治疗食积兼痰多咳喘，应选用的药物是

    A. 消食化积，行气散瘀

    B. 消食化积，杀虫止痒

    C. 消食化积，发散风寒

    D. 消食化积，固精止遗

    E. 消食和中，健脾开胃

11. 山楂的功效是

12. 神曲的功效是

    A. 饮食积滞　　　　B. 乳房胀痛

    C. 咳喘痰多　　　　D. 遗精遗尿

    E. 头昏胀痛

13. 麦芽除消食外，还可治疗的病证是

14. 鸡内金除消食外，还可治疗的病证是

    A. 产后瘀阻腹痛　　B. 乳房胀痛

    C. 咳喘痰多　　　　D. 遗精遗尿

    E. 胁肋胀痛

15. 莱菔子除消食外，还可治疗的病证是

16. 山楂除消食外，还可治疗的病证是

    A. 食滞中焦，脾胃气滞

    B. 宿食积滞，郁而化热

    C. 食积不化，湿浊中阻

    D. 脾胃虚弱，运化无力

    E. 食滞不化，寒凝中焦

17. 消食药配伍化湿药，还可治疗的病证是

18. 消食药配伍温里药，还可治疗的病证是

    A. 食滞中焦，脾胃气滞

    B. 宿食积滞，郁而化热

    C. 食积不化，湿浊中阻

    D. 脾胃虚弱，运化无力

    E. 食滞不化，寒凝中焦

19. 消食药配伍行气药，还可治疗的病证是

20. 消食药配伍补脾调胃药，还可治疗的病证是

    A. 鸡内金　　　　　B. 莱菔子

    C. 麦芽　　　　　　D. 香附

    E. 神曲

21. 妇女哺乳期不宜服用的药物是

22. 研末服用，每次 1.5~3g，效果比煎剂好的是

    A. 消食健胃，和中止泻

    B. 消食化积，化痰除痞

    C. 消食健胃，回乳消胀

    D. 消食除胀，降气化痰

    E. 消食健胃，清热解毒

23. 莱菔子的功效是

24. 麦芽的功效是

    A. 莱菔子　　　　　B. 鸡内金

    C. 山楂　　　　　　D. 麦芽

    E. 神曲

25. 善消肉食积滞的药物是

26. 善消食积气滞的药物是

    A. 莱菔子　　　　　B. 麦芽

    C. 神曲　　　　　　D. 鸡内金

    E. 香附

27. 既能消食，又能涩精止遗的药物是

28. 既能消食,又能回乳消胀的药物是

参考答案

A1 型题

1. B   2. B   3. D   4. D   5. C
6. E   7. E

A2 型题

1. A   2. D

B1 型题

B1 型题

1. A   2. B   3. C   4. D   5. B
6. C   7. D   8. A   9. C   10. E
11. A   12. E   13. B   14. D   15. C
16. A   17. C   18. E   19. A   20. D
21. C   22. A   23. D   24. C   25. C
26. A   27. D   28. B

第十四单元　驱虫药

A1 型题

1. 下列各项,不属槟榔功效的是
   A. 杀虫　　　　B. 消积
   C. 活血　　　　D. 利水
   E. 截疟

2. 既能杀虫消积,又能行气利水截疟的药物是
   A. 大腹皮　　　B. 牵牛子
   C. 槟榔　　　　D. 郁李仁
   E. 川楝子

3. 槟榔的功效是
   A. 活血　　　　B. 止泻
   C. 止咳　　　　D. 截疟
   E. 止汗

A2 型题

1. 患者,女,21岁。形体消瘦,腹部隐痛,

大便有虫节片排出,诊断为绦虫,使用槟榔治疗的用量是
A. 10g　　　　　B. 20g
C. 50g　　　　　D. 100g
E. 150g

参考答案

A1 型题

1. C   2. C   3. D

A2 型题

1. D

第十五单元 止血药

A1 型题

1. 既能凉血止血，又能散瘀解毒消痈的药物是
   A. 生地黄、牡丹皮   B. 赤芍、紫草
   C. 金银花、连翘   D. 大蓟、小蓟
   E. 侧柏叶、茜草

2. 有凉血止血散瘀之功，尤宜用于尿血的药物是
   A. 白茅根   B. 小蓟
   C. 血余炭   D. 地榆
   E. 茜草

3. 具有散瘀解毒消痈功效的药物是
   A. 白茅根   B. 板蓝根
   C. 大蓟   D. 仙鹤草
   E. 连翘

4. 内服善于治疗下焦血热出血，外用又能疗烫伤、湿疹的药物是
   A. 栀子   B. 地肤子
   C. 紫花地丁   D. 地榆
   E. 白及

5. 既能凉血止血，又能解毒敛疮的药物是
   A. 侧柏叶   B. 大蓟
   C. 小蓟   D. 地榆
   E. 栀子

6. 既能凉血止血，又能解毒敛疮，还能够治疗烫伤的药物是
   A. 地榆   B. 蒲黄
   C. 白茅根   D. 槐花
   E. 大蓟

7. 治疗水火烫伤，应选用的药组是
   A. 地榆、槐角、小蓟
   B. 地榆、大黄、虎杖

   C. 大黄、芒硝、丹参
   D. 黄芩、黄连、黄柏
   E. 紫草、地榆、郁金

8. 治疗痔疮肿痛出血，应选用的药物是
   A. 白茅根   B. 侧柏叶
   C. 白及   D. 槐花
   E. 车前子

9. 具有凉血止血、清肝泻火功效的药物是
   A. 金银花   B. 槐花
   C. 款冬花   D. 菊花
   E. 旋覆花

10. 既能凉血止血，又能化痰止咳、生发乌发的药物是
    A. 大蓟   B. 小蓟
    C. 侧柏叶   D. 地榆
    E. 三七

11. 既能凉血止血，又能清热利尿的药物是
    A. 大蓟   B. 小蓟
    C. 白茅根   D. 地榆
    E. 槐花

12. 既能散瘀止血，又能消肿定痛的药物是
    A. 仙鹤草   B. 白及
    C. 三七   D. 大蓟
    E. 槐角

13. 治疗出血兼有瘀滞者，应首选的药物是
    A. 三七   B. 白及
    C. 槐花   D. 地榆
    E. 仙鹤草

14. 具有止血不留瘀、化瘀不伤正特点的药物是
    A. 茜草   B. 大蓟
    C. 蒲黄   D. 三七
    E. 白及

15. 生用能活血、化瘀止血，炒用可凉血止

血的药物是

    A. 槐花   B. 白茅根

    C. 连翘   D. 茜草

    E. 仙鹤草

16. 既能凉血止血，又能活血祛瘀的药物是

    A. 茜草   B. 地榆

    C. 槐花   D. 三七

    E. 侧柏叶

17. 蒲黄的功效是

    A. 止血，化瘀，利尿

    B. 止血，温胃，行气

    C. 止血，敛肺，下气

    D. 止血，敛肺，止咳

    E. 止泻，活血，定痛

18. 蒲黄入汤剂的用法是

    A. 先煎   B. 后下

    C. 冲服   D. 布包煎

    E. 久煎

19. 治疗血热所致的各种出血兼有瘀滞者，应选用的药物是

    A. 三七、白及   B. 蒲黄、茜草

    C. 大蓟、小蓟   D. 血余炭、槐花

    E. 地榆、槐花

20. 下列属于植物花粉的药物是

    A. 天花粉   B. 乳香

    C. 牛膝   D. 蒲黄

    E. 香附

21. 既能够治疗肺胃出血，又能收敛止血、消肿生肌的药物是

    A. 白茅根   B. 生地黄

    C. 仙鹤草   D. 白及

    E. 血余炭

22. "十八反"中，与白及相反的药物是

    A. 甘草   B. 乌头

    C. 藜芦   D. 甘遂

    E. 芫花

23. 既能收敛止血、止痢，又能截疟、解毒

补虚的药物是

    A. 苦楝皮   B. 沙苑子

    C. 侧柏叶   D. 仙鹤草

    E. 三七

24. 下列各项中，属收敛止血药的药物是

    A. 仙鹤草   B. 三七

    C. 小蓟   D. 地榆

    E. 白茅根

25. 既能温经止血，散寒调经，又能安胎的药物是

    A. 桑叶   B. 白及

    C. 蒲黄   D. 艾叶

    E. 款冬花

26. 治疗虚寒崩漏下血，应选用的药物是

    A. 白茅根   B. 大蓟

    C. 白及   D. 茜草

    E. 艾叶炭

27. 下列各项，不属艾叶主治病证的是

    A. 经寒痛经   B. 月经不调

    C. 宫冷不孕   D. 胎漏下血

    E. 妊娠恶阻

28. 均能化瘀止血的药物是

    A. 蒲黄、白及   B. 藕节、槐花

    C. 三七、茜草   D. 花蕊石、侧柏叶

    E. 槐花、白及

29. 治疗下焦虚寒、腹中冷痛、月经下血不止者，应选用的药物是

    A. 地榆   B. 茜草

    C. 艾叶   D. 干姜

    E. 侧柏叶

30. 具有温经止血、温中止痛功效的药物是

    A. 附子   B. 炮姜

    C. 干姜   D. 生姜

    E. 血余炭

31. 外用祛湿止痒，可以用治皮肤瘙痒的药物是

    A. 艾叶   B. 地榆

    C. 槐花   D. 茜草

1. 患者，女，30 岁。妊娠 3 个月，胎漏下血，面色不华，手足不温。用药应首选的药物是
    A. 仙鹤草　　　　B. 白及
    C. 艾叶　　　　　D. 侧柏叶
    E. 黄芩

2. 患者，女，28 岁。月经提前 1 周，经量多，色鲜红，腰膝酸痛，五心烦热，舌质红，脉细数。除哪味药外，均可选用
    A. 生地黄　　　　B. 牡丹皮
    C. 茜草　　　　　D. 小蓟
    E. 艾叶

3. 患者，女，20 岁。月经提前 1 周，经量多，紫暗有块，心烦急躁，大便秘结，舌质红，舌苔黄，脉弦数。除哪组药外，均可选用
    A. 当归、丹参　　B. 生地黄、白芍
    C. 仙鹤草、白及　D. 赤芍、牡丹皮
    E. 大黄、益母草

B1 型题

    A. 蒲黄　　　　　B. 地榆
    C. 大蓟　　　　　D. 侧柏叶
    E. 白及

1. 长于治疗尿血、血淋涩痛的药物是
2. 长于治疗下焦血热所致出血的药物是

    A. 泻痢
    B. 咳喘痰多
    C. 食积气滞，腹胀便秘
    D. 水肿
    E. 气滞

3. 仙鹤草除用于各种出血外，还可治疗的病证是

4. 侧柏叶除用于各种出血外，还可治疗的病证是

证是

    A. 凉血止血，化痰止咳，生发乌发
    B. 收敛止血，止痢杀虫
    C. 收敛止血，消肿生肌
    D. 化瘀止血，活血定痛
    E. 凉血止血，活血祛瘀

5. 侧柏叶的功效是
6. 白及的功效是

    A. 收敛止血，化瘀利尿
    B. 温经止血，散寒调经，安胎
    C. 温中止血，止呕止泻
    D. 止血，化瘀
    E. 凉血止血，活血祛瘀

7. 血余炭的功效是
8. 艾叶的功效是

    A. 凉血止血，散瘀消痈
    B. 凉血止血，解毒敛疮
    C. 凉血止血，散瘀解毒消痈
    D. 凉血止血，清肝泻火
    E. 收敛止血，活血化瘀

9. 小蓟的功效是
10. 槐花的功效是

    A. 凉血止血　　　　B. 收敛止血
    C. 化瘀止血　　　　D. 温经止血
    E. 补虚止血

11. 地榆的功效是
12. 艾叶的功效是

    A. 凉血止血　　　　B. 收敛止血
    C. 化瘀止血　　　　D. 温经止血
    E. 补虚止血

13. 白及的功效是
14. 三七的功效是

A. 散瘀解毒消痈　　B. 清热安胎

C. 祛痰止咳　　　　D. 泻火除烦

E. 泻下通便

15. 大蓟的功效是

16. 栀子的功效是

A. 散瘀解毒消痈　　B. 清热安胎

C. 祛痰止咳　　　　D. 泻火除烦

E. 利尿

17. 黄芩的功效是

18. 小蓟的功效是

A. 炒炭用收敛止血，生用止血化瘀

B. 炒炭用收敛止血，生用祛风解表

C. 炒炭用凉血止血，生用清热杀虫

D. 炒炭用凉血止血，生用养阴生津

E. 炒炭用凉血止血，生用化瘀止血

19. 蒲黄的功效是

20. 荆芥的功效是

A. 血热便血痔血

B. 劳嗽咯血

C. 瘀血尿血

D. 妇女虚寒崩漏下血

E. 中焦虚寒出血

21. 槐花的主治病证是

22. 白及的主治病证是

A. 凉血止血，散瘀消痈

B. 凉血止血，解毒敛疮

C. 凉血止血，清热利尿，清肺胃热

D. 凉血止血，化痰止咳

E. 收敛止血，止痢截疟，补虚

23. 仙鹤草的功效是

24. 白茅根的功效是

A. 大蓟　　　　B. 艾叶

C. 白及　　　　D. 白茅根

E. 槐花

25. 除凉血止血外，还能散瘀消痈的药物是

26. 除凉血止血外，还能清肝降压的药物是

A. 清热解毒　　B. 止痢杀虫

C. 化瘀利尿　　D. 固精缩尿

E. 涩肠止泻

27. 仙鹤草除止血外，还具有的功效是

28. 血余炭除收敛止血外，还具有的功效是

A. 肺胃出血　　B. 头面出血

C. 上焦出血　　D. 下焦出血

E. 崩漏下血

29. 白及长于治疗的病证是

30. 槐花长于治疗的病证是

A. 凉血止血，散瘀解毒消痈

B. 凉血收敛，止血疗疮

C. 凉血止血，解毒敛疮

D. 凉血止血，解毒利尿

E. 凉血止血，清热利尿

31. 地榆的功效是

32. 小蓟的功效是

A. 侧柏叶　　　B. 地榆

C. 大蓟　　　　D. 槐花

E. 小蓟

33. 既善于治疗吐衄便血，又善于治疗肝火上炎之头痛目赤的药物是

34. 既善于治疗吐衄便血，又善于治疗肺热咳嗽有痰的药物是

A. 清肝泻火　　B. 散瘀解毒消痈

C. 解毒敛疮　　D. 化痰止咳

E. 清热利尿

35. 大蓟的功效是

36. 地榆的功效是

A. 化瘀止血，理气止痛

B. 凉血，祛瘀，止血

C. 散瘀止血，消肿定痛

D. 行血化瘀，利尿通淋

E. 止血

37. 生蒲黄偏于

38. 蒲黄炭偏于

参考答案

A1 型题

1. D	2. B	3. C	4. D	5. D
6. A	7. B	8. D	9. B	10. C
11. C	12. C	13. A	14. D	15. D
16. A	17. A	18. D	19. B	20. D

21. D	22. B	23. D	24. A	25. D
26. E	27. E	28. C	29. C	30. B
31. A				

A2 型题

1. C   2. E   3. C

B1 型题

1. A	2. B	3. A	4. B	5. A
6. C	7. A	8. B	9. C	10. D
11. A	12. D	13. B	14. C	15. A
16. D	17. B	18. A	19. A	20. B
21. A	22. A	23. E	24. C	25. A
26. E	27. B	28. C	29. A	30. D
31. C	32. A	33. D	34. A	35. B
36. C	37. D	38. E		

第十六单元 活血祛瘀药

A1 型题

1. 为增强活血祛瘀药的功效常配伍的药物是

A. 解表药   B. 理气药

C. 温里药   D. 泻下药

E. 补虚药

2. 活血祛瘀药的共同功效是

A. 活血行气   B. 活血消痈

C. 活血疗伤   D. 活血祛瘀

E. 活血通经

3. 既能活血行气，又能祛风止痛的药物是

A. 郁金   B. 姜黄

C. 川芎   D. 延胡索

E. 乳香

4. 川芎不宜治疗的头痛是

A. 风寒头痛   B. 瘀血头痛

C. 风湿头痛   D. 血虚头痛

E. 肝阳头痛

5. 具有活血凉血功效的药组是

A. 郁金、姜黄   B. 川芎、赤芍

C. 郁金、丹参   D. 益母草、泽兰

E. 生地黄、玄参

6. 为"血中气药"，能"上行头目，下调经水"的药物是

A. 川芎   B. 延胡索

C. 姜黄   D. 莪术

E. 郁金

7. 既能活血又能行气的药物是

A. 桃仁   B. 红花

C. 丹参   D. 川芎

E. 五灵脂

8. 治疗头痛，无论风寒、风热、风湿、血虚、血瘀皆可选用的药物是

A. 羌活　　　　　B. 延胡索
C. 白芷　　　　　D. 郁金
E. 川芎

9. 专治一身上下诸痛，醋制可加强疗效的药物是

A. 延胡索　　　　B. 大戟
C. 桃仁　　　　　D. 柴胡
E. 郁金

10. 活血行气止痛功效强，研末服即有效的药物是

A. 三七　　　　　B. 延胡索
C. 郁金　　　　　D. 虎杖
E. 川芎

11. 延胡索的主治病证是

A. 风寒头痛　　　B. 风湿痹痛
C. 肠燥便秘　　　D. 疮痈肿痛
E. 气滞血瘀诸痛

12. 醋制延胡索的目的是

A. 增强泻下作用　B. 增强行气作用
C. 增强止痛作用　D. 减低苦味
E. 降低毒性

13. 具有活血止痛、行气解郁、凉血清心、利胆退黄功效的药物是

A. 丹参　　　　　B. 川芎
C. 郁金　　　　　D. 益母草
E. 玄参

14. 治疗湿温病湿浊蒙蔽清窍所致窍闭神昏，应选用的最佳配伍是

A. 藿香、佩兰　　B. 砂仁、豆蔻
C. 郁金、明矾　　D. 郁金、菖蒲
E. 牛黄、地龙

15. 既可用于热病神昏、癫痫痰闭证，又可用治肝胆湿热黄疸证的药物是

A. 姜黄　　　　　B. 茵陈
C. 郁金　　　　　D. 丹参
E. 金钱草

16. 郁金能活血行气止痛，治疗气滞血瘀痛证常与之配伍的药物是

A. 川芎　　　　　B. 姜黄
C. 桃仁　　　　　D. 木香
E. 柴胡

17. 能活血利痹，善于治疗风湿肩臂疼痛的药物是

A. 川芎　　　　　B. 羌活
C. 鸡血藤　　　　D. 桑叶
E. 姜黄

18. 功可活血行气，善于治疗风湿肩臂疼痛的药物是

A. 羌活　　　　　B. 姜黄
C. 延胡索　　　　D. 秦艽
E. 桂枝

19. 既能活血祛瘀、通经止痛，又能凉血消痈、清心除烦的药物是

A. 丹参　　　　　B. 郁金
C. 五灵脂　　　　D. 红花
E. 桃仁

20. 丹参治疮痈肿痛，其功效是

A. 活血化瘀　　　B. 凉血解毒
C. 凉血消痈　　　D. 行气止痛
E. 凉血止血

21. 下列各项，不属兼有行气功效的活血化瘀药的是

A. 川芎　　　　　B. 郁金
C. 姜黄　　　　　D. 延胡索
E. 丹参

22. 既能活血调经，又能清心凉血的药物是

A. 川芎　　　　　B. 桃仁
C. 丹参　　　　　D. 赤芍
E. 红花

23. 治疗血滞斑疹色暗，应选用的药物是

A. 红花　　　　　B. 丹参
C. 郁金　　　　　D. 益母草
E. 三七

24. 具有活血通经、散瘀止痛功效的药物是

A. 红花　　　　　B. 丹参
C. 佩兰　　　　　D. 鸡血藤

E. 厚朴

25. 治疗温热病热入血分发斑，斑色不红者，应选用的药物是

A. 丹参   B. 番红花

C. 桃仁   D. 当归

E. 益母草

26. 桃仁的功效是

A. 活血行气，润肠通便

B. 活血祛瘀，润肠通便，止咳平喘

C. 活血止痛，解毒消痈

D. 活血祛瘀，止咳平喘

E. 行气活血，祛风止痛

27. 治疗肺痈、肠痈初起属热邪瘀滞，在使用清热药的同时，常佐用的药物是

A. 贝母   B. 桔梗

C. 白及   D. 桃仁

E. 牛膝

28. 既可活血祛瘀，又可润肠通便的药物是

A. 桃仁   B. 杏仁

C. 柏子仁   D. 苏子

E. 红花

29. 功可活血调经、利水消肿、清热解毒的药物是

A. 艾叶   B. 五灵脂

C. 郁金   D. 益母草

E. 三棱

30. 益母草的功效是

A. 活血调经，利尿，清热通便

B. 活血止痛，消癥散结

C. 活血调经，利水消肿，清热解毒

D. 活血通经，凉血止血

E. 活血止血，利尿通淋

31. 功可利尿行瘀而通淋，以治尿血、小便不利、尿道涩痛的药物是

A. 车前子   B. 石韦

C. 牛膝   D. 小蓟

E. 大蓟

32. 具有活血通经、补肝肾、强筋骨、利水

通淋、引血下行功效的药物是

A. 蒲黄   B. 川芎

C. 红花   D. 郁金

E. 牛膝

33. 生用活血通经、利水通淋、引血下行，制用补肝肾、强筋骨的药物是

A. 骨碎补   B. 丹参

C. 五灵脂   D. 鸡血藤

E. 牛膝

34. 牛膝具善下行之性，但此特点不能用于的病证是

A. 腰膝酸痛   B. 口舌生疮

C. 气喘咳嗽   D. 难产、胞衣不下

E. 阴虚阳亢眩晕

35. 下列各项，不属牛膝功效的是

A. 活血通经   B. 强健筋骨

C. 引火归原   D. 利尿通淋

E. 补益肝肾

36. 鸡血藤的功效是

A. 行气活血，补血调经

B. 活血止痛，舒筋活络

C. 活血补血，调经止痛，舒筋活络

D. 活血调经，祛风通络

E. 行气活血，祛风止痛

37. 既能活血，又能补血的药物是

A. 川芎   B. 赤芍

C. 鸡血藤   D. 阿胶

E. 茜草

38. 下列各项，不属鸡血藤的主治病证的是

A. 月经不调   B. 风湿痹痛

C. 肢体瘫痪   D. 小便不利

E. 血虚经闭

39. 具有活血疗伤功效的药物是

A. 骨碎补   B. 白及

C. 仙鹤草   D. 大蓟

E. 小蓟

40. 功可破血逐瘀、续筋接骨的药物是

A. 红花   B. 乳香

C. 木香　　　　　D. 土鳖虫

E. 鸡血藤

41. 具有破血祛瘀、行气消积功效的药物是

A. 三棱、莪术　　B. 虎杖、大黄

C. 郁金、川芎　　D. 乳香、姜黄

E. 益母草、佩兰

A2 型题

1. 患者，男，60 岁。10 年前患肝炎，近两周右胁时痛，腹诊可触及肝下缘质地较硬。以下哪味药不宜使用

A. 丹参　　　　　B. 牡蛎

C. 麻黄　　　　　D. 鳖甲

E. 郁金

2. 患者，男，40 岁。雪天骑车外出，右下肢骨折，已用石膏绷带固定。用药应首选的药物是

A. 土鳖虫　　　　B. 桃仁

C. 红花　　　　　D. 丹参

E. 三棱

3. 患者，女，20 岁。患痔疮 2 年，于经前加重，月经经常后错，颜色较暗。用药应首选的药物是

A. 桃仁　　　　　B. 红花

C. 丹参　　　　　D. 三棱

E. 莪术

4. 患者，男，61 岁。患脑血栓 3 个月，现左上下肢活动受限，左指肿胀，舌体胖大，有齿痕，脉沉涩。用药应首选的药物是

A. 桃仁、红花　　B. 赤芍、丹参

C. 当归、川芎　　D. 黄芪、川芎

E. 黄芪、党参

5. 患者，女，20 岁。经期先后不定，经色正常，经前乳房胀痛，经期小腹痛，性情急躁，舌苔薄黄，脉弦。以下哪味药不宜使用

A. 柴胡　　　　　B. 香附

C. 郁金　　　　　D. 当归

E. 三棱

B1 型题

A. 活血行气，祛风止痛

B. 活血止痛，行气解郁，清心凉血，利胆退黄

C. 活血行气，止痛，消肿生肌

D. 活血祛瘀，通经止痛，清心除烦，凉血消痈

E. 活血祛瘀，润肠通便，止咳平喘

1. 丹参的功效是

2. 桃仁的功效是

A. 活血行气，祛风止痛

B. 活血止痛，行气解郁，清心凉血，利胆退黄

C. 活血行气，止痛，消肿生肌

D. 活血调经，祛瘀止痛，凉血消痈，除烦安神

E. 活血祛瘀，润肠通便，止咳平喘

3. 郁金的功效是

4. 川芎的功效是

A. 温里散寒药　　　B. 清热凉血药

C. 软坚散结药　　　D. 活血药

E. 清热药

5. 治疗寒凝血滞，活血化瘀药应配伍的药物是

6. 治疗癥瘕积聚，活血化瘀药应配伍的药物是

A. 温里散寒药　　　B. 清热凉血药

C. 软坚散结药　　　D. 活血药

E. 清热药

7. 治疗风湿痹痛，活血化瘀药应配伍的药物是

8. 治疗热壅血滞，活血化瘀药应配伍的药物是

A. 肠燥便秘 　　　 B. 食积胀痛

C. 血虚经闭 　　　 D. 产后浮肿

E. 热病神昏

9. 桃仁的主治病证是

10. 郁金的主治病证是

　　A. 川芎、延胡索

　　B. 乳香、红花

　　C. 益母草、牛膝

　　D. 益母草、鸡血藤

　　E. 桃仁、红花

11. 均具有活血行气功效的药物是

12. 均具有活血调经、利水功效的药物是

　　A. 川芎 　　　　 B. 乳香

　　C. 益母草 　　　 D. 水蛭

　　E. 牛膝

13. 具有破血逐瘀功效的药物是

14. 具有活血定痛、消肿生肌功效的药物是

　　A. 郁金 　　　　 B. 乳香

　　C. 红花 　　　　 D. 益母草

　　E. 水蛭

15. 治疗外科跌打损伤瘀血肿痛，应选用的药物是

16. 治疗湿温病湿浊蒙闭清窍神志不清，应选用的药物是

　　A. 五灵脂 　　　 B. 益母草

　　C. 土鳖虫 　　　 D. 鸡血藤

　　E. 桃仁

17. 善于活血止痛，治疗胸腹血滞诸痛的药物是

18. 善于活血疗伤，续筋接骨的药物是

　　A. 功偏活血通经

　　B. 功偏补肝肾强筋骨

　　C. 功偏补阴

D. 功偏补气

　　E. 功偏补血舒筋活络

19. 川牛膝的功效是

20. 怀牛膝的功效是

　　A. 功偏消肿生肌

　　B. 功偏补肝肾强筋骨

　　C. 功偏补阴

　　D. 功偏养血安神

　　E. 功偏补血舒筋活络

21. 鸡血藤的功效是

22. 丹参的功效是

　　A. 活血行气，祛风止痛

　　B. 活血行气，通经止痛

　　C. 活血止痛，消肿生肌

　　D. 活血止痛，化瘀止血

　　E. 活血通经，祛瘀止痛

23. 川芎的功效是

24. 姜黄的功效是

　　A. 风湿痹痛 　　 B. 湿热黄疸

　　C. 血虚失眠 　　 D. 肾虚腰痛

　　E. 肠燥便秘

25. 川芎的主治病证是

26. 郁金的主治病证是

　　A. 川芎 　　　　 B. 桃仁

　　C. 牛膝 　　　　 D. 水蛭

　　E. 乳香

27. 具有止血生肌功效的药物是

28. 具有破血消癥功效的药物是

　　A. 郁金 　　　　 B. 丹参

　　C. 红花 　　　　 D. 牛膝

　　E. 桃仁

29. 治疗阴虚火旺所致的齿痛、口疮，常选用的药物是

30. 治疗尿血、小便不利、尿道涩痛，常选用的药物是

    A. 活血行气，解郁清心

    B. 活血行气，祛风止痛

    C. 活血调经，凉血消痈

    D. 活血行气，止痛

    E. 活血祛瘀，润肠通便

31. 川芎的功效是

32. 延胡索的功效是

    A. 食积胀痛   B. 肠燥便秘

    C. 血虚经闭   D. 产后浮肿

    E. 热病神昏

33. 桃仁的主治病证是

34. 郁金的主治病证是

参考答案

A1 型题

1. B   2. D   3. C   4. E   5. C

6. A	7. D	8. E	9. A	10. B
11. E	12. C	13. C	14. D	15. C
16. D	17. E	18. B	19. A	20. C
21. E	22. C	23. A	24. A	25. B
26. B	27. D	28. A	29. D	30. C
31. C	32. E	33. E	34. C	35. C
36. C	37. C	38. D	39. A	40. D
41. A				

A2 型题

1. C   2. A   3. C   4. D   5. E

B1 型题

1. D	2. E	3. B	4. A	5. A
6. C	7. D	8. E	9. A	10. E
11. A	12. C	13. D	14. B	15. B
16. A	17. A	18. C	19. A	20. B
21. E	22. D	23. A	24. B	25. A
26. B	27. E	28. D	29. D	30. D
31. B	32. D	33. B	34. E	

第十七单元　化痰止咳平喘药

A1 型题

1. 下列各项，不属化痰药主治病证的是
    A. 惊厥   B. 癫痫
    C. 丹毒   D. 瘿瘤瘰疬
    E. 阴疽流注

2. 半夏具有的功效是
    A. 宣肺化痰，清热散结
    B. 燥湿化痰、降逆止呕，消痞散结，消肿止痛

    C. 清热化痰，软坚散结

    D. 燥湿化痰，消肿散结

    E. 燥湿化痰，解毒散结

3. 具有燥湿化痰、降逆止呕功效的药物是
    A. 枳实   B. 半夏
    C. 莱菔子   D. 芦根
    E. 全瓜蒌

4. 天南星祛风止痉，善于治疗的病证是
    A. 肝阳上亢，肝风内动病证
    B. 热极动风病证
    C. 虚风内动病证

D. 风痰眩晕病证

E. 小儿急、慢惊风

5. 功可燥湿化痰、祛风止痉、散结消肿的药物是

  A. 天南星   B. 蝉蜕

  C. 半夏   D. 防风

  E. 蕲蛇

6. 天南星的功效是

  A. 燥湿化痰，降逆止呕

  B. 燥湿化痰，祛风止痉，散结消肿

  C. 燥湿化痰，祛风解毒

  D. 燥湿化痰，止咳平喘

  E. 燥湿化痰，清热定惊

7. 治疗胃热呕吐，应选用的药物是

  A. 天南星   B. 芥子

  C. 半夏   D. 贝母

  E. 竹茹

8. 白芥子具有的功效是

  A. 清热化痰   B. 润肺化痰

  C. 降气祛痰   D. 温肺化痰

  E. 燥湿化痰

9. 治疗痰伏胁下及皮里膜外者，应选用的药物是

  A. 芥子   B. 竹茹

  C. 天南星   D. 半夏

  E. 细辛

10. 外敷有发泡作用，皮肤过敏者忌用的药物是

  A. 半夏   B. 天南星

  C. 附子   D. 芥子

  E. 竹茹

11. 既能降气消痰，又能行水止呕的药物是

  A. 白前   B. 桔梗

  C. 旋覆花   D. 竹茹

  E. 半夏

12. 既能消痰，又能降肺胃气逆的药物是

  A. 前胡   B. 苏子

  C. 芥子   D. 白前

  E. 旋覆花

13. 药性微温，善降肺胃之气而消痰止呕的药物是

  A. 半夏   B. 旋覆花

  C. 陈皮   D. 砂仁

  E. 枳实

14. 旋覆花入煎剂的用法是

  A. 先煎   B. 后下

  C. 冲服   D. 包煎

  E. 另煎

15. 川贝母与浙贝母都具有的功效是

  A. 清肺养阴止咳   B. 温肺化痰止咳

  C. 润肺化痰止咳   D. 燥湿化痰止咳

  E. 清肺化痰止咳

16. 反乌头的药物是

  A. 贝母   B. 海藻

  C. 天南星   D. 红花

  E. 桃仁

17. 治疗肺虚久咳、痰少咽燥之证，应选用的药物是

  A. 浙贝母   B. 川贝母

  C. 陈皮   D. 黄芩

  E. 半夏

18. 具有润肺化痰功效的药物是

  A. 细辛   B. 天南星

  C. 半夏   D. 川贝母

  E. 竹茹

19. 既能够治疗胸痹结胸，又能够治疗肺热咳嗽的药物是

  A. 半夏   B. 瓜蒌

  C. 薤白   D. 桂枝

  E. 枳实

20. 治疗痰浊痹阻、胸阳不振之胸痹，常与全瓜蒌配伍的药物是

  A. 丹参   B. 桔梗

  C. 薤白   D. 前胡

  E. 贝母

21. 下列各项，不属瓜蒌功效的是

A. 清肺化痰　　　　B. 润肺化痰

C. 宣肺祛痰　　　　D. 宽胸散结

E. 润肠通便

22. 既能清热化痰，又能除烦止呕的药物是

A. 生姜　　　　　　B. 陈皮

C. 竹茹　　　　　　D. 贝母

E. 旋覆花

23. 既能够治疗外感风热表证，又能够治疗肺气不降，咳喘痰稠病证的药物是

A. 薄荷　　　　　　B. 白前

C. 前胡　　　　　　D. 牛蒡子

E. 桑叶

24. 下列各项，不属桔梗主治病证的是

A. 肺痈　　　　　　B. 咳嗽

C. 咽痛　　　　　　D. 痰证

E. 眩晕

25. 既善排脓，又善宣肺祛痰的药物是

A. 白前　　　　　　B. 桔梗

C. 前胡　　　　　　D. 杏仁

E. 苏子

26. 桔梗的功效是

A. 润肺，止咳，下气，化痰

B. 宣肺，利咽，清肺，化痰

C. 宣肺，利咽，祛痰，排脓

D. 降气，止咳，祛痰，排脓

E. 降气，止呕，祛痰，排脓

27. 被誉为"诸药之舟楫"，能载药上行的药物是

A. 桔梗　　　　　　B. 柴胡

C. 升麻　　　　　　D. 白前

E. 葛根

28. 下列各项，反甘草的药物是

A. 半夏　　　　　　B. 贝母

C. 瓜蒌　　　　　　D. 藜芦

E. 海藻

29. 既能够治疗咳嗽气喘，又能够治疗肠燥便秘的药组是

A. 杏仁、苏子　　　B. 杏仁、红花

C. 杏仁、火麻仁　　D. 杏仁、柏子仁

E. 杏仁、郁李仁

30. 苏子既能用于肠燥便秘，又能用于用于治疗的病证是

A. 肺燥咳嗽　　　　B. 肺虚久咳

C. 肺热咳嗽　　　　D. 百日咳

E. 痰壅咳喘

31. 百部除能杀虫灭虱外，还具有的功效是

A. 润肺止咳　　　　B. 宣肺止咳

C. 敛肺止咳　　　　D. 清肺止咳

E. 温肺止咳

32. 下列各项，治疗肺痨咳嗽，应选用的药物是

A. 白前　　　　　　B. 百部

C. 紫菀　　　　　　D. 麻黄

E. 苏子

33. 功可润肺下气止咳、杀虫灭虱的药物是

A. 百部　　　　　　B. 桔梗

C. 紫菀　　　　　　D. 款冬花

E. 杏仁

34. 紫菀的功效是

A. 温肺化痰止咳　　B. 清肺化痰止咳

C. 润肺化痰止咳　　D. 宣肺化痰止咳

E. 敛肺化痰止咳

35. 紫菀与款冬花均具有的功效是

A. 温肺化痰　　　　B. 清肺化痰

C. 泻肺平喘　　　　D. 化痰止咳

E. 止咳平喘

36. 功善泻肺平喘、利水消肿的药物是

A. 桑叶　　　　　　B. 苏叶

C. 葶苈子　　　　　D. 竹叶

E. 侧柏叶

37. 桑白皮治疗的病证是

A. 肺热咳喘，痰多壅盛

B. 风寒咳喘，呼吸困难

C. 寒饮咳喘，胸痛背寒

D. 燥热伤肺，痰少难咳

E. 目暗不明，目赤肿痛

38. 桑白皮具有的功效是

 A. 降逆止呕 B. 燥湿化痰

 C. 利水消肿 D. 利尿通淋

 E. 清热利湿

39. 桑白皮与葶苈子除均能泻肺平喘外，还具有的功效是

 A. 利水渗湿 B. 利水通淋

 C. 利水消肿 D. 利水止泻

 E. 利水退黄

40. 性大寒、专泻肺中水饮及痰火的药物是

 A. 麻黄 B. 葶苈子

 C. 桂枝 D. 白前

 E. 前胡

41. 既能够治疗痰热壅滞，咳嗽喘促，又能够治疗水肿的药物是

 A. 京大戟 B. 芫花

 C. 葶苈子 D. 大腹皮

 E. 甘遂

42. 具有利尿功效的药物是

 A. 苏子 B. 莱菔子

 C. 决明子 D. 芥子

 E. 葶苈子

A2 型题

1. 患者，女，50岁。胸闷憋气，痰多黄黏，大便干结，舌体胖大。用药应选用的药物是

 A. 枳实 B. 瓜蒌

 C. 桂枝 D. 郁金

 E. 川芎

2. 患者，女，63岁。近三天痰多，胸闷，慢性咳喘30年，喘息不得卧，一身面目浮肿，舌暗胖，苔白腻略黄。用药应选用的药物是

 A. 葶苈子 B. 麻黄

 C. 地龙 D. 旋覆花

 E. 杏仁

3. 患者，女，30岁。干咳少痰1周，伴有咽干音哑，口干喜饮，舌边尖红，苔薄黄，脉浮

数。用药应选用的药物是

 A. 杏仁、桃仁、薏苡仁

 B. 荆芥、白前、陈皮

 C. 杏仁、麻黄、石膏

 D. 杏仁、川贝母、桑叶

 E. 杏仁、麦冬、生地黄

4. 患者，男，26岁。咳喘3年，每至春暖花开时咳喘发作，伴少量黄稠痰，舌红苔黄，脉弦滑。宜用与麻黄、杏仁、石膏配伍的药物是

 A. 地龙 B. 全蝎

 C. 蜈蚣 D. 白僵蚕

 E. 蕲蛇

5. 患者，女，36岁。发热胸痛5天，咳吐腥臭脓血痰，舌红苔腻。用药应选用的药物是

 A. 桔梗、薏苡仁、鱼腥草

 B. 紫菀、款冬花、百部

 C. 桑叶、杏仁、枇杷叶

 D. 麻黄、杏仁、石膏

 E. 川贝母、杏仁、车前子

6. 患者，男，45岁。咳嗽痰少，时有咯血，潮热，自汗盗汗，神疲乏力，舌红少苔，脉细数无力。用药应选用的药物是

 A. 川贝母、百部、紫菀

 B. 陈皮、半夏、芥子

 C. 苏子、莱菔子、芥子

 D. 黄芩、瓜蒌、鱼腥草

 E. 麻黄、桑白皮、地龙

7. 患者，男，45岁。腹泻，咳嗽，咳吐痰涎，色白清稀，舌苔白腻弦滑。用药应选用的药物是

 A. 苏子、芥子 B. 瓜蒌、浙贝母

 C. 半夏、天南星 D. 川贝母、天花粉

 E. 白附子、白僵蚕

8. 患者，男，28岁。1周前感冒咳嗽，现无恶寒发热，但咳嗽明显，痰黄稠难咳，胸闷，大便干，小便黄，舌红苔黄腻，脉滑略数。用药应选用的药物是

 A. 全瓜蒌、浙贝母、芦根

B. 半夏、麻黄、五味子

C. 桔梗、马勃、天南星

D. 川贝、杏仁、白果

E. 桑叶、杏仁、百部

9. 患者，女，63岁。慢性咳喘20年，近一年加重，常心悸怔忡，气不足以息。两天前因受风寒引发咳逆痰多，喘息不得卧，一身面目浮肿，舌暗胖，苔白腻略黄。用药应选用的药物是

　A. 葶苈子　　　　B. 芥子

　C. 半夏　　　　　D. 旋覆花

　E. 川贝母

10. 患者，男，76岁。慢性咳喘20年，近来病情加重，胸闷，咳喘，痰多色白，痰浊易咳，大便不畅，舌暗体胖，苔白厚腻，脉滑。用药应选用的药物是

　A. 白前、前胡　　　B. 杏仁、瓜蒌仁

　C. 苏子、莱菔子　　D. 陈皮、半夏

　E. 紫菀、款冬花

B1型题

　A. 半夏　　　　　B. 瓜蒌

　C. 芥子　　　　　D. 川贝母

　E. 桔梗

1. 治疗湿痰痰多，咳嗽气逆，应选用的药物是

2. 治疗寒痰壅滞，咳嗽，胸满胁痛，用药应选用的药物是

　A. 半夏　　　　　B. 瓜蒌

　C. 白芥子　　　　D. 川贝母

　E. 桔梗

3. 治疗痰热咳嗽，用药应选用的药物是

4. 治疗阴虚燥咳，用药应选用的药物是

　A. 半夏　　　　　B. 天南星

　C. 白芥子　　　　D. 川贝母

　E. 桔梗

5. 治疗肺痈，咳吐脓血，胸痛，用药应选用的药物是

6. 治疗顽痰咳嗽，风痰眩晕，用药应选用的药物是

　A. 降逆止呕　　　B. 祛风止痉

　C. 解毒散结　　　D. 理气调中

　E. 散结消肿

7. 半夏的功效是

8. 天南星的功效是

　A. 祛痰，开宣肺气　B. 祛痰，降逆止咳

　C. 祛痰，宣散风热　D. 祛痰，开窍

　E. 祛痰，消散痈肿

9. 桔梗的功效是

10. 前胡的功效是

　A. 活血散瘀　　　B. 利水消肿

　C. 润肺下气　　　D. 清热解毒

　E. 清热散结

11. 桑白皮的功效是

12. 浙贝母的功效是

　A. 新久咳嗽，肺痨咳嗽

　B. 顽痰、老痰胶结，气逆喘咳实证

　C. 肺热痰稠咳喘

　D. 顽痰咳嗽、胸膈胀闷

　E. 寒痰咳喘

13. 天南星的主治病证是

14. 芥子的主治病证是

　A. 胸痹、结胸　　　B. 咳嗽气喘

　C. 声音嘶哑　　　D. 水肿

　E. 目赤肿痛

15. 瓜蒌的主治病证是

16. 苦杏仁的主治病证是

　A. 清肺化痰，止咳平喘

B. 消痰，降气，止咳

C. 清肺化痰，软坚散结

D. 清肺涤痰，宽胸散结，润燥滑肠

E. 清肺化痰，清肝明目

17. 白前的功效是

18. 瓜蒌的功效是

A. 消痰软坚　　　　B. 消痰下气

C. 降气止呕　　　　D. 消痰顺气

E. 消痰散结

19. 旋覆花的功效是

20. 海藻的功效是

A. 包煎　　　　　　B. 研粉吞服

C. 入汤剂　　　　　D. 冲服

E. 后下

21. 旋覆花的用法是

22. 车前子的用法是

A. 胃热呕吐　　　　B. 气逆呕吐

C. 胃虚呕吐　　　　D. 胃寒呕吐

E. 妊娠呕吐

23. 竹茹的主治病证是

24. 旋覆花的主治病证是

A. 半夏　　　　　　B. 瓜蒌

C. 芥子　　　　　　D. 川贝母

E. 桔梗

25. 治疗痰盛壅肺，应选用的药物是

26. 治疗痰热咳嗽，应选用的药物是

A. 半夏　　　　　　B. 瓜蒌

C. 芥子　　　　　　D. 川贝母

E. 桔梗

27. 治疗阴虚燥咳，应选用的药物是

28. 治疗肺痈吐脓，应选用的药物是

A. 温肺化痰，利气，散结消肿

B. 化痰止咳，和胃降逆

C. 消痰行水，降气止呕

D. 祛风痰，止痉，止痛，解毒散结

E. 降气化痰，疏散风热

29. 芥子具有的功效是

30. 前胡具有的功效是

A. 半夏　　　　　　B. 瓜蒌

C. 白芥子　　　　　D. 川贝母

E. 桔梗

31. 治疗痰热咳嗽，应选用的药物是

32. 治疗阴虚燥咳，应选用的药物是

A. 清肺化痰，止咳平喘

B. 清肺化痰，软坚散结

C. 清肺化痰，清肝明目

D. 清肺化痰，利气宽胸

E. 降气化痰，宣散风热

33. 前胡的功效是

34. 瓜蒌的功效是

参考答案

A1 型题

1. C	2. B	3. B	4. D	5. A
6. B	7. E	8. D	9. A	10. D
11. C	12. E	13. B	14. D	15. E
16. A	17. B	18. D	19. B	20. C
21. C	22. C	23. C	24. E	25. B
26. C	27. A	28. E	29. A	30. E
31. A	32. B	33. A	34. C	35. D
36. C	37. A	38. C	39. C	40. B
41. C	42. E			

A2 型题

1. B	2. A	3. D	4. A	5. A
6. A	7. C	8. A	9. A	10. C

B1 型题

1. A	2. C	3. B	4. D	5. E
6. B	7. A	8. B	9. A	10. C
11. B	12. E	13. D	14. E	15. A

16. B	17. B	18. D	19. C	20. A
21. A	22. A	23. A	24. B	25. C
26. B	27. D	28. E	29. A	30. E
31. B	32. D	33. E	34. D	

第十八单元　安神药

A1 型题

1. 下列各项，不属镇心安神功效的药物是
   A. 龙骨　　　　　　B. 朱砂
   C. 龟甲　　　　　　D. 珍珠母
   E. 牡蛎

2. 朱砂具有的功效是
   A. 养心安神　　　　B. 镇心安神
   C. 养血安神　　　　D. 潜阳安神
   E. 敛补安神

3. 下列各项，忌火煅的药物是
   A. 龙骨　　　　　　B. 牡蛎
   C. 朱砂　　　　　　D. 石决明
   E. 代赭石

4. 朱砂入药的正确炮制方法是
   A. 水飞　　　　　　B. 炙
   C. 煅　　　　　　　D. 煨
   E. 淬

5. 朱砂的成人每次用量是
   A. 1~5g　　　　　　B. 0.3~1g
   C. 0.1~0.5g　　　　D. 2~10g
   E. 0.01~0.1g

6. 既能镇惊安神，平肝潜阳，又能聪耳明目，纳气平喘的药物是
   A. 磁石　　　　　　B. 龙骨
   C. 牡蛎　　　　　　D. 朱砂
   E. 琥珀

7. 具有镇心安神、聪耳明目功效的药物是
   A. 珍珠母　　　　　B. 磁石
   C. 牡蛎　　　　　　D. 石决明
   E. 蝉蜕

8. 磁石入汤剂的用法是
   A. 后下　　　　　　B. 包煎
   C. 烊化　　　　　　D. 冲服
   E. 先煎

9. 具有镇静安神、平肝潜阳、收敛固涩、收湿敛疮功效的药物是
   A. 菊花　　　　　　B. 夏枯草
   C. 龙骨　　　　　　D. 朱砂
   E. 石决明

10. 具有镇惊安神、活血散瘀、利尿通淋功效的药物是
    A. 朱砂　　　　　　B. 磁石
    C. 龙骨　　　　　　D. 牡蛎
    E. 琥珀

11. 研末冲服，不入煎剂的药物是
    A. 鸡内金　　　　　B. 龙骨
    C. 琥珀　　　　　　D. 大黄
    E. 三七

12. 治疗虚烦不眠、惊悸多梦、体虚多汗者，应选用的药物是
    A. 远志　　　　　　B. 柏子仁
    C. 酸枣仁　　　　　D. 朱砂
    E. 珍珠母

13. 下列各项，不具有润肠通便功效的药

物是

    A. 桃仁   B. 柏子仁

    C. 杏仁   D. 酸枣仁

    E. 火麻仁

14. 具有养心益肝、安神、敛汗功效的药物是

    A. 酸枣仁   B. 莲子

    C. 远志   D. 合欢皮

    E. 丹参

15. 治疗血不养心引起的虚烦不眠、惊悸怔忡之证，应选用的药物是

    A. 酸枣仁、柏子仁 B. 石菖蒲、远志

    C. 合欢皮、龙骨   D. 朱砂、磁石

    E. 珍珠母、琥珀

16. 既能养心安神，又能润肠通便、止汗的药物是

    A. 杏仁   B. 柏子仁

    C. 酸枣仁   D. 桃仁

    E. 川贝母

17. 《本草经》谓"安五脏，和心志，令人欢乐无忧"的药物是

    A. 郁金   B. 香附

    C. 合欢皮   D. 龙骨

    E. 牡蛎

18. 具有安神、祛痰功效的药物是

    A. 柏子仁   B. 酸枣仁

    C. 远志   D. 连翘

    E. 琥珀

19. 治疗痰阻心窍所致的癫痫抽搐、惊风发狂者，应选用的药物是

    A. 磁石   B. 朱砂

    C. 龙骨   D. 远志

    E. 琥珀

A2 型题

1. 患者，女，38 岁。心悸失眠，夜间盗汗，脉细数。用药应选用的药物是

    A. 柏子仁   B. 酸枣仁

    C. 远志   D. 合欢皮

    E. 夜交藤

2. 患者，男，40 岁。心悸失眠，大便秘结，口干，舌红，脉细数。用药应选用的药物是

    A. 酸枣仁   B. 柏子仁

    C. 远志   D. 合欢皮

    E. 朱砂

3. 患者，女，29 岁。失眠多梦，心情抑郁不舒，脉弦细。用药应选用的药物是

    A. 酸枣仁   B. 柏子仁

    C. 合欢皮   D. 龙骨

    E. 珍珠母

4. 患者，男，42 岁。一周来入睡困难，甚至彻夜难眠，口苦心烦，舌质红，舌苔黄，脉弦数。用药应选用的药物是

    A. 酸枣仁   B. 柏子仁

    C. 合欢皮   D. 朱砂

    E. 龙骨

5. 患者，男，42 岁。一周来入睡困难，甚至彻夜难眠，口苦心烦，舌质红，舌苔黄，脉弦数。欲用朱砂镇心安神，其用量是

    A. 0.1g   B. 1g

    C. 2g   D. 3g

    E. 5g

6. 患者，男，42 岁。一周来入睡困难，甚至彻夜难眠，口苦心烦，舌质红，舌苔黄，脉弦数。欲用朱砂镇心安神，其用法是

    A. 先煎   B. 后下

    C. 包煎   D. 化服

    E. 水飞

7. 患者，男，38 岁。头晕目眩，耳鸣如蝉，心悸而烦，夜眠不实。用药应选用的药物是

    A. 石决明   B. 牡蛎

    C. 代赭石   D. 磁石

    E. 朱砂

8. 患者，男，40 岁。心悸而烦，失眠多梦，伴有梦遗，舌红苔少，脉细数。用药应选用的药

物是

A. 乌梅　　　　　　　B. 龙骨

C. 石决明　　　　　　D. 代赭石

E. 合欢皮

9. 患者，女，77 岁。患高血压病 15 年，常有头晕头痛、失眠出现，近一个月来，又感耳鸣耳聋，且头晕失眠加重，舌暗红有裂纹，苔黄略燥，脉弦有力。宜选用与生地黄、白芍等配伍的药物是

A. 酸枣仁　　　　　　B. 当归

C. 竹茹　　　　　　　D. 磁石

E. 龙胆草

B1 型题

A. 石菖蒲　　　　　　B. 远志

C. 龙骨　　　　　　　D. 酸枣仁

E. 合欢皮

1. 具有化湿开窍、宁心安神功效的药物是

2. 具有疏肝解郁、宁心安神功效的药物是

A. 石菖蒲　　　　　　B. 远志

C. 龙骨　　　　　　　D. 酸枣仁

E. 合欢皮

3. 具有养阴益血安神功效的药物是

4. 具有祛痰开窍安神功效的药物是

A. 琥珀　　　　　　　B. 远志

C. 龙骨　　　　　　　D. 酸枣仁

E. 合欢皮

5. 具有平肝潜阳、镇惊安神功效的药物是

6. 具有镇惊安神、活血散瘀功效的药物是

A. 石菖蒲　　　　　　B. 远志

C. 龙骨　　　　　　　D. 酸枣仁

E. 合欢皮

7. 具有化湿开窍、宁心安神功效的药物是

8. 具有祛痰开窍、宁心安神功效的药物是

A. 石菖蒲　　　　　　B. 远志

C. 龙骨　　　　　　　D. 酸枣仁

E. 合欢皮

9. 具有疏肝解郁、宁心安神功效的药物是

10. 具有养阴益血、宁心安神功效的药物是

A. 石菖蒲　　　　　　B. 远志

C. 龙骨　　　　　　　D. 合欢皮

E. 酸枣仁

11. 具有潜阳镇肝、宁心安神功效的药物是

12. 具有疏肝解郁、宁心安神功效的药物是

A. 清热解毒　　　　　B. 收敛止汗

C. 聪耳明目　　　　　D. 平肝潜阳

E. 活血散瘀

13. 龙骨与磁石具有的相同功效是

14. 龙骨与酸枣仁具有的相同功效是

参考答案

A1 型题

1. C	2. B	3. C	4. A	5. C
6. A	7. B	8. E	9. C	10. E
11. C	12. C	13. D	14. A	15. A
16. B	17. C	18. C	19. D	

A2 型题

1. B	2. B	3. C	4. D	5. A
6. E	7. D	8. B	9. D	

B1 型题

1. A	2. E	3. D	4. B	5. C
6. A	7. A	8. B	9. E	10. D
11. C	12. D	13. D	14. B	

第十九单元　平肝息风药

A1 型题

1. 具有制酸止痛功效的是
    A. 龙骨　　　　　B. 磁石
    C. 煅牡蛎　　　　D. 琥珀
    E. 羚羊角

2. 既能平肝潜阳，又能清肝明目的药物是
    A. 蒺藜　　　　　B. 决明子
    C. 石决明　　　　D. 夏枯草
    E. 羚羊角

3. 功似龙骨而长于软坚散结的药物是
    A. 石决明　　　　B. 磁石
    C. 牡蛎　　　　　D. 夏枯草
    E. 珍珠母

4. 具有平肝潜阳、重镇降逆、凉血止血功效的药物是
    A. 龙骨　　　　　B. 磁石
    C. 赭石　　　　　D. 牡蛎
    E. 珍珠母

5. 赭石具有的功效是
    A. 收敛固涩　　　B. 镇惊安神
    C. 清肝明目　　　D. 降逆止呕
    E. 坠痰平喘

6. 平肝降逆宜生用，止血宜煅用的药物是
    A. 石决明　　　　B. 朱砂
    C. 磁石　　　　　D. 牡蛎
    E. 赭石

7. 下列各项，不属于赭石功效的是
    A. 平肝潜阳　　　B. 凉血止血
    C. 降逆止呕　　　D. 降气平喘
    E. 重镇安神

8. 具有平肝疏肝功效的药物是
    A. 钩藤　　　　　B. 薄荷
    C. 柴胡　　　　　D. 蒺藜
    E. 决明子

9. 下列各项，不具祛风止痉功效的药物是
    A. 防风　　　　　B. 蝉衣
    C. 白僵蚕　　　　D. 蜈蚣
    E. 蒺藜

10. 既能平肝息风，清肝明目，又能清热解毒的药物是
    A. 牛黄　　　　　B. 决明子
    C. 羚羊角　　　　D. 龙胆
    E. 石决明

11. 治疗热病高热，热极动风，惊痫抽搐，应选用的药物是
    A. 知母　　　　　B. 黄连
    C. 羚羊角　　　　D. 龙骨
    E. 牡蛎

12. 具有清心豁痰、开窍醒神功效的药物是
    A. 钩藤　　　　　B. 金银花
    C. 牛黄　　　　　D. 菊花
    E. 大青叶

13. 下列各项，不属牛黄功效的药物是
    A. 清热解毒　　　B. 凉肝息风
    C. 清热燥湿　　　D. 化痰开窍
    E. 清心醒神

14. 治疗痰热阻闭心窍之神昏、口噤等，应选用的药物是
    A. 黄连　　　　　B. 栀子
    C. 玄参　　　　　D. 牛黄
    E. 连翘

15. 不入汤剂，只入丸散剂的药物是
    A. 薄荷　　　　　B. 蝉蜕
    C. 石膏　　　　　D. 牛黄
    E. 天花粉

16. 均具有清热解毒、息风止痉的药

物是

A. 桑叶、薄荷　　　B. 柴胡、葛根

C. 牛黄、熊胆粉　　D. 荆芥、防风

E. 紫草地丁、菊花

17. 既能清肝热，又能平肝阳的药物是

A. 天麻　　　　　B. 蒺藜

C. 夏枯草　　　　D. 全蝎

E. 钩藤

18. 钩藤入汤剂的用法是

A. 先煎　　　　　B. 后下

C. 包煎　　　　　D. 另煎

E. 烊化

19. 既能息风止痉，平抑肝阳，又能祛风通络的药物是

A. 夏枯草　　　　B. 白僵蚕

C. 天麻　　　　　D. 决明子

E. 赭石

20. 治疗惊痫抽搐之证，不论寒证或热证均可选用的药物是

A. 天麻　　　　　B. 天南星

C. 龙骨　　　　　D. 珍珠母

E. 蝉蜕

21. 性平无毒的息风止痉药物是

A. 牛黄　　　　　B. 天麻

C. 全蝎　　　　　D. 地龙

E. 羚羊角

22. 既能用于寒性慢惊，也能用于热性急惊抽搐的药物是

A. 羚羊角　　　　B. 牛黄

C. 天麻　　　　　D. 地龙

E. 防风

23. 既能平息内风，又能祛除外风的药物是

A. 羚羊角　　　　B. 天麻

C. 钩藤　　　　　D. 地龙

E. 蜈蚣

24. 既能清热定惊，又能平喘、通络利尿的药物是

A. 地龙　　　　　B. 全蝎

C. 蜈蚣　　　　　D. 钩藤

E. 僵蚕

25. 下列各项，不属天麻和全蝎主治病证的是

A. 小儿急惊　　　B. 脾虚慢惊

C. 肝阳眩晕　　　D. 风湿痹证

E. 破伤风证

26. 具有息风镇痉、攻毒散结、通络止痛功效的药组是

A. 全蝎、蜈蚣　　B. 地龙、僵蚕

C. 龙骨、牡蛎　　D. 石决明、决明子

E. 天麻、钩藤

27. 治疗顽固性头痛，应选用的药物是

A. 荆芥、薄荷　　B. 天麻、钩藤

C. 全蝎、蜈蚣　　D. 麝香、冰片

E. 石决明、决明子

28. 治疗多种原因造成的痉挛抽搐，多与全蝎相须配伍的药物是

A. 蜈蚣　　　　　B. 僵蚕

C. 钩藤　　　　　D. 天麻

E. 地龙

29. 善于祛风定惊，兼能化痰散结的药物是

A. 钩藤　　　　　B. 蜈蚣

C. 地龙　　　　　D. 远志

E. 僵蚕

A2 型题

1. 患者，男，39 岁。右侧面神经麻痹 1 周，右眼闭合露睛，饮水外漏，体质尚可。用药应选用的药物是

A. 全蝎、蜈蚣　　B. 全蝎、僵蚕

C. 全蝎、地龙　　D. 地龙、僵蚕

E. 羌活、防风

2. 患者，男，3 岁。发烧 2 天，突然神志不清，痉挛抽搐。以下哪味药不宜使用

A. 竹茹　　　　　B. 钩藤

C. 天麻　　　　　D. 僵蚕

E. 附子

3. 患者，男，20 岁。5 天前突发口眼歪斜，左眼睑闭合不全，左侧抬头纹消失，左侧面部肌肉时而抽搐，"CT"头部片未见脑血管病变。舌淡、苔白、脉弦。用药应选用的药物是

    A. 羌活   B. 独活

    C. 全蝎   D. 秦艽

    E. 威灵仙

4. 患者，男，8 岁。壮热不恶寒 3 天，午后体温升高，夜间高于白天，烦躁时谵语，舌红绛，脉细数滑。用药应选用的药物是

    A. 黄芩   B. 石膏

    C. 薄荷   D. 羚羊角

    E. 柴胡

5. 患者，男，26 岁。喘咳 3 年，每至春天春暖花开时哮喘发作，每伴少量黄稠痰，舌红苔黄，脉弦滑。常选用与麻黄、杏仁、石膏配伍的药物是

    A. 地龙   B. 全蝎

    C. 蜈蚣   D. 僵蚕

    E. 蕲蛇

6. 患者，女，33 岁。咽喉肿痛，头痛面赤，应选用的与荆芥、桑叶、木贼等配伍的药物是

    A. 蕲蛇   B. 羚羊角

    C. 全蝎   D. 僵蚕

    E. 地龙

7. 患者，女，30 岁。突发皮疹，为红色粟粒状，每遇热或在阳光下即发，舌边尖红，苔薄白。治以祛风散热止痒，应选用的与蝉蜕、薄荷等配伍的药物是

    A. 苦参   B. 僵蚕

    C. 地肤子   D. 龙胆

    E. 黄连

B1 型题

    A. 平肝潜阳，清肝明目

    B. 软坚散结，平肝潜阳

    C. 软坚散结，利水

    D. 软坚散结，滋阴潜阳

    E. 软坚散结，活血止痛

1. 牡蛎的功效是

2. 珍珠母的功效是

    A. 羚羊角   B. 天南星

    C. 天麻   D. 地龙

    E. 芥子

3. 治疗痰湿阻滞经络所致的肢体关节疼痛、麻木、阴疽流注，应选用的药物是

4. 治疗湿热痹阻经络所致肢体、关节红肿疼痛、屈伸不利，应选用的药物是

    A. 羚羊角   B. 天南星

    C. 天麻   D. 地龙

    E. 芥子

5. 治疗高热惊厥，手足抽搐者，应选用的药物是

6. 治疗风湿痹痛，肢体麻木，手足不遂者，应选用的药物是

    A. 羚羊角   B. 天南星

    C. 天麻   D. 地龙

    E. 芥子

7. 治疗中风痰壅、口眼㖞斜、破伤风之证者，应选用的药物是

8. 治疗风湿痹痛之肢体麻木、手足不遂者，应选用的药物是

    A. 龟甲   B. 龙骨

    C. 鳖甲   D. 牡蛎

    E. 赭石

9. 功可潜阳补阴、软坚散结、收敛固涩的药物是

10. 功可滋阴潜阳、软坚散结，善于治疗阴虚风动的药物是

A. 祛风止痉，燥湿化痰，解毒散结

B. 息风镇痉，攻毒散结，通络止痛

C. 祛风定惊，化痰散结

D. 息风止痉，平肝潜阳，祛风除痹

E. 息风止痉，解毒散结，通络利尿

11. 僵蚕的功效是

12. 蜈蚣的功效是

    A. 清肝明目   B. 活血化瘀

    C. 软坚散结   D. 止咳平喘

    E. 利水消肿

13. 牡蛎的功效是

14. 石决明的功效是

    A. 息风止痉   B. 重镇降逆

    C. 清肝明目   D. 软坚散结

    E. 清热解毒

15. 珍珠母的功效是

16. 赭石的功效是

    A. 羚羊角   B. 天麻

    C. 全蝎   D. 石决明

    E. 僵蚕

17. 治疗热极生风，应选用的药物是

18. 治疗急慢惊风，应选用的药物是

    A. 软坚   B. 纳气

    C. 利尿   D. 凉血

    E. 明目

19. 生牡蛎除潜阳补阴外，还具有的功效是

20. 蒺藜除平肝疏肝外，还具有的功效是

    A. 天麻   B. 羚羊角

    C. 赭石   D. 决明子

    E. 牡蛎

21. 善于治疗肠燥便秘兼目赤肿痛的药物是

22. 善于治疗肝阳上亢兼胃痛吐酸的药物是

    A. 羚羊角   B. 地龙

    C. 龙骨   D. 赭石

    E. 天麻

23. 治疗湿热痹阻经络所致肢体、关节红肿疼痛、屈伸不利，应选用的药物是

24. 治疗哮喘有声，卧睡不得，应选用的药物是

参考答案

A1 型题

1. C	2. C	3. C	4. C	5. D
6. E	7. E	8. D	9. E	10. C
11. C	12. C	13. C	14. D	15. D
16. C	17. E	18. B	19. C	20. A
21. B	22. C	23. B	24. A	25. C
26. A	27. C	28. A	29. E	

A2 型题

1. B	2. E	3. C	4. D	5. A
6. D	7. B			

B1 型题

1. B	2. A	3. E	4. D	5. A
6. C	7. B	8. C	9. D	10. C
11. C	12. B	13. C	14. A	15. C
16. B	17. A	18. B	19. A	20. E
21. D	22. E	23. B	24. D	

第二十单元　开窍药

A1 型题

1. 具有开窍醒神、活血通经、消肿止痛功效的药物是
 A. 苏合香   B. 麝香
 C. 牛黄   D. 远志
 E. 丹参

2. 闭证有寒闭与热闭之分，寒闭、热闭皆可应用的药物是
 A. 远志   B. 冰片
 C. 细辛   D. 麝香
 E. 石菖蒲

3. 麝香的功效是
 A. 开窍醒神   B. 清热止痛
 C. 解郁行气   D. 化湿和胃
 E. 清心化痰

4. 既能开窍醒神，又能够治疗热闭神昏、咽喉肿痛、目赤、口疮等的药物是
 A. 芒硝   B. 冰片
 C. 朱砂   D. 石膏
 E. 石菖蒲

5. 治疗热闭神昏，常与麝香配伍相须的药物是
 A. 苏合香   B. 石膏
 C. 大黄   D. 冰片
 E. 石菖蒲

6. 治疗寒闭神昏的首选药物是
 A. 冰片   B. 麝香
 C. 苏合香   D. 石菖蒲
 E. 远志

7. 患者突然昏倒，口噤不开，面青身凉，苔白，脉迟有力，当首选的药物是
 A. 冰片   B. 牛黄

 C. 苏合香   D. 石菖蒲
 E. 郁金

8. 石菖蒲的功效是
 A. 解郁行气   B. 清热止痛
 C. 活血散瘀   D. 化湿开胃
 E. 止痛，催产

9. 石菖蒲在治疗痢疾方面，长于治疗的是
 A. 湿热痢   B. 寒湿痢
 C. 疫毒痢   D. 休息痢
 E. 噤口痢

10. 下列各项，说法错误的是
 A. 开窍药的功效主要是开窍醒神
 B. 开窍药主要用于神识昏迷证
 C. 开窍药的作用有凉开与温开之别
 D. 开窍药为急救治标之品
 E. 开窍药多制成丸散成药服用

11. 治疗噤口痢，虚实皆可选用的药物是
 A. 白头翁   B. 远志
 C. 秦皮   D. 石菖蒲
 E. 丹参

A2 型题

1. 患者，女，60岁。素有高血压病史，猝然昏厥，不省人事，两手握紧，牙关紧闭，右侧肢体偏瘫。用药应选用的药物是
 A. 冰片   B. 麝香
 C. 石菖蒲   D. 郁金
 E. 苏合香

2. 患者，女，60岁。素有高血压病史，猝然昏厥，不省人事，两手握紧，牙关紧闭，右侧肢体偏瘫。拟用麝香开窍醒神，药量是
 A. 0.1g   B. 0.3g
 C. 0.5g   D. 1g

E. 1.5g

B1 型题

A. 活血通经，消肿止痛

B. 清热止痛

C. 清心化痰

D. 化湿开胃，宁神益志

E. 辟秽止痛

1. 麝香的功效是

2. 石菖蒲的功效是

A. 活血通经，消肿止痛

B. 清热止痛

C. 清心化痰

D. 化湿和胃，宁神益志

E. 辟秽止痛

3. 苏合香的功效是

4. 冰片的功效是

A. 息风定惊　　　B. 消肿止痛

C. 通经活络　　　D. 宁心安神

E. 养心安神

5. 牛黄的功效是

6. 远志的功效是

A. 麝香配伍牛黄　　B. 麝香配伍苏合香

C. 人参配伍附子　　D. 远志配伍朱砂

E. 郁金配伍石菖蒲

7. 治疗神昏热闭证，应选用的药物是

8. 治疗神昏寒闭证，应选用的药物是

A. 麝香配伍牛黄　　B. 麝香配伍苏合香

C. 人参配伍附子　　D. 远志配伍朱砂

E. 郁金配伍石菖蒲

9. 治疗神昏虚脱证，应选用的药组是

10. 治疗湿浊蒙蔽清窍所致的神志昏乱证，应选用的药组是

A. 附子　　　　　B. 竹沥

C. 石菖蒲　　　　D. 冰片

E. 牛黄

11. 治疗中风痰迷，便秘脉实，应选用的药物是

12. 治疗中风痰迷，心肝有热，应选用的药物是

A. 麝香　　　　　B. 苏合香

C. 远志　　　　　D. 石菖蒲

E. 冰片

13. 治疗痰湿秽浊蒙蔽清窍所致神志昏迷，应选用的药物是

14. 治疗寒闭、热闭，应选用的药物是

A. 苏合香　　　　B. 麝香

C. 远志　　　　　D. 石菖蒲

E. 牛黄

15. 除开窍外，又能辟秽止痛的药物是

16. 除开窍外，又能宁心安神的药物是

参考答案

A1 型题

1. B　　2. D　　3. A　　4. B　　5. D

6. C　　7. C　　8. D　　9. E　　10. B

11. D

A2 型题

1. B　　2. A

B1 型题

1. A　　2. D　　3. E　　4. B　　5. A

6. D　　7. A　　8. B　　9. C　　10. E

11. B　　12. E　　13. D　　14. A　　15. A

16. C

第二十一单元 补虚药

A1 型题

1. 人参入汤剂的用法是
   A. 先煎　　　　　B. 后下
   C. 包煎　　　　　D. 另煎
   E. 泡服

2. 治疗气虚欲脱，脉微欲绝证，应选用的药物是
   A. 人参　　　　　B. 党参
   C. 西洋参　　　　D. 怀山药
   E. 太子参

3. 人参具有的功效是
   A. 润肺止咳　　　B. 安神益智
   C. 养血益阴　　　D. 止汗安胎
   E. 托毒生肌

4. 下列各项，为人参最佳代用品的是
   A. 西洋参　　　　B. 太子参
   C. 沙参　　　　　D. 玄参
   E. 党参

5. 西洋参的功效是
   A. 清火生津　　　B. 生津养血
   C. 补脾益肺　　　D. 润肺止咳
   E. 养血安神

6. 具有补气养阴、清火生津功效的药物是
   A. 玄参　　　　　B. 苦参
   C. 丹参　　　　　D. 太子参
   E. 西洋参

7. 既能补脾肺气，又能补血、生津的药物是
   A. 当归　　　　　B. 枸杞子
   C. 党参　　　　　D. 鸡血藤
   E. 苍术

8. 具有益气生津功效的药物是
   A. 黄芪　　　　　B. 白术

C. 扁豆　　　　　D. 太子参
E. 蜂蜜

9. 治疗中气下陷，食少便溏，短气乏力，面目浮肿，小便不利者，应选用的药物是
   A. 白术　　　　　B. 黄芪
   C. 升麻　　　　　D. 党参
   E. 山药

10. 具有补气升阳、托毒生肌功效，治疗痈疽不溃的药物是
    A. 人参　　　　　B. 西洋参
    C. 黄芪　　　　　D. 党参
    E. 山药

11. 具有补气升阳、生津养血、固表止汗、托毒排脓、利水消肿、敛疮生肌功效的药物是
    A. 人参　　　　　B. 西洋参
    C. 党参　　　　　D. 太子参
    E. 黄芪

12. 黄芪的功效是
    A. 补气助阳，燥湿利水
    B. 补气助阳，利水退肿
    C. 补气升阳，固表止汗
    D. 补气升阳，止汗安胎
    E. 补气升阳，固摄安胎

13. 下列各项，不属黄芪功效的是
    A. 补气利水　　　B. 补气升阳
    C. 补气益中　　　D. 补气托毒
    E. 补气养阴

14. 治疗气血不足，疮疡脓成不溃或溃久不敛，应选用的药物是
    A. 山药　　　　　B. 西洋参
    C. 白术　　　　　D. 黄芪
    E. 太子参

15. 白术的主治病证是
    A. 气虚自汗　　　B. 阴虚盗汗

C. 阳虚冷汗   D. 高热大汗

E. 大汗亡阳

16. 白术的功效是

    A. 益卫固表   B. 止汗安胎

    C. 润肺止咳   D. 养血安神

    E. 缓急止痛

17. 具有健脾利水、止汗安胎功效的药物是

    A. 茯苓   B. 泽泻

    C. 薏苡仁   D. 白术

    E. 猪苓

18. 山药的主治病证是

    A. 湿盛中满，积滞溏泻

    B. 脾虚泄泻

    C. 饮食积滞，腹满泄泻

    D. 湿热内蕴，腹痛泄泻

    E. 五更泄泻

19. 既能益气养阴，又能补脾肺肾的药物是

    A. 白术   B. 山药

    C. 大枣   D. 蜂蜜

    E. 黄芪

20. 山药的功效是

    A. 补脾养胃，生津益肺，补肾涩精

    B. 益气养血，补心肝脾

    C. 益气助阳，补肺脾肾

    D. 益气升阳，补肺脾肾

    E. 益气养阴，补脾肝肾

21. 具有补益肺、脾、肾三脏功效的药物是

    A. 补骨脂   B. 益智仁

    C. 天门冬   D. 山药

    E. 西洋参

22. 功可补脾养胃、生津益肺、补肾固涩的
药物是

    A. 太子参   B. 西洋参

    C. 黄精   D. 山药

    E. 五味子

23. 白扁豆的功效是

    A. 补脾益气   B. 益气养阴

    C. 健脾化湿，和中   D. 健脾利水

E. 补气升阳

24. 既能补脾益气、清热解毒、祛痰止咳，
又能缓急止痛、调和药性的药物是

    A. 山药   B. 白术

    C. 黄芪   D. 甘草

    E. 党参

25. 下列哪味药与大黄、芒硝同用，可使其
泻而不速

    A. 枳实   B. 厚朴

    C. 大枣   D. 山药

    E. 甘草

26. 治疗脘腹或四肢挛急作痛，芍药宜配伍
的药物是

    A. 甘草   B. 大枣

    C. 党参   D. 山药

    E. 白术

27. 甘草的功效是

    A. 补气健脾   B. 补脾养心

    C. 补脾养肾   D. 养心补肝

    E. 解毒缓急

28. 久服较大剂量，每易引起浮肿的药物是

    A. 山药   B. 甘草

    C. 大枣   D. 黄精

    E. 玉竹

29. 治疗咽喉红肿疼痛，应选用的药物是

    A. 党参   B. 太子参

    C. 山药   D. 甘草

    E. 白扁豆

30. 配伍甘遂、京大戟、芫花等峻下剂，能
缓和药性、保护脾胃的药物是

    A. 大枣   B. 甘草

    C. 蜂蜜   D. 白术

    E. 山药

31. 功可养血安神，治疗妇女脏躁的补气
药是

    A. 甘草   B. 大枣

    C. 白术   D. 山药

    E. 蜂蜜

32. 鹿茸的用量是
    A. 3～10g　　　　B. 1～2g
    C. 3～5g　　　　D. 10～15g
    E. 15～20g

33. 鹿茸的用法是
    A. 研末吞服　　　B. 先煎兑服
    C. 包煎　　　　　D. 另包后下
    E. 与他药同煎

34. 功可壮肾阳、益精血、强筋骨、调冲任、托疮毒的药物是
    A. 狗脊　　　　　B. 补骨脂
    C. 鹿茸　　　　　D. 蛤蚧
    E. 人参

35. 治疗肾阳不足，精血亏虚之畏寒肢冷，阳痿早泄，宫冷不孕，应选用的药物是
    A. 肉苁蓉　　　　B. 巴戟天
    C. 山药　　　　　D. 淫羊藿
    E. 鹿茸

36. 鹿茸的功效是
    A. 补肾阴，益精血　B. 壮肾阳，益精血
    C. 补肾阴，祛风湿　D. 补肾阳，祛风湿
    E. 补肾阴，止胎动

37. 具有补肾助阳、润肠通便功效的药物是
    A. 巴戟天　　　　B. 肉苁蓉
    C. 山药　　　　　D. 淫羊藿
    E. 续断

38. 既能补肾阳，又能祛风湿的药物是
    A. 巴戟天　　　　B. 肉苁蓉
    C. 郁李仁　　　　D. 桑寄生
    E. 当归

39. 肝肾亏虚，胎动不安，腰膝酸软无力，应选用的药物是
    A. 五加皮　　　　B. 黄芩
    C. 杜仲　　　　　D. 山药
    E. 白术

40. 性味甘温，能够补肝肾、强筋骨、安胎的药物是
    A. 五加皮　　　　B. 续断

C. 杜仲　　　　　D. 狗脊
    E. 菟丝子

41. 功可补肝肾、续折伤、强筋骨，有补而不滞优点的药物是
    A. 杜仲　　　　　B. 桑寄生
    C. 五加皮　　　　D. 续断
    E. 狗脊

42. 既能补肝肾、强筋骨，又能止崩漏、续折伤的药物是
    A. 杜仲　　　　　B. 牛膝
    C. 续断　　　　　D. 土鳖虫
    E. 山药

43. 治疗阳虚便秘，腰膝冷痛，应选用的药物是
    A. 山药　　　　　B. 黄精
    C. 当归　　　　　D. 火麻仁
    E. 肉苁蓉

44. 治疗肾阳不足，肠燥津枯便秘的药物是
    A. 巴戟天　　　　B. 锁阳
    C. 山药　　　　　D. 淫羊藿
    E. 白扁豆

45. 补骨脂具有的功效是
    A. 补肾壮阳，固精缩尿，明目止泻，纳气平喘
    B. 补肾壮阳，固精缩尿，祛风除湿，纳气平喘
    C. 补肾壮阳，固精缩尿，止汗安胎，纳气平喘
    D. 补肾壮阳，固精缩尿，温脾止泻，纳气平喘
    E. 补肾壮阳，固精缩尿，润肠通便，纳气平喘

46. 具有温脾止泻摄唾、暖肾固精缩尿作用的药物是
    A. 黄精　　　　　B. 补骨脂
    C. 山药　　　　　D. 杜仲
    E. 益智

47. 既能补益肝肾，又能明目止泻，为平补

阴阳之良药的是

　　A. 紫河车　　　　　B. 熟地黄

　　C. 菟丝子　　　　　D. 肉苁蓉

　　E. 补骨脂

48. 功可助阳益阴，兼可固涩下焦的药物是

　　A. 补骨脂　　　　　B. 菟丝子

　　C. 益智仁　　　　　D. 肉苁蓉

　　E. 紫河车

49. 功可补益肝肾、固精缩尿、明目、止泻、安胎的药物是

　　A. 枸杞子　　　　　B. 覆盆子

　　C. 决明子　　　　　D. 菟丝子

　　E. 五味子

50. 具有补血调经、活血止痛、润肠通便功效的药物是

　　A. 熟地黄　　　　　B. 当归

　　C. 何首乌　　　　　D. 阿胶

　　E. 黄精

51. 功可补血活血、调经止痛，为妇科调经要药的药物是

　　A. 当归　　　　　　B. 熟地黄

　　C. 何首乌　　　　　D. 白芍

　　E. 阿胶

52. 治疗血虚诸证、女子月经不调、经闭、痛经的药物是

　　A. 桃仁　　　　　　B. 红花

　　C. 当归　　　　　　D. 白芍

　　E. 何首乌

53. 当归的功效是

　　A. 补血止血　　　　B. 活血止血

　　C. 止血润肠　　　　D. 补血止泻

　　E. 补血活血

54. 具有补血滋阴、益精填髓功效，为补血要药的药物是

　　A. 当归　　　　　　B. 熟地黄

　　C. 何首乌　　　　　D. 白芍

　　E. 阿胶

55. 熟地黄的功效是

　　A. 凉血滋阴，补精

　　B. 补血养阴，益精填髓

　　C. 活血滋阴，补精

　　D. 滋阴补精，壮阳

　　E. 凉血补精，益髓

56. 治疗血虚肝郁，胁肋疼痛，柴胡宜配的药物是

　　A. 阿胶　　　　　　B. 白芍

　　C. 当归　　　　　　D. 熟地黄

　　E. 黄精

57. 功可敛阴和营止汗的药物是

　　A. 龙骨　　　　　　B. 白术

　　C. 酸枣仁　　　　　D. 白芍

　　E. 麻黄根

58. 治疗血虚萎黄，眩晕，心悸，月经不调，崩漏，熟地黄最宜配伍的药物是

　　A. 川芎、柴胡　　　B. 当归、白芍

　　C. 生地黄、玄参　　D. 桃仁、红花

　　E. 益母草、泽兰

59. 善于养血敛阴、柔肝止痛、平抑肝阳的药物是

　　A. 当归　　　　　　B. 熟地黄

　　C. 阿胶　　　　　　D. 白芍

　　E. 何首乌

60. 具有平抑肝阳、敛阴止汗功效的药物是

　　A. 酸枣仁　　　　　B. 山茱萸

　　C. 当归　　　　　　D. 白芍

　　E. 赤芍

61. 具有止血、补血功效的药物是

　　A. 川芎　　　　　　B. 丹参

　　C. 鸡血藤　　　　　D. 阿胶

　　E. 茜草

62. 用于吐血、衄血、便血、崩漏，为补血止血要药的药物是

　　A. 当归　　　　　　B. 白及

　　C. 三七　　　　　　D. 仙鹤草

　　E. 阿胶

63. 阿胶入汤剂的用法是

A. 先煎   B. 后下

C. 包煎   D. 另煎

E. 烊化冲服

64. 阿胶的功效是

A. 补血止血   B. 补血行血

C. 补血柔肝   D. 补血益气

E. 补血温肺

65. 有止血功效的补血滋阴润燥药是

A. 制首乌   B. 桑椹

C. 旱莲草   D. 阿胶

E. 熟地黄

66. 下列各项，不属何首乌功效的是

A. 润肠通便   B. 截疟

C. 补益精血   D. 祛风止痒

E. 解毒

67. 制用补益精血，生用截疟、解毒、消痈、润肠通便的药物是

A. 当归   B. 熟地黄

C. 何首乌   D. 白芍

E. 阿胶

68. 何首乌的功效是

A. 补益精血，润肠通便

B. 补益精血，滋阴润肺

C. 补益精血，解毒，解暑

D. 补益精血，解毒，截疟，润肠通便

E. 补益精血，解毒，截疟，活血止痛

69. 具有养阴清肺、益胃生津功效的药物是

A. 北沙参   B. 天冬

C. 石斛   D. 玉竹

E. 黄精

70. 功可养阴润肺、清心安神的药物是

A. 百合   B. 玉竹

C. 黄精   D. 沙参

E. 麦冬

71. 百合除治疗肺热咳嗽、劳嗽咯血外，还能够治疗的病证是

A. 肝肾阴虚、头晕目眩

B. 胃阴不足、舌干口渴

C. 脾胃虚弱、倦怠无力

D. 虚烦惊悸、失眠多梦

E. 老年津亏、肠燥便秘

72. 治疗燥咳痰黏、劳嗽咯血、胃阴不足、舌干口渴、心烦失眠的药物是

A. 丹参   B. 麦冬

C. 天冬   D. 石斛

E. 郁金

73. 麦冬的功效是

A. 润肺益肾，养肝

B. 润肺益胃，养肝

C. 润肺益肾，清心

D. 养阴生津，润肺清心

E. 润肺益肾，益胃

74. 功可润肺清心、养阴生津的药物是

A. 天冬   B. 石斛

C. 生地黄   D. 麦冬

E. 黄精

75. 石斛的功效是

A. 清肺降火   B. 清心除烦

C. 润肺养阴   D. 养阴安神

E. 滋阴清热

76. 具有益胃生津、滋阴清热、明目、强腰膝功效的药物是

A. 沙参   B. 玄参

C. 太子参   D. 石斛

E. 西洋参

77. 具有补气养阴、健脾、润肺、益肾功效的药物是

A. 石斛   B. 玉竹

C. 黄精   D. 百合

E. 枸杞子

78. 被称为滋补肝肾、益精明目良药的药物是

A. 黄精   B. 玉竹

C. 枸杞子   D. 菟丝子

E. 决明子

79. 具有滋补肝肾、乌须明目功效的药物是

A. 女贞子　　　　　　B. 枸杞子
C. 菟丝子　　　　　　D. 车前子
E. 决明子

80. 下列各项，不具有明目功效的药物是
A. 菟丝子　　　　　　B. 金樱子
C. 决明子　　　　　　D. 覆盆子
E. 女贞子

81. 功善补肝肾、明目乌发的药物是
A. 沙参　　　　　　　B. 西洋参
C. 麦冬　　　　　　　D. 车前子
E. 女贞子

82. 龟甲的功效是
A. 滋阴潜阳，益肾健骨，养血补心
B. 滋阴潜阳，软坚散结，养血补心
C. 滋阴潜阳，益肾健骨，润肠通便
D. 滋阴潜阳，益肾健骨，清热明目
E. 滋阴潜阳，益肾健骨，清心安神

83. 治疗阴虚血热、冲任不固的崩漏、月经过多，应选用的药物是
A. 玉竹　　　　　　　B. 天冬
C. 龟甲　　　　　　　D. 枸杞子
E. 黄精

84. 龟甲和鳖甲均可治疗的病证是
A. 心肝热盛，惊风抽搐
B. 肝肾阴虚，虚风内动
C. 风热上扰，目赤肿痛
D. 痰火上蒙，神昏谵语
E. 痰湿闭阻，惊痫癫狂

85. 功可滋阴潜阳、退热除蒸、软坚散结的药物是
A. 龟甲　　　　　　　B. 天冬
C. 墨旱莲　　　　　　D. 女贞子
E. 鳖甲

86. 治疗温病伤阴，夜热早凉，青蒿最宜配伍的药物是
A. 地骨皮　　　　　　B. 鳖甲
C. 银柴胡　　　　　　D. 龟甲
E. 羚羊角

A2 型题

1. 患者，女，54 岁。面色㿠白，时自汗出，恶风，经常患感冒，脉浮无力。用药应选用的药物是
A. 党参　　　　　　　B. 麻黄根
C. 浮小麦　　　　　　D. 生黄芪
E. 太子参

2. 患者，女，54 岁。面色㿠白，时自汗出，恶风，经常患感冒，脉浮无力。与黄芪配伍的药组是
A. 党参、白术　　　　B. 党参、茯苓
C. 党参、甘草　　　　D. 白术、防风
E. 白术、茯苓

3. 患者，男，46 岁。平日纳少便溏，饮食稍有不慎，即腹泻频频。用药应选用的药物是
A. 党参　　　　　　　B. 黄精
C. 山药　　　　　　　D. 车前子
E. 补骨脂

4. 患者，男，70 岁。胸闷气短，少气懒言，舌质淡，脉结代。用药应选用的药物是
A. 党参　　　　　　　B. 黄芪
C. 山药　　　　　　　D. 白术
E. 甘草

5. 患者，男，47 岁。腰膝酸软，头晕耳鸣，肢冷畏寒，阳事无力，夜尿频数，舌质淡，脉弱无力。用药应选用的药物是
A. 鹿茸　　　　　　　B. 淫羊藿
C. 山药　　　　　　　D. 熟地黄
E. 杜仲

6. 患者，女，28 岁。妊娠 3 个月，腰痛如折，小腹下坠。用药应选用的药物是
A. 川牛膝　　　　　　B. 杜仲
C. 五加皮　　　　　　D. 肉苁蓉
E. 独活

7. 患者，女，27 岁。妊娠二月余，不慎跌跤，小腹刺痛，阴部渗红。用药应选用的药物是

A. 杜仲 　　　　　B. 续断

C. 桑寄生 　　　　D. 艾叶

E. 白术

8. 患者，女，40 岁。腰膝酸软，小便频数，大便溏泻，目涩昏暗，视力下降。用药应选用的药物是

A. 枸杞子 　　　　B. 菟丝子

C. 覆盆子 　　　　D. 五味子

E. 决明子

9. 患者，男，43 岁。腰膝酸软，肢冷畏寒，每日清晨腹泻。用药应选用的药物是

A. 山药 　　　　　B. 白术

C. 肉豆蔻 　　　　D. 补骨脂

E. 茯苓

10. 患儿，女，3 岁。口中涎水不断，大便不成形，舌苔水滑。用药应选用的药物是

A. 佩兰 　　　　　B. 苍术

C. 益智仁 　　　　D. 补骨脂

E. 山萸肉

11. 患者，男，60 岁。腰膝酸痛，筋骨痿软，行走无力，大便秘结。用药应选用的药物是

A. 淫羊藿 　　　　B. 巴戟天

C. 山药 　　　　　D. 肉苁蓉

E. 桑寄生

12. 患者，女，35 岁。脑力下降，白发渐增，腰膝酸软，头晕耳鸣。用药应选用的药物是

A. 黄芪 　　　　　B. 当归

C. 何首乌 　　　　D. 侧柏叶

E. 旱莲草

13. 患者，男，43 岁。口渴咽干，心烦失眠，舌红少津，脉细数。用药应选用的药物是

A. 黄连 　　　　　B. 朱砂

C. 远志 　　　　　D. 柏子仁

E. 麦冬

14. 患者，女，47 岁。五心烦热，潮热盗汗，腰酸腿软，行走无力，舌质红，脉细。用药应选用的药物是

A. 龟甲 　　　　　B. 牡蛎

C. 知母 　　　　　D. 黄柏

E. 地骨皮

15. 患者，女，18 岁。每次月经错后 10 天左右，月经量少色淡，身倦乏力，头晕心悸，舌质淡，脉细弱。用药应选用的药物是

A. 补气药与补阳药　B. 补气药与补阴药

C. 补气药与补血药　D. 补血药与补阳药

E. 补血药与补阴药

16. 患者，女，18 岁。每次月经错后 10 天左右，月经量少色淡，身倦乏力，头晕心悸，舌质淡，脉细弱。用药应选用的药物是

A. 人参、白术　　　B. 党参、茯苓

C. 熟地黄、当归　　D. 桃仁、红花

E. 人参、当归

17. 患者，男，54 岁。1 个月前患肺炎，曾发烧咳嗽 2 周，现已经初愈，但仍气短懒言，食欲不振，口干欲饮，舌红少苔，脉细无力。用药应选用的药物是

A. 人参 　　　　　B. 党参

C. 太子参 　　　　D. 西洋参

E. 北沙参

18. 患者，女，50 岁。体弱多病，形体消瘦，气短乏力，纳食不香，头晕心慌，嗳气，腹胀，经查诊断为胃下垂。用药应选用的药物是

A. 柴胡 　　　　　B. 葛根

C. 黄芪 　　　　　D. 升麻

E. 党参

19. 患者，男，42 岁。发热 1 周经治疗，热势已减，现身倦乏力，口渴欲饮，大便秘结，舌红少苔，脉细略数。用药应选用的药物是

A. 生地黄、玄参

B. 芒硝、甘草

C. 附子、干姜、麻黄

D. 人参、当归

E. 厚朴、枳实

20. 患者，男，3 岁。脘腹胀满，不思饮食，恶心呕吐，疲乏无力，大便溏泻，日行 3~4 次。舌质淡，舌苔白腻，脉象濡滑。用药应选用的药

物是

    A. 白术　　　　　B. 苍术

    C. 白芍　　　　　D. 党参

    E. 黄芪

21. 患者，男，48岁。头晕目暗，两目干涩，视物晕眩，腰膝疼痛。用药应选用的药物是

    A. 决明子　　　　B. 枸杞子

    C. 石决明　　　　D. 牡蛎

    E. 车前子

22. 患者，男，39岁。汗出不止，呼吸微弱，精神萎靡，脉微欲绝。用药应选用的药物是

    A. 人参　　　　　B. 党参

    C. 黄芪　　　　　D. 柴胡

    E. 附子

23. 患者，女，30岁。妊娠3个月，疲乏倦怠，四肢乏力，胎动不安。用药应选用的药物是

    A. 桑寄生　　　　B. 续断

    C. 杜仲　　　　　D. 紫苏

    E. 白术

24. 患者，男，59岁。久咳不止，咳声低微，少气乏力，痰少而干，痰中夹有血丝。用药应选用的药物是

    A. 人参　　　　　B. 西洋参

    C. 黄芪　　　　　D. 甘草

    E. 山药

25. 患者，女，34岁。面色萎黄，经期错后，行经腹痛，痛处固定，遇温痛减。用药应选用的药物是

    A. 当归　　　　　B. 熟地黄

    C. 何首乌　　　　D. 白芍

    E. 阿胶

26. 患者，女，40岁。素体虚弱，纳食不香，短气乏力，头晕心慌，面色苍白，时嗳气，腹胀，经查诊断为胃下垂。用药应选用的药物是

    A. 黄芪、升麻、薄荷

    B. 黄芪、人参、甘草

    C. 黄芪、升麻、柴胡

    D. 升麻、柴胡、葛根

    E. 升麻、柴胡、薄荷

27. 患者，男，55岁。1个月前患脑血管意外，现左半侧肢体瘫痪，口眼歪斜，口角流涎，语言不清，舌质胖淡，脉细弱无力。用药应选用的药物是

    A. 白芍　　　　　B. 熟地黄

    C. 黄芪　　　　　D. 人参

    E. 白术

B1 型题

    A. 化痰止咳，润肠通便

    B. 补血活血，润肠通便

    C. 补益精血，润肠通便

    D. 补肾助阳，润肠通便

    E. 利水消肿，润肠通便

1. 肉苁蓉的功效是

2. 何首乌的功效是

    A. 补肝肾，强筋骨，安胎

    B. 补肝肾，强筋骨，止崩漏，续折伤

    C. 补肝肾，强腰膝，祛风湿

    D. 活血续伤，补肾强骨

    E. 滋阴补肾，凉血止血

3. 杜仲的功效是

4. 续断的功效是

    A. 中气不足，肺气亏虚

    B. 气虚欲脱，肺气亏虚

    C. 阴虚火旺，肺气亏虚

    D. 肾虚遗精，肺气亏虚

    E. 暑湿吐泻，肺气亏虚

5. 人参的主治病证是

6. 西洋参的主治病证是

    A. 补气，生津，宁心

    B. 补脾肺气，补血，生津

    C. 补气养阴，清热生津

D. 补气，生津，止汗

E. 补气，生津，安胎

7. 党参的功效是

8. 西洋参的功效是

　　A. 益精血，强筋骨B. 强筋骨，安胎

　　C. 祛风除湿D. 润肠通便

　　E. 温脾止泻

9. 鹿茸的功效是

10. 巴戟天的功效是

　　A. 润肠通便B. 养肝明目

　　C. 固精缩尿D. 活血续伤

　　E. 祛风除湿

11. 淫羊藿的功效是

12. 补骨脂的功效是

　　A. 出血证　　　　B. 须发早白

　　C. 胁肋脘腹疼痛　D. 痛疽疮疡

　　E. 虚劳喘咳

13. 当归的主治病证是

14. 熟地黄的主治病证是

　　A. 出血证　　　　B. 遗精盗汗证

　　C. 胁肋脘腹疼痛　D. 痛疽疮疡证

　　E. 虚劳喘咳证

15. 阿胶的主治病证是

16. 白芍的主治病证是

　　A. 活血　　　　B. 柔肝

　　C. 润肺　　　　D. 敛阴

　　E. 养阴

17. 当归的功效是

18. 熟地黄的功效是

　　A. 活血　　　　B. 柔肝

　　C. 润肺　　　　D. 敛阴

　　E. 润肠

19. 白芍的功效是

20. 阿胶的功效是

　　A. 养胃生津，滋阴清热

　　B. 补血益阴，滋阴润肺

　　C. 补脾益气，滋阴润肺

　　D. 生津养胃，滋阴润肺

　　E. 柔肝止痛，滋阴润肺

21. 石斛的功效是

22. 黄精的功效是

　　A. 养阴润燥，生津止渴

　　B. 补血益阴，滋阴润肺

　　C. 补脾益气，滋阴润肺

　　D. 养阴润肺，清心除烦

　　E. 柔肝止痛，滋阴润肺

23. 玉竹的功效是

24. 麦冬的功效是

　　A. 润肺，安神　　B. 安胎，止血

　　C. 补血，止血　　D. 化瘀，止血

　　E. 祛痰，止血

25. 百合的功效是

26. 三七的功效是

　　A. 滋补肝肾，养胃生津

　　B. 补脾益气，养胃生津

　　C. 滋阴除烦，养胃生津

　　D. 清肺降火，养胃生津

　　E. 清肺养阴，益胃生津

27. 沙参的功效是

28. 天冬的功效是

　　A. 滋阴潜阳，软坚散结

　　B. 平肝潜阳，清肝明目

　　C. 滋阴潜阳，益肾健骨

　　D. 滋阴潜阳，凉血止血

　　E. 滋阴潜阳，润肠滑肠

29. 龟甲的功效是

30. 石决明的功效是

    A. 益精明目   B. 乌须明目

    C. 润肠通便   D. 养血补心

    E. 清心安神

31. 女贞子的功效是

32. 枸杞子的功效是

    A. 益肾健骨，软坚散结

    B. 益肾固精，补脾止泻，养心安神

    C. 养血补心，软坚散结

    D. 滋阴潜阳，退热除蒸，软坚散结

    E. 润燥滑肠，软坚散结

33. 鳖甲的功效是

34. 莲子的功效是

    A. 补血活血，润肠通便

    B. 补益精血，润燥滑肠

    C. 养血柔肝，润燥滑肠

    D. 滋阴润肺，润燥滑肠

    E. 滋阴除热，润燥滑肠

35. 何首乌的功效是

36. 当归的功效是

    A. 燥咳痰黏、劳嗽咯血，热病伤阴，虚风内动

    B. 燥咳痰黏、劳嗽咯血，心烦失眠、烦躁不安

    C. 燥咳痰黏、劳嗽咯血，脾胃虚弱、食欲不振

    D. 燥咳痰黏、劳嗽咯血，热病伤阴、津亏消渴

    E. 燥咳痰黏、劳嗽咯血，阴虚阳亢、虚风内动

37. 麦冬的主治病证是

38. 天冬的主治病证是

    A. 脾虚泄泻，肺虚喘咳

    B. 脾胃气弱，暑湿吐泻

    C. 脾胃气弱，肾虚阳痿

    D. 脾胃气弱，血虚萎黄

    E. 脾胃气弱，气虚欲脱

39. 白扁豆的主治病证是

40. 山药的主治病证是

    A. 妊娠恶阻，胎动不安证

    B. 妊娠胎漏下血，胎动欲坠

    C. 妊娠胎热，胎动不安证

    D. 妊娠肝肾亏虚，胎动不安证

    E. 妊娠脾虚气弱，胎动不安证

41. 白术的主治病证是

42. 桑寄生的主治病证是

    A. 妊娠恶阻，胎动不安证

    B. 妊娠胎漏下血，胎动欲坠

    C. 妊娠胎热，胎动不安证

    D. 妊娠肝肾亏虚，胎动不安证

    E. 妊娠脾虚气弱，胎动不安证

43. 杜仲的主治病证是

44. 黄芩的主治病证是

    A. 疏风清热，解毒明目

    B. 滋补肝肾，乌须明目

    C. 补阳益阴，补肝明目

    D. 疏风清热，清肝明目

    E. 清热解毒，清肝明目

45. 女贞子的功效是

46. 菟丝子的功效是

    A. 补脾润肺，缓和药性

    B. 健脾化湿，缓和药性

    C. 养血安神，缓和药性

    D. 益气养阴，缓和药性

    E. 益卫固表，缓和药性

47. 大枣的功效是

48. 甘草的功效是

    A. 干姜   B. 生姜

    C. 赤芍   D. 白芍

    E. 甘草

49. 与大枣配伍，能够调和营卫的药物是

50. 与桂枝配伍，能够调和营卫的药物是

    A. 补脾益气，托毒生肌

    B. 补脾益气，益卫固表

    C. 滋阴润肺，生津养胃

    D. 补脾益气，养血安神

    E. 补脾益气，止汗安胎

51. 玉竹的功效是

52. 白术的功效是

    A. 补气升阳，益卫固表

    B. 大补元气，补脾益肺

    C. 补气健脾，燥湿利水

    D. 益气养阴，补脾肺肾

    E. 补气养阴，清火生津

53. 山药的功效是

54. 黄芪的功效是

    A. 补肝肾，暖腰膝 B. 补肾宁心，益气

    C. 补肾阳，祛风湿 D. 补肝肾，强筋骨

    E. 补肝肾，行血脉

55. 巴戟天的功效是

56. 五味子的功效是

    A. 大补元气   B. 接续筋骨

    C. 补益肺肾   D. 补脾益肾

    E. 补脾养心

57. 人参的功效是

58. 补骨脂的功效是

    A. 气虚自汗   B. 阴虚盗汗

    C. 气分实热大汗 D. 湿温汗出

    E. 黄汗证

59. 石膏的主治病证是

60. 鳖甲的主治病证是

    A. 气虚自汗   B. 阴虚盗汗

    C. 气分实热大汗 D. 湿温汗出

    E. 黄汗证

61. 白术的主治病证是

62. 龟甲的主治病证是

    A. 祛风湿，补肝肾，强筋骨，安胎

    B. 祛风湿，强筋骨，利水消肿

    C. 补肝肾，强筋骨，安胎

    D. 补肝肾，行血脉，续筋骨，安胎止漏

    E. 补肝肾，强筋骨，祛风湿

63. 杜仲的功效是

64. 续断的功效是

    A. 石斛   B. 沙参

    C. 玉竹   D. 百合

    E. 麦冬

65. 能养肺胃之阴，兼可润肠通便的药物是

66. 能养胃肾之阴，而生津除热的药物是

    A. 养肝明目   B. 活血续伤

    C. 润肠通便   D. 祛风除湿

    E. 固精缩尿

67. 淫羊藿的功效是

68. 补骨脂的功效是

    A. 活血   B. 润肺

    C. 柔肝   D. 益精

    E. 止汗

69. 当归的功效是

70. 熟地黄的功效是

    A. 太子参   B. 白术

    C. 山药   D. 人参

E. 甘草

71. 治疗脾虚水肿，应选用的药物是

72. 治疗心气虚、脉结代，应选用的药物是

A. 大枣   B. 赤芍

C. 干姜   D. 白芍

E. 甘草

73. 与生姜配伍，能调和营卫的药物是

74. 与桂枝配伍，能调和营卫的药物是

A. 先下   B. 后下

C. 烊化   D. 另煎

E. 包煎

75. 人参入汤剂的用法是

76. 阿胶入汤剂的用法是

A. 滋补肝肾，益胃生津

B. 补脾益气，益胃生津

C. 滋阴除烦，益胃生津

D. 清肺养阴，益胃生津

E. 清火生津，滋阴润燥

77. 沙参的功效是

78. 天冬的功效是

A. 行血脉   B. 托疮毒

C. 润肠燥   D. 补肾阴

E. 敛汗

79. 菟丝子除能补肾固涩外，还具有的功效是

80. 鹿茸除能补肾阳益精血外，还具有的功效是

A. 清心除烦   B. 明目强腰

C. 补脾益气   D. 益肾健骨

E. 润肠通便

81. 石斛除能养阴清热外，还具有的功效是

82. 黄精除能滋肾润肺外，还具有的功效是

A. 燥湿利水   B. 托疮生肌

C. 健脾止泻   D. 补气健脾

E. 固精止带

83. 白术生用具有的功效是

84. 白术炒用具有的功效是

参考答案

A1 型题

1. D	2. A	3. B	4. E	5. A
6. E	7. C	8. D	9. B	10. C
11. E	12. C	13. E	14. D	15. A
16. B	17. D	18. B	19. D	20. A
21. D	22. D	23. C	24. D	25. E
26. A	27. E	28. B	29. D	30. A
31. B	32. B	33. A	34. C	35. E
36. D	37. D	38. A	39. C	40. C
41. D	42. C	43. E	44. B	45. D
46. E	47. C	48. B	49. D	50. B
51. A	52. C	53. E	54. D	55. B
56. B	57. D	58. B	59. D	60. D
61. D	62. E	63. E	64. A	65. D
66. D	67. C	68. D	69. A	70. A
71. D	72. E	73. D	74. D	75. E
76. D	77. C	78. C	79. A	80. B
81. E	82. A	83. C	84. B	85. E
86. B				

A2 型题

1. D	2. D	3. C	4. E	5. A
6. B	7. B	8. B	9. D	10. C
11. D	12. C	13. E	14. A	15. C
16. E	17. D	18. C	19. A	20. A
21. B	22. A	23. E	24. B	25. A
26. C	27. C			

B1 型题

1. D	2. C	3. A	4. B	5. B

6. C	7. B	8. C	9. A	10. C	46. C	47. C	48. A	49. B	50. D
11. E	12. C	13. D	14. B	15. A	51. C	52. E	53. D	54. A	55. C
16. C	17. A	18. E	19. B	20. C	56. B	57. A	58. D	59. C	60. B
21. A	22. C	23. A	24. D	25. A	61. A	62. B	63. C	64. D	65. E
26. D	27. E	28. E	29. C	30. B	66. A	67. D	68. E	69. A	70. D
31. B	32. A	33. D	34. B	35. B	71. B	72. B	73. A	74. D	75. D
36. A	37. B	38. D	39. B	40. A	76. C	77. D	78. E	79. D	80. B
41. E	42. D	43. D	44. C	45. B	81. B	82. C	83. A	84. D	

第二十二单元　收涩药

A1 型题

1. 麻黄根与浮小麦的共同功效是

    A. 止泻   B. 止咳

    C. 止遗   D. 止汗

    E. 止血

2. 能敛汗安神，用于心悸、失眠、多梦的药物是

    A. 朱砂   B. 人参

    C. 远志   D. 麦冬

    E. 五味子

3. 既能敛补心肺肾气阴，又能宁心安神的药物是

    A. 山茱萸   B. 五味子

    C. 山药   D. 五倍子

    E. 黄精

4. 均具有生津止渴功效的药物是

    A. 乌梅、生地黄、黄连

    B. 五味子、芦根、黄芩

    C. 乌梅、五味子、芦根

    D. 乌梅、芦根、黄柏

    E. 五味子、诃子、生地黄

5. 五味子的主治病证是

    A. 肺燥咳嗽   B. 肺热咳嗽

    C. 外感咳嗽   D. 肺虚久咳

    E. 肺寒咳嗽

6. 具有收敛固涩、益气生津、补肾宁心功效的药物是

    A. 乌梅   B. 浮小麦

    C. 麻黄根   D. 山茱萸

    E. 五味子

7. 既能敛肺涩肠，又能生津安蛔的药物是

    A. 使君子   B. 乌梅

    C. 槟榔   D. 贯众

    E. 花椒

8. 乌梅的功效是

    A. 涩肠，止遗   B. 止带，止遗

    C. 涩肠，生津   D. 涩肠，止带

    E. 止带，止血

9. 治疗久泻久痢、久咳失音的药物是

    A. 蝉蜕   B. 白术

    C. 桔梗   D. 诃子

    E. 薄荷

10. 诃子的主治病证是

    A. 久泻久痢   B. 湿热泄泻

    C. 热毒血痢   D. 湿热痢疾

    E. 休息痢

11. 治疗脾肾阳虚，五更泄泻，补骨脂配伍的药物是

A. 黄连　　　　　B. 肉豆蔻

C. 槟榔　　　　　D. 莲子

E. 赤石脂

12. 均具有涩肠止泻功效的药物是

A. 五味子、桑螵蛸　　B. 肉豆蔻、麻黄根

C. 莲子、覆盆子　　　D. 乌梅、肉豆蔻

E. 金樱子、乌贼骨

13. 具有温中行气、涩肠止泻功效的药物是

A. 肉豆蔻　　　　B. 白豆蔻

C. 草豆蔻　　　　D. 砂仁

E. 佩兰

14. 白豆蔻、肉豆蔻均具有的功效是

A. 芳香化湿　　　B. 涩肠止泻

C. 温中行气　　　D. 醒脾开胃

E. 调气畅中

15. 具有补益肝肾、收敛固涩功效的药物是

A. 赤石脂　　　　B. 肉豆蔻

C. 五倍子　　　　D. 山茱萸

E. 桑螵蛸

16. 桑螵蛸与海螵蛸的共同功效是

A. 固表止汗　　　B. 固精缩尿

C. 益脾止泻　　　D. 敛肺止咳

E. 止血止带

17. 固精缩尿、固崩止带，兼能涩肠止泻的药物是

A. 金樱子　　　　B. 桑螵蛸

C. 覆盆子　　　　D. 赤石脂

E. 乌梅

18. 下列各项，不属金樱子功效的是

A. 缩尿　　　　　B. 止带

C. 敛肺滋肾　　　D. 固精

E. 涩肠止泻

19. 莲子与芡实具有的共同功效是

A. 发汗解表　　　B. 养心安神

C. 固表止汗　　　D. 敛肺止咳

E. 益肾固精

20. 具有健脾止泻、除湿止带、益肾固精功效的药物是

A. 白术　　　　　B. 五倍子

C. 秦皮　　　　　D. 莲子

E. 乌梅

21. 具有涩肠止泻、收涩止带、止血、清热燥湿功效的药物是

A. 肉豆蔻　　　　B. 莲子

C. 赤石脂　　　　D. 椿皮

E. 黄连

A2 型题

1. 患者，女，31 岁。大便溏泻，纳谷不香，心悸失眠。用药应选用的药物是

A. 莲子　　　　　B. 芡实

C. 金樱子　　　　D. 山药

E. 磁石

2. 患者，男，42 岁。小便频数，夜尿尤多，阳事无力。用药应选用的药物是

A. 鸡内金　　　　B. 桑螵蛸

C. 海螵蛸　　　　D. 乌药

E. 益智仁

3. 患者，女，28 岁。白带绵绵不止，量多质清稀，以下哪味药不宜使用

A. 莲子　　　　　B. 芡实

C. 金樱子　　　　D. 桑螵蛸

E. 麻黄根

B1 型题

A. 宁心安神　　　B. 生津安蛔

C. 固精缩尿　　　D. 收敛止血

E. 降火利咽

1. 诃子的功效是

2. 五味子的功效是

A. 宁心安神　　　B. 生津安蛔

C. 固精缩尿　　　D. 收敛止血

E. 下气利咽

3. 乌梅的功效是

4. 乌贼骨的功效是

A. 温中行气，涩肠止泻

B. 益肾固精，健脾止泻，除湿止带

C. 涩肠止泻，生肌敛疮

D. 清热燥湿，收敛止带，止泻，止血

E. 涩肠止泻，固精缩尿止带

5. 金樱子的功效是

6. 肉豆蔻的功效是

A. 清热燥湿，收敛止带，止泻，止血

B. 益肾固精，健脾止泻，除湿止带

C. 涩肠止泻，生肌敛疮

D. 温中行气，涩肠止泻

E. 涩肠止泻，固精缩尿止带

7. 芡实的功效是

8. 肉豆蔻的功效是

A. 五倍子   B. 五味子

C. 山茱萸   D. 莲子

E. 肉豆蔻

9. 治疗冷痢、食少呕吐的药物是

10. 治疗肝肾亏虚诸证的药物是

A. 芡实   B. 赤石脂

C. 莲子   D. 浮小麦

E. 肉豆蔻

11. 治疗自汗盗汗、骨蒸劳热的药物是

12. 治疗胃寒胀痛、久泻不止的药物是

A. 诃子   B. 乌梅

C. 五味子   D. 五倍子

E. 龙骨

13. 治疗久咳虚喘、久泻久痢、遗精滑精、自汗盗汗、崩漏下血的药物是

14. 治疗久咳虚喘、久泻久痢、遗精滑精、自汗盗汗、心悸失眠的药物是

A. 金樱子   B. 覆盆子

C. 桑螵蛸   D. 鸡内金

E. 海螵蛸

15. 具有固精缩尿、明目功效的药物是

16. 具有固精缩尿、涩肠止泻功效的药物是

A. 敛肺涩肠止痛   B. 敛肺涩肠安蛔

C. 敛肺涩肠降火   D. 敛肺涩肠安神

E. 敛肺涩肠止带

17. 乌梅的功效是

18. 五味子的功效是

A. 覆盆子   B. 海螵蛸

C. 金樱子   D. 芡实

E. 山茱萸

19. 治疗大汗不止、体虚欲脱的药物是

20. 治疗胃痛吐酸、湿疮湿疹的药物是

参考答案

A1 型题

1. D	2. E	3. B	4. C	5. D
6. E	7. B	8. C	9. D	10. A
11. B	12. D	13. A	14. C	15. D
16. B	17. A	18. C	19. E	20. D
21. D				

A2 型题

1. A   2. B   3. E

B1 型题

1. E	2. A	3. B	4. D	5. E
6. A	7. B	8. D	9. E	10. C
11. D	12. E	13. D	14. C	15. B
16. A	17. B	18. D	19. E	20. B

第二十三单元 攻毒杀虫止痒药

E. 淫羊藿

A1 型题

1. 外用杀虫止痒，内服补火助阳通便的药物是

    A. 麻黄　　　　　　　B. 硫黄

    C. 杜仲　　　　　　　D. 巴戟天

    E. 车前子

2. 硫黄的功效是

    A. 收湿止痒　　　　　B. 祛风止痒

    C. 杀虫止痒　　　　　D. 凉血止痒

    E. 燥湿止痒

3. 内服具有补火助阳通便功效的药物是

    A. 黄芩　　　　　　　B. 黄连

    C. 黄柏　　　　　　　D. 硫黄

    E. 麻黄

4. 内服宜与豆腐同煮的药物是

    A. 黄芩　　　　　　　B. 硫黄

    C. 茯苓　　　　　　　D. 黄连

    E. 黄柏

5. 治疗肾虚阳痿，虚寒便秘，应选用的药物是

    A. 巴戟天　　　　　　B. 硫黄

    C. 黄芩　　　　　　　D. 补骨脂

A2 型题

1. 患者，女，65 岁。便秘多年，三四日一行，舌红少苔。以下哪味药不宜使用

    A. 桃仁　　　　　　　B. 杏仁

    C. 麻黄　　　　　　　D. 当归

    E. 硫黄

2. 患者，男，50 岁。腰膝酸软冷痛，小便清长，腹痛便秘，用药应选用的药物是

    A. 黄芩　　　　　　　B. 白术

    C. 苍术　　　　　　　D. 砂仁

    E. 硫黄

参考答案

A1 型题

1. B　　2. C　　3. D　　4. B　　5. B

A2 型题

1. E　　2. E

方　剂　学

第一单元　总　论

A1 型题

1. 下列各项中不属于"八法"内容的是
   A. 汗法、吐法　　　B. 下法、清法
   C. 宣法、通法　　　D. 清法、补法
   E. 和法、温法

2. 下列各项中不属于"消法"范畴的是
   A. 消食导滞　　　B. 通导大便
   C. 行气活血　　　D. 化痰利水
   E. 消疮散痈

3. 下列各项中不属于"和法"范畴的是
   A. 和解少阳　　　B. 调和肝脾
   C. 调和寒热　　　D. 调和营卫
   E. 消食和胃

4. 下列病证中不宜使用"下法"治疗的是
   A. 宿食　　　B. 结痰
   C. 积水　　　D. 蓄血
   E. 痞块

5. 下列方剂中不属于"汗法"范畴的是
   A. 再造散　　　B. 杏苏散
   C. 败毒散　　　D. 升麻葛根汤
   E. 普济消毒饮

6. 下列各项中符合方剂组成要求的是
   A. 每方必须君、臣、佐、使俱全
   B. 方中诸药均须有相应的针对症状
   C. 方中必有一药专作引经之用

D. 君药的用量必须在全方总药量中所占比例最大
   E. 方中诸药既须主次有序，各司其职；又须密切配合，相与宣摄

7. 下列各项中不符合方剂组成要求的是
   A. 辨证审因，随证立法，依法制方
   B. 方中诸药，主次有序，分工合作
   C. 不一定君臣佐使俱全，但君药不可缺少
   D. 君药的数量不宜过多，药量相应较大
   E. 君药的药量在全方总药量中所占比例最大

8. 下述各类药物中不属于"佐药"范畴的是
   A. 协助君臣药加强治疗作用的药物
   B. 引导诸药至病所的药物
   C. 用以消除或降低君臣药毒性的药物
   D. 用以制约君臣药峻烈之性的药物
   E. 针对次要兼证、兼病或某一症状发挥治疗作用的药物

9. 下列各项中属于"使药"功用范畴的是
   A. 缓和君、臣药之峻烈
   B. 消除或降低君、臣药之毒性
   C. 协助君臣药治疗兼证
   D. 针对某一症状发挥治疗作用
   E. 引药至病所或特定部位

10. 决定方剂功用、主治的主要因素是

A. 药物　　　　　　B. 配伍

C. 剂量　　　　　　D. 剂型

E. 用法

11. 下列哪一项不是丸剂的特点

A. 不易变质　　　　B. 服用方便

C. 吸收缓慢　　　　D. 药力持久

E. 适用于慢性虚弱性病证

12. 下列各项中属于"反佐"范畴的是

A. 热因热用　　　　B. 壮水制火

C. 以泻代清　　　　D. 火郁发之

E. 寒药热服

13. 下列各项中属于"反佐"范畴的是

A. 寒因寒用，热因热用

B. 寒者热之，热者寒之

C. 热药冷服，寒药热服

D. 形不足者，温之以气

E. 壮水之主，以制阳光

参考答案

A1 型题

1. C	2. B	3. E	4. E	5. E
6. E	7. E	8. B	9. E	10. A
11. A	12. E	13. C		

第二单元　解表剂

A1 型题

1. 败毒散组成中含有的药物是

A. 柴胡　前胡　　　B. 银花　连翘

C. 黄芩　黄连　　　D. 牛蒡　山栀

E. 防风　白芷

2. 麻黄汤组成的药物中除麻黄外，其余的药物是

A. 桂枝　杏仁　炙甘草

B. 苏叶　白芷　生甘草

C. 苏叶　杏仁　炙甘草

D. 桂枝　苏叶　生甘草

E. 桂枝　生姜　炙甘草

3. 桂枝汤组成的药物中除桂枝、生姜、大枣外，其余的药物是

A. 麻黄　杏仁　　　B. 葱白　豆豉

C. 芍药　甘草　　　D. 荆芥　防风

E. 饴糖　芍药

4. 桑菊饮组成的药物中除桑叶、菊花外，其余的药物是

A. 杏仁　连翘　薄荷　葛根　苇根

B. 杏仁　连翘　薄荷　桔梗　甘草　苇根

C. 银花　连翘　葛根　薄荷　桔梗　甘草

D. 银花　连翘　薄荷　桔梗　甘草　苇根

E. 杏仁　连翘　葛根　薄荷　桔梗　甘草

5. 银翘散组成的药物中除银花、连翘、荆芥穗、淡豆豉、牛蒡子外，其余的药物是

A. 竹叶　杏仁　桔梗　甘草

B. 苏叶　桔梗　芦根　甘草

C. 薄荷　杏仁　桔梗　甘草

D. 薄荷　竹叶　桔梗　甘草

E. 薄荷　杏仁　竹叶　甘草

6. 下列除哪项外都是九味羌活汤组成的药物

A. 防风　川芎　　　B. 当归　陈皮

C. 苍术　细辛　　　D. 白芷　生地

E. 黄芩　甘草

7. 小青龙汤组成的药物中含有

A. 芍药　炙甘草　　B. 杏仁　半夏

C. 半夏　生姜　　　D. 生姜　大枣

E. 茯苓　半夏

8. 银翘散和桑菊饮组成中均含有的药物是

A. 连翘　杏仁　桔梗

B. 银花　杏仁　桔梗

C. 连翘　薄荷　芦根

D. 银花　薄荷　芦根

E. 杏仁　甘草　芦根

9. 败毒散与九味羌活汤组成中均含有的药物是

A. 柴胡　防风　桂枝

B. 羌活　川芎　甘草

C. 黄芪　茯苓　人参

D. 附子　细辛　煨姜

E. 枳壳　桔梗　前胡

10. 桑菊饮与败毒散组成中均含有的药物是

A. 桔梗　甘草　　　B. 羌活　独活

C. 柴胡　川芎　　　D. 木香　枳壳

E. 半夏　苏叶

11. 桑菊饮中含有，而银翘散中不含有的药物是

A. 桔梗　　　　　　B. 竹叶

C. 连翘　　　　　　D. 薄荷

E. 杏仁

12. 桑菊饮中不含，而银翘散中含有的药物是

A. 桔梗　　　　　　B. 豆豉

C. 连翘　　　　　　D. 薄荷

E. 杏仁

13. 麻黄汤的功用是

A. 散寒解表，止咳平喘

B. 解表蠲饮，止咳平喘

C. 宣肺降气，祛痰平喘

D. 祛痰止咳，降气定喘

E. 发汗解表，宣肺平喘

14. 桂枝汤的功用是

A. 散寒解表，调和营卫

B. 解肌发表，调和营卫

C. 发汗解表，透营达卫

D. 发汗解表，调和营卫

E. 发表散寒，调畅营卫

15. 九味羌活汤的功用是

A. 散寒解表，祛风除湿

B. 发汗解表，疏风止痛

C. 宣肺散寒，除湿止痛

D. 发汗祛湿，兼清里热

E. 散寒除湿，通痹止痛

16. 小青龙汤的功用是

A. 温肺化痰，止咳平喘

B. 解表散寒，温肺化饮

C. 宣肺降气，祛痰平喘

D. 温肺化痰，降气定喘

E. 解表化饮，降气平喘

17. 银翘散的功用是

A. 解肌发表，清热解毒

B. 疏散风热，止咳平喘

C. 辛凉宣泄，清肺平喘

D. 疏风解表，止咳化痰

E. 辛凉透表，清热解毒

18. 桑菊饮的功用是

A. 辛凉宣泄，清肺解毒

B. 疏散风热，清肺化痰

C. 疏风清热，宣肺止咳

D. 宣肺利咽，止咳化痰

E. 辛凉透表，清泻肺热

19. 麻杏甘石汤的功用是

A. 发汗解表，宣肺平喘

B. 辛凉透表，兼清里热

C. 辛凉宣泄，清肺解毒

D. 辛凉疏表，清肺平喘

E. 清肺泄热，止咳平喘

20. 败毒散的功用是

A. 清热泻火，凉血解毒

B. 散寒祛湿，益气解表

C. 疏散风邪，清热解毒

D. 益气解表，疏风止痛

E. 透表解毒，散寒祛湿

21. 具有清热解毒功用的方剂是

A. 败毒散　　　　B. 银翘散

C. 桑菊饮　　　　D. 麻杏甘石汤

E. 九味羌活汤

22. 具有益气解表功用的方剂是

A. 败毒散　　　　B. 银翘散

C. 桑菊饮　　　　D. 麻杏甘石汤

E. 九味羌活汤

23. 以疏风清热、宣肺止咳为功用的方剂是

A. 桑菊饮　　　　B. 银翘散

C. 小青龙汤　　　D. 麻杏甘石汤

E. 九味羌活汤

24. 以辛凉宣泄、清肺平喘为功用的方剂是

A. 桑菊饮　　　　B. 银翘散

C. 小青龙汤　　　D. 麻杏甘石汤

E. 九味羌活汤

25. 以辛凉透表、清热解毒为功用的方剂是

A. 桑菊饮　　　　B. 银翘散

C. 小青龙汤　　　D. 麻杏甘石汤

E. 九味羌活汤

26. 桂枝汤中具有调和营卫作用的配伍是

A. 桂枝与生姜　　B. 桂枝与芍药

C. 大枣与甘草　　D. 生姜与甘草

E. 芍药与大枣

27. 小青龙汤中配伍干姜、细辛的主要用意是

A. 温肺散寒　　　B. 温肺化饮

C. 散寒解表　　　D. 温脾散寒

E. 散寒止痛

28. 败毒散中配伍少量人参的主要用意是

A. 益气生津，以资汗源

B. 补脾益肺，培土生金

C. 大补肺脾，以复正气

D. 扶助正气，鼓邪外出

E. 补益中气，以扶正气

29. 小青龙汤证的病因病机是

A. 风寒湿邪，困束肌表，内有蕴热

B. 风邪在表，卫强营弱，营卫不和

C. 风寒外束，卫郁营涩，肺气不宣

D. 风寒外束，水饮内停，肺气失宣

E. 阳虚外感，风寒束表，湿郁肌腠

30. 九味羌活汤证的病因病机是

A. 风寒湿邪，困束肌表，内有蕴热

B. 风邪在表，卫强营弱，营卫不和

C. 风寒外束，卫郁营涩，肺气不宣

D. 风寒外束，水饮内停，肺气失宣

E. 阳虚外感，风寒束表，湿郁肌腠

31. 银翘散证的主要临床表现是

A. 头痛身热，微恶风寒，有汗不多，口渴咽干，舌尖红，脉浮数

B. 咳嗽，身热不甚，口微渴，脉浮微数

C. 头痛，发热，汗出恶风，苔薄白，脉浮缓

D. 身热，咳逆，气急鼻塞，苔薄黄，脉滑数

E. 咳嗽咽痒，微有恶寒发热，苔薄白，脉浮缓

32. 桑菊饮证的主要临床表现是

A. 头痛身热，微恶风寒，有汗不多，口渴咽干，舌尖红，脉浮数

B. 咳嗽，身热不甚，口微渴，脉浮微数

C. 头痛，发热，汗出恶风，苔薄白，脉浮缓

D. 身热，咳逆，气急鼻塞，苔薄黄，脉滑数

E. 咳嗽咽痒，微有恶寒发热，苔薄白，脉浮缓

B1 型题

A. 银翘散　　　　B. 桂枝汤

C. 桑菊饮　　　　　D. 麻黄汤

E. 败毒散

1. 以解肌发表、调和营卫为功用的方剂是

2. 以疏风清热、宣肺止咳为功用的方剂是

A. 益气解表，祛风散寒

B. 辛凉透表，清热解毒

C. 扶正解表，祛风除湿

D. 益气解表，理气化痰

E. 散寒祛湿，益气解表

3. 败毒散的功用是

4. 银翘散的功用是

A. 益气补虚　　　　B. 实卫和营

C. 缓峻护正　　　　D. 化痰止咳

E. 调和诸药

5. 麻黄汤中配伍炙甘草的主要用意是

6. 桂枝汤中配伍炙甘草的主要用意是

A. 麻黄　桂枝　　　B. 桂枝　细辛

C. 细辛　麻黄　　　D. 干姜　半夏

E. 细辛　干姜

7. 小青龙汤中主要起发汗解表作用的配伍药物是

8. 小青龙汤中主要起温肺散寒化饮作用的配伍药物是

A. 恶寒发热　　　　B. 发热恶风

C. 往来寒热　　　　D. 但热不寒

E. 骨蒸潮热

9. 桂枝汤证发热的临床表现是

10. 麻黄汤证发热的临床表现是

A. 麻黄汤　　　　　B. 败毒散

C. 桂枝汤　　　　　D. 小青龙汤

E. 九味羌活汤

11. 外感风寒湿邪，症见恶寒发热头痛、肌表无汗、肢体酸楚疼痛、口苦而渴者，治宜选用

12. 素体气虚，外感风寒。症见憎寒壮热，头项强痛，肢体酸痛，无汗，鼻塞声重，咳嗽有痰，胸膈痞满，舌苔白腻，脉浮而无力者。治宜选用

参考答案

A1 型题

1. A	2. A	3. C	4. B	5. D
6. B	7. A	8. C	9. B	10. A
11. E	12. B	13. E	14. B	15. D
16. B	17. E	18. C	19. D	20. B
21. B	22. A	23. A	24. D	25. B
26. B	27. B	28. D	29. D	30. A
31. A	32. B			

B1 型题

1. B	2. C	3. E	4. B	5. C
6. B	7. A	8. E	9. B	10. A
11. E	12. B			

第三单元　泻下剂

A1 型题

1. 温脾汤组成的药物是
   A. 大黄　附子　细辛
   B. 大黄　干姜　细辛
   C. 大黄　芒硝　附子　干姜
   D. 附子　干姜　人参　白术　炙甘草
   E. 附子　干姜　大黄　芒硝　人参　当归　甘草

2. 大承气汤的药物组成是
   A. 大黄　芒硝　甘遂
   B. 大黄　厚朴　枳实
   C. 大黄　甘遂　厚朴
   D. 芒硝　枳实　甘遂
   E. 芫花　甘遂　大戟

3. 麻子仁丸组成的药物中，除麻子仁、杏仁外，其余的是
   A. 生地　玄参　麦冬　芒硝
   B. 芍药　枳实　厚朴　大黄
   C. 人参　当归　牛膝　芒硝
   D. 当归　芍药　麦冬　大黄
   E. 生地　当归　玄参　芒硝

4. 十枣汤组成的药物中含有
   A. 大黄　　　　　B. 大戟
   C. 干姜　　　　　D. 人参
   E. 甘草

5. 济川煎组成的药物中含有
   A. 生地　　　　　B. 玄参
   C. 麦冬　　　　　D. 当归
   E. 芍药

6. 下列何药不是温脾汤组成的药物
   A. 大黄　　　　　B. 甘草

C. 附子　　　　　D. 人参
E. 厚朴

7. 麻子仁丸组成的药物中不含有
   A. 枳实　　　　　B. 当归
   C. 杏仁　　　　　D. 芍药
   E. 大黄

8. 济川煎组成的药物中不含有
   A. 升麻　　　　　B. 牛膝
   C. 麦冬　　　　　D. 枳壳
   E. 泽泻

9. 温脾汤的功用是
   A. 温中健脾，行气除满
   B. 攻下寒积，温补脾阳
   C. 温阳健脾，行气利水
   D. 温脾散寒，消食止泻
   E. 温脾暖胃，化湿和中

10. 济川煎的功用是
    A. 滋阴增液，泻热通便
    B. 温肾益精，润肠通便
    C. 滋阴增液，养血润燥
    D. 滋阴增液，润肠通便
    E. 滋阴益精，养血润肠

11. 十枣汤的功用是
    A. 补气健脾　　　B. 益气补血
    C. 养血润燥　　　D. 养血安神
    E. 攻逐水饮

12. 功用为润肠泄热、行气通便的方剂是
    A. 温脾汤　　　　B. 调胃承气汤
    C. 济川煎　　　　D. 十枣汤
    E. 麻子仁丸

13. 功用为泻热破瘀、散结消肿的方剂是
    A. 十枣汤　　　　B. 大承气汤
    C. 小承气汤　　　D. 济川煎

E. 大黄牡丹汤

14. 麻子仁丸与济川煎都具有的功用是

A. 滋阴　　　　B. 养血

C. 行气　　　　D. 泻热

E. 润肠

15. 下列何项不是大承气汤的主治范围 E

A. 热结旁流　　B. 热厥

C. 痉病　　　　D. 发狂

E. 下利清谷

16. 麻子仁丸适用于

A. 阴虚便秘　　B. 血虚便秘

C. 阳虚便秘　　D. 气虚便秘

E. 燥热伤津便秘

17. 热结旁流，脐腹疼痛，按之坚硬有块，口干舌燥，脉滑实者，治宜选用

A. 济川煎　　　B. 小承气汤

C. 大承气汤　　D. 大黄牡丹汤

E. 调胃承气汤

18. 胃肠燥热，津液不足，大便硬而小便数者，治宜选用

A. 济川煎　　　B. 增液汤

C. 五仁丸　　　D. 麻子仁丸

E. 小承气汤

B1 型题

A. 桃仁　丹皮　芒硝

B. 杏仁　芍药　大黄

C. 大黄　芒硝　甘草

D. 赤芍　丹皮　甘草

E. 大黄　赤芍　丹皮

1. 温脾汤组成中含有的药物是

2. 麻子仁丸组成中含有的药物是

A. 芒硝　桃仁　　B. 枳实　厚朴

C. 芍药　桃仁　　D. 大黄　桃仁

E. 芒硝　杏仁

3. 大承气汤组成的药物中含有

4. 麻子仁丸组成的药物中含有

A. 温肾益精，润肠通便

B. 滋阴增液，通便泻热

C. 润肠泄热，行气通便

D. 养阴清热，润肠通便

E. 滋阴养血，润肠通便

5. 济川煎的功用是

6. 麻子仁丸的功用是

参考答案

A1 型题

1. E　2. B　3. B　4. B　5. D
6. E　7. B　8. C　9. B　10. B
11. E　12. E　13. E　14. E　15. E
16. E　17. C　18. D

B1 型题

1. C　2. B　3. B　4. B　5. A
6. C

第四单元　和解剂

A1 型题

1. 小柴胡汤组成的药物是
    A. 柴胡　黄芩　干姜　人参　茯苓
    　　甘草　大枣
    B. 柴胡　黄芩　半夏　枳实　干姜　人
    　　参　甘草
    C. 柴胡　黄芩　半夏　人参　甘草
    　　生姜　大枣
    D. 柴胡　黄连　半夏　人参　甘草
    　　生姜　大枣
    E. 柴胡　黄芩　黄芪　半夏　甘草　生
    　　姜　大枣

2. 四逆散组成的药物中不含
    A. 炙甘草　　　　　　B. 芍药
    C. 枳实　　　　　　　D. 柴胡
    E. 白术

3. 半夏泻心汤组成的药物中，除半夏、人
参、甘草、生姜、大枣外，还有
    A. 黄连　黄柏　　　B. 栀子　连翘
    C. 黄连　黄芩　　　D. 柴胡　枳壳
    E. 黄芩　黄柏

4. 半夏泻心汤与小柴胡汤组成中均含有的药
物是
    A. 人参　黄芩　半夏　干姜　甘草
    B. 人参　生姜　半夏　甘草　大枣
    C. 半夏　黄连　黄芩　甘草　大枣
    D. 柴胡　人参　黄芩　甘草　生姜
    E. 半夏　黄芩　人参　甘草　大枣

5. 四逆散的功用是
    A. 和解少阳，内泻热结
    B. 疏肝止痛，清热泻结

    C. 透邪解郁，疏肝理脾
    D. 解肌疏表，清泻里实
    E. 疏肝解郁，健脾和营

6. 功用为疏肝解郁、养血健脾的方剂是
    A. 痛泻要方　　　　B. 四逆散
    C. 小柴胡汤　　　　D. 逍遥散
    E. 大柴胡汤

7. 逍遥散所主证候的病机要点是
    A. 肝血不足，疏泄失常
    B. 肝气郁滞，耗伤阴血
    C. 肝郁血虚，脾失健运
    D. 营血虚滞，肝失疏泄
    E. 阴虚肝郁，横犯脾胃

8. 半夏泻心汤适用于
    A. 脾胃虚弱，寒热互结，症见脘腹痞胀，
    　　恶食懒倦，大便不畅者
    B. 脾胃虚弱，寒热互结，症见心下痞满，
    　　但满不痛，呕吐下利者
    C. 脾胃虚弱，水热互结，症见心下硬满，
    　　干噫食臭，肠鸣下利者
    D. 脾胃虚弱，痰浊内阻，症见心下痞硬，
    　　噫气不除，苔腻脉滑者
    E. 胃虚有热，和降失常，症见心胸烦闷，
    　　气逆欲呕，口干喜饮者

9. 逍遥散中配伍薄荷的用意是
    A. 疏肝解郁　　　　B. 散肝透邪
    C. 疏郁透邪　　　　D. 疏肝散热
    E. 清利头目

10. 蒿芩清胆汤中配伍半夏的主要用意是
    A. 燥湿化痰，和胃降逆
    B. 散结除痞，降逆止呕
    C. 散肝舒脾，降逆止呕
    D. 下气宽中，除痰消痞

E. 温中散寒，散结除痞

B1 型题

A. 细辛　黄芩　　　B. 白芍　生地
C. 白术　白芷　　　D. 厚朴　枳实
E. 人参　干姜

1. 半夏泻心汤组成的药物中含有
2. 九味羌活汤组成的药物中含有

A. 枳实　柴胡　　　B. 甘草　大枣
C. 白术　当归　　　D. 香附　柴胡
E. 枳壳　陈皮

3. 四逆散组成中含有的药物是
4. 蒿芩清胆汤组成中含有的药物是

A. 青蒿鳖甲汤　　　B. 茵陈蒿汤
C. 半夏泻心汤　　　D. 小柴胡汤
E. 蒿芩清胆汤

5. 清胆利湿、和胃化痰的方剂是

6. 寒热平调、消痞散结的方剂是

A. 透邪解郁，疏肝理脾
B. 疏肝解郁，养血健脾
C. 温肾益精，润肠通便
D. 补脾柔肝，祛湿止泻
E. 疏肝解郁，行气止痛

7. 逍遥散的功用是
8. 济川煎的功用是

参考答案

A1 型题

1. C　　2. E　　3. C　　4. E　　5. C
6. D　　7. C　　8. B　　9. D　　10. A

B1 型题

1. E　　2. A　　3. A　　4. E　　5. E
6. C　　7. B　　8. C

第五单元　清热剂

A1 型题

1. 由元参、麦冬、犀角、银花、黄连、生地、连翘、竹叶心、丹参组成的方剂是
   A. 犀角地黄汤　　　B. 清胃散
   C. 普济消毒饮　　　D. 清营汤
   E. 仙方活命饮

2. 由泽泻、木通、当归、黄芩、龙胆草、柴胡、生地、甘草、栀子组成的方剂是
   A. 普济消毒饮　　　B. 清胃散
   C. 龙胆泻肝汤　　　D. 导赤散
   E. 仙方活命饮

3. 由地骨皮、桑白皮、炙甘草、粳米组成的方剂是
   A. 青蒿鳖甲汤　　　B. 清营汤
   C. 泻白散　　　　　D. 清胃散
   E. 导赤散

4. 由石膏、熟地、麦冬、知母、牛膝组成的方剂是
   A. 玉女煎　　　　　B. 泻白散
   C. 白虎汤　　　　　D. 清胃散
   E. 济川煎

5. 青蒿鳖甲汤组成的药物中含有
   A. 麦门冬　　　　　B. 竹叶
   C. 胡黄连　　　　　D. 知母

E. 地骨皮

6. 清胃散组成的药物中不含

 A. 生地　　　　　B. 当归

 C. 丹皮　　　　　D. 升麻

 E. 黄芩

7. 下列各项中,不属于苇茎汤组成的药物是

 A. 苇茎　　　　　B. 薏苡仁

 C. 栀子仁　　　　D. 瓜瓣

 E. 桃仁

8. 下列各项中,不属于普济消毒饮组成的药物是

 A. 黄芩　黄连　人参

 B. 玄参　柴胡　牛蒡子

 C. 甘草　桔梗　马勃

 D. 防风　赤芍　当归

 E. 升麻　橘红　板蓝根

9. 清营汤的功用是

 A. 清热解毒,凉血散瘀

 B. 清营凉血,祛瘀止痛

 C. 清营解毒,凉血止血

 D. 清热解毒,凉血止血

 E. 清营解毒,透热养阴

10. 普济消毒饮的功用是

 A. 疏风清热,宣肺止咳

 B. 疏风解表,清热通便

 C. 清热解毒,疏散风邪

 D. 清热泻火,凉血解毒

 E. 清热解毒,消肿散结

11. 黄连解毒汤的功用是

 A. 泻火通便　　　B. 清上泄下

 C. 泻火解毒　　　D. 清热生津

 E. 清热燥湿

12. 左金丸中黄连与吴茱萸的用量比例为

 A. 1∶1　　　　　B. 2∶1

 C. 3∶1　　　　　D. 4∶1

 E. 6∶1

13. 泻白散的功用是

 A. 清泄肺热,止咳平喘

B. 清肺化痰,逐瘀排脓

 C. 宣肺泄热,止咳平喘

 D. 降气平喘,祛痰止咳

 E. 疏风宣肺,止咳平喘

14. 芍药汤的功用是

 A. 清热解毒,凉血止痢

 B. 清热燥湿,调和气血

 C. 燥湿运脾,行气和胃

 D. 宣畅气机,清利湿热

 E. 清热化湿,理气和中

15. 白头翁汤适应的病证是

 A. 脾虚泄泻　　　B. 湿热血痢

 C. 协热下利　　　D. 热毒血痢

 E. 暑湿吐泻

16. 清营汤主治证中身热的特点是

 A. 午后身热　　　B. 身热夜甚

 C. 夜热早凉　　　D. 入暮发热

 E. 身热烦扰

17. 症见头痛目赤,胁痛,口苦,耳聋,耳肿,舌红苔黄,脉弦数有力。治宜选用

 A. 左金丸　　　　B. 大柴胡汤

 C. 蒿芩清胆汤　　D. 龙胆泻肝汤

 E. 四逆散

B1 型题

 A. 玄参　丹参　　B. 黄芩　黄柏

 C. 丹皮　当归　　D. 石膏　知母

 E. 竹叶　麦冬

1. 清营汤组成的药物中含有

2. 清胃散组成的药物中含有

 A. 连翘　木香　　B. 银花　陈皮

 C. 黄芩　栀子　　D. 黄连　桔梗

 E. 丹参　玄参

3. 仙方活命饮组成的药物中含有

4. 普济消毒饮组成的药物中含有

A. 导赤散　　　　　B. 玉女煎

C. 清胃散　　　　　D. 黄连解毒汤

E. 普济消毒饮

5. 具有利水养阴作用的方剂是

6. 具有疏风散邪作用的方剂是

A. 芍药汤　　　　　B. 白头翁汤

C. 败毒散　　　　　D. 黄连解毒汤

E. 大黄牡丹汤

7. 以清热解毒、凉血止痢为主要功用的方剂是

8. 以清热燥湿、调和气血为主要功用的方剂是

A. 玉女煎　　　　　B. 清营汤

C. 泻白散　　　　　D. 青蒿鳖甲汤

E. 导赤散

9. 以清胃凉血为主要功用的方剂是

10. 以养阴透热为主要功用的方剂是

A. 外感热病，热入血分证

B. 热毒壅滞，痰瘀互结证

C. 肝火犯胃证

D. 心经热盛证

E. 肝胆实火上炎证

11. 犀角地黄汤的主治是

12. 苇茎汤的主治是

A. 清营汤　　　　　B. 黄连解毒汤

C. 白虎汤　　　　　D. 青蒿鳖甲汤

E. 银翘散

13. 大热烦躁，口燥咽干，错语不眠，小便黄赤，舌红苔黄，脉数有力。治宜选用

14. 发热面赤，汗出口渴，面赤心烦，舌红，脉洪大者。治宜选用

A. 白虎汤　　　　　B. 清营汤

C. 竹叶石膏汤　　　D. 当归六黄汤

E. 黄连解毒汤

15. 身热夜甚，神烦少寐，时有谵语，脉数，舌绛而干者。治宜选用

16. 发热盗汗，面赤心烦，口干唇燥，大便干结，小便黄赤，舌红脉数者。治宜选用

A. 玉女煎　　　　　B. 芍药汤

C. 龙胆泻肝汤　　　D. 清胃散

E. 黄连解毒汤

17. 牙痛龈肿，口气热臭，舌红苔黄，脉滑数者。治宜选用

18. 齿松牙衄，烦热干渴，舌红苔黄而干者。治宜选用

参考答案

A1 型题

1. D	2. C	3. C	4. A	5. D
6. E	7. C	8. D	9. E	10. C
11. C	12. E	13. A	14. B	15. D
16. B	17. D			

B1 型题

1. A	2. C	3. B	4. D	5. A
6. E	7. B	8. A	9. A	10. D
11. A	12. B	13. B	14. C	15. B
16. D	17. D	18. A		

第六单元　祛暑剂

A1 型题

1. 以下哪味药不属于香薷散组成
   A. 香薷　　　　　B. 白扁豆
   C. 枳实　　　　　D. 厚朴
   E. 酒

2. 患者身热汗多，口渴心烦，小便短赤，体倦少气，精神不振，脉虚数。宜用
   A. 清暑益气汤　　B. 补中益气汤
   C. 青蒿鳖甲汤　　D. 炙甘草汤
   E. 生脉散

3. 清暑益气汤的功用是
   A. 清暑除烦，益气和胃
   B. 清暑益气，养阴生津
   C. 清暑利湿，益气和胃
   D. 清暑益气，和胃止呕
   E. 益气养阴，清透暑热

4. 清暑益气汤组成中不含有的药物是
   A. 知母　　　　　B. 黄连
   C. 石斛　　　　　D. 荷叶
   E. 西洋参

B1 型题

   A. 清暑除烦，益气和胃
   B. 散寒解表，化湿和中
   C. 清暑益气，养阴生津
   D. 祛暑解表，清热化湿
   E. 清暑利湿，益气和胃

1. 香薷散的功用是
2. 清暑益气汤的功用是

参考答案

A1 型题

1. C　　2. A　　3. B　　4. D

B1 型题

1. B　　2. C

第七单元　温里剂

A1 型题

1. 四逆汤组成的药物是
   A. 柴胡　芍药　枳实　甘草
   B. 桂枝　附子　细辛　甘草
   C. 肉桂　附子　细辛　甘草
   D. 附子　干姜　甘草
   E. 附子　肉桂　干姜

2. 理中丸组成的药物中不含有
   A. 附子　　　　　B. 干姜
   C. 人参　　　　　D. 白术
   E. 甘草

3. 四逆汤和理中丸组成中均含有的药物是

A. 附子　　　　　B. 人参

C. 桂枝　　　　　D. 干姜

E. 白术

4. 理中丸和小建中汤组成中均含有的药物是

　　A. 附子　　　　　B. 桂枝

　　C. 生姜　　　　　D. 人参

　　E. 炙甘草

5. 四逆汤与当归四逆汤两方组成中均含有的
药物是

　　A. 当归　　　　　B. 附子

　　C. 桂枝　　　　　D. 干姜

　　E. 甘草

6. 四逆汤的功用是

　　A. 散寒通脉　　　B. 散寒止痛

　　C. 回阳救逆　　　D. 回阳固脱

　　E. 益气固脱

7. 小建中汤的功用是

　　A. 温中祛寒，补气健脾

　　B. 温中散寒，补中益气

　　C. 温中补虚，健脾益气

　　D. 温中祛寒，理中和气

　　E. 温中补虚，和里缓急

B1 型题

　　A. 回阳救逆

　　B. 温中补虚，降逆止痛

　　C. 温中补虚，降逆止呕

　　D. 回阳救逆，散寒通滞

E. 温经散寒，养血通脉

1. 当归四逆汤的功用是

2. 四逆汤的功用是

　　A. 逍遥散　　　　B. 桂枝汤

　　C. 四逆散　　　　D. 小建中汤

　　E. 芍药汤

3. 方中芍药与桂枝配伍以调和营卫的方剂是

4. 方中芍药与甘草配伍以和里缓急的方剂是

　　A. 助卫阳，通经络，解肌发表

　　B. 温通胸阳，通行血脉

　　C. 温阳气，祛寒邪

　　D. 温阳化气行水

　　E. 温经散寒，温通血脉

5. 桂枝在小建中汤中的作用是

6. 桂枝在当归四逆汤中的作用是

参考答案

A1 型题

1. D　　2. A　　3. D　　4. E　　5. E

6. C　　7. E

B1 型题

1. E　　2. A　　3. B　　4. D　　5. C

6. E

第八单元　表里双解剂

A1 型题

1. 大柴胡汤的功用是

　　A. 和解少阳，内泻热结

　　B. 疏肝止痛，清热泻结

　　C. 透邪解郁，疏肝理脾

　　D. 解肌疏表，清泻里实

E. 疏肝解郁，健脾和营

2. 葛根芩连汤适应的病证是

A. 脾虚泄泻　　　　B. 湿热血痢

C. 协热下利　　　　D. 热毒血痢

E. 暑湿吐泻

3. 大柴胡汤与葛根芩连汤的药物组成中均有

A. 黄芩　　　　　　B. 黄连

C. 生姜　　　　　　D. 大枣

E. 芍药

4. 以下哪药非小柴胡汤加减而成大柴胡汤

A. 大黄　　　　　　B. 枳实

C. 黄连　　　　　　D. 人参

E. 甘草

B1 型题

A. 外感风寒，兼有里热

B. 风寒束表，水饮内停

C. 表邪化热，壅遏于肺

D. 表邪内陷，表里俱热

E. 风寒束表，湿热蕴伏

1. 麻杏甘石汤证的病因是

2. 葛根芩连汤证的病因是

A. 恶寒发热，腹痛吐泻，舌苔白腻

B. 腹痛便脓血，赤白相兼，舌苔黄腻

C. 腹痛便脓血，赤多白少，舌红苔黄

D. 四肢厥逆，腹痛下利，舌苔白滑

E. 身热下利，胸脘烦热，舌红苔黄

3. 香薷散的主治病证是

4. 葛根芩连汤的主治病证是

参考答案

A1 型题

1. A　　2. C　　3. A　　4. C

B1 型题

1. C　　2. D　　3. A　　4. E

第九单元　补益剂

A1 型题

1. 炙甘草汤组成的药物中含有

A. 生地　玄参　麦冬

B. 阿胶　当归　芍药

C. 生地　阿胶　麦冬

D. 麦冬　麻仁　枣仁

E. 生姜　大枣　黄芪

2. 六味地黄丸和地黄饮子两方组成中均含有的药物是

A. 山药　熟地黄　　B. 茯苓　山茱萸

C. 官桂　炮附子　　D. 泽泻　牡丹皮

E. 麦冬　五味子

3. 六味地黄丸和肾气丸两方组成中均不含有的药物是

A. 山药　　　　　　B. 泽泻

C. 牡丹皮　　　　　D. 怀牛膝

E. 山茱萸

4. 肾气丸和地黄饮子两方组成中均含有的药物是

A. 炮附子　官桂　　B. 炮附子　桂枝

C. 炮附子　山茱萸　D. 干地黄　山茱萸

E. 熟地黄　山茱萸

5. 参苓白术散中除人参、茯苓、白术、甘草和桔梗外，尚有

A. 黄芪 当归 陈皮 升麻 柴胡

B. 莲子肉 薏苡仁 砂仁 白扁豆 山药

C. 莲子肉 薏苡仁 砂仁 当归 陈皮

D. 黄芪 当归 砂仁 白扁豆 山药

E. 黄芪 当归 陈皮 白扁豆 山药

6. 一贯煎组成的药物中不含

    A. 当归   B. 生地

    C. 沙参   D. 山药

    E. 枸杞子

7. 不属于补中益气汤组成药物的是

    A. 人参 黄芪   B. 白术 炙甘草

    C. 茯苓 砂仁   D. 当归 陈皮

    E. 升麻 柴胡

8. 肾气丸组成中含有而六味地黄丸组成中不含有的药物是

    A. 地黄   B. 茯苓

    C. 山茱萸   D. 桂枝

    E. 牡丹皮

9. 黄芪在补中益气汤中的配伍意义是

    A. 补气升阳   B. 补气利水

    C. 补气摄血   D. 补气行血

    E. 益气生血

10. 参苓白术散的功用是

    A. 益气健脾，和中养胃

    B. 益气健脾，渗湿止泻

    C. 健脾益气，升阳举陷

    D. 健脾养胃，理气化痰

    E. 健脾助运，养胃渗湿

11. 补中益气汤功用是

    A. 补中益气，健脾和胃

    B. 温阳健脾，补中益气

    C. 补中益气，升阳举陷

    D. 健脾养胃，渗湿和中

    E. 补中益气，渗湿止泻

12. 归脾汤的功用是

    A. 健脾益气，宁心安神

    B. 益气补血，健脾养心

    C. 健脾养心，升阳摄血

D. 滋阴清热，补心安神

E. 健脾升阳，渗湿止泻

13. 炙甘草汤的功用是

    A. 滋阴养血，益气温阳，复脉定悸

    B. 益气健脾，养阴润肺

    C. 益气健脾，养血柔肝

    D. 补脾益肺，宁嗽止血

    E. 健脾益气，补肺宁嗽

14. 一贯煎的功用是

    A. 滋阴养血   B. 滋阴降火

    C. 滋阴补阳   D. 滋阴疏肝

    E. 补肾助阳

15. 肾气丸的功用是

    A. 补肾助阳，化生肾气

    B. 滋阴补肾

    C. 填精补髓

    D. 补肾涩精

    E. 滋阴降火

16. 地黄饮子的功用是

    A. 温补肾阳，填精补血

    B. 滋阴补阳，开窍化痰

    C. 温肾化气，利水消肿

    D. 温肾壮阳，涩精止遗

    E. 温补肾阳，涩精缩尿

17. 归脾汤和补中益气汤均具有的作用是

    A. 升阳举陷   B. 养心安神

    C. 补脾养心   D. 益气养血

    E. 益气退热

18. 四物汤主治证候的病机要点是

    A. 气血不足   B. 精血匮乏

    C. 阴血亏虚   D. 营血虚滞

    E. 血失统摄

19. 治疗久咳伤肺，气阴两虚的最佳方剂是

    A. 麦门冬汤   B. 生脉散

    C. 百合固金汤   D. 参苓白术散

    E. 养阴清肺汤

20. 治疗阴虚火旺证的方剂是

    A. 六味地黄丸   B. 大补阴丸

C. 地黄饮子　　　　　D. 百合固金汤

E. 生脉散

21. 炙甘草汤中桂枝、生姜并用的意义是

A. 温阳化气　　　　　B. 解表散寒

C. 温中祛寒　　　　　D. 通阳复脉

E. 温中通阳

22. 归脾汤中配伍茯神的用意是

A. 健脾渗湿　　　　　B. 渗湿止泻

C. 利水消肿　　　　　D. 宁心安神

E. 涤痰除饮

B1 型题

A. 人参　柴胡　　　　B. 陈皮　茯苓

C. 白芍　当归　　　　D. 白术　茯苓

E. 黄芪　当归

1. 补中益气汤和败毒散组成的药物中均含有

2. 补中益气汤和归脾汤组成的药物中均含有

A. 茯苓　地黄　　　　B. 附子　肉桂

C. 当归　芍药　　　　D. 桂枝　地黄

E. 菖蒲　远志

3. 肾气丸和地黄饮子组成的药物中均含有

4. 肾气丸和炙甘草汤组成的药物中均含有

A. 生地　人参　　　　B. 阿胶　麻仁

C. 人参　麦冬　　　　D. 生地　麦冬

E. 生地　沙参

5. 炙甘草汤和一贯煎两方组成的药物中均含有

6. 炙甘草汤和生脉散两方组成的药物中均含有

A. 熟地　当归　　　　B. 山药　茯苓

C. 熟地　泽泻　　　　D. 人参　当归

E. 当归　黄芪

7. 六味地黄丸和参苓白术散组成的药物中均含有

8. 八珍汤和百合固金汤组成的药物中均含有

A. 黄芪　　　　　　　B. 茯苓

C. 当归　　　　　　　D. 白术

E. 柴胡

9. 补中益气汤组成的药物中不含有

10. 逍遥散组成的药物中不含有

A. 黄芪　　　　　　　B. 山药

C. 熟地　　　　　　　D. 山茱萸

E. 生地

11. 补中益气汤中用量最大的药物是

12. 六味地黄汤中用量最大的药物是

A. 滋阴补肾　　　　　B. 健脾益肺

C. 补脾养心　　　　　D. 温补肾阳

E. 滋肾养心

13. 参苓白术散和炙甘草汤两方均具有的治疗作用是

14. 六味地黄丸和一贯煎两方均具有的治疗作用是

A. 阴中求阳　　　　　B. 填精化血

C. 培土生金　　　　　D. 壮水制火

E. 滋水涵木

15. 参苓白术散的方药配伍所体现的是

16. 金匮肾气丸的方药配伍所体现的是

A. 黄芩　　　　　　　B. 贝母

C. 川楝子　　　　　　D. 熟地黄

E. 五味子

17. 大补阴丸中含有的药物是

18. 一贯煎中含有的药物是

A. 脾胃气虚　　　　　B. 脾虚湿盛

C. 脾虚肝郁　　　　　D. 肝郁气滞

E. 脾虚血亏

19. 参苓白术散主证病机涉及

20. 四君子汤主证病机涉及

　　A. 咳嗽咯血　　　　B. 面赤烦渴

　　C. 盗汗骨蒸　　　　D. 发热头痛

　　E. 便溏泄泻

21. 大补阴丸和百合固金汤主治证候中均有

22. 参苓白术散和补中益气汤主治证候中均有

　　A. 参苓白术散　　　B. 归脾汤

　　C. 生脉散　　　　　D. 炙甘草汤

　　E. 八珍汤

23. 脾虚夹湿，便溏泄泻者，可选用

24. 干咳无痰，虚劳肺痿者，可选用

　　A. 阴虚火旺，骨蒸盗汗者

　　B. 虚火灼金，咳嗽咯血者

　　C. 气阴两伤，久咳自汗者

　　D. 疮疡溃后，久不收口者

　　E. 虚劳肺痿，干咳无痰者

25. 大补阴丸可用于

26. 生脉散可用于

　　A. 三补三泻，以补为主

　　B. 寒热共用

　　C. 阴中求阳

　　D. 邪正兼顾

　　E. 补血而不滞血

27. 六味地黄丸的配伍特点之一是

28. 四物汤的配伍特点之一是

参考答案

A1 型题

1. C　　2. B　　3. D　　4. C　　5. B

6. D　　7. C　　8. D　　9. A　　10. B

11. C　　12. B　　13. A　　14. D　　15. A

16. B　　17. D　　18. D　　19. B　　20. B

21. D　　22. D

B1 型题

1. A　　2. E　　3. A　　4. D　　5. D

6. C　　7. B　　8. A　　9. B　　10. A

11. A　　12. C　　13. B　　14. A　　15. C

16. A　　17. D　　18. C　　19. B　　20. A

21. A　　22. E　　23. A　　24. D　　25. A

26. C　　27. A　　28. E

第十单元　固涩剂

A1 型题

1. 属于固涩剂适应范围的病证是

　　A. 血热崩漏　　　　B. 肺虚久咳

　　C. 火动遗精　　　　D. 伤食泄泻

　　E. 热病多汗

2. 牡蛎散组成的药物中含有

　　A. 黄芪　炒白术　　B. 人参　煅牡蛎

　　C. 人参　五味子　　D. 山药　五味子

　　E. 黄芪　麻黄根

3. 桑螵蛸散组成的药物中含有

　　A. 乌药　山药　　　B. 茯苓　山药

　　C. 茯神　当归　　　D. 莲须　芡实

　　E. 龙骨　牡蛎

4. 固冲汤组成的药物中不含

　　A. 生黄芪　　　　　B. 炙鳖甲

　　C. 炒白术　　　　　D. 煅牡蛎

E. 棕榈炭

5. 真人养脏汤的功用是

　　A. 温中祛寒，补益脾胃

　　B. 温中补虚，降逆止呕

　　C. 益气健脾，缓急止痛

　　D. 温补脾肾，涩肠止泻

　　E. 涩肠固脱，温补脾肾

6. 症见常自汗出，夜卧更甚，心悸惊惕，短气烦倦，舌淡红，脉细弱者。治用

　　A. 桂枝汤　　　　　　B. 牡蛎散

　　C. 归脾汤　　　　　　D. 小建中汤

　　E. 当归六黄汤

7. 固冲汤的功用是

　　A. 益气滋阴，化瘀止血

　　B. 降火坚阴，止血固经

　　C. 固冲摄血，益气健脾

　　D. 滋阴清热，止血固经

　　E. 温补肝肾，固冲止血

8. 桑螵蛸散的功用是

　　A. 清热祛湿，收涩止带

　　B. 固肾止带，清热祛湿

　　C. 疏肝健脾，化湿止带

　　D. 调补心肾，涩精止遗

　　E. 健脾益肾，收涩止带

9. 桑螵蛸散证的病机要点是

　　A. 心脾两虚　　　　　B. 心肾两虚

　　C. 脾肾两虚　　　　　D. 下元虚冷

　　E. 肾虚精亏

10. 治疗久泻久痢的首选方剂是

　　A. 吴茱萸汤　　　　　B. 理中丸

　　C. 真人养脏汤　　　　D. 参苓白术散

　　E. 金匮肾气丸

B1 型题

　　A. 四君子汤　　　　　B. 参苓白术散

　　C. 固冲汤　　　　　　D. 补中益气汤

　　E. 补阳还五汤

1. "培土生金"的代表方剂是

2. "益气摄血"的代表方剂是

　　A. 逍遥散　　　　　　B. 真人养脏汤

　　C. 归脾汤　　　　　　D. 固冲汤

　　E. 桑螵蛸散

3. 治疗脾肾虚寒，肠失固涩所致之久泻久痢，宜用

4. 治疗脾气虚弱，血失统摄所致之便血，宜用

　　A. 六味地黄丸　　　　B. 大补阴丸

　　C. 桑螵蛸散　　　　　D. 牡蛎散

　　E. 地黄饮子

5. 心肾两虚而遗尿滑精者，可用

6. 肝肾阴虚而盗汗遗精者，可用

参考答案

A1 型题

1. B　　2. E　　3. C　　4. B　　5. E

6. B　　7. C　　8. D　　9. B　　10. C

B1 型题

1. B　　2. C　　3. B　　4. C　　5. C

6. A

第十一单元 安神剂

A1 型题

1. 酸枣仁汤组成的药物中含有
   - A. 知母
   - B. 茯神
   - C. 远志
   - D. 柏子仁
   - E. 龙眼肉

2. 天王补心丹的辨证要点是指
   - A. 失眠，惊悸，舌红苔黄，脉细数
   - B. 失眠，心悸，手足心热，舌红少苔，脉细数
   - C. 虚烦失眠，咽干口燥，舌红，脉弦细
   - D. 精神恍惚，悲伤欲哭，舌红苔少，脉细
   - E. 心悸失眠，体倦食少，舌淡，脉细弱

3. 桑螵蛸散与天王补心丹两方组成中均含有的药物是
   - A. 龙骨　人参
   - B. 人参　菖蒲
   - C. 菖蒲　远志
   - D. 远志　当归
   - E. 当归　石斛

4. 以镇心安神、清热养血为主要功用的方剂是
   - A. 归脾汤
   - B. 酸枣仁汤
   - C. 朱砂安神丸
   - D. 当归六黄汤
   - E. 天王补心丹

5. 以滋阴清热、养血安神为主要功用的方剂是
   - A. 炙甘草汤
   - B. 酸枣仁汤
   - C. 甘麦大枣汤
   - D. 天王补心丹
   - E. 朱砂安神丸

6. 酸枣仁汤主治证候的病因病机是
   - A. 心脾两虚，气血不足
   - B. 心阴不足，肝气失和
   - C. 心肾两亏，阴虚血少
   - D. 肝血不足，虚热内扰
   - E. 心阳偏亢，心肾不交

7. 天王补心丹主治证候的病因病机是
   - A. 心脾两虚，气血不足
   - B. 心阴不足，肝气失和
   - C. 心肾两亏，阴虚血少
   - D. 肝血不足，虚热内扰
   - E. 心阳偏亢，心肾不交

8. 天王补心丹中配伍茯苓的意义
   - A. 健脾
   - B. 安神
   - C. 渗湿
   - D. 利水
   - E. 消痰

9. 朱砂安神丸中配伍黄连的意义是
   - A. 泻火解毒
   - B. 清热燥湿
   - C. 清心泻火
   - D. 清热解毒
   - E. 清胃泻火

10. 酸枣仁汤中配伍川芎的意义是
    - A. 祛瘀血，止疼痛
    - B. 调肝血，疏肝气
    - C. 祛风邪，止头痛
    - D. 行气滞，化瘀血
    - E. 化瘀血，疏肝气

B1 型题

- A. 清营汤
- B. 天王补心丹
- C. 百合固金汤
- D. 清燥救肺汤
- E. 朱砂安神丸

1. 方中人参、玄参、丹参同用的方剂是

2. 组成中含有生地、当归、甘草的方剂是

- A. 补肾宁心，益智安神

B. 养血安神，清热除烦

C. 滋阴养血，补心安神

D. 镇心安神，泻火养阴

E. 养心安神，和中缓急

3. 天王补心丹的功用是

4. 酸枣仁汤的功用是

　　A. 补气摄血　　　B. 养血安神

　　C. 养血调经　　　D. 滋阴清热

　　E. 益气升阳

5. 固冲汤和归脾汤均具有的治疗作用是

6. 归脾汤和天王补心丹均具有的治疗作用是

　　A. 六味地黄丸　　B. 天王补心丹

　　C. 桑螵蛸散　　　D. 金锁固精丸

　　E. 大补阴丸

7. 心肾两虚，虚火内扰而梦遗健忘者，治宜选用

8. 心肾两虚，水火不济而尿频健忘者，治宜选用

　　A. 天王补心丹　　B. 酸枣仁汤

　　C. 磁朱丸　　　　D. 甘麦大枣汤

　　E. 朱砂安神丸

9. 心火亢盛，阴血不足而失眠多梦、惊悸怔忡、心神烦乱者。治宜选用

10. 心肝血虚，虚热内扰而虚烦失眠、眩晕心悸者。治宜选用

　　A. 酸枣仁汤　　　B. 天王补心丹

　　C. 归脾汤　　　　D. 磁朱丸

　　E. 甘麦大枣汤

11. 心肾不足而虚烦少寐者，治宜选用

12. 肝血不足而虚烦不眠者，治宜选用

　　A. 归脾汤　　　　B. 酸枣仁汤

　　C. 天王补心丹　　D. 朱砂安神丸

　　E. 甘麦大枣汤

13. 心脾两虚，气血不足而健忘失眠者，治宜选用

14. 肝血不足，虚热内扰而心悸失眠者，治宜选用

　　A. 归脾汤　　　　B. 酸枣仁汤

　　C. 天王补心丹　　D. 朱砂安神丸

　　E. 甘麦大枣汤

15. 心脾两虚，气血不足而心悸怔忡者，治宜选用

16. 心肾两虚，阴亏血少而心悸怔忡者，治宜选用

参考答案

A1 型题

1. A　　2. B　　3. D　　4. C　　5. D

6. D　　7. C　　8. B　　9. C　　10. B

B1 型题

1. B　　2. E　　3. C　　4. B　　5. A

6. B　　7. B　　8. C　　9. E　　10. B

11. B　　12. A　　13. A　　14. B　　15. A

16. C

第十二单元 开窍剂

A1 型题

1. 紫雪的功用是
    A. 辟秽解毒，清热开窍
    B. 辟秽解毒，化痰开窍
    C. 清热开窍，息风止痉
    D. 清热开窍，化浊解毒
    E. 芳香开窍，行气止痛

2. 苏合香丸的功用是
    A. 化浊开窍，辟秽解毒
    B. 温通开窍，行气止痛
    C. 开窍定惊，辟秽化浊
    D. 芳香开窍，化浊解毒
    E. 芳香开窍，定惊安神

3. 下列具有清热息风功用的方剂是
    A. 苏合香丸   B. 安宫牛黄丸
    C. 紫雪   D. 至宝丹
    E. 清营汤

4. 下列以辟秽化浊见长的方剂是
    A. 紫雪   B. 至宝丹
    C. 安宫牛黄丸   D. 清瘟败毒饮
    E. 普济消毒饮

5. 下列以行气止痛见长的方剂是
    A. 苏合香丸   B. 吴茱萸汤
    C. 小柴胡汤   D. 四逆散
    E. 安宫牛黄丸

6. 热闭证，痰浊偏盛且神昏较重者，宜选用的方剂是

    A. 苏合香丸   B. 安宫牛黄丸
    C. 紫雪   D. 至宝丹
    E. 清营汤

B1 型题

    A. 清热解毒，开窍醒神
    B. 清热解毒，开窍安神
    C. 安神定惊，化痰开窍
    D. 清热解毒，化浊开窍
    E. 辟秽解毒，化痰开窍

1. 安宫牛黄丸的功用是
2. 至宝丹的功用是

    A. 清热解毒   B. 息风止痉
    C. 化浊开窍   D. 行气止痛
    E. 通便散结

3. 安宫牛黄丸长于
4. 紫雪长于

参考答案

A1 型题

1. C   2. B   3. C   4. B   5. A
6. D

B1 型题

1. A   2. D   3. A   4. B

第十三单元　理气剂

A1 型题

1. 越鞠丸组成的药物中不含有
   A. 香附　　　　　B. 白术
   C. 神曲　　　　　D. 川芎
   E. 栀子

2. 半夏厚朴汤组成的药物中含有
   A. 白术　　　　　B. 杏仁
   C. 茯苓　　　　　D. 陈皮
   E. 前胡

3. 旋覆代赭汤组成的药物中不含有
   A. 丁香　厚朴　　B. 大枣　炙甘草
   C. 生姜　半夏　　D. 人参　炙甘草
   E. 生姜　大枣

4. 下列各项中，不属于苏子降气汤组成药物的是
   A. 生姜　苏叶　　B. 前胡　甘草
   C. 杏仁　白前　　D. 半夏　厚朴
   E. 当归　肉桂

5. 越鞠丸的功用是
   A. 行气散结　　　B. 行气和血
   C. 行气消痞　　　D. 行气解郁
   E. 行气止痛

6. 旋覆代赭汤的功用是
   A. 行气疏肝，散寒止痛
   B. 行气消痞，降逆止呕
   C. 降逆和胃，散寒止痛
   D. 降逆化痰，益气和胃
   E. 温中和胃，降逆止呕

7. 苏子降气汤的功用是
   A. 温肺散寒，降气平喘
   B. 祛痰散结，行气消痞

   C. 通阳散结，散寒止痛
   D. 降气平喘，祛痰止咳
   E. 通阳散寒，祛痰下气

8. 半夏厚朴汤的功用是
   A. 行气降逆，燥湿化痰
   B. 降逆止呕，下气除满
   C. 行气散结，降逆化痰
   D. 行气消痞，燥湿除满
   E. 行气降逆，散满宽胸

9. 以通阳散结、行气祛痰为主要功用的方剂是
   A. 越鞠丸　　　　B. 吴茱萸汤
   C. 半夏厚朴汤　　D. 苏子降气汤
   E. 瓜蒌薤白白酒汤

10. 以降气平喘、祛痰止咳为主要功用的方剂是
    A. 旋覆代赭汤　　B. 苏子降气汤
    C. 半夏厚朴汤　　D. 小青龙汤
    E. 瓜蒌薤白白酒汤

11. 以降逆化痰、益气和胃为主要功用的方剂是
    A. 半夏厚朴汤　　B. 半夏泻心汤
    C. 苏子降气汤　　D. 旋覆代赭汤
    E. 吴茱萸汤

12. 苏子降气汤中配伍肉桂的主要用意是
    A. 温阳散寒　　　B. 温通经脉
    C. 鼓舞气血　　　D. 温肾纳气
    E. 散寒止痛

B1 型题

   A. 干姜　茯苓　　B. 生姜　茯苓
   C. 芍药　甘草　　D. 厚朴　枳实

E. 干姜　肉桂

1. 半夏厚朴汤组成的药物中含有
2. 柴胡疏肝散组成的药物中含有

A. 干姜　茯苓　　　B. 肉桂　当归
C. 半夏　生姜　　　D. 柴胡　苏叶
E. 干姜　半夏

3. 旋覆代赭汤组成的药物中含有
4. 苏子降气汤组成的药物中含有

A. 疏肝解郁，行气止痛
B. 行气散结，降逆化痰
C. 通阳散结，行气祛痰
D. 行气疏肝，祛寒止痛
E. 疏肝泄热，活血止痛

5. 瓜蒌薤白白酒汤的功用是
6. 半夏厚朴汤的功用是

A. 苏子降气汤　　　B. 暖肝煎
C. 吴茱萸汤　　　　D. 柴胡疏肝散
E. 半夏厚朴汤

7. 具有行气散结、降逆化痰功用的方剂是
8. 具有疏肝解郁、行气止痛功用的方剂是

A. 肺痈　　　　　　B. 肺痿
C. 胸痹　　　　　　D. 白喉
E. 梅核气

9. 瓜蒌薤白白酒汤主治
10. 半夏厚朴汤主治

A. 泻白散　　　　　B. 麻黄汤
C. 麻杏石甘汤　　　D. 小青龙汤
E. 苏子降气汤

11. 主治风寒外束，水饮内停之喘咳的方剂是
12. 主治痰涎壅肺，上实下虚之喘咳的方剂是

A. 理中丸　　　　　B. 旋覆代赭汤
C. 半夏泻心汤　　　D. 吴茱萸汤
E. 大柴胡汤

13. 中虚邪陷，寒热错杂而脘痞呕逆者，治宜选用
14. 胃虚痰阻，气逆不降而脘痞噫气者，治宜选用

A. 外感风寒，内停水饮
B. 外感风寒，痰热内蕴
C. 凉燥外袭，肺失清肃
D. 风邪伤肺，肺失清肃
E. 痰涎壅盛，上实下虚

15. 苏子降气汤证的病机是
16. 小青龙汤证的病机是

A. 脾虚湿盛，纳运失常
B. 胃气虚寒，和降失常
C. 胃虚有热，气逆不降
D. 胃虚痰阻，气逆不降
E. 湿滞脾胃，升降失常

17. 旋覆代赭汤证的病机是
18. 参苓白术散证的病机是

参考答案

A1 型题

1. B　　2. C　　3. A　　4. C　　5. D
6. D　　7. D　　8. C　　9. E　　10. B
11. D　　12. D

B1 型题

1. B　　2. C　　3. C　　4. B　　5. C
6. B　　7. E　　8. D　　9. C　　10. E
11. D　　12. E　　13. C　　14. B　　15. E
16. A　　17. D　　18. A

第十四单元 理血剂

A1 型题

1. 桃核承气汤组成的药物中除桃仁、大黄外，其余是

A. 芒硝 桂枝 炙甘草

B. 川芎 当归 炙甘草

C. 桂枝 当归 炮干姜

D. 桂枝 红花 炮干姜

E. 川芎 桂枝 炙甘草

2. 血府逐瘀汤组成的药物中除"桃红四物"和甘草外，其余的药物是

A. 官桂 干姜 蒲黄 五灵脂

B. 乌药 香附 枳壳 延胡索

C. 柴胡 桔梗 枳壳 牛膝

D. 香附 牛膝 没药 五灵脂

E. 麝香 没药 葱白 鲜生姜

3. 黄土汤组成的药物中含有

A. 熟地黄 人参 干姜 附子

B. 生地黄 当归 炮姜 附子

C. 熟附子 干姜 黄芪 人参

D. 干地黄 阿胶 附子 黄芩

E. 熟地黄 芍药 附子 干姜

4. 温经汤组成的药物中不含有

A. 半夏 甘草　　B. 干姜 肉桂

C. 人参 阿胶　　D. 丹皮 麦冬

E. 当归 芍药

5. 小蓟饮子组成的药物中不含有

A. 当归 蒲黄　　B. 生地 滑石

C. 藕节 木通　　D. 大黄 车前子

E. 栀子 淡竹叶

6. 下列不属于桃核承气汤组成的药物是

A. 大黄　　　　B. 枳实

C. 芒硝　　　　D. 桂枝

E. 甘草

7. 下列不属于生化汤组成的药物是

A. 桂枝　　　　B. 川芎

C. 桃仁　　　　D. 全当归

E. 炙甘草

8. 症见胸痛、头痛、痛有定处，舌暗红或有瘀斑，脉涩或弦紧者，宜用

A. 补阳还五汤　　B. 血府逐瘀汤

C. 龙胆泻肝汤　　D. 桃核承气汤

E. 柴胡疏肝汤

9. 大黄牡丹汤与桃核承气汤组成中均含有的药物是

A. 大黄 桃仁 甘草

B. 大黄 芒硝 甘草

C. 大黄 赤芍 甘草

D. 大黄 芒硝 桃仁

E. 大黄 芒硝 赤芍

10. 血府逐瘀汤的功用是

A. 活血祛瘀，养血清热

B. 活血祛瘀，行气止痛

C. 活血祛瘀，疏肝通络

D. 活血祛瘀，散结止痛

E. 活血祛瘀，温经止痛

11. 温经汤的功用是

A. 温经散寒，活血祛瘀

B. 活血化瘀，温经止痛

C. 活血祛瘀，散结止痛

D. 温经散寒，养血祛瘀

E. 温经散寒，养血通脉

12. 黄土汤的功用是

A. 温脾散寒，涩肠止泻

B. 温阳健脾，养血止血

C. 温肾暖脾，渗湿止泻

D. 温中散寒，益气健脾

E. 温阳健脾，益气摄血

13. 补阳还五汤的功用是

    A. 补气活血，化瘀通络

    B. 活血祛瘀，通络止痛

    C. 活血化瘀，温经止痛

    D. 活血祛瘀，散结止痛

    E. 温经散寒，养血祛瘀

14. 以活血祛瘀、行气止痛为主要功用的方剂是

    A. 温经汤   B. 暖肝煎

    C. 天台乌药散   D. 复元活血汤

    E. 血府逐瘀汤

15. 生化汤重用全当归为君，意在

    A. 养血补肝   B. 养血滋燥

    C. 养血润肠   D. 化瘀生新

    E. 和血止痛

16. 补阳还五汤重用生黄芪为君，意在

    A. 补气利水   B. 补气行血

    C. 补气生血   D. 补气升阳

    E. 补气固表

17. 温经汤中配伍半夏的主要用意是

    A. 燥湿化痰而和胃 B. 和胃降逆而止呕

    C. 通降胃气而散结 D. 降逆散结而消痞

    E. 化痰开胃而行津

B1 型题

    A. 生姜   B. 煨姜

    C. 干姜   D. 炮姜

    E. 生姜皮

1. 生化汤组成的药物中含有

2. 温经汤组成的药物中含有

    A. 山栀 大黄   B. 白术 黄芩

    C. 青黛 诃子   D. 地龙 当归

    E. 枳壳 荆芥

3. 补阳还五汤组成的药物中含有

4. 咳血方组成的药物中含有

    A. 清热解毒，凉血散瘀

    B. 凉血止血，利水通淋

    C. 清肝宁肺，凉血止血

    D. 清热泻火，利水通淋

    E. 清热凉血，活血散瘀

5. 小蓟饮子的功用是

6. 咳血方的功用是

    A. 生化汤   B. 温经汤

    C. 四物汤   D. 当归四逆汤

    E. 当归补血汤

7. 具有养血祛瘀、温经止痛功用的方剂是

8. 具有温经散寒、养血祛瘀功用的方剂是

    A. 青黛   B. 生地

    C. 当归   D. 木通

    E. 桃仁

9. 咳血方的君药是

10. 生化汤的君药是

    A. 血府逐瘀汤   B. 复元活血汤

    C. 桂枝茯苓丸   D. 桃核承气汤

    E. 补阳还五汤

11. 主治下焦蓄血证的方剂是

12. 主治胸中血瘀证的方剂是

    A. 越鞠丸   B. 生化汤

    C. 温经汤   D. 苏合香丸

    E. 血府逐瘀汤

13. 治疗寒凝气滞之心腹猝痛，宜选用

14. 治疗血虚寒凝之小腹冷痛，宜选用

    A. 黄土汤   B. 温经汤

    C. 生化汤   D. 咳血方

    E. 小蓟饮子

15. 治疗肝火犯肺所致之咳痰带血，宜选用

16. 治疗下焦瘀热所致之血淋尿血，宜选用

    A. 归脾汤　　　　　B. 温脾汤

    C. 槐花散　　　　　D. 黄土汤

    E. 十灰散

17. 脾阳不足，统摄无权所致之便血，宜选用

18. 心脾气血两虚，脾不统血所致之便血，宜选用

参考答案

A1 型题

  1. A　　2. C　　3. D　　4. B　　5. D

  6. B　　7. A　　8. B　　9. D　　10. B

11. D　　12. B　　13. A　　14. E　　15. D

16. B　　17. C

B1 型题

  1. D　　2. A　　3. D　　4. C　　5. B

  6. C　　7. A　　8. B　　9. A　　10. C

11. D　　12. A　　13. D　　14. B　　15. D

16. E　　17. D　　17. A

第十五单元　治风剂

A1 型题

1. 消风散组成的药物中含有

    A. 薄荷　　　　　　B. 细辛

    C. 胡麻　　　　　　D. 秦艽

    E. 桑叶

2. 川芎茶调散组成的药物中含有

    A. 苍术　　　　　　B. 牛蒡

    C. 蝉蜕　　　　　　D. 羌活

    E. 当归

3. 天麻钩藤饮组成的药物中含有

    A. 川牛膝　　　　　B. 生牡蛎

    C. 生龟板　　　　　D. 生鳖甲

    E. 生龙骨

4. 羚角钩藤汤与天麻钩藤饮组成的药物中均含有

    A. 霜桑叶　　　　　B. 茯神木

    C. 桑寄生　　　　　D. 夜交藤

    E. 益母草

5. 羚角钩藤汤组成的药物中不含有

    A. 霜桑叶　　　　　B. 滁菊花

    C. 淡竹茹　　　　　D. 茯神木

    E. 石决明

6. 消风散的功用是

    A. 疏风养血，清热除湿

    B. 祛风清热，养血活血

    C. 祛风除湿，活血止痛

    D. 祛风胜湿，益气养血

    E. 祛风化痰，通络止痉

7. 天麻钩藤饮的功用是

    A. 祛风化痰，定搐止痉，补益肝肾

    B. 镇肝息风，滋阴潜阳，补益肝肾

    C. 清热凉肝，息风止痉，增液舒筋

    D. 平肝息风，清热活血，补益肝肾

    E. 祛风化痰，通络止痛，活血止痛

8. 羚角钩藤汤的功用是

    A. 平肝息风，清热活血

B. 镇肝息风，滋阴潜阳

C. 凉肝息风，增液舒筋

D. 息风止痉，补益肝肾

E. 息风止痉，活血止痛

9. 小活络丹组成的药物中不含有

　　A. 川乌　　　　　B. 乳香

　　C. 没药　　　　　D. 半夏

　　E. 地龙

10. 镇肝息风汤中配伍生麦芽的用意是

　　A. 消食和中　　　B. 疏肝和胃

　　C. 健脾化滞　　　D. 和胃健脾

　　E. 疏肝理气

11. 羚角钩藤汤中配伍茯神木的用意是

　　A. 平肝明目　　　B. 益气安神

　　C. 疏肝通络　　　D. 安神定志

　　E. 养心安神

12. 羚角钩藤汤中配伍霜桑叶和滁菊花的用意是

　　A. 清肝明目　　　B. 疏肝解郁

　　C. 清热平肝　　　D. 祛风解痉

　　E. 息风止痉

B1 型题

　　A. 荆芥　防风　牛蒡

　　B. 荆芥　白芷　牛蒡

　　C. 荆芥　薄荷　秦艽

　　D. 荆芥　白芷　羌活

　　E. 防风　薄荷　升麻

1. 消风散组成的药物中含有

2. 川芎茶调散组成的药物中含有

　　A. 羚角钩藤汤　　B. 镇肝息风汤

　　C. 天麻钩藤饮　　D. 小活络丹

　　E. 牵正散

3. 功能祛风除湿，化痰痛络，活血止痛的方剂是

4. 功能镇肝息风、滋阴潜阳的方剂是

　　A. 川芎茶调散　　B. 当归六黄汤

　　C. 消风散　　　　D. 龙胆泻肝汤

　　E. 香薷散

5. 治疗风疹的代表方剂是

6. 治疗湿疹的代表方剂是

　　A. 阴虚动风证　　B. 肝热生风证

　　C. 肝风上扰证　　D. 风痰眩晕证

　　E. 痰厥头痛证

7. 羚角钩藤汤主治

8. 天麻钩藤饮主治

　　A. 痰浊上逆之头痛　B. 瘀血阻络之头痛

　　C. 风邪外袭之头痛　D. 血不上承之头痛

　　E. 肝阳上亢之头痛

9. 川芎茶调散主治

10. 天麻钩藤饮主治

　　A. 天麻钩藤饮　　B. 牵正散

　　C. 羚角钩藤汤　　D. 镇肝息风汤

　　E. 川芎茶调散

11. 高热不退，烦闷躁扰，手足抽搐，舌绛而干，脉弦数者。治宜选用

12. 头目眩晕，脑部热痛，面色如醉，脉弦长有力者。治宜选用

参考答案

A1 型题

1. C　　2. D　　3. A　　4. B　　5. E

6. A　　7. D　　8. C　　9. D　　10. E

11. B　　12. C

B1 型题

1. A　　2. D　　3. D　　4. B　　5. C

6. C　　7. B　　8. C　　9. C　　10. E

11. C　　12. D

第十六单元　治燥剂

A1 型题

1. 组成药物中含有沙参、栀子、香豉、象贝的方剂是
　　A. 养阴清肺汤　　　B. 桑杏汤
　　C. 麦门冬汤　　　　D. 增液汤
　　E. 百合固金汤

2. 下列除哪项外均属杏苏散组成的药物
　　A. 半夏　生姜　　　B. 橘皮　前胡
　　C. 荆芥　防风　　　D. 枳壳　桔梗
　　E. 茯苓　甘草

3. 清燥救肺汤组成中含有的药物是
　　A. 生地　玄参　　　B. 生地　当归
　　C. 麦冬　人参　　　D. 当归　白芍
　　E. 桃仁　甘草

4. 麦门冬汤组成中含有的药物是
　　A. 麦门冬　人参　　B. 细生地　人参
　　C. 麦门冬　玄参　　D. 大生地　甘草
　　E. 麦门冬　沙参

5. 麦门冬汤的功用是
　　A. 滋阴润肺，益气补脾
　　B. 养阴清肺，解毒利咽
　　C. 滋养肺胃，降逆下气
　　D. 滋阴填精，益气壮阳
　　E. 滋阴益气，固肾止渴

6. 以清宣温燥、润肺止咳为主要功用的方剂是
　　A. 杏苏散　　　　　B. 桑杏汤
　　C. 养阴清肺汤　　　D. 增液汤
　　E. 清燥救肺汤

7. 清燥救肺汤中少佐人参的主要用意是
　　A. 扶正祛邪　　　　B. 益气安神

　　C. 补气固表　　　　D. 益气生津
　　E. 又防伤正

8. 麦门冬汤中配伍半夏的主要用意是
　　A. 燥湿化痰　　　　B. 化痰散结
　　C. 降逆止呕　　　　D. 下气化痰
　　E. 降气平冲

9. 麦门冬汤原方中麦冬与半夏的配伍比例是
　　A. 2∶1　　　　　　B. 3∶1
　　C. 5∶1　　　　　　D. 6∶1
　　E. 7∶1

B1 型题

　　A. 地黄饮子　　　　B. 清燥救肺汤
　　C. 桑杏汤　　　　　D. 百合固金汤
　　E. 青蒿鳖甲汤

1. 组成药物中含有贝母、桔梗的方剂是

2. 组成药物中含有贝母、枇皮的方剂是

　　A. 百合固金汤　　　B. 半夏泻心汤
　　C. 麦门冬汤　　　　D. 桑杏汤
　　E. 清燥救肺汤

3. 以滋养肺胃、降逆下气为主要功用的方剂是

4. 以清肺润燥、益气养阴为主要功用的方剂是

　　A. 麦门冬汤　　　　B. 杏苏散
　　C. 桑杏汤　　　　　D. 清燥救肺汤
　　E. 百合固金汤

5. 以清宣温燥、润肺止咳为主要功用的方剂是

6. 以轻宣凉燥、理肺化痰为主要功用的方

剂是

A. 凉燥伤肺，营卫受邪

B. 温燥外袭，肺津被灼

C. 温燥伤肺，气阴两伤

D. 肺肾阴虚，虚火上炎

E. 肝肾阴虚，虚火上炎

7. 清燥救肺汤证的病因病机是

8. 杏苏散证的病因病机是

A. 麦门冬汤　　　B. 炙甘草汤

C. 参苓白术散　　D. 百合固金汤

E. 清燥救肺汤

9. 治疗肺胃阴虚之肺痿，宜用

10. 治疗虚劳肺痿，宜用

A. 清燥救肺汤　　B. 杏苏散

C. 桑杏汤　　　　D. 麦门冬汤

E. 百合固金汤

11. 患者头微痛，恶寒无汗，咳嗽痰稀，鼻塞咽干，苔白，脉弦。治宜选用

12. 患者咳唾涎沫，短气喘促，咽喉干燥，舌干红少苔，脉虚数。治宜选用

参考答案

A1 型题

1. B　　2. C　　3. C　　4. A　　5. C

6. B　　7. D　　8. D　　9. E

B1 型题

1. D　　2. C　　3. C　　4. E　　5. C

6. B　　7. C　　8. A　　9. A　　10. B

11. B　　12. D

第十七单元　祛湿剂

A1 型题

1. 茵陈蒿汤组成的药物是
   A. 栀子　茵陈　黄柏
   B. 茵陈　炮姜　附子
   C. 茵陈　滑石　黄芩
   D. 茵陈　麦芽　川楝子
   E. 栀子　茵陈　大黄

2. 实脾散组成的药物中含有
   A. 草豆蔻　　　B. 人参
   C. 干姜　　　　D. 苍术
   E. 大腹皮

3. 真武汤组成的药物中含有
   A. 桂枝　　　　B. 芍药
   C. 干姜　　　　D. 桔梗
   E. 陈皮

4. 防己黄芪汤组成的药物中含有
   A. 桂枝　　　　B. 芍药
   C. 干姜　　　　D. 桔梗
   E. 白术

5. 猪苓汤与五苓散组成的药物中均含有
   A. 白术　茯苓　　B. 泽泻　猪苓
   C. 滑石　甘草　　D. 茯苓　桂枝
   E. 滑石　阿胶

6. 五苓散组成的药物中不含
   A. 泽泻　　　　B. 肉桂
   C. 猪苓　　　　D. 白术
   E. 茯苓

7. 下列不属于独活寄生汤组成的药物是

A. 杜仲　牛膝　肉桂

B. 白术　羌活　川断

C. 细辛　防风　秦艽

D. 杜仲　当归　生地

E. 人参　芍药　甘草

8. 治脾虚肝郁，湿浊带下，舌淡苔白，脉濡缓者，宜选用

A. 平胃散　　　　B. 逍遥散

C. 柴胡疏肝散　　D. 完带汤

E. 萆薢分清饮

9. 猪苓汤的功用是

A. 利水渗湿，清热养阴

B. 益气祛风，健脾利水

C. 利水渗湿，温阳化气

D. 利湿消肿，理气健脾

E. 温阳健脾，利水渗湿

10. 实脾散的功用是

A. 利水渗湿，清热养阴

B. 益气祛风，健脾利水

C. 利水渗湿，温阳化气

D. 利湿消肿，理气健脾

E. 温阳健脾，行气利水

11. 防己黄芪汤的功用是

A. 益气祛风，和血止痛

B. 健脾利水，祛风止痛

C. 利湿化浊，疏风止痛

D. 益气祛风，健脾利水

E. 补脾益肺，祛风止痛

12. 猪苓汤主治证候的病机要点是

A. 表虚受风，水道失畅

B. 脾虚湿盛，泛溢肌肤

C. 中阳不足，饮停心下

D. 气化不利，水蓄下焦

E. 水热互结，阴伤水停

13. 以下不属于独活寄生汤的辨证要点

A. 腰膝冷痛　　B. 五心烦热

C. 肢节屈伸不利　D. 心悸气短

E. 脉细弱

14. 防己黄芪汤中黄芪的主要作用是

A. 固表止汗　　B. 实卫御风

C. 健脾升阳　　D. 祛风行水

E. 益气利水

15. 三仁汤中有"宣上、畅中、渗下"作用的代表药物是

A. 杏仁　半夏　滑石

B. 杏仁　厚朴　通草

C. 杏仁　白蔻仁　竹叶

D. 杏仁　白蔻仁　薏苡仁

E. 杏仁　半夏　通草

B1 型题

A. 苍术　黄柏　　B. 苍术　厚朴

C. 苍术　白术　　D. 白术　厚朴

E. 苍术　川芎

1. 实脾散组成的药物中含有

2. 平胃散组成的药物中含有

A. 发汗解表

B. 温阳化气，平冲降逆

C. 温阳化气，解表散邪

D. 温心阳，通心脉

E. 温经通脉

3. 五苓散中桂枝的作用是

4. 苓桂术甘汤中桂枝的作用是

A. 泻热攻积，导积滞下行

B. 泻热逐瘀，导瘀热下行

C. 清热泻火，导火热下行

D. 活血祛瘀，导蓄血下行

E. 泻热祛湿，导湿热下行

5. 茵陈蒿汤中大黄的作用是

6. 八正散中大黄的作用是

A. 栀子仁　竹叶　　B. 制半夏　菖蒲

C. 白通草　滑石　　D. 煨大黄　滑石

E. 益智仁　菖蒲

7. 八正散组成的药物中含有

8. 三仁汤组成的药物中含有

A. 荆芥　柴胡　　　B. 茯苓　白蔻仁

C. 菖蒲　乌药　　　D. 茯苓　草果仁

E. 茯苓　茵陈

9. 萆薢分清饮组成的药物中含有

10. 完带汤组成的药物中含有

A. 甘草　　　　　　B. 陈皮

C. 猪苓　　　　　　D. 茯苓

E. 桂枝

11. 藿香正气散与五苓散组成的药物中均含有

12. 独活寄生汤与五苓散组成的药物中含均有

A. 清热化湿，理气和中

B. 利湿化浊，清热解毒

C. 利水渗湿，温阳化气

D. 宣畅气机，清利湿热

E. 清热泻火，利水通淋

13. 八正散的功用

14. 五苓散的功用

A. 解表化湿，理气和中

B. 宣畅气机，清利湿热

C. 清热泻火，利水通淋

D. 利湿消肿，理气健脾

E. 燥湿运脾，行气和中

15. 藿香正气散的功用是

16. 平胃散的功用是

A. 燥湿运脾　　　　B. 发汗祛湿

C. 健脾助运　　　　D. 渗湿健脾

E. 补气健脾

17. 平胃散中配伍苍术的用意是

18. 九味羌活汤中配伍苍术的用意是

参考答案

A1 型题

1. E	2. C	3. B	4. E	5. B
6. B	7. B	8. D	9. A	10. E
11. D	12. E	13. B	14. E	15. D

B1 型题

1. D	2. B	3. C	4. B	5. B
6. E	7. D	8. C	9. C	10. A
11. D	12. D	13. E	14. C	15. A
16. E	17. A	18. B		

第十八单元　祛痰剂

A1 型题

1. 贝母瓜蒌散组成的药物中不含有

A. 麦冬　　　　　　B. 天花粉

C. 茯苓　　　　　　D. 橘红

E. 桔梗

2. 清气化痰丸组成的药物中不含有

A. 陈皮　光杏仁　　B. 黄芩　炒枳实

C. 白果　胆南星　　D. 茯苓　制半夏

E. 瓜蒌仁

3. 下列除何药外均是温胆汤组成的药物

A. 半夏　　　　　B. 枳实

C. 茯苓　　　　　D. 竹叶

E. 甘草

4. 二陈汤的功用是

　　A. 燥湿化痰，理气和中

　　B. 理气化痰，清胆和胃

　　C. 清热化痰，理气止咳

　　D. 清热化痰，宽胸散结

　　E. 燥湿行气，软坚化痰

5. 贝母瓜蒌散的功用是

　　A. 清热平肝，涤痰息风

　　B. 清肺化痰，散结排脓

　　C. 止咳化痰，疏风宣肺

　　D. 燥湿化痰，平肝息风

　　E. 润肺清热，理气化痰

6. 温胆汤的功用是

　　A. 温肺化饮，和胃利胆

　　B. 燥湿化痰，疏肝利胆

　　C. 理气化痰，清胆和胃

　　D. 燥湿化痰，宣肺利胆

　　E. 润燥化痰，理肺清胆

7. 半夏白术天麻汤的功用是

　　A. 涤痰通络，舒筋止痛

　　B. 化痰息风，健脾祛湿

　　C. 健脾燥湿，和胃化痰

　　D. 燥湿化痰，平肝定搐

　　E. 清热化痰，平肝息风

8. 清气化痰丸的功用是

　　A. 泻降肺气，化痰止咳

　　B. 清热化痰，理气止咳

　　C. 清热化痰，敛肺止咳

　　D. 清热化痰，宽胸散结

　　E. 养阴清肺，解毒利咽

9. 应用贝母瓜蒌散的辨证要点是

　　A. 胸脘痞闷，按之则痛，舌红苔黄腻，
　　　　脉滑数

　　B. 咳嗽呛急，咯痰难出，咽喉干燥，苔
　　　　白而干

C. 咯痰黄稠，胸脘痞闷，舌红苔黄腻，
　　脉滑数

D. 咳嗽痰多，胸脘痞闷，恶心呕吐，舌
　　苔白腻，脉滑

E. 癫狂惊悸，大便干燥，苔黄厚腻，脉滑数

10. 症见咳嗽量多，清稀色白，或喜唾涎沫，胸满不舒，舌苔白滑，脉弦，宜选用

　　A. 小青龙汤　　　　B. 止嗽散

　　C. 苓甘五味姜辛汤　D. 九味羌活汤

　　E. 贝母瓜蒌散

B1 型题

　　A. 橘红　杏仁　　　B. 橘红　茯苓

　　C. 桔梗　半夏　　　D. 陈皮　半夏

　　E. 南星　僵蚕

1. 二陈汤组成的药物中含有

2. 温胆汤组成的药物中含有

　　A. 橘红　半夏　　　B. 苏叶　厚朴

　　C. 苏子　生姜　　　D. 桔梗　茯苓

　　E. 瓜蒌　甘草

3. 贝母瓜蒌散组成的药物中含有

4. 半夏厚朴汤组成的药物中含有

　　A. 黄连　　　　　　B. 桑皮

　　C. 枳壳　　　　　　D. 茯苓

　　E. 甘草

5. 清气化痰丸组成的药物中含有

6. 贝母瓜蒌散组成的药物中含有

　　A. 芍药　　　　　　B. 甘草

　　C. 桔梗　　　　　　D. 芦根

　　E. 僵蚕

7. 葛根黄芩黄连汤组成的药物中含有

8. 半夏白术天麻汤组成的药物中含有

　　A. 温阳健脾，理气和中

B. 攻下冷积，温补脾阳

C. 温脾散寒，理气止痛

D. 理气化痰，和胃利胆

E. 温胆散寒，疏肝止痛

9. 温脾汤的功用是

10. 温胆汤的功用是

    A. 燥湿化痰，疏风止咳

    B. 温肺化饮，理气止咳

    C. 宣利肺气，疏风止咳

    D. 燥湿化痰，理气和中

    E. 润燥化痰，理肺止咳

11. 二陈汤的功用是

12. 止嗽散的功用是

    A. 化痰息风，健脾祛湿

    B. 清肺化痰，散结排脓

C. 通阳散结，行气祛痰

D. 健脾燥湿，平肝息风

E. 疏肝理气，健脾化痰

13. 瓜蒌薤白白酒汤的功用是

14. 半夏白术天麻汤的功用是

参考答案

A1 型题

1. A	2. C	3. D	4. A	5. E
6. C	7. B	8. B	9. B	10. C

B1 型题

1. B	2. D	3. D	4. B	5. D
6. D	7. B	8. B	9. B	10. D
11. D	12. C	13. C	14. A	

第十九单元　消食剂

A1 型题

1. 下列除哪项外均是健脾丸组成的药物
    A. 白术　木香　　　B. 黄连　甘草
    C. 神曲　陈皮　　　D. 半夏　黄芪
    E. 人参　白茯苓

2. 保和丸与健脾丸组成的药物中均含有
    A. 木香　砂仁　　　B. 山楂　神曲
    C. 半夏　茯苓　　　D. 陈皮　连翘
    E. 人参　白术

3. 保和丸的功用是
    A. 健脾和胃，消食止泻
    B. 健脾消痞
    C. 消痞除满，健脾和胃
    D. 消食化滞，理气和胃
    E. 分消酒食，理气健脾

4. 健脾丸的功用是

    A. 健脾和胃，消食止泻

    B. 健脾消痞

    C. 消痞除满，健脾和胃

    D. 消食和胃

    E. 分消酒食，理气健脾

5. 保和丸中配伍莱菔子的主要用意是
    A. 消食止泻　　　　B. 消食导滞
    C. 下气消食　　　　D. 化滞解酒
    E. 消积和胃

6. 以下不属于健脾丸辨证要点的是
    A. 大便不通　　　　B. 食少难消
    C. 脘腹痞闷　　　　D. 苔腻微黄
    E. 脉虚弱

B1 型题

    A. 保和丸　　　　　B. 健脾丸
    C. 枳实消痞丸　　　D. 枳实导滞丸

E. 木香槟榔丸

1. 治疗伤食积滞的代表方剂是

2. 治疗脾虚食积的代表方剂是

参考答案

A1 型题

1. D   2. B   3. D   4. A   5. C

6. A

B1 型题

1. A   2. B

第二十单元　驱虫剂

A1 型题

1. 乌梅丸组成的药物中含有
   A. 黄芪　黄连　　B. 黄芩　黄连
   C. 黄芪　黄柏　　D. 黄连　黄柏
   E. 黄芩　黄柏

2. 乌梅丸组成的药物中不含
   A. 黄连　　　　　B. 当归
   C. 白术　　　　　D. 桂枝
   E. 附子

3. 乌梅丸的功用是
   A. 生津止渴　　　B. 温脏安蛔
   C. 杀虫消痞　　　D. 收涩止带
   E. 涩肠固脱

4. 乌梅丸主治
   A. 蛔厥　　　　　B. 痰厥
   C. 气厥　　　　　D. 寒厥
   E. 热厥

5. 乌梅丸适用于
   A. 寒热错杂，痰热互结，症见心下疼痛、按之石硬者
   B. 胃虚痰阻，气机阻滞，症见心下痞硬、噫气不除者

C. 寒热错杂，虚实夹杂，肠道失固，症见久泻久痢者

D. 寒热错杂，痰湿交阻，症见心下痞满、恶食懒倦者

E. 寒热错杂，气机阻滞，症见心下痞满、呕吐下利者

B1 型题

A. 细辛　蜀椒　　B. 槟榔　桂枝
C. 银花　厚朴　　D. 扁豆　白术
E. 厚朴　扁豆

1. 乌梅丸组成的药物中含有

2. 香薷散组成的药物中含有

参考答案

A1 型题

1. D   2. C   3. B   4. A   5. C

B1 型题

1. A   2. E

第二十一单元　治痈疡剂

A1 型题

1. 大黄牡丹汤组成的药物中除大黄、牡丹皮外，其余的药物是

    A. 连翘　贝母　炙甘草

    B. 桃仁　芒硝　冬瓜子

    C. 桃仁　红花　赤芍药

    D. 赤芍　连翘　金银花

    E. 连翘　甘草　金银花

2. 下列不属于仙方活命饮组成的药物是

    A. 当归　防风　天花粉

    B. 甘草　白芷　穿山甲

    C. 贝母　乳香　没药

    D. 连翘　荆芥　木香

    E. 防风　甘草　皂角刺

3. 被称为"疮疡之圣药，外科之首方"的方剂是

    A. 仙方活命饮　　B. 普济消毒饮

    C. 芍药汤　　　　D. 犀角地黄汤

    E. 白头翁汤

4. 大黄牡丹汤的功用是

    A. 泻热破瘀，散结消肿

    B. 清肺化痰，逐瘀排脓

    C. 消肿溃坚，活血止痛

    D. 降气平喘，祛痰止咳

    E. 清热解毒，疏风止咳

5. 仙方活命饮适用于

    A. 痈肿未溃者　　B. 痈肿已溃者

    C. 患处皮色不变　D. 酸痛无热者

    E. 以上都不是

6. 大黄在大黄牡丹汤中的配伍意义是

    A. 清热泻火，导热下行

    B. 清泻瘀热，分利二便

    C. 荡涤肠胃，泄热泻结

    D. 泻热逐瘀，涤肠除湿

    E. 通肠泄热，以下代清

B1 型题

    A. 防风　麻黄　　B. 乳香　没药

    C. 桃仁　芒硝　　D. 陈皮　生姜

    E. 肉桂　天花粉

1. 大黄牡丹汤组成的药物中含有

2. 仙方活命饮组成的药物中含有

    A. 清热解毒，消肿溃坚

    B. 泻热破瘀，散结消肿

    C. 清肺化痰，逐瘀排脓

    D. 温阳补血，散寒通滞

    E. 泻热逐瘀，涤肠除湿

3. 仙方活命饮的功用是

4. 阳和汤的功用是

    A. 仙方活命饮　　B. 四君子汤

    C. 大黄牡丹汤　　D. 阳和汤

    E. 泻白散

5. 痈疡肿毒初起宜用的是

6. 肠痈初起宜用的是

    A. 苇茎汤　　　　B. 仙方活命饮

    C. 大黄牡丹汤　　D. 普济消毒饮

    E. 阳和汤

7. 疮疡肿毒初起，红肿焮痛，身热凛寒，苔薄白，脉数有力者。治宜选用

8. 脱疽，患处漫肿无头，皮色不变，酸痛无热，口中不渴，舌淡苔白，脉沉细者。治宜选用

6. D

1. C   2. B   3. A   4. D   5. A
6. D   7. B   8. E

参考答案

A1 型题

1. B   2. D   3. A   4. A   5. A

综合练习题

A1 型题

1. 组成药物中含有干姜的方剂是
    A. 真武汤   B. 乌梅丸
    C. 四神丸   D. 半夏厚朴汤
    E. 半夏白术天麻汤

2. 组成药物中含有人参的方剂是
    A. 温经汤   B. 肾气丸
    C. 酸枣仁汤   D. 小蓟饮子
    E. 桑杏汤

3. 组成药物中含有竹叶的方剂是
    A. 黄连解毒汤   B. 仙方活命饮
    C. 清营汤   D. 龙胆泻肝汤
    E. 青蒿鳖甲汤

4. 下列方剂中，用炮姜的是
    A. 半夏泻心汤   B. 温经汤
    C. 枳实导消丸   D. 生化汤
    E. 当归四逆汤

5. 生地、熟地同用的方剂是
    A. 地黄饮子   B. 一贯煎
    C. 百合固金汤   D. 炙甘草汤
    E. 独活寄生汤

6. 大黄、桂枝同用的方剂是
    A. 逍遥散   B. 大黄牡丹汤
    C. 血府逐瘀汤   D. 补阳还五汤
    E. 桃核承气汤

7. 桔梗、枳壳同用的方剂是
    A. 普济消毒饮   B. 参苓白术散
    C. 蒿芩清胆汤   D. 血府逐瘀汤
    E. 羚角钩藤汤

8. 桑叶、菊花同用的方剂是
    A. 羚角钩藤汤   B. 桑杏汤
    C. 清燥救肺汤   D. 银翘散
    E. 天麻钩藤饮

9. 组成药物中不含有当归的方剂是
    A. 暖肝煎   B. 温经汤
    C. 生化汤   D. 清营汤
    E. 苏子降气汤

10. 组成药物中不含有当归的方剂是
    A. 消风散   B. 清胃散
    C. 八珍汤   D. 玉女煎
    E. 黄龙汤

11. 方药配伍中不含有当归的方剂是
    A. 逍遥散   B. 补中益气汤
    C. 芍药汤   D. 朱砂安神丸
    E. 酸枣仁汤

12. 组成药物中不含有熟地黄的方剂是
    A. 六味地黄丸   B. 地黄饮子
    C. 阳和汤   D. 当归六黄汤
    E. 肾气丸

13. 组成药物中不含有白芍的方剂是
    A. 羚角钩藤汤   B. 镇肝息风汤
    C. 大定风珠   D. 天麻钩藤饮

E. 清燥救肺汤

14. 组成药物中不含有川芎的方剂是

    A. 四物汤　　　　　B. 生化汤

    C. 归脾汤　　　　　D. 温经汤

    E. 越鞠丸

15. 组成药物中不含有甘草的方剂是

    A. 八正散　　　　　B. 犀角地黄汤

    C. 温脾汤　　　　　D. 桃核承气汤

    E. 复元活血汤

16. 组成药物中不含有麦冬的方剂是

    A. 大定风珠　　　　B. 清燥救肺汤

    C. 炙甘草汤　　　　D. 百合固金汤

    E. 羚角钩藤汤

17. 下列各方组成的药物中不含有生姜的是

    A. 小青龙汤　　　　B. 真武汤

    C. 温经汤　　　　　D. 炙甘草汤

    E. 吴茱萸汤

18. 下列各方组成的药物中不含有细辛的是

    A. 小青龙汤　　　　B. 九味羌活汤

    C. 温脾汤　　　　　D. 当归四逆汤

    E. 川芎茶调散

19. 温阳利水的代表方剂是

    A. 阳和汤　　　　　B. 肾气丸

    C. 真武汤　　　　　D. 实脾散

    E. 苓桂术甘汤

20. 以清胆利湿、和胃化痰为功用的方剂是

    A. 温经汤　　　　　B. 小柴胡汤

    C. 血府逐瘀汤　　　D. 龙胆泻肝汤

    E. 蒿芩清胆汤

21. 方药配伍寓有"培土生金"之义的是

    A. 健脾丸　　　　　B. 二陈汤

    C. 补阳还五汤　　　D. 参苓白术散

    E. 补中益气汤

22. 主治"气虚发热"的方剂是

    A. 四君子汤　　　　B. 小建中汤

    C. 炙甘草汤　　　　D. 清暑益气汤

    E. 补中益气汤

23. 主治"喑痱"的方剂是

    A. 苏合香丸　　　　B. 地黄饮子

    C. 六味地黄丸　　　D. 百合固金汤

    E. 安宫牛黄丸

24. 主治"脾约"的方剂是

    A. 温脾汤　　　　　B. 健脾丸

    C. 归脾汤　　　　　D. 实脾散

    E. 麻子仁丸

25. 治疗凉燥的代表方剂是

    A. 桑杏汤　　　　　B. 桂枝汤

    C. 香薷散　　　　　D. 杏苏散

    E. 小青龙汤

26. 肝郁血虚，脾失健运，两胁作痛，神疲食少，脉弦而虚者。治宜选用

    A. 健脾丸　　　　　B. 逍遥散

    C. 一贯煎　　　　　D. 越鞠丸

    E. 保和丸

B1 型题

    A. 大黄　　　　　　B. 莲子肉

    C. 神曲　　　　　　D. 薏苡仁

    E. 厚朴

1. 温脾汤组成的药物中含有

2. 健脾丸组成的药物中含有

    A. 苍术　黄柏　　　B. 苍术　厚朴

    C. 苍术　白术　　　D. 苍术　羌活

    E. 苍术　川芎

3. 完带汤组成的药物中含有

4. 越鞠丸组成的药物中含有

    A. 官桂　　　　　　B. 葛根

    C. 蜀椒　　　　　　D. 诃子

    E. 白矾

5. 芍药汤组成的药物中含有

6. 乌梅丸组成的药物中含有

    A. 解表化湿，理气和中

B. 理气化湿，和中止呕

C. 祛湿化浊，和中止泻

D. 解暑化湿，和中止泻

E. 祛暑解表，化湿和中

7. 香薷散的功用是

8. 藿香正气散的功用是

A. 化痰息风，健脾祛湿

B. 祛风除湿，清热养血

C. 疏风清热，养血活血

D. 平肝息风，清热活血，补益肝肾

E. 祛风除湿，化痰通络，活血止痛

9. 半夏白术天麻汤的功用是

10. 天麻钩藤饮的功用是

A. 麻黄汤   B. 止嗽散

C. 小青龙汤   D. 苓桂术甘汤

E. 苏子降气汤

11. 以温阳化饮、健脾利湿为主要功用的方剂是

12. 既能散寒解表，又具温肺化饮功用的方剂是

A. 补血活血，化瘀生新

B. 养血和营，活血通络

C. 补血养肝，和血调经

D. 养血润燥，止逆下气

E. 补养心血，以安神志

13. 补阳还五汤中配伍当归的用意是

14. 苏子降气汤中配伍当归的用意是

A. 收敛肺气   B. 安蛔止痛

C. 涩肠止泻   D. 敛肺止咳

E. 敛阴止汗

15. 二陈汤中煎加乌梅的用意是

16. 乌梅丸中配伍乌梅的用意是

A. 十枣汤   B. 麻子仁丸

C. 贝母瓜蒌散   D. 泻白散

E. 瓜蒌薤白白酒汤

17. 主治胸痹的方剂是

18. 主治脾约的方剂是

A. 复元活血汤   B. 当归四逆汤

C. 补阳还五汤   D. 大柴胡汤汤

E. 血府逐瘀汤

19. 往来寒热，胸胁苦满，心下满痛，呕吐便秘，苔黄，脉弦数者，宜选用何方治疗

20. 手足厥寒，肩背疼痛，口不渴，舌淡苔白，脉沉细者，宜选用何方治疗

参考答案

A1 型题

1. B	2. A	3. C	4. D	5. C
6. E	7. D	8. A	9. D	10. D
11. E	12. E	13. D	14. C	15. B
16. E	17. A	18. C	19. C	20. E
21. D	22. E	23. B	24. E	25. D
26. B				

B1 型题

1. A	2. C	3. C	4. E	5. A
6. C	7. E	8. A	9. A	10. D
11. D	12. C	13. B	14. D	15. A
16. B	17. E	18. B	19. D	20. B

中西医结合临床

中西医结合内科学

第一单元　呼吸系统疾病

细目一　急性上呼吸道感染

A1 型题

1. 下列有关急性上呼吸道感染的发病机制，说法错误的是

　　A. 多由细菌引起，少数为病毒所致

　　B. 全年皆可发病，以冬春季多发

　　C. 病毒和细菌等可通过飞沫传播

　　D. 发病与年龄、体制密切相关

　　E. 病程较短，预后较好

2. 急性上呼吸道感染不包括下列哪种疾病

　　A. 普通感冒　　　　B. 急性咽结膜炎

　　C. 急性病毒性咽炎　D. 急性支气管炎

　　E. 急性咽-扁桃体炎

3. 急性上呼吸道感染时

　　A. 呼吸困难

　　B. 以鼻部症状为主

　　C. 以肺部症状为主

　　D. 以支气管症状为主

　　E. 咳泡沫样痰

4. 普通感冒的主要临床表现是

　　A. 鼻腔黏膜充血、水肿，有分泌物

　　B. 咽部及结膜充血，淋巴结肿大

　　C. 扁桃体肿大，表面有黄色点状渗出物

　　D. 咽部发痒，有灼热感

　　E. 颈部淋巴结肿大

5. 急性上呼吸道感染的治疗不包括

　　A. 镇咳治疗　　　　B. 抗病毒治疗

　　C. 抗感染治疗　　　D. 局部灌注

　　E. 抗过敏治疗

6. 急性上呼吸道感染说法错误的是

　　A. 白细胞计数一般正常或偏高，分类淋巴细胞比例相对降低

　　B. 病毒分离有助于确诊

　　C. 免疫荧光技术检测，阳性者有助于早期诊断

　　D. 血清学检查有助于早期诊断

　　E. 伴有细菌感染时，可见白细胞计数增高

A2 型题

1. 某男，身热较著，微恶风寒，汗出不畅，头胀痛，目胀，鼻塞，流浊涕，口干而渴，咳嗽，痰黄黏稠，咽燥，舌苔薄白，边尖红，脉浮数。其中医证型是

　　A. 风寒束表证　　　B. 暑湿伤表证

　　C. 风热犯表证　　　D. 阴虚感冒证

E. 阳虚感冒证

2. 某女，恶寒重，发热轻，无汗，头痛，肢体酸痛，鼻塞声重，喷嚏，时流清涕，咽痒，咳嗽，口不渴或喜热饮，舌苔薄白而润，脉浮或浮紧。其中医治法是

    A. 清暑祛湿解表　　B. 辛凉解表

    C. 辛温解表　　　　D. 滋阴解表

    E. 温阳解表

3. 某女，身热，微恶风，汗少，肢体酸重或疼痛，头昏重胀痛，咳嗽痰黏，鼻流浊涕，心烦口渴，渴不多饮，口中黏腻，胸脘痞闷，泛恶，小便短赤，舌苔薄黄而腻，脉濡数。治疗应首选的方剂是

    A. 新加香薷饮加减　　B. 银翘散加减

    C. 荆防败毒散加减　　D. 葱豉桔梗汤加减

    E. 荆防达表汤

A3 型题

某男，23 岁，3 日前受凉后出现咽干、口渴、头胀痛，伴鼻塞、流浊涕、流泪。查体：体温 38.5℃，鼻黏膜轻度充血水肿，咽部轻度充血，余未查及异常。舌淡红，苔薄白。脉浮数。血常规：白细胞 $10.9×10^9/L$，中性粒细胞 0.65，淋巴细胞 0.30。

1. 应首先考虑的诊断是

    A. 支原体肺炎　　B. 普通感冒

    C. 急性鼻窦炎　　D. 急性支气管炎

    E. 急性扁桃体炎

2. 中医治法是

    A. 清热解毒　　　　B. 辛温解表

    C. 清暑祛湿解表　　D. 辛凉解表

    E. 清热利咽

3. 治疗此证应首选的方剂是

    A. 桑白皮汤　　　　B. 银翘散

    C. 三拗汤合止嗽散　D. 麻杏石甘汤

    E. 新加香薷饮

B1 型题

    A. 射干麻黄汤　　　B. 定喘汤

    C. 荆防败毒散加减　D. 银翘散加减

    E. 新加香薷饮加减

1. 某男，身热较著，微恶风寒，汗出不畅，头胀痛，目胀，鼻塞，流浊涕，口干而渴，咳嗽，痰黄黏稠，咽喉肿痛，舌苔薄白微，边尖红，脉浮数。治疗应首选的方剂是

2. 某女，恶寒重，发热轻，无汗，头痛，肢体酸痛，鼻塞声重喷嚏，时流清涕，咽痒，咳嗽，口不渴，舌苔薄白而润，脉浮或浮紧。治疗应首选的方剂是

    A. 奥可他韦　　　　B. 复方阿司匹林

    C. 头孢氨苄　　　　D. 克咳敏

    E. 华素片

3. 急性上呼吸道感染抗病毒治疗常选用

4. 急性上呼吸道感染抗感染治疗常选用

参考答案

A1 型题

1. A　　2. D　　3. B　　4. A　　5. D

6. A

A2 型题

1. C　　2. C　　3. A

A3 型题

1. B　　2. D　　3. B

B1 型题

1. D　　2. C　　3. A　　4. C

细目二　急性支气管炎

A1 型题

1. 引起急性支气管炎最常见的病因是
    A. 病毒或细菌感染　　B. 吸入刺激性气体
    C. 过敏反应　　　　　D. 寒冷空气刺激
    E. 粉尘

2. 关于急性支气管炎的说法，不正确的是
    A. 肺的卫外功能减弱是引发本病的重要病因
    B. 发病常以风为先导，夹有寒、热、燥、湿等邪
    C. 病变部位主要在肺脾
    D. 年老体弱者更易受邪以致疾病反复发作
    E. 发病常以风为先导

3. 急性支气管炎的主要症状是
    A. 发热　　　　　　　B. 咳嗽
    C. 气促　　　　　　　D. 发绀
    E. 心悸

4. 急性支气管炎胸部 X 线表现是
    A. 双肺有片状阴影
    B. 正常或有肺纹理增强
    C. 肺门阴影增强
    D. 右下肺有片状阴影
    E. 沿支气管分布的小片状阴影

5. 有关急性支气管炎和急性上呼吸道感染的论述，不正确的是
    A. 急性上呼吸道感染鼻咽部症状明显
    B. 急性上呼吸道感染胸部 X 线正常
    C. 急性支气管炎伴支气管痉挛时，可见胸闷气促
    D. 急性支气管炎肺部可见干、湿啰音，咳嗽后增多
    E. 急性上呼吸道感染咳嗽轻微，一般无痰

6. 急性支气管炎治疗措施不包括
    A. 解痉　　　　　　　B. 祛痰
    C. 退热　　　　　　　D. 抗菌
    E. 平喘

A2 型题

1. 某女，咳嗽咽痒，声重气急，痰稀色白，头痛鼻塞，流清涕，骨节酸痛，恶寒，发热，无汗，舌苔薄白，脉浮或浮紧。其中医治法是
    A. 疏风清热，宣肺止咳
    B. 疏风散寒，宣肺止咳
    C. 疏风清肺，润燥止咳
    D. 轻宣凉燥，润肺止咳
    E. 温肺化饮，散寒止咳

2. 某男，干咳痰少，咽干鼻燥，头痛，恶寒，发热无汗，苔薄白而干，脉浮紧。治疗应首选的方剂是
    A. 桑菊饮加减　　　　B. 三拗汤加减
    C. 止嗽散加减　　　　D. 杏苏散加减
    E. 银翘散加减

3. 某男，初起见发热，干咳，随后痰量增多，咳嗽加剧。白细胞计数和分类无明显改变，X 线检查见肺纹理增粗。应考虑的诊断是
    A. 急性上呼吸道感染
    B. 急性支气管炎
    C. 慢性阻塞性肺气肿
    D. 肺结核
    E. 流行性感冒

4. 某患者，咳嗽新起，咳声嘶哑，干咳无痰，黏稠难出，咳引胸痛，鼻燥咽干，恶风头痛，舌尖红，苔薄黄而干。其中医证型是
    A. 风寒袭肺证　　　　B. 燥热伤肺证
    C. 风热犯肺证　　　　D. 凉燥伤肺证

E. 寒饮犯肺证

A3 型题

患者，女，35 岁。一周因跑步吸入冷空气后出现干咳气促、伴少量黏液痰，现咳嗽加剧，咳痰白稀，气促明显，伴头痛鼻塞、骨节酸痛、恶寒。查体：体温 38.8℃，两肺闻及散在干、湿啰音，部位不固定，咳嗽后啰音消失，余未查及异常。舌淡红，苔薄白。脉浮紧。血常规：白细胞 $10.9×10^9$/L，中性粒细胞 0.68。

1. 应首先考虑的病证诊断是
   A. 普通感冒（风寒束表证）
   B. 支原体肺炎（风热犯肺证）
   C. 急性上呼吸道感染（外寒内饮证）
   D. 大叶性肺炎（痰热郁肺证）
   E. 急性支气管炎（风寒袭肺证）

2. 以下哪种治疗措施是不恰当的
   A. 适当休息，注意保暖，多饮暖水
   B. 应用解热镇痛药复方阿司匹林
   C. 选用茶碱类平喘药
   D. 应用抗生素治疗
   E. 注意保暖，避免吸入冷空气

3. 治疗此证应首选的方剂是
   A. 三拗汤合止嗽散加减
   B. 杏苏散加减
   C. 二陈汤合三子养亲汤加减
   D. 小青龙汤加减
   E. 麻杏石甘汤加减

4. 若患者肺热内郁，咳痰渐黄，可酌情加
   A. 生石膏、黄芩   B. 半夏、厚朴
   C. 桔梗、甘草   D. 百部、紫菀
   E. 前胡、瓜蒌

B1 型题

A. 小青龙汤加减
B. 桑菊饮加减

C. 桑杏汤加减
D. 三拗汤合止嗽散加减
E. 定喘汤加减

1. 某女，咳嗽初起，声重气急，咽痒，痰稀色白，多伴有头痛鼻塞，流清涕，骨节酸痛，恶寒，或有发热，无汗等表证，舌苔薄白，脉浮或浮紧。治疗应首选的方剂是

2. 某患者，咳嗽新起，咳声嘶哑，干咳无痰或痰少黏稠难出，或黏连成丝，或咳引胸痛，多伴有鼻燥咽干，恶风发热，头痛等表证，舌尖红，苔薄黄而干，脉浮数。治疗应首选的方剂是

   A. 风热犯肺证   B. 燥热伤肺证
   C. 凉燥伤肺证   D. 风寒袭肺证
   E. 痰热郁肺证

3. 某患者，咳嗽新起，咳声粗亢，或咳声嘎哑，咳痰黏稠或稠黄，咳时汗出，常伴鼻流黄涕，头痛口渴，喉燥咽痛，或有发热，微恶风寒等表证，舌苔薄黄，其中医证型是

4. 某患者，干咳，痰少或无痰，咽干鼻燥，兼有头痛，恶寒，发热无汗，苔薄白而干，脉浮紧，其中医证型是

参考答案

A1 型题

1. A   2. C   3. B   4. B   5. D
6. A

A2 型题

1. B   2. D   3. B   4. B

A3 型题

1. E   2. D   3. A   4. A

B1 型题

1. D   2. C   3. A   4. C

细目三 慢性支气管炎

A1 型题

1. 慢性支气管炎是指
   A. 气管黏膜炎症
   B. 气管、支气管及其周围组织的慢性炎症
   C. 毛细支气管的慢性炎症
   D. 细支气管炎症
   E. 主支气管炎症

2. 慢性支气管炎的发病因素不包括
   A. 吸烟　　　　　B. 感染
   C. 职业粉尘　　　D. 暴饮暴食
   E. 化学物质接触

3. 慢性支气管炎的中医病因不包括
   A. 外邪侵袭　　　B. 肾气虚衰
   C. 脾虚生痰　　　D. 肝气郁结
   E. 肺脏虚弱

4. 慢性支气管炎痰液的特征是
   A. 白色黏液性
   B. 铁锈色痰
   C. 粉红色浆液泡沫样痰
   D. 砖红色胶冻样痰
   E. 血痰

5. 慢性支气管炎 X 线检查可见
   A. 两肺纹理增粗，呈网状或条索状，以下肺野较明显
   B. 肺纹理增粗或呈卷发状
   C. 两肺野的透亮度增加，肺血管纹理外带纤细、稀疏和变直，内带的血管纹理可增粗或紊乱
   D. 块状阴影或结节状影
   E. 肺动脉影增宽

6. 慢性支气管炎的诊断要点是
   A. 咳嗽、咳痰每年持续 2 个月，持续 2 年以上者
   B. 咳嗽、咳痰每年持续 2 个月，持续 3 年以上者
   C. 咳嗽、咳痰每年持续 3 个月，持续 2 年以上者
   D. 咳嗽、咳痰每年持续 3 个月，持续 3 年以上者
   E. 咳嗽、咳痰每年持续 3 个月，持续 4 年以上者

7. 慢性支气管炎最常见的并发症是
   A. 支气管肺炎　　　B. 阻塞性肺气肿
   C. 支气管扩张症　　D. 肺源性心脏病
   E. 急性上呼吸道感染

A2 型题

1. 某患者，咳嗽，咳痰，喘息，每年冬季发病 3 个月以上，连续发作 5 年，胸部 X 线检查显示肺纹理增多，以两肺中下野明显。应考虑的诊断是
   A. 支气管扩张症
   B. 慢性阻塞性肺气肿
   C. 肺结核
   D. 急性支气管炎
   E. 慢性支气管炎

2. 某患者，咳嗽、咳痰，每年发病 3 个月以上，连续发作 2 年，现咳嗽，咳声重浊，痰多色白而黏，胸满窒闷，纳呆，舌苔腻色白，脉滑。治疗应首选的方剂是
   A. 二陈汤合三子养亲汤加减
   B. 清金化痰汤加减
   C. 小青龙汤加减
   D. 三拗汤合止嗽散加减
   E. 补肺汤加减

3. 某患者，咳嗽，喘逆不得卧，咳吐清稀白沫痰，量多，遇冷空气刺激加重，面浮肢肿，恶

寒肢冷，小便不利，舌苔白滑，脉弦紧。其中医证型是

A. 风寒犯肺证　　　B. 寒饮伏肺证

C. 风热犯肺证　　　D. 痰浊阻肺证

E. 痰热郁肺证

4. 某老年患者，咳嗽气短，倦怠乏力，咳痰量多易出，面色白，食后腹胀，食后即便，舌体胖边有齿痕，舌苔薄白或薄白腻，脉细弱。治疗应首选的方剂是

A. 肾气丸加减

B. 补肺汤合补中益气汤加减

C. 麻杏石甘汤加减

D. 参苓白术散加减

E. 沙参麦冬汤加减

A3 型题

女，67 岁，反复发作性咳嗽、咳痰 5 年，每冬季发作，近一周再次出现咳嗽、咳白黏痰且不易咳出，喘息憋闷，夜间加剧，纳呆，口黏不渴。平日倦怠乏力、面色淡白、食欲不佳。现查体：胸部膨满，双肺广泛湿啰音。舌淡红，苔白腻，舌体胖大，有齿痕。脉滑。X 线检查：肺纹理增多、变粗、扭曲，呈条索状阴影，右肺中下野明显。

1. 应首先考虑的病证诊断是

A. 支气管哮喘

B. 支气管扩张症

C. 大叶性肺炎

D. 慢性支气管炎急性发作

E. 肺气肿

2. 以下哪项措施是不合理的

A. 及时有效使用抗生素

B. 进行痰培养

C. 进行肺功能检查

D. 积极使用镇咳药

E. 使用祛痰止咳药

3. 其中医治法是

A. 宣肺散寒，化痰止咳

B. 清热解表，止咳平喘

C. 燥湿化痰，降气止咳

D. 清热化痰，宣肺止咳

E. 温肺化饮，散寒止咳

4. 治疗此证应首选的方剂是

A. 三拗汤和止嗽散加减

B. 麻杏石甘汤加减

C. 二陈汤合三子养亲汤加减

D. 清金化痰汤加减

E. 小青龙汤加减

5. 针对该患者的病情，可加的药物是

A. 葶苈子、大枣　　B. 黄连、干姜

C. 麻黄、桂枝　　　D. 党参、白术

E. 桂枝、茯苓

B1 型题

A. 宣肺散寒，化痰止咳

B. 清热解表，止咳平喘

C. 补肺益气，化痰止咳

D. 温肺化饮，散寒止咳

E. 清热化痰，宣肺止咳

1. 某患者，咳嗽，喘逆不得卧，咳吐清稀白沫痰，量多，遇冷空气刺激加重，甚至面浮肢肿，常兼恶寒肢冷，微热，小便不利，舌苔白滑或白腻，脉弦紧，其中医治法是

2. 咳嗽频剧，气粗或咳声嘶哑，痰黄黏稠难出，胸痛烦闷，伴有鼻流黄涕，身热汗出，口渴，便秘，尿黄，舌苔薄黄，脉浮或滑数，其中医治法是

A. 盐酸氨溴索　　　B. 氯化铵棕色合剂

C. 氯化钠注射液　　D. 氨茶碱

E. 阿莫西林

3. 慢性支气管炎急性加重期和慢性迁延期控制感染的常用药物是

4. 慢性支气管炎急性加重期和慢性迁延期解痉平喘的常用药物是

参考答案

A1 型题

1. B 2. D 3. D 4. A 5. A
6. C 7. B

A2 型题

1. E 2. A 3. B 4. B

A3 型题

1. D 2. D 3. C 4. C 5. D

B1 型题

1. D 2. B 3. E 4. D

细目四　慢性阻塞性肺疾病

A1 型题

1. 下列各项，不属于慢性阻塞性肺疾病病因的是

　　A. 感染

　　B. 空气污染

　　C. 遗传

　　D. 蛋白酶-抗蛋白酶失衡

　　E. 职业粉尘和化学物质

2. 下列各项，不属于慢性阻塞性肺疾病体征的是

　　A. 桶状胸

　　B. 语颤增强

　　C. 肺部叩诊为过清音

　　D. 两肺呼吸音减弱

　　E. 肝脏浊音界下降

3. 下列关于急性加重期慢性阻塞性肺疾病的治疗，错误的是

　　A. 应用支气管扩张剂

　　B. 对于重度及极重度患者可应用糖皮质激素

　　C. 高流量吸氧

　　D. 根据病原菌类型及药物敏感情况选用抗生素

　　E. 根据病情严重程度决定门诊或住院治疗

4. 慢性阻塞性肺疾病肺脾气虚证，其治疗应首选方剂是

　　A. 补肺汤合四君子汤

　　B. 金匮肾气丸合参蛤散

　　C. 参附汤送服黑锡丹

　　D. 五磨饮子

　　E. 玉屏风散

5. 慢性阻塞性肺疾病外寒内饮证，其中医治法是

　　A. 解表清里，化痰平喘

　　B. 清热化痰，宣肺平喘

　　C. 宣肺散寒，清热化痰

　　D. 温肺散寒，解表化饮

　　E. 解表清里，化痰降逆

A2 型题

1. 王某，患慢性阻塞性肺疾病 10 余年，近日感冒后病情加重，症见呼吸浅短难续，倚息不能平卧，咳嗽，痰白如沫，咳吐不利，胸满闷窒，声低气怯，心慌，形寒汗出，面色晦暗，小便清长，舌淡，苔白润。治疗应首选的方剂是

A. 麻杏石甘汤加减

B. 麻黄汤合华盖散

C. 补虚汤合参蛤散

D. 平喘固本汤合补肺汤加减

E. 桑白皮汤合越婢加半夏汤加减

2. 某男，65 岁，吸烟 20 余年，近 3 年来出现气喘、呼吸困难、咳嗽、咳痰。胸部视诊胸廓前后径增大，肋间隙增宽，两肺听诊呼吸音减弱，呼气延长。其诊断是

A. 支气管肺癌

B. 支气管哮喘

C. 支气管扩张症

D. 慢性阻塞性肺疾病

E. 肺结核

3. 患者男，咳逆喘息气粗，烦躁胸满，痰黄，黏稠难咯，身热微恶寒，溲黄，便干，口渴，舌红，苔黄腻，脉数或滑数。其中医治法是

A. 补肺益气，养阴润肺

B. 清肺化痰，降逆平喘

C. 扶阳固脱，镇摄肾气

D. 清热化痰，宣肺止咳

E. 温肺化饮，散寒止咳

A3 型题

某男，71 岁，既往吸烟史 50 余年，慢性支气管炎 20 余年，常晨起咳嗽，夜间有阵咳或排痰，为大量白色黏液痰，近 1 年来出现劳动后气短、喘息及呼吸困难，现见咳逆喘息，不得平卧，痰多稀薄，并伴有恶寒发热，背冷无汗，渴不多饮。查体：桶状胸，呼吸动度减弱，剑突下出现收缩期心脏搏动，叩诊肺部呈过清音，心浊音界缩小，听诊两肺呼吸音减弱，呼气延长，心率 90 次/分，律齐。舌苔白滑，脉弦紧。肺功能检查：FEV_1/FVC 50%，FEV_1 45%。

1. 应首先考虑的病证诊断是

A. 慢性阻塞性肺病（外寒内饮证）

B. 慢性支气管炎（痰浊壅肺证）

C. 支气管肺炎（痰热郁肺证）

D. 肺气肿（肺肾两虚证）

E. 支气管哮喘（痰热郁肺证）

2. 以下措施哪项是不合理的

A. 应用祛痰药

B. 缓解期长期吸入糖皮质激素

C. 持续高浓度吸氧

D. 应用抗生素控制感染

E. 应用抗胆碱能药物舒张支气管

3. 中医治法是

A. 温肺散寒，解表化饮

B. 清肺化痰，降逆平喘

C. 健脾化痰，降气平喘

D. 补肺健脾，益气平喘

E. 补肺纳肾，降气平喘

4. 治疗此证应首选的方剂是

A. 小青龙汤加减

B. 三子养亲汤合二陈汤加减

C. 平喘固本汤合补肺汤加减

D. 越婢加半夏汤或桑白皮汤加减

E. 补肺汤合四君子汤加减

B1 型题

A. 桑白皮汤

B. 小青龙汤

C. 补肺汤合四君子汤

D. 二陈汤合三子养亲汤

E. 玉屏风散合六君子汤

1. 慢性阻塞性肺疾病肺脾气虚证，治疗应首选的方剂是

2. 慢性阻塞性肺疾病痰浊壅肺证，治疗应首选的方剂是

A. 正虚喘脱证　　　B. 肾虚不纳证

C. 肺肾气虚证　　　D. 肺气郁闭证

E. 痰浊壅肺证

3. 患者咳喘痰多，色白黏腻，短气喘息，稍

劳即著，脘痞腹胀，倦怠乏力，舌质偏淡，苔薄腻，脉滑。其中医辨证为

4. 患者呼吸浅短难续，动则喘促更甚，声低气怯，咳嗽，痰白如沫，咯吐不利，胸闷心悸，形寒汗出，舌质淡或紫暗，脉沉细无力。其中医辨证为

参考答案

A1 型题

1. C   2. B   3. C   4. A   5. D

A2 型题

1. D   2. D   3. B

A3 型题

1. A   2. C   3. A   4. A

B1 型题

1. C   2. D   3. E   4. C

细目五　支气管哮喘

A1 型题

1. 支气管哮喘发作时的主要特征是
   A. 慢性咳嗽，咳痰，喘息
   B. 发作性伴有哮鸣音的呼气性呼吸困难
   C. 发作性伴有哮鸣音的吸气性呼吸困难
   D. 混合性呼吸困难
   E. 非发作性呼吸困难

2. 目前公认的支气管哮喘最重要的发病机制是
   A. 气道炎症   B. 饮食不节
   C. 情志激动   D. 外邪侵袭
   E. 吸烟多年

3. 哮病发病的宿根是
   A. 宿痰伏肺   B. 先天不足
   C. 饮食不当   D. 气候变化
   E. 外邪侵袭

4. 哮病的病变脏腑是
   A. 病位在肺，与脾、肾密切相关
   B. 病位在肺，与脾、肾、肝密切相关
   C. 病位在肺，与脾、肾、肝、心密切相关
   D. 病位在气道，与肺、脾、肾密切相关
   E. 病位在气道，与肺、脾、肾、肝密切相关

5. 下列各项中，关于重度支气管哮喘急性发作的治疗错误的是
   A. 氧疗
   B. 速效 $β_2$ 受体激动剂
   C. 使用大剂量抗生素
   D. 茶碱的使用
   E. 尽早使用全身激素

6. 支气管哮喘发作期寒哮证，其治疗的首选方剂是
   A. 定喘汤   B. 射干麻黄汤
   C. 六君子汤   D. 金匮肾气丸
   E. 七味都气丸

7. 支气管哮喘发作时的 X 线表现是
   A. 肺纹理增多
   B. 可见两肺透亮度增加
   C. 患侧透亮度增强，肺纹理消失
   D. 左心大，肺淤血征
   E. 肺叶实变，其中有空洞

A2 型题

1. 某女，发作性喉间痰鸣气喘多年，因受寒发作 1 天。现症见呼吸急促，喉中哮鸣有声，胸膈满闷如窒，咳不甚，咳吐不爽，痰稀薄色白，面色晦滞带青，口不渴，形寒畏冷，舌苔白滑，脉弦紧。其中医证型是

    A. 哮喘寒哮证   B. 哮喘热哮证

    C. 哮喘肾虚证   D. 寒饮伏肺证

    E. 风寒犯肺证

2. 某女，发作性喉间痰鸣气喘 20 年，现症见气粗息涌，咳呛阵作，喉中哮鸣，胸高胁胀，口渴喜饮，口苦，痰黄，咳吐不利，舌质红，苔黄腻，脉滑数。其治疗应首选的方剂是

    A. 定喘汤   B. 射干麻黄汤

    C. 七味都气丸   D. 苏子降气汤

    E. 小青龙汤

3. 赵某，男，45 岁，阵发性呼气性呼吸困难，烦躁不安，持续 6 小时，氨茶碱无效。过去有哮喘病史。查体：满肺哮鸣音，可见肺气肿征。治疗应首选的药物是

    A. 大剂量青霉素静滴 B. 西地兰静脉推注

    C. 吗啡皮下注射   D. 地塞米松静滴

    E. 沙丁胺醇雾化吸入

4. 张某，女，43 岁，1 个月来干咳，胸闷憋气，呼吸困难，夜间明显，影响睡眠，既往有类似发作病史，双肺可闻及哮鸣音。治疗应首选的是

    A. 口服安定

    B. 雾化吸入色甘酸钠

    C. 吸入特布他林，口服茶碱控释片

    D. 静脉滴注琥珀酸氢化可的松

    E. 氧气吸入

A3 型题

女，28 岁，发作性气促 20 年，每于春季多

发，吸入沙丁胺醇后可缓解，4 小时前因外出接触柳絮后出现眼痒、流泪和频发喷嚏，继而胸闷，呼吸急促，喉中哮鸣，吸入沙丁胺醇不能缓解，并伴烦躁汗出，口渴面赤。查体：三凹征，双肺广泛哮鸣音，呼气相延长，心率 100 次/分，律齐。舌红，苔白，脉滑数。

1. 应首先考虑的病证诊断是

    A. 急性上呼吸道感染

    B. 慢性阻塞性肺病

    C. 慢性支气管炎

    D. 支气管肺炎

    E. 支气管哮喘

2. 对患者当前的处理中不恰当的是

    A. 重复吸入速效 β2 受体激动剂

    B. 口服泼尼松龙

    C. 氧疗

    D. 抗感染治疗

    E. 机械通气

3. 首选的方剂是

    A. 射干麻黄汤加减 B. 定喘汤

    C. 桑白皮汤   D. 苏子降气汤

    E. 小青龙汤

4. 若患者痰鸣息涌，可考虑加入的药物是

    A. 苏子、白芥子   B. 葶苈子、地龙

    C. 麻黄、石膏   D. 射干、鱼腥草

    E. 知母、海浮石

B1 型题

    A. 射干麻黄汤   B. 定喘汤

    C. 六君子汤   D. 玉屏风散

    E. 金匮肾气丸

1. 李某，男，56 岁，哮喘 20 年病史，劳累后哮喘易发，平素息促气短，呼多吸少，动则为甚，形瘦，神疲，心悸，腰酸腿软，脑转耳鸣，舌淡红少苔，脉细数。治疗应首选的方剂是

2. 某女，哮喘病史 6 年，近日复发，症见气

粗息涌，咳呛阵作，喉中哮鸣，胸高胁胀，烦闷不安，汗出，口渴喜饮，面赤口苦，咳痰色黄，黏浊稠厚，咳吐不利，舌质红，苔黄腻，脉滑数。治疗应首选的方剂是

    A. 氨茶碱   B. β_2 受体激动剂

    C. 糖皮质激素   D. 抗胆碱药物

    E. 色甘酸钠

3. 具有抑制炎症细胞趋化、细胞因子生成、炎性介质释放，增强平滑肌细胞 β_2 受体反应性，抑制组胺酸脱羧酶，减少组胺形成作用的药物是

4. 激动 β_2 受体，激活腺苷酸环化酶，使细胞内的环酸腺苷（cAMP）含量增加、游离 Ca^{2+} 减少，使支气管平滑肌舒张的药物是

参考答案

A1 型题

1. B   2. A   3. A   4. C   5. C

6. B   7. B

A2 型题

1. A   2. A   3. D   4. C

A3 型题

1. E   2. D   3. B   4. B

B1 型题

1. E   2. B   3. C   4. B

细目六　肺炎球菌肺炎

A1 型题

1. 下列各项中，不属于肺炎典型表现的是

    A. 寒战   B. 潮热

    C. 咳嗽   D. 咳痰

    E. 胸痛及呼吸困难

2. 下列各项中，关于肺炎链球菌肺炎的体征描述正确的是

    A. 早期肺部无明显异常体征，仅有呼吸幅度减小、叩诊轻度浊音、听诊呼吸音减低和胸膜摩擦音

    B. 肺实变时叩诊呈实音

    C. 听诊语颤减弱和支气管呼吸音等典型体征

    D. 消散期不可闻及湿啰音

    E. 病变累及胸膜时无胸膜摩擦音

3. 下列各项中，关于肺炎中医病因病机的叙述，错误的是

    A. 邪犯肺卫   B. 痰热壅肺

    C. 阴竭阳脱   D. 热闭心神

    E. 劳倦内伤

A2 型题

1. 某男，29 岁，因寒战、高热、咳嗽、胸痛 4 天入院。查体：血压 110/70mmHg，急性病容，呼吸急促，口唇发绀，右下肺可听到支气管呼吸音。X 线示：肺段大片、均匀炎症浸润阴影。血常规：白细胞 $11.9×10^9$/L，中性粒细胞 0.76。其诊断是

    A. 支原体肺炎   B. 病毒性肺炎

    C. 克雷白杆菌肺炎   D. 葡萄球菌肺炎

    E. 肺炎球菌肺炎

2. 某男，29 岁，因肺炎收入院。查体：血压 110/70mmHg，体温 39℃。急性病容，呼吸急

促，口唇发绀，右下肺可闻支气管呼吸音。血常规：白细胞 $12.9×10^9/L$，中性粒细胞 0.86。治疗措施错误的是

  A. 鼓励患者多饮水

  B. 首选青霉素 G

  C. 病人应卧床休息，宜食用营养而易消化的食物

  D. 剧烈胸痛者可酌用少量镇痛药

  E. 应用大量退热剂，使体温尽快恢复正常

3. 李某，女，24 岁。突发寒战高热，咳嗽咳痰，右胸痛 3 天，予退热剂后出现大汗淋漓，头晕，眼花，心悸，速来急诊。查体：神志清楚，血压 70/45mmHg，心率 130 次/分，呼吸急促，口唇发绀，右下肺叩诊浊音，可闻及管状呼吸音。血常规：白细胞 $25.6×10^9/L$，中性粒细胞 0.86。X 线示：右下肺大片炎症浸润阴影。其诊断是

  A. 肺炎球菌肺炎 B. 肺脓肿

  C. 感染性休克 D. 支原体肺炎

  E. 葡萄球菌肺炎

4. 王某，男，30 岁。突发寒战高热，咳吐铁锈色痰，伴胸痛、心悸。查体：心率 125 次/分，呼吸急促，口唇发绀，左下肺叩诊呈浊音，可闻及管状呼吸音。血常规：白细胞 $1.6×10^9/L$。治疗应首选的措施是

  A. 针对病原菌选用有效抗生素

  B. 畅通气道，吸氧

  C. 应用糖皮质激素

  D. 纠正水、电解质和酸碱平衡紊乱

  E. 应用血管活性药物

5. 张某，突发咳嗽，咳痰黄稠，进而咳铁锈色痰，呼吸急促，高热不退，胸膈痞满，按之疼痛，口渴烦躁，小便黄赤，大便干燥，舌红苔黄，脉洪数。其中医治法是

  A. 疏风清热，宣肺止咳

  B. 清热化痰，宽胸止咳

  C. 清热解毒，化痰开窍

  D. 益气养阴，润肺化痰

  E. 解表散寒，清泄里热

6. 某男，患肺炎，经抗生素治疗后好转，现症见干咳少痰，咳嗽声低，气短神疲，身热，手足心热，自汗，心胸烦闷，口渴欲饮，舌红，苔薄黄，脉细数。治疗应首选的方剂是

  A. 竹叶石膏汤 B. 沙参麦冬汤

  C. 清营汤 D. 生脉散

  E. 补肺汤

A3 型题

男，35 岁，4 天前淋雨后出现高热 40℃，伴寒战，咳嗽，咳铁锈色痰伴胸痛、呼吸困难，现见咳嗽，咳痰黄稠，胸膈痞闷，口渴烦躁，大便干燥，小便黄赤。查体：口唇周围存在疱疹，呼气急促，双肺呼吸音粗，右下肺叩浊，可闻及管状呼吸音。舌红苔黄。脉滑数。血常规检查：白细胞 $14.8×10^9/L$，中性粒细胞百分比 0.86，X 线检查：右下肺大片致密阴影。

1. 首先考虑的诊断是

  A. 肺炎球菌肺炎 B. 肺脓肿

  C. 支气管扩张症 D. 原发性肺结核

  E. 急性支气管炎

2. 若出现感染性休克，下列哪项措施不合理

  A. 控制感染 B. 补充血容量

  C. 纠正酸中毒 D. 应用糖皮质激素

  E. 应用解热镇痛药

3. 此证的治法是

  A. 疏风清热，宣肺止咳

  B. 清热化痰，宽胸止咳

  C. 清热解毒，化痰开窍

  D. 益气养阴，回阳固脱

  E. 益气养阴，润肺化痰

4. 治疗此证应首选的方剂是

  A. 清营汤加减

  B. 定喘汤

  C. 竹叶石膏汤加减

  D. 麻杏石甘汤合《千金》苇茎汤加减

  E. 三拗汤或桑菊饮加减

5. 若病情进一步发展出现热闭神昏，应首先使用的药物是

A. 安宫牛黄丸

B. 钩藤、全蝎、地龙

C. 生脉散

D. 苏合香丸

E. 野菊花、蔓荆子

B1 型题

A. 铁锈色痰　　　B. 粉红色泡沫痰

C. 砖红色胶冻状痰　D. 脓性痰

E. 粉红色乳状痰

1. 葡萄球菌肺炎可见

2. 克雷白杆菌肺炎可见

A. 青霉素 G　　　B. 红霉素

C. 抗病毒药物　　D. 抗结核药物

E. 氨基糖苷类药物

3. 某男，27 岁，受凉 2 天后出现寒战，高热，咳嗽，左侧胸痛。查体：血压 120/75mmHg，急性病容，呼吸急促，左下肺可听到支气管呼吸音。X 线示：肺段大片、均匀炎症浸润阴影。血常规：白细胞 13.2×10^9/L，中性粒细胞 0.86。治疗应首选的药物是

4. 患者女性，38 岁。近半个月来渐感乏力，咽痛，阵发性刺激性咳嗽，无痰，3 日来发热，体温 38.5℃。血常规：白细胞 7.2×10^9/L，中性粒细胞 0.78。X 线示：双下肺炎症浸润阴影。治疗应首选的药物是

A. 桑菊饮或三拗汤

B. 麻杏石甘汤合苇茎汤

C. 清营汤合四逆汤

D. 生脉散合四逆汤

E. 竹叶石膏汤

5. 某女，患肺炎 3 天不见好转，高热骤降，大汗肢冷，颜面苍白，呼吸急促，四肢厥冷，唇甲青紫，神志恍惚，舌淡青紫，脉微欲绝。治疗应首选的方剂是

6. 某男，发病初起，咳嗽，咳痰不爽，痰黏稠色黄，发热重，恶寒轻，无汗，口微渴，头痛，鼻塞，舌边尖红，苔薄微黄，脉浮数。治疗应首选的方剂是

参考答案

A1 型题

1. B　　2. A　　3. E

A2 型题

1. E　　2. E　　3. C　　4. A　　5. B
6. A

A3 型题

1. A　　2. E　　3. B　　4. D　　5. A

B1 型题

1. E　　2. C　　3. A　　4. B　　5. D
6. A

细目七　原发性支气管肺癌

A1 型题

1. 与原发性支气管肺癌发病无关的因素是

A. 吸烟　　　B. 空气污染

C. 职业危害　D. 肺结核

E. 急性上呼吸道感染

2. 下列各项中，关于中央型肺癌的叙述，错

误的是

    A. 发生在段支气管至主支气管

    B. 发生在段支气管以下

    C. 约占肺癌的 3/4

    D. 以鳞状上皮细胞癌较多见

    E. 小细胞未分化癌多见

3. 下列各项中，不属于非小细胞肺癌的是

    A. 小细胞肺癌   B. 鳞状上皮细胞癌

    C. 腺癌   D. 大细胞癌

    E. 鳞腺癌

4. 下列各项中，关于肺癌的中医病因论述，错误的是

    A. 气滞血瘀   B. 痰湿蕴肺

    C. 阴虚毒热   D. 气阴两虚

    E. 外感邪毒

5. 下列各项中，关于肺癌的中医病机叙述，错误的是

    A. 基本病机为正气虚弱，毒恋肺脏，久成癥积

    B. 发病后期以正虚为根本，因虚致实

    C. 阴虚内热炼液成痰，血行不畅成瘀，痰瘀互结于肺

    D. 实则不外乎气滞、血瘀、痰凝、毒聚

    E. 虚以阴虚、气阴两虚多见

6. 发现肺癌的最基本的检查是

    A. 胸部 X 线检查

    B. 痰脱落细胞学检查

    C. 放射性核素扫描检查

    D. 癌标志物检测

    E. 纤维支气管镜检查

7. 诊断原发性支气管肺癌最可靠的手段是

    A. 病史及体征

    B. 胸部影像学检查

    C. 癌标志物检测及基因诊断

    D. 痰细胞学、组织病理学检查

    E. 放射性核素扫描检查

8. 肺脓肿与癌性空洞继发感染的鉴别主要是

    A. 咳嗽，咳脓痰

    B. 血的白细胞检查

    C. 发热的轻重

    D. 脓痰的多少

    E. X 线检查或痰液细胞学检查

9. 下列各项中，不以手术作为重要治疗方法的是

    A. 非小细胞肺癌Ⅰ期

    B. 非小细胞肺癌Ⅱ

    C. 非小细胞肺癌ⅢA

    D. 非小细胞肺癌ⅢB

    E. 局限期小细胞肺癌

A2 型题

1. 患者，女性，63 岁。有长期吸烟史，慢性咳嗽多年，近 2～3 个月刺激性咳嗽并持续痰中带血，抗炎、镇咳治疗后无明显疗效。X 线显示右侧第二肋间有结节致密影，2.5cm×3.5cm 大小，呈分叶状，边缘有短毛刺，右肺门结节增大。首先考虑的诊断是

    A. 结核球   B. 肺门淋巴结结核

    C. 炎性假瘤   D. 纵隔淋巴瘤

    E. 支气管肺癌

2. 患者，男性，54 岁。2 个月前发现左肩胛骨及左上肢内侧疼痛，逐渐加重，伴有低热，2 年前胸部 X 线检查正常。查体：左眼睑下垂，瞳孔缩小，眼球内陷。X 线显示左前第二肋以上至肺尖部有高密度阴影。其诊断是

    A. 肺门淋巴结结核

    B. 急性粟粒型肺结核

    C. 支原体肺炎

    D. 支气管肺癌

    E. 慢性纤维空洞型肺结核

3. 张某，男，48 岁。支气管肺癌术后 3 个月，配合中药治疗。现症见咳嗽不畅，咳痰不爽，胸胁胀痛、刺痛，面青唇暗，大便秘结，舌质暗紫，舌下有瘀斑，脉弦。其中医治法是

    A. 活血散瘀，行气化滞

B. 祛湿化痰，清热解毒

C. 养阴清热，解毒散结

D. 益气养阴，化痰散结

E. 行气化滞，清热解毒

4. 患者，女性，74 岁。确诊支气管肺癌 1 个月，现症见刺激性咳嗽，痰中带血，心烦，少寐，手足心热，盗汗，口渴，大便秘结，舌质红，苔薄黄，脉细数。治疗应首选的方剂是

A. 生脉饮合四逆散

B. 血府逐瘀汤合射干麻黄汤

C. 导痰汤合定喘汤

D. 沙参麦冬汤合五味消毒饮

E. 沙参麦冬汤合生脉散

A3 型题

男，65 岁，吸烟史 40 余年，每日 10～20 支，右胸隐痛伴刺激性咳嗽，痰中带血丝 1 个月，伴心烦，少寐，低热盗汗，口渴，大便秘结。查体：消瘦，杵状指，右锁骨上淋巴结肿大，右下肺呼吸音低。舌红，苔黄，脉细数。X 线检查：右侧肺门类圆形致密阴影，约 2.3cm×3.5cm，边缘毛糙，有切迹，右上肺肺不张。纤支镜检查：右肺上叶开口处有蕈状肿物。

1. 首先考虑的诊断是

A. 大叶性肺炎　　　B. 肺脓肿

C. 支气管扩张症　　D. 原发性肺结核

E. 支气管肺癌

2. 若出现眼睑下垂、眼球内陷、瞳孔缩小、额部少汗，考虑可能的病因是

A. 肿瘤侵犯胸膜或纵隔

B. 肿瘤压迫肋间神经

C. 肿瘤压迫喉返神经

D. 肿瘤压迫颈部交感神经

E. 肿瘤压迫阻滞上腔静脉

3. 此证的治法是

A. 化瘀散结，行气止痛

B. 祛湿，化痰，散结

C. 养阴清热，解毒散结

D. 益气养阴，化痰散结

E. 清热凉血，消肿散结

4. 治疗此证应首选的方剂是

A. 沙参麦冬汤加减

B. 二陈汤合瓜蒌薤白半夏汤加减

C. 沙参麦冬汤合五味消毒饮

D. 血府逐瘀汤加减

E. 麦味地黄丸

5. 若出现进一步出现神疲乏力，汗出气短，口干低热，下列不适合使用的方剂是

A. 沙参麦冬汤　　B. 大补元煎

C. 生脉散　　　　D. 清营汤

E. 麦味地黄丸

B1 型题

A. 气滞血瘀证　　B. 痰湿蕴肺证

C. 阴虚毒热证　　D. 气阴两虚证

E. 痰瘀互结证

1. 李某，男，52 岁。支气管肺癌手术及化疗后，咳嗽无力，有痰，痰中带血，神疲乏力，时有心悸，汗出气短，口干，纳呆脘胀，便干，舌质红，苔薄，脉细数无力。其中医证型是

2. 某女，63 岁。诊断肺癌 4 个月，咳嗽，痰多，气憋胸闷，胸胁疼痛，纳差便溏，身热尿黄，舌质暗，苔厚腻，脉滑数。其中医证型是

A. 肺脓肿　　　　B. 肺门淋巴结结核

C. 肺良性肿瘤　　D. 支气管肺癌

E. 结核球

3. 某男，48 岁，刺激性咳嗽 2 个月，伴痰中带血，X 线示右上肺叶部分不张，纤维支气管镜检查见右肺上叶支气管开口处有菜花样肿物，质脆，易出血。应首先考虑的诊断是

4. 孙某，男，30 岁。有长期吸烟史，近 2 个月来声音嘶哑，咳嗽，少量黏痰，痰中带血，低热，伴身体乏力。1 年前曾有肺结核接触史。

X 线显示：右肺上叶有一 2cm×3cm 密度较高的球形阴影。应首先考虑的诊断是

参考答案

A1 型题

1. E　　2. B　　3. A　　4. E　　5. C

6. A　　7. D　　8. E　　9. E

A2 型题

1. E　　2. D　　3. A　　4. D

A3 型题

1. E　　2. D　　3. C　　4. C　　5. D

B1 型题

1. D　　2. B　　3. D　　4. E

细目八　慢性肺源性心脏病

A1 型题

1. 慢性肺源性心脏病最常见的病因是

　　A. 支气管、肺疾病，慢性阻塞性肺疾病

　　B. 胸廓运动障碍性疾病

　　C. 肺血管疾病

　　D. 原发性肺泡通气不足

　　E. 先天性口咽畸形

2. 下列各项中，关于慢性肺源性心脏病中医病因病机的叙述，错误的是

　　A. 病因有外邪侵袭、肺脾肾虚、痰瘀互结等

　　B. 属本虚标实之证

　　C. 病位主要在肺

　　D. 早期表现为肺、脾、肾三脏气虚，后期则为心肾阳虚

　　E. 急性发作期以邪实为主，缓解期以脏腑虚损为主

3. 慢性肺源性心脏病失代偿期心功能失代偿多表现为

　　A. 以右心衰为主　　B. 以左心衰为主

　　C. 多为全心衰　　D. 多为肺水肿

　　E. 缺氧和二氧化碳潴留

4. 下列各项中，慢性肺源性心脏病并发症不

常见的是

　　A. 肺性脑病

　　B. 上消化道出血

　　C. 酸碱平衡失调及电解质紊乱

　　D. 休克

　　E. 肺梗死

5. 慢性肺源性心脏病急性期治疗首要的是

　　A. 控制呼吸道感染，缓解支气管痉挛，清除痰液，畅通呼吸道

　　B. 持续低浓度给氧

　　C. 应用呼吸兴奋剂

　　D. 控制心力衰竭

　　E. 纠正心律失常

6. 慢性肺源性心脏病急性期利尿的原则是

　　A. 选用作用轻的利尿药，小剂量、短疗程、间歇给药，联合使用排钾和保钾利尿剂

　　B. 选用作用轻的利尿药，大剂量、短疗程、间歇给药，联合使用排钾和保钾利尿剂

　　C. 选用作用轻的利尿药，小剂量、长疗程、间歇给药，联合使用排钾和保钾利尿剂

　　D. 选用作用轻的利尿药，小剂量、短疗程、持续给药，联合使用排钾和保

利尿剂

E. 选用作用强的利尿药，小剂量、短疗程、间歇给药，联合使用排钾和保钾利尿剂

A2 型题

1. 张某，男，63 岁。患慢性肺源性心脏病 30 余年，近日来病情加重。症见呼吸浅短难续，声低气怯，甚则张口抬肩，倚息不能平卧，咳嗽，痰白清稀如沫，胸闷，心慌形寒，汗出，舌淡，脉沉细微无力。其中医治法是

    A. 健脾益肺，化痰降气

    B. 清肺化痰，降逆平喘

    C. 补肺纳肾，降气平喘

    D. 益气活血，止咳化痰

    E. 宣肺化痰，降逆止咳

2. 韩某，男，68 岁。肺心病多年，现症见喘息气粗，烦躁，胸满，咳嗽，痰黄，黏稠难咳，身热，微恶寒，有汗不多，溲黄便干，口渴，舌红，舌苔黄，边尖红，脉数。治疗应首选的方剂是

    A. 苏子降气汤

    B. 生脉散合血府逐瘀汤

    C. 补肺汤合二陈汤

    D. 越婢加半夏汤

    E. 小青龙汤

3. 患者，女性，63 岁。慢性咳喘病史 30 余年，1 年来出现双下肢浮肿，1 周来咳喘加重。查体：发绀明显，桶状胸，剑突下可见心尖搏动，心率 119 次/分，律齐，双肺可闻及干湿性啰音，肝肋下 1cm，双下肢浮肿（＋）。血常规：白细胞 $12×10^9$/L。胸片显示：肺气肿征，右心室增大，肺纹理增重。应首先考虑的诊断是

    A. 慢性支气管炎

    B. 慢性支气管炎合并肺气肿

    C. 慢性肺源性心脏病代偿期

    D. 慢性肺源性心脏病失代偿期

    E. 支气管哮喘

4. 患者，女性，63 岁。慢性咳喘病史 30 余年，1 年来出现双下肢浮肿，1 周来咳喘加重。查体：发绀明显，桶状胸，剑突下可见心尖搏动，心率 119 次/分，律齐，双肺可闻及干湿性啰音，肝肋下 1cm，双下肢浮肿（＋）。血常规：白细胞 $12×10^9$/L。胸片显示：肺气肿征，右心室增大，肺纹理增重。应首选的治疗措施是

    A. 立即给氧，应用呼吸兴奋剂等

    B. 立即予糖皮质激素和解痉平喘药物

    C. 积极控制呼吸道感染，保持呼吸道通畅

    D. 立即给予利尿剂、强心剂控制心力衰竭

    E. 营养支持疗法

A3 型题

患者，男，65 岁。支气管哮喘史 30 余年，近 1 年咳嗽、咳痰、喘息、憋闷，夜间憋喘加剧，常出现夜间阵发性呼吸困难伴咳嗽，不能平卧。现呼吸困难，咳嗽，咳痰，形冷畏寒，神情淡漠，食欲不振，小便不利。查体：口唇发绀，颈静脉怒张，下肢水肿，心音遥远，三尖瓣区收缩期杂音，心率 95 次/分，律不齐，双肺哮鸣音及肺底湿性啰音。舌胖质暗，苔白滑，脉沉细。

1. 首先考虑的病证诊断是

    A. 肺源性心脏病（气虚血瘀证）

    B. 慢性阻塞性肺病（痰热郁肺证）

    C. 肺源性心脏病（阳虚水泛证）

    D. 支气管扩张（痰浊壅肺证）

    E. 支气管哮喘（阳虚水泛证）

2. 以下哪项不是可能出现的并发症

    A. 肺纤维化   B. 心律失常

    C. 消化道出血   D. 肺性脑病

    E. 酸碱平衡失调及电解质紊乱

3. 以下哪项是不恰当的处理方式

    A. 使用抗生素控制感染

B. 使用 β 受体阻滞剂控制心律失常

C. 使用氧疗纠正缺氧和二氧化碳潴留

D. 使用肝素预防肺内小动脉栓塞

E. 使用利尿剂控制心力衰竭

4. 治疗此证应首选的方剂是

A. 补肺汤加减

B. 真武汤合五苓散加减

C. 涤痰汤加减

D. 越婢加半夏汤加减

E. 苏子降气汤加减

5. 血瘀甚，发绀明显者，可用

A. 泽兰、红花

B. 汉防己、川椒目

C. 赤芍、牛膝

D. 葶苈子、茯苓

E. 钩藤、全蝎

B1 型题

A. 痰浊壅肺证　　 B. 痰热郁肺证

C. 痰蒙神窍证　　 D. 阳虚水泛证

E. 气虚血瘀证

1. 患者，男，69 岁。慢性肺心病 30 余年。症见喘咳无力，气短难续，痰吐不爽，心悸，胸闷，口干，面色晦暗，唇甲发绀，神疲乏力，舌淡暗，脉细涩无力。其中医证型是

2. 曹某，女，76 岁。症见面浮，下肢肿，腹部胀满有水，心悸，咳喘，咳痰清稀，脘痞，纳差，尿少，怕冷，面唇青紫，舌胖质暗，苔白滑，脉沉细。其中医证型是

A. 慢性支气管炎急性发作期

B. 慢支，肺气肿

C. 风湿性心脏病，心衰

D. 慢支，肺气肿，肺心病

E. 冠心病，心衰

3. 男性患者，63 岁，慢性咳喘病史 25 年，近 2 年加重，平素室内活动出现心悸气喘乏力，有时出现下肢浮肿，3 天前受风后咳嗽，气喘心悸加重，伴有发绀，双下肢浮肿，肺部可闻及干湿性啰音，心率 125 次/分，律齐，肝肿大，有压痛，下肢水肿（+），应首先考虑的诊断是

4. 某男，54 岁，慢性咳嗽咳痰 20 年，近 4 年来心悸气短，活动后加剧，1 月来出现咳嗽，呼吸困难，夜间不能平卧，下肢浮肿，有腹水。既往曾有风湿性关节炎病史。查体：神清，发绀，颈静脉怒张，双肺可闻及少量干湿性啰音，$P_2 > A_2$。心率 120 次/分，律齐，肝肋下 2cm 可触及，并有压痛，腹水征（+），双下肢水肿（++）。应首先考虑的诊断是

参考答案

A1 型题

1. A　　2. C　　3. A　　4. E　　5. A

6. A

A2 型题

1. C　　2. D　　3. D　　4. C

A3 型题

1. C　　2. A　　3. B　　4. B　　5. A

B1 型题

1. E　　2. D　　3. D　　4. D

第二单元　循环系统疾病

细目一　急性心力衰竭

A1 型题

1. 下列各项中，不属于急性心力衰竭发病机制的是
    A. 急性弥漫性心肌损害
    B. 心脏负荷突然加重
    C. 神经内分泌激活
    D. 心肾综合征
    E. 严重心律失常

2. 左心衰竭时最早出现的症状是
    A. 呼吸困难
    B. 咳嗽、咳痰、咯血
    C. 肝-颈静脉反流征阳性
    D. 急性肺水肿
    E. 少尿

3. 心脏排血功能减退，心排血量减少引起脑部缺血，发生短暂的意识丧失称为
    A. 心源性昏厥（阿-斯综合征）
    B. 心源性休克
    C. 心脏骤停
    D. 低氧血症
    E. 昏迷

4. 急性右心衰竭主要常见病因为
    A. 右心室梗死和急性大块肺梗死
    B. 房性期前收缩
    C. 伴 2:1 房室传导比例的阵发性房性心动过速
    D. 室性期前收缩
    E. 心房颤动

5. 下列各项中，不属于急性左心衰治疗原则的是
    A. 降低左房压和（或）左室充盈压
    B. 增加左室心搏量
    C. 减少循环血量
    D. 减少肺泡内液体渗入，保证气体交换
    E. 减少左室心搏量

6. 治疗急性左心衰竭患者应选择的体位是
    A. 卧位
    B. 半卧位
    C. 坐位，双下肢下垂
    D. 平躺
    E. 右侧位

A3 型题

某男，49 岁，心肌梗死病史 2 年，6 小时前慢跑后出现喘憋，咳嗽，咳大量粉红色泡沫痰，烦躁不安并有恐惧感，四肢厥冷。查体：面色苍白，口唇发绀，下肢水肿，心尖区第一心音减弱，舒张早期奔马律，肺动脉瓣区第二心音亢进，两肺满布湿性啰音和哮鸣音，心率 117 次/分，呼吸 40 次/分，血压 80/55mmHg。舌质淡润，脉微细。

1. 首先考虑的病证诊断是
    A. 心律失常（心脾阳虚证）
    B. 急性心力衰竭（心阳欲脱证）
    C. 慢性心力衰竭（心脾阳虚证）
    D. 心肌梗死（心阳欲脱证）
    E. 扩张性心肌病（心肺气虚证）

2. 以下哪项不是本病的临床指南要点
- A. 初始治疗包括经鼻导管或面罩吸氧，静脉给予吗啡、襻利尿剂、毛花苷 C、氨茶碱等
- B. 初始治疗仍不能缓解病情的严重患者可根据收缩压和肺淤血状况选择应用血管活性药物
- C. 病情严重或有血压持续降低（＜90mmHg）者，应在血流动力学监测下进行治疗并酌情采用各种非药物治疗方法
- D. BNP/NT-proBNP 的动态测定有助于指导急性心衰的治疗，治疗后其水平降低且降幅＜30% 提示治疗有效，预后较好
- E. 要及时矫正基础心血管疾病，控制和消除各种诱因

3. 针对该患者不恰当的处理措施是
- A. 使用洋地黄类药物
- B. 使用正性肌力药
- C. 使用血管扩张剂
- D. 抗凝治疗
- E. 使用利尿剂

4. 中医治法是
- A. 补益心肺
- B. 益气健脾
- C. 温阳利水
- D. 回阳固脱
- E. 益肾健脾

5. 治疗此证应首选的方剂是
- A. 真武汤加减
- B. 独参汤或四味回阳饮加减
- C. 养心汤合补肺汤加减
- D. 苓桂术甘汤
- E. 保元汤

参考答案

A1 型题

1. E　　2. A　　3. A　　4. A　　5. E
6. C

A3 型题

1. B　　2. D　　3. C　　4. D　　5. B

细目二　慢性心力衰竭

A1 型题

1. 下列各项中，不属于慢性心力衰竭常见中医病因的是
- A. 外邪侵袭，内舍于心
- B. 心肺气虚，瘀血内阻
- C. 心肾阴虚，饮邪内停
- D. 痰饮阻肺，通调失职
- E. 脏腑病传，五脏虚损

2. 慢性心力衰竭的主要病位在
- A. 心　　　　　　B. 肺
- C. 肾　　　　　　D. 肝
- E. 脾

3. 左心衰竭最早出现的症状是
- A. 夜间阵发性呼吸困难
- B. 劳力性呼吸困难
- C. 咳嗽、咳痰、咯血
- D. 乏力、疲倦
- E. 头昏、心慌

4. 下列各项中，不属于心源性哮喘发生机制的是
- A. 膈肌上升致肺活量减少
- B. 夜间迷走神经张力增加

C. 支气管易痉挛

D. 睡眠平卧回心血量增加

E. 睡眠平卧回心血量减少

A2 型题

1. 患者慢性心力衰竭 5 年，现症见喘咳气急，张口抬肩，不能平卧，痰黄稠，心悸烦躁，胸闷脘痞，口唇紫绀，舌质紫暗，舌苔厚腻，脉弦滑而数。其治法应选

A. 温化痰饮，泻肺逐水

B. 温阳利水

C. 益气养阴，活血化瘀

D. 养心补肺，益气活血

E. 温补心肾

2. 患者老年女性，68 岁，心悸气短，身重乏力，心烦不寐，口咽干燥，小便短赤，潮热盗汗，眩晕耳鸣，肢肿形瘦，唇甲稍暗，舌质暗红少苔，脉细数或促或结。应首选的治疗药物是

A. 三子养亲汤

B. 真武汤

C. 生脉饮合血府逐瘀汤

D. 人参养荣汤合桃红四物汤

E. 保元汤合桃红饮加减

A3 型题

患者，男，65 岁，发现高血压 10 余年，近半年来自感疲乏无力，1 月前出现活动后喘憋、夜间呼吸困难，不能平卧，偶有憋醒，伴咳嗽，胸闷，气短，心悸，自汗，少尿。查体：面色暗淡，口唇青紫，颈动脉怒张，踝部水肿，双肺可闻及散在的湿啰音。舌质紫暗，有瘀斑，脉虚涩。心电图检查：陈旧性前壁心肌梗死。X 线检查：心影增大。

1. 首先考虑的诊断是

A. 慢性心力衰竭　　B. 急性心力衰竭

C. 肺源性心脏病　　D. 心肌梗死

E. 肺动脉栓塞

2. 针对该患者，以下实验室检查结果不合理的是

A. 心电图：ST 段抬高

B. 心脏射血分数：40%

C. BNP：86pg/mL

D. 血浆 NT-pro-BNP：500pg/mL

E. X 线检查：肺门影呈蝴蝶状

3. 中医治法是

A. 补益心肺，活血化瘀

B. 益气养阴，活血化瘀

C. 健脾化湿，温阳利水

D. 降气化痰，活血化瘀

E. 益气养血，温通心脉

4. 治疗此证应首选的方剂是

A. 参附汤合五苓散加减

B. 葶苈大枣泻肺汤合丹参饮加减

C. 生脉饮合血府逐瘀汤加减

D. 保元汤合血府逐瘀汤加减

E. 苓桂术甘汤合保元汤加减

5. 若出现饮停咳喘者，可以合用

A. 葶苈大枣泻肺汤　　B. 苇茎汤合温胆汤

C. 金匮肾气丸　　　　D. 炙甘草汤

E. 桂枝加厚朴杏子汤

B1 型题

A. 肝-颈静脉反流征阴性

B. 肝大伴压痛

C. 上部部位凹陷性水肿

D. 肺动脉瓣区第二心音（P₂）亢进

E. 心尖区收缩期奔马律

1. 急性左心衰的体征是

2. 急性右心衰的体征是

A. 心肺气虚证　　B. 气阴亏虚证

C. 气虚血瘀证　　D. 阳虚水泛证

E. 心肾阳虚证

3. 心力衰竭患者，症见心悸气短，胸胁满闷，胁下痞块，面色晦暗，唇青甲紫，舌质紫暗，脉细涩。其辨证为

4. 心力衰竭患者，症见心悸，喘息不能卧，颜面及肢体浮肿，脘痞腹胀，形寒肢冷，大便溏泄，小便短少，舌淡，苔白，脉沉弱。其辨证为

参考答案

A1 型题

1. C　　2. A　　3. B　　4. E

A2 型题

1. A　　2. C

A3 型题

1. A　　2. C　　3. A　　4. D　　5. A

B1 型题

1. D　　2. B　　3. C　　4. D

细目三　快速性心律失常

A1 型题

1. 下列各项中，不属于室性心动过速心电图的是
　　A. 心率快而规则
　　B. 阵发性室上性心动过速心率多在160~220 次/分，非阵发性室上性心动过速心率在70~130 次/分
　　C. P 波形态与窦性相同，出现在 QRS 波群之后
　　D. ST-T 波无变化，发作中也可以倒置
　　E. QRS 波群形态通常为室上性

2. 下列各项中，不属于房性早搏心电图表现的是
　　A. 提早出现的 P′波，形态与窦性 P 波不同
　　B. P′-R>0. 12 秒
　　C. QRS 形态正常，亦可增宽（室内差异性传导）或未下传
　　D. 代偿间歇不完全
　　E. 代偿间歇完全

3. 无血流动力学障碍的持续性室性心动过速，应首先给予
　　A. 索他洛尔　　B. 胺碘酮
　　C. 利多卡因　　D. 阿替洛尔
　　E. 美托洛尔

4. 中医治疗快速心律失常心神不宁证，应首选的方剂为
　　A. 归脾汤加减　　B. 天王补心丹加减
　　C. 生脉散加减　　D. 黄连温胆汤加减
　　E. 安神定志丸加减

A2 型题

1. 患者快速心律失常 5 年，现症见心悸气短，活动尤甚，眩晕乏力，失眠健忘，面色无华，纳呆食少，舌质淡，苔薄白，脉细弱。其中医治法是
　　A. 补血养心，益气安神
　　B. 益气养阴，益气安神
　　C. 益气活血，益气安神
　　D. 益气温阳，益气安神
　　E. 温补心肾，益气安神

2. 患者老年女性，68 岁，心悸不宁，心烦少寐，头晕目眩，手足心热，盗汗，耳鸣，舌红，少苔，脉细数。应首选的治疗药物是

  A. 三子养亲汤

  B. 天王补心丹

  C. 桂枝甘草龙骨牡蛎汤

  D. 人参养荣汤

  E. 生脉散

A3 型题

女，58 岁，既往患有冠心病 8 年，近 3 月来时感心悸、胸闷、头晕、乏力，活动后气促明显。查体：面色无华，心率 160 次/分，心律不齐，第一心音强弱不等，脉率 80 次/分。舌质淡，苔薄白，脉细弱。心电图检查：P 波消失，f 波频率 450 次/分，QRS 波宽大畸形，心室率 160 次/分。

1. 首先考虑的诊断是

  A. 房颤   B. 房扑

  C. 早搏   D. 室上性心动过速

  E. 室性心动过速

2. 以下处理措施不恰当的是

  A. 若合并瓣膜病变，需应用华法林抗凝

  B. 使用 β 受体阻滞剂控制心室率

  C. 监测凝血功能，使 INR 维持在 1.0~2.0

  D. 使用地高辛控制心室率

  E. 若心功能不全的患者首选胺碘酮进行心律转复

3. 中医治法是

  A. 活血化瘀，理气通络

  B. 补血养心，益气安神

  C. 镇惊定志，养心安神

  D. 益气养阴，养心安神

  E. 温补心阳，安神定悸

4. 治疗此证应首选的方剂是

  A. 天王补心丹加减

  B. 归脾汤加减

  C. 生脉散加减

  D. 参附汤合桂枝甘草龙骨牡蛎汤加减

  E. 黄连温胆汤加减

5. 若气虚血少，血不养心，宜

  A. 加麦冬、玉竹、五味子

  B. 用炙甘草汤

  C. 合用知柏地黄丸养阴清热

  D. 加生地黄、麦冬、玉竹

  E. 加丹参、三七

参考答案

A1 型题

1. C   2. E   3. C   4. E

A2 型题

1. A   2. B

A3 型题

1. A 2. C 3. B 4. B 5. B

细目四　缓慢性心律失常

A1 型题

1. 下列各项中，不属于缓慢性心律失常病因的是

  A. 迷走神经张力降低

  B. 器质性心脏病、甲状腺功能减退、血钾过高

C. 房室传导阻滞

D. 病态窦房结综合征

E. 应用洋地黄、β受体阻滞剂等药物

2. 下列各项中，不属于病态窦房结综合征心电图表现的是

A. 持续、严重，有时是突发的窦性心动过缓

B. 发作时可见窦房阻滞或窦性停搏

C. 心动过缓与心动过速交替出现

D. 心动过速可以是阵发性室上速、阵发性房颤与房扑

E. 心率>50次/分

3. 下列各项中，不属于人工心脏起搏适应证的是

A. 伴有临床症状的任何水平的完全或高度房室传导阻滞

B. 束支-分支水平阻滞，间歇发生Ⅱ度Ⅱ型房室阻滞，有症状者；在观察过程中虽无症状，但阻滞程度进展、H-V间期>100毫秒者

C. 病窦综合征或房室传导阻滞，心室率经常低于50次/分，有明确的临床症状，或间歇发生心室率>40次/分；或虽无症状，但有长达3秒的R-R间隔

D. 由于颈动脉窦过敏引起的心率减慢，心率或R-R间隔达到上述标准，伴有明确症状者

E. 有窦房结功能障碍和/或房室传导阻滞的患者，因其他情况必须采用具有减慢心率作用的药物治疗时，为保证适当的心室率，应植入起搏器

4. 中医治疗缓慢性心律失常心阳不足证，应首选的方剂为

A. 人参四逆汤合桂枝甘草龙骨牡蛎汤

B. 天王补心丹合四逆散

C. 生脉散合炙甘草汤

D. 黄连温胆汤合丹参饮

E. 安神定志丸合菖蒲郁金汤

A3 型题

患者，男，40岁。既往患甲状腺功能减退3年，近3月来时突发晕厥，发作前出现头晕，时有心悸、汗出、胸闷、胸痛，形寒，肢冷。检查心率45次/分，心律不齐。舌淡白，苔薄。脉沉细而迟。心电图检查：窦性心律，心率45次/分，心律不齐，偶发逸搏。

1. 首先考虑的诊断是

A. 短暂性脑缺血发作

B. 窦性心动过缓

C. 房室传导阻滞

D. 病窦综合征

E. 甲状腺功能减退

2. 以下哪项药物不能用于该患者的治疗

A. 阿托品　　　　　B. 异丙肾上腺素

C. 地高辛　　　　　D. 麻黄碱

E. 沙丁胺醇

3. 中医治法是

A. 活血化瘀，理气通络

B. 理气化痰，宁心通脉

C. 益气养阴，养心通脉

D. 温补心肾，温阳利水

E. 温补心阳，通脉定悸

4. 治疗此证应首选的方剂是

A. 人参四逆汤合桂枝甘草龙骨牡蛎汤加减

B. 参附汤合真武汤加减

C. 炙甘草汤加减

D. 涤痰汤加减

E. 血府逐瘀汤加减

参考答案

A1 型题

1. A　　2. E　　3. C　　4. A

A3 型题

1. B　　2. C　　3. E　　4. A

细目五 心脏性猝死

A1 型题

1. 最常见的心脏性猝死的病因是
   A. 冠心病
   B. 肥厚梗阻型心肌病
   C. 病态窦房结综合征
   D. Q-T 间期延长综合征
   E. 高血压

2. 胸外心脏按压的频率是
   A. 每分钟至少 60 次
   B. 每分钟至少 80 次
   C. 每分钟至少 100 次
   D. 每分钟至少 120 次
   E. 每分钟至少 140 次

3. 心室颤动的首选治疗措施是
   A. 利多卡因
   B. 普鲁卡因胺
   C. 同步直流电击除颤
   D. 非同步直流电击除颤
   E. 10% 葡萄糖酸钙

A2 型题

1. 患者男性，56 岁，心脏骤停后出现室性心动过速，电击后仍没有好转，应首选的药物是
   A. 利多卡因
   B. 胺碘酮
   C. 阿托品
   D. 洋地黄
   E. 安定

A3 型题

患者，男，58 岁。1 小时前进行马拉松长跑时持续胸痛，呼吸困难，头晕，软弱无力。5 分钟前突发昏厥，现意识丧失，呼吸停止、颈动脉搏动消失。

1. 首先考虑的诊断是
   A. 脑缺血综合征
   B. 心脏性猝死
   C. 慢性心力衰竭
   D. 急性心力衰竭
   E. 脑出血

2. 实施心肺复苏的要点中不正确的是
   A. 胸外按压在胸骨中下 1/3 处（少年儿童及成年男性可直接取两侧乳头连线中点处）
   B. 应清除患者口中的异物和呕吐物
   C. 如果一个人进行心肺复苏，则在连续胸部按压 30 次后，吹气 2 口
   D. 主要措施包括人工胸外挤压和畅通气道、人工呼吸
   E. 按压频率每分钟 80~100 次/分钟，按压应规律地、均匀地、间断地进行

3. 以下不恰当的处理方式是
   A. 在进行心肺复苏时应尽早开通静脉通道
   B. 首选肾上腺素进行 CPR
   C. 若酸中毒，可适量静脉注射碳酸氢钠
   D. 若血高钾高，可用葡萄糖酸钙逆转顽固性室颤
   E. 常规使用心内注射

4. 心肺复苏成功后患者仍感神志恍惚，面色苍白，四肢厥冷，舌质淡润，脉微细欲绝。首选的方剂是
   A. 独参汤或四味回阳饮加减
   B. 生脉散
   C. 菖蒲郁金汤
   D. 真武汤加减
   E. 归脾汤加减

B1 型题

   A. 脑复苏
   B. 恢复有效心律
   C. 心脏复苏
   D. 建立人工循环

E. 维持血压

1. 复苏能否最后成功的关键在于

2. 胸外按压的目的是

参考答案

A1 型题

1. A　　2. C　　3. D

A2 型题

1. B

A3 型题

1. B　　2. E　　3. E　　4. A

B1 型题

1. A　　2. D

细目六　原发性高血压

A1 型题

1. 治疗高血压急症的首选降压药物是

　　A. 硝普钠　　　　　B. 硝酸甘油

　　C. 呋塞米　　　　　D. 硝苯地平

　　E. 贝那普利

2. 下列各项中，可作为肾血管性高血压主要诊断依据的是

　　A. 近期发生的高血压

　　B. 上腹部或背部肋脊角处听到血管杂音

　　C. 肾动脉造影有阳性发现

　　D. 出现氮质血症

　　E. 出现高尿酸血症

3. 高血压伴有低血钾应首先考虑的病症是

　　A. 皮质醇增多症

　　B. 继发于慢性肾炎的高血压

　　C. 原发性醛固酮增多症

　　D. 肾动脉狭窄

　　E. 嗜铬细胞瘤

4. 高血压脑病是指

　　A. 血压过高引起的头痛

　　B. 脑血管破裂出血

　　C. 脑血栓形成

　　D. 脑组织血流灌注过多引起脑水肿

　　E. 肢体偏瘫，失语不可恢复

5. 大多数恶性高血压病人功能损害的脏器是

　　A. 肾脏　　　　　　B. 肝脏

　　C. 心脏　　　　　　D. 眼底

　　E. 脑组织

A2 型题

1. 男性，25 岁。发现高血压 2 年，血压最高可达 160/120mmHg。蛋白尿（＋＋），BUN 28.6mmol/L，Scr 442μmmol/L，红细胞 $2.6×10^{12}$/L。应首先考虑的诊断是

　　A. 高血压脑病　　　B. 高血压危象

　　C. 急进型高血压病　D. 嗜铬细胞瘤

　　E. 肾性高血压

2. 男性患者，28 岁。1 年来阵发性血压升高，发作时有剧烈头痛、面色苍白、心动过速等。平时血压正常且无症状。应首选的检查是

　　A. 肾动脉造影

　　B. 测定 24 小时尿儿茶酚胺和香草基杏仁酸

　　C. 24 小时尿 17-羟皮质类固醇

　　D. 测定血浆肾素活性

　　E. 静脉肾盂造影

A3 型题

患者，男，76 岁，有糖尿病史 10 年，近 1 年来头晕、头痛、颈项板紧，乏力并伴有口干口苦，烦躁易怒，大便秘结。查体：面红目赤，血管搏动征，主动脉瓣区第二心音亢进，主动脉瓣收缩期杂音。血压 170/105mmHg，心率 85 次/分，呼吸 20 次/分。舌红，苔薄黄。脉弦滑。

1. 首先考虑的诊断是

    A. 高血压病（2 级，中危）

    B. 高血压病（2 级，中/高危）

    C. 高血压病（3 级，极高危）

    D. 高血压病（3 级，高危）

    E. 高血压病（2 级，高危）

2. 针对该患者，以下不合理的措施是

    A. 减轻体重，低钠饮食

    B. 应使用药物降低血压

    C. 直接启动两种药物联合治疗

    D. 一周内将血压逐渐降至 140/90mmHg 以下

    E. 若出现顽固性高血压，因首先寻找原因

3. 中医治法是

    A. 活血化瘀   B. 祛痰降浊

    C. 平肝潜阳   D. 滋补肝肾

    E. 温补肾阳

4. 治疗此证应首选的方剂是

    A. 天麻钩藤饮加减

    B. 济生肾气丸加减

    C. 半夏白术天麻汤加减

    D. 杞菊地黄丸加减

    E. 镇肝熄风汤

5. 若出现阳亢化风者，宜加

    A. 阿胶、鸡子黄

    B. 天竺黄、黄连

    C. 龟板、鳖甲

    D. 羚羊角粉、珍珠母

    E. 酸枣仁、柏子仁

B1 型题

    A. 低血钾，高血压

    B. 尿中 VMA 明显增高

    C. 尿中 17-羟类固醇或 17-酮类固醇增高

    D. 尿中红、白细胞满视野

    E. 尿中蛋白增高

1. 皮质醇增多症可见

2. 原发性醛固酮增多症可见

    A. 天麻钩藤饮   B. 杞菊地黄丸

    C. 半夏白术天麻汤   D. 济生肾气丸

    E. 血府逐瘀汤

3. 高血压病肝阳上亢证，应首选的方剂是

4. 高血压病痰湿内盛证，应首选的方剂是

参考答案

A1 型题

1. A   2. C   3. C   4. D   5. A

A2 型题

1. E   2. B

A3 型题

1. B   2. D   3. C   4. A   5. D

B1 型题

1. C   2. A   3. A   4. C

细目七　冠状动脉粥样硬化性心脏病

A1 型题

1. 缺血性心脏病最常见的病因是
    A. 主动脉瓣狭窄
    B. 冠状动脉粥样硬化
    C. 心肌肥厚
    D. 主动脉瓣关闭不全
    E. 严重贫血
2. 不属于冠心病主要危险因素的是
    A. 吸烟　　　　　B. 高血压
    C. 糖尿病　　　　D. 甲状腺功能低下
    E. 血脂异常
3. 非 ST 段抬高性心梗属于
    A. 急性冠脉综合征　　B. 不稳定型心绞痛
    C. 稳定型心绞痛　　　D. 缺血性心肌病
    E. 慢性冠脉病变

参考答案

A1 型题

1. B　　2. D　　3. A

细目八　心绞痛

A1 型题

1. 心绞痛发作时可出现
    A. 体温升高
    B. 血沉增快
    C. 血清酶增高
    D. 房性或室性过早搏动
    E. 肌红蛋白增高
2. 急性心肌梗死与心绞痛的临床表现，主要鉴别点是
    A. 疼痛的部位
    B. 疼痛持续时间长短
    C. 疼痛的性质
    D. 疼痛的程度
    E. 是否合并休克
3. 典型心绞痛发作的症状是
    A. 心尖部一过性刺痛
    B. 胸骨后压榨性疼痛持续 15 分钟
    C. 劳力时胸骨后压榨性疼痛，休息后 3~5 分钟内缓解
    D. 上腹部疼痛，含化硝酸甘油 1 分钟后消失
    E. 情绪激动后心前区不适，卧床 2 天后逐渐减轻
4. 变异型心绞痛的主要特征是
    A. 躺卧或休息时发生心绞痛
    B. 疼痛持续时间长，程度重
    C. 口含硝酸甘油不易缓解
    D. 心绞痛发作时 ST 段暂时性抬高
    E. 疼痛发生在一天劳累之后
5. 治疗变异型心绞痛应首选
    A. 钙通道阻滞剂　　B. β 受体阻滞剂
    C. 抗血小板药　　　D. 调脂药
    E. 硝酸酯制剂
6. 对冠心病有确诊价值的诊断方法是
    A. X 线检查及临床化验
    B. 冠状动脉造影

C. 超声心动图

D. 心电图及心电图负荷试验

E. 心功能检查

7. 心绞痛中医病机为本虚标实，其中标实不包括

    A. 寒凝　　　　　　B. 气滞

    C. 痰浊　　　　　　D. 血瘀

    E. 食滞

8. 诊断心绞痛最常用的检查方法是

    A. 心电图　　　　　B. CT 造影

    C. 冠状动脉造影　　D. 超声心动图

    E. 放射性核素检查

A2 型题

1. 患者女性，58 岁。近半年来自觉心前区阵发性疼痛，常在休息或清晨时发作，持续时间一般为 20 分钟或半小时，含服硝酸甘油后缓解，疼痛发作时心电图胸前导联 ST 段抬高，其诊断为

    A. 初发型心绞痛　　B. 急性心肌梗死

    C. 稳定型心绞痛　　D. 变异型心绞痛

    E. 恶化型心绞痛

2. 患者男性，56 岁。高血压病 3 年，心前区阵发性疼痛半年，活动后发作。每次发作 3~5 分钟，发作时心电图 Ⅱ、Ⅲ、aVF 导联 ST 段下移。治疗应首选的药物是

    A. 硝酸酯类　　　　B. β 受体阻滞剂

    C. 钙离子拮抗剂　　D. 洋地黄类

    E. 乙胺碘呋酮

3. 患者男性，48 岁。发作性胸痛 1 个月，遇劳则发，神疲乏力，气短懒言，心悸自汗，舌质淡暗，胖有齿痕，苔薄白，脉缓弱，每次发作含硝酸甘油后缓解，治疗应首选的方剂是

    A. 血府逐瘀汤　　　B. 左归丸

    C. 枳实薤白桂枝汤　D. 补阳还五汤

    E. 右归丸

4. 患者男性，50 岁。心绞痛病史半年，近 1 周轻度活动即发作，疼痛程度加重，每次发作持续时间约 20 分钟，心电图示 ST 段下移，T 波倒置。应首先考虑的诊断是

    A. 稳定型劳累性心绞痛

    B. 初发型劳累性心绞痛

    C. 恶化型劳累性心绞痛

    D. 变异型心绞痛

    E. 急性心肌梗死

5. 患者近 3 年来，反复发作性胸部疼痛、胸闷不适。昨日因与人争吵诱发胸部疼痛，痛引肩背，气喘短促，肢体沉重，休息 5 分钟后缓解。病人形体肥胖，痰多。舌淡，苔浊腻，脉滑。其病证结合诊断是

    A. 稳定型劳累性心绞痛+痰浊闭阻证

    B. 不稳定型劳累性心绞痛+痰浊闭阻证

    C. 稳定型劳累性心绞痛+心血瘀阻证

    D. 不稳定型劳累性心绞痛+心血瘀阻证

    E. 心脏神经官能症+痰浊闭阻证

6. 患者女性，48 岁，胸痛部位在乳头外，为刺痛，发作数秒钟，含硝酸甘油1~2秒疼痛即消失，应首先考虑的诊断是

    A. 心绞痛（不典型）

    B. 心脏神经官能症

    C. 变异型心绞痛

    D. 稳定型心绞痛

    E. 肋间神经痛

A3 型题

患者，女，45 岁，近半年来经常出现胸闷、胸痛，疼痛放射至左前臂，常于受凉后发作，每次发作持续 30 分钟，含服硝酸甘油 1~2 分钟可以缓解，并见四肢不温，冷汗自出，心悸短气。查体：暂时性心尖部收缩期杂音、第二心音逆分裂。舌淡红，苔薄白，脉沉细。心电图检查：ST 段下移及 T 波倒置。运动平板试验阳性。

1. 首先考虑的诊断是

    A. 高血压　　　　　B. 心绞痛

C. 心悸梗死　　　　D. 胸膜炎

E. 心脏神经症

2. 若患者经西医治疗后出现起床时头晕、黑曚、乏力，最可能的原因是

A. β受体阻滞剂的不良反应

B. 硝酸酯类药物的不良反应

C. 钙通道阻滞剂的不良反应

D. 抗血小板药物的不良反应

E. 发生变异型心绞痛

3. 中医治法是

A. 通阳泄浊，豁痰宣痹

B. 辛温通阳，散寒止痛

C. 益气养阴，活血通脉

D. 益气活血，通脉止痛

E. 活血化瘀，通脉止痛

4. 治疗此证应首选的方剂是

A. 补阳还五汤加减

B. 生脉散合炙甘草汤加减

C. 枳实薤白桂枝汤合当归四逆汤加减

D. 参附汤合右归丸加减

E. 瓜蒌薤白半夏汤合涤痰汤

5. 若患者心痛彻背，背痛彻心，时发绞痛，身寒肢冷，喘息不得卧，宜

A. 乌头赤石脂丸改汤剂送服苏合香丸

B. 加瓜蒌、半夏、石菖蒲

C. 四味回阳饮

D. 生脉散合归脾汤

E. 真武汤

B1 型题

A. 扩张冠状动脉，减轻心脏的前后负荷

和心肌耗氧量

B. 降低心脏前负荷，减少心肌耗氧量

C. 抑制血小板聚集

D. 减慢心率，减弱心肌收缩力，减少心肌耗氧量

E. 降低血浆肾素活性，扩张周围血管，减少心肌耗氧量

1. 硝酸甘油抗心绞痛的主要机理是

2. β受体阻滞剂治疗心绞痛的机理是

A. 血府逐瘀汤　　　B. 左归丸

C. 枳实薤白桂枝汤　D. 补阳还五汤

E. 右归丸

3. 治疗心绞痛心肾阴虚证，应首选的方剂是

4. 治疗心绞痛心肾阳虚证，应首选的方剂是

参考答案

A1 型题

1. D　　2. B　　3. C　　4. D　　5. A

6. B　　7. E　　8 A

A2 型题

1. D　　2. B　　3. D　　4. C　　5. A

6. B

A3 型题

1. B　　2. A　　3. B　　4. C　　5. A

B1 型题

1. A　　2. D　　3. B　　4. E

细目九　急性心肌梗死

A1 型题

1. 急性心肌梗死早期（24 小时），死亡主要由于

　　A. 心力衰竭　　　　B. 心脏破裂

　　C. 心源性休克　　　D. 乳头肌断裂

　　E. 心律失常

2. 心肌梗死与心绞痛心电图鉴别最有意义的是

　　A. ST 段抬高

　　B. ST 段抬高，伴尖耸 T 波

　　C. 异常（病理）Q 波

　　D. 冠状 T 波

　　E. T 波高耸

3. 心肌梗死的并发症不包括

　　A. 心脏破裂　　　　B. 心室壁瘤

　　C. 乳头肌功能不全　D. 主动脉瓣穿孔

　　E. 栓塞

4. 急性心肌梗死最常见的心律失常是

　　A. 窦性停搏

　　B. 阵发性室上性心动过速

　　C. 室性期前收缩和室性心动过速

　　D. 交界性心律

　　E. 心房扑动

5. 急性心肌梗死最先出现的症状是

　　A. 心律失常　　　　B. 疼痛

　　C. 低血压　　　　　D. 休克

　　E. 心力衰竭

6. 急性心肌梗死合并心源性休克的机制是

　　A. 收缩期排血受阻

　　B. 舒张期充盈不足

　　C. 心排血量急剧下降

　　D. 血容量不足

　　E. 神经反射

7. 治疗急性心肌梗死气滞血瘀证，应首选的方剂是

　　A. 血府逐瘀汤　　　B. 瓜蒌薤白半夏汤

　　C. 当归四逆汤　　　D. 补阳还五汤

　　E. 生脉散合左归饮

A2 型题

1. 患者男性，50 岁。急性心肌梗死过程中，突然出现心尖区粗糙响亮的收缩期杂音，此时应考虑的并发症是

　　A. 瓣膜穿孔

　　B. 急性乳头肌功能不全

　　C. 室间隔穿孔

　　D. 室壁瘤形成

　　E. 急性左心功能不全致二尖瓣相对关闭不全

2. 患者男性，48 岁。诊断为急性心肌梗死，经治好转，心电图 ST 段持续抬高。此时应考虑的并发症是

　　A. 左室扩大

　　B. 室壁瘤形成

　　C. 合并亚急性细菌性心内膜炎

　　D. 室间隔穿孔

　　E. 乳头肌功能失调或断裂

3. 患者男性，60 岁。急性广泛前壁心肌梗死 2 天，晕厥 2 次，心室率 40 次/分，律齐，心电图示Ⅲ度房室传导阻滞。治疗应首选的措施是

　　A. 麻黄素　　　　　B. 人工心脏起搏器

　　C. 异丙肾上腺素　　D. 阿托品

　　E. 溴苯辛

4. 患者男性，60 岁。患高血压病 10 年，1 小时前胸骨后持续压榨性疼痛。心电图未见异常 Q 波及 ST 段偏移，$V_1 \sim V_6$ 可见高耸 T 波。应首先考虑的诊断是

A. 稳定型心绞痛

B. 急性心肌梗死超急性期

C. 变异型心绞痛

D. 急性心包炎

E. 气胸

5. 患者男性，48岁。胸闷心痛，心悸不宁，气短乏力，心烦少寐，自汗盗汗，口干耳鸣，腰膝酸软，舌红，脉细数。诊断为急性心肌梗死，治疗应首选的方剂是

    A. 血府逐瘀汤

    B. 瓜蒌薤白半夏汤合桃红四物汤

    C. 当归四逆汤合苏合香丸

    D. 补阳还五汤

    E. 生脉散合左归饮

6. 急性广泛前壁心肌梗死患者，胸闷憋气明显，心率140次/分，双肺可闻及弥漫性小水泡音，应首选的措施是

    A. 给予洋地黄制剂，以增加心肌收缩力

    B. 给予β受体阻滞剂，以降低心室率

    C. 给予血管扩张剂，以降低心脏前后负荷

    D. 给予钙拮抗剂，以缓解冠状动脉痉挛

    E. 给予补液，以补充循环血容量

7. 患者男性，68岁。胸闷痛反复发作10年，加重1小时，现患者胸闷痛彻背，心慌，大汗出，四肢厥冷，面色唇甲青紫，脉沉微欲绝，应首先考虑的病证结合诊断是

    A. 急性心肌梗死+气阴两虚证

    B. 心绞痛+寒凝心脉证

    C. 急性心肌梗死+心阳欲脱证

    D. 心绞痛+心肾阳虚证

    E. 急性心肌梗死+寒凝心脉证

A3型题

患者，男，59岁。晚上饱餐饮酒后突发胸骨后压榨性疼痛，持续半小时不缓解，伴大汗淋漓，恶心欲吐，四肢厥逆，烦躁不安，恐惧感。

查体：面色苍白，口唇发绀，心脏浊音界中度增大，心尖区第一心音减弱，第四心音奔马律，心率108次/分，血压90/65mmHg。舌质青紫，脉微欲绝。心电图示：V1-V6导联ST段弓背上抬。CK-MB 78U/mL，肌钙蛋白2.2mg/L

1. 首先考虑的诊断是

    A. 急性前间壁心肌梗死

    B. 急性广泛前壁心肌梗死

    C. 急性下壁心肌梗死

    D. 急性前壁心肌梗死

    E. 急性高侧壁心肌梗死

2. 以下哪项不是冠脉再通的间接指标

    A. 冠状动脉造影显示再通

    B. 心电图抬高的ST段于两小时内回降>50%

    C. 胸痛两小时内基本消失

    D. 两小时内出现再灌注性心律失常

    E. 血清CK-MB峰值提前出现（14小时内）

3. 中医治法是

    A. 益气滋阴，通脉止痛

    B. 温阳利水，通脉止痛

    C. 回阳救逆，益气固脱

    D. 散寒宣痹，芳香温通

    E. 豁痰活血，理气止痛

4. 治疗此证应首选的方剂是

    A. 参附龙牡汤加减

    B. 真武汤合葶苈大枣泻肺汤加减

    C. 当归四逆汤合苏合香丸加减

    D. 瓜蒌薤白半夏汤合桃红四物汤加减韧

    E. 血府逐瘀汤加减

B1型题

A. 血府逐瘀汤

B. 瓜蒌薤白半夏汤合桃红四物汤

C. 当归四逆汤合苏合香丸

D. 补阳还五汤

E. 生脉散合左归饮

1. 治疗急性心肌梗死寒凝心脉证，应首选

2. 治疗急性心肌梗死痰瘀互结证，应首选

  A. 人工心脏起搏器　B. 阿托品

  C. 电复律　　　　　D. 利多卡因

  E. 胺碘酮

3. 急性心肌梗死出现心室颤动，治疗首选

4. 急性心肌梗死出现Ⅲ度房室传导阻滞，治疗首选

  A. ST 段弓背向上抬高

  B. ST 段弓背向下抬高

  C. ST 段呈水平型下降

  D. ST 段呈上斜型下移

  E. ST 段呈鱼钩样改变

5. 急性心包炎可见

6. 急性心肌梗死可见

  A. 心电图 V_1、V_2、V_3 导联出现特征性改变

  B. 心电图 $V_3 \sim V_5$ 导联出现特征性改变

  C. 心电图 Ⅰ、aVL 导联出现特征性改变

  D. 心电图 Ⅱ、Ⅲ、aVF 导联出现特征性改变

  E. 心电图 Ⅰ、aVL 导联出现特征性改变

7. 急性心肌梗死下壁定位是

8. 急性心肌梗死高侧壁定位是

  A. 活血化瘀，通络止痛

  B. 散寒宣痹，芳香温通

  C. 豁痰活血，理气止痛

  D. 益气活血，祛瘀止痛

  E. 益气滋阴，通脉止痛

9. 患者胸痛剧烈，如割如刺，胸闷如窒，气短痰多，心悸不宁，腹胀纳呆，恶心呕吐，舌苔浊腻，脉滑。治宜

10. 患者胸中痛甚，胸闷气促，烦躁易怒，心悸不宁，脘腹胀满，唇甲青暗，舌质紫暗，脉沉弦涩。治宜

参考答案

A1 型题

1. E　　2. C　　3. D　　4. C　　5. B

6. C　　7. A

A2 型题

1. B　　2. B　　3. B　　4. B　　5. E

6. C　　7. C

A3 型题

1. B　　2. A　　3. C　　4. A

B1 型题

1. C　　2. B　　3. C　　4. A　　5. B

6. A　　7. D　　8. E　　9. C　　10. A

细目十　心脏瓣膜病

A1 型题

1. 风心病二尖瓣狭窄患者如听到第一心音亢进并有二尖瓣开瓣音，提示

  A. 二尖瓣弥漫性钙化

  B. 漏斗形二尖瓣狭窄伴有关闭不全

  C. 二尖瓣瓣叶增厚

  D. 二尖瓣前叶尚较柔软、活动度好

  E. 二尖瓣功能丧失

2. 风湿性心脏病二尖瓣狭窄最常见的心律失常是

A. 室上性心动过速　　B. 心房颤动

C. 室性期前收缩　　　D. 房室传导阻滞

E. 心房扑动

3. 下列各项中，与咳粉红色泡沫痰有关的是

A. 肺泡壁毛细血管破裂

B. 支气管静脉曲张破裂

C. 急性肺水肿

D. 肺梗死

E. 肺栓塞

4. 二尖瓣狭窄的 X 线检查，心影表现为

A. 梨形心　　　　　B. 烧瓶心

C. 球形心　　　　　D. 靴形心

E. 普大心

5. 下列各项中，与周围血管征有关的是

A. 左房室瓣狭窄

B. 左房室瓣关闭不全

C. 主动脉瓣狭窄

D. 主动脉瓣关闭不全

E. 三尖瓣关闭不全

6. 关于主动脉瓣狭窄的心脏听诊，正确的是

A. 胸骨左缘第二肋间收缩期杂音

B. 胸骨左缘第二肋间舒张期杂音

C. 胸骨右缘第二肋间收缩期杂音

D. 胸骨右缘第二肋间舒张期杂音

E. 胸骨左缘第二肋间全期杂音

7. 二尖瓣狭窄并发心房纤颤易发生的并发症是

A. 心力衰竭

B. 栓塞

C. 亚急性感染性心内膜炎

D. 肺部感染

E. 心肌梗死

8. 二尖瓣狭窄出现颈静脉怒张、肝肿大压痛是由于

A. 体循环淤血

B. 肺循环淤血

C. 左心房扩大所致的压迫症状

D. 肺动脉高压

E. 肺梗死

9. 二尖瓣狭窄最重要的体征是

A. 心尖区第一心音亢进

B. 心尖区可闻及局限、低调舒张中晚期隆隆样杂音

C. 肺动脉瓣区第二音亢进

D. 肺动脉瓣区可闻及高调吹风样舒张早期杂音

E. 肺动脉瓣区可闻及高调吹风样收缩早期杂音

10. 风湿性主动脉瓣狭窄的最重要体征是

A. 胸骨左缘第三、四肋间可闻及高调舒张早期吹风样杂音

B. 胸骨右缘第二肋间可闻及响亮、粗糙、喷射性收缩期杂音

C. 心尖区可闻 Austin-Flint 杂音

D. 主动脉瓣区第二心音增强

E. 主动脉瓣区第二心音减弱

11. 栓塞最常见的风湿性心瓣膜病是

A. 二尖瓣关闭不全

B. 主动脉瓣关闭不全

C. 二尖瓣狭窄

D. 主动脉瓣狭窄

E. 三尖瓣狭窄

12. 风湿性二尖瓣狭窄最常见的心律失常是

A. 室性期前收缩

B. 阵发性心动过速

C. 房室传导阻滞

D. 心房颤动

E. 心房扑动

A2 型题

1. 风湿性心脏病人心率 120 次/分，伴气急，房颤，颈静脉怒张，肝大。治疗应首选的药物是

A. 西地兰静脉注射　　B. 氨茶碱

C. 心得安　　　　　　D. 维生素

E. 利多卡因静脉注射

2. 患者女性，34 岁。二尖瓣狭窄，呼吸困难，伴咯血 3 天，双肺底少许水泡音，胸部 X 线片可见肺淤血。应首选的治疗措施是

    A. 可待因

    B. 西地兰

    C. 硝酸甘油或硝酸异山梨醇

    D. 氨苯蝶啶

    E. 吸氧

3. 患者女性，36 岁。劳累后心悸、气促 12 年，近年来常有心绞痛，偶有晕厥。检查：心脏叩诊向左下扩大，胸骨右缘可触及收缩期震颤并可闻及高调、粗糙的递增-递减型收缩期杂音，血压 120/60mmHg。应首先考虑的诊断是

    A. 先天性心脏病，主动脉瓣狭窄伴相对性肺动脉瓣关闭不全

    B. 冠心病合并乳头肌功能不全

    C. 梅毒性心脏病，主动脉瓣关闭不全

    D. 风湿性心脏病，主动脉瓣关闭不全

    E. 风湿性心脏病，主动脉瓣狭窄

4. 患者女性，40 岁。反复发作晕厥伴呼吸困难，紫绀，晕厥发作与体位变化有关。应首先考虑的诊断是

    A. 法洛四联症

    B. 梗阻型原发性心肌病

    C. 短暂性心律失常

    D. 左房黏液瘤

    E. 主动脉瓣狭窄

5. 患者女性，33 岁。劳累后心悸气促 7 年，气促，不能平卧伴咯血。查体：二尖瓣面容，第一心音亢进，心尖部可闻及隆隆样舒张期杂音，$P_2>A_2$，心律规则。其治疗措施是

    A. 吸氧   B. 西地兰静脉注射

    C. 镇咳剂   D. 速尿静脉注射

    E. 止血剂

A3 型题

患者，女，38 岁。既往患感染性心内膜炎，

3 年来自觉呼吸困难，咳嗽、咳痰，伴有纳差、腹胀、尿少、水肿。体检：双颧绀红，心尖区可闻及第一心音亢进和开瓣音，肺动脉瓣区第二心音亢进伴分裂，心尖区有低调的隆样舒张中晚期杂音，左侧卧位较响，局限不传导，可触及舒张期震颤，心率 80 次/分。心电图示：P 波宽度> 1.2 秒，伴切迹。

1. 首先考虑的诊断是

    A. 二尖瓣狭窄

    B. 二尖瓣关闭不全

    C. 主动脉瓣狭窄

    D. 主动脉瓣关闭不全

    E. 房室瓣狭窄

2. 若患者突然出现左侧肢体麻木、感觉异常并伴乏力，最可能的原因是

    A. 血栓脱落引起脑栓塞

    B. 心律失常导致脑供血不足

    C. 心力衰竭导致左侧肢体微循环障碍

    D. 合并脑出血

    E. 合并颈椎病

3. 若患者气短，乏力，头晕，自汗盗汗，夜寐不宁，舌淡白，苔薄，脉细涩。其中医治法是

    A. 益气养阴，宁心复脉

    B. 益气养心，活血通脉

    C. 温补心肾，化气性水

    D. 温肾助阳，泻肺行水

    E. 补虚固脱

4. 首选的治疗方剂是

    A. 真武汤合葶苈大枣泻肺汤加减

    B. 参附养荣汤加味

    C. 炙甘草汤

    D. 独参汤合桃仁红花煎

    E. 小青龙汤

B1 型题

    A. 重脉   B. 奇脉

    C. 交替脉   D. 水冲脉

E. 缺脉

1. 脉压增大可出现

2. 左室功能不全可出现

A. 心影随体位改变

B. 肺动脉圆锥显著突出

C. 心影呈梨形

D. 心影呈靴形

E. 主动脉根部扩张

3. 主动脉瓣关闭不全可见

4. 二尖瓣狭窄可见

A. 三尖瓣关闭不全

B. 主动脉瓣狭窄

C. 主动脉瓣关闭不全

D. 心包炎

E. 二尖瓣狭窄

5. 引起左心室前负荷增加的是

6. 引起右心室后负荷增加的是

A. 益气养阴，宁心复脉

B. 益气养心，活血通脉

C. 温补心肾，化气行水

D. 温肾助阳，泻肺行水

E. 补虚固摄，敛汗止脱

7. 喘促气急，痰涎上涌，咳嗽，咳粉红色泡沫痰，颜面灰白，口唇青紫，汗出肢冷，烦躁不安，舌质淡，苔薄白，脉细促。其中医治法是

8. 心悸气短，倦怠乏力，头晕目眩，面色无华，动则汗出，自汗，夜寐不宁，口干，舌质淡红，苔薄白，脉细数无力。其中医治法是

参考答案

A1 型题

1. D	2. B	3. C	4. A	5. D
6. C	7. B	8. A	9. B	10. B
11. C	12. D			

A2 型题

1. A	2. C	3. E	4. D	5. D

A3 型题

1. A	2. A	3. A	4. C

B1 型题

1. D	2. C	3. D	4. C	5. C
6. E	7. D	8. A		

第三单元　消化系统疾病

细目一　慢性胃炎

A1 型题

1. 目前诊断慢性胃炎最可靠的方法是

A. X 线钡餐检查　　B. 血清胃泌素测定

C. 胃镜检查加活检　D. 胃酸测定

E. 血清抗壁细胞抗体测定

2. 下列各项中，胃镜检查所见对诊断萎缩性

胃炎有意义的是

    A. 胃黏膜增厚，呈花斑状

    B. 黏膜苍白变平，黏膜下血管暴露

    C. 出血，糜烂

    D. 胃黏膜变薄，色泽变淡

    E. 病变范围为局限性

3. 引起慢性胃炎的最主要病因是

    A. 自身免疫

    B. 非甾体抗炎药

    C. 刺激性食物

    D. 幽门括约肌功能不全

    E. 幽门螺杆菌感染

4. 慢性胃炎脾胃虚弱证的治法是

    A. 温中散寒，和胃止痛

    B. 健脾益气，温中和胃

    C. 养阴益胃，和中止痛

    D. 清利湿热，醒脾化浊

    E. 化瘀通络，和胃止痛

5. 在慢性胃炎时，属于癌前病变的是

    A. 浅表性胃炎伴肠上皮化生

    B. 浅表性胃炎伴脐状突起

    C. 萎缩性胃炎伴肠上皮化生

    D. 萎缩性胃炎伴重度不典型增生

    E. 萎缩性胃炎伴幽门腺化生

6. 属于慢性萎缩性胃体炎性改变的是

    A. 胃酸增高   B. 胃酸降低

    C. 胃酸正常   D. 胃酸正常或降低

    E. 胃酸正常或增高

7. 慢性胃炎的特异性症状是

    A. 呕吐苦水

    B. 饥饿时中上腹痛

    C. 上消化道反复出血

    D. 进食后中上腹痛

    E. 无特异性症状

8. 慢性胃炎肝胃不和证，治疗应首选的方剂是

    A. 逍遥散   B. 丹栀逍遥散

    C. 柴胡疏肝散   D. 四磨饮子

    E. 六磨汤

9. 慢性胃炎胃络瘀阻证，治疗应首选的方剂是

    A. 失笑散   B. 丹参饮

    C. 血府逐瘀汤   D. 桃红四物汤

    E. 失笑散合丹参饮

10. 下列各项中，对于慢性胃炎的治疗错误的是

    A. 有幽门螺杆菌感染者增加胃黏膜保护

    B. 上腹饱胀明显者使用促胃动力药

    C. 精神症状明显者可使用镇静剂

    D. 有恶性贫血时可使用维生素 B_{12}、叶酸

    E. 有痉挛性腹痛者可用解痉剂

11. 在慢性胃炎中，慢性胃体炎症的主要病因是

    A. 幽门螺杆菌感染

    B. 免疫因素

    C. 理化因素

    D. 十二指肠液反流

    E. 慢性右心衰竭

12. 慢性胃炎的脾胃虚弱证和胃阴不足证中，相同的临床表现是

    A. 胃脘嘈杂   B. 口干咽燥

    C. 喜温喜按   D. 五心烦热

    E. 胃脘隐痛

A2 型题

1. 男性，35 岁。上腹隐痛 1 年，饭后腹胀，食欲减退，体检一般情况尚可。测定基础胃酸排出量减少，胃镜下可见黏膜充血，粗糙不平，有出血点。其诊断是

    A. 胃溃疡   B. 慢性浅表性胃炎

    C. 胃癌   D. 慢性萎缩性胃炎

    E. 胃黏膜脱垂症

2. 慢性胃炎患者，胃脘隐痛，嘈杂，口干咽燥，五心烦热，大便干结，舌红少津，脉细。治疗应首选的方剂是

A. 沙参麦冬汤   B. 生脉饮

C. 滋水清肝饮   D. 益胃汤

E. 玉女煎

3. 患者女性，25 岁。经常不规律饮食，食欲不佳，上腹胀痛，进食后加重，胃镜检查无明显异常。应首先考虑的诊断是

A. 功能性消化不良   B. 慢性萎缩性胃炎

C. 慢性浅表性胃炎   D. 十二指肠溃疡

E. 胃溃疡

4. 患者男性，持续性上腹隐痛 3 个月，食欲不振，消瘦。查体：面色苍白，上腹部有压痛，未触及包块，肝、脾肋下未及。对确诊有帮助的检查是

A. 纤维胃镜加活检

B. 肝放射性核素扫描

C. B 型超声检查

D. 血清胃泌素测定

E. 胃酸测定

5. 患者女性，36 岁。胃脘隐痛，喜温喜按，食后胀满痞闷，纳呆，便溏，神疲乏力，舌质淡红，苔薄白，脉沉细。治疗应首选的方剂是

A. 失笑散   B. 丹参饮

C. 四君子汤   D. 桃红四物汤

E. 血府逐瘀汤

6. 慢性胃炎患者，胃脘灼热胀痛，嘈杂，腹脘痞闷，口干口苦，渴不欲饮，身重肢倦，尿黄，舌质红，苔黄腻，脉滑。其治法是

A. 疏肝理气，和胃止痛

B. 清利湿热，醒脾化浊

C. 化瘀通络，和胃止痛

D. 健脾益气，温中和胃

E. 养阴益胃，和中止痛

7. 男性，30 岁。无规律上腹隐痛 3 个月，喜温喜按，食后胀满痞闷，纳呆，便溏，神疲乏力，舌质淡红，苔薄白，脉沉细。胃镜下可见黏膜呈灰白色，血管暴露。其病证结合诊断是

A. 慢性萎缩性胃炎+脾胃虚弱证

B. 慢性萎缩性胃炎+胃阴不足证

C. 胃溃疡+胃阴不足证

D. 胃溃疡+脾胃虚弱证

E. 慢性浅表性胃炎+脾胃虚弱证

A3 型题

患者，男，60 岁。半年来持续上腹部隐痛，伴上腹胀满不适、嗳气、反酸、食欲不佳。多次大便外观黑色，隐血阳性。查体：消瘦，面色苍白，上腹部压痛，无反跳痛。胃镜示：胃窦部黏膜呈弥散性淡红、灰色，黏膜变薄，皱襞变细平坦，黏膜血管暴露，病理检查示肠上皮化生。

1. 首先考虑的诊断是

A. 胃溃疡   B. 十二指肠溃疡

C. 慢性萎缩性胃炎   D. 慢性胆囊炎

E. 功能性消化不良

2. 以下处理措施不恰当的是

A. 根除幽门螺杆菌   B. 积极手术治疗

C. 胃黏膜保护   D. 予胃动力药

E. 用抑酸分泌药物

3. 若患者胃痛嘈杂，并伴口干咽燥，大便干结，舌红少津，脉细。其中医治法是

A. 健脾益气，温中和胃

B. 清利湿热，醒脾化浊

C. 养阴益胃，和中止痛

D. 化瘀通络，和胃止痛

E. 疏肝理气，和胃止痛

4. 若患者，胃脘胀痛或痛窜两胁，每因情志不舒而病情加重，治疗此证应首选的方剂是

A. 柴胡疏肝散加减   B. 四君子汤加减

C. 三仁汤加减   D. 益胃汤加减

E. 失笑散合丹参饮加减

B1 型题

A. 右上腹疼痛，进食油脂食物常加重

B. 上腹压痛，板样强直，肝浊音界消失

C. 发作性上腹疼痛，有周期性和节律性

D. 脐周阵痛，伴有压痛，肠鸣音亢进，有肠型

E. 上腹部胀痛，伴有胃型和振水声

1. 胆石症和急性胆囊炎可见

2. 消化性溃疡可见

A. 黏膜或黏膜下层有淋巴细胞浸润

B. 黏膜充血，色泽红润，边缘模糊

C. 黏膜呈淡红、灰色，呈弥散性，黏膜变薄

D. 黏膜萎缩伴有化生

E. 水肿与充血区共存，形成红白相间征象

3. 慢性浅表性胃炎的组织学可见

4. 慢性萎缩性胃炎的组织学可见

A. 疏肝理气，和胃止痛

B. 清利湿热，醒脾化浊

C. 化瘀通络，和胃止痛

D. 健脾益气，温中和胃

E. 养阴益胃，和中止痛

5. 胃脘疼痛如针刺，痛有定处，拒按，舌暗红，脉弦涩。其中医治法是

6. 胃脘胀痛或痛窜两胁，嗳气频频，嘈杂泛酸，舌质淡红，苔薄白，脉弦。其中医治法是

参考答案

A1 型题

1. C   2. B   3. E   4. B   5. D
6. B   7. E   8. C   9. E   10. A
11. B   12. E

A2 型题

1. B   2. D   3. A   4. A   5. C
6. B   7. A

A3 型题

1. C   2. B   3. C   4. A

B1 型题

1. A   2. C   3. A   4. D   5. C
6. A

细目二　消化性溃疡

A1 型题

1. 消化性溃疡形成的直接原因是
   A. 胆汁反流
   B. 胃酸、胃蛋白酶
   C. 慢性炎症
   D. 饮食失调
   E. 血型不同

2. 关于十二指肠溃疡的治疗，最重要的是
   A. 中枢镇静
   B. 保护黏膜

C. 抑制胃酸和根除幽门螺杆菌
   D. 早期手术
   E. 少食多餐

3. 下列各项中，关于消化性溃疡病理的叙述，错误的是
   A. 溃疡的直径一般小于 2.5cm
   B. 溃疡愈合一般需要 4~8 周
   C. 溃疡呈圆形或椭圆形
   D. 多发性溃疡不少见
   E. 溃疡的边缘不整齐

4. 消化性溃疡的主要症状是
   A. 恶心、呕吐　　　　B. 呕血、黑便

C. 上腹疼痛　　　D. 厌食、消瘦

E. 嗳气、反酸

5. 消化性溃疡所引起的疼痛表现为

A. 饥饿样疼痛　　B. 反复发作性疼痛

C. 长期发作性疼痛　D. 节律性疼痛

E. 中上腹痛

6. 空腹痛常见于

A. 十二指肠溃疡　B. 胆囊炎

C. 胃溃疡　　　　D. 胰腺炎

E. 慢性胃炎

7. 复合性溃疡是指

A. 胃大、小弯溃疡

B. 胃与十二指肠溃疡

C. 胃体、胃窦溃疡

D. 胃底与胃小弯溃疡

E. 胃小弯与幽门溃疡

8. 消化性溃疡最常见的并发症是

A. 急性穿孔　　　B. 出血

C. 穿透　　　　　D. 癌变

E. 幽门梗阻

9. 鉴别消化性溃疡和慢性胃炎的最好方法是

A. 粪便隐血试验检查

B. 幽门螺杆菌检测

C. X线钡餐检查

D. 胃液分析

E. 纤维胃镜检查

10. 胃溃疡的好发部位是

A. 胃窦部大弯侧　B. 胃体部小弯侧

C. 胃角部小弯侧　D. 贲门食道联合部

E. 胃底部大弯侧

11. 下列各项中不属消化性溃疡治疗目的是

A. 消除症状　　　B. 防治并发症

C. 促进溃疡愈合　D. 尽早手术根治

E. 预防复发

12. 消化性溃疡的命名是由于

A. 溃疡位于消化道

B. 溃疡影响消化功能

C. 溃疡局限于胃和十二指肠

D. 溃疡由消化道功能紊乱引起

E. 溃疡的形成有胃酸和胃蛋白酶的消化作用参与

13. 治疗十二指肠溃疡之肝胃郁热证应首选

A. 化肝煎合左金丸加减

B. 一贯煎合芍药甘草汤加减

C. 黄芪建中汤加减

D. 柴胡疏肝散合五磨饮子加减

E. 活络效灵丹合丹参饮加减

14. 确诊胃溃疡出血最可靠的方法是

A. 胃液分析　　　B. 粪便隐血试验

C. 钡餐检查　　　D. 放射性核素检测

E. 胃镜检查

15. 溃疡病在病理上组织损害至少要深达

A. 黏膜层　　　　B. 黏膜下层

C. 黏膜肌层　　　D. 肌层

E. 浆膜层

A2 型题

1. 某患者，男性，28 岁。经常出现规律性上腹痛 3 年，空腹发作，夜间更重，进食可缓解，服抗酸药可止痛。应首先考虑的诊断是

A. 胃溃疡

B. 十二指肠球部溃疡

C. 复合性溃疡

D. 幽门管溃疡

E. 功能性消化不良

2. 患者男性，28 岁。上腹痛 8 个月，与饮食无明显关系，吐酸水，常腹泻，制酸药效果不佳。X 线钡餐造影发现食管、胃及十二指肠球部均有溃疡。应首先考虑的诊断是

A. 多发性溃疡　　B. 恶性淋巴瘤

C. 复合性溃疡　　D. 胰腺 β 细胞腺瘤

E. 胃泌素瘤

3. 患者男性，36 岁。已诊断消化性溃疡。近期出现脱水、电解质和酸碱平衡紊乱及营养缺

乏，应首先考虑的原因是

　　A. 厌食　　　　　　B. 并发胃炎

　　C. 出血　　　　　　D. 疼痛

　　E. 幽门梗阻

4. 某患者，男性，30 岁。1 年来胃痛，无典型的周期性和节律性疼痛，反酸，餐后多出现剧烈疼痛，制酸剂疗效差，有多次上消化道出血史。应首先考虑的诊断是

　　A. 浸润型胃癌　　　B. 慢性胃炎

　　C. 幽门管溃疡　　　D. 胃泌素瘤

　　E. 十二指肠球部溃疡

5. 某患者，女性，26 岁。诊断为消化性溃疡，现胃脘胀痛，痛引两胁，常因情志不遂而诱发，嗳气，泛酸，口苦，舌淡红，苔薄白，脉弦。其中医治法是

　　A. 温中散寒，健脾和胃

　　B. 健脾养阴，益胃止痛

　　C. 清胃泄热，疏肝理气

　　D. 疏肝理气，健脾和胃

　　E. 活血化瘀，通络和胃

6. 某患者，男性，56 岁。胃溃疡病 10 年。现胃痛隐隐，喜温喜按，畏寒肢冷，泛吐清水，腹胀便溏，舌淡胖，边有齿痕，苔白，脉迟缓。治疗应首选的方剂是

　　A. 黄芪建中汤

　　B. 活络效灵丹合丹参饮

　　C. 化肝煎合左金丸

　　D. 一贯煎合芍药甘草汤

　　E. 柴胡疏肝散合五磨饮子

7. 某患者，男性，30 岁。1 年来胃痛，多发生于夜间，以背部疼痛为主，内科治疗效果差。应首先考虑的诊断是

　　A. 食管溃疡

　　B. 胃大弯溃疡

　　C. 幽门管溃疡

　　D. 十二指肠球后溃疡

　　E. 胃小弯溃疡

8. 某患者，女性，56 岁。有消化性溃疡病

史多年，近日来胃脘隐痛，似饥而不欲食，口干而不欲饮，纳差，干呕，手足心热，大便干，舌红少津少苔，脉细数。其中医证型是

　　A. 肝胃不和证　　　B. 胃阴不足证

　　C. 脾胃虚寒证　　　D. 肝胃郁热证

　　E. 瘀血停胃证

A3 型题

患者，女，24 岁。餐后上腹部不适，隐痛两年余，加重 1 周。现胃痛隐隐，喜温喜按，畏寒肢冷，泛吐清水，腹胀便溏。查体上腹部轻微压痛，舌淡胖边有齿痕，苔白，脉迟缓。胃镜示胃窦部有一圆形溃疡面，边缘光整，底部覆有灰黄色，周围黏膜充血。X 线钡餐检查胃窦部龛影。幽门螺杆菌检测阳性。

1. 首先考虑的诊断是

　　A. 胃溃疡　　　　　B. 十二指肠溃疡

　　C. 慢性胃炎　　　　D. 慢性胆囊炎

　　E. 急性胃炎

2. 若胃排空延迟，上腹胀满，餐后加重，其最可能的并发症是

　　A. 胃出血　　　　　B. 胃壁穿孔

　　C. 幽门梗阻　　　　D. 胃癌

　　E. 急性胃炎

3. 中医治法是

　　A. 清胃泄热，疏肝理气

　　B. 疏肝理气，健脾和胃

　　C. 健脾养阴，益胃止痛

　　D. 活血化瘀，通络和胃

　　E. 温中散寒，健脾和胃

4. 治疗此证应首选的方剂是

　　A. 柴胡疏肝散合五磨饮子加减

　　B. 黄芪建中汤加减

　　C. 益胃汤加味

　　D. 化肝煎合左金丸加减

　　E. 活络效灵丹合丹参饮加减

B1 型题

A. 多为上腹正中或偏右节律性疼痛

B. 多为剑突下正中或偏左节律性疼痛

C. 上腹疼痛无典型节律性，呕吐多见

D. 上腹持续性剧烈疼痛

E. 右上腹节律性疼痛，夜间痛和背痛多见且突出

1. 十二指肠球部溃疡的临床表现

2. 幽门管溃疡的临床表现

　

A. 黄芪建中汤

B. 活络效灵丹合丹参饮

C. 化肝煎合左金丸

D. 一贯煎合芍药甘草汤

E. 柴胡疏肝散合五磨饮子

3. 消化性溃疡肝胃不和证治宜

4. 消化性溃疡胃阴不足证治宜

　

A. 龛影　　　　　B. 胃黏膜僵直

C. 钡剂潴留　　　D. 痉挛性切迹

E. 上腹疼痛

5. 消化性溃疡的直接征象是

6. 消化性溃疡的间接征象是

　

A. 质子泵抑制剂+羟氨苄青霉素+铋剂

B. 铋剂+克拉霉素+甲硝唑

C. 质子泵抑制剂+铋剂+克拉霉素+甲硝唑

D. 质子泵抑制剂+铋剂+克拉霉素

E. 质子泵抑制剂+克拉霉素+甲硝唑+羟氨苄青霉素

7. 治疗消化性溃疡的三联疗法是

8. 治疗消化性溃疡的四联疗法是

参考答案

A1 型题

1. B	2. C	3. E	4. C	5. D
6. A	7. B	8. B	9. E	10. C
11. D	12. E	13. A	14. E	15. C

A2 型题

1. B	2. E	3. E	4. C	5. D
6. A	7. D	8. B		

A3 型题

1. A	2. C	3. E	4. B

B1 型题

1. A	2. C	3. E	4. D	5. A
6. D	7. B	8. C		

细目三　胃　癌

A1 型题

1. 胃癌的好发部位是

A. 贲门部　　　　B. 胃小弯

C. 胃底　　　　　D. 胃窦部

E. 胃大弯

2. 胃癌最常见的症状是

A. 食欲不振　　　B. 消瘦

C. 恶心、呕吐　　D. 贫血

E. 上腹痛

3. 早期胃癌是指

A. 仅累及黏膜层

B. 病变直径<1cm

C. 无淋巴结转移

D. 黏膜层平坦型病变

E. 仅累及黏膜和黏膜下层

4. 诊断胃癌最可靠的手段是

A. 胃液分析　　　　B. 粪便隐血试验

C. 癌胚抗原测定　　D. X 线检查

E. 胃镜+黏膜活检

5. 胃癌最常见的转移途径是

A. 直接蔓延　　　　B. 腹腔内种植

C. 血行转移　　　　D. 胃肠道播散

E. 淋巴转移

6. 下列各项中，不是胃癌并发症的是

A. 贲门梗阻　　　　B. 糜烂

C. 幽门梗阻　　　　D. 出血

E. 穿孔

7. 胃癌的伴癌综合征有

A. 血栓性静脉炎

B. 左锁骨上淋巴结肿大

C. 黄疸

D. 腹水

E. 发热

8. 关于胃癌的西医治疗，论述错误的是

A. 手术治疗是目前能达到治愈的主要治疗方法

B. 早期胃癌患者如有全身性疾病不宜做手术可采用内镜治疗术

C. 对不能做根治性切除的不应行原发灶切除术

D. 进展期胃癌不能进行手术者，可通过内镜局部注射免疫增强剂及抗癌药物

E. 通过内镜应用激光、微波及注射无水酒精等可取得根治效果

9. 下列各项中关于胃癌诊断的叙述应高度警惕的是

A. 40 岁以后开始出现中上腹不适或疼痛，无明显节律性，并伴明显食欲不振和消瘦者

B. 胃溃疡患者，经严格内科治疗而症状好转者

C. 慢性萎缩性胃炎伴有肠上皮化生及轻度不典型增生

D. X 线检查显示胃息肉>1cm 者

E. 中年以上患者，出现不明原因贫血、消瘦和粪便隐血试验阳性者

10. 中医学认为，胃癌的发病多属于本虚标实，其中标实为

A. 水饮上凌　　　　B. 痰湿阻滞

C. 痰瘀互结　　　　D. 瘀血停留

E. 湿热壅盛

11. 治疗胃癌痰气交阻证，应首选

A. 柴胡疏肝散加减

B. 启膈散加减

C. 开郁二陈汤加减

D. 膈下逐瘀汤加减

E. 八珍汤加减

12. 进展期胃癌最常见的分型是

A. 隆起型胃癌

B. 溃疡型胃癌

C. 溃疡浸润型胃癌

D. 弥漫浸润型胃癌

E. 肿块型胃癌

A2 型题

1. 患者，男性，50 岁。现脘膈痞闷，呕吐痰涎，进食发噎不利，口淡纳呆，大便时结时溏，舌体胖大，有齿痕，苔白厚腻，脉滑。其中医治法是

A. 疏肝和胃，降逆止痛

B. 理气化痰，消食散结

C. 燥湿健脾，消痰和胃

D. 理气活血，软坚消积

E. 理气活血，消痰和胃

2. 某患者，女性，56 岁，诊断为胃癌。现脘痛剧烈，向后背放射，痛处固定，拒按，上腹肿块，肌肤甲错，眼眶黯黑，舌质紫暗，舌下脉络紫胀，脉弦涩。治疗应首选的方剂是

A. 柴胡疏肝散加减　　B. 启膈散加减

C. 开郁二陈汤加减　D. 膈下逐瘀汤加减

E. 八珍汤加减

3. 某患者，55 岁。进行性厌食和上腹部胀痛，面色苍白，日益消瘦，下肢水肿，肝功能正常，大便隐血试验持续阳性，尿常规未发现异常。应首先考虑的诊断是

A. 慢性胃炎　　　B. 胃癌

C. 慢性肝炎　　　D. 胃溃疡

E. 肝癌

4. 某患者，男性，45 岁。患胃溃疡已 6 年，近 1 个月来上腹痛变为无规律，恶心，腹胀，进食后为甚。胃肠钡餐 X 线检查，胃窦部可见黏膜增粗，并有一0.4cm×0.3cm龛影，胃酸正常。其诊断是

A. 胃溃疡恶性变

B. 胃溃疡合并慢性胃炎

C. 复合性溃疡

D. 胃溃疡合并黏膜脱垂

E. 胃溃疡合并幽门梗阻

A3 型题

患者，男，63 岁。胃溃疡病史 7 年，近半年来上腹疼痛发作频繁，腹痛无规律，体重减轻，消瘦乏力，少气懒言。查体：消瘦，贫血貌，左侧锁骨上淋巴结肿大，上腹部振水音，可扪及上腹部肿块，质坚而不规则，可有压痛。舌淡白，苔薄白，边有齿痕。脉沉细无力。X 线钡餐检查：胃窦部胃壁僵硬、皱襞中断，充盈缺损，边缘不整齐，半月征。

1. 首先考虑的诊断是

A. 胃窦胃癌　　　B. 慢性萎缩性胃炎

C. 胰头癌　　　　D. 慢性胆囊炎

E. 慢性胰腺炎

2. 进一步确诊检查首选

A. 幽门螺杆菌检测

B. 胃液分析

C. 血清胃泌素测定

D. 胃镜结合胃黏膜活检

E. 癌胚抗原检查

3. 中医治法是

A. 益气养血，健脾和营

B. 理气活血，软坚消积

C. 温中散寒，健脾益气

D. 理气化痰，消食散结

E. 疏肝和胃，降逆止痛

4. 治疗此证应首选的方剂是

A. 柴胡疏肝散加减

B. 启膈散加减

C. 理中汤合四君子汤加减

D. 膈下逐瘀汤加减

E. 八珍汤加减

B1 型题

A. 直接蔓延　　　B. 淋巴转移

C. 血行转移　　　D. 种植转移

E. 上行转移

1. 胃癌早期最常见的转移方式是

2. 胃癌晚期常见的转移方式是

A. 柴胡疏肝散加减　B. 玉女煎加减

C. 开郁二陈汤加减　D. 膈下逐瘀汤加减

E. 启膈散加减

3. 治疗胃癌肝胃不和证，应首选的方剂是

4. 治疗胃癌胃热伤阴证，应首选的方剂是

A. 吞咽困难　　　B. 上腹痛

C. 恶心　　　　　D. 体重下降

E. 饱胀感

5. 属于胃癌并发症引起的症状是

6. 属于胃癌溃烂引起的症状是

参考答案

A1 型题

1. D　　2. E　　3. E　　4. E　　5. E

6. B　7. A　8. C　9. A　10. C

11. B　12. C

A2 型题

1. C　2. D　3. B　4. A

A3 型题

1. A　2. D　3. A　4. E

1. B　2. C　3. A　4. B　5. A

6. B

细目四　肝硬化

A1 型题

1. 肝硬化患者出血倾向的最主要原因是

　　A. 毛细血管脆性增加

　　B. 凝血因子合成障碍

　　C. 维生素 K 缺乏

　　D. 肝脏解毒功能不良而致毒性反应

　　E. 血小板功能不良

2. 肝硬化腹水的基本治疗方法是

　　A. 应用大量利尿剂

　　B. 腹水浓缩回输

　　C. 多次抽放腹水，每次 4000mL 以上

　　D. 限制钠、水的摄入

　　E. 反复输新鲜血

3. 晚期肝硬化患者最严重的并发症和最常见的死亡原因是

　　A. 上消化道出血　　B. 原发性肝癌

　　C. 感染　　D. 肝肾综合征

　　E. 肝性脑病

4. 下列各项中，不属于肝硬化诊断依据的是

　　A. 肝活检有假小叶形成

　　B. 食道钡餐 X 线检查示食道静脉曲张

　　C. 低热、腹胀

　　D. 门脉高压的临床表现

　　E. 肝功能减退的临床表现

5. 诊断肝硬化的金标准是

　　A. 肝活检有假小叶形成

　　B. 食道钡餐 X 线检查示食道静脉曲张

　　C. 低热、腹胀

　　D. 门脉高压的临床表现

　　E. 肝功能减退的临床表现

6. 肝硬化患者出现肾功能衰竭，最可能的原因是

　　A. 脾功能亢进　　B. 酸碱平衡紊乱

　　C. 感染　　D. 肝肾综合征

　　E. 上消化道出血

7. 目前我国肝硬化最多见的病因是

　　A. 药物中毒　　B. 工业毒物中毒

　　C. 慢性酒精中毒　　D. 慢性营养不良

　　E. 慢性病毒性肝炎

8. 肝硬化患者出现全血细胞减少，最主要的原因是

　　A. 营养吸收障碍　　B. 上消化道出血

　　C. 脾功能亢进　　D. 血容量增加

　　E. 肝肾综合征

9. 男性肝硬化患者常出现性欲减退，查体见睾丸萎缩、乳房发育、蜘蛛痣，主要是由于

　　A. 垂体功能减低

　　B. 雌激素过多

　　C. 雄激素过多

　　D. 肾上腺皮质激素过多

E. 雄激素过少

10. 肝硬化患者出现血性腹水，但无腹痛及发热，应首先考虑的合并症是

    A. 腹膜炎   B. 肝肾综合征

    C. 原发性肝癌   D. 门静脉血栓形成

    E. 结核性腹膜炎

11. 下列各项中，与肝硬化发病无明显关系的是

    A. 酒食不节   B. 情志失调

    C. 感染血吸虫   D. 黄疸、积聚日久

    E. 感受外邪

12. 治疗肝硬化脾肾阳虚证，应首选

    A. 柴胡疏肝散合胃苓汤

    B. 实脾饮

    C. 中满分消丸合茵陈蒿汤

    D. 调营饮

    E. 附子理中汤合五苓散

A2 型题

1. 男性，56 岁，肝硬化腹水患者。1 周来发热，腹痛，体温 38℃，脉搏 100 次/分，呼吸 26 次/分，踝部可见凹性水肿。腹水检查：微黄色，微浑，比重为 1.016，细胞数 $0.8×10^9$/L，白细胞数 $0.5×10^9$/L，中性粒细胞 0.70，淋巴细胞 0.30。应首先考虑的诊断是

    A. 肝硬化顽固性腹水

    B. 肝硬化合并肝癌

    C. 肝硬化合并结核性腹膜炎

    D. 肝硬化合并自发性腹膜炎

    E. 肝肾综合征

2. 患者，男性，40 岁，肝硬化腹水，数天大量利尿后出现嗜睡，多语，四肢有时抽搐，呼吸 14 次/分，血 pH 7.5，CO_2 CP 30mmol/L，HCO_3^- 31mmol/L，K^+ 3mmol/L，Cl^- 90mmol/L，Na^+ 145mmol/L，Ca^{2+} 3.5mmol/L，尿 pH 5.0。应首先考虑的诊断是

    A. 肝硬化并发肝性脑病前期

    B. 肝硬化并发肝肾综合征

    C. 肝硬化并发代谢性低钾、低氯、碱中毒

    D. 肝硬化、肝昏迷并发低钙血症

    E. 肝硬化并发肝癌

3. 患者，男性，42 岁。不规则低热 3 个月，厌食，体重下降 5kg，右季肋下胀痛，巩膜轻度黄染，面部有 3 个蜘蛛痣，肝肋下 3.5cm，质硬表面不平，脾肋下 1cm，肝区可闻及血管杂音，血白细胞 $5.8×10^9$/L，中性粒细胞 0.64，谷丙转氨酶 130U/L，碱性磷酸酶 30U/L。经中西医治疗无效。应首先考虑的诊断是

    A. 慢性活动性肝炎   B. 原发性肝癌

    C. 门脉性肝硬化   D. 肝脓肿

    E. 肝血管瘤

4. 患者男性，50 岁。肝硬化腹水明显，1 周前呕血，黑便。近日烦躁不安，经常用很多火柴点不着烟。轻度黄疸，两手举起时腕部阵发颤抖。应首先考虑的诊断是

    A. 脑梗死   B. 震颤性麻痹

    C. 氮质血症   D. 安眠药过量

    E. 肝性脑病

5. 急诊病人，男性。昏迷，轻度黄疸，口中腥臭味，双侧肢体肌张力对称性增高，瞳孔等大。尿蛋白和尿糖均阴性。A、G 分别为 20g/L、35g/L。应首先考虑的诊断是

    A. 脑血管意外   B. 肝性脑病

    C. 糖尿病酮症   D. 尿毒症

    E. 有机磷杀虫药中毒

A3 型题

患者，男，58 岁。既往饮酒史 30 余年。右季肋不适，食欲下降 2 年，腹胀、下肢浮肿 1 个月，现食欲减退，勉强进食后上腹饱胀不适，恶心呕吐，腹泻。查体：面色晦暗黧黑，肝大在季肋胁下 2cm，质硬，光滑，无压痛，脾可触及，移动性浊音阳性，肝掌，蜘蛛痣。B 型超声检查

可显示肝脏轻度缩小、表面凹凸不平，脾肿大。肝功能：转氨酶、血清胆红素升高。

1. 首先考虑的诊断是
   A. 慢性萎缩性胃炎　B. 功能性消化不良
   C. 肝硬化　　　　　D. 脂肪肝
   E. 慢性胆囊炎

2. 以下具有确诊价值的检查结果是
   A. 肝功能试验示转氨酶升高
   B. 肝活组织检查示假小叶形成
   C. 腹腔镜检查示肝脏表面结节状、边缘不规则
   D. 内镜检查示食管及胃底静脉曲张
   E. 超声检查示肝回声明显增强、不均，表面呈锯齿状

3. 若患者同时伴有烦热口苦，渴不欲饮，大便溏滞不爽，舌红，苔黄腻者，中医治法是
   A. 清热利湿，攻下逐水
   B. 活血化瘀，化气行水
   C. 温肾补脾，化气利水
   D. 疏肝理气，健脾利湿
   E. 温中散寒，行气利水

4. 若伴脉络怒张，胁腹刺痛，口干不欲饮，大便色黑，舌质紫暗，有瘀斑，脉细涩。首选的方剂是
   A. 调营饮加减
   B. 附子理中汤合五苓散加减
   C. 中满分消丸合茵陈蒿汤加减
   D. 实脾饮加减
   E. 一贯煎合膈下逐瘀汤加减

B1 型题

A. 脾肿大
B. 腹水
C. 腹壁静脉曲张
D. 出血倾向及贫血
E. 痔静脉曲张

1. 肝硬化代偿功能减退最突出的体征是

2. 属于肝硬化肝功能减退临床表现的是
   A. 上消化道出血　　B. 肝性脑病
   C. 自发性腹膜炎　　D. 原发性肝癌
   E. 肝肾综合征

3. 肝硬化患者最常见的并发症是

4. 肝硬化患者最严重的并发症是

   A. 柴胡疏肝散合胃苓汤
   B. 实脾饮
   C. 中满分消丸合茵陈蒿汤
   D. 调营饮
   E. 附子理中汤合五苓散

5. 肝硬化患者出现腹大胀满，下肢浮肿，怯寒懒动，脘腹痞胀，得热则舒，食少便溏，舌苔白滑，脉缓。治疗应首选的方剂是

6. 肝硬化患者出现腹大胀满，脉络怒张，面色晦暗鳌黑，胁下癥块，口干不欲饮，大便色黑，舌质紫暗，有瘀斑，脉细涩。治疗应首选的方剂是

   A. 蜘蛛痣　　　　　B. 脾肿大
   C. 黄疸　　　　　　D. 水肿
   E. 肝肿大

7. 属于肝硬化门脉高压症的是

8. 属于肝硬化雌激素增多的是

参考答案

A1 型题

1. B	2. D	3. E	4. C	5. A
6. D	7. E	8. C	9. B	10. C
11. E	12. E			

A2 型题

| 1. D | 2. C | 3. B | 4. E | 5. B |

A3 型题

1. C　　2. B　　3. A　　4. A

B1 型题

1. B　　2. D　　3. A　　4. B　　5. B

6. D　　7. B　　8. A

细目五　原发性肝癌

A1 型题

1. 下列各项中，与原发性肝癌的发生有一定联系的是

　　A. 肝硬化　　　　　　B. 肝囊肿

　　C. 肝脓肿　　　　　　D. 肝结核

　　E. 肝血管瘤

2. 根治原发性肝癌的最好方法是

　　A. 放射治疗

　　B. 免疫治疗

　　C. 抗癌药物局部治疗

　　D. 冷冻治疗

　　E. 手术治疗

3. 目前普查原发性肝癌的最好方法是

　　A. 超声波检查

　　B. 甲胎球蛋白放射免疫测定

　　C. 放射性核素扫描

　　D. 肝功能检查

　　E. X 线检查

4. 原发性肝癌淋巴结转移，部位最多见的是

　　A. 肝门淋巴结　　　　B. 锁骨上淋巴结

　　C. 胰腺　　　　　　　D. 腋窝淋巴结

　　E. 脾脏

5. 关于原发性肝癌的描述错误的是

　　A. 10% 的患者死于癌结节破裂

　　B. 肝区疼痛是肝癌最常见的症状

　　C. AFP 目前是原发性肝癌特异性标记物

和主要诊断指标

　　D. 肝癌最早在肝内发生转移

　　E. 以结节型最为多见

6. 早期原发性肝癌直径为 1～2cm，诊断率最高的检查是

　　A. 选择性腹腔动脉造影

　　B. AFP 测定

　　C. 放射性核素扫描

　　D. B 型超声检查

　　E. CT 检查

7. 原发性肝癌的主要病位在

　　A. 脾胃　　　　　　　B. 肝脾

　　C. 脾肾　　　　　　　D. 肝肾

　　E. 肺肝

8. 下列各项，适合局部消融治疗的是

　　A. 原发性肝内单发肿瘤直径 6.5cm

　　B. 原发性肝内肿瘤 3 个，最大直径 3.0cm

　　C. 原发性肝内单发肿瘤直径 4.5cm

　　D. 原发性肝内肿瘤 4 个，最大直径 2.3cm

　　E. 原发性肝内肿瘤 3 个，最大直径 4.5cm

A2 型题

1. 患者男性，46 岁。乙型肝炎 10 年，现出现持续性肝区疼痛，消瘦，发热，食欲不振，乏力，营养不良。应首先考虑的诊断是

　　A. 慢性迁延性肝炎　　B. 肝癌

　　C. 肝硬化　　　　　　D. 肝脓肿

E. 肝血管瘤

2. 患者女性，已确诊肝癌。1 天前突然出现剧烈腹痛，休克，应首先考虑的并发症是

A. 原发性腹膜炎

B. 急性梗阻性化脓性胆管炎

C. 结核性腹膜炎

D. 原发性肝癌破裂

E. 肝性脑病

3. 患者男性，52 岁。右上腹疼痛 2 个月，右胁胀满，烦躁易怒，恶心纳呆，面色萎黄不荣，口苦咽干，小便黄赤，大便干黑，舌暗有瘀斑，苔薄白，脉弦涩。实验室检查：甲胎球蛋白 510ng/mL，B 型超声检查示：右肝占位性病变，直径 5cm。其证型是

A. 热毒伤阴　　　　B. 湿热瘀毒

C. 气滞血瘀　　　　D. 水湿内停

E. 肝脾瘀血

A3 型题

患者，男，52 岁。既往患有乙型肝炎 20 余年。肝区疼痛 3 年，现进行性消瘦、发热、食欲不振、乏力。查体：消瘦，营养不良貌。舌红苔黄，脉沉弦。B 超：肝局部回声不均匀增强，右叶有一 2.3×2.5cm 强回声光团，脾大，少量腹水。

1. 首先考虑的诊断是

A. 肝囊肿　　　　B. 肝脓肿

C. 肝癌　　　　　D. 肝硬化

E. 肝血管瘤

2. 若患者伴有肝硬化，Child-Pugh C 级，首选的治疗方案是

A. 手术切除　　　B. 肝移植

C. 介入治疗　　　D. 局部消融治疗

E. 靶向治疗

3. 若胁下结块坚实，痛如锥刺，脘腹胀满，目肤黄染，日渐加深，面色晦暗，肌肤甲错，中医治法是

A. 清热利湿，攻下逐水

B. 活血化瘀，化气行水

C. 清利湿热，化瘀解毒

D. 疏肝理气，活血化瘀

E. 养阴柔肝，软坚散结

4. 治疗此证应首选的方剂是

A. 滋水清肝饮合鳖甲煎丸加减

B. 茵陈蒿汤合鳖甲煎丸加减

C. 中满分消丸合茵陈蒿汤加减

D. 逍遥散合桃红四物汤加减

E. 一贯煎合膈下逐瘀汤加减

5. 若出现腹水明显者，加

A. 黄芪、党参

B. 山楂、麦芽、鸡内金

C. 元胡、郁金

D. 牵牛子、泽兰、大腹皮

E. 丹参、益母草

B1 型题

A. 甲胎蛋白含量测定

B. 肝动脉造影

C. 肝穿刺活检

D. 磁共振检查

E. B 型超声检查

1. 目前肝癌的主要诊断依据是

2. 目前肝癌筛查的首选检查方法是

A. 四苓散合四物汤

B. 逍遥散合桃红四物汤

C. 茵陈蒿汤合桃红四物汤

D. 茵陈蒿汤合鳖甲煎丸

E. 滋水清肝饮合鳖甲煎丸

3. 原发性肝癌气滞血瘀证，治疗应首选的方剂是

4. 原发性肝癌湿热瘀毒证，治疗应首选的方剂是

参考答案

A1 型题

1. A   2. E   3. B   4. A   5. E

6. A   7. B   8. B

A2 型题

1. B   2. D   3. C

A3 型题

1. C   2. B   3. C   4. B   5. D

B1 型题

1. A   2. E   3. C   4. D

细目六　溃疡性结肠炎

A1 型题

1. 能提示溃疡性结肠炎复发先兆的检查是
   A. 白细胞计数增高及红细胞沉降率加速
   B. 凝血酶原时间延长
   C. 血清白蛋白及钾、钠、氯降低
   D. 缓解期血清 α_2 球蛋白增加
   E. 重度贫血

2. 溃疡性结肠炎湿热内蕴证的中医治法是
   A. 清热利湿
   B. 健脾利湿
   C. 疏肝健脾
   D. 健脾温肾
   E. 滋阴养血

3. 诊断溃疡性结肠炎最有价值的方法是
   A. 纤维结肠镜检查
   B. 血液检查
   C. 粪便检查
   D. 钡剂灌肠检查
   E. 黏膜组织学检查

4. 治疗轻中型溃疡性结肠炎，首选药物是
   A. 抗生素
   B. 免疫抑制剂
   C. 柳氮磺胺吡啶
   D. 强的松
   E. 促肾上腺皮质激素

5. 溃疡性结肠炎的疼痛特点是
   A. 左下腹痛，便后缓解
   B. 右下腹痛，餐后缓解
   C. 左下腹痛，便后加重
   D. 全腹痛，便后缓解
   E. 右下腹痛，餐后加重

A2 型题

1. 男性，30 岁。腹泻 3~5 次/日，便稀时带黏液及血，2 年来时重时轻。近 3 个月来低热，腹泻，8~10 次/日，时有便血，左下腹有压痛。曾用磷霉素钙治疗无效。应首先考虑的诊断是
   A. 结肠癌
   B. 细菌性痢疾
   C. 肠结核
   D. 小肠吸收不良综合征
   E. 溃疡性结肠炎

2. 患者男性，35 岁。泄泻 20 余年，诊断为溃疡性结肠炎。稍进油腻，大便次数增多，水谷不化，脘腹胀闷不舒，面色萎黄，肢倦乏力，纳食减少，舌淡苔白，脉细弱。其治疗应首选
   A. 白头翁汤
   B. 参苓白术散
   C. 胃苓汤
   D. 痛泻要方
   E. 驻车丸

3. 患者男性，44 岁，腹痛腹泻反复发作 3 年，症状时轻时重，每日排便 4~5 次，便中带脓

血。便常规：WBC 5 个/高倍视野，RBC 10 个/高倍视野；肠镜提示：黏膜上有多发性浅溃疡，黏膜充血、水肿，附有脓血性分泌物。其诊断应首先考虑为

    A. 血吸虫病　　　　B. Crohn 病

    C. 结肠癌　　　　　D. 肠结核

    E. 溃疡性结肠炎

4. 患者男性，40 岁。泄泻 20 余年，诊断为溃疡性结肠炎。稍进油腻，大便次数增多，腹痛喜温喜按，腹胀，腰酸膝软，形寒肢冷，神疲懒言，舌质淡，脉沉细。应首先考虑的中医证型是

    A. 湿热内蕴证　　　B. 脾胃虚弱证

    C. 脾肾阳虚证　　　D. 肝郁脾虚证

    E. 阴血亏虚证

A3 型题

患者，女，28 岁。左下腹痛，脓血样便伴里急后重 2 年。现腹痛隐隐、日腹泻 4~5 次伴腹胀、食欲不振、午后发热，盗汗，五心烦热，头晕眼花。查体：左下腹轻压痛，左侧掌指关节红肿。舌红少苔，脉细数。血常规检查：红细胞 85×10^9/L，血红蛋白 105g/L，红细胞沉降率加速。大便细菌培养阴性，阿米巴滋养体阴性。纤维结肠镜：肠黏膜血管纹理模糊、紊乱，黏膜充血、水肿，有脓性分泌物附着。

1. 首先考虑的诊断是

    A. 溃疡性结肠炎　　B. 阿米巴肠炎

    C. 慢性细菌性痢疾　D. 肠易激综合征

    E. 血吸虫病

2. 若患者突然明显鼓肠、腹肌紧张、腹部压痛，不恰当的措施是

    A. 血液检查　　　　B. 钡剂灌肠检查

    C. 免疫学检查　　　D. 纤维结肠镜检查

    E. 粪便检查

3. 中医治法是

    A. 疏肝，健脾，止泻

    B. 健脾，温肾，止泻

    C. 滋阴养血，清热化湿

    D. 清热利湿，活血化瘀

    E. 健脾渗湿，温阳止泻

4. 治疗此证应首选的方剂是

    A. 四神丸加味　　　B. 驻车丸

    C. 参苓白术散加减　D. 白头翁汤加味

    E. 膈下逐瘀汤加减

5. 若热重，大便硬结难出者，宜

    A. 用四物汤

    B. 用四神丸

    C. 酌加知母、熟大黄

    D. 用补中益气汤

    E. 加白头翁、黄连、马齿苋

B1 型题

    A. 胃痛　　　　　　B. 胃痞

    C. 反胃　　　　　　D. 大瘕泻

    E. 胃瘅

1. 溃疡性结肠炎相当于中医的

2. 消化性溃疡相当于中医的

    A. 湿热内蕴证　　　B. 脾胃虚弱证

    C. 脾肾阳虚证　　　D. 肝郁脾虚证

    E. 阴血亏虚证

3. 痛泻要方可用于治疗溃疡性结肠炎的

4. 四神丸可用于治疗溃疡性结肠炎的

    A. 克隆恩病

    B. 血吸虫病

    C. 溃疡性结肠炎

    D. 慢性细菌性痢疾

    E. 阿米巴肠炎

5. 病变可累及胃肠道各部位，多呈节段性、非对称性分布的是

6. 病变可累及大肠黏膜和黏膜下层，多呈弥漫性、连续性分布的是

参考答案

A1 型题

1. D　　2. A　　3. A　　4. C　　5. A

A2 型题

1. E　　2. B　　3. E　　4. C

A3 型题

1. A　　2. B　　3. C　　4. B　　5. C

B1 型题

1. D　　2. A　　3. D　　4. C　　5. A

6. C

细目七　上消化道出血

A1 型题

1. 临床怀疑患者的上消化道出血是由于胃炎所导致，为了确诊应首选的检查方法是

　　A. 粪便隐血试验　　B. 急诊胃镜检查

　　C. 吞线试验　　　　D. 剖腹探查

　　E. 急诊胃肠钡餐检查

2. 上消化道大量出血伴休克时，最紧急和首要的措施是

　　A. 头低位和吸氧

　　B. 紧急胃镜检查以明确诊断

　　C. 积极补充血容量

　　D. 胃内冰水灌注止血

　　E. 去甲肾上腺素胃内滴入

3. 在我国上消化道出血最常见的病因是

　　A. 慢性胃炎

　　B. 胃癌

　　C. 曲张的食管静脉破裂

　　D. 消化性溃疡

　　E. 胃黏膜脱垂症

4. 下列各项中，关于上消化道出血的叙述错误的是

　　A. 出血量超过 50mL，即可出现柏油样黑便

　　B. 出血早期血压、血红蛋白可正常

　　C. 出血 48 小时内可行急诊胃镜检查

　　D. 短时间内出血量超过 1000mL，可出现周围循环衰竭表现

　　E. 大量出血者就是食管静脉曲张静脉破裂出血

5. 治疗上消化道出血肝火犯胃证，应首选

　　A. 泻心汤合十灰散　　B. 龙胆泻肝汤

　　C. 归脾汤　　　　　　D. 独参汤

　　E. 半夏泻心汤

A2 型题

1. 患者男性，50 岁。现吐血紫暗，呈咖啡色，混有食物残渣，大便黑如漆，口干喜冷饮，胃脘胀闷灼痛，舌红苔黄，脉滑数。治疗应首选的方剂是

　　A. 泻心汤合十灰散　　B. 龙胆泻肝汤

　　C. 归脾汤　　　　　　D. 四味回阳饮

　　E. 半夏泻心汤

2. 患者，男性，50 岁。半天来呕血 4 次，量约 1200mL，黑便 2 次，量约 600g，伴头晕心悸。查体：血压 80/60mmHg，心率 118 次/分，神志淡漠，巩膜轻度黄染，腹部膨隆，移动性浊音（+）。应首先采取的措施是

　　A. 配血，等待输血

　　B. 配血，快速输血，等待输液

C. 紧急胃镜检查明确出血部位

D. 诊断性腹腔穿刺，明确腹水性质

E. 急查红细胞比容

3. 患者，男性，55 岁。反复转氨酶升高 15 年，近 5 年出现上腹持续性隐痛，纳差，此次因呕吐鲜血及排黑便 1 天收入院。查体：血压 90/70mmHg，肝肋下未及，Hb 70g/L。应首先考虑的诊断是

A. 出血性胃炎

B. 胃溃疡合并出血

C. 反流性食管炎合并出血

D. 胃癌并出血

E. 肝硬化食管静脉曲张破裂出血

A3 型题

患者，男，28 岁。间断上腹痛 3 年，伴黑便，每天排便 3-4 次，量较多。现吐血暗淡，大便漆黑稀溏，头晕心悸，神疲乏力，纳少。查体：面色苍白，贫血貌，心率 110 次/分，血压 95/60mmHg。舌淡红，苔薄白，脉细弱。

1. 首先考虑的诊断是

A. 上消化道出血　　B. 胃溃疡

C. 肝硬化　　　　　D. 炎症性肠病

E. 慢性胃炎

2. 中医治法是

A. 滋阴降火，凉血止血

B. 泻肝清胃，降逆止血

C. 清胃泻火，化瘀止血

D. 益气摄血，回阳固脱

E. 益气健脾，养血止血

3. 治疗此证应首选的方剂是

A. 玉女煎合小蓟饮子

B. 泻心汤合十灰散加减

C. 龙胆泻肝汤加减

D. 独参汤或四味回阳饮加减

E. 归脾汤

4. 若改变体位时出现晕厥，心率 130 次/分，

收缩压 85mmHg。首选措施是

A. 输血治疗　　　　B. 内镜止血

C. 应用肾上腺素　　D. 气囊压迫止血

E. 应用地高辛

B1 型题

A. >5mL　　　　　　B. 50～100mL

C. 250～300mL　　　D. 400～500mL

E. >1000mL

1. 上消化道出血患者出现呕血，估计其出血量为

2. 上消化道出血患者出现乏力、心慌，估计其出血量为

A. 泻心汤合十灰散　　B. 龙胆泻肝汤

C. 四味回阳饮　　　　D. 归脾汤

E. 当归补血汤

3. 患者吐血紫暗，常混有食物残渣，大便黑如漆，口干喜冷饮，胃脘胀闷灼痛，舌红苔黄，脉滑数。治疗应首选的方剂是

4. 患者吐血暗淡，大便漆黑稀溏，面色苍白，头晕心悸，神疲乏力，纳少，舌淡红，苔薄白，脉细弱。治疗应首选的方剂是

参考答案

A1 型题

1. B　　2. C　　3. D　　4. E　　5. B

A2 型题

1. A　　2. B　　3. E

A3 型题

1. A　　2. E　　3. E　　4. A

B1 型题

1. C　　2. D　　3. A　　4. D

第四单元　泌尿系统疾病

细目一　慢性肾小球肾炎

A1 型题

1. 慢性肾小球肾炎，最常见的发病人群是
    A. 儿童　　　　　B. 老年男性
    C. 老年女性　　　D. 青壮年男性
    E. 青壮年女性

2. 慢性肾炎中，由急性肾炎转变而来的是
    A. 全部　　　　　B. 少数
    C. 半数　　　　　D. 大多数
    E. 没有

3. 中医认为，慢性肾炎发病的主要病理基础是
    A. 禀赋不足　　　B. 劳倦太甚
    C. 饮食不节　　　D. 情志不遂
    E. 脏腑虚损

4. 关于慢性肾小球肾炎的叙述，正确的是
    A. 慢性肾炎可发于任何年龄，但以中青年为主，女性多见
    B. 慢性肾炎多数起病隐匿，进展迅速，病程较长
    C. 以蛋白尿、血尿、高血压、水肿为主要临床表现
    D. 晚期无明显的肾功能减退
    E. 早期有不同程度的贫血

5. 慢性肾小球肾炎与慢性肾盂肾炎的鉴别，有诊断意义的是
    A. 尿比重有改变
    B. 影像学检查见双肾非对称性损害，呈肾间质性损害影像

C. 尿常规示蛋白尿、血尿
    D. 病因
    E. 服用抗生素有效

6. 具有降压作用并能减少尿蛋白的药物是
    A. 缬沙坦　　　　B. 美托洛尔
    C. 氢氯噻嗪　　　D. 阿替洛尔
    E. 螺内酯

A2 型题

1. 张某，男性，36 岁。体检时发现蛋白尿阳性，24 小时定量为 1.3g，下肢轻度浮肿，血压 150/96mmHg，血肌酐 124μmol/L。其诊断是
    A. 慢性肾小球肾炎　B. 急性肾小球肾炎
    C. 肾病综合征　　　D. 慢性肾功能衰竭
    E. 慢性肾盂肾炎

2. 患者刘某，男性，34 岁。因身体不适就诊，全身浮肿，面色苍白，畏寒肢冷，腰脊冷痛，神疲，纳少，便溏，舌嫩淡胖，有齿痕，脉沉细。尿常规检查见尿蛋白，血压 160/90mmHg。其中医证型是
    A. 肺肾气虚证　　　B. 脾肾阳虚证
    C. 脾肾气虚证　　　D. 肝肾阴虚证
    E. 气阴两虚证

3. 患者王某，男性，45 岁。慢性肾炎 12 年，现面浮肢肿，身热汗出，口干不欲饮，胸脘痞闷，腹部胀满，纳差，尿黄短少，便溏，舌红，苔黄腻，脉滑数。其中医治法是
    A. 益气养阴　　　　B. 活血化瘀
    C. 清热利湿　　　　D. 健脾化湿

E. 温补脾肾

A3 型题

患者，男，16 岁。1 年前咽痛、咳嗽后出现浑浊红棕色尿。现疲倦乏力，腰部酸痛，食欲不振，少语懒言，自汗出，易感冒。查体：面色萎黄，眼睑、颜面部浮肿，血压 150/90mmHg。舌淡红，苔薄白，脉细弱。血常规检查：血红蛋白 100g/L。尿常规检查：尿蛋白（+）。24 小时尿蛋白量：1.2g/d。肾功能检查：GFR 115mL/min，Ccr 80mL/min。

1. 首先考虑的诊断是
   A. 急性肾小球肾炎　　B. 慢性肾小球肾炎
   C. 高血压肾病　　　　D. 慢性肾盂肾炎
   E. 尿路感染

2. 以下处理措施不恰当的是
   A. 血压控制在 130/80mmHg 以下
   B. 选用 ACEI 控制高血压
   C. 蛋白质的摄入量以 0.8/（kg·d）为宜
   D. 高生物效价的动物蛋白应占 1/3 以上
   E. 避免劳累、感染、妊娠和应用肾毒性药物

3. 中医治法是
   A. 补益肺肾　　　　B. 补气健脾益肾
   C. 清热利湿　　　　D. 益气养阴
   E. 滋养肝肾

4. 治疗此证应首选的方剂是
   A. 异功散加味
   B. 参芪地黄汤加减
   C. 杞菊地黄丸加减
   D. 玉屏风散合金匮肾气丸加减
   E. 五苓散合五皮饮加减

5. 若现头面肿甚，咽干痛者，可加
   A. 麻黄汤
   B. 银翘散
   C. 麻黄连翘赤小豆汤

D. 己椒苈黄丸合五苓散
E. 人参固本丸

B1 型题

A. 异功散
B. 玉屏风散合金匮肾气丸
C. 附子理中丸
D. 杞菊地黄丸
E. 五苓散合五皮饮

1. 慢性肾炎水湿证，治疗应首选的方剂是
2. 慢性肾炎脾肾气虚证，治疗应首选的方剂是

A. 噻嗪类利尿药
B. 血管紧张素 II 受体拮抗剂
C. 糖皮质激素
D. 氨基糖苷类抗生素
E. 细胞毒药物

3. 钠水潴留容量依赖性高血压患者，治疗应首选的药物是
4. 肾素依赖性高血压患者，治疗应首选的药物是

参考答案

A1 型题

1. D　2. B　3. E　4. C　5. B
6. A

A2 型题

1. A　2. B　3. C

A3 型题

1. B　2. A　3. A　4. D　5. C

B1 型题

1. E　2. A　3. A　4. B

细目二　尿路感染

A1 型题

1. 尿路感染最常见的细菌是
   A. 葡萄球菌　　　　B. 大肠杆菌
   C. 粪链球菌　　　　D. 变形杆菌
   E. 产气杆菌

2. 女性易患尿路感染的最主要原因是
   A. 妊娠
   B. 月经期抵抗力下降
   C. 更年期内分泌失调
   D. 解剖生理因素
   E. 饮食因素

3. 尿路感染的中医病机是
   A. 湿热蕴结中焦　　B. 瘀血阻于下焦
   C. 湿热蕴结下焦　　D. 痰浊阻于中焦
   E. 气血亏虚，卫外不固

4. 尿路感染初发者应首选的治疗药物是
   A. 红霉素　　　　　B. 左氧氟沙星
   C. 链霉素　　　　　D. 氯霉素
   E. 四环素

5. 尿路感染表现为膀胱湿热，应首选的治疗方剂是
   A. 知柏地黄丸　　　B. 无比山药丸
   C. 八正散　　　　　D. 丹栀逍遥散
   E. 三仁汤

A2 型题

1. 黄某，男性，28 岁。劳累后出现小便不适，尿频，尿急，伴有小便后疼痛，腰痛，肾区叩击痛阳性，尿沉渣镜检 5~8 个白细胞/高倍视野。应首先考虑的诊断是
   A. 肾结石　　　　　B. 肾小球肾炎
   C. 膀胱炎　　　　　D. 肾盂肾炎

   E. 前列腺炎

2. 患者小便淋沥不已，时作时止，每于劳累后发作，尿热，时有尿痛，面色无华，神疲乏力，少气懒言，腰膝酸软，食欲不振，口干不欲饮水，舌质淡，苔薄白，脉沉细。治疗应首选的方剂是
   A. 八正散　　　　　B. 丹栀逍遥散
   C. 无比山药丸　　　D. 知柏地黄丸
   E. 补中益气汤

3. 陈某，女，32 岁。劳累后出现尿频、尿急、尿痛，高热、寒战、头痛、周身酸痛、恶心、呕吐，体温 39.4℃，肾区叩击痛。尿常规示潜血（＋＋＋），蛋白（＋），镜检见大量红细胞、白细胞；血常规 WBC 明显升高，中性粒细胞 82%；B 超示：肾外形凹凸不平，两肾大小不等。应考虑的诊断是
   A. 急性肾炎　　　　B. 慢性肾炎
   C. 急性肾盂肾炎　　D. 慢性肾盂肾炎
   E. 慢性肾盂肾炎急性发作

A3 型题

患者，女，24 岁。尿频、尿急、尿痛 3 天。现小便频数，灼热刺痛，色黄赤，小腹拘急胀痛，口苦，大便秘结。查：体温 37℃，双肾区无叩击痛，下腹部轻压痛。舌红，苔薄黄腻，脉滑数。尿常规：镜检白细胞 15 个/HP，白细胞计数 $3.5×10^5$/h。尿细菌培养阳性。

1. 首先考虑的诊断是
   A. 急性肾盂肾炎　　B. 急性膀胱炎
   C. 急性肾小球肾炎　D. 尿道综合征
   E. 尿路结石

2. 其中医治法是
   A. 健脾补肾
   B. 疏肝理气，清热通淋

C. 活血化瘀，利尿通淋

D. 清热，利湿，通淋

E. 滋阴益肾，清热通淋

3. 治疗此证应首选的方剂是

A. 无比山药丸加减

B. 八正散加减

C. 知柏地黄丸加减

D. 丹栀逍遥散合石苇散加减

E. 补中益气汤

4. 大便闭结甚者

A. 可加青蒿、鳖甲

B. 加枳实、大黄

C. 加茜草、小蓟、地榆炭

D. 加乌药、川楝子

E. 加扁蓄、瞿麦、滑石

B1 型题

A. 八正散　　　B. 丹栀逍遥散

C. 无比山药丸　D. 知柏地黄丸

E. 小蓟饮子

1. 尿路感染为脾肾亏虚、湿热屡犯证，治疗应首选的方剂是

2. 尿路感染为膀胱湿热证，治疗应首选的方剂是

参考答案

A1 型题

1. B　2. D　3. C　4. B　5. C

A2 型题

1. D　2. C　3. E

A3 型题

1. B　2. D　3. B　4. B

B1 型题

1. C　2. A

细目三　急性肾损伤

A1 型题

1. 下列各项中，不属于急性肾损伤病因的是

A. 血容量增多

B. 肾缺血

C. 肾毒性物质损伤肾小管上皮细胞

D. 急性尿路梗阻

E. 肾内血流动力学改变

2. 慢性肾衰竭的中医病机是

A. 肾失气化，水湿浊瘀不能排出体外

B. 肾元虚衰，湿浊内蕴

C. 药毒伤肾

D. 劳伤久病，脾肾亏虚

E. 饮食不当

3. 急性肾损伤病人由少尿期进入多尿期，尿量超过

A. 300mL　　　B. 400mL

C. 500mL　　　D. 250mL

E. 350mL

4. 发病前有容量不足、体液丢失等病史，体检发现皮肤和黏膜干燥、低血压、颈静脉充盈不明显者，应首先考虑

A. 慢性肾衰竭

B. 肾前性少尿

C. 肾后性尿路梗阻

D. 急进性肾小球肾炎

E. 急性间质性肾炎

A3 型题

患者，男，35 岁。服用万古霉素 10 天后，出现少尿 1 天。现排尿量 400mL/d，伴发热，恶心呕吐。查体：血压 170/110mmHg。尿蛋白（++）。舌红苔薄。脉浮。肾功能检查：GFR 21mL/min，Ccr 12mL/min，血尿素氮 27mmol/L，血肌酐 678μmol/L。

1. 首先考虑的诊断是
   A. 急性肾损伤　　　B. 慢性肾功能衰竭
   C. 急性肾小球肾炎　D. 急性肾盂肾炎
   E. 高血压肾病
2. 当前患者首选的治疗方案是

A. 营养支持
B. 维持水、电解质和酸碱平衡
C. 使用钙拮抗药
D. 使用利尿药
E. 透析疗法

参考答案

A1 型题

1. A　　2. A　　3. B　　4. B

A3 型题

1. A　　2. E

细目四　慢性肾衰竭

A1 型题

1. 慢性肾衰竭的中医病机是
   A. 感受外邪
   B. 肾元虚衰，湿浊内蕴
   C. 药毒伤肾
   D. 劳伤久病，脾肾亏虚
   E. 饮食不当
2. 下列各项中，与慢性肾衰竭相近的病名是
   A. 淋证　　　　　B. 关格
   C. 水肿　　　　　D. 中风
   E. 肾著
3. 发达国家，引起慢性肾衰竭最常见的病因是
   A. 糖尿病肾病　　B. 高血压肾病
   C. 肾小球肾炎　　D. 多囊肾
   E. IgA 肾病
4. 肾性贫血的主要原因是
   A. 叶酸缺乏

B. 铁缺乏
C. 失血过多
D. 红细胞生成素减少
E. 饮食减少

5. 氮质血症期的血肌酐值为
   A. 小于 133μmol/L　　B. 大于 707μmol/L
   C. 134~442μmol/L　　D. 134~560μmol/L
   E. 451~707μmol/L
6. 下列说法正确的是
   A. 血液透析能够代替内分泌和代谢功能
   B. 腹膜透析可以代替代谢功能，但不能代替内分泌功能
   C. 肾脏移植不能够代替内分泌和代谢功能
   D. 血液透析能代替内分泌功能，但不能代替代谢功能
   E. 肾脏移植能够代替内分泌和代谢功能
7. 下列各项中，关于慢性肾衰竭的饮食治疗，应选用的是
   A. 高蛋白饮食　　　B. 低蛋白饮食

C. 高磷饮食　　　D. 高钙饮食

E. 高盐饮食

A2 型题

1. 46 岁，男性，因乏力就诊，血红蛋白为 68g/L，血压为 156/94mmHg，血肌酐为 386μmol/L。其诊断是

A. 贫血　　　　　　B. 高血压

C. 慢性肾功能不全　D. 急性肾功能不全

E. 营养不良

2. 慢性肾功能不全患者表现为全身浮肿，有胸水、腹水，治疗应首选的方剂是

A. 黄连温胆汤　　　B. 五皮饮或五苓散

C. 六君子汤　　　　D. 济生肾气丸

E. 二妙丸

3. 谷某，男性，49 岁，因恶心、呕吐、无尿就诊，查血肌酐为 1020μmol/L。其诊断和应首选的治疗措施是

A. 肾贮备功能下降期，内科服药治疗

B. 氮质血症期，透析治疗

C. 肾衰竭期，透析治疗

D. 尿毒症期，透析治疗

E. 尿毒症期，肾脏移植

4. 边某，男，54 岁，慢性肾衰竭病史 2 年，近 2 日精神萎靡，恶心，呕吐，血肌酐 940μmol/L，二氧化碳结合力 15mmol/L，血钾 6.8mmol/L，应首选的治疗措施是

A. 静点碳酸氢钠　　B. 口服碳酸氢钠

C. 血液透析　　　　D. 腹膜透析

E. 静脉注射利尿剂

5. 刘某，男，57 岁，慢性肾衰竭 5 年。现头晕头痛，耳鸣眼花，两目干涩，口干咽燥，腰膝酸软，大便易干，尿少色黄，舌淡红少津，苔薄白，脉弦。血压升高达 160/92mmHg。治疗应首选的方剂是

A. 六味地黄丸　　　B. 金匮肾气丸

C. 杞菊地黄汤　　　D. 龙胆泻肝汤

E. 全鹿丸

A3 型题

患者，男，58 岁。高血压病史 6 年。近 5 个月来夜尿增多，伴有乏力、气促、腰酸、纳呆腹胀、食欲减退。查体：轻度贫血貌，血压 170/110mmHg。舌淡红，苔白，有齿痕。脉沉细。肾功能检查：GFP 50mL/min，Ccr 60mL/min，Scr 256μmol/L。

1. 首先考虑的诊断是

A. 慢性肾盂肾炎　　B. 高血压肾病

C. 肾病综合则　　　D. 慢性肾衰竭

E. 慢性肾小球肾炎

2. 以下措施不合理的是

A. 积极纠正贫血

B. 使用 ACEI 和 ARB 降压

C. 低蛋白、低磷饮食

D. 蛋白尿控制在<0.5g/24h

E. 使用噻嗪类利尿剂

3. 中医治法是

A. 温扶元阳，补益真阴

B. 滋肾平肝

C. 温补脾肾

D. 补气健脾益肾

E. 益气养阴，健脾补肾

4. 治疗此证应首选的方剂是

A. 参芪地黄汤加减　B. 六君子汤加减

C. 济生肾气丸加减　D. 杞菊地黄汤加减

E. 金匮肾气丸或全鹿丸加减

5. 若脾虚湿困，恶心呕吐，胸闷纳呆者，可加

A. 苍术、藿香、佩兰、薏苡仁

B. 黄连温胆汤

C. 四妙丸

D. 五皮饮或五苓散

E. 苏叶、赭石

疗方剂是

B1 型题

A. 口服血管紧张素Ⅱ受体拮抗剂

B. 注射红细胞生成素

C. 替代疗法

D. 静点或口服必需氨基酸

E. 静点抗生素

1. 尿毒症治疗应首选的措施是

2. 肾衰竭期，血红蛋白为 58g/L 时，治疗应首选的措施是

A. 六君子汤　　B. 济生肾气丸

C. 小半夏加茯苓汤　D. 杞菊地黄汤

E. 六味地黄丸

3. 慢性肾功能不全脾肾气虚证，治疗应首选的治疗方剂是

4. 慢性肾功能不全湿浊证，治疗应首选的治

参考答案

A1 型题

1. B　2. B　3. A　4. D　5. C

6. E　7. B

A2 型题

1. C　2. B　3. D　4. C　5. C

A3 型题

1. D　2. E　3. D　4. B　5. A

B1 型题

1. C　2. B　3. A　4. C

第五单元　血液及造血系统疾病

细目一　缺铁性贫血

A1 型题

1. 缺铁性贫血最常见的病因是

A. 摄入不足　　B. 吸收不良

C. 代谢障碍　　D. EPO 合成减少

E. 损失过多

2. 贫血最常见的类型是

A. 巨幼红细胞性贫血

B. 再生障碍性贫血

C. 缺铁性贫血

D. 溶血性贫血

E. 肾性贫血

3. 中医学认为，贫血病位所在及相关脏腑是

A. 病位在脾、胃，与肝、胆相关

B. 病位在肝、肾，与脾、胃相关

C. 病位在心、肺，与肝、肾相关

D. 病位在脾、胃，与肝、肾相关

E. 病位在肝、肾，与心、肺相关

4. 下列各项中，不符合缺铁性贫血诊断的是

A. 男性血红蛋白<120g/L，女性血红蛋白<110g/L

B. 血清铁浓度常<8.95μmol/L，总铁结合力>64.44μmol/L

C. 血清铁蛋白<12μg/L

D. 红细胞内游离原卟啉>0.9μmol/L

E. 骨髓铁染色显示骨髓小粒可染铁增加

5. 中医学认为，缺铁性贫血的基本病机是

  A. 饮食失调　　　　B. 气血生化不足

  C. 虫积日久　　　　D. 久病体虚

  E. 先天禀赋不足

6. 缺铁性贫血的红细胞特点是

  A. 正细胞正色素性贫血

  B. 大细胞低色素性贫血

  C. 小细胞低色素性贫血

  D. 巨细胞高色素性贫血

  E. 小细胞高色素性贫血

7. 治疗缺铁性贫血，应首选的是

  A. 注射铁剂　　　　B. 口服铁剂

  C. 输注全血　　　　D. 输注红细胞

  E. 服用维生素 E

A2 型题

1. 康某，女性，28 岁，患功能性子宫出血多年，就诊时面色萎黄，口唇色淡，爪甲无泽，神疲乏力，食少便溏，恶心呕吐，舌质淡，苔薄腻，脉细弱。血常规检查：血红蛋白102g/L，血清铁浓度为8.1μmol/L，骨髓铁染色显示：骨髓小粒可染铁消失，铁粒幼红细胞为12%。应首先考虑的病证结合诊断是

  A. 缺铁性贫血+心脾两虚证

  B. 再生障碍性贫血+脾胃虚弱证

  C. 缺铁性贫血+脾胃虚弱证

  D. 肾性贫血+脾肾阳虚证

  E. 再生障碍性贫血+脾肾阳虚证

2. 6 岁女童，喜食泥块，面色萎黄，血红蛋白92g/L，治疗应首选的药物是

  A. 抗生素　　　　B. 葡萄糖

  C. 维生素类　　　D. 铁剂

  E. 钙剂

3. 7 岁患儿，面色无华，血常规检查血红蛋白87g/L，腹胀，善食易饥，恶心呕吐，嗜食生米、泥土、茶叶等，神疲肢软，气短头晕，舌质淡，苔白，脉虚弱。其中医治法是

  A. 杀虫消积，养心安神

  B. 益气补血，养心安神

  C. 健脾和胃，益气养血

  D. 活血化瘀，益气养阴

  E. 杀虫消积，补益气血

A3 型题

患者，女，19 岁。平素月经量多，近 3 个月来，出现乏力、易疲倦、心悸、失眠、气促、头晕、头痛。查体：面色苍白，皮肤干燥有鳞屑、毛发干枯，心率 100 次/分。舌淡白，苔薄，脉濡。血常规检查：Hb 80g/L，MCV 65fl，MCH 20pg，MCHC 26%。血清铁蛋白9μg/L。

1. 首先考虑的诊断是

  A. 缺铁性贫血　　　B. 再障性贫血

  C. 溶血性贫血　　　D. 地中海贫血

  E. 转铁蛋白缺失

2. 以下处理不恰当的是

  A. 调理月经病

  B. 口服琥珀酸亚铁

  C. 铁剂治疗在血红蛋白恢复正常后持续 2 个月

  D. 口服铁剂消化道反应严重，不能耐受者，选择注射铁剂

  E. 铁剂疗效不显著者，加用维生素 E

3. 中医治法是

  A. 益气补血，养心安神

  B. 温补脾肾

  C. 杀虫消积，补益气血

  D. 健脾和胃，益气养血

  E. 益气健脾，调理冲任

4. 治疗此证应首选的方剂是

  A. 归脾汤或八珍汤加减

  B. 香砂六君子汤合当归补血汤加减

C. 化虫丸合八珍汤加减

D. 八珍汤合无比山药丸加减

E. 当归黄芪汤合六味地黄丸

B1 型题

A. 香砂六君子汤合当归补血汤

B. 归脾汤

C. 八珍汤合无比山药丸

D. 化虫丸合八珍汤

E. 桃红四物汤

1. 贫血虫积证，治疗应首选的方剂是

2. 贫血脾胃虚弱证，治疗应首选的方剂是

A. 注射铁剂

B. 输血或输入红细胞

C. 口服铁剂

D. 驱虫剂

E. 氨基酸

3. 缺铁性贫血，治疗应首选的药物是

4. 血红蛋白在 30g/L 以下，症状明显者，治疗应首选的药物是

参考答案

A1 型题

| 1. E | 2. C | 3. D | 4. E | 5. B |
| 6. C | 7. B |

A2 型题

| 1. C | 2. D | 3. E |

A3 型题

| 1. A | 2. C | 3. A | 4. A |

B1 型题

| 1. D | 2. A | 3. C | 4. B |

细目二　再生障碍性贫血

A1 型题

1. 再障的临床特征是

   A. 胸骨疼痛、发热、出血

   B. 贫血、发热、出血

   C. 出血、脾脏肿大

   D. 出血、贫血、脾脏肿大

   E. 胸骨疼痛、脾脏肿大、贫血

2. 再障最有诊断意义的检查方法是

   A. 血常规　　　　B. 骨髓穿刺

   C. CT 检查　　　 D. 临床症状

   E. 骨髓活检

3. 最常见的引起再障的发病原因是

   A. 药物　　　　　B. 接触化学毒物

C. 病毒感染　　　　D. 饮食不当

E. 电离辐射

4. 再障的骨髓表现特征是

   A. 骨髓增生良好

   B. 骨髓增生活跃

   C. 红骨髓总量减少，脂肪组织增多

   D. 红骨髓总量正常，脂肪组织增多

   E. 红骨髓总量增多

5. 中医学认为，再障的发病部位和脏腑是

   A. 病变部位在脑髓，发病脏腑为心、肺、脾、肾，肾为根本

   B. 病变部位在骨髓，发病脏腑为心、肝、脾、肾，肾为根本

   C. 病变部位在骨髓，发病脏腑为心、肝、脾、肾，肝为根本

D. 病变部位在骨髓，发病脏腑为肺、肝、脾、肾，肾为根本

E. 病变部位在脑髓，发病脏腑为心、肝、脾、肾，肾为根本

6. 再障与低增生性白血病的主要鉴别点是

A. 贫血程度

B. 骨髓增生情况

C. 外周血白细胞增多与否

D. 骨髓象原始或幼稚细胞是否增多

E. 血小板是否减少

A2 型题

1. 魏某，女性，34 岁。在服用氯霉素后出现发热、头晕、乏力、心悸、气短、食欲减退，骨髓象示增生活跃，但巨核细胞明显减少。其诊断是

A. 缺铁性贫血　　　B. 再生障碍性贫血

C. 白血病　　　　　D. 恶性贫血

E. 肾性贫血

2. 患者因乏力就诊，骨穿示增生减低，考虑为再障。现症见面色苍白，倦怠乏力，头晕心悸，手足心热，腰膝酸软，畏寒肢冷，齿鼻衄血，舌质淡，苔白，脉细无力。其中医治法是

A. 滋阴助阳，益气补血

B. 补肾助阳，益气养血

C. 滋阴补肾，益气养血

D. 清热凉血，解毒养阴

E. 补肾活血

3. 患者高热 2 周，伴乏力气短。血象检查：网织红细胞绝对值 $12 \times 10^9/L$，中性粒细胞 $0.4 \times 10^9/L$，血小板 $18 \times 10^9/L$；骨髓象示：骨髓增生广泛重度减低。应考虑的诊断是

A. 骨髓增生异常综合征

B. 非重型再障

C. 白血病

D. 恶性贫血

E. 重型再障

A3 型题

患者，女，45 岁。两周前，出现高热，皮下瘀斑。现高热已退，乏力、易疲倦、心悸、气促、头晕、头痛，查体：面色苍白，皮肤干燥有鳞屑、毛发干枯，心率 100 次/分。舌淡白，苔薄，脉细弱。血常规检查：血红蛋白 50g/L，网织红细胞 $15 \times 10^9/L$，中性粒细胞 $15 \times 10^9/L$，血小板 $10 \times 10^9/L$。骨髓象示：骨髓增生减低，骨髓小粒无造血细胞，呈空虚状。骨髓活检显示造血组织减少，脂肪组织增加。

1. 首先考虑的诊断是

A. 阵发性睡眠性血红蛋白尿

B. 骨髓增生异常综合征

C. 低增生性白血病

D. 血小板减少性紫癜

E. 再生障碍性贫血

2. 以下处理措施不恰当的是

A. 及早应用强有力的广谱抗生素治疗

B. 输浓缩血小板

C. 输注红细胞

D. 查明致病微生物

E. 造血干细胞移植

3. 中医治法是

A. 滋阴补肾，益气养血

B. 补肾助阳，益气养血

C. 滋阴助阳，益气补血

D. 补益气血

E. 补肾活血

4. 治疗此证应首选的方剂是

A. 左归丸合当归补血汤加减

B. 金匮肾气丸合桃红四物汤

C. 知柏地黄丸加减

D. 八珍汤加减

E. 清瘟败毒饮加减

5. 若患者壮热未退，口渴，咽痛，舌红苔燥黄，脉洪数。治疗应首选的方剂是

A. 左归丸合当归补血汤加减

B. 清营汤

C. 清瘟败毒饮加减

D. 八珍汤加减

E. 知柏地黄丸加减

B1 型题

A. 左归丸合当归补血汤

B. 清瘟败毒饮

C. 六味地黄丸合桃红四物汤

D. 八珍汤

E. 左归丸、右归丸合当归补血汤

1. 再障肾阴虚证，治疗应首选的方剂是

2. 再障肾虚血瘀证，治疗应首选的方剂是

A. 丙酸睾酮 B. 输注全血

C. 造血干细胞移植 D. 抗生素

E. 输注红细胞

3. 治疗再障应首选的药物是

4. 再障见严重贫血者应首选的措施是

参考答案

A1 型题

1. B 2. E 3. A 4. C 5. B

6. D

A2 型题

1. B 2. A 3. E

A3 型题

1. E 2. E 3. D 4. D 5. C

B1 型题

1. A 2. C 3. A 4. E

细目三　白细胞减少症与粒细胞缺乏症

A1 型题

1. 粒细胞缺乏症是指外周血白细胞数持续低于

A. $5.0×10^9/L$ B. $4.0×10^9/L$

C. $3.0×10^9/L$ D. $1.5×10^9/L$

E. $0.5×10^9/L$

2. 白细胞减少指外周血白细胞数持续低于

A. $10.0×10^9/L$ B. $9.0×10^9/L$

C. $7.5×10^9/L$ D. $6.5×10^9/L$

E. $4.0×10^9/L$

3. 下列各项中，影响白细胞成熟的因素是

A. 细胞毒性药物 B. 化学毒物

C. 电离辐射 D. 叶酸缺乏

E. 病毒感染

4. 治疗白细胞减少症气血两虚证，应首选的

方剂是

A. 黄芪建中汤 B. 归脾汤

C. 右归丸 D. 生脉散

E. 犀角地黄汤

A2 型题

1. 患者安某，服用氯霉素后出现乏力、出汗、周身不适，外周血象粒细胞计数为$3.0×10^9/L$。就诊时面色萎黄，头晕目眩，倦怠乏力，少寐多梦，心悸怔忡，纳呆食少，腹胀便溏，舌质淡，苔薄白，脉细弱。应首先考虑的病证结合诊断是

A. 白血病+气血两虚证

B. 粒细胞减少症+肝肾阴虚证

C. 白血病+肝肾阴虚证

D. 粒细胞减少症+外感温热证

E. 粒细胞减少症+气血两虚证

2. 患者顾某，患粒细胞缺乏症，1周前外感后发热，服用退烧药无明显好转。现发热不退，口渴欲饮，面赤咽痛，头晕乏力，舌质红绛，苔黄，脉滑数。治疗应首选的方剂是

    A. 黄芪建中汤   B. 麻黄汤

    C. 银翘散   D. 生脉散

    E. 犀角地黄汤

A3 型题

患者，女，32 岁。5 日前突发畏寒、高热，3 日前热退。今日再现高热，伴头痛、乏力、口渴欲饮、出汗、口腔溃疡、咽喉肿痛。查体：体温 40℃，面色潮红，心率 110 次/分。舌质红绛，苔黄，脉滑数。血常规检查：血红蛋白 110g/L，中性粒细胞 $0.76×10^9$/L，血小板 $300×10^9$/L。

1. 首先考虑的诊断是

    A. 急性白血病

    B. 急性再生障碍性贫血

    C. 骨髓增生异常综合征

    D. 白细胞减少症

    E. 粒细胞缺乏症

2. 中医证型是

    A. 气血两虚证   B. 脾肾亏虚证

    C. 气阴两虚证   D. 肝肾阴虚证

    E. 外感温热证

3. 中医治法是

    A. 益气养阴

    B. 温补脾肾

    C. 滋补肝肾

D. 清热解毒，滋阴凉血

E. 益气养血

4. 治疗此证应首选的方剂是

    A. 犀角地黄汤合玉女煎加减

    B. 黄芪建中汤合右归丸加减

    C. 生脉散加减

    D. 六味地黄丸加减

    E. 归脾汤加减

B1 型题

    A. 生成障碍   B. 破坏或消耗过多

    C. 分布紊乱   D. 释放障碍

    E. 生成旺盛

1. 电离辐射对粒细胞的影响是

2. 病毒、细菌感染对粒细胞的影响是

参考答案

A1 型题

1. E   2. E   3. D   4. B

A2 型题

1. E   2. E

A3 型题

1. E   2. E   3. D   4. A

B1 型题

1. A   2. B

细目四　白血病

A1 型题

1. 下列哪项因素与白血病的发病无关

    A. 免疫功能异常

    B. X 射线等电离辐射

    C. 抗肿瘤药中的烷化剂

    D. 遗传因素

E. 频繁感冒

2. 中医学认为，白血病的主要病因是

    A. 素体不足   B. 热毒和正虚

    C. 脾肾亏虚   D. 水湿和痰饮

    E. 七情内伤

参考答案

A1 型题

1. E   2. B

细目五　急性白血病

A1 型题

1. 下列各项中关于白血病的叙述，正确的是

    A. 骨髓和其他造血组织中白细胞大量增生积聚

    B. 外周血中白细胞大量增生积聚

    C. 骨髓和其他造血组织中白血病细胞大量增生积聚并浸润其他器官和组织

    D. 骨髓和其他造血组织中红细胞大量增生

    E. 外周血中淋巴细胞大量增多并浸润其他组织

2. 日本长崎受原子弹袭击后，幸存者中白血病发病率明显增高，其原因是

    A. 化学因素所致   B. 遗传因素所致

    C. 病毒感染所致   D. 电离辐射所致

    E. 其他血液病发展而来

3. 对于白血病最有诊断意义的是

    A. 血液检查   B. CT 检查

    C. B 超检查   D. 骨髓象检查

    E. 临床症状

4. 能完全治愈白血病的有效措施是

    A. 抗感染   B. 化疗

    C. 输血   D. 骨髓移植

    E. 补充维生素

5. 下列各项中，符合白血病诊断描述的是

    A. 发热，贫血，出血，外周血象正常，骨髓象增生不活跃

    B. 发热，贫血，胸骨压痛，外周血幼稚细胞增多，骨髓有核细胞增生活跃

    C. 发热，贫血，出血，骨髓象增生良好

    D. 发热，贫血，骨髓象增生活跃

    E. 发热，淋巴结肿大，血象中出现异型淋巴细胞

6. 治疗急性白血病热毒炽盛证，应首选的方剂是

    A. 温胆汤合桃红四物汤

    B. 知柏地黄丸合二至丸

    C. 黄连解毒汤合清营汤

    D. 葛根芩连汤

    E. 五阴煎

A2 型题

1. 患者因胸骨疼痛、发热就诊，血液检查见到幼稚细胞增多，骨髓检查见有核细胞增生活跃，原始细胞占40%。应首先考虑的诊断是

    A. 再生障碍性贫血

    B. 白血病

    C. 骨髓增生异常综合征

    D. 传染性单核细胞增多症

    E. 传染性淋巴细胞增多症

2. 孙某，因发热就诊，血常规示白细胞 $70 \times 10^9/L$，见大量幼稚细胞，骨髓象提示有核细胞增生活跃，原始细胞占35%。患者表现为壮热，口渴多汗，烦躁，头痛面赤，咽喉肿痛，面颊肿胀疼痛，牙龈出血，舌质红绛，苔黄，脉大。应首先考虑的病证结合诊断是

A. 白血病+痰热瘀阻证

B. 再障+痰热瘀阻证

C. 再障+热毒炽盛证

D. 骨髓增生异常综合征+热毒炽盛证

E. 白血病+热毒炽盛证

3. 刘某，因发热、淋巴结肿大就诊，骨穿诊断为急性白血病，给以化疗药物治疗。现低热，自汗，盗汗，气短，乏力，面色不华，头晕，腰膝酸软，手足心热，皮肤瘀点、瘀斑、鼻衄、齿衄，舌淡有齿痕，脉沉细。其中医治法是

A. 益气养阴，清热解毒

B. 清热化痰，活血散结

C. 清热解毒，利湿化浊

D. 清热解毒，凉血止血

E. 益气养阴，利湿化浊

A3 型题

患者，男，8 岁。近半月来低热，体温 37.5℃左右，伴有汗出、牙龈出血、头痛、足跟痛，痰多纳呆，肢体困倦，心烦口苦，口渴而不欲饮。查体：贫血貌，颈部、锁骨上、腹股沟淋巴结肿大，胸骨下段压痛，肝脾肿大，上肢内侧灰蓝色斑丘疹。舌质紫暗、舌苔黄腻，脉滑数。血常规检查：血红蛋白 40g/L，网织红细胞 15×10^9/L，中性粒细胞 80×10^9/L，血小板 40×10^9/L。骨髓象示：骨髓原始细胞≥20%。细胞化学检查：MPO（−），PAS（+），NSE（−）。

1. 首先考虑的诊断是

A. 急性粒细胞白血病

B. 急性淋巴细胞白血病

C. 急性单核细胞白血病

D. 再生障碍性贫血

E. 骨髓增生异常综合征

2. 以下措施不恰当的是

A. 使用血细胞分离机清除过高白细胞

B. 患者需常住层流病房或消毒隔离病房

C. 输浓缩红细胞，维持 Hb>80g/L

D. 使用别嘌呤醇防治高尿酸血症肾病

E. 使用化学治疗达到临床缓解

3. 中医治法是

A. 清热解毒，凉血止血

B. 清热化痰，活血散结

C. 滋阴降火，凉血解毒

D. 益气养阴，清热解毒

E. 清热解毒，利湿化浊

4. 治疗此证应首选的方剂是

A. 黄连解毒汤合清营汤加减

B. 温胆汤合桃红四物汤加减

C. 知柏地黄丸合二至丸加减

D. 五阴煎加味

E. 葛根芩连汤加味

B1 型题

A. 抗生素

B. 血细胞分离机清除过多白细胞

C. 骨髓及干细胞移植

D. 浓集血小板悬液输注

E. 血液透析

1. 完全治愈白血病的有效措施是

2. 白血病有感染时，应首选的治疗措施是

A. 黄连解毒汤合清营汤

B. 知柏地黄丸合二至丸

C. 归脾汤

D. 当归补血汤

E. 温胆汤合桃红四物汤

3. 白血病阴虚火旺证，治疗应首选的方剂是

4. 白血病热毒炽盛证，治疗应首选的方剂是

参考答案

A1 型题

1. C   2. D   3. D   4. D   5. B

6. C

A2 型题

1. B   2. E   3. A

A3 型题

1. B   2. A   3. B   4. B

1. C   2. A   3. B   4. A

细目六 慢性髓细胞性白血病

A1 型题

1. 慢性髓细胞性白血病的最突出体征是

    A. 肝脏肿大　　　　B. 淋巴结肿大

    C. 胫骨压痛　　　　D. 脾脏肿大

    E. 皮肤及黏膜淤点

2. 巨脾伴见白细胞数显著增高多见于

    A. 急性淋巴细胞性白血病

    B. 慢性髓细胞性白血病

    C. 血吸虫病晚期

    D. 骨髓纤维化症

    E. 肝硬化

3. 慢性髓细胞性白血病，治疗应首选的药物是

    A. 马利兰　　　　B. 长春新碱

    C. 干扰素　　　　D. 小剂量 Ara-C

    E. 羟基脲

4. 慢性髓细胞性白血病阴虚内热证，治疗应首选的方剂是

    A. 膈下逐瘀汤　　　　B. 青蒿鳖甲汤

    C. 八珍汤　　　　D. 清营汤

    E. 犀角地黄汤

A2 型题

1. 患者因腹胀就诊，查体脾脏增大至脐下，质地坚实，表面光滑，切迹明显，无压痛，血象检查白细胞为 $80 \times 10^9/L$，中性杆状核和晚幼粒细胞为多，骨髓象见各系细胞极度增生，以粒系为主，粒：红比例增至 30：1，应首先考虑的诊断是

    A. 急性淋巴细胞性白血病

    B. 慢性淋巴细胞性白血病

    C. 急性髓细胞白血病

    D. 慢性髓细胞性白血病

    E. 类白血病反应

2. 罗某，患慢性髓细胞性白血病 10 年，面色萎黄，头晕眼花，心悸，心慌，疲乏无力，气短懒言，自汗，食欲减退，舌质淡，苔薄白，脉细弱。其中医证型和应首选的方剂是

    A. 阴虚内热证，青蒿鳖甲汤

    B. 气血两虚证，膈下逐瘀汤

    C. 气血两虚证，八珍汤

    D. 热毒壅盛证，犀角地黄汤

    E. 阴虚内热证，犀角地黄汤

A3 型题

患者，男，56 岁。2 年来乏力，低热，伴有汗出、体重减轻、手足心热、皮肤瘀斑。查体：贫血貌，颈部、锁骨上、腹股沟淋巴结肿大，脾肿大。舌质光红少苔，脉细数。血常规检查：血红蛋白 80g/L，中性粒细胞 $150 \times 10^9/L$，血小板

50×10⁹/L，粒细胞显著增多，以中性中幼、晚幼和杆状核粒细胞居多。骨髓象示：骨髓增生极度活跃，以粒细胞为主。

1. 首先考虑的诊断是

A. 原发免疫性血小板减少症

B. 阵发性睡眠性血红蛋白尿症

C. 慢性髓细胞性白血病

D. 慢性溶血性贫血

E. 骨髓增生异常综合征

2. 若中性粒细胞 210×10⁹/L 以上，采用的措施不恰当的是

A. 使用血细胞分离机清除过高白细胞

B. 并用羟基脲和别嘌呤醇

C. 可以行治疗性白细胞单采

D. 明确诊断后，首选伊马替尼

E. 输入浓缩红细胞

3. 中医治疗是

A. 活血化瘀

B. 补益气血

C. 滋阴清热，解毒祛瘀

D. 清热解毒

E. 扶正祛邪

4. 治疗此证应首选的方剂是

A. 青蒿鳖甲汤   B. 清营汤

C. 犀角地黄汤   D. 八珍汤

E. 膈下逐瘀汤

B1 型题

A. 骨髓移植   B. Ara-C

C. 甲磺酸伊马替尼   D. 羟基脲

E. 干扰素

1. 周期性抑制 DNA 合成的药物是

2. 能特异性阻断 ATP 在 abl 激酶上的结合位置，从而抑制 BCR-ABL 阳性细胞增殖的药物是

参考答案

A1 型题

1. D   2. B   3. E   4. B

A2 型题

1. D   2. C

A3 型题

1. C   2. E   3. C   4. A

B1 型题

1. D   2. C

细目七　原发免疫性血小板减少症

A1 型题

1. 急性原发免疫性血小板减少症多见于

A. 老人   B. 壮年

C. 青年   D. 儿童

E. 婴儿

2. 与原发免疫性血小板减少症发病有密切关系的是

A. 饮食因素   B. 环境因素

C. 遗传因素   D. 传染病

E. 病毒或细菌感染

3. 下列各项中，关于原发免疫性血小板减少症的描述，正确的是

A. 血小板平均体积偏大

B. 血小板平均体积偏小

C. 出血时间缩短

D. 血小板功能多异常

E. 血块收缩良好

A2 型题

1. 高某，2 周前患上呼吸道感染，口服药物治疗后症状减轻，但近日皮肤多处瘀点、瘀斑，牙龈出血，不伴发热。血象检查：白细胞 $0.9 \times 10^9/L$，血红蛋白 130g/L，血小板 $38 \times 10^9/L$。应首先考虑的诊断是

A. 上呼吸道感染

B. 白血病

C. 过敏性紫癜

D. 原发免疫性血小板减少症

E. 再生障碍性贫血

2. 上呼吸道感染 2 周后出现皮肤瘀点，血小板检查为 $30 \times 10^9/L$，骨髓象示骨髓巨核细胞数量轻度增加，巨核细胞发育成熟障碍。现斑色暗淡，多散在出现，时起时消，过劳则加重，心悸，气短，头晕目眩，食欲不振，面色苍白，舌质淡，苔白，脉弱。应首先考虑的病证结合诊断是

A. 原发免疫性血小板减少症+阴虚火旺证

B. 过敏性紫癜+阴虚火旺证

C. 原发免疫性血小板减少症+气不摄血证

D. 过敏性紫癜+瘀血内阻证

E. 过敏性紫癜+气不摄血证

A3 型题

患者，女，4 岁。3 日前发热，流涕，咽喉疼痛。1 日前全身皮肤出现瘀点、瘀斑。骨髓象：巨核细胞数量轻度增加，红系及粒、单核系正常。血象：血红蛋白 110g/L，血小板 $15 \times 10^9/L$。

1. 首先考虑的诊断是

A. 原发免疫性血小板减少症

B. 阵发性睡眠性血红蛋白尿症

C. 慢性粒细胞性白血病

D. 慢性溶血性贫血

E. 骨髓增生异常综合征

2. 首选治疗措施是

A. 脾切除

B. 休息及防止出血

C. 输注血小板

D. 免疫抑制剂治疗

E. 达那唑治疗

3. 若患者皮肤紫癜，色泽新鲜，起病急骤，紫斑以下肢最为多见，伴发热、口渴、便秘、尿黄，舌质红，苔薄黄，脉弦数。首选的中医治法是

A. 益气摄血

B. 滋阴降火，清热止血

C. 清热凉血

D. 健脾养血

E. 活血化瘀止血

4. 首选的方剂是

A. 桃红四物汤加减

B. 归脾汤加减

C. 茜根散或玉女煎加减

D. 犀角地黄汤加减

E. 清营汤加减

B1 型题

A. 糖皮质激素　　B. 脾切除

C. 血浆置换　　D. 血小板悬液输注

E. 免疫抑制剂

1. 原发免疫性血小板减少症治疗应首选的药物是

2. 糖皮质激素治疗半年效果不理想，应首选的治疗措施是

A. 犀角地黄汤　　B. 玉女煎

C. 玉屏风散　　D. 桃红四物汤

E. 补阳还五汤

3. 原发免疫性血小板减少症阴虚火旺证，治

疗应首选的方剂是

4. 原发免疫性血小板减少症血热妄行证，治疗应首选的方剂是

参考答案

A1 型题

1. D　2. E　3. A

A2 型题

1. D　2. C

A3 型题

1. A　2. B　3. C　4. D

B1 型题

1. A　2. B　3. B　4. A

细目八　骨髓增生异常综合征

A1 型题

1. 下列哪项不属于骨髓增生异常综合征的中医病因病机

　A. 先天不足　　　B. 后天失养

　C. 肝气不舒　　　D. 饮食所伤

　E. 药毒中伤

2. 根据患者外周血、骨髓中的原始细胞比例、形态学改变及单核细胞数量，可将骨髓增生异常综合征分为(　　)型

　A. 3　　　　　　B. 4

　C. 5　　　　　　D. 6

　E. 7

3. 有关骨髓增生异常综合征实验室检查的论述，错误的是

　A. 持续性（≥6 个月）一系或多系血细胞减少

　B. 血红蛋白<100g/L

　C. 中性粒细胞<$1.8×10^9$/L

　D. 血小板<$100×10^9$/L

　E. 骨髓增生度减低，少部分活跃

4. 下列哪项不是针对低危骨髓增生异常综合征的治疗方案

　A. 造血干细胞移植

B. 支持疗法

C. 促造血治疗

D. 使用去甲基化药物

E. 使用生物反应调节剂

A2 型题

1. 某骨髓增生异常综合征患者，面色萎黄，唇甲色淡，头晕目眩，失眠多梦，耳鸣眼花，气短懒言，疲乏无力，胸闷心悸，动则尤甚，肋下癥积，舌体胖大，舌质淡红，舌苔薄白，脉虚无力。治疗应首选的方剂是

　A. 大补元煎加减　B. 清骨散加减

　C. 右归丸加减　　D. 八珍汤加减

　E. 血府逐瘀汤加减

2. 某骨髓增生异常综合征患者，面色淡暗，肌肤甲错，皮肤瘀斑，肋下癥积，周身疼痛，胸胁苦满，午后潮热，夜间低热，大便干结，舌质紫暗，舌有瘀斑、瘀点，舌苔薄白，脉象细涩。其中医证型是

　A. 阴阳两虚证　　B. 瘀毒内阻证

　C. 阴虚内热证　　D. 气阴两虚证

　E. 气血两虚证

A3 型题

患者，男，60岁。一个月前出现头晕乏力，失眠多梦，耳鸣眼花，胸闷心悸，动则尤甚。查体：面色萎黄，唇甲色淡，胁下癥积。舌体胖大，舌质淡红，舌苔薄白，脉虚无力。血象检查：血红蛋白 75g/L，中性粒细胞 0.9×10^9/L，血小板 60×10^9/L。骨髓象示：骨髓增生活跃，骨小梁旁区和间区出现 3~5 个呈簇状分布的原粒和早幼粒细胞。造血祖细胞体外集落培养"流产"。

1. 首先考虑的诊断是
   - A. 慢性再生障碍性贫血
   - B. 阵发性睡眠性血红蛋白尿症
   - C. 慢性粒细胞性白血病
   - D. 慢性溶血性贫血
   - E. 骨髓增生异常综合征

2. 以下药物可以刺激造血的是
   - A. 全反式维 A 酸
   - B. 雄激素
   - C. 沙利度胺
   - D. 5-氮杂-2'-脱氧胞苷
   - E. 阿糖胞苷

3. 中医治法是
   - A. 化瘀解毒
   - B. 阴阳双补
   - C. 滋阴清热
   - D. 益气养阴
   - E. 益气补血

4. 治疗此证应首选的方剂是
   - A. 桃仁红花煎加减
   - B. 右归丸和左归丸加减
   - C. 大补元煎加减
   - D. 八珍汤加减
   - E. 清骨散加减

B1 型题

- A. 桃仁红花煎加减
- B. 右归丸加减
- C. 清骨散加减
- D. 大补元煎加减
- E. 八珍汤加减

1. 某骨髓增生异常综合征患者，颜面潮红，五心烦热，虚烦不眠，午后低热，夜间盗汗，口干咽燥，腰膝酸软，大便干结，小便黄赤，舌体瘦小，舌质紫红或绛红，舌苔薄少，脉象细数，治疗应首选的方剂是

2. 某骨髓增生异常综合征患者，面色淡暗，肌肤甲错，皮肤瘀斑，胁下癥积，周身疼痛，胸胁苦满，午后潮热，夜间低热，大便干结，舌质紫暗，舌有瘀斑、瘀点，舌苔薄白，脉象细涩，治疗应首选的方剂是

参考答案

A1 型题

1. C   2. C   3. E   4. A

A2 型题

1. D   2. B

A3 型题

1. E   2. B   3. E   4. D

B1 型题

1. C   2. A

第六单元 内分泌与代谢疾病

细目一 甲状腺功能亢进症

A1 型题

1. 临床上最常见的甲状腺功能亢进症类型是

  A. 碘致甲状腺功能亢进症

  B. 弥漫性毒性甲状腺肿

  C. 甲状腺自主高功能腺瘤

  D. 多结节性毒性甲状腺肿

  E. 滤泡状甲状腺癌

2. 下列各项中，与甲状腺功能亢进无关的临床表现是

  A. 怕热多汗　　　　B. 心动过速

  C. 低热　　　　　　D. 多食消瘦

  E. 月经增多

3. 治疗甲状腺危象，应首选的药物是

  A. 丙基硫氧嘧啶　　B. 甲基硫氧嘧啶

  C. 甲巯咪唑　　　　D. 卡比马唑

  E. 氢化可的松

4. 既往有哮喘病史的甲状腺功能亢进症病人，不宜使用的药物是

  A. 丙基硫氧嘧啶　　B. 甲基硫氧嘧啶

  C. 甲巯咪唑　　　　D. 心得安

  E. 卡比马唑

5. 甲状腺功能亢进症的中医基本病机是

  A. 痰、热、气、瘀壅结

  B. 肺、脾、肾、膀胱等脏腑功能失调，水液转输失常

  C. 阴津亏损，燥热偏盛

  D. 肝肾阴虚，肝阳上亢，气滞血瘀

  E. 气滞痰凝，气郁化火，耗气伤阴

6. 反映甲状腺功能最有价值的指标是

  A. FT_3　　　　　　B. FT_4

  C. T_3　　　　　　D. T_4

  E. TSH

A2 型题

1. 患者张某，甲状腺肿大半年，有时心悸，多汗，食欲亢进，大便次数增多，每天 2~3 次，查甲状腺 Ⅱ 度肿大，无触痛，可闻及血管杂音，^{131}I 摄取率 3 小时 25%，24 小时 75%，T_3 抑制试验抑制率<50%。应首选的治疗措施是

  A. 立即手术治疗　　B. 普萘洛尔

  C. 他巴唑　　　　　D. 复方碘液

  E. 放射性核素治疗

2. 王某，颈前肿胀 5 个月，伴眼突，烦躁易怒，手指颤抖，多汗，面红目赤，头晕目眩，口苦咽干，大便秘结，舌红苔黄，脉弦数。治疗应首选的方剂是

  A. 龙胆泻肝汤　　　B. 逍遥散

  C. 天王补心丹　　　D. 柴胡疏肝散

  E. 镇肝息风汤

3. 某女，26 岁，因心悸、多食、消瘦、手抖就诊。查体：心率 118 次/分，律齐。双侧突眼，双甲状腺 Ⅱ 度肿大。应首先考虑的诊断是

  A. Graves 病　　　　B. 桥本病

  C. 单纯性甲状腺肿　　D. 甲状腺腺瘤

  E. 亚急性甲状腺炎

4. 某女，25 岁，Graves 患者，应用国产丙基硫氧嘧啶和心得安治疗 2 周，病人出现低热，

乏力加重，咽痛，白细胞2.7×10⁹/L，粒细胞 1.5 ×10⁹/L，最为合适的治疗措施是

A. 应用进口丙基硫氧嘧啶

B. 继续现有治疗，加用升白细胞药

C. 继续现有治疗

D. 改用同位素治疗

E. 停抗甲状腺药，加用升白细胞药，预防控制感染

A3 型题

患者，女，27 岁。心慌，怕热，多汗，消瘦，易饥，月经量少。查体：眼球突出，轻度甲状腺弥漫性肿大。血清 TSH 0.1mIU/L。舌红少苔，脉细数。

1. 首先考虑的诊断是

A. 甲状腺功能亢进症

B. 甲状腺功能减退症

C. 结核病

D. 单纯性甲状腺肿

E. 神经官能症

2. 中医治法是

A. 疏肝理气，化痰散结

B. 清肝泻火，消瘿散结

C. 滋阴降火，消瘿散结

D. 益气养阴，消瘿散结

E. 清热解毒，活血散结

3. 治疗此证应首选的方剂是

A. 生脉散加味

B. 天王补心丹加减

C. 龙胆泻肝汤加减

D. 逍遥散合二陈汤加减

E. 滋水清肝饮加减

B1 型题

A. 逍遥散合二陈汤　　B. 龙胆泻肝汤

C. 天王补心丹　　　　D. 生脉散加味

E. 安神定志丸

1. 瘿气（甲亢）气滞痰凝证，治疗应首选的方剂是

2. 瘿气（甲亢）肝火旺盛证，治疗应首选的方剂是

A. 血小板减少　　　　B. 甲状腺功能减退

C. 中毒性肝病　　　　D. 粒细胞减少

E. 皮疹

3. 抗甲状腺药物主要的不良反应是

4. ¹³¹I 治疗甲亢后的主要并发症是

参考答案

A1 型题

1. B　　2. E　　3. A　　4. D　　5. E

6. E

A2 型题

1. C　　2. A　　3. A　　4. E

A3 型题

1. B　　2. C　　3. B

B1 型题

1. A　　2. B　　3. D　　4. B

细目二　糖尿病

A1 型题

1. 糖尿病的基本病理生理改变是
   - A. 胰升血糖素分泌减少
   - B. 胰升血糖素分泌增多
   - C. 胰岛素分泌绝对或相对不足
   - D. 肾上腺皮质激素分泌过多
   - E. 生长激素分泌过多

2. 磺脲类药降糖的主要机制是
   - A. 加速无氧糖酵解
   - B. 促进外周组织摄取葡萄糖
   - C. 抑制肠道对葡萄糖的吸收
   - D. 刺激胰岛 β 细胞释放胰岛素
   - E. 促使靶细胞胰岛素受体亲和力增强

3. 糖尿病早期诊断最有意义的是
   - A. 多食、消瘦　　　B. 多饮、多尿
   - C. 空腹血糖升高　　D. 皮肤瘙痒
   - E. 尿糖阳性

4. 治疗糖尿病酮症酸中毒昏迷的主要措施是
   - A. 纠正酸中毒，补充液体和电解质
   - B. 纠正酸中毒，应用足量胰岛素
   - C. 应用中枢兴奋剂，纠正酸中毒
   - D. 补充液体和电解质，应用胰岛素
   - E. 应用中枢兴奋剂、胰岛素

5. 糖尿病微血管并发症是
   - A. 糖尿病肾病
   - B. 糖尿病性冠心病
   - C. 糖尿病足
   - D. 糖尿病下肢动脉硬化闭塞症
   - E. 糖尿病性脑血管病

A2 型题

1. 王某，男，18 岁，多饮、多食、多尿 5 年，曾有酮症酸中毒史，现在空腹血糖 12.0mmol/L。应首选的治疗措施是饮食疗法加
   - A. 运动疗法　　　　B. 磺脲类降糖药
   - C. 胰岛素　　　　　D. 二甲双胍
   - E. 噻唑烷二酮

2. 患者，男性，58 岁，糖尿病史 5 年，服格列本脲血糖控制在 8.6~9.6mmol/L 之间。近 3 天尿频、尿痛、尿急，昨天出现昏迷，查空腹血糖 24.0mmol/L，血钠 148mmol/L，血尿素氮 7.08mmol/L，尿糖（+++），尿酮（++）。应首先考虑的诊断是
   - A. 糖尿病酮症酸中毒
   - B. 脑血管意外
   - C. 乳酸中毒昏迷
   - D. 低血糖昏迷
   - E. 高渗性非酮症糖尿病昏迷

3. 患者，男性，60 岁，口渴欲饮 6 年，近半年小便频数，混浊如膏，甚则饮一溲一，面色黧黑，耳轮焦干，腰膝酸软，形寒畏冷，阳痿，舌淡苔白，脉沉细无力。治疗应首选的方剂是
   - A. 七味白术散　　　B. 肾气丸
   - C. 六味地黄丸　　　D. 玉女煎
   - E. 消渴方

A3 型题

患者，男，53 岁。近半年来尿频量多，浑浊如脂膏，腰膝酸软，乏力，头晕耳鸣，口干唇燥，皮肤瘙痒，视力模糊。舌红苔薄，脉细数。查空腹血糖 19.8mmol/L。

1. 首先考虑的诊断是
   - A. 糖尿病　　　　　B. 高血压
   - C. 高脂血症　　　　D. 甲状腺功能亢进
   - E. 皮质醇增多症

2. 若患者神志恍惚，嗜睡，深大呼吸，呼吸

有烂苹果味，最可能的并发症是

    A. 糖尿病酮症酸中毒

    B. 高渗高血糖综合征

    C. 脓毒血症

    D. 体位性低血压

    E. 低血糖

3. 中医病证诊断是

    A. 消渴病（上消）

    B. 消渴病（中消）

    C. 消渴病（下消）

    D. 消渴病（气阴两虚）

    E. 消渴病（阴阳两虚）

4. 治疗此证应首选的方剂是

    A. 七味白术散加减   B. 消渴方加减

    C. 玉女煎加减   D. 六味地黄丸加减

    E. 平胃散合桃红四物汤加减

5. 针对患者视力模糊，宜选择的方剂是

    A. 血府逐瘀汤加减

    B. 五味消毒饮合黄芪六一散加减

    C. 平胃散合桃红四物汤加减

    D. 金匮肾气丸加减

    E. 杞菊地黄丸、羊肝丸、磁朱丸加减

B1 型题

    A. 清胃泻火，养阴增液

    B. 滋阴固肾

    C. 清热润肺，生津止渴

    D. 益气健脾，生津止渴

    E. 滋阴温阳，补肾固摄

1. 中消的中医治法是

2. 下消的中医治法是

    A. 平胃散合桃红四物汤

    B. 血府逐瘀汤

    C. 肾气丸

    D. 七味白术散

    E. 杞菊地黄丸

3. 消渴气阴两虚证，治疗应首选的方剂是

4. 消渴脉络瘀阻证，治疗应首选的方剂是

    A. 空腹血糖   B. 尿糖

    C. 糖基化血红蛋白   D. 葡萄糖耐量试验

    E. 胰岛素释放试验

5. 判断糖尿病控制程度的指标是

6. 鉴别 1 型糖尿病与 2 型糖尿病最有意义的检测是

参考答案

A1 型题

    1. C   2. D   3. C   4. D   5. A

A2 型题

    1. C   2. A   3. B

A3 型题

    1. A   2. A   3. C   4. D   5. E

B1 型题

    1. A   2. B   3. D   4. B   5. C

    6. E

细目三　血脂异常

A1 型题

1. 下列关于血脂异常的说法，错误的是
    A. 根据发病方式可分为原发性合和继发性两类
    B. 原发性血脂异常与脂代谢相关基因缺陷和获得性因素有关
    C. 原发性血脂异常大多为先天性基因缺陷所致
    D. 继发性高脂血症可继发于糖尿病、甲减等疾病
    E. 继发性高脂血症可继发于长期使用糖皮质激素

2. 有关血脂异常的中医病因病机，说法错误的是
    A. 病位在心、脾、肾、肝
    B. 病性多为本虚标实
    C. 本虚为脏腑亏虚
    D. 标实为痰浊瘀血，阻滞经脉
    E. 病因与素体肥胖，加之饮食不节有关

3. 下列哪项不是血脂异常的常见临床表现
    A. 黄色瘤　　　　B. 早发性角膜环
    C. 眼底病变　　　D. 动脉粥样硬化
    E. 高血糖

4. 下列哪项一般不属于血脂异常的实验室检查结果
    A. 血清胆固醇升高
    B. 甘油三酯升高
    C. 高密度脂蛋白升高
    D. 低密度脂蛋白升高
    E. 高密度脂蛋降低

5. 导致血脂异常发病的关键因素是
    A. HDL-C 升高　　B. HDL-C 降低
    C. TG 升高　　　　D. LDL-C 升高

E. LDL-C 降低

A2 型题

1. 某患者，多食，消谷善饥，形体壮实，脘腹胀满，面色红润，心烦头晕，口干口苦，胃脘灼痛、嘈杂得食则缓，舌红，苔黄腻，脉弦滑。其治法应是
    A. 滋养肝肾　　　B. 行气化瘀
    C. 健脾化湿　　　D. 温阳化湿
    E. 清胃泄热

2. 某患者，形体肥胖，肢体困重，食少纳呆，腹胀纳呆，胸腹满闷，头晕神疲，大便溏薄，舌体胖，边有齿痕，苔白腻。其治法应是
    A. 滋养肝肾
    B. 活血化瘀，行气止痛
    C. 健脾化痰降浊
    D. 温阳化湿
    E. 清胃泄热

A3 型题

患者，男，40 岁。形体肥胖，肢体困重，食少纳呆，胸腹满闷，头晕神疲，大便溏薄。查体：角膜环。舌体胖，边有齿痕，苔白腻，脉滑。血生化检查：血糖 5.9mmol/L，TC 7.8mmol/L，TG 2.3mmol/L。

1. 首先考虑的诊断是
    A. 高脂血症　　　B. 糖尿病
    C. 慢性胆囊炎　　D. 胆道结石
    E. 冠心病

2. 以下最佳的治疗措施是
    A. 使用他汀类
    B. 使用贝丁酸类
    C. 他汀类与贝丁酸类合并使用

D. 使用烟酸

E. 使用胆酸隔置剂

3. 其中医治法是

  A. 清胃泄热，利湿降浊

  B. 活血祛瘀，行气止痛

  C. 健脾化痰降浊

  D. 滋养肝肾

  E. 疏肝解郁，健脾和胃

4. 治疗此证应首选的方剂是

  A. 保和丸合小承气汤加减

  B. 血府逐瘀汤合失笑散加减

  C. 导痰汤加减

  D. 杞菊地黄汤加减

  E. 附子理中汤加减

5. 若胸腹满闷，恶心呕吐等痰湿较重者，宜加

  A. 藿香、竹茹

  B. 瓜蒌、胆南星、竹茹

  C. 白术、泽泻、决明子

  D. 知母、黄柏

  E. 厚朴、陈皮、莱菔子

B2 型题

  A. 附子理中汤加减　　B. 杞菊地黄丸加减

  C. 逍遥散加减　　　　D. 导痰汤加减

  E. 血府逐瘀汤加减

1. 某患者，畏寒肢冷，腰膝腿软，面色淡白，大便溏薄，腹胀纳呆，耳鸣眼花，腹胀不舒，舌淡胖，苔白滑，脉沉细，治疗治疗此证应首选的方剂是

2. 某患者，心烦易怒，肢体倦怠乏力，口干口苦，胸胁闷痛，脘腹胀满吐酸，纳食不香，月经不调，舌红，苔白，脉弦细，治疗治疗此证应首选的方剂是

参考答案

A1 型题

  1. C　　2. A　　3. E　　4. C　　5. D

A2 型题

  1. E　　2. C

A3 型题

  1. A　　2. A　　3. C　　4. C　　5. A

B2 型题

  1. A　　2. C

细目四　高尿酸血症与痛风

A1 型题

1. 正常男性高尿酸血症血液中血尿酸

  A. ≥380μmol/L　　　　B. ≥300μmol/L

  C. ≥580μmol/L　　　　D. ≥680μmol/L

  E. ≥480μmol/L

2. 下列是继发性高尿酸血症或痛风鉴别要点的是

  A. 儿童、青少年、女性和老年人更少见

  B. 高尿酸血症程度较轻

  C. 40%患者 24 小时的尿酸排出量减少

  D. 痛风性关节炎症状往往较轻或不典型

  E. 无明确的相关用药史

3. 痛风急性发作的首选药是

  A. 非甾体抗炎药　　　B. 秋水仙碱

  C. 糖皮质激素　　　　D. 环磷酰胺

  E. 垂体后叶素

A2 型题

1. 患者，男性，56 岁，凌晨关节疼痛惊醒、进行性加重、剧痛如刀割样或咬噬样，伴有发热、头痛、恶心、心悸、寒战，血液中血尿酸 420μmol/L，最可能是

    A. 类风湿性关节炎   B. 化脓性关节炎

    C. 创伤性关节炎   D. 痛风

    E. 继发性高尿酸血症

A3 型题

患者，男，70 岁。平素体健，饮酒多年。1 年前体检发现血尿酸升高，但无症状。1 日前参加聚会吃较多海鲜和肉类，并饮白酒，夜间开始出现足趾疼痛剧烈，局部肿胀、发热，持续约 24 小时，兼口渴、心烦，汗出不解。舌红，苔黄腻。脉弦滑。血生化检查：血尿酸 520μmol/L。

1. 首先考虑的诊断是

    A. 肾结石   B. 风湿性关节炎

    C. 类风湿性关节炎   D. 痛风

    E. 胆囊炎

2. 以下处理措施不恰当的是

    A. 多饮水，戒酒

    B. 服用秋水仙碱

    C. 避免高嘌呤饮食

    D. 立即使用糖皮质激素

    E. 检查是否存在糖尿病、高血压、血脂异常等疾病

3. 中医治法是

    A. 清热凉血，疏风通络

    B. 祛风散寒，除湿通络

    C. 清热除湿，祛风通络

    D. 化痰祛瘀，通络止痛

    E. 补益肝肾，祛风通络

4. 治疗此证应首选的方剂是

    A. 白虎加桂枝汤加减

    B. 蠲痹汤加减

    C. 桃红饮加减

    D. 独活寄生汤加减

    E. 宣痹汤

参考答案

A1 型题

1. A   2. D   3. B

A2 型题

1. D

A3 型题

1. D   2. D   3. C   4. A

第七单元　风湿性疾病

细目一　类风湿关节炎

A1 型题

1. 类风湿关节炎的基本病理改变是

　　A. 皮肌炎　　　　　B. 滑膜炎

　　C. 心包炎　　　　　D. 血管炎

　　E. 心肌炎

2. 下列各项中，不属于类风湿关节炎关节症状的是

　　A. 晨僵　　　　　　B. 疼痛与压痛

　　C. 关节肿大　　　　D. 皮肤红

　　E. 关节畸形

3. 下列各项中，不能改善关节炎症状的药物是

　　A. 甲氨蝶呤　　　　B. 布洛芬

　　C. 萘普生　　　　　D. 双氯芬酸

　　E. 吲哚美辛

4. 下列各项中，不属于类风湿关节炎病因的是

　　A. 禀赋不足，肾精亏虚

　　B. 饮食不节，湿毒内蕴

　　C. 阴虚内热

　　D. 寒热错杂

　　E. 痰瘀互结，经脉痹阻

A2 型题

1. 某女，两手指间和掌指关节强直不舒 2 年，近 2 周病情加重，关节疼痛、肿大变形，伴活动受限。查血沉 45mm/h，类风湿因子（++）。

其诊断是

　　A. 痛风　　　　　　B. 风湿性关节炎

　　C. 类风湿关节炎　　D. 系统性红斑狼疮

　　E. 骨性关节炎

2. 患者女性，发热 4 天，体温 38℃，两膝关节肿痛，行动不便，下肢沉重酸胀，伴饮食无味，纳呆，偶有恶心呕吐，全身困乏无力，下肢浮肿，在某医院诊断为类风湿关节炎，舌苔黄腻，脉滑数。治疗应首选的方剂是

　　A. 丁氏清络饮　　　B. 四妙丸

　　C. 桂枝芍药知母汤　D. 独活寄生汤

　　E. 身痛逐瘀汤

A3 型题

患者，女，40 岁。手指关节肿胀、疼痛 5 个月，每日晨僵约 1 小时，伴夜间发热、盗汗，口干咽燥，手足心热，小便赤涩，大便秘结。查体：关节局部呈梭形肿胀、有压痛。双腕关节活动轻度受限。舌质干红，少苔，脉细数。RF 阳性。X 线检查：掌指关节周围软组织肿胀影、关节端骨质疏松。

1. 首先考虑的诊断是

　　A. 骨关节炎　　　　B. 痛风

　　C. 类风湿性关节炎　D. 系统性红斑狼疮

　　E. 强直性脊柱炎

2. 可以用于延缓或阻止关节侵蚀及破坏的药物是

　　A. 布洛芬　　　　　B. 萘普生

　　C. 糖皮质激素　　　D. 甲氨蝶呤

E. 塞来昔布

3. 其中医治发是

A. 清热利湿，祛风通络

B. 养阴清热，祛风通络

C. 祛风散寒，清热化湿

D. 活血化瘀，祛痰通络

E. 益肝肾，补气血，祛风湿，通经络

4. 治疗此证应首选的方剂是

A. 四妙丸加减

B. 桂枝芍药知母汤加减

C. 身痛逐瘀汤合指迷茯苓丸加减

D. 独活寄生汤

E. 丁氏清络饮加减

B1 型题

A. 清热利湿，祛风通络

B. 养阴清热，祛风通络

C. 祛风散寒，清热化湿

D. 益肝肾，补气血，祛风湿，通经络

E. 活血化瘀，祛痰通络

1. 活动期湿热痹阻证的中医治法是

2. 活动期寒热错杂证的中医治法是

A. 血沉增快   B. 类风湿因子阳性

C. 补体 C_3 增高   D. 白细胞计数减少

E. 血常规正常

3. 诊断类风湿关节炎最有价值的检查是

4. 诊断风湿活动期最有价值的检查是

参考答案

A1 型题

1. B   2. D   3. A   4. B

A2 型题

1. C   2. B

A3 型题

1. C   2. D   3. B   4. E

B1 型题

1. A   2. C   3. B   4. A

细目二　系统性红斑狼疮

A1 型题

1. 系统性红斑狼疮脏器损害最常见于

A. 肝   B. 心

C. 脾   D. 肺

E. 肾

2. 下列各项中，不属于系统性红斑狼疮诊断依据的是

A. 颧部红斑

B. 非侵蚀性关节炎

C. 蛋白尿或细胞管型

D. 溶血性贫血或白细胞减少

E. 血沉加快

A2 型题

1. 患者女性，24 岁，持续发热 1 周，面部出现水肿性皮损，膝关节疼痛，下肢浮肿。血沉 90mm/h，血红蛋白 80g/L，网织红细胞 0.10（10%），Coombs 试验（+），血小板 40×10^9/L。尿常规：蛋白（+++），红细胞 5～10/HP。其诊断是

A. SLE   B. 风湿热

C. 自身免疫性溶血　　D. 慢性肾炎

E. 类风湿关节炎

2. 患者女性，发热 5 天，现体温 39℃，肢厥，神志昏迷，谵语，舌蹇，舌色鲜绛，脉细数。治疗应首选清宫汤送服

A. 安宫牛黄丸　　　B. 苏合香丸

C. 神犀丹　　　　　D. 玉枢丹

E. 通关散

3. 朱某，女，高热 5 天，不恶寒，满面红赤，皮肤红斑鲜红，咽干，口渴，喜冷饮，尿赤而少，关节疼痛，舌红绛，苔黄，脉滑数。其中医证型是

A. 气营热盛证　　　B. 阴虚内热证

C. 热郁积饮证　　　D. 瘀热痹阻证

E. 气分热盛证

A3 型题

患者，女，24 岁。半月前面部出现红斑，胸闷不适，全身关节酸痛，并伴有低热，口干咽痛、烦躁不寐。查体：鼻梁和双颧颊部呈蝶形分布的红斑，口腔溃疡，下肢关节对称性肿胀。舌质红少苔，脉细数。ANA 阳性，dsDNA 阳性。

1. 首先考虑的诊断是

A. 骨关节炎　　　　B. 痛风

C. 类风湿性关节炎　D. 系统性红斑狼疮

E. 强直性脊柱炎

2. 针对该患者恰当的措施是

A. 及早服用小剂量糖皮质激素治疗

B. 激素冲击疗法

C. 同时给予大剂量激素和免疫抑制剂

D. 标准环磷酰胺冲击疗法

E. 大剂量甲泼尼龙冲击治疗

3. 中医治法是

A. 清热解毒，凉血化斑

B. 养阴清热

C. 清热蠲饮

D. 清热凉血，活血散瘀

E. 滋肾填精，健脾利水

4. 治疗此证应首选的方剂是

A. 茵陈蒿汤合柴胡疏肝散加减

B. 济生肾气丸加减

C. 犀角地黄汤加减

D. 葶苈大枣泻肺汤合泻白散加减

E. 玉女煎合增液汤加减

B1 型题

A. 玉女煎合增液汤　B. 济生肾气丸

C. 八珍汤　　　　　D. 犀角地黄汤

E. 茵陈蒿汤合柴胡疏肝散

1. 瘀热痹阻证，治疗应首选的方剂是

2. 瘀热伤肝证，治疗应首选的方剂是

A. 抗核抗体（ANA）B. 抗 dsDNA 抗体

C. 抗 RNA 抗体　　 D. 抗 Sm 抗体

E. 抗 SSA 抗体

3. 系统性红斑狼疮患者阳性率最高的抗体是

4. 系统性红斑狼疮患者特异性最高的抗体是

参考答案

A1 型题

1. E　　2. E

A2 型题

1. A　　2. A　　3. A

A3 型题

1. D　　2. A　　3. B　　4. E

B1 型题

1. D　　2. E　　3. A　　4. D

第八单元 神经系统疾病

细目一 癫 痫

A1 型题

1. 下列各项中，与癫痫发生无关的是
   A. 产伤　　　　　B. 颅内肿瘤
   C. 脑炎　　　　　D. 脑囊虫病
   E. 感冒

2. 诊断癫痫最有意义的检查是
   A. 神经系统体格检查
   B. 颅骨 X 线片
   C. 脑 CT 或脑 MRI
   D. 脑脊液检查
   E. 病史和脑电图

3. 全面性强直-阵挛发作的表现是
   A. 意识丧失，四肢强直，继之阵挛性抽搐
   B. 短暂意识不清
   C. 神志清楚，一侧肢体抽搐发作
   D. 发作性头痛，眩晕
   E. 发作性四肢抽搐，口中怪叫

4. 癫痫持续状态是指
   A. 连续单纯部分性发作
   B. 复杂部分性发作持续数天
   C. 一侧肢体间断抽搐
   D. 长期用药抽搐仍经常发作
   E. 全面性强直-阵挛发作频繁出现，间歇期仍意识不清

5. 选择抗癫痫药物的依据是
   A. 发作的诱因　　　B. 发作的病因
   C. 发作的类型　　　D. 发作的频率
   E. 脑电图的异常改变

6. 癫痫药物治疗的基本原则是
   A. 数种药物同时使用
   B. 控制发作后即可停药
   C. 长期规律服药
   D. 定期肌注安定
   E. 定期停药，查脑电图

7. 下列各项中，关于癫痫药物治疗的叙述，错误的是
   A. 口服药量均自常量低限开始
   B. 根据发作类型选择药物
   C. 根据病情，通常在 1~2 年逐渐减量
   D. 单药治疗无效时，应与他药合并治疗
   E. 考虑终止治疗时，可立即停药

8. 下列各项中，关于癫痫休止期的中医分型错误的是
   A. 瘀阻清窍证　　　B. 肝肾阴虚证
   C. 脾虚痰湿证　　　D. 痰湿蕴肺证
   E. 肝火痰热证

9. 苯妥英钠的注射速度过快可引起的异常是
   A. 血压急剧下降　　B. 脑水肿
   C. 抑制呼吸　　　　D. 高热
   E. 低钾

A2 型题

1. 男孩，突然意识短暂丧失，面色变白，双目凝视，手中的筷子掉在地下，口角出现细小颤动，持续约 15 秒后立即清醒。其诊断是
   A. 癫痫单纯部分性发作

B. 癫痫不典型失神发作

C. 癫痫典型失神发作

D. 精神运动性癫痫

E. 癫痫单纯部分性运动性发作

2. 癫痫患者，发则突然跌仆，目睛上视，口吐白沫，手足抽搐，喉间痰鸣，舌苔白腻，脉弦滑。治疗应首选的方剂是

　A. 醒脾汤　　　　B. 黄连温胆汤

　C. 龙胆泻肝汤　　D. 左归丸

　E. 定痫丸

3. 患者痫病久发，头晕目眩，两目干涩，心烦失眠，腰膝酸软，舌红少苔，脉细数。治疗应首选的方剂是

　A. 醒脾汤

　B. 黄连温胆汤

　C. 龙胆泻肝汤合涤痰汤

　D. 左归丸

　E. 定痫丸

A3 型题

患者，女性，24 岁。2 年来有发作性神志丧失，四肢抽搐，服药不规律，今日凌晨开始又有发作，意识一直不清醒，来院后又有一次四肢抽搐发作。

1. 患者目前处于以下哪种状态中

　A. 癫痫持续状态

　B. 单纯性发作

　C. 全面性发作

　D. 癫痫强直-阵挛发作

　E. 癫痫发作后昏睡期

2. 首选的诊断检查是

　A. CT　　　　　　B. MRI

　C. PET　　　　　D. 脑电图

　E. 脑磁图

3. 患者痫病日久，神疲乏力，眩晕时作，面色不华，胸闷痰多，或恶心欲呕，纳少便溏，舌淡胖，苔白腻，脉濡弱。治疗此证应首选的方

剂是

　A. 通窍活血汤加减

　B. 左归丸加减

　C. 醒脾汤加减

　D. 龙胆泻肝汤合涤痰汤加减

　E. 五生丸合二陈汤加减

4. 若痰湿重者，宜加

　A. 麦芽、山楂　　　B. 竹茹、旋覆花

　C. 神曲、枳壳　　　D. 天竺黄、竹茹

　E. 制半夏、竹茹

B1 型题

　A. 痰湿蕴肺证　　　B. 痰热互结证

　C. 痰火扰神证　　　D. 肝肾阴虚证

　E. 心脾两虚证

1. 癫痫患者，平素性情急躁，心烦失眠，口苦咽干，时吐痰涎，大便秘结，发则昏仆抽搐，口吐涎沫，舌红苔黄腻，脉弦滑数。其中医证型是

2. 痫病日久，神疲乏力，眩晕时作，心悸气短，失眠多梦，面色苍白，体瘦纳呆，大便溏薄，舌质淡苔白腻，脉沉细而弱。其中医证型是

　A. 丙戊酸钠　　　　B. 苯妥英钠

　C. 卡马西平　　　　D. 扑痫酮

　E. 乙琥胺

3. 治疗癫痫阵挛性发作，应首选的药物是

4. 治疗癫痫部分性发作，应首选的药物是

参考答案

A1 型题

1. E	2. E	3. A	4. E	5. C
6. C	7. E	8. D	9. A	

A2 型题

1. C	2. E	3. D

A3 型题

　1. A　　2. D　　3. C　　4. B

B1 型题

　1. C　　2. E　　3. B　　4. C

细目二　脑血管疾病

A1 型题

1. 下列各项中，关于急性脑血管病病因病理的叙述，错误的是

　　A. 最常见的血管壁病变是动脉炎

　　B. 心脏病及血流动力学改变如高血压

　　C. 血液成分改变及血液流变学异常如高黏血症

　　D. 颈椎病、肿瘤等压迫致脑供血不足

　　E. 颅外形成的各种栓子进入脑血液循环

2. 急性脑出血有脑疝形成征象，应首选的措施是

　　A. 脑 CT 检查

　　B. 脑 MRI 检查

　　C. 腰椎穿刺

　　D. 快速静脉推注利尿剂

　　E. 脑血管造影

3. 短暂性脑缺血发作（TIA）的持续时间一般不超过

　　A. 30 分钟　　　　　B. 40 分钟

　　C. 50 分钟　　　　　D. 8 小时

　　E. 24 小时

4. 下列各项中关于脑血栓形成的叙述，错误的是

　　A. 大脑中动脉闭塞发病率最高

　　B. 常伴有高血压、心脏病等病史

　　C. 常在安静或休息状态下发病

　　D. 脑 CT 检查呈高密度影

　　E. 大多数病人意识清楚

5. 脑血栓形成最常见的病因是

　　A. 动脉瘤　　　　　B. 脑动脉粥样硬化

　　C. 血管畸形　　　　D. 风湿性心脏病

　　E. 缺氧

6. 脑出血急性期不应采用的治疗措施是

　　A. 保持安静，防止继续出血

　　B. 积极抗脑水肿，降低颅压

　　C. 调整血压，改善循环

　　D. 加强护理，防治并发症

　　E. 给予抗凝药物

7. 短暂性脑缺血发作属肝肾阴虚、风阳上扰证，治疗应首选的方剂是

　　A. 黄连温胆汤　　　B. 真方白丸子

　　C. 镇肝息风汤　　　D. 补阳还五汤

　　E. 桃红四物汤

8. 蛛网膜下腔出血最有诊断意义的是

　　A. 突然剧烈头痛、呕吐

　　B. 脑膜刺激征阳性

　　C. 偏瘫

　　D. 脑 CT 检查呈低密度影

　　E. 脑脊液检查呈均匀血性，压力增高

9. 脑栓塞最常发生的部位是

　　A. 颈内动脉　　　　B. 大脑前动脉

　　C. 大脑中动脉　　　D. 椎动脉

　　E. 基底动脉

10. 下列各项中，关于脑出血的叙述，错误的是

　　A. 发病年龄常在 50～70 岁，多数有高血压病史

　　B. 常在安静或休息状态下发病

　　C. 腰穿脑脊液压力一般可增高

　　D. 基底节区出血最为常见

E. CT 检查呈高密度出血灶

A2 型题

1. 女性患者，72 岁。1 天前上午发现口角右偏，左手不能持物，左下肢不能行走，说话吐字不清。下午检查发现左侧鼻唇沟浅，伸舌稍向左偏，左侧上下肢肌力 4 级。今晨醒来说话正常，鼻唇沟对称，伸舌居中，四肢运动灵活有力。其诊断是

　　A. 右侧大脑中动脉血栓形成

　　B. 椎-基底动脉血栓形成

　　C. 短暂性脑缺血发作

　　D. 脑出血

　　E. 蛛网膜下腔出血

2. 患者平素头晕头痛，耳鸣目眩，突然发生口眼㖞斜，舌强语謇，半身不遂，舌质红，苔黄，脉弦。诊断为脑血栓形成，其中医证型是

　　A. 风痰入络证

　　B. 肝阳暴亢，风火上扰证

　　C. 痰热腑实，风痰上扰证

　　D. 气虚血瘀证

　　E. 阴虚风动证

3. 患者突然发生神昏，半身不遂，口噤不开，四肢不温，痰涎壅盛，舌质暗淡，苔白腻，脉沉滑。西医诊断为脑出血。治疗应首选的方剂是

　　A. 天麻钩藤饮

　　B. 安宫牛黄丸合羚羊角汤

　　C. 涤痰汤送服苏合香丸

　　D. 镇肝息风汤

　　E. 真方白丸子

B1 型题

　　A. 脑栓塞

　　B. 脑血栓形成

　　C. 脑出血

　　D. 短暂性脑缺血发作

　　E. 蛛网膜下腔出血

1. 原有风湿性心脏病，突然出现中风，应首先考虑的诊断是

2. 某男性，30 岁，因在剧烈运动时，突然出现剧烈头痛，呕吐，口舌㖞斜，应首先考虑的诊断是

　　A. 短暂性脑缺血发作

　　B. 脑血栓形成

　　C. 脑栓塞

　　D. 脑出血

　　E. 蛛网膜下腔出血

3. 高血压及动脉硬化常导致的脑血管病变是

4. 动脉瘤、血管畸形常引发的脑血管病变是

　　A. 补阳还五汤

　　B. 镇肝息风汤

　　C. 安宫牛黄丸合羚羊角汤

　　D. 涤痰汤送服苏合香丸

　　E. 星蒌承气汤

5. 脑出血痰热内闭清窍证，治疗应首选的方剂是

6. 脑出血痰湿蒙塞清窍证，治疗应首选的方剂是

参考答案

A1 型题

1. A　2. D　3. E　4. D　5. B
6. E　7. C　8. E　9. C　10. B

A2 型题

1. C　2. B　3. C

B1 型题

1. A　2. E　3. D　4. E　5. C
6. D

细目三　短暂性脑缺血发作

A1 型题

1. 短暂性脑缺血发作的主要病机是
   A. 肝肾阴虚　　　B. 痰瘀互结
   C. 气虚血瘀　　　D. 气滞血瘀
   E. 心阳虚衰

2. 下列各项中，不属于短暂性脑缺血发作诊断要点的是
   A. 多数在 50 岁以下发病
   B. 有高血压、高脂血症、糖尿病、脑动脉粥样硬化症、较严重的心脏病病史及吸烟等不良嗜好者
   C. 突然局灶性神经功能缺失发作，持续数分钟，或可达数小时，但在 24 小时内完全恢复
   D. 不同病人的局灶性神经功能缺失症状常按一定的血管支配区刻板地反复出现
   E. 发作间歇期无神经系统定位体征，诊断确立后需要进一步明确病因

3. TIA 最常见的临床表现是
   A. 运动障碍　　　B. 麻木
   C. 头晕　　　　　D. 眼花
   E. 恶心呕吐

4. 短暂性脑缺血发作属肝肾阴虚、风阳上扰证的中医治法是
   A. 平肝息风，育阴潜阳
   B. 补气养血，活血通络
   C. 豁痰化瘀，通经活络
   D. 养阴通脉，益气活血
   E. 化痰开窍，清热醒神

A2 型题

1. 患者短暂性脑缺血发作，头晕目眩，头重如蒙，肢体麻木，胸脘痞闷，舌质暗，苔白腻，脉滑数，其首选方剂是

A. 补阳还五汤合生脉散
B. 镇肝息风汤合涤痰汤
C. 黄连温胆汤合桃红四物汤
D. 天王补心丹合血府逐瘀汤
E. 通窍活血汤合四君子汤

A3 型题

患者，男性，62 岁。2 天前突然右眼黑蒙，左侧肢体无力，约 10 分钟后恢复，今日又有一次类似的发作。查体未发现异常。

1. 首先考虑的诊断是
   A. 脑内寄生虫
   B. 梅尼埃病
   C. 癫痫失神发作
   D. 短暂性脑缺血发作
   E. 发作性睡病

2. 最可能的病变部位是
   A. 颈内动脉缺血
   B. 脑干前庭缺血
   C. 脑干网状结构缺血
   D. 大脑后动脉颞支缺血
   E. 脑干缺血

3. 若伴语言謇涩，偶有肢体掣动，口角流涎，舌质暗淡，苔白，脉沉涩，宜
   A. 补阳还五汤加减
   B. 镇肝息风汤加减
   C. 黄连温胆汤合桃红四物汤加减
   D. 通窍活血汤
   E. 左归丸加减

参考答案

A1 型题

1. C　　2. A　　3. A　　4. A

A2 型题

1. C

1. D 　　2. A 　　3. A

细目四　动脉粥样硬化性脑梗死

A1 型题

1. 动脉粥样硬化性脑梗死最常见的病因是
   A. 动脉粥样硬化斑导致管腔狭窄和血栓形成
   B. 常伴有高血压、心脏病等病史
   C. 常在安静或休息状态下发病
   D. 脑 CT 检查呈高密度影
   E. 大多数病人意识清楚

2. 动脉粥样硬化性脑梗死致病之本为
   A. 气虚血瘀，脉络不畅
   B. 肝阳暴亢，风火上扰
   C. 风痰瘀血，痹阻脉络
   D. 肝肾阴虚，气血衰少
   E. 元气败脱，心神涣散

3. 以病灶对侧完全性偏瘫、偏身感觉障碍及向病灶对侧的凝视麻痹为特点，可有头痛和意识障碍，并呈进行性加重的脑梗死为
   A. 分水岭脑梗死
   B. 多发性脑梗死
   C. 腔隙性脑梗死
   D. 出血性脑梗死
   E. 颈内动脉主干、大脑中动脉主干或皮层支的完全性卒中

4. 以"三偏征"为特征的动脉闭塞是
   A. 颈内动脉闭塞　　B. 主干闭塞
   C. 皮层支闭塞　　　D. 深穿支闭塞
   E. 大脑前动脉闭塞

A2 型题

1. 患者有脑梗死病史，平素头晕头痛，耳鸣

目眩，突然发生口眼㖞斜，舌强语謇，舌质红苔黄，脉弦。其治疗首选药物是
   A. 真方白丸子　　　B. 天麻钩藤饮
   C. 镇肝熄风汤　　　D. 龙胆泻肝汤
   E. 丹栀逍遥散

A3 型题

患者，女性，55 岁。高血压 20 年，不规律服药。今日晨起突发头痛，意识不清，30 分钟后送到医院。查体：半身不遂，失语，口眼㖞斜。血压 210/120mmHg。

1. 首先考虑的诊断是
   A. 晕厥
   B. 脑出血
   C. 动脉粥样硬化性脑梗死
   D. 蛛网膜下腔出血
   E. 心肌梗死

2. 最可能的病变部位在
   A. 颈内动脉闭塞　　B. 大脑中动脉闭塞
   C. 大脑前动脉闭塞　D. 大脑后动脉闭塞
   E. 椎-基底动脉闭塞

3. 以下最有价值的确诊检查是
   A. 腰穿检查　　　　B. 脑电图检查
   C. 脑超声检查　　　D. 头颅 CT 检查
   E. 开颅探查

4. 若伴口黏痰多，腹胀便秘，头晕目眩，舌红，苔黄腻，脉弦滑。应首选的方剂是
   A. 星蒌承气汤加减
   B. 补阳还五汤加减
   C. 大秦艽汤加减
   D. 至宝丹或安宫牛黄丸

E. 涤痰汤加减

参考答案

A1 型题

1. A   2. D   3. E   4. B

A2 型题

1. B

A3 型题

1. C   2. B   3. D   4. A

细目五　脑栓塞

A1 型题

1. 脑栓塞最常发生的部位是
   A. 颈内动脉　　　B. 大脑前动脉
   C. 大脑中动脉　　D. 椎动脉
   E. 基底动脉
2. 脑栓塞最多见的直接原因是
   A. 高血压病史　　B. 风湿性心脏病
   C. 慢性心房纤颤　D. 肺部感染
   E. 肾病综合征高凝状态

A3 型题

患者，女性，60 岁。因活动突然右侧肢体活动不利入院。既往糖尿病、房颤病史。查体：患者不能表达，但能理解他人言语；血压正常，心肺检查无异常，神志清醒，能配合查体；右侧鼻唇沟浅，额纹对称，伸舌右偏，右侧肢体肌力 3 级，右侧病理征阳性。舌苔薄白，脉浮弦。

1. 首先考虑的诊断是
   A. 脑血栓形成　　B. 蛛网膜下腔出血
   C. 脑出血　　　　D. 脑栓塞
   E. 脑肿瘤
2. 确诊的首选检查是
   A. 头颅 CT　　　B. 腰穿
   C. 脑血管造影　D. 脑电图
   E. 脑磁图
3. 其中医治法是
   A. 清热化痰，醒神开窍
   B. 滋阴潜阳，镇肝息风
   C. 祛风通络，养血和营
   D. 益气养血，化瘀通络
   E. 通腑泄热，化痰理气
4. 治疗此证应首选的方剂是
   A. 羚羊角汤加减
   B. 天麻钩藤饮加减
   C. 星蒌承气汤
   D. 大秦艽汤
   E. 参附汤合生脉散加减

参考答案

A1 型题

1. C   2. C

A3 型题

1. D   2. A   3. C   4. D

细目六 腔隙性梗死

A1 型题

1. 临床中最典型、最常见的腔隙综合征是
   A. 纯感觉性卒中
   B. 共济失调性轻偏瘫（AH）
   C. 构音障碍-手笨拙综合征（DCHS）
   D. 纯运动性轻偏瘫（PMH）
   E. 感觉运动性卒中（SMS）

A3 型题

患者，男性，45 岁。有高血压病史 10 年。平素头晕头痛，耳鸣目眩，现一侧面部及上下肢无力。查体：无感觉障碍，视野缺损及失语；神经系统无明显阳性体征。

1. 首先考虑的诊断是
   A. 蛛网膜下腔出血 B. 腔隙性梗死
   C. 脑梗死   D. 急性脑炎
   E. 脑出血

2. 该患者属于以下哪种综合征
   A. 纯运动性轻偏瘫
   B. 纯感觉性卒中
   C. 共济失调性轻偏瘫
   D. 构音障碍-手笨拙综合征
   E. 感觉运动性卒中

3. 如患者伴手足重滞，舌质红，苔黄，脉弦。其中医治法是
   A. 清热化痰，醒神开窍
   B. 滋阴潜阳，镇肝息风
   C. 祛风通络，养血和营
   D. 平肝潜阳，活血通络
   E. 通腑泄热，化痰理气

4. 治疗此证应首选的方剂是
   A. 羚羊角汤加减   B. 天麻钩藤饮加减
   C. 镇肝息风汤加减 D. 真方白丸子加减
   E. 参附汤合生脉散加减

参考答案

A1 型题

1. D

A3 型题

1. B   2. A   3. D   4. B

细目七 脑出血

A1 型题

1. 脑出血最常见的病因是
   A. 继发于脑梗死的出血
   B. 脑动脉粥样硬化
   C. 血液病
   D. 高血压合并小动脉硬化
   E. 抗凝或溶血栓治疗

2. 下列各项中，不属于脑出血临床表现的是
   A. 发病年龄常在 50~70 岁，多数有高血压史，起病常突然而有预兆
   B. 急性期常见的主要表现有头痛、头晕、呕吐、意识障碍、肢体瘫痪、失语、大小便失禁等
   C. 发病时常有显著的血压升高，一般在

180/110mmHg 以上

D. 多在活动或情绪激动时发病，症状常在数小时内发展至高峰

E. 体温升高（发病后即刻高热为丘脑体温调节中枢受损所致，体温逐渐升高并呈弛张型者多为合并感染，低热则为吸收热），尤其是脑桥出血常引起高热

3. 临床上脑出血疑诊病例的首选检查是

A. 数字减影脑血管造影（DSA）

B. 脑脊液检查

C. CT 检查

D. 估算出血量

E. 磁共振检查

A3 型题

女性，60 岁。因突然意识不清 1 小时送急诊。头颅 CT 显示右侧大脑半球 3cm×3cm×6cm 高密度影。

1. 首先考虑的诊断是

A. 昏厥　　　　　B. 高血压脑病

C. 脑栓塞　　　　D. 脑血栓形成

E. 脑出血

2. 下列选项哪项不是脑出血急性期的治疗原则

A. 保持安静，防止继续出血

B. 积极抗脑水肿，降低颅压

C. 调整血压，改善循环

D. 加强护理，防治并发症

E. 使用抗生素，防止感染

3. 若患者口噤目张，气粗息高，两手握固，颜面潮红，大便干结，舌红，苔黄腻，脉弦滑数。其中医治法是

A. 清热化痰，醒神开窍

B. 滋阴潜阳，镇肝息风

C. 祛风通络，养血和营

D. 益气养血，化瘀通络

E. 通腑泄热，化痰理气

4. 治疗此证应首选的方剂是

A. 羚羊角汤加减

B. 天麻钩藤饮加减

C. 星蒌承气汤

D. 首先灌服安宫牛黄丸，继以羚羊角汤加减

E. 参附汤合生脉散加减

参考答案

A1 型题

1. D　　　2. A　　　3. C

A3 型题

1. E　　　2. E　　　3. A　　　4. D

细目八　蛛网膜下腔出血

A1 型题

1. 蛛网膜下腔出血最常见的病因是

A. 先天性动脉瘤

B. 脑动脉粥样硬化

C. 血液病

D. 高血压合并小动脉硬化

E. 脑血管畸形

2. 蛛网膜下腔出血最常见的症状是

A. 突然剧烈头痛、恶心、呕吐

B. 抽搐

C. 意识不清

D. 昏迷

E. 脑膜刺激征

3. 确诊蛛网膜下腔出血的首选诊断方法是

A. 数字减影脑血管造影（DSA）

B. 脑脊液检查

C. CT 检查

D. 估算出血量

E. 磁共振检查

A3 型题

患者，男，67 岁。昨夜上厕所中突发剧烈头痛伴呕吐而入院。查体：昏睡，双眼向左凝视，右侧肢体偏瘫，右侧巴宾斯基征（+）。血压 220/110mmHg。

1. 首先考虑的诊断是

A. 脑血栓形成　　　B. 蛛网膜下腔出血

C. 脑出血　　　　　D. 脑栓塞

E. 颅内感染

2. 首选的确诊手段是

A. DSA　　　　　　B. 腰脊穿刺

C. MRI　　　　　　D. 头颅 CT

E. MRA

3. 以下处理措施不恰当的是

A. 密切监测生命体征和神经系统体征的变化

B. 使用甘露醇降低颅内压

C. 纠正水、电解质平衡紊乱

D. 烦躁者予镇静药

E. 可下床轻微活动

4. 患者现目合口开，鼻鼾息微，手撒肢冷，汗多不止，二便自遗，脉微欲绝。其中医治法是

A. 清热化痰，醒神开窍

B. 滋阴潜阳，镇肝息风

C. 益气回阳，救阴固脱

D. 益气养血，化瘀通络

E. 通腑泄热，化痰理气

5. 治疗此证应首选的方剂是

A. 羚羊角汤加减

B. 天麻钩藤饮加减

C. 镇肝息风汤加减

D. 大秦艽汤

E. 参附汤合生脉散加减

参考答案

A1 型题

1. A　　2. A　　3. C

A3 型题

1. B　　2. D　　3. E　　4. C　　5. E

细目九　帕金森病

A1 型题

1. 晚期帕金森病的典型步态是

A. 小步态　　　　　B. 慌张步态

C. 蹒跚步态　　　　D. 间歇跛行

E. 拖曳步态

2. 帕金森病最多见的初发症状是

A. 肌强直　　　　　B. 运动迟缓

C. 姿势步态异常　　D. 眼睑阵挛

E. 震颤

3. 帕金森病最基本、最有效的治疗药物是

A. 苯海索　　　　　B. 金刚烷胺

C. 罗匹尼罗　　　　D. 左旋多巴

E. 溴隐亭

4. 帕金森病中医治疗要点是

A. 活血通络   B. 化痰息风

C. 通络止痛   D. 滋补肝肾

E. 清热、化痰、息风

A3 型题

患者，男，68岁。3年来无诱因逐渐出现行动缓慢，行走时前倾屈曲体态，伴头晕耳鸣，面赤烦燥，易激动，大便秘结。查体：面具脸，双手震颤，双侧肢体肌张力增高。无智力和感觉障碍，无锥体束损害征。舌红苔黄，脉弦。

1. 最可能的诊断是

A. 帕金森病   B. 血管性痴呆

C. 阿尔兹海默病   D. 肝豆状核变性

E. 脑梗死

2. 治疗本病最有效的药物是

A. 左旋多巴   B. 安坦

C. 司来吉兰   D. 溴隐亭

E. 多巴胺

3. 其中医治法是

A. 育阴息风，填精补髓

B. 镇肝息风，舒筋止颤

C. 补肾助阳，温煦筋脉

D. 化痰祛瘀，息风通络

E. 益气养血，濡养筋脉

4. 治疗此证应首选的方剂是

A. 龟鹿二仙膏加减

B. 导痰汤合羚角钩藤汤加减

C. 天麻钩藤饮合镇肝熄风汤加减

D. 人参养荣汤加减

E. 地黄饮子加减

B1 型题

A. 导痰汤合羚角钩藤汤

B. 人参养荣汤

C. 大定风珠

D. 地黄饮子

E. 八珍汤合天麻钩藤饮

1. 治疗帕金森病痰热风动证首选的方剂是

2. 治疗帕金森病气血亏虚证首选的方剂是

A. AD   B. VD

C. BD   D. PD

E. ED

3. 血管性痴呆简称

4. 帕金森病简称

参考答案

A1 型题

1. B   2. E   3. D   4. E

A3 型题

1. A   2. A   3. B   4. C

B1 型题

1. A   2. B   3. B   4. D

第九单元　理化因素所致疾病

细目一　急性中毒总论

A1 型题

1. 下列各项中，与急性中毒的病因无关的是
　　A. 工业性毒物　　B. 农药
　　C. 药物　　D. 有毒动、植物
　　E. 饮水

2. 中毒是指
　　A. 物理因素引起的损害
　　B. 有毒化学物质引起的损害
　　C. 细菌感染引起的损害
　　D. 放射性物质引起的损害
　　E. 药物引起的损害

3. 通过使组织缺氧产生中毒的药物是
　　A. 镇静剂　　B. 有机磷杀虫药
　　C. 一氧化碳　　D. 氰化物
　　E. 乙醇

4. 氰化物所具有的气味是
　　A. 苦杏仁味　　B. 蒜味
　　C. 苯酚味　　D. 酒味
　　E. 尿素味

5. 下列各项中，不引起心律失常的药物是
　　A. 洋地黄　　B. 夹竹桃
　　C. 乌头　　D. 蟾蜍
　　E. 黄芪

6. 下列各项中，不属于中毒主要机理的是

　　A. 局部刺激、腐蚀作用
　　B. 缺氧
　　C. 麻醉作用
　　D. 抑制酶的活力
　　E. 营养作用

B1 型题

　　A. 呼吸抑制
　　B. 呼出气有蒜味
　　C. 呼出气有烂苹果味
　　D. 呼出气有苦杏仁味
　　E. 呼出气有氨味

1. 有机磷杀虫药中毒时，有诊断意义的是
2. 糖尿病酮症酸中毒时，有诊断意义的是

参考答案

A1 型题

1. E　　2. B　　3. C　　4. A　　5. E
6. E

B1 型题

1. B　　2. C

细目二　急性一氧化碳中毒

A1 型题

1. 现场抢救一氧化碳中毒时，应首选的治疗措施是

A. 迅速离开中毒现场

B. 人工呼吸

C. 按压合谷

D. 甘露醇快速静脉滴注

E. 立即给氧

2. 血碳氧血红蛋白浓度达 30%～40%，属于

A. 轻度中毒　　　B. 中度中毒

C. 重度中毒　　　D. 没有中毒

E. 不确定

3. 尽快纠正急性一氧化碳中毒组织缺氧应首选的治疗措施是

A. 采用高浓度氧气面罩

B. 注射呼吸兴奋剂

C. 撤离中毒现场

D. 人工呼吸

E. 高压氧舱

4. 对于急性一氧化碳中毒最有诊断价值的是

A. 血碳氧血红蛋白浓度

B. 血气分析

C. 脑电图检查

D. 心电图检查

E. 头部 CT

5. 血碳氧血红蛋白浓度高于 50%，属于

A. 轻度中毒　　　B. 中度中毒

C. 重度中毒　　　D. 没有中毒

E. 不确定

6. 治疗急性一氧化碳中毒后脑水肿，应首选的药物是

A. 甘露醇　　　　B. 安体舒通

C. 皮质激素　　　D. 脑细胞营养药

E. 降血压药

7. 一氧化碳中毒时最容易遭受损害的脏器是

A. 肺和脑　　　　B. 脑和心脏

C. 肾　　　　　　D. 胰腺

E. 肾和肺

8. 下列各项中，与一氧化碳中毒无关的临床表现是

A. 昏迷、抽搐

B. 皮肤、黏膜呈樱桃红色

C. 呼吸困难

D. 呼出气有大蒜样臭味

E. 心律失常

9. 一氧化碳中毒的主要机理是

A. 与含二价铁的肌球蛋白结合，损害线粒体功能

B. 与红细胞的血红蛋白结合，引起组织缺氧

C. 抑制细胞色素氧化酶的活性

D. 产生高铁血红蛋白

E. 影响呼吸链的电子传递

A2 型题

1. 患者，30 岁，煤气中毒，经过积极抢救后苏醒，2 天后又出现神志不清，右侧肢体偏瘫，体温、血压正常，两肺呼吸音粗。应首选的治疗措施是

A. 高压氧舱　　　B. 地塞米松输注

C. 甘露醇输注　　D. 维生素 C 输注

E. 脑营养物质

A3 型题

患者，男，15 岁。因晚上房间内烧炭取暖，晨起被发现时昏睡不醒，面色潮红，口唇呈樱桃

红色。查体：呼吸浅快，四肢肌张力增高。血液COHb 50%。

1. 首先考虑的诊断是
   A. 急性一氧化碳中毒
   B. 糖尿病酮症酸中毒
   C. 脑出血
   D. 流行性脑脊髓膜炎
   E. 脑血栓形成

2. 该患者属于
   A. 轻度中毒　　　　　B. 单纯中毒
   C. 中度中毒　　　　　D. 重度中毒
   E. 闪电样中毒

3. 以下治疗措施不恰当的是
   A. 高压氧纠正脑缺氧
   B. 静脉滴注甘露醇防治脑水肿
   C. 选用ATP、辅酶A、细胞色素C、大剂量维生素C、胞磷胆碱等
   D. 保持呼吸道通畅
   E. 血液透析

B1 型题

A. 地西泮　　　　　B. 地塞米松

C. 胞磷胆碱　　　　　D. 甘露醇
E. 血管扩张剂

1. 一氧化碳中毒脑水肿治疗首选的药物是
2. 一氧化碳中毒患者抽搐频发治疗首选的药物是

参考答案

A1 型题

1. A　2. B　3. E　4. A　5. C
6. A　7. B　8. D　9. B

A2 型题

1. A

A3 型题

1. A　2. D　3. E

B1 型题

1. D　2. A

细目三　有机磷杀虫药中毒

A1 型题

1. 有机磷杀虫药中毒的主要机制是
   A. 促使乙酰胆碱水解
   B. 抑制胆碱酯酶活性
   C. 兴奋交感神经系统
   D. 抑制心血管运动中枢
   E. 抑制呼吸中枢

2. 诊断有机磷杀虫药中毒时，全血胆碱酯酶活性应是

A. <100%　　　　　B. ≤90%
C. ≤80%　　　　　D. ≤75%
E. ≤70%

3. 中度有机磷杀虫药中毒时，全血胆碱酯酶活性应是
A. 90%~70%　　　B. 70%~50%
C. 50%~30%　　　D. 30%~10%
E. 以上均不确切

4. 有机磷杀虫药中毒时，患者呼出气的特异气味是
A. 烂苹果味　　　　B. 氨味

C. 肝臭味　　　　D. 大蒜臭味

E. 汗臭味

5. 轻度有机磷杀虫药中毒时，瞳孔的变化是

A. 缩小　　　　　B. 扩大

C. 两侧大小不等　D. 形状不规则

E. 呈乳白色

6. 减轻毒蕈碱样症状应首选的药物是

A. 氯解磷定　　　B. 阿托品

C. 碘解磷定　　　D. 双复磷

E. 双解磷

7. 属于胆碱酯酶复活剂的药物是

A. 阿托品　　　　B. 地塞米松

C. 双复磷　　　　D. 西地兰

E. 尼可刹米

8. 口服有机磷杀虫药后中毒症状出现时间是

A. 0.5~1 分钟　　B. 2~4 分钟

C. 10~120 分钟　D. 12~24 小时

E. 6~12 小时

A2 型题

1. 某男，被人发现时躺在公园一角落，呈半昏迷状态，遂急送医院。查体：体温 37℃，血压 130/70mmHg，神志不清，两侧瞳孔针尖大小，口角流涎，口唇紫绀，呼吸急促，两肺满布水泡音，心率 60 次/分钟，肌肉有震颤。迅速洗胃，洗出液有大蒜味。其诊断是

A. 有机磷杀虫药中毒

B. 酒精中毒

C. 一氧化碳中毒

D. 中暑

E. 安定中毒

2. 女性患者，突然昏迷，抽搐，呼气有大蒜味，瞳孔明显缩小，皮肤冷汗，两肺湿啰音。下列各项中，应首先考虑的诊断是

A. 一氧化碳中毒　B. 安定中毒

C. 脑出血　　　　D. 有机磷杀虫药中毒

E. 蛛网膜下腔出血

A3 型题

患者，女，32 岁。因心情抑郁口服乐果中毒后约半小时来院。现昏迷，瞳孔缩小，口中大蒜味，大汗，双肺可闻及湿性啰音，肌束震颤。ChE 活力值在 40%。

1. 该患者可诊断为

A. 末梢神经炎

B. 有机磷杀虫药中毒

C. 低钾血症

D. 急性脑血管病

E. 急性骨髓炎

2. 患者出现的瞳孔缩小，大汗，双肺湿性啰音的症状属于

A. M 样症状

B. N 样症状

C. 中枢抑制

D. M 样症状伴 N 样症状

E. 胆碱能危象

3. 以下处理措施不恰当的是

A. 高锰酸钾洗胃

B. 阿托品化

C. 使用氯解磷定

D. 监护生命体征，保持呼吸道通畅

E. 高压氧治疗

4. 患者脱离危险后约 15 日，又出现双下肢无力麻木、瘫痪、不能行走，四肢肌肉萎缩。其诊断是

A. 中间型综合征

B. 迟发性多发性神经病

C. 急性 OPI 中毒

D. 重症肌无力

E. 胆碱能危象

B1 型题

A. 1~4 分钟　　　　B. 10~120 分钟

C. 14~24 分钟　　　D. 24~48 小时

E. 2~6 小时

1. 经皮肤吸收的急性有机磷杀虫药中毒，中毒症状出现的时间是

2. 口服有机磷杀虫药，中毒症状出现的时间是

A. 毒蕈碱样症状　　B. 烟碱样症状

C. 休克　　　　　　D. 心衰

E. 呼吸衰竭

3. 阿托品是对抗有机磷杀虫药中毒的

4. 胆碱酯酶复活剂是解除有机磷杀虫药中毒的

A. 100%　　　　　B. 90%~70%

C. 70%~50%　　　D. 50%~30%

E. 30% 以下

5. 中度急性有机磷杀虫药中毒时，胆碱酯酶活性是

6. 重度急性有机磷杀虫药中毒时，胆碱酯酶

活性是

参考答案

A1 型题

1. B　　2. E　　3. C　　4. D　　5. A

6. B　　7. C　　8. C

A2 型题

1. A　　2. D

A3 型题

1. B　　2. A　　3. E　　4. B

B1 型题

1. E　　2. B　　3. A　　4. B　　5. D

6. E

第十单元　内科常见危重症

细目一　休　克

A1 型题

1. 下列各项中，与休克定义不相符的是

A. 多种强烈的致病因素作用于机体引起的急性循环功能衰竭

B. 以生命器官缺血缺氧为主要特征

C. 以导致微循环灌注不足和细胞功能代谢障碍为主要表现

D. 非进行性发展

E. 组织氧及营养物质利用障碍

2. 休克的病理特点是

A. 有效循环血量代偿性增加

B. 组织器官有效灌流量锐减与有效循环血量不足

C. 有效循环血量不足

D. 组织器官灌流量减少

E. 组织器官有效灌流量增加

3. 下列各项中，不符合休克诊断标准的是

A. 意识异常

B. 末梢循环灌注不足

C. 有诱发休克的病因

D. 脉细数，<100 次/分

E. 收缩压 100mmHg

4. 下列各项中，与糖皮质激素治疗脓毒症休克的作用无关的是

A. 抑制细胞因子，并减少致炎物质的合成与释放

B. 抑制血小板聚集

C. 解除血管痉挛

D. 增加心肌收缩力

E. 增强食欲，增加抵抗力

5. 心源性休克，治疗应首选的血管活性药物是

A. 多巴胺　　　　　B. 心得安

C. 肾上腺素　　　　D. 去甲肾上腺素

E. 地塞米松

6. 过敏性休克，治疗应首选的药物是

A. 地塞米松　　　　B. 肾上腺素

C. 甲氰咪胍　　　　D. 低分子右旋糖酐

E. 间羟胺

A2 型题

1. 患者，男，58 岁，神志淡漠，面色苍白，冷汗淋漓，四肢厥冷，息促气微，体温不升，舌淡，脉微欲绝。治疗应首选的方剂是

A. 大承气汤　　　　B. 生脉散

C. 四逆汤　　　　　D. 三甲复脉汤加减

E. 炙甘草汤

2. 张某，12 岁，因发热就诊，肌注青霉素后出现肢冷，汗出，血压下降。治疗应首选的药物是

A. 间羟胺　　　　　B. 氢化可的松

C. 去甲肾上腺素　　D. 多巴胺

E. 肾上腺素

A3 型题

患者，男，56 岁。重度烧伤渗出期，现昏迷。查体：面色苍白，四肢湿冷，皮肤黏膜发绀，呼吸浅快，40 次/分，心率 125 次/分，血压 70/50mmHg，体温 40℃。舌淡，脉微欲绝。

1. 最可能的诊断是

A. 休克　　　　　　B. 急性肺损伤

C. 急性心力衰竭　　D. 急性肾功能衰竭

E. 心源性猝死

2. 以下治疗措施不恰当的是

A. 开放两条静脉通路

B. 面罩吸氧

C. 监测血压、心率、呼吸、血氧饱和度、神志和尿量

D. 选择胶体液扩容

E. 初始选用高剂量多巴胺，以后逐渐减量

3. 中医诊断是

A. 真阴衰竭　　　　B. 阳气暴脱

C. 热毒炽盛　　　　D. 气阴耗伤

E. 心气不足

4. 治疗此证应首选的方剂是

A. 炙甘草汤加减　　B. 黄连解毒汤

C. 四逆汤加味　　　D. 三甲复脉汤加减

E. 生脉散

B1 型题

A. 肾上腺素　　　　B. 糖皮质激素

C. 抑肽酶　　　　　D. 多巴胺

E. 维生素 C

1. 感染性休克，治疗应首选的药物是

2. 过敏性休克，治疗应首选的药物是

参考答案

A1 型题

1. D　　2. B　　3. E　　4. E　　5. A

6. B

A2 型题

1. C　　2. E

A3 型题

1. A　　2. E　　3. B　　4. C

B1 型题

1. B　　2. A

细目二 中 暑

A1 型题

1. 下列各项中，与中暑定义不符的是
    A. 中暑多发于暑热天气湿度大环境下
    B. 中暑时表现为水电解质丢失过多
    C. 中暑时主要表现中枢神经和呼吸功能障碍
    D. 中暑时体温调节中枢功能障碍
    E. 中暑时汗腺功能衰竭

2. 下列各项中，不是热衰竭临床表现的是
    A. 患者先有头痛、头晕、恶心
    B. 典型表现为高热、无汗、昏迷
    C. 热衰竭可有低钠、低钾血症
    D. 热衰竭可有晕厥、抽搐
    E. 热衰竭重者出现循环衰竭

3. 热射病体温调节中枢失控，下列各项描述错误的是
    A. 中心静脉压下降   B. 心排血量减少
    C. 心功能减退   D. 体温骤升
    E. 汗腺衰竭

4. 热射病理想降温速度为
    A. 0.1℃/min   B. 0.3℃/min
    C. 0.2℃/min   D. 1℃/min
    E. 0.5℃/min

5. 热衰竭应该尽量纠正时间为
    A. 5~6 小时   B. 7~8 小时
    C. 12~24 小时   D. 24~48 小时
    E. 2~3 小时

6. 下列各项中，不恰当的抢救热射病方法是
    A. 积极降温
    B. 保证气道通畅
    C. 维持呼吸和循环稳定
    D. 补充胶体液体
    E. 补充晶体液体

A3 型题

患者，男，27 岁。高温下作业 7 小时后，大汗出，腹部痉挛性，疼痛，四肢抽搐。查体：颜面潮红，口唇干燥，体温 39℃。

1. 首选的诊断是
    A. 中暑（热痉挛）   B. 中暑（热射病）
    C. 中暑（热衰竭）   D. 轻度中暑
    E. 中暑先兆

2. 针对该患者，以下措施不合理的是
    A. 脱离热环境
    B. 纠正脱水和电解质紊乱
    C. 监测生命体征
    D. 需充分补液、利尿、碱化尿液
    E. 腋下、腹股沟给予冷敷

3. 若补足体液后，仍有四肢肌肉抽搐和痉挛性疼痛，宜
    A. 快速静脉滴注含 10%葡萄糖氯化钠注射液 2000~3000mL
    B. 应用苯二氮类或苯妥英钠
    C. 加用多巴胺等升压药
    D. 使用氯丙嗪
    E. 缓慢静脉注射 10%葡萄糖酸钙 10mL 加维生素 C 0.5g

参考答案

A1 型题

1. C   2. B   3. A   4. C   5. E
6. D

A3 型题

1. A   2. D   3. E

第十一单元　肺系病证

细目　喘　证

A1 型题

1. 喘证的发病机理主要在
   - A. 肺和肾
   - B. 肺和心
   - C. 心和脾
   - D. 肺和脾
   - E. 心和肾

2. 喘证表寒肺热证，其治疗首选方剂为
   - A. 麻黄汤合华盖散
   - B. 麻杏石甘汤加减
   - C. 桑白皮汤加减
   - D. 五磨饮子加减
   - E. 生脉散合补肺汤

A2 型题

1. 患者患喘证 20 年，现症见喘促短气，气怯声低，喉有鼾声，咳声低弱，痰吐稀薄，自汗畏风，痰少质黏，烦热而渴，咽喉不利，面颧潮红，舌质淡红，脉细数。其中医治法是
   - A. 补肾纳气
   - B. 扶阳固脱，镇摄肾气
   - C. 补肺益气养阴
   - D. 开郁降气平喘
   - E. 化痰降逆

A3 型题

患者，男，75 岁。哮喘病史二十余年。动则喘甚，呼多吸少，气不得续，形瘦神惫，跗肿，汗出肢冷，面青唇紫，舌淡苔白，脉微细。

1. 其证候是
   - A. 肺气虚耗证
   - B. 肾虚不纳证

   - C. 痰浊阻肺证
   - D. 痰热郁肺证
   - E. 肺气郁痹证

2. 此证的治法是
   - A. 开郁降气平喘
   - B. 补肺益气养阴
   - C. 补肾纳气
   - D. 补肺益气养阴
   - E. 祛痰降逆，宣肺平喘

3. 治疗此证应首选的方剂是
   - A. 金匮肾气丸合参蛤散加减
   - B. 二陈汤合三子养亲汤加减
   - C. 麻杏石甘汤加味
   - D. 生脉饮合补肺汤加减
   - E. 桑白皮汤加减

B1 型题

   - A. 荆防达表汤
   - B. 五磨饮子
   - C. 生脉散合补肺汤
   - D. 参苏饮
   - E. 加减葳蕤汤

1. 喘证肺气虚耗证，治疗应首选的方剂是
2. 喘证肺气郁闭证，治疗应首选的方剂是

参考答案

A1 型题

1. A　　2. B

A2 型题

1. C

A3 型题

1. B　　2. C　　3. A

第十二单元　心系病证

细目　不　寐

A1 型题

1. 不寐的病理变化，总属
   A. 阳盛阴衰，阴阳失交
   B. 阳衰阴盛，阴阳失交
   C. 病后体虚，久病血虚
   D. 劳逸失调
   E. 情志失常

2. 不寐之痰热扰心证，其治疗首选方剂是
   A. 龙胆泻肝汤
   B. 黄连温胆汤
   C. 归脾汤
   D. 六味地黄丸合交泰丸
   E. 安神定志丸合酸枣仁汤

A2 型题

1. 心烦不寐，胸闷脘痞，泛恶嗳气，伴口苦，头重，目眩，舌红，苔黄腻，脉滑数。其中医首选方剂为
   A. 龙胆泻肝汤
   B. 黄连温胆汤
   C. 归脾汤
   D. 六味地黄丸合交泰丸
   E. 安神定志丸合酸枣仁汤

2. 不易入睡，多梦易醒，心悸健忘，神疲食少，伴头晕目眩，四肢倦怠，腹胀便溏，面色少华，舌淡苔薄，脉细无力。其中医治法是

A. 补益心脾，养血安神
B. 清热化痰，和中安神
C. 滋阴降火，交通心肾
D. 益气镇惊，安神定志
E. 疏肝泻火，镇心安神

A3 型题

钱某，男，60 岁。近半年来每晚不易入睡，多梦易醒，心悸健忘，神疲食少，伴头晕目眩，四肢倦怠，腹胀便溏，面色少华，舌淡苔薄，脉细无力。

1. 其证候是
   A. 肝火扰心证　　B. 痰热扰心证
   C. 心脾两虚证　　D. 心肾不交证
   E. 心胆气虚证

2. 此证的治法是
   A. 滋阴降火，交通心肾
   B. 补益心脾，养血安神
   C. 清化痰热，和中安神
   D. 疏肝泻火，镇心安神
   E. 益气镇惊，安神定志

3. 治疗此证应首选的方剂是
   A. 安神定志丸合酸枣仁汤加减
   B. 味地黄丸合交泰丸加减
   C. 龙胆泻肝汤加减
   D. 归脾汤加减
   E. 黄连温胆汤加减

4. 若心血不足较甚者，可加

A. 五味子、夜交藤、合欢皮、柏子仁

B. 生龙骨、生牡蛎、琥珀末

C. 苍术、半夏、陈皮、茯苓、厚朴

D. 熟地黄、芍药、阿胶

E. 神曲、焦山楂、莱菔子

B1 型题

A. 大承气汤

B. 龙胆泻肝汤

C. 柴胡疏肝散

D. 安神定志丸合酸枣仁汤

E. 小建中汤

1. 不寐之肝火扰心证，治疗首选方剂是

2. 不寐之心胆气虚证，治疗首选方剂是

第十三单元　脾系病证

细目一　胃　痞

A1 型题

1. 下列各项中，不符合胃痞定义的是

  A. 心下痞塞　　　B. 胸膈胀满

  C. 按之柔软　　　D. 触之有形

  E. 压之无痛

2. 胃痞基本病位在

  A. 胃　　　　　　B. 肝

  C. 心　　　　　　D. 脾

  E. 肾

3. 实痞之饮食内停证，治疗首选的方剂是

  A. 平胃汤　　　　B. 益胃汤

  C. 五磨饮子　　　D. 二陈汤

  E. 保和丸

4. 虚痞之胃阴不足证，治疗首选的方剂是

  A. 保和丸　　　　B. 二陈汤

  C. 益胃汤　　　　D. 越鞠丸

  E. 平胃汤

A2 型题

1. 患者女性，45 岁，脘腹痞闷，胸胁胀满，心烦易怒，善太息，呕恶嗳气，大便不爽，舌质淡红，苔薄白，脉弦。治疗首选方剂是

  A. 连朴饮　　　　B. 补中益气汤

  C. 越鞠丸合枳术丸　D. 保和丸

  E. 益胃汤

A3 型题

陈某，男，32 岁。脘腹满闷 3 个月。时轻时

参考答案

A1 型题

  1. A 2. B

A2 型题

  1. B 2. A

A3 型题

  1. C 2. B 3. D 4. D

B1 型题

  1. B 2. D

重，纳呆便溏，神疲乏力，少气懒言，舌淡苔薄，脉细弱。

1. 其证候是

A. 饮食内停证　　B. 痰湿中阻证

C. 湿热阻胃证　　D. 肝胃不和证

E. 脾胃虚弱证

2. 此证的治法是

A. 补气健脾，升清降浊

B. 清热化湿，和胃消痞

C. 养阴益胃，调中消痞

D. 疏肝解郁，和胃消痞

E. 除湿化痰，理气和中

3. 治疗此证应首选的方剂是

A. 二陈平胃汤加减　　B. 保和丸加减

C. 补中益气汤加减　　D. 连朴饮加减

E. 越鞠丸合枳术丸加减

B1 型题

A. 保和丸　　　　　　B. 二陈平胃汤

C. 连朴饮　　　　　　D. 补中益气汤

E. 益胃汤

1. 实痞之湿热阻胃证，治疗首选的方剂是

2. 实痞之痰湿中阻证，治疗首选的方剂是

参考答案

A1 型题

1. D　　2. A　　3. E　　4. C

A2 型题

1. C

A3 型题

1. E　　2. A　　3. C

B1 型题

1. C　　2. B

细目二　腹　痛

A1 型题

1. 少阳表里同病腹痛的表现是

A. 腹泻或便秘

B. 痛在少腹，常牵引睾丸疼痛

C. 腹痛牵引前阴，小便淋沥，尿道灼痛

D. 痛连腰背，伴恶寒发热，恶心呕吐

E. 伴嘈杂吐涎，时作时止

2. 腹痛之寒邪内阻证，治疗首选的方剂是

A. 良附丸合正气天香散

B. 大承气汤

C. 枳实导滞丸

D. 小建中汤

E. 柴胡疏肝散

3. 腹痛之中虚脏寒证，治疗首选的方剂是

A. 大承气汤　　　　B. 少腹逐瘀汤

C. 柴胡疏肝散　　　D. 枳实导滞丸

E. 小建中汤

4. 下列各项中，不符合中虚脏寒证表现的是

A. 腹痛绵绵，时作时止

B. 腹痛拒按

C. 腹痛喜温喜按

D. 腹痛神疲乏力，气短懒言

E. 腹痛面色无华，大便溏薄

A2 型题

1. 患者女性，65 岁，腹痛拘急，遇寒痛甚，得温痛减，口淡不渴，形寒肢冷，小便清长，大

便清稀，舌质淡，苔白腻，脉沉紧。应首选治疗方法是

    A. 消食导滞，理气止痛

    B. 温中补虚，缓急止痛

    C. 散寒温里，理气止痛

    D. 疏肝解郁，理气止痛

    E. 活血化瘀，和络止痛

A3 型题

沈某，女，36 岁。饮冷水后出现腹痛拘急，得温痛减，口淡不渴，四肢冷，大便溏，舌质淡，苔白腻，脉沉紧。

1. 其证候是

    A. 饮食积滞证   B. 瘀血内停证

    C. 肝郁气滞证   D. 湿热壅滞证

    E. 寒邪内阻证

2. 此证的治法是

    A. 疏肝解郁，理气止痛

    B. 散寒温里，理气止痛

    C. 泄热通腑，行气导滞

    D. 消食导滞，理气止痛

    E. 活血化瘀，和络止痛

3. 治疗此证应首选的方剂是

    A. 大承气汤加减

    B. 柴胡疏肝散加减

    C. 良附丸合正气天香散加减

    D. 枳实导滞丸加减

    E. 少腹逐瘀汤加减

B1 型题

    A. 大承气汤   B. 枳实导滞丸

    C. 柴胡疏肝散   D. 少腹逐瘀汤

    E. 小建中汤

1. 腹痛之湿热壅滞证，治疗首选方剂是

2. 腹痛之饮食积滞证，治疗首选方剂是

参考答案

A1 型题

    1. D   2. A   3. E   4. B

A2 型题

    1. C

A3 型题

    1. E   2. B   3. C

B1 型题

    1. A   2. B

细目三　泄　泻

A1 型题

1. 下列各项中，不符合泄泻定义的是

    A. 排便次数增多，不带脓血

    B. 排便次数增多，里急后重

    C. 排便次数增多，大便粪质稀溏

    D. 排便次数增多，大便清稀如水

    E. 大便次数增多，完谷不化

2. 泄泻治疗法则是

    A. 运脾化湿   B. 抑肝扶脾

    C. 温肾健脾   D. 补中益气

    E. 滋阴补涩

3. 泄泻之寒湿内盛证，治疗首选的方剂是

    A. 葛根芩连汤   B. 保和丸

    C. 四神丸   D. 痛泻要方

E. 藿香正气散加减
4. 泄泻之肾阳虚衰证，治疗首选的方剂是
   A. 葛根芩连汤　　　B. 保和丸
   C. 四神丸　　　　　D. 痛泻要方
   E. 藿香正气散加减

A2 型题

1. 患者男性，22岁，腹泻来诊，泻下粪便臭如败卵，泻后痛减，脘腹胀满，嗳腐酸臭，不思饮食，舌苔垢浊，脉滑。其中医治法是
   A. 清热利湿，分利止泻
   B. 芳香化湿，解表散寒
   C. 抑肝扶脾
   D. 消食导滞，和中止泻
   E. 健脾益气，化湿止泻

A3 型题

韩某，男，58岁。近一年以来，每于黎明前脐腹作痛，肠鸣即泻，完谷不化，腹部喜暖，伴腰膝酸软，舌淡苔白，脉沉细。
1. 该患者所患疾病证属
   A. 湿热伤中证　　　B. 食滞肠胃证
   C. 脾胃虚弱证　　　D. 肾阳虚衰证
   E. 寒湿内盛证
2. 相应的治法应为
   A. 温肾健脾，固涩止泻
   B. 健脾益气，化湿止泻
   C. 消食导滞，和中止泻

D. 清热利湿，分利止泻
E. 芳香化湿，解表散寒
3. 治疗首选代表方剂为
   A. 痛泻要方加减　　B. 参苓白术散加减
   C. 四神丸加减　　　D. 葛根芩连汤加减
   E. 保和丸加减

B1 型题

A. 葛根芩连汤　　　B. 保和丸
C. 四神丸　　　　　D. 痛泻要方
E. 藿香正气散加减
1. 泄泻之湿热伤中证，治疗首选的方剂是
2. 泄泻之肝气乘脾证，治疗首选的方剂是

参考答案

A1 型题

1. B　　2. A　　3. E　　4. C

A2 型题

1. D

A3 型题

1. D　　2. A　　3. C

B1 型题

1. A　　2. D

细目四　便　秘

A1 型题

1. 热秘的中医治法是
   A. 清热泻火，润肠通便

B. 泻热导滞，润肠通便
C. 清热软坚，泻下通便
D. 泻火散结，清热通便
E. 清热解毒，润肠通便
2. 治疗气秘的首选方剂是

A. 柴胡疏肝散　　　B. 五磨饮子

C. 四磨汤　　　　　D. 六磨汤

E. 枳实导滞丸

3. 气虚秘的主要表现是

A. 大便干结，面色无华，头晕目眩

B. 大便干结，或不甚干结，欲便不得出

C. 大便艰涩，腹痛拘急，胀满拒按

D. 大便并不干硬，虽有便意，但排便困难

E. 大便干结，如羊屎状，形体消瘦

4. 下列各项中，不属于虚秘治法的是

A. 益气温阳　　　　B. 温阳

C. 滋阴　　　　　　D. 养血

E. 温散

A2 型题

1. 男性患者，49 岁，大便不干，排出困难，小便清长，面色㿠白，四肢不温，腹中冷痛，腰膝酸冷，舌淡苔白，脉沉迟。其中医治法为

A. 益气通便　　　　B. 温阳通便

C. 补火助阳　　　　D. 回阳救逆

E. 润肠通便

2. 女性患者，20 岁，大便干结，腹胀腹痛，口干口臭，面红心烦，有身热，小便短赤，舌红，苔黄燥，脉滑数。其治疗首选方剂为

A. 黄连上清丸　　　B. 麻子仁丸

C. 大承气汤　　　　D. 导赤散

E. 三黄泻心汤

A3 型题

郭某，男，59 岁。连日来大便干结，伴见面色无华，心悸气短，头晕目眩，健忘，口唇色淡，舌质淡，苔白，脉细。

1. 其证候是

A. 阳虚秘　　　　　B. 阴虚秘

C. 血虚秘　　　　　D. 冷秘

E. 热秘

2. 此证的治法是

A. 泻热导滞，润肠通便

B. 温里散寒，通便止痛

C. 益气润肠

D. 温阳通便

E. 养血润燥

3. 治疗此证应首选的方剂是

A. 麻子仁丸加减　　B. 温脾汤加减

C. 黄芪汤加减　　　D. 润肠丸加减

E. 济川煎加减

B1 型题

A. 温脾汤　　　　　B. 归脾汤

C. 四物汤　　　　　D. 当归补血汤

E. 润肠丸

1. 血虚秘，治疗应首选的方剂是

2. 冷秘，治疗应首选的方剂是

参考答案

A1 型题

1. B　　2. D　　3. D　　4. E

A2 型题

1. B　　2. B

A3 型题

1. C　　2. E　　3. D

B1 型题

1. E　　2. A

第十四单元　肝胆病证

细目一　胁　痛

A1 型题

1. 下列各项中，不属于胁痛主要病因的是
   A. 肝气郁结　　　　B. 瘀血阻络
   C. 肝经湿热　　　　D. 胆腑郁热
   E. 肾阴不足

2. 胁痛的病位主要在
   A. 肝脾　　　　　　B. 肝胆
   C. 肝胃　　　　　　D. 肝肾
   E. 胆胃

A2 型题

1. 患者女性，40岁，现症见胁肋胀痛，口苦口黏，胸闷纳呆，恶心呕吐，小便黄赤，大便不爽，身目发黄，舌红苔黄腻，脉弦滑数。其中医辨证为
   A. 肝郁气滞证　　　B. 肝胆湿热证
   C. 肝阴不足证　　　D. 肝胃不和证
   E. 胆郁脾虚证

A3 型题

赵某，男，43岁。近日来胁肋灼热疼痛，痛有定处，口苦口黏，胸闷纳呆，恶心呕吐，小便黄赤，大便粘腻，舌红苔黄腻，脉弦滑数。
1. 其证候是
   A. 阴虚气滞证　　　B. 肝郁气滞证
   C. 肝胆湿热证　　　D. 肝络失养证
   E. 瘀血阻络证
2. 此证的治法是
   A. 清热利湿　　　　B. 养阴柔肝

   C. 祛瘀通络　　　　D. 补血疏肝
   E. 疏肝理气
3. 治疗此证应首选的方剂是
   A. 柴胡疏肝散加减
   B. 龙胆泻肝汤加减
   C. 血府逐瘀汤或复元活血汤加减
   D. 一贯煎加减
   E. 加味逍遥丸加减

B1 型题

   A. 葛根芩连汤　　　B. 柴胡疏肝散
   C. 四神丸　　　　　D. 一贯煎
   E. 藿香正气散
1. 胁痛之肝郁气滞证，治疗首选的方剂是
2. 胁痛之肝络失养证，治疗首选的方剂是

参考答案

A1 型题

1. E　　　2. B

A2 型题

1. B

A3 型题

1. C　　　2. A　　　3. B

B1 型题

1. B　　　2. D

细目二 黄 疸

A1 型题

1. 下列哪项症状是黄疸病最重要的临床表现
   A. 周身发黄　　　　B. 目睛黄染
   C. 小便发黄　　　　D. 食欲减退
   E. 恶心呕吐

2. 黄疸病的最主要的病理因素是
   A. 湿邪　　　　　　B. 热邪
   C. 寒邪　　　　　　D. 疫毒
   E. 血瘀

3. 黄疸病辨证纲领是
   A. 气血　　　　　　B. 寒热
   C. 虚实　　　　　　D. 表里
   E. 阴阳

A2 型题

1. 某患者，身目俱黄，其色不甚鲜明，身热不扬，头重身困，胸脘痞满，食欲减退，恶心呕吐，厌食油腻，腹胀，便溏，小便短黄，舌苔厚腻微黄，脉濡缓，治疗治疗此证应首选的方剂是
   A. 甘露消毒丹　　　B. 茵陈蒿汤
   C. 茵陈四苓散　　　D. 茵陈术附汤
   E. 黄芪建中汤

2. 某患者，身目俱黄，色泽鲜明，发热口渴，腹部胀满，口干，口苦，恶心呕吐，胁胀痛而拒按，小便赤黄、短少，大便秘结，舌红，苔黄腻，脉弦滑。治疗此证应首选的方剂是
   A. 甘露消毒丹　　　B. 茵陈蒿汤
   C. 茵陈四苓散　　　D. 茵陈术附汤
   E. 黄芪建中汤

A3 型题

钱某，女，33 岁。突发黄疸，黄疸迅速加深，色黄鲜明，高热口渴，胁痛腹满，舌质红绛，神昏谵语，苔黄而燥，脉弦滑数。

1. 其证候是
   A. 热毒炽盛证　　　B. 胆腑郁热证
   C. 湿重于热证　　　D. 热重于湿证
   E. 脾虚湿滞证

2. 此证的治法是
   A. 清热通腑，利湿退黄
   B. 利湿化浊运脾，佐以清热
   C. 疏肝泄热，利胆退黄
   D. 健脾养血，利湿退黄
   E. 清热解毒

3. 治疗此证应首选的方剂是
   A. 大柴胡汤加减
   B. 犀角散加减
   C. 茵陈五苓散合甘露消毒丹加减
   D. 茵陈蒿汤加减
   E. 茵陈四苓散加减

4. 若患者兼见衄血、便血，可加
   A. 乳香、没药
   B. 血余炭、棕榈炭
   C. 侧柏叶、白茅根、紫草
   D. 竹叶、灯心草、木通
   E. 黄连、黄芩、黄柏

参考答案

A1 型题

1. B　　2. A　　3. E

A2 型题

1. C　　2. B

A3 型题

1. A　　2. E　　3. B　　4. C

细目三 积 证

A1 型题

1. 积证是指结块出现在
   A. 身体任何部位 B. 颈部
   C. 胸腔内 D. 腹腔内
   E. 腹壁上

2. 积证的病位主要在
   A. 心、肺 B. 肺、肾
   C. 肝、脾 D. 肝、肾
   E. 脾、肾

3. 积证的基本病机是
   A. 痰凝、血瘀
   B. 气机阻滞，瘀血内结
   C. 痰饮内停
   D. 痰气交阻
   E. 气滞、痰凝、血瘀

4. 积证与鼓胀的鉴别点是
   A. 有无结块可扪及 B. 有无腹痛
   C. 有无嗳气、腹胀 D. 有无腹水
   E. 有无腹部胀大

5. 积证初、中、末三个阶段的治疗原则分别是
   A. 理气、活血、补肝肾
   B. 消散、消补兼施、养正除积
   C. 化痰、祛瘀、扶正
   D. 活血、祛瘀、补脾肾
   E. 活血、祛瘀、养血

6. 治疗积证的瘀血内结证，首选的方剂是
   A. 木香顺气散
   B. 柴胡疏肝散合失笑散
   C. 八珍汤合化积丸
   D. 膈下逐瘀汤合六君子汤
   E. 六磨汤

A2 型题

1. 童某，女，48 岁。两胁下积块 5 年，积块坚硬，隐痛，饮食大减，肌肉瘦削，神倦乏力，面色黧黑，舌质淡紫，脉细数。治疗此病证首选的方剂是
   A. 木香顺气散
   B. 膈下逐瘀汤合六君子汤
   C. 柴胡疏肝散合失笑散
   D. 逍遥散合鳖甲煎丸
   E. 八珍汤合化积丸

A3 型题

患者，女，72 岁。腹部积块十余年。现积块质地软，位置固定，胁肋疼痛，脘腹痞满，舌暗苔薄白，脉弦。

1. 该患者所患疾病属于何种证型
   A. 正虚瘀结证 B. 瘀血内结证
   C. 肝郁气滞证 D. 气滞血阻证
   E. 肝气犯胃证

2. 此证的治法是
   A. 祛瘀软坚，佐以扶正健脾
   B. 理气活血，通络消积
   C. 补益气血，化瘀消积
   D. 健脾行气，消积导滞
   E. 行气除满消痞

3. 治疗此证应首选的方剂是
   A. 八珍汤合化积丸加减
   B. 膈下逐瘀汤合六君子汤加减
   C. 大七气汤加减
   D. 柴胡疏肝散加减
   E. 枳实导滞丸加减

B1 型题

    A. 逍遥散　　　　B. 六磨汤

    C. 积实导滞丸　　D. 大七气汤

    E. 血府逐瘀汤

1. 治疗聚证食滞痰阻证，首选的方剂是

2. 治疗积证气滞血阻证，首选的方剂是

    A. 腹内结块聚散无常，痛无定处

    B. 自觉腹部胀满，无块物触及

    C. 腹内结块有形可征，固定不移，痛有
       定处

    D. 腹部胀满，叩诊呈浊音

    E. 左下腹时有结块，大便后消失

3. 癥积的临床特征是

4. 瘕聚的临床特征是

参考答案

A1 型题

  1. D　　2. C　　3. B　　4. D　　5. B

  6. D

A2 型题

  1. E

A3 型题

  1. D　　2. B　　3. C

B1 型题

  1. B　　2. D　　3. C　　4. A

细目四　聚　证

A1 型题

1. 下列各选项不属于聚证的是

    A. 聚证腹内结块痛有定处

    B. 病因为情志失调、食滞痰阻

    C. 基本病机是气机逆乱

    D. 病位主要在肝、脾

    E. 其病理因素有寒湿、痰浊、食滞、虫积

2. 聚证结块的形成病因不包括

    A. 气滞　　　　B. 湿热

    C. 情志失调　　D. 食积

    E. 痰阻

3. 聚证病在气分，治疗应

    A. 行气利水

    B. 理气化痰，导滞散结

    C. 疏肝理气，行气消聚

    D. 化饮消癥

    E. 活血利水

4. 关于积证与聚证叙述正确的是

    A. 积证与聚证都以腹内结块，腹痛为
       主症。

    B. 积证腹内结块触之有形，固定不移；
       聚证腹内结块聚散无常

    C. 积证痛有定处，刺痛为主；聚证痛无
       定处，胀痛为主

    D. 积证病在气分；聚证病在血分

    E. 积证多属脏病；聚证多属腑病

5. 治疗聚证肝气郁结证首选的方剂是

    A. 小承气汤　　　B. 四逆散

    C. 平胃散　　　　D. 六磨汤

    E. 逍遥散合木香顺气散

A2 型题

1. 顾某，男，35 岁。两天来腹中结块，时聚时散，攻窜胀痛，脘胁胀闷不适，苔薄，脉弦。其诊断是

A. 聚证，肝气郁结证

B. 聚证，食滞痰阻证

C. 积证，气滞血阻证

D. 积证，肝气郁结证

E. 积证，正虚瘀结证

2. 李某，男，45 岁。腹胀痛，腹部时有条索状物聚起，按之胀痛更甚，便秘，纳呆，舌苔腻，脉弦滑。相应的治法为

A. 疏肝解郁，行气散结

B. 导滞散结，理气化痰

C. 理气化痰，通利水湿

D. 清热利湿，攻下逐水

E. 消导利水

A3 型题

患者，男 45 岁。腹胀痛，腹部时有条索状物聚起，按之胀痛更甚，便秘，纳呆，舌苔腻，脉弦滑。

1. 该患者所患疾病属于何种证型

A. 肝气郁结证   B. 食滞痰阻证

C. 气郁痰阻证   D. 寒热错杂痞证

E. 寒湿气滞证

2. 此证的治法是

A. 活血行气止痛

B. 散寒除湿，温中健脾

C. 温中除满，行气导滞

D. 导滞散结，理气化痰

E. 疏肝解郁，行气散结

3. 治疗此证应首选的方剂是

A. 越鞠丸加减   B. 逍遥散加减

C. 六磨汤加减   D. 枳实导滞丸加减

E. 保和丸加减

B1 型题

A. 逍遥散合木香顺气散

B. 大陷胸汤

C. 葶苈大枣泻肺汤

D. 六磨汤

E. 十枣汤

1. 聚证肝气郁结，方剂应选用

2. 聚证食滞痰阻，方剂应选用

参考答案

A1 型题

1. A   2. B   3. C   4. D   5. E

A2 型题

1. A   2. B

A3 型题

1. B   2. D   3. C

B1 型题

1. A   2. D

细目五　鼓　胀

A1 型题

1. 与鼓胀发生关系最密切的脏腑是
   A. 肝、脾、肾　　　B. 肝、脾、肺
   C. 肝、脾、心　　　D. 肺、肝、肾
   E. 肺、心、肾

A2 型题

1. 鼓胀之水湿困脾证，其治疗首选方剂为
   A. 柴胡疏肝散　　　B. 胃苓汤
   C. 实脾饮　　　　　D. 中满分消丸
   E. 茵陈蒿汤

2. 患者鼓胀，腹大胀满，形似蛙腹，朝宽暮急，面色苍黄，脘闷纳呆，神倦怯寒，肢冷浮肿，小便短少不利，舌体胖、质紫，苔淡白，脉沉细无力。其中医治法为
   A. 清热利湿，攻下逐水
   B. 温补脾肾，化气利水
   C. 活血化瘀，行气利水
   D. 温中健脾，行气利水
   E. 疏肝理气，运脾利湿

3. 患者鼓胀，骤然大量呕血，血色鲜红，大便下血，暗红。多属瘀热互结，热迫血溢，治宜
   A. 清热凉血，活血止血
   B. 清热活血，化瘀止痛
   C. 清热利湿，凉血活血
   D. 清热凉血，化瘀止血
   E. 清热凉血，活血化瘀

A3 型题

张某，女，50 岁。腹大坚满 1 年。脘腹胀急，烦热口苦，渴不欲饮，皮肤发黄，小便赤涩，便秘，舌边尖红，苔黄腻，脉弦数。

1. 该患者所患疾病属于何种证型
   A. 气滞湿阻证　　　B. 水湿困脾证
   C. 水热蕴结证　　　D. 阳虚水盛证
   E. 阴虚水停证

2. 此证的治法是
   A. 温补脾肾，化气利水
   B. 清热利湿，攻下逐水
   C. 疏肝理气，运脾利湿
   D. 温中健脾，行气利水
   E. 滋肾柔肝，养阴利水

3. 治疗此证应首选的方剂是
   A. 附子理苓汤或济生肾气丸加减
   B. 调营饮加减
   C. 六味地黄丸合一贯煎加减
   D. 中满分消丸合茵陈蒿汤加减
   E. 柴胡疏肝散合胃苓汤加减

参考答案

A1 型题

1. A

A2 型题

1. C　　2. B　　3. A

A3 型题

1. C　　2. B　　3. D

第十五单元　肾系病证

细目　水　肿

A1 型题

1. 水肿发病病机中，为本的是

   A. 肺　　　　　　　B. 脾

   C. 肾　　　　　　　D. 肝

   E. 心

2. 与水肿发生关系密切的是

   A. 心、脾、肾　　　B. 心、脾、肝

   C. 肺、脾、肝　　　D. 肝、脾、肾

   E. 肺、脾、肾

3. 水肿的辨证论治，应首辨

   A. 风水、皮水　　　B. 阴水、阳水

   C. 阴阳　　　　　　D. 表虚、表实

   E. 虚证、实证

4. 治疗水肿之风水泛滥证，首选的方剂是

   A. 越婢加术汤

   B. 麻黄连翘赤小豆汤

   C. 麻黄汤

   D. 五皮饮

   E. 胃苓汤

5. 《素问·汤液醪醴论》"开鬼门"的治法是

   A. 辛温解表　　　　B. 利尿

   C. 通大便　　　　　D. 发汗

   E. 活血利水

A2 型题

1. 黎某，男性，25 岁。因颜面浮肿就诊。现眼睑头面浮肿，全身皮肤光亮，尿少色赤，身发疮痍，恶风发热，舌质红，苔薄黄，脉浮数。

其中医治法是

   A. 散风清热，宣肺行水

   B. 宣肺解毒，利湿消肿

   C. 健脾化湿，通阳利水

   D. 温运脾阳，以利水湿

   E. 活血祛瘀，化气行水

2. 患者刘某，男性，34 岁。水肿反复消长不已，面浮身肿，腰以下肿甚，按之凹陷不起，腰部冷痛酸重，尿量减少，四肢厥冷，怯寒神疲，面色灰滞，舌质淡胖，苔白，脉沉细。其中医证型是

   A. 脾阳虚衰证　　　B. 肾阳衰微证

   C. 脾肾气虚证　　　D. 肝肾阴虚证

   E. 瘀水互结证

A3 型题

冯某，男，30 岁。眼睑头面浮肿，渐及全身，皮肤光亮，尿少色赤，身发疮痍，恶风发热，舌质红，苔薄黄，脉滑数。

1. 该患者所患疾病属于何种证型

   A. 脾阳虚衰证　　　B. 风水相搏证

   C. 湿毒浸淫证　　　D. 湿热壅盛证

   E. 水湿浸渍证

2. 此证的治法是

   A. 健脾温阳利水

   B. 宣肺解毒，利湿消肿

   C. 分利湿热

   D. 疏风清热，宣肺行水

   E. 运脾化湿，通阳利水

3. 治疗此证应首选的方剂是

A. 疏凿饮子加减

B. 麻黄连翘赤小豆汤合五味消毒饮加减

C. 五皮饮合胃苓汤加减

D. 越婢加术汤加减

E. 实脾饮加减

B1 型题

A. 越婢加术汤

B. 麻黄连翘赤小豆汤

C. 实脾饮

D. 五皮饮合胃苓汤

E. 疏凿饮子

1. 水肿之水湿浸渍证,治疗应首选的方剂是

2. 水肿之湿热壅盛证,治疗应首选的方剂是

参考答案

A1 型题

    1. C   2. E   3. B   4. A   5. D

A2 型题

    1. B   2. B

A3 型题

    1. C   2. B   3. B

B1 型题

    1. D   2. E

第十六单元　气血津液病证

细目一　郁　证

A1 型题

1. 与郁证之虚证关系最为密切的脏腑是

A. 肝   B. 脾

C. 心   D. 肾

E. 胆

2. 治疗郁证之肝气郁结证,应首选的方剂是

A. 柴胡疏肝散   B. 丹栀逍遥散

C. 归脾汤   D. 四逆散

E. 痛泻要方

A2 型题

1. 患者精神抑郁,胸部窒闷,胁肋胀满,咽中如有物梗塞,吞之不下,咯之不出,苔白腻,脉弦滑。其治疗首选方剂为

A. 柴胡疏肝散   B. 丹栀逍遥散

C. 归脾汤   D. 半夏厚朴汤

E. 痛泻要方

2. 患者情绪不宁,心悸,健忘,失眠,多梦,五心烦热,盗汗,口咽干燥,舌红少苔,脉细数。其中医治法为

A. 健脾养心,补益气血

B. 滋养心肾

C. 甘润缓急,养心安神

D. 行气开郁,化痰散结

E. 疏肝解郁,清肝泻火

A3 型题

燕某，男，45 岁。近日情绪不宁，急躁易怒，胸胁胀满，口苦而干，头痛目赤，耳鸣，大便秘结，舌质红苔黄，脉弦数。

1. 该患者所患疾病属于何种证型
   A. 肝气郁结证　　B. 气郁化火证
   C. 痰气郁结证　　D. 心神失养证
   E. 心脾两虚证

2. 相应的治疗方法为
   A. 行气开郁，化痰散结
   B. 疏肝解郁，理气畅中
   C. 疏肝解郁，清肝泻火
   D. 甘润缓急，养心安神
   E. 健脾养心，补益气血

3. 治疗代表方剂为
   A. 甘麦大枣汤加减　　B. 半夏厚朴汤加减
   C. 归脾汤加减　　　　D. 柴胡疏肝散加减
   E. 丹栀逍遥散加减

参考答案

A1 型题

1. C　　2. A

A2 型题

1. D　　2. B

A3 型题

1. B　　2. C　　3. E

细目二　血　证

A1 型题

1. 鼻衄之热邪犯肺证，其治疗首选方剂是
   A. 桑菊饮　　　　B. 玉女煎
   C. 桑杏汤
   D. 桑白皮汤
   E. 杏苏散

2. 齿衄，血色鲜红，齿龈红肿疼痛，头痛，口臭，舌红，苔黄，脉洪数。其中医辨证为
   A. 胃火炽盛证　　B. 阴虚火旺证
   C. 燥热伤肺证　　D. 风热犯肺证
   E. 肝火旺盛证

3. 咳嗽阵作，痰中带血，胸胁胀痛，烦躁易怒，口苦，舌质红，苔薄黄，脉弦数。其治疗首选方剂是
   A. 桑菊饮　　　　B. 玉女煎
   C. 百合固金汤　　D. 泻白散合黛蛤散
   E. 杏苏散

4. 吐血之胃热壅盛证，其治疗首选方剂是
   A. 泻心汤合十灰散　　B. 玉女煎
   C. 百合固金汤　　　　D. 泻白散合黛蛤散
   E. 杏苏散

5. 便血色红或紫暗，食少，体倦，面色萎黄，心悸，少寐，舌质淡，脉细。其中医辨证是
   A. 脾肾阳虚证　　B. 脾胃虚寒证
   C. 气虚不摄证　　D. 心脾两虚证
   E. 气血亏虚证

6. 尿血之下焦湿热证，其治法为
   A. 清热解毒，凉血止血
   B. 滋阴降火，凉血止血
   C. 清热利湿，凉血止血
   D. 清热利湿，活血止血
   E. 清热解毒，凉血活血

7. 皮肤出现青紫斑点，伴有鼻衄，口渴，便秘，舌质红，苔黄，脉弦数。其治疗首选方剂是

A. 十灰散　　　　　B. 玉女煎

C. 百合固金汤　　　D. 泻白散合黛蛤散

E. 杏苏散

A3 型题

刘某，男，29 岁。小便黄赤灼热，尿血鲜红，心烦口渴，面赤口疮，夜寐不安，舌质红，苔黄腻，脉数。

1. 其证候是

　A. 水热互结证　　　B. 下焦湿热证

　C. 脾不统血证　　　D. 肾虚火旺证

　E. 肾气不固证

2. 此证的治法是

　A. 补中健脾，益气摄血

　B. 滋阴降火，凉血止血

　C. 补益肾气，固摄止血

　D. 清热利湿，凉血止血

E. 清热凉血，养阴止血

3. 治疗此证应首选的方剂是

　A. 知柏地黄丸加减

　B. 无比山药丸加减

　C. 归脾汤加减

　D. 猪苓汤

　E. 小蓟饮子加减

参考答案

A1 型题

1. A　　2. A　　3. D　　4. A　　5. C

6. C　　7. A

A3 型题

1. B　　2. D　　3. E

细目三　痰　饮

A1 型题

1. 下列各项中，与痰饮关系最密切的一组是

　A. 肺、脾、肾　　B. 肺、脾、心

　C. 肺、脾、肝　　D. 肝、脾、胃

　E. 肺、肾、心

2. 胸胁胀满，咳唾引痛，喘促不能平卧，饮流胁下，属于

　A. 痰饮　　　　　B. 溢饮

　C. 支饮　　　　　D. 悬饮

　E. 水肿

A2 型题

1. 患者胸胁支满，心下痞闷，胃中有振水

音，脘腹喜温畏冷，泛吐清水痰涎，饮入易吐，口渴不欲饮水，头晕目眩，心悸气短，食少，大便或溏，舌苔白滑，脉弦细而滑。其治疗首选方剂是

　A. 甘遂半夏汤或己椒苈黄丸

　B. 苓桂术甘汤合小半夏加茯苓汤

　C. 真武汤

　D. 五皮饮

　E. 胃苓汤

2. 患者寒热往来，身热起伏，汗少，有汗而热不解，咳嗽，痰少，气急，胸胁刺痛，呼吸、转侧疼痛加重，心下痞硬，干呕，口苦，咽干，舌苔薄白，脉弦数，其治法是

　A. 和解宣利　　　B. 攻下逐饮

　C. 泻肺祛饮　　　D. 理气和络

　E. 滋阴清热

B. 椒目瓜蒌汤合十枣汤或控涎丹加减

C. 柴枳半夏汤加减

D. 沙参麦冬汤合泻白散加减

E. 苓桂术甘汤加减

A3 型题

李某，女，53 岁。寒热交替发作，身热起伏，有汗而热不解，咳嗽痰少，气急，胸胁刺痛，心下痞硬，干呕，口苦咽干，舌苔薄白，脉弦数。

1. 其证候是

A. 络气不和证　　　B. 阴虚内热证

C. 邪犯胸肺证　　　D. 饮停胸胁证

E. 脾肾阳虚证

2. 此证的治法是

A. 理气和络　　　B. 泻肺祛饮

C. 和解宣利　　　D. 滋阴清热

E. 温阳化饮

3. 治疗此证应首选的方剂是

A. 香附旋覆花汤加减

参考答案

A1 型题

1. A　　2. D

A2 型题

1. B　　2. A

A3 型题

1. C　　2. C　　3. C

细目四　汗　证

A1 型题

1. 汗证的病位在

A. 卫表肌腠　　　B. 肺

C. 心　　　D. 肾

E. 营分

A3 型题

王某，男，39 岁。动则心悸汗出，身寒汗冷，胸闷气短，腰酸腿软，面白唇淡，小便频数而色清，舌质淡，舌体胖润，齿痕，苔白，脉沉细。

1. 其证候是

A. 心血不足　　　B. 肺卫不固

C. 阴虚火旺　　　D. 心肾亏虚

E. 卫阳失固

2. 此证的治法是

A. 益气固表　　　B. 益气温阳

C. 养血补心　　　D. 滋阴降火

E. 扶阳固表

3. 治疗此证应首选的方剂是

A. 桂枝加黄芪汤或玉屏风散加减

B. 归脾汤加减

C. 当归六黄汤加减

D. 桂枝汤

E. 芪附汤加减

B1 型题

A. 肺卫不固证　　　B. 气血亏虚证

C. 心血不足证　　　D. 痰湿中阻证

E. 阴虚火旺证

1. 夜寐盗汗，或有自汗，五心烦热，或兼午后潮热，两颧色红，口渴，舌红少苔，脉细数。

其中医证型是

2. 自汗或盗汗，心悸少寐，神疲气短，面色不华，舌质淡，脉细，其中医证型是

参考答案

A1 型题

1. A

细目五　内伤发热

A1 型题

1. 内伤发热的基本病机是
   A. 外邪侵袭，正邪相争
   B. 久病体虚，失于调理
   C. 饮食失调，劳倦过度
   D. 脏腑功能失调，气、血、阴、阳失衡
   E. 情志抑郁，气郁化火

2. 属内伤发热临床特点的是
   A. 起病较急　　　　B. 病程较短
   C. 头身疼痛　　　　D. 自觉发热
   E. 伴有恶寒

3. 治疗阴虚发热证，应首选的方剂是
   A. 清骨散　　　　　B. 六味地黄丸
   C. 一贯煎　　　　　D. 加减葳蕤汤
   E. 百合地黄汤

4. 因情志不畅所引起的内伤发热，其中医治法是
   A. 疏肝理气，和解少阳
   B. 益气健脾，甘温除热
   C. 燥湿化痰，清热和中
   D. 滋阴清热，疏肝理气
   E. 疏肝理气，解郁泻热

5. 阳虚发热的特点是
   A. 发热多为低热或潮热，热势常随情绪波动而起伏
   B. 发热而欲近衣
   C. 低热，午后热甚
   D. 发热常在劳累后发作或加剧
   E. 午后潮热或夜间发热，手足心热

A2 型题

1. 王某，女性，26岁。1个月前出现发热，热势多为低热，头晕眼花，体倦乏力，心悸不宁，面白少华，唇甲色淡，舌质淡，脉细弱。治疗应首选的方剂是
   A. 清骨散　　　　　B. 金匮肾气丸
   C. 补中益气汤　　　D. 丹栀逍遥散
   E. 归脾汤

2. 患者低热，热势常随情绪波动而起伏，精神抑郁，胁肋胀满，烦躁易怒，口干而苦，纳食减少，舌红，苔黄，脉弦数。其中医证型是
   A. 痰湿郁热证　　　B. 血瘀发热证
   C. 气郁发热证　　　D. 阴虚发热证
   E. 阳虚发热证

3. 患者低热，午后热甚，心内烦热，胸闷脘痞，不思饮食，渴不欲饮，呕恶，大便稀薄，舌苔白腻，脉濡数。其中医治法是

A. 燥湿化痰，清热和中

B. 疏肝理气，解郁泻热

C. 温补阳气，引火归原

D. 益气健脾，甘温除热

E. 滋阴清热，发汗解表

A3 型题

杨某，男，50 岁。发热而欲近衣，形寒怯冷，四肢不温，少气懒言，头晕嗜卧，腰膝酸软，纳少便溏，面色白，舌质淡胖，苔白润，脉沉细无力。

1. 其证候是

  A. 阴虚发热证　　B. 血虚发热证

  C. 气虚发热证　　D. 阳虚发热证

  E. 血虚发热证

2. 此证的治法是

  A. 滋阴清热

  B. 益气养血

  C. 温补阳气，引火归原

  D. 益气健脾，甘温除热

  E. 血行瘀滞，瘀热内生

3. 治疗此证应首选的方剂是

  A. 补中益气汤加减

  B. 清骨散或知柏地黄丸加减

  C. 归脾汤加减

  D. 金匮肾气丸加减

  E. 黄连温胆汤合中和汤或三仁汤加减

B1 型题

A. 发热而欲近衣，形寒怯冷，四肢不温

B. 发热多为低热或潮热，热势常随情绪波动而起伏

C. 低热，午后热甚，心内烦热，胸闷脘痞

D. 午后潮热，或夜间发热，不欲近衣，手足心热

E. 发热，热势或低或高，常在劳累后发作或加剧

1. 阴虚发热的特点是

2. 阳虚发热的特点是

A. 清骨散　　　　B. 黄连温胆汤

C. 补中益气汤　　D. 丹栀逍遥散

E. 归脾汤

3. 治疗痰湿郁热证应首选的方剂是

4. 治疗气郁发热证应首选的方剂是

参考答案

A1 型题

1. D　　2. D　　3. A　　4. E　　5. B

A2 型题

1. E　　2. C　　3. A

A3 型题

1. D　　2. C　　3. D

B1 型题

1. D　　2. A　　3. B　　4. D

第十七单元 肢体经络病证

细目一 痿 证

A1 型题

1. 痿证的主要特征是
   A. 肢体疼痛不能随意运动
   B. 肢体痿软能随意运动
   C. 肢体痿软不能随意运动
   D. 肢体疼痛能随意运动
   E. 肢体有力能随意运动

2. 痿证的病位在
   A. 筋脉肌肉　　　　B. 筋脉关节
   C. 关节肌肉　　　　D. 五脏
   E. 六腑

3. 痿证与痹证的鉴别要点是
   A. 肢体关节肿胀与否
   B. 肢体关节疼痛与否
   C. 肌肉萎缩与否
   D. 关节变形与否
   E. 病变部位

4. 治疗痿证，采用"泻南方、补北方"，其意义是
   A. 滋肾阴，补脾胃　　B. 清心热，养肝阴
   C. 补肝肾，清脾热　　D. 清内热，滋肾阴
   E. 补心气，清肝火

5. "治痿者独取阳明"出自于
   A. 《医学心悟》
   B. 《黄帝内经·素问》
   C. 《伤寒论》
   D. 《金匮要略》
   E. 《丹溪心法》

6. 治疗痿证之热毒炽盛、气血两燔证，应首选的方剂是
   A. 银翘散　　　　　B. 大承气汤
   C. 黄连解毒汤　　　D. 清燥救肺汤
   E. 清瘟败毒饮

7. 治疗痿证之肝肾亏损、髓枯筋痿证，应首选的方剂是
   A. 一贯煎　　　　　B. 大补阴煎
   C. 右归饮　　　　　D. 金匮肾气丸
   E. 大补元煎

A2 型题

1. 张某，男，46岁，四肢痿软，身体困重，下肢尤甚，足胫热气上腾，发热，胸痞脘闷，小便短赤涩痛，苔黄腻，脉细数。其中医诊断是
   A. 痿证之肝肾亏损、髓枯筋痿证
   B. 痹证之湿热痹证
   C. 痿证之湿热浸淫、气血不运证
   D. 痹证之肝肾亏虚证
   E. 痿证之脾胃亏虚、精微不运证

2. 刘某，男，34岁。热病后突然出现肢体软弱无力，皮肤枯燥，心烦口渴，咳呛少痰，咽干不利，小便黄少，大便干燥，舌质红，苔黄，脉细数。其中医治法是
   A. 清热利湿，通利筋脉
   B. 清热润燥，养肺生津
   C. 补脾益气，健运升清
   D. 补益肝肾，滋阴清热
   E. 清热润燥，补益肝肾

A3 型题

韩某，男，56 岁。肢体痿软无力下肢明显，腰膝酸软，不能久立，腿胫大肉渐脱，伴有眩晕耳鸣，舌咽干燥，舌红少苔，脉细数。

1. 该患者所患疾病属于何种证型
   A. 肺热津伤，筋失濡润证
   B. 湿热浸淫，气血不运证
   C. 热毒炽盛，气血两燔证
   D. 肝肾亏损，髓枯筋痿证
   E. 脾胃亏虚，精微不运证

2. 此证的治法是
   A. 补中益气，健脾升清
   B. 益气养营，活血行瘀
   C. 补益肝肾，滋阴清热
   D. 清热润燥，养阴生津
   E. 清热利湿，通利经脉

3. 治疗此证应首选的方剂是
   A. 清燥救肺汤加减
   B. 加味二妙散加减
   C. 参苓白术散合补中益气汤加减
   D. 圣愈汤合补阳还五汤加减
   E. 大补阴煎加减

B1 型题

   A. 清瘟败毒饮   B. 清燥救肺汤
   C. 加味二妙散   D. 参苓白术散
   E. 大补阴煎

1. 治疗痿证之湿热浸淫、气血不运证，应首选的方剂是
2. 治疗痿证之脾胃亏虚、精微不运证，应首选的方剂是

   A. 清热解毒，凉血活血
   B. 清热润燥，养肺生津
   C. 清热利湿，通利筋脉
   D. 补脾益气，健运升清
   E. 补益肝肾，滋阴清热

3. 痿证之肝肾亏损、髓枯筋痿证，其治法是
4. 痿证之肺热津伤、筋失濡润证，其治法是

参考答案

A1 型题

   1. C   2. A   3. B   4. D   5. B
   6. E   7. B

A2 型题

   1. C   2. B

A3 型题

   1. D   2. C   3. E

B1 型题

   1. C   2. D   3. E   4. B

细目二　腰　痛

A1 型题

1. 腰痛的发病关键是
   A. 感受寒湿   B. 感受湿热

   C. 跌仆外伤   D. 劳累太过
   E. 肾虚

2. 夹脊入腰中的经脉是
   A. 足少阴经   B. 足太阳经
   C. 足厥阴经   D. 手太阳经

E. 手少阳经

3. 腰痛辨证，应首先辨别

    A. 外感与内伤   B. 阴阳的盛衰

    C. 本虚与标实   D. 病邪的轻重

    E. 部位与范围

4. 治疗寒湿腰痛，应首选的方剂是

    A. 四妙丸   B. 实脾饮

    C. 四君子汤   D. 右归丸

    E. 甘姜苓术汤

5. 瘀血腰痛的临床特点是

    A. 腰痛隐隐，以酸软为主，喜揉喜按

    B. 腰部弛痛，痛处伴有热感，暑湿阴雨天加重

    C. 腰痛如刺，痛有定处，痛处拒按，昼轻夜重

    D. 腰部冷痛重着，转侧不利，逐渐加重

    E. 腰部冷痛，得温减轻，遇寒加重

6. 外感腰痛最常见的病邪是

    A. 风邪   B. 燥邪

    C. 寒邪   D. 湿邪

    E. 暑邪

A2 型题

1. 男性，56 岁，腰部弛痛，痛处伴有热感，暑湿阴雨天加重，活动后可减轻，小便短赤，苔黄腻，脉濡数。其中医证型是

    A. 寒湿腰痛证   B. 瘀血腰痛证

    C. 湿热腰痛证   D. 肾阴虚腰痛证

    E. 肾阳虚腰痛证

2. 王某，男，52 岁。腰痛隐隐，以酸软为主，喜揉喜按，腿膝无力，遇劳更甚，卧则减轻，常反复发作，心烦失眠，口燥咽干，面色潮红，手足心热，舌红少苔，脉弦细数。其中医治法是

    A. 温补肾阳   B. 活血化瘀

    C. 清热利湿   D. 散寒行湿

    E. 滋补肾阴

A3 型题

范某，男，51 岁。腰部冷痛重着 3 年，转侧不利，逐渐加重，静卧病痛不减，寒冷和阴雨天则加重，舌质淡，苔白腻，脉沉而迟缓。

1. 该患者所患疾病属于何种证型

    A. 湿热腰痛   B. 寒湿腰痛

    C. 瘀血腰痛   D. 肾阳虚

    E. 肾阴虚

2. 此证的治法是

    A. 滋补肾阴，濡养筋脉

    B. 清热利湿，舒筋止痛

    C. 散寒行湿，温经通络

    D. 活血化瘀，通络止痛

    E. 补肾壮阳，温煦经脉

3. 治疗此证应首选的方剂是

    A. 甘姜苓术汤加减

    B. 四妙丸加减

    C. 身痛逐瘀汤加减

    D. 右归丸加减

    E. 左归丸加减

B1 型题

    A. 腰背强直弯曲，不能屈伸，行动困难

    B. 头项软弱，手足瘫痪，甚则鸡胸龟背

    C. 腰部疼痛，遇阴雨天或腰部感寒后加重

    D. 腰部弛痛，暑湿阴雨天加重，活动后或可减轻

    E. 腰痛如刺，痛处拒按，轻者俯仰不便，重者不能转侧

1. 属肾痹临床表现的是

2. 属腰软临床表现的是

    A. 散寒行湿，发汗解表

    B. 清热利湿，利水通淋

C. 活血化瘀，理气止痛

D. 清热利湿，舒筋止痛

E. 散寒行湿，温经通络

3. 腰痛之湿热腰痛证，其中医治法是

4. 腰痛之寒湿腰痛证，其中医治法是

参考答案

A1 型题

1. E　　2. B　　3. A　　4. E　　5. C

6. D

A2 型题

1. C　　2. E

A3 型题

1. B　　2. C　　3. A

B1 型题

1. A　　2. B　　3. D　　4. E

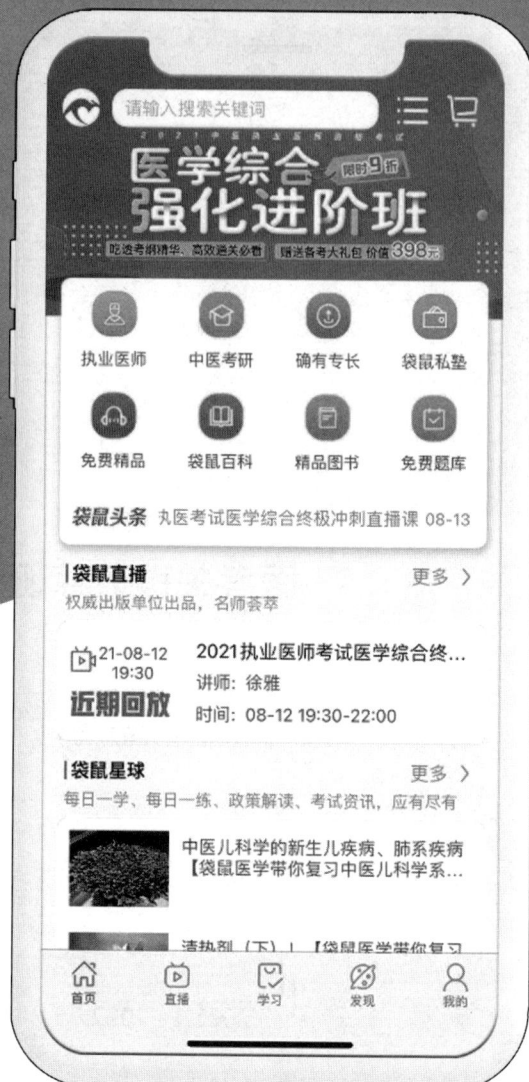

中西医结合执业助理医师资格考试 医学综合通关题库

—— （下册）——

中国中医药出版社考试图书编辑部　编写

中国中医药出版社
·北京·

图书在版编目（CIP）数据

中西医结合执业助理医师资格考试医学综合通关题库：全二册/中国中医药出版社考试图书编辑部编写．—北京：中国中医药出版社，2021.11

ISBN 978-7-5132-7193-6

Ⅰ．①中…　Ⅱ．①中…　Ⅲ．①中西医结合-资格考试-习题集　Ⅳ．①R2-031

中国版本图书馆 CIP 数据核字（2021）第 199193 号

中国中医药出版社出版

北京经济技术开发区科创十三街 31 号院二区 8 号楼
邮政编码　100176
传真　010-64405721
山东临沂新华印刷物流集团有限责任公司印刷
各地新华书店经销

开本 889×1194　1/16　印张 46.5　字数 1178 千字
2021 年 11 月第 1 版　2021 年 11 月第 1 次印刷
书号　ISBN 978-7-5132-7193-6

定价　239.00 元（上、下册）
网址　www.cptcm.com

服 务 热 线　010-64405510
购 书 热 线　010-89535836
维 权 打 假　010-64405753

微信服务号　zgzyycbs
微商城网址　https：//kdt.im/LIdUGr
官 方 微 博　http：//e.weibo.com/cptcm
天猫旗舰店网址　https：//zgzyycbs.tmall.com

如有印装质量问题请与本社出版部联系（010-64405510）

目 录

（下册）

中西医结合外科学

中西医结合妇产科学

中西医结合儿科学

针　灸　学

西医综合

诊断学基础

药 理 学

传染病学

医学人文

医学伦理学

中西医结合外科学

第一单元 中医外科证治概要

A1 型题

1. 中医泛指一切皮里膜外浅表部位的病理性肿块为

　A. 结核　　　　　B. 瘤

　C. 瘿　　　　　　D. 疽

　E. 岩

2. 发于皮里膜外、筋肉骨节之间的，或软或硬、按之有囊性感的包块称为

　A. 瘤　　　　　　B. 痰

　C. 瘿　　　　　　D. 疽

　E. 岩

3. 溃后皮烂肉坚无脓，时流血水，肿痛不减属

　A. 逆证　　　　　B. 顺证

　C. 阴证　　　　　D. 阳证

　E. 半表半里证

4. 下列不属于"外感六淫"的是

　A. 风　　　　　　B. 寒

　C. 暑　　　　　　D. 湿

　E. 痰

5. 下列病症中属阴证的是

　A. 病发于皮肉

　B. 肿块软硬适度，溃后渐消

　C. 疼痛剧烈

　D. 不痛、隐痛或抽痛

　E. 肿胀形势高起

6. 肿势平坦，根盘散漫，常见于正虚不能托毒之疮疡的是

　A. 气肿　　　　　B. 瘀血肿

　C. 郁结　　　　　D. 虚肿

　E. 湿肿

7. 肿势高突，根盘收束，常见于正盛邪实之疮疡的是

　A. 热肿　　　　　B. 风肿

　C. 虚肿　　　　　D. 实肿

　E. 血肿

8. 沿表皮蚀烂，越腐越痒的属

　A. 风胜　　　　　B. 湿胜

　C. 热胜　　　　　D. 虫淫

　E. 血虚

9. 皮肤变厚、干燥、脱屑属

　A. 风胜　　　　　B. 湿胜

　C. 热胜　　　　　D. 虫淫

　E. 血虚

10. 中医外科中对一切外科疾病的总称是

　A. 痈　　　　　　B. 疽

　C. 疔　　　　　　D. 疮

　E. 疡

11. 发于身体下部的外科疾病多与下列哪种邪气有关

　A. 风　　　　　　B. 湿

　C. 寒　　　　　　D. 暑

　E. 火

12. 外科疾病，局部焮红肿胀，疼痛剧烈，伴口干饮冷、壮热烦躁、呕恶便秘，舌苔黄糙，脉沉数有力。其治法是

    A. 和营法   B. 清热法

    C. 通里法   D. 解表法

    E. 理湿法

13. 疮疡溃后脓水不净，经内服、外敷治疗无效而形成的瘘管和窦道，其治法是

    A. 挂线法   B. 结扎法

    C. 砭镰法   D. 挑治疗法

    E. 针灸法

B1 型题

    A. 疡   B. 疮疡

    C. 肿疡   D. 溃疡

    E. 胬肉

1. 一切外科疾患的总称是

2. 疮疡溃破后过度生长、高突于疮面或暴翻于疮口之外的肉芽组织是

    A. 痈   B. 疽

    C. 根盘   D. 根脚

    E. 护场

3. 在疮疡的正邪交争中，正气能够约束邪气，使之不至于深陷或扩散所形成的局部肿胀范围是

4. 气血被毒邪阻滞而发于皮肉筋骨的疾病是

    A. 热肿   B. 寒肿

    C. 风肿   D. 湿肿

    E. 痰肿

5. 皮肉重垂胀急，深按凹陷，如烂棉不起，浅则光亮如水疱，破流黄水，浸淫皮肤的是

6. 肿而不硬，皮色不泽，苍白或紫暗，皮肤清冷，常伴有酸痛的是

    A. 寒痛   B. 气痛

    C. 湿痛   D. 痰痛

    E. 瘀血痛

7. 皮色不红、不热，酸痛，多见于脱疽的是

8. 疼痛轻微，或隐隐作痛，皮色不变，压之酸痛的是

    A. 膏药   B. 油膏

    C. 箍围药   D. 掺药

    E. 洗剂

9. 肿疡、溃疡、皮肤病糜烂结痂渗液不多者常用

10. 肿疡初期为促其消散，一般常用

    A. 心善   B. 肝善

    C. 脾善   D. 肺善

    E. 肾善

11. 身体轻便，不怒不惊，指甲红润，二便通利，属

12. 身无潮热，口和齿润，小便清长，夜卧安静，属

    A. 肿疡   B. 根盘

    C. 根脚   D. 应指

    E. 护场

13. 肿疡基底部周围之坚硬区，边缘清楚，称

14. 肿疡之基底根部称

参考答案

A1 型题

1. A   2. B   3. A   4. E   5. D

6. D   7. D   8. B   9. E   10. E

11. B   12. C   13. A

B1 型题

1. A   2. E   3. E   4. B   5. D

6. B   7. A   8. D   9. E   10. C

11. B   12. E   13. B   14. C

第二单元 无菌术

A1 型题

1. 消毒法是指
    A. 用物理的方法，彻底消灭掉与手术区或伤口接触的物品上所附带的微生物
    B. 用化学的方法，彻底消灭掉与手术区或伤口接触的物品上所附带的微生物
    C. 用生物的方法，彻底消灭掉与手术区或伤口接触的物品上所附带的微生物
    D. 用免疫学的方法，彻底消灭掉与手术区或伤口接触的物品上所附带的微生物
    E. 用机械的方法，彻底消灭掉与手术区或伤口接触的物品上所附带的微生物

2. 手术区皮肤消毒的范围，应距切口周围
    A. 5cm   B. 10cm
    C. 15cm   D. 20cm
    E. 25cm

3. 手术时对患者手术区皮肤消毒，以下正确的是
    A. 常用消毒剂是 25%碘酊和 70%乙醇
    B. 消毒范围应包括手术切口周围 10cm 的区域
    C. 对婴儿、口腔、肛门、外生殖器、面部皮肤等处可以使用碘酊消毒
    D. 消毒步骤应该自上而下，自外周向切口中心
    E. 对感染伤口或肛门等处手术，应自手术区外周逐渐涂向感染伤口或会阴肛门处消毒

4. 穿好无菌手术衣和戴好灭菌手套以后，无菌区是
    A. 上肢和整个胸腹部
    B. 上肢、胸部和背部
    C. 肩部、上肢和胸部
    D. 肩以下的上肢，腰以上的前胸部和侧胸
    E. 胸部以上，腰部以下

5. 当情况紧急，手术人员来不及作常规洗手消毒时，应首选
    A. 普通肥皂、碘酊、酒精洗手
    B. 含碘肥皂液、聚烯吡酮碘洗手
    C. 普通肥皂、洗必泰乙醇溶液洗手
    D. 氨水洗手
    E. 肥皂、新洁尔灭洗手

6. 灭菌是指
    A. 杀灭细菌
    B. 杀灭病原微生物
    C. 杀灭有害微生物
    D. 杀灭一切活的微生物
    E. 杀灭芽孢类微生物

7. 关于煮沸灭菌，下列哪项说法不当
    A. 持续煮沸 20 分钟可杀灭一般细菌
    B. 要杀灭带芽胞的细菌需持续煮沸 1 小时
    C. 一般压力锅的最高温度可达 124℃
    D. 水中加入碳酸氢钠是因为碱性化学作用有助于杀灭细菌
    E. 在 2%碳酸氢钠溶液中煮沸灭菌有防止金属器械生锈的作用

8. 灭菌后的物品一般可以存放
    A. 1 周   B. 2 周
    C. 3 周   D. 4 周
    E. 5 周

9. 高压蒸汽灭菌杀灭细菌芽胞的时间是
    A. 10 分钟   B. 20 分钟
    C. 30 分钟   D. 40 分钟

E. 60 分钟

10. 病人一般手术区消毒使用碘酊的浓度是

A. 1. 5%　　　　　　B. 2. 5%

C. 3. 5%　　　　　　D. 4. 5%

E. 5%

11. 乙醇用于消毒的最佳浓度是

A. 60%~65%　　　　B. 65%~70%

C. 70%~75%　　　　D. 75%~80%

E. 85%~90%

12. 手臂消毒后的姿势是

A. 双手位于胸前高于肘部

B. 双手夹于腋下

C. 双手搭于肩上

D. 双手下垂

E. 双手叉腰低于肘部

13. 手术区铺无菌巾应至少在手术床缘下

A. 10cm　　　　　　B. 20cm

C. 30cm　　　　　　D. 40cm

E. 50cm

参考答案

A1 型题

1. B　　2. C　　3. E　　4. D　　5. A

6. D　　7. D　　8. B　　9. C　　10. B

11. C　　12. A　　13. C

第三单元　麻　醉

A1 型题

1. 下列哪项不属于麻醉方法的分类

A. 针刺镇痛与辅助麻醉

B. 全身麻醉

C. 吸入麻醉

D. 局部麻醉

E. 复合麻醉

2. 下列哪项不属于麻醉前用药的目的

A. 解除病人精神紧张

B. 使麻醉过程平稳

C. 增强麻醉效果

D. 促进肌肉松弛

E. 减轻病人疼痛感

3. 下列哪项不属于局部麻醉方法

A. 表面麻醉　　　　B. 吸入麻醉

C. 局部浸润麻醉　　D. 区域阻滞麻醉

E. 神经阻滞麻醉

4. 下列哪项不属于局部麻醉药物

A. 布比卡因　　　　B. 右美托咪啶

C. 达克罗宁　　　　D. 利多卡因

E. 丁卡因

5. 椎管内麻醉不适用于

A. 甲状腺手术　　　B. 下腹部手术

C. 盆腔手术　　　　D. 下肢手术

E. 肛门及会阴部手术

6. 下列哪项不属于腰麻的常见并发症

A. 术后头痛　　　　B. 尿潴留

C. 腰背痛　　　　　D. 下肢瘫痪

E. 四肢麻木

7. 下列不属于硬膜外麻醉禁忌证的是

A. 糖尿病

B. 严重休克

C. 血液凝固障碍性疾病

D. 低血压或严重高血压

E. 脊柱畸形或脊柱类风湿性关节炎

8. 下列哪项不是针刺麻醉的优势

A. 临床上可用于多种手术

B. 病人保持清醒，以判断手术效果

C. 经济负担小

D. 肌肉松弛度小

E. 操作简便，易于掌握

9. 下列不属于拔管术指征的是

A. 病人完全清醒，呼之有明确反应

B. 呼吸道通气量正常，肌张力完全恢复

C. 血氧饱和度过低

D. 吞咽反射、咳嗽反射恢复

E. 循环功能良好

10. 拔管后病人应采取的体位是

A. 平卧位 　　　 B. 侧卧位

C. 俯卧位 　　　 D. 头高位

E. 头转向一侧

11. 下列不是麻醉前用药目的的是

A. 解除术前紧张和恐惧

B. 控制不良反应

C. 增强麻醉效果

D. 延长麻醉有效时间

E. 拮抗麻醉药副作用

12. 局麻药内加肾上腺素的主要目的是

A. 预防过敏反应

B. 延缓药物吸收，延长作用时间

C. 使局部血管收缩，减少出血

D. 预防术中血压下降

E. 预防术中脉搏减慢

13. 关于椎管内复合麻醉，下列哪项不正确

A. 也称硬-腰联合麻醉

B. 能进行术后镇痛

C. 不能用于儿童和老年患者

D. 麻醉起效快

E. 阻止范围广

14. 下列不属全身麻醉的是

A. 吸入麻醉 　　 B. 静脉麻醉

C. 肌肉注射麻醉 　 D. 直肠灌注麻醉

E. 蛛网膜下腔麻醉

15. 普鲁卡因局麻的一次性限量是

A. 400mg 　　　 B. 600mg

C. 800mg 　　　 D. 1000mg

E. 1200mg

16. 椎管内麻醉最常见的并发症是

A. 术后头痛 　　 B. 腰背痛

C. 尿潴留 　　　 D. 下肢瘫痪

E. 低血压

17. 椎管内麻醉最严重的并发症是

A. 神经损伤 　　 B. 硬膜外血肿

C. 血压下降 　　 D. 全脊髓麻醉

E. 脊髓前动脉综合征

B1 型题

A. 镇静安定药 　　 B. 催眠药

C. 麻醉性镇痛药 　 D. 抗胆碱类药

E. 稳定血流动力学药

1. 芬太尼属于

2. 苯巴比妥属于

A. 经鼻盲探插管法

B. 经鼻腔明视插管法

C. 经口盲探气管内插管法

D. 清醒气管内插管法

E. 双腔支气管导管（DLT）插管术

3. 对于张口确实困难，喉镜难以置入口腔并需呼吸道管理的病人应选用

4. 对于颈部强直、颈椎骨折、脱臼等颈部活动受限者应选用

A. 苯巴比妥钠 　　 B. 硫喷妥钠

C. 琥珀酰胆碱 　　 D. 维库溴铵

E. 阿曲库铵

5. 使咽喉支气管敏感性增加，易引起喉痉挛及支气管痉挛的药物是

6. 局部麻醉药中毒发生中枢兴奋或惊厥时应肌肉注射的药物是

参考答案

A1 型题

1. C　　2. D　　3. B　　4. B　　5. A

6. E　　7. A　　8. D　　9. C　　10. E

11. D　　12. B　　13. C　　14. E　　15. D

16. A　　17. D

B1 型题

1. C　　2. B　　3. A　　4. C　　5. B

6. A

第四单元　体液与营养代谢

A1 型题

1. 关于等渗性缺水，正确的是

　　A. 水和钠按其在血液中的正常比例丢失

　　B. 外科临床中较少见

　　C. 也称慢性缺水

　　D. 血清钠浓度明显降低

　　E. 血清钠浓度明显增高

2. 高渗性缺水是指血清钠大于（　　）mmol/L 的缺水

　　A. 135　　　　　　　B. 140

　　C. 145　　　　　　　D. 150

　　E. 155

3. 低渗性缺水是指血清钠小于（　　）mmol/L 的缺水

　　A. 135　　　　　　　B. 140

　　C. 145　　　　　　　D. 150

　　E. 155

4. 血清钾浓度小于（　　）mmol/L 为低钾血症

　　A. 3.5　　　　　　　B. 4

　　C. 4.5　　　　　　　D. 5

　　E. 5.5

5. 血清钾浓度大于（　　）mmol/L 称高钾血症

　　A. 3.5　　　　　　　B. 4

　　C. 4.5　　　　　　　D. 5

　　E. 5.5

6. 高钾血症的表现是

　　A. 表情淡漠，倦怠嗜睡或烦躁不安

　　B. 肌肉软弱无力，腱反射迟钝或消失

　　C. 心悸，心动过速，心律失常，传导阻滞

　　D. 心电图 P 波消失、QRS 波增宽、QT 间期延长

　　E. 膀胱收缩无力而排尿困难

7. 下列哪项不是代谢性酸中毒的诊断标准

　　A. 有严重腹泻、肠瘘等病史

　　B. 血浆 pH 值大于 7.45

　　C. 有深而快的呼吸等临床表现

　　D. 酸中毒程度的估计可参考 CO_2CP

　　E. 血气分析 pH 值下降，SB 下降，BE 呈负值，$PaCO_2$ 呈代偿性下降，CO_2CP 下降

8. 下列不属于外科营养支持适应证的是

　　A. 胃肠道梗阻

　　B. 胃肠道外瘘及短肠综合征

　　C. 大手术围手术期营养

　　D. 严重贫血

　　E. 消化道广泛炎症性疾病

9. 下列属于外科营养支持中技术性并发症

的是

 A. 细菌或真菌性败血症

 B. 血清电解质紊乱

 C. 胆汁淤积

 D. 胸导管损伤

 E. 高氯性代谢性酸中毒

10. 病人在不进食的情况下一般采取

 A. 肠内营养 B. 肠外营养

 C. 外科补液 D. 静脉输液

 E. 胃肠造瘘

11. 下列高钾血症的治疗原则中，哪项是错误的

 A. 立即停止钾盐摄入

 B. 积极防治心律失常

 C. 降低血钾浓度

 D. 恢复肾脏功能

 E. 补充血容量

12. 呼吸性酸中毒应最先解决的问题是

 A. 肺部感染，使用大量抗生素

 B. 进行人工呼吸

 C. 应用呼吸中枢兴奋剂

 D. 解除呼吸道梗阻，改善肺换气功能

 E. 给予碱性液体

13. 高渗性缺水的原因是

 A. 大量呕吐 B. 严重腹泻

 C. 肠瘘   D. 大面积烧伤

 E. 高热

14. 低渗性缺水的原因是

 A. 高热   B. 大量汗出

 C. 烧伤暴露 D. 大量使用利尿剂

 E. 不能进食

15. 中度缺钠是每公斤体重缺氯化钠

 A. 0.25~0.5g B. 0.5~0.75g

 C. 0.75~1.0g D. 1.0~1.25g

 E. 1.25~1.5g

16. 低钾血症最早的临床表现是

 A. 表情淡漠 B. 食欲不振

 C. 肌肉无力 D. 恶心呕吐

 E. 吞咽困难

17. 治疗高血钾时，多少克糖加一个单位胰岛素

 A. 1~2g B. 2~3g

 C. 3~4g D. 4~5g

 E. 5~6g

18. 代谢性酸中毒是

 A. 原发性 HCO_3^- 增多

 B. 原发性 HCO_3^- 减少

 C. 原发性 CO_2 增多

 D. 原发性 CO_2 减少

 E. 原发性 HCO_3^- 增多及原发性 CO_2 减少

A2 型题

1. 患者，男性，33 岁，手术后出现厌食，恶心，肢体软弱无力，脉搏细快，肢端湿冷，出现休克，属

 A. 轻度缺水 B. 中度缺水

 C. 重度缺水 D. 低钾血症

 E. 高钾血症

2. 患者，女性，28 岁，手术后出现表情淡漠，嗜睡，烦躁，腹胀，心跳加快，心电图早期 T 波低平、双相倒置，继之 S-T 段下降、Q-T 间期延长和 U 波出现，属

 A. 轻度缺水 B. 中度缺水

 C. 重度缺水 D. 低钾血症

 E. 高钾血症

3. 患者，体重 60kg，临床表现为较严重的代谢性酸中毒，未测二氧化碳结合力时，可先补充 5% 碳酸氢钠溶液

 A. 200mL B. 300mL

 C. 400mL D. 500mL

 E. 600mL

B1 型题

 A. 极度口渴，乏力，眼窝明显凹陷，唇

舌干燥，皮肤弹性差，心跳加速，尿少，尿比重增高

B. 出现烦躁、谵妄、昏迷等脑功能障碍症状，血压下降乃至休克，少尿乃至无尿，氮质血症等

C. 乏力、头昏、手足麻木，但无口渴感，尿量正常或稍多，尿钠、氯减少，尿比重低

D. 厌食、恶心、呕吐，脉搏细速，血压不稳定或下降，脉压变小，浅静脉萎陷，视力模糊，站立性晕倒

E. 肌痉挛性抽痛，腱反射减弱或消失，病人神志不清、木僵乃至昏迷，常伴有严重休克，少尿或无尿，尿素氮升高

1. 重度缺钠的症状是
2. 中度缺水的症状是

A. 消化液的急性丢失，如大量呕吐、腹泻、肠瘘等

B. 胃肠道消化液长期持续丧失，如反复呕吐、腹泻、胆胰瘘、胃肠道长期吸引或慢性肠梗阻，钠随消化液大量丧失，补液不足或仅补充水分

C. 急、慢性肾衰竭伴少尿或无尿

D. 维生素 D 缺乏、甲状旁腺功能减退、慢性肾衰竭、肠瘘、慢性腹泻和小肠吸收不良综合征

E. 甲状旁腺功能亢进

3. 属于高钾血症病因的是
4. 属于等渗性缺水病因的是

A. 急性肠梗阻 　 B. 感染性休克
C. 肺炎高热 　 D. 慢性十二指肠瘘
E. 挤压综合征

5. 低渗性缺水的常见病因是
6. 等渗性缺水的常见病因是

A. 10%葡萄糖酸钙 　 B. 5%碳酸氢钠
C. 10%氯化钾 　 D. 5%葡萄糖溶液
E. 5%葡萄糖盐水

7. 在补液时，当尿量尚未监测时，不应补充
8. 高渗性缺水最好首先采用何种液体进行纠正

A. 吸入性肺炎
B. 鳞状脱屑、脱发
C. 全身感染
D. 高渗性非酮性昏迷
E. 胆囊结石、胆汁淤积

9. 肠外营养操作不当可发生
10. 肠内营养糖代谢紊乱可发生

A. 误吸
B. 腹胀、腹泻
C. 微量元素缺乏
D. 高渗性非酮性昏迷
E. 胆囊结石、胆汁淤积

11. 肠外营养本身可发生
12. 肠外营养糖代谢紊乱可发生

参考答案

A1 型题

1. A	2. D	3. A	4. A	5. E
6. D	7. B	8. D	9. D	10. B
11. E	12. D	13. E	14. D	15. B
16. C	17. C	18. B		

A2 型题

1. C　2. D　3. B

B1 型题

1. E	2. A	3. C	4. A	5. D
6. A	7. C	8. D	9. C	10. D
11. E	12. D			

第五单元 输 血

A1 型题

1. 下列哪项不属于输血适应证
   A. 凝血机制异常和出血性疾病
   B. 重症感染
   C. 黄疸
   D. 器官移植
   E. 低蛋白血症

2. 下列哪项不属于输血并发症
   A. 过敏反应　　　B. 贫血
   C. 溶血反应　　　D. 发热反应
   E. 细菌污染反应

3. 失血量在(　　)mL 时，应立即输血
   A. 300　　　　　B. 300～500
   C. 500～800　　　D. 800～1000
   E. 1000

4. 下列说法中错误的是
   A. 输血前仔细核对供血者与受血者的姓名、血型、交叉配血报告；受血者的床号、Rh-D、梅毒、HCV、HIV、"两对半"（乙肝五项）检测报告
   B. 不可使用过期血，输血完后留袋备查
   C. 所有血袋必须外加保护袋预热（<32℃）后输入
   D. 输血前应将血袋轻轻摇匀，不要用力震荡，以免破坏血细胞
   E. 输血过程中应认真观察病人的反应，尤其是体温、脉率、血压及尿色，发现问题应及时处理

5. 下列不属于成分输血的是
   A. 浓缩红细胞　　　B. 浓缩血小板
   C. 冷沉淀　　　　　D. 新鲜冰冻血浆
   E. 库存血

6. 输血的适应证是
   A. 失血量低于 500mL

   B. 轻度感染
   C. 十二指肠溃疡穿孔
   D. 黄疸病人
   E. 失血量超过 1000mL

7. 关于溶血性反应的治疗，下列哪项是错误的
   A. 抗休克
   B. 保护肾功能
   C. 防治弥散性血管内凝血
   D. 换血治疗
   E. 使用抗组胺药物

8. 不属慢性贫血输血适应证的是
   A. 心率>100 次　　　B. 心绞痛发作
   C. 胸闷气短　　　　　D. 体位性低血压
   E. 高钾血症

9. 输血出现剧烈腰背疼痛的是
   A. 发热反应　　　　　B. 过敏反应
   C. 溶血反应　　　　　D. 细菌污染反应
   E. 循环负荷加重

B1 型题

   A. 停止输血，积极抗休克，维持循环功能，保护肾功能和防治弥散性血管内凝血
   B. 保证血源质量，防止血源污染，严格无菌操作
   C. 主要措施为抗休克、抗感染
   D. 立即停止输血，半坐位，吸氧和利尿
   E. 立即减慢输血速度，严重者停止输血

1. 针对输血后的发热反应，应采取
2. 针对输血的细菌污染反应，应采取

   A. 浓缩红细胞　　　　B. 冷沉淀
   C. 白蛋白液　　　　　D. 免疫球蛋白
   E. 血小板

3. 用于治疗儿童慢性贫血的是
4. 用于抗生素不能控制感染的是

参考答案

A1 型题

1. C　　2. B　　3. E　　4. C　　5. E

6. E　　7. E　　8. E　　9. C

B1 型题

1. E　　2. C　　3. A　　4. D

第六单元　围术期处理

A1 型题

1. 手术前准备不包括
　　A. 预防感染　　　　B. 全身营养
　　C. 心理准备　　　　D. 肠道准备
　　E. 明确诊断

2. 对于高血压病人，其术前血压应维持在
（　　）mmHg 以下
　　A. 160/100　　　　B. 160/120
　　C. 160/140　　　　D. 180/120
　　E. 180/140

3. 对于糖尿病病人，其大手术前血糖应维持
在（　　）mmol/L 左右
　　A. 6　　　　　　　B. 7
　　C. 8　　　　　　　D. 9
　　E. 10

4. 经常哮喘发作者，术前可选用（　　），
以减轻气管黏膜水肿
　　A. 麻黄素　　　　　B. 地塞米松
　　C. 氨茶碱　　　　　D. 抗生素
　　E. 多巴胺

5. 术后一般监测不包括
　　A. 心电监测　　　　B. 肾功能监测
　　C. 血容量监测　　　D. 呼吸功能监测
　　E. 体温监测

6. 术后止痛的主要途径不包括
　　A. 镇痛泵止痛　　　B. 镇痛剂止痛

　　C. 神经阻滞止痛　　D. 椎管内给药
　　E. 吸入麻醉

7. 对于非胃肠道吻合术后的腹胀，可采用术
后（　　）小时口服给药，以减轻腹胀，促使胃肠
蠕动的恢复
　　A. 4　　　　　　　B. 5
　　C. 6　　　　　　　D. 7
　　E. 8

8. 鼻胃管的作用不包括
　　A. 减轻由于手术、麻醉、术后胃肠运动
　　　　抑制所引起的胃肠胀气
　　B. 促使术后胃肠蠕动的恢复
　　C. 早期发现吻合口出血、急性胃黏膜病
　　　　变等
　　D. 辅助呼吸
　　E. 补充丢失的胃肠液

9. 下列哪项不是术中导尿管的作用
　　A. 预防术后尿潴留
　　B. 便于术中暴露手术野，利于手术操作
　　C. 术中观察尿量以监测肾功能
　　D. 反映全身微循环灌注状况
　　E. 观察有无血尿，了解判断有无输尿管、
　　　　膀胱损伤

10. 胸腔闭式引流后如无排气，应于（　　）
小时后拔管
　　A. 12　　　　　　　B. 24
　　C. 36　　　　　　　D. 48
　　E. 72

11. 手术后常见并发症不包括
    A. 急性肾功能障碍
    B. 术后大出血或弥漫性血管内凝血
    C. 急性肝功能障碍
    D. 尿路感染
    E. 术后脑血栓

12. 术后常见循环系统并发症不包括
    A. 高血压   B. 心搏骤停
    C. 严重心律失常   D. 心绞痛
    E. 低血压

13. 不属于通里攻下类药物的是
    A. 巴黄丸   B. 三物备急散
    C. 醒消丸   D. 番泻叶浸泡液
    E. 大黄附子汤

14. 术后 5 日再次体温升高，最常见的原因是
    A. 代谢异常   B. 低血压
    C. 肺不张   D. 输血反应
    E. 感染

15. 下列关于术后腹胀的处理不正确的是
    A. 持续胃肠减压，放置肛管
    B. 高渗液低压灌肠
    C. 手术治疗
    D. 新斯的明作足三里封闭
    E. 胃管注入大承气汤

16. 肠道择期手术，术前肠道准备的中医治法是
    A. 清热解毒   B. 健脾益气
    C. 通里攻下   D. 解痉止痛
    E. 利气活血

17. 手术前禁食时间为
    A. 4 小时   B. 6 小时
    C. 8 小时   D. 10 小时
    E. 12 小时

18. 属于限期手术的是
    A. 溃疡病穿孔   B. 急性阑尾炎
    C. 胃癌   D. 脂肪瘤
    E. 腹股沟疝

B1 型题

A. 4~5 天   B. 7 天
C. 7~9 天   D. 10~12 天
E. 14 天

1. 关节或有减张缝合的在术后拆线时间是
2. 下腹部、会阴部手术在术后拆线时间是

A. 紧急手术   B. 急诊手术
C. 限期手术   D. 择期手术
E. 分期手术

3. 已服用碘剂作术前准备的甲亢病人的双侧甲状腺大部切除术应选择
4. 肝脾破裂出血应选择

A. 切口裂开   B. 手术后出血
C. 盆腔脓肿   D. 尿路感染
E. 切口感染

5. 患者 Miles 手术 7 天，拆线后剧烈咳嗽，突然切口疼痛，切口处流出 100mL 淡红色液体，应考虑的诊断是

6. 患者阑尾切除术后 5 天，体温一直在 38.5~39.2℃，并出现腹泻 10 次/日，伴里急后重，应考虑的诊断是

参考答案

A1 型题

1. E   2. A   3. D   4. B   5. C
6. E   7. C   8. D   9. A   10. D
11. E   12. E   13. C   14. E   15. C
16. C   17. E   18. C

B1 型题

1. E   2. B   3. C   4. A   5. A
6. C

第七单元 疼痛与治疗

A1 型题

1. 下列哪项不属于急性疼痛
   A. 癌症　　　　　B. 急性炎症
   C. 手术　　　　　D. 创伤
   E. 脏器穿孔

2. 若疼痛剧烈，伴有植物神经功能紊乱，严重干扰睡眠，被动体位，必须依靠止痛治疗，按主诉分级法，属于
   A. 0级：无痛　　　B. 1级：轻度疼痛
   C. 2级：中度疼痛　D. 3级：重度疼痛
   E. 4级：严重疼痛

3. 程度积分法分为（　　）个级别
   A. 3　　　　　　　B. 4
   C. 5　　　　　　　D. 6
   E. 7

4. 下列哪项不属于麻醉性镇痛药
   A. 可待因　　　　B. 二氢埃托啡
   C. 布洛芬　　　　D. 哌替啶
   E. 吗啡

5. 下列属于催眠镇静药的是
   A. 双氯芬酸钠　　B. 阿米替林
   C. 吲哚美辛　　　D. 丙米嗪
   E. 艾司唑仑

6. 下列属于神经破坏性药物的是
   A. 阿米替林　　　B. 哌替啶
   C. 芬必得　　　　D. 酚甘油
   E. 地西泮

7. 下列不属于椎管内镇痛不良反应的是
   A. 心律不齐　　　B. 尿潴留
   C. 皮肤疼痒　　　D. 呼吸抑制
   E. 恶心

8. 属于非阿片类止痛药的是
   A. 盐酸布桂嗪　　B. 可待因

C. 氢考酮　　　　D. 阿司匹林
   E. 吗啡

9. 视觉模拟评分法中，中度疼痛的分数为
   A. 2~7分　　　　B. 3~7分
   C. 4~7分　　　　D. 4~8分
   E. 4~9分

B1 型题

   A. 慢性腰腿痛　　B. 韧带疼痛
   C. 皮肤或黏膜疼痛　D. 急性炎症
   E. 脏器穿孔

1. 上述属于浅表痛的是
2. 上述属于深部痛的是

   A. 0度（无痛）
   B. Ⅰ度（轻度疼痛）
   C. Ⅱ度（中度疼痛）
   D. Ⅲ度（重度疼痛）
   E. Ⅳ度（严重疼痛）

3. 持续痛，影响休息的疼痛属于
4. 持续剧痛，必须用药才能缓解的疼痛属于

   A. 0级　　　　　　B. 1级
   C. 2级　　　　　　D. 3级
   E. 4级

5. 疼痛但能忍受，能正常生活及睡眠，其程度属
6. 疼痛剧烈，伴有植物神经功能紊乱，严重干扰睡眠，被动体位，必须依靠止痛治疗，其程度属

   A. 第三阶梯用药　　B. 第二阶梯用药
   C. 第四阶梯用药　　D. 第五阶梯用药
   E. 第一阶梯用药

7. 阿司匹林是治疗癌症疼痛的

8. 美沙酮是治疗癌症疼痛的

参考答案

A1 型题

1. A   2. D   3. C   4. C   5. E

6. D   7. A   8. D   9. C

B1 型题

1. C   2. B   3. C   4. D   5. B

6. D   7. E   8. A

第八单元 外科感染

A1 型题

1. 暑疖的常用治法为

    A. 祛风清热利湿　　　B. 健脾和胃

    C. 托毒生肌　　　　　D. 补益气血

    E. 清热利湿解毒

2. 因脾虚感染疖病的中医治法是

    A. 清热利湿解毒　　　B. 托毒生肌

    C. 补益气血　　　　　D. 祛风清热利湿

    E. 健脾和胃，清化湿热

3. 锁喉痈临床治疗宜用

    A. 五神汤　　　　　　B. 仙方活命饮

    C. 萆薢渗湿汤　　　　D. 清瘟败毒饮

    E. 普济消毒饮

4. 急性淋巴结炎属中医(　　)的范畴

    A. 内痈　　　　　　　B. 外痈

    C. 疽　　　　　　　　D. 发

    E. 痰核

5. 急性淋巴管炎中医称为

    A. 蛇眼疔　　　　　　B. 红丝疔

    C. 蛇头疔　　　　　　D. 蝼蛄疔

    E. 烂疔

6. 全身感染属中医学(　　)的范畴

    A. 疔　　　　　　　　B. 痈

    C. 疽　　　　　　　　D. 疮疡

    E. 走黄

7. 气性坏疽治疗应首先采取

    A. 中医治疗

    B. 抗生素治疗

    C. 病变区先作广泛、多处切开，后用氧化剂冲洗

    D. 全身支持治疗

    E. 截除患肢

8. 发生于口底颌下的急性蜂窝织炎最严重的后果是

    A. 面部蜂窝织炎

    B. 纵隔化脓性感染

    C. 呼吸困难、窒息

    D. 吞咽困难

    E. 脓毒血症

9. 下肢丹毒易导致

    A. 组织坏死　　　　　B. 化脓

    C. 反复发作　　　　　D. 败血症

    E. 脓血症

10. 疮疡中期，毒盛而正气不虚，中医治法是

    A. 清热解毒　　　　　B. 补虚扶正

    C. 透托法　　　　　　D. 活血化瘀

    E. 软坚散结

11. 痈是指
   A. 单个毛囊及其周围组织的化脓性感染
   B. 多个相邻的毛囊及其周围组织的化脓性感染
   C. 多个散在的毛囊及其周围组织的化脓性感染
   D. 皮下及筋膜下的化脓性感染
   E. 皮肤黏膜的淋巴管网的急性感染

12. 破伤风的主要并发症是
   A. 呼吸困难、窒息
   B. 苦笑面容
   C. 颈项强直
   D. 角弓反张
   E. 面色紫绀

A2 型题

1. 患者，男性，35 岁，出现局部隆起，红肿热痛明显，压之剧痛，有波动感，应首先考虑的诊断是
   A. 丹毒
   B. 蜂窝织炎
   C. 脓肿
   D. 疖
   E. 痈

2. 患者，男性，33 岁，伤后伤肢剧烈疼痛，局部肿胀及皮肤张力增高区超过皮肤红斑范围，出现伤口周围皮肤捻发音，应首先考虑的诊断是
   A. 狂犬病
   B. 癫痫
   C. 破伤风
   D. 气性坏疽
   E. 化脓性脑膜炎

3. 患者，女性，55 岁，面部出现一红肿热痛的小结节，逐渐肿大并隆起，出现脓栓，应首先考虑的诊断是
   A. 疖
   B. 痈
   C. 疽
   D. 丹毒
   E. 痰核

4. 患者，男性，63 岁，颈部出现片状稍隆起的紫红色浸润区，质地坚韧，界限不清，中央形成多个脓栓，应首先考虑的诊断是
   A. 疖
   B. 痈
   C. 疽
   D. 丹毒

   E. 痰核

5. 患者，男性，32 岁，左下肢红、肿、热、痛，边界不清，压痛明显，应首先考虑的诊断是
   A. 疖
   B. 痈
   C. 疽
   D. 丹毒
   E. 急性蜂窝织炎

6. 患者，女性，64 岁，右下肢出现片状红疹，边缘清楚，略为隆起，局部有烧灼样疼痛，应首先考虑的诊断是
   A. 疖
   B. 痈
   C. 疽
   D. 丹毒
   E. 急性蜂窝织炎

7. 患者，男，60 岁，鼻唇沟毛囊处出现红肿热痛小结节，逐渐肿大隆起 3 天，近两天中央部坏死，出现脓栓，红肿热痛加重。处理不当容易引起
   A. 面部蜂窝织炎
   B. 化脓性海绵状静脉窦炎
   C. 脑脓肿
   D. 化脓性脑膜炎
   E. 败血症

8. 大面积烧伤用氨苄青霉素治疗 7 天后，骤起寒战、高热（39.5℃～40℃），病情迅速恶化，神志淡漠，嗜睡，血压下降，休克。血白细胞计数 $25×10^9$/L，分类见中幼与晚幼粒细胞，应首先考虑的诊断是
   A. 革兰阴性细菌脓毒症
   B. 革兰阳性细菌脓毒症
   C. 真菌性脓毒症
   D. 绿脓杆菌脓毒症
   E. 脓毒败血症

9. 患者，男，60 岁。右足划伤 3 天，局部沉重疼痛，持续加重，迅速向上蔓延，伤口大量液体渗出并可见气泡冒出。应首选的抗生素是
   A. 庆大霉素
   B. 青霉素
   C. 妥布霉素
   D. 氧氟沙星
   E. 甲硝唑

A3 型题

患者，男，28 岁。2 天前被木刺刺伤手指，未进行消毒处理。现症见：指端剧烈跳痛，触之痛甚，畏寒、发热、头痛，体温 38.7℃，食欲不振，疼痛造成夜眠不安，舌红，苔黄，脉数。

1. 其诊断是
   A. 手部淋巴结炎　　B. 脓性指头炎
   C. 化脓性腱鞘炎　　D. 化脓性滑囊炎
   E. 脓毒症

2. 其证型是
   A. 风毒在表证　　B. 火毒结聚证
   C. 热盛肉腐证　　D. 风毒入里证
   E. 阴虚邪留证

3. 其治疗是
   A. 驱风镇痉
   B. 祛风镇痉，清热解毒
   C. 益胃养阴，疏风通络
   D. 补养气血，托毒透邪
   E. 清热解毒，透脓止痛

4. 治疗应首选
   A. 玉真散合五虎追风散加减
   B. 五味消毒饮加减
   C. 清营汤加减
   D. 托里消毒散加减
   E. 附子理中汤加减

B1 型题

A. 初起毛囊处有红肿热痛的小结节，逐渐肿大并隆起，数天后中央部组织坏死，出现脓栓，红肿热痛随之加重，中心部位变软，随后脓栓脱落，脓液排出，炎症随之消退而愈

B. 易向四周及深部浸润发展，周围有浸润性水肿，常有局部淋巴结肿大、疼痛

C. 呈片状红疹，颜色鲜红，中间较淡，边缘清楚，略为隆起

D. 红肿热痛等局部症状明显，范围扩大迅速，进而中心坏死、化脓，出现波动感

E. 局部淋巴结肿大和压痛

1. 丹毒的临床表现是
2. 急性蜂窝织炎的临床表现是

   A. 柴胡清肝汤
   B. 五神汤合萆薢渗湿汤
   C. 犀角地黄汤
   D. 清瘟败毒饮
   E. 十全大补汤

3. 痈的气血两虚证，应首选的方剂是
4. 丹毒的肝胆湿热证，应首选的方剂是

   A. 清暑汤
   B. 托里透毒散
   C. 五味消毒饮合透脓散
   D. 活血散瘀汤
   E. 黄连解毒汤合犀角地黄汤

5. 瘀血流注证应首选的方剂是
6. 火毒结聚证应首选的方剂是

   A. 皮肤及其网状淋巴管的急性炎症
   B. 一个毛囊及其所属皮脂腺的急性化脓性感染
   C. 皮下筋膜下蜂窝组织急性炎症
   D. 多个相邻毛囊及其所属皮脂腺的急性化脓性感染
   E. 足癣病人足背及小腿出现红色线条，轻触痛，有向近心端延长之势

7. "发"是指
8. "红丝疔"是指

   A. 局部红肿明显
   B. 可扪到波动

C. 局部水肿，压痛明显，穿刺有脓

D. 患处无活动障碍

E. 病程长，发展慢，无红肿热痛

9. 深部脓肿的临床表现是

10. 寒性脓肿的临床表现是

11. B　　12. A

A2 型题

1. C　　2. D　　3. A　　4. B　　5. E

6. D　　7. B　　8. C　　9. B

参考答案

A1 型题

1. E　　2. E　　3. E　　4. B　　5. B

6. E　　7. C　　8. C　　9. C　　10. C

A3 型题

1. B　　2. C　　3. E　　4. B

B1 型题

1. C　　2. D　　3. E　　4. A　　5. D

6. C　　7. C　　8. E　　9. C　　10. E

第九单元　损　伤

A1 型题

1. 下列哪项不属损伤的分类

A. 神经性损伤　　　B. 生物性损伤

C. 化学性损伤　　　D. 物理性损伤

E. 机械性损伤

2. 下列哪项属开放性损伤

A. 裂伤　　　　　　B. 挫伤

C. 扭伤　　　　　　D. 爆震伤

E. 挤压伤

3. 下列哪项属闭合性损伤

A. 刺伤　　　　　　B. 挫伤

C. 割伤　　　　　　D. 切伤

E. 裂伤

4. 下列哪项不属于损伤的局部症状

A. 伤口和出血　　　B. 肿胀及瘀斑

C. 疼痛　　　　　　D. 功能障碍

E. 发热

5. 韧带、肌腱的部分撕裂属

A. 挤压伤　　　　　B. 扭伤

C. 挫伤　　　　　　D. 裂伤

E. 冲击伤

6. 挤压综合征主要是指挤压之后出现

A. 呼吸困难　　　　B. 肢体坏死

C. 昏迷　　　　　　D. 休克、急性肾衰

E. 心衰

7. 下列哪项不属于脑震荡的诊断要点

A. 神经系统检查无阳性体征

B. 有一过性昏迷，不超过半小时

C. 有头部外伤史

D. 肢体活动障碍

E. 近事遗忘

8. 下列哪项不属于脑挫裂伤的诊断要点

A. 脑脊液呈血性改变

B. 伤后昏迷在半小时以内

C. CT 检查显示脑挫伤区有点片状高密度或高低混杂密度影像

D. 头部外伤史

E. 出现局灶症状与体征

9. 气胸作胸腔穿刺排气，其穿刺部位是

A. 锁骨中线第 2 肋间

B. 锁骨中线第 3 肋间

C. 腋中线第 7 肋间

D. 腋后线第 7 肋间

E. 腋后线第 8 肋间

10. 闭合性气胸肺压迫（　　）% 以下可无症状

A. 10 　　　　　　B. 20

C. 30 　　　　　　D. 40

E. 50

11. 下列哪项不是血胸的分类

A. 自发性血胸　　B. 进行性血胸

C. 凝固性血胸　　D. 非进行性血胸

E. 机化血胸

12. 下列哪项不是气胸的分类

A. 自发性气胸　　B. 闭合性气胸

C. 开放性气胸　　D. 高压性气胸

E. 人工气胸

13. 成人头、面、颈部全部烧伤，其面积约为全身面积的

A. 3% 　　　　　　B. 6%

C. 9% 　　　　　　D. 18%

E. 20%

14. 关于深Ⅱ度烧伤的描述正确的是

A. 伤及全部真皮及其附件

B. 愈合后留有明显瘢痕

C. 创面感觉敏锐，疼痛剧烈

D. 1 周内可愈合

E. 有较小的水疱，创面浅红，拔毛有痛

15. 人体接触冰点以下的低温所造成的局部组织伤害是

A. 冻伤　　　　　B. 冻疮

C. 战壕足　　　　D. 浸渍足

E. 非冻结性局部冷伤

16. 毒蛇咬伤后局部症状不显著，疼痛较轻或没有疼痛，仅感局部麻木或蚁行感，伤口出血很少或不出血，周围不红肿，属

A. 神经毒　　　　B. 风毒

C. 血循毒　　　　D. 混合毒

E. 火毒

17. 关于脑挫裂伤的临床表现，下列哪项是错误的

A. 意识障碍可有中间清醒期

B. 昏迷时间多在半小时以上

C. 有局灶性症状、体征

D. 脑脊液检查有红细胞

E. 头痛、恶心、呕吐

18. 张力性气胸最确切的诊断依据是

A. 伤侧肺呼吸音消失

B. 广泛而严重的皮下气肿

C. 胸膜腔穿刺抽出高压气体

D. 胸部 X 线检查见伤肺完全萎陷

E. 严重缺氧导致呼吸循环衰竭

19. 关于肾损伤，下列哪项不正确

A. 肾脏位置深，受腰肌、椎体、肋骨及腹壁和腹腔脏器保护，因而不易损伤

B. 肾实质脆弱，包膜薄，受暴力打击或牵拉会发生破裂或肾蒂损伤

C. 肾血管丰富，挫伤或轻度裂伤时易于愈合

D. 肾损伤多见于女性

E. 肾损伤应卧床休息

20. 下列关于毒蛇咬伤的临床表现正确的是

A. 神经毒潜伏期短，吸收速度慢

B. 神经毒局部症状重，易被发现

C. 血液毒潜伏期长，吸收速度快

D. 血液毒局部症状轻，全身症状出现晚

E. 混合毒造成的死亡原因为神经毒

21. 腹腔内抽出液体淀粉酶升高，其损伤部位是

A. 肝脏　　　　　B. 胆囊

C. 脾脏　　　　　D. 胰腺

E. 小肠

A2 型题

1. 患者，男，55 岁，因砖头砸伤右侧头顶

部，后出现昏迷，CT检查示：右侧脑顶叶内高密度影。应首先考虑的诊断是

    A. 脑内血肿   B. 硬膜外血肿

    C. 硬膜下血肿   D. 蛛网膜下腔出血

    E. 脑干出血

2. 患者，男，24岁，头部被木棒击伤昏迷半小时后转醒，左颞骨线性骨折，3小时后转入昏迷状态，出现瞳孔散大，应首先考虑的诊断是

    A. 脑震荡   B. 脑挫伤

    C. 原发性脑干损伤   D. 硬膜外血肿

    E. 继发性脑干损伤

3. 患者，男，20岁，跌伤后枕部着地，伤后有意识障碍约20分钟，清醒后出现头昏并呕吐多次，有逆行性遗忘，应首先考虑的诊断是

    A. 脑震荡   B. 脑挫伤

    C. 原发性脑干损伤   D. 硬膜外血肿

    E. 继发性脑干损伤

4. 脐周腹部闭合性损伤时出现中上腹刀割样疼痛，伴发热、呕吐，X线检查提示膈下游离气体，腹穿抽出黄绿色液体，应首先考虑的诊断是

    A. 肝破裂   B. 右肾损伤

    C. 空肠损伤   D. 结肠损伤

    E. 胰腺损伤

5. 患者，24岁，不慎跌入80℃热水池内，池水淹没下半身超过臀部，初步估计烫伤面积为

    A. 30%~34%   B. 35%~39%

    C. 40%~44%   D. 45%~50%

    E. >60%

6. 患者，男，汽油烧伤前臂，表皮剥脱，散在水疱，疱皮下创面微湿，红白相间，痛觉迟钝。烧伤深度为

    A. Ⅰ°   B. 浅Ⅱ°

    C. 深Ⅱ°   D. Ⅲ°

    E. Ⅳ°

7. 患者，男，25岁，右侧颞部被钝器击伤后昏迷30分钟，清醒4小时后再次出现昏迷，伴右侧瞳孔逐渐散大，出现左侧肢体瘫痪及生命体征变化。应首先考虑的诊断是

    A. 脑内血肿   B. 脑水肿

    C. 脑挫伤   D. 急性硬膜外血肿

    E. 急性硬膜下血肿

8. 患者，男，20岁，因施工塌方压伤右前胸引起胸痛、呼吸困难，前胸有一块胸壁软化区，并见反常呼吸运动，X线检查示右侧4~8肋骨骨折，但无血气胸。应首选的治疗措施是

    A. 给氧

    B. 固定胸壁

    C. 肋间神经阻滞及骨折处封闭

    D. 使用呼吸兴奋剂

    E. 支气管扩张剂

9. 患者，男，45岁，车祸致胸部外伤后胸痛伴胸闷5小时，胸片提示左侧胸腔积液，胸穿抽得不凝固血液。应首先考虑的诊断是

    A. 自发性气胸   B. 外伤性气胸

    C. 外伤性血胸   D. 乳糜胸

    E. 主动脉破裂

10. 患者，男，42岁，腹部受暴力冲击，出现持续上腹部剧烈疼痛，肩背疼痛伴恶心、呕吐、腹胀明显，有腹膜刺激征，腹腔穿刺液淀粉酶含量增高，最可能损伤的脏器是

    A. 肝   B. 脾

    C. 肾   D. 肠

    E. 胰

11. 5岁小儿，两下肢（不包括臀部）烧伤，其烧伤面积为

    A. 34%   B. 39%

    C. 41%   D. 46%

    E. 48%

12. 患者，男，50岁。夜间右足背蛇咬伤8小时，蛇种类不清，局部疼痛不剧烈，逐渐出现头昏、胸闷、恶心、四肢乏力、眼睑下垂、语言不利等。最可能所咬的蛇毒种类为

    A. 火毒   B. 风毒

    C. 风火毒   D. 热毒

    E. 湿毒

B1 型题

A. 锐利物品切割所致的损伤

B. 尖细锐利的物体刺入软组织所致的损伤

C. 高速弹片、枪弹所致的损伤

D. 钝器打击所引起的皮肤及深层软组织裂开

E. 头发被卷入高速转动的机器内，大片头皮撕脱

1. 割伤是

2. 刺伤是

A. 休息并观察

B. 胶布固定胸壁

C. 整复肋骨骨折

D. 粗针头胸穿、排气减压

E. 剖胸探查

3. 右胸外伤后稍感气促，右肺呼吸音减低，X 线检查右肺压缩 10%，第 4 右肋有骨折线，无移位，应采取的治疗措施是

4. 右侧胸部外伤，出现呼吸困难，发绀，休克，查体：右肺呼吸音消失，叩诊呈鼓音，右前胸壁皮下气肿，有骨擦音，应采取的治疗措施是

A. 单纯肋骨骨折

B. 多根多处肋骨骨折，胸廓软化内陷

C. 胸壁挫伤

D. 闭合性气胸

E. 张力性气胸

5. 反常呼吸见于

6. 定位明确的胸廓挤压痛试验（+）、骨擦感（+）见于

A. 伤后出现休克、血尿、疼痛

B. 右上腹部疼痛，X 线检查显示右膈肌升高

C. 有腹部暴力损伤史，损伤后即有腹痛，早期即出现腹膜炎体征

D. 有上腹部严重挤压伤史，血清淀粉酶增高，肠鸣音减弱

E. 左上腹有外伤病史，X 线腹部平片可见腰大肌阴影不清楚及左膈肌抬高

7. 胰腺损伤多表现为

8. 小肠损伤多表现为

A. Ⅰ°烧伤　　　　B. 浅Ⅱ°烧伤

C. 深Ⅱ°烧伤　　　D. Ⅲ°烧伤

E. 轻度烧伤

9. 红斑性烧伤是

10. 焦痂性烧伤是

A. Ⅰ°烧伤　　　　B. 浅Ⅱ°烧伤

C. 深Ⅱ°烧伤　　　D. Ⅲ°烧伤

E. 轻度烧伤

11. 伤及表皮的是

12. 伤及真皮深层的是

A. 静脉输注血管收缩药物

B. 补充血容量，同时立即剖腹探查

C. 迅速补充血容量，同时大剂量应用抗生素

D. 静脉输注糖皮质激素

E. 滴注利尿剂改善肾功能

13. 感染性休克首先考虑的治疗措施是

14. 肝破裂首先考虑的治疗措施是

A. 脑震荡

B. 脑挫裂伤

C. 原发性脑干损伤

D. 急性硬脑膜外血肿

E. 慢性硬脑膜下血肿

15. 一过性脑功能障碍，昏迷时间在半小时以内，查体及辅助检查无异常发现，应诊断为

16. 出血来源主要为脑膜中动脉的是

A. 肝破裂　　　　B. 脾破裂

C. 胰腺挫伤断裂　D. 十二指肠破裂

E. 结肠破裂

17. 较大裂伤用填塞压迫止血的是

18. 症状、体征发展较慢，主要表现为细菌性腹膜炎的是

A. 球部尿道损伤　B. 膜部尿道损伤

C. 膀胱损伤　　　D. 输尿管损伤

E. 肾损伤

19. 骑跨伤多引起

20. 妇科或直肠手术多引起

参考答案

A1 型题

1. A　　2. A　　3. B　　4. E　　5. B

<table>
<tr><td>6. D</td><td>7. D</td><td>8. B</td><td>9. A</td><td>10. C</td></tr>
<tr><td>11. C</td><td>12. E</td><td>13. C</td><td>14. E</td><td>15. A</td></tr>
<tr><td>16. A</td><td>17. A</td><td>18. C</td><td>19. D</td><td>20. E</td></tr>
<tr><td>21. D</td><td></td><td></td><td></td><td></td></tr>
</table>

A2 型题

<table>
<tr><td>1. A</td><td>2. D</td><td>3. A</td><td>4. C</td><td>5. D</td></tr>
<tr><td>6. C</td><td>7. D</td><td>8. B</td><td>9. C</td><td>10. E</td></tr>
<tr><td>11. B</td><td>12. B</td><td></td><td></td><td></td></tr>
</table>

B1 型题

<table>
<tr><td>1. A</td><td>2. B</td><td>3. A</td><td>4. D</td><td>5. B</td></tr>
<tr><td>6. A</td><td>7. D</td><td>8. C</td><td>9. A</td><td>10. D</td></tr>
<tr><td>11. A</td><td>12. C</td><td>13. C</td><td>14. B</td><td>15. A</td></tr>
<tr><td>16. D</td><td>17. A</td><td>18. E</td><td>19. A</td><td>20. D</td></tr>
</table>

第十单元　常见体表肿物

A1 型题

1. 下列哪项不是恶性肿瘤的生物学行为

A. 逆转　　　　　B. 膨胀性生长

C. 转移　　　　　D. 浸润性生长

E. 自主性生长

2. 下列哪项不是肿瘤的转移途径

A. 血道转移　　　B. 远位转移

C. 接种转移　　　D. 淋巴道转移

E. 直接蔓延

3. 恶性肿瘤的生物学行为错误的是

A. 自主性生长　　B. 浸润性生长

C. 转移　　　　　D. 自发消退

E. 溃疡

4. 恶性肿瘤的临床特征是

A. 有包膜，不侵犯周围组织

B. 膨胀性生长

C. 易转移

D. 活动度大

E. 不易复发

5. 血管瘤的治疗方法错误的是

A. 穿刺　　　　　B. 手术

C. 放射　　　　　D. 硬化剂注射

E. 冷冻

6. 神经纤维瘤的特点不包括

A. 数目不定，几个甚至上千个不等

B. 大者可达十数千克

C. 肿瘤沿神经干走向生长

D. 呈圆形、扁圆形或分叶状

E. 皮肤出现咖啡斑，大小不定

C. 皮脂腺囊肿　　　D. 神经纤维瘤

E. 蔓状血管瘤

1. 柔软的分叶状肿物是

2. 与皮肤粘连的肿物是

A2 型题

1. 患者，男，5 岁，左眼眶周围出现一直径约1cm 的肿块，质较硬，切开可见囊腔内有毛发、皮样物质。应首先考虑的诊断是

　　A. 皮脂腺囊肿　　　B. 神经纤维瘤病

　　C. 皮样囊肿　　　　D. 脂肪瘤

　　E. 淋巴管瘤

2. 患者，男，5 岁，右臂沿神经干走向出现多个肿块，质软，同时皮肤出现大小不等的咖啡色斑块。应首先考虑的诊断是

　　A. 皮脂腺囊肿　　　B. 神经纤维瘤病

　　C. 皮样囊肿　　　　D. 脂肪瘤

　　E. 淋巴管瘤

3. 患者，男，6 岁，头皮可见蚯蚓状迂曲血管，紫红色，有波动及震颤，局部皮温稍高。应首先考虑的诊断是

　　A. 皮脂腺囊肿　　　B. 神经纤维瘤病

　　C. 血管瘤　　　　　D. 脂肪瘤

　　E. 淋巴管瘤

　　A. 脂肪瘤　　　　　B. 纤维瘤

　　C. 皮脂腺囊肿　　　D. 神经纤维瘤

　　E. 蔓状血管瘤

3. 瘤体外观及手感呈蚯蚓状蜿蜒迂曲的是

4. 皮肤上有色素改变，质地软且多发的是

参考答案

A1 型题

1. B　　2. B　　3. E　　4. C　　5. A

6. D

A2 型题

1. C　　2. B　　3. C

B1 型题

1. A　　2. C　　3. E　　4. D

B1 型题

　　A. 脂肪瘤　　　　　B. 纤维瘤

第十一单元　甲状腺疾病

A1 型题

1. 下列哪项不是甲状腺的基本生理功能

　　A. 提高交感神经的兴奋性

　　B. 调节血糖

　　C. 促进蛋白质、糖类和脂肪的分解

D. 增加全身组织细胞的氧消耗及热量产生

E. 合成、贮存和分泌甲状腺素

2. 恶性程度最高的甲状腺癌是

　　A. 鳞状上皮癌　　　B. 滤泡状腺癌

　　C. 髓样癌　　　　　D. 未分化癌

　　E. 乳头状腺癌

3. 恶性程度最低的甲状腺癌是

  A. 鳞状上皮癌   B. 滤泡状腺癌

  C. 髓样癌   D. 未分化癌

  E. 乳头状腺癌

4. 下列哪项不是甲亢的诊断要点

  A. 甲状腺抗体阳性

  B. 性情急躁，易激动

  C. 有突眼征

  D. 两手颤动

  E. 甲状腺肿大，常可扪及震颤或听到血管杂音

5. 下列哪项不属于结节性甲状腺肿的手术适应证

  A. 甲状腺肿大明显，影响外观

  B. 继发甲亢

  C. 可疑癌变

  D. 有压迫症状

  E. 甲状腺炎

6. 甲状腺借左、右两叶上极内侧的悬韧带悬吊于

  A. 环状软骨上   B. 舌骨上

  C. 甲状软骨上   D. 气管上

  E. 食管上

7. 下列哪项指标对诊断甲状腺功能亢进有较高的敏感性

  A. T_1 B. T_2

  C. T_3 D. T_4

  E. 吸碘率

A2 型题

1. 患者，女性，23 岁，发现颈前区单一肿块 3 个月，随吞咽上下活动，边界清楚，应首先考虑的诊断是

  A. 甲状腺瘤   B. 结节性甲状腺肿

  C. 甲状腺肿   D. 甲状腺癌

  E. 甲亢

2. 患者，女性，31 岁，甲状腺弥漫性肿大，可触及震颤，伴有杂音，核素扫描为热结节，吸碘率增高，应首先考虑的诊断是

  A. 甲状腺瘤   B. 结节性甲状腺肿

  C. 单纯性甲状腺肿 D. 甲状腺癌

  E. 甲状腺功能亢进症

3. 患者，女，42 岁，颈部弥漫性肿大，伴四肢困乏，气短，纳呆体瘦；舌苔薄，脉弱无力。治疗应首选的方剂是

  A. 仙方活命饮   B. 海藻玉壶汤

  C. 四海舒郁丸   D. 柴胡疏肝散

  E. 龙胆泻肝汤

4. 患者，女，40 岁，颈部肿大，两侧对称，肿块质硬，表面光滑，甲状腺功能减退，抗甲状腺抗体阳性，病初有甲亢表现。应首先考虑的诊断是

  A. 甲状腺功能亢进

  B. 慢性侵袭性甲状腺炎

  C. 慢性淋巴细胞性甲状腺炎

  D. 甲状腺腺瘤

  E. 甲状腺癌

5. 患者，女，38 岁，颈前肿痛，胸闷不适，口苦咽干，急躁易怒，心悸多汗；苔薄黄，脉弦数。其中医证型是

  A. 气滞痰凝   B. 火毒炽盛

  C. 肝郁胃热   D. 胃火炽盛

  E. 肝郁痰结

6. 患者，女，40 岁，颈前弥漫性肿大，性情急躁易激动，双眼突出，双手颤动。应首先考虑的诊断是

  A. 单纯性甲状腺肿

  B. 甲状腺腺瘤

  C. 甲状腺癌

  D. 甲状腺功能亢进症

  E. 甲状腺功能减退症

B1 型题

  A. 甲状腺呈对称、弥漫性肿大，腺体表

面光滑，质地柔软，随吞咽上下移动

B. 在肿大腺体的一侧或两侧可扪及单个或多个结节

C. 结节增大，伴有疼痛，甲状腺自身抗体滴度较高

D. 甲状腺常不对称肿大，质硬而表面光滑，疼痛

E. 单个光滑结节，不伴有甲状腺肿大

1. 甲状腺腺瘤的诊断标准是

2. 结节性甲状腺肿的诊断标准是

A. 四海舒郁丸

B. 丹栀逍遥散合普济消毒饮

C. 柴胡疏肝散合海藻玉壶汤

D. 龙胆泻肝汤合藻药散

E. 四海舒郁丸合右归丸

3. 治疗单纯性甲状腺肿肝郁脾虚证应首选

4. 治疗甲状腺功能亢进肝郁痰结证应首选

参考答案

A1 型题

1. B 　　2. D 　　3. E 　　4. A 　　5. E
6. A 　　7. E

A2 型题

1. A 　　2. E 　　3. C 　　4. C 　　5. C
6. D

B1 型题

1. E 　　2. B 　　3. A 　　4. C

第十二单元　胸部疾病

A1 型题

1. 肺癌的病理分类错误的是
   A. 腺癌
   B. 鳞癌
   C. 髓样癌
   D. 细支气管肺泡细胞癌
   E. 未分化癌

2. 肺癌常见的临床症状不包括
   A. 胸痛 　　　　B. 咳嗽
   C. 血痰 　　　　D. 声音嘶哑
   E. 胸闷

3. 对于原发性周围型肺癌，首选的治疗方法是
   A. 中医中药治疗 　　B. 免疫治疗
   C. 放射治疗 　　　　D. 化学治疗
   E. 手术治疗

4. 预后最差的肺癌类型是
   A. 鳞状细胞癌 　　　B. 腺癌
   C. 大细胞癌 　　　　D. 小细胞癌
   E. 腺鳞癌

5. 食管癌的早期症状是
   A. 食物吞咽缓慢并有滞留感
   B. 梗阻症状
   C. 疼痛
   D. 出血
   E. 声音嘶哑

6. 食管癌的主要证型不包括
   A. 痰气交阻证 　　　B. 痰湿内蕴证
   C. 瘀毒内结证 　　　D. 邪热内陷证
   E. 津亏热结证

A2 型题

1. 患者，男，70 岁。吸烟史 40 年，咳痰带血 1 个月，伴消瘦，无明显发热，应首先考虑的诊断是

　　A. 肺癌　　　　　B. 肺炎

　　C. 支气管扩张症　D. 肺结核

　　E. 肺纤维瘤

2. 患者，女，75 岁。长期饮食困难，近于梗阻，呕恶气逆，形体枯羸，目不识人，气短乏力，语声低微，面色苍白，大便难下，舌质暗绛，舌体瘦小，无苔，脉沉细无力。应首先考虑的诊断是

　　A. 肺癌　　　　　B. 肝癌

　　C. 胃癌　　　　　D. 肺结核

　　E. 食管癌

B1 型题

　　A. 鳞癌　　　　　B. 黏液癌

　　C. 小细胞癌　　　D. 腺癌

　　E. 大细胞癌

1. 中央型肺癌的病理类型多见

2. 周围型肺癌的病理类型多见

　　A. 桃仁四物汤合犀角地黄汤加减

　　B. 启膈散合逍遥散加减

　　C. 五汁安中饮加味

　　D. 二陈汤合旋覆代赭汤加减

　　E. 大补元煎加减

3. 食管癌痰气交阻证治疗首选

4. 食管癌痰湿内蕴证治疗首选

参考答案

A1 型题

1. C　　2. D　　3. E　　4. D　　5. A

6. D

A2 型题

1. A　　2. E

B1 型题

1. A　　2. D　　3. B　　4. D

第十三单元　乳房疾病

A1 型题

1. 单发的乳腺肿块，且无疼痛，腋窝淋巴结不大，无周期性改变，可诊断为

　　A. 乳腺导管扩张症　B. 乳腺癌

　　C. 乳腺纤维腺瘤　　D. 积乳囊肿

　　E. 急性乳腺炎

2. 下列乳癌分型中属高分化乳腺癌的是

　　A. 硬癌　　　　　B. 炎性乳腺癌

　　C. 导管癌　　　　D. 髓样癌

　　E. 胶样癌

3. 以下哪个不属于乳房淋巴液输出途径中的淋巴结

　　A. 腋窝淋巴结　　B. 锁骨上淋巴结

　　C. 颌下淋巴结　　D. 胸骨旁淋巴结

　　E. 锁骨下淋巴结

4. 下列哪项不属于乳腺癌的典型表现

A. 乳内无疼痛、单发包块

B. 质地硬

C. 局部皮肤橘皮样改变

D. 表面不光滑，与周围组织粘连，不易推动

E. 边界清楚

5. 下列除哪项外，均是低分化乳腺癌的病理类型

A. 硬癌   B. 髓样癌

C. 浸润性癌   D. 胶样癌

E. 腺癌

A2 型题

1. 患者，女性，26 岁，产后 1 个月双乳出现红肿热痛，可触及包块，应首先考虑的诊断是

A. 积乳囊肿   B. 乳腺癌

C. 乳腺纤维腺瘤   D. 乳腺增生症

E. 急性乳腺炎

2. 患者，女性，36 岁，乳房内多发性肿块，伴疼痛，月经后有所缩小、变软，应首先考虑的诊断是

A. 乳腺增生病   B. 乳腺癌

C. 乳腺纤维腺瘤   D. 积乳囊肿

E. 急性乳腺炎

3. 患者，女，30 岁，双乳内多发肿块，为确定肿块为实性或囊性，最好的检查方法是

A. 钼靶 X 线摄片

B. CT

C. B 超

D. 近红外线透照检查

E. 热图像检查

4. 患者，女，35 岁，乳房胀痛半年，经前加重，经后痛减；伴情绪抑郁，心烦易怒，失眠多梦，胸胁胀满；舌质淡红苔薄白，脉细涩。其中医证型是

A. 痰瘀凝结   B. 肝郁气滞

C. 气滞血瘀   D. 冲任失调

E. 毒热蕴结

5. 患者，女，18 岁，左乳外上象限一黄豆大小肿块，质地坚韧，表面光滑，边缘清楚，与周围组织无粘连，极易推动，挤压无乳头溢液。应首先考虑的诊断是

A. 乳腺囊性增生症

B. 乳腺纤维腺瘤

C. 乳腺癌

D. 乳腺导管扩张症

E. 急性乳腺炎

B1 型题

A. 腋窝处可触及柔软肿块，边界不清，无压痛

B. 乳腺皮下可触及孤立圆形肿块，边界清楚，质地较硬

C. 有乳房外伤史；局部可见红肿热痛，偶可触及边缘不清的肿块；局部穿刺吸出物为血液

D. 多有先天性乳头凹陷畸形，乳头孔有粉刺样或油脂样物溢出

E. 好发于年轻妇女，多见于妊娠期或哺乳期；局部症状显著，发病后患乳迅速增大

1. 炎性乳癌的诊断标准是

2. 乳腺纤维腺瘤的诊断标准是

A. 逍遥散加减

B. 二仙汤加味

C. 清瘟败毒饮合桃红四物汤加减

D. 人参养荣汤加减

E. 失笑散合开郁散加减

3. 针对乳腺癌肝郁气滞证者，宜用

4. 针对乳腺癌冲任失调证者，宜用

A. 逍遥散加减

B. 二仙汤加味

C. 清瘟败毒饮合桃红四物汤加减

D. 人参养荣汤加减

E. 失笑散合开郁散加减

5. 针对乳腺癌毒热蕴结证者，宜用

6. 针对乳腺癌气血两虚证者，宜用

A. 放射状切口

B. 沿皮肤自然纹理切开

C. 沿乳房下缘作弧形切口

D. 沿乳晕边缘作弧形切口

E. "S" 形切口

7. 乳房深部脓肿，切开引流时应采取

8. 关节区脓肿，切开引流可采取

参考答案

A1 型题

1. C 2. C 3. C 4. E 5. E

A2 型题

1. E 2. A 3. C 4. B 5. B

B1 型题

1. E 2. B 3. A 4. B 5. C

6. D 7. C 8. E

第十四单元 胃与十二指肠疾病

A1 型题

1. 下列哪项不属于溃疡病的手术适应证

A. 溃疡伴急性穿孔，保守治疗无效者

B. 慢性溃疡，症状不明显者

C. 溃疡伴反复消化道出血，经保守治疗出血不止者

D. 有多年溃疡病史，且发作频繁，经内科治疗无效者

E. 怀疑溃疡恶变者

2. 下列哪项不属于急性穿孔的诊断要点

A. 有溃疡病史，且近期有溃疡病活动症状

B. 突然发生的持续性上腹部剧烈疼痛，迅速发展到全腹

C. 检查时有明显的腹膜刺激征，并多有肝浊音界缩小或消失

D. X 线检查发现膈下有游离气体

E. 莫菲征阳性

3. 我国对胃、十二指肠溃疡外科治疗最常用的术式是

A. 迷走神经干切断术

B. 选择性迷走神经切断术

C. 高选择性迷走神经切断术

D. 鸦爪切断术

E. 胃大部切除术

4. 胃癌的最好发部位是

A. 胃小弯 B. 胃大弯

C. 胃底 D. 胃窦

E. 贲门

5. 胃癌的组织学分型错误的是

A. 腺鳞癌 B. 鳞癌

C. 腺癌 D. 未分化癌

E. 髓样癌

A2 型题

1. 患者，男，35 岁，消化性溃疡反复发作 10 年，突然剧烈腹痛 3 小时，全腹压痛、反跳痛、肌紧张，X 线检查可见膈下游离气体，应首先考虑的诊断是

A. 胃、十二指肠溃疡急性穿孔

B. 急性腹膜炎

C. 急性胰腺炎

D. 急性肠梗阻

E. 急性胆囊炎

2. 患者，男，45 岁，消化性溃疡反复发作 20 年，近 1 个月来出现食欲减退，上腹部饱胀及沉重感，呕吐频繁，呕吐量大且含有酸臭味的宿食，呕吐物中不含胆汁，吐后上腹饱胀减轻，腹痛消失，明显消瘦，可见到上腹部的胃蠕动波、胃型、胃振水音，应首先考虑的诊断是

A. 消化性溃疡合并幽门梗阻

B. 肠梗阻

C. 贲门梗阻

D. 弥漫性腹膜炎

E. 食管癌

3. 患者，男，40 岁，反复上腹饱胀、嗳气吞酸、呕吐宿食 2 个月，体检上腹饱满，可见胃型，未及肿块，胃有振水音。应首先考虑的诊断是

A. 急性胃炎

B. 胃溃疡

C. 急性胃扩张

D. 十二指肠憩室

E. 十二指肠溃疡瘢痕性幽门梗阻

4. 患者，男，55 岁，间歇性胃痛发作 5 年，近 2 个月发作频繁，无规律，同时体重减轻，大便隐血试验持续阳性。应首先考虑的诊断是

A. 食管癌

B. 胃溃疡穿孔

C. 胃癌

D. 十二指肠溃疡穿孔

E. 瘢痕性幽门梗阻

B1 型题

A. 大黄黄连泻心汤加减

B. 麦门冬汤加减

C. 化肝煎加减

D. 导痰汤加减

E. 丁香散加减

1. 对于瘢痕性幽门梗阻脾胃虚寒证者，宜用

2. 对于瘢痕性幽门梗阻痰湿阻胃证者，宜用

A. 大黄黄连泻心汤加减

B. 麦门冬汤加减

C. 化肝煎加减

D. 导痰汤加减

E. 丁香散加减

3. 对于瘢痕性幽门梗阻胃中积热证者，宜用

4. 对于瘢痕性幽门梗阻气阴两虚证者，宜用

A. 胃大部切除术

B. 全胃切除术

C. 胃肠吻合术

D. 胃大部切除术加淋巴结清扫术

E. 高选择性迷走神经切断术

5. 老年人，瘢痕性幽门梗阻，全身情况差，应首选的手术方式是

6. 十二指肠溃疡穿孔 12 小时以内，既往有出血史，周围炎症水肿较轻，一般情况好，应首选的手术方式是

A. 突发上腹剧烈疼痛，迅速波及全腹

B. 恶心呕吐

C. 腹肌强直呈板状

D. 发热

E. 腹胀，肠鸣音消失

7. 胃、十二指肠溃疡急性穿孔的典型体征是

8. 胃、十二指肠溃疡穿孔最典型的症状是

参考答案

A1 型题

1. B　2. E　3. E　4. D　5. E

A2 型题

1. A　2. A　3. E　4. C

B1 型题

1. E 2. D 3. A 4. B 5. C

6. A 7. C 8. A

第十五单元 原发性肝癌

A1 型题

1. 我国原发性肝癌最常见的病因是
   A. 长期饮酒　　　B. 肝炎
   C. 肝硬化　　　　D. 肝血管瘤
   E. 肝吸虫

2. 原发性肝癌的首选治疗方法是
   A. 肿瘤局部放射治疗
   B. 生物治疗
   C. 中医中药治疗
   D. 手术治疗
   E. 全身化疗

A2 型题

1. 患者，男，50 岁。乙肝病史 18 年，近来自觉右上腹胀痛不适，伴明显消瘦。CT 可见肝区肿块，应首先考虑的诊断是
   A. 肝硬化　　　　B. 肝炎
   C. 肝癌　　　　　D. 肝包囊虫
   E. 肝血管瘤

A3 型题

患者，男，62 岁。症见脘腹胀满，胁痛肢楚，神疲乏力，纳呆便溏，四肢肿胀，既往乙肝病史 13 年，CT 可见肝区肿块，舌淡胖，苔白腻，脉弦滑。

1. 其诊断是

A. 肝硬化　　　　B. 肝炎
C. 肝癌　　　　　D. 胃癌
E. 胃溃疡

2. 其证型是
   A. 气滞血瘀证　　　B. 肝胆湿热证
   C. 肝肾阴虚证　　　D. 脾虚湿困证
   E. 阴阳两虚证

3. 其治疗是
   A. 疏肝理气，活血化瘀
   B. 益气健脾，化湿祛痰
   C. 清利湿热，活血化瘀
   D. 养阴散结，凉血解毒
   E. 滋阴助阳

4. 治疗应首选
   A. 小柴胡汤
   B. 茵陈蒿汤合鳖甲煎丸加减
   C. 青蒿鳖甲汤合一贯煎加减
   D. 四君子汤合逍遥散加减
   E. 八珍汤

B1 型题

A. 茵陈蒿汤合鳖甲煎丸加减
B. 失笑散合膈下逐瘀汤加减
C. 四君子汤合逍遥散加减
D. 竹叶石膏汤合玉女煎加减
E. 青蒿鳖甲汤合一贯煎加减

1. 原发性肝癌肝胆湿热证治疗首选
2. 原发性肝癌肝肾阴虚证治疗首选

参考答案

A1 型题

1. C　　2. D

A2 型题

1. C

A3 型题

1. C　　2. D　　3. B　　4. D

B1 型题

1. A　　2. E

第十六单元　门静脉高压症

A1 型题

1. 门静脉压力正常值为
   - A. 0.27~1.36kPa
   - B. 0.36~1.27kPa
   - C. 1.27~2.36kPa
   - D. 1.36~2.27kPa
   - E. 2.27~3.36kPa

2. 门静脉与腔静脉之间的交通支不包括
   - A. 前腹壁交通支
   - B. 直肠上端交通支
   - C. 腹膜后交通支
   - D. 直肠下端肛管交通支
   - E. 胃底、食管下段交通支

3. 门脉高压时的主要病理改变不包括
   - A. 门-体静脉开放，交通支扩张
   - B. 腹水
   - C. 脾肿大、脾功能亢进
   - D. 肝脏肿大
   - E. 肝性脑病

4. 门静脉高压的手术治疗方法不包括
   - A. 分流术
   - B. 断流术
   - C. 转流术
   - D. 脾切除术
   - E. 肝叶切除术

5. 下列除哪项外均为门脉高压症的临床表现

   - A. 外周静脉压升高
   - B. 腹壁静脉扩张
   - C. 腹水
   - D. 食管静脉曲张
   - E. 脾肿大

A2 型题

1. 患者，男，56 岁，患肝病反复发作 20 余年，近日出现乏力、嗜睡、厌食、脾肿大、脾功能亢进、腹水，应首先考虑的诊断是
   - A. 急性肝炎
   - B. 肝硬化
   - C. 黑热病
   - D. 门脉高压症
   - E. 肝性脑病

2. 患者，男，50 岁，发现乙肝 8 年，黑便半个月，胃镜检查发现食道、胃底静脉曲张。其门脉高压阻塞部位在
   - A. 窦后
   - B. 窦内
   - C. 窦前
   - D. 肝前
   - E. 肝后

3. 患者，男，46 岁，慢性乙肝史 8 年，肝硬化，门脉高压，发生大量呕血，考虑食道胃底静脉曲张破裂出血。首选止血措施为
   - A. 三腔二囊管压迫
   - B. 胃内注射或口服去甲肾上腺素
   - C. 胃管注入冰水

D. 使用生长抑素

E. 内镜治疗

参考答案

A1 型题

1. C　　2. B　　3. D　　4. E　　5. A

第十七单元　急腹症

A1 型题

1. 下列哪项不属于急腹症的常见中医病机

　　A. 热蕴　　　　　　B. 血瘀

　　C. 气滞　　　　　　D. 痰结

　　E. 食滞

2. 急性阑尾炎热毒证者宜用

　　A. 大黄牡丹汤合红藤煎加减

　　B. 大柴胡汤

　　C. 大黄牡丹汤合透脓散加减

　　D. 大陷胸汤

　　E. 龙胆泻肝汤

3. 下列哪项不属于急性胰腺炎的常见病因

　　A. 肝功异常　　　　B. 高脂血症

　　C. 暴饮暴食　　　　D. 过量饮酒

　　E. 梗阻因素

4. 下列哪项不属于急性胰腺炎的中医病机

　　A. 蛔虫上扰　　　　B. 饮食不节

　　C. 创伤　　　　　　D. 手术

　　E. 暴急奔走

5. 重症胰腺炎的手术治疗原则中不包括

　　A. 胰腺穿刺

　　B. 规则性胰腺切除术

　　C. 坏死组织清除术

D. 胰周引流术

E. 三腔造瘘

6. 胆囊结石的病因病理不包括

　　A. 肝脏损伤　　　　B. 代谢因素

　　C. 胆道异物　　　　D. 胆汁淤滞

　　E. 胆道感染

7. 肠梗阻的局部病理改变不包括

　　A. 肠壁坏死穿孔

　　B. 肠壁充血水肿

　　C. 肠腔膨胀、积气积液

　　D. 肠蠕动变化

　　E. 体液丧失

8. 肠梗阻的典型临床表现不包括

　　A. 腹痛　　　　　　B. 腹胀

　　C. 腹泻　　　　　　D. 停止排气排便

　　E. 呕吐

9. 机械性肠梗阻的典型表现是

　　A. 板状腹

　　B. 阵发性腹痛

　　C. 膈下游离气体

　　D. X 线检查见阶梯样液平面

　　E. 肠鸣音减弱

10. 下列哪项不是肠梗阻的手术指征

　　A. 不完全性肠梗阻

　　B. 应用非手术疗法，经 6~8 小时病情不

见好转

C. 有腹膜刺激征或弥漫性腹膜炎征象的各型肠梗阻

D. 肿瘤及先天性肠道畸形等不可逆转的器质性病变引起的肠梗阻

E. 绞窄性肠梗阻

11. 急腹症病人腹腔内穿刺液为带臭味的血性液，最可能为

A. 肠套叠

B. 绞窄性肠梗阻

C. 急性胰腺炎

D. 胃、十二指肠溃疡穿孔

E. 胆囊穿孔

12. Charcot 三联征出现在

A. 急性化脓性胆囊炎

B. 急性梗阻性化脓性胆管炎

C. 急性出血、坏死性胰腺炎

D. 急性化脓性阑尾炎

E. 绞窄性小肠梗阻

13. 关于胆囊结石，下列哪项不正确

A. 阵发性右上腹绞痛可向右肩胛放射

B. 高脂肪饮食、暴饮暴食、疲劳等可诱发胆绞痛

C. 如同时合并急性胆囊炎，腹痛为持续性胀痛，阵发性加剧

D. 伴有胆囊炎时常有发热

E. 不出现黄疸

14. 下列哪项肠梗阻需要手术治疗

A. 单纯性粘连性肠梗阻

B. 动力性肠梗阻

C. 蛔虫团、粪便或食物团堵塞引起的肠梗阻

D. 肠结核等炎症引起的不完全性肠梗阻

E. 肠套叠后期

15. 急性持续性腹痛，阵发性加剧伴休克，最大可能是

A. 输尿管结石、肾绞痛

B. 单纯性机械性肠梗阻

C. 急性阑尾炎

D. 绞窄性肠梗阻

E. 肠扭转牵拉肠系膜

16. 急性胰腺炎血淀粉酶高峰时间是

A. 2 小时　　　　　B. 6 小时

C. 8 小时　　　　　D. 12 小时

E. 24 小时

A2 型题

1. 患者，女性，35 岁，转移性右下腹疼痛 3 天，右下腹压痛、反跳痛、肌紧张，腰大肌试验阳性，血白细胞升高，应首先考虑的诊断是

A. 急性阑尾炎　　　B. 慢性阑尾炎

C. 急性肠梗阻　　　D. 肠系膜淋巴结炎

E. 右侧附件炎

2. 患者，男性，33 岁，饮酒后出现上腹疼痛，伴恶心、腹胀，血、尿淀粉酶大于 1000U，疼痛向腰背部放射，应首先考虑的诊断是

A. 慢性阑尾炎　　　B. 急性阑尾炎

C. 慢性胰腺炎　　　D. 急性胰腺炎

E. 急性肠梗阻

3. 患者，女性，29 岁，右上腹痛反复发作 1 周，伴恶心、发热（38.5℃），莫菲征阳性，B 超显示胆囊增大，可见双边征，血白细胞升高，应诊断为

A. 急性单纯性胆囊炎

B. 急性化脓性胆囊炎

C. 慢性胆囊炎

D. 胆囊结石

E. 急性胰腺炎

4. 患者，女性，31 岁，突然发作右上腹痛，表情淡漠，高烧寒战，黄疸，血压下降，血白细胞 $20 \times 10^9/L$，应首先考虑的诊断是

A. 化脓性胆囊炎　　B. 胆总管结石

C. 坏疽性胆囊炎　　D. 重症胰腺炎

E. 重症胆管炎

5. 患者，女性，65 岁，突发右上腹痛，高

烧、寒战、黄疸，B超显示胆囊增大，应首先考虑的诊断是

　　A. 胆囊结石　　　　B. 肝内胆管结石

　　C. 胆总管结石　　　D. 急性胰腺炎

　　E. 急性胆囊炎

6. 患者，女性，31岁，突发性上腹部钻顶样疼痛，阵发性，缓解期无任何症状，右上腹有轻度压痛，腹肌柔软，应首先考虑的诊断是

　　A. 慢性胆囊炎　　　B. 急性胆囊炎

　　C. 胆囊结石　　　　D. 胆道蛔虫症

　　E. 单纯性胰腺炎

7. 转移性右下腹痛6小时，持续性、进行性加剧，右下腹局限性压痛、拒按，伴纳差，发热（38.5℃），苔白腻，脉弦紧。其中医治法是

　　A. 行气活血，通腑泄热

　　B. 通腑泄热，利湿解毒

　　C. 通腑排毒，养阴清热

　　D. 通里攻下，清热化瘀

　　E. 温中散寒，通里攻下

8. 右上腹痛牵涉右肩背，突发畏寒高热，巩膜皮肤黄染，应首先考虑的诊断是

　　A. 急性胆囊炎

　　B. 急性胰腺炎

　　C. 黄疸型肝炎

　　D. 壶腹部周围肿瘤

　　E. 急性化脓性梗阻性胆管炎

9. 患者，女，35岁，反复右上腹阵发性绞痛，痛连右肩背1个月，B超示胆囊大小正常，胆汁回声正常，胆总管轻度扩张，下端见直径0.5cm结石1枚，胰腺未见异常。应首选的治疗方法是

　　A. 排石疗法　　　　B. 溶石疗法

　　C. 碎石疗法　　　　D. 取石疗法

　　E. 外科手术

10. 患者，男，60岁，胃脘胀满疼痛，痛引两胁，情志不舒，善怒，喜太息，嗳腐吞酸，呃逆呕吐，脉弦。其中医治法是

　　A. 疏肝和胃，降逆止痛

　　B. 温中散寒，健脾和胃

　　C. 养阴清热，和胃止痛

　　D. 补气养血，健脾补肾

　　E. 健脾化湿，软坚散结

11. 患者，男，55岁，胁下积块，腹大如鼓，黄疸日深，纳呆乏力，小便短赤，腹水肢肿。应首先考虑的中医诊断是

　　A. 噎膈　　　　　　B. 鼓胀

　　C. 伏梁　　　　　　D. 肺积

　　E. 反胃

12. 患者，男，50岁，便下脓血，里急后重，腹部灼痛，大便黏液恶臭；舌质红，苔黄腻津少，脉洪大或滑数。治疗应首选的方剂是

　　A. 桃红四物汤

　　B. 八珍汤合麻仁滋脾丸

　　C. 益气固本解毒汤

　　D. 槐角地榆汤

　　E. 失笑散合膈下逐瘀汤

B1型题

　　A. 柴胡清肝饮　　　B. 大陷胸汤

　　C. 龙胆泻肝汤　　　D. 大柴胡汤

　　E. 乌梅汤

1. 针对胰腺炎肝郁气滞证者，应选用

2. 针对胰腺炎蛔虫上扰证者，应选用

　　A. 急性单纯性胆囊炎

　　B. 急性化脓性胆囊炎

　　C. 急性坏疽性胆囊炎

　　D. 胆囊周围脓肿

　　E. 胆囊穿孔

3. 侵犯胆囊壁全层，导致胆囊积脓的胆囊炎症性病理改变是

4. 胆囊腔内压升高，压迫胆囊壁或因严重感染，胆囊壁呈片状或广泛坏死的炎症是

　　A. 外伤性　　　　　B. 神经性

C. 血运性　　　　　D. 动力性

E. 机械性

5. 因支配肠道正常运动的神经功能发生障碍，致肠内容物不能正常运行而形成的肠梗阻属

6. 因肠系膜血管血栓形成或栓塞，引起肠管血循环障碍而发生的肠麻痹属

A. 驱蛔承气汤　　　　B. 桃仁承气汤

C. 甘遂通结汤　　　　D. 复方大承气汤

E. 温脾汤

7. 对于肠梗阻气滞血瘀证者，宜用

8. 对于肠梗阻肠腑热结证者，宜用

A. 桃仁承气汤　　　　B. 复方大承气汤

C. 温脾汤　　　　　　D. 甘遂通结汤

E. 驱蛔承气汤

9. 腹胀、腹痛，痞满拒按，恶心呕吐，无排气排便，发热口渴，小便黄赤，舌红苔黄燥，脉洪数。应首选

10. 腹痛阵作，胀满拒按，恶心呕吐，无排气排便，舌淡红，苔薄白，脉弦或涩。应首选

参考答案

A1 型题

1. D	2. C	3. A	4. E	5. A
6. A	7. E	8. C	9. D	10. A
11. B	12. B	13. E	14. E	15. D
16. E				

A2 型题

1. A	2. D	3. B	4. E	5. C
6. D	7. B	8. C	9. A	10. A
11. B	12. D			

B1 型题

1. A	2. E	3. B	4. C	5. D
6. C	7. B	8. D	9. B	10. A

第十八单元　腹外疝

A1 型题

1. 典型的腹外疝不包括

　　A. 疝环　　　　　　B. 疝囊

　　C. 疝内容物　　　　D. 疝外被盖

　　E. 疝外壁

2. 疝囊壁部分由腹内脏器构成的腹外疝属

　　A. 易复性疝　　　　B. 难复性疝

　　C. 滑动性疝　　　　D. 嵌顿性疝

　　E. 绞窄性疝

3. 下列哪项不是腹外疝的临床类型

　　A. 易复性疝　　　　B. 难复性疝

　　C. 溃疡性疝　　　　D. 嵌顿性疝

　　E. 绞窄性疝

A2 型题

1. 患者，男性，60 岁，腹股沟部出现可复性肿物 1 个月，可降入阴囊，应首先考虑的诊断是

　　A. 腹股沟直疝　　　B. 腹股沟斜疝

　　C. 股疝　　　　　　D. 难复性疝

　　E. 嵌顿疝

2. 患者，男性，78 岁，双侧腹股沟部出现圆形肿物，不降入阴囊，平卧时可消失，应首先

考虑的诊断是

　　A. 腹股沟直疝　　　B. 腹股沟斜疝

　　C. 股疝　　　　　　D. 难复性疝

　　E. 嵌顿疝

3. 患者，男，3岁，啼哭时可见腹股沟上段内侧由外上向内下前斜行凸现一圆形囊性包块，平卧时可自行回纳。应首先考虑的诊断是

　　A. 腹股沟直疝　　　B. 腹股沟斜疝

　　C. 股疝　　　　　　D. 脐疝

　　E. 切口疝

B1 型题

　　A. 左方　　　　　　B. 右方

　　C. 前方　　　　　　D. 后方

　　E. 内部

1. 腹股沟斜疝时，精索在疝囊

2. 腹股沟直疝时，精索在疝囊

参考答案

A1 型题

　　1. E　　　2. C　　　3. C

A2 型题

　　1. B　　　2. A　　　3. B

B1 型题

　　1. D　　　2. C

第十九单元　肛肠疾病

A1 型题

1. 内痔好发于截石位

　　A. 肛门齿线以上 3、7、11 点处

　　B. 6、12 点外

　　C. 肛缘 3、9 点处

　　D. 6、12 点处

　　E. 3、9 点前面

2. 血栓性痔最主要的症状是

　　A. 出血　　　　　　B. 便秘

　　C. 疼痛　　　　　　D. 瘙痒

　　E. 腹泻

3. 直肠肛管周围脓肿常见的致病菌是

　　A. 金黄色葡萄球菌　B. 溶血性链球菌

　　C. 大肠杆菌　　　　D. 草绿色链球菌

　　E. 变形杆菌

4. 齿线下区包括

　　A. 肛瓣　　　　　　B. 肛隐窝

　　C. 肛腺　　　　　　D. 肛垫

　　E. 肛乳头

5. 结肠癌的组织学分型错误的是

　　A. 管状腺癌　　　　B. 印戒细胞癌

　　C. 鳞状细胞癌　　　D. 髓样癌

　　E. 乳头状腺癌

6. 直肠癌的最初症状是

　　A. 便血　　　　　　B. 腹痛

　　C. 消瘦　　　　　　D. 大便变细或变形

　　E. 排便习惯改变

A2 型题

1. 患者，男，45 岁。便秘，疼痛，肛周肿胀，肛周有暗紫色椭圆形肿块突起，应首先考虑的诊断是

　　A. 息肉脱出　　　　B. 内痔

C. 内痔脱出　　　D. 血栓外痔

E. 结缔组织外痔

2. 患者，女，50 岁，排便时有肿块自肛门脱出，用手可托回，应首先考虑的诊断是

A. 血栓性外痔　　　B. 直肠脱垂

C. 肛隐窝炎　　　D. 肛周脓肿

E. 肛瘘

3. 患者，男，5 岁，便血，排便时可见单个、鲜红色樱桃样肿物脱出，便后可自行回纳。应首先考虑的是

A. 肛管直肠周围脓肿

B. 肛瘘

C. 内痔

D. 直肠息肉

E. 血栓性外痔

4. 患者，女，40 岁，肛门周围突发肿块，疼痛剧烈，局部红肿灼热。应首先考虑的诊断是

A. 肛瘘

B. 直肠肛管周围脓肿

C. 直肠息肉

D. 肛隐窝炎

E. 内痔

5. 患者，男，80 岁，出现便血，伴贫血、腹痛、右下腹肿块 1 个月，无发热，伴明显消瘦、腹胀，应首先考虑的诊断是

A. 慢性阑尾炎　　　B. 阑尾类癌

C. 结肠癌　　　　D. 溃疡性结肠炎

E. 肠结核

B1 型题

A. 肛门齿线以上 3、7、11 点处

B. 6、12 点外

C. 肛缘 3、9 点处

D. 6、12 点处

E. 3、9 点前面

1. 内痔好发于

2. 结缔组织外痔好发于

A. 黄连解毒汤或仙方活命饮加减

B. 大承气汤或麻仁滋脾丸加减

C. 八珍汤或十全大补汤加减

D. 萆薢渗湿汤或龙胆泻肝汤加减

E. 凉血地黄汤或槐角丸加减

3. 适用于热结肠燥便秘的方剂是

4. 适用于素体气血不足或久病气血虚弱的方剂是

A. 黄连解毒汤或仙方活命饮加减

B. 大承气汤或麻仁滋脾丸加减

C. 八珍汤或十全大补汤加减

D. 萆薢渗湿汤或龙胆泻肝汤加减

E. 凉血地黄汤或槐角丸加减

5. 适用于肛周脓肿实证的方剂是

6. 适用于风热肠燥便血、血栓性外痔初起的方剂是

A. 二妙丸合萆薢渗湿汤加减

B. 五神汤或龙胆泻肝汤加减

C. 仙方活命饮或黄连解毒汤加减

D. 五仁丸或麻仁丸加减

E. 托里消毒饮加减

7. 肛瘘湿热下注证者，应首选的方剂是

8. 肛门直肠周围脓肿热毒蕴结证者，应首选的方剂是

A. 侧卧位　　　　B. 膝胸位

C. 截石位　　　　D. 倒置位

E. 蹲位

9. 乙状结肠检查常用的体位是

10. 检查内痔脱出、脱肛和息肉脱出的常用体位是

A. 四妙散合白头翁汤

B. 木香分气丸

C. 参苓白术散合吴茱萸汤

D. 导痰汤

E. 益气固本解毒汤

11. 治疗直肠癌湿热瘀毒证应首选

12. 治疗直肠癌脾肾寒湿证应首选

参考答案

A1 型题

1. A　　2. C　　3. C　　4. E　　5. D

6. E

A2 型题

1. D　　2. B　　3. D　　4. B　　5. C

B1 型题

1. A　　2. B　　3. B　　4. C　　5. D

6. E　　7. A　　8. C　　9. B　　10. E

11. B　　12. C

第二十单元　泌尿与男性生殖系统疾病

A1 型题

1. 急性细菌性前列腺炎，治疗应首选抗生素是

A. 喹诺酮类抗生素　　B. 复方新诺明

C. 青霉素　　D. 红霉素

E. 头孢类抗生素

2. 前列腺增生症最重要的症状是

A. 尿潴留　　B. 尿频

C. 进行性排尿困难　　D. 血尿

E. 尿痛

3. 膀胱结石常见的首发症状是

A. 尿频　　B. 尿急

C. 尿痛　　D. 排尿中断

E. 排尿困难

A2 型题

1. 患者，男，20岁，阴囊结块，肿硬而冷，牵引睾丸疼痛，喜暖畏寒；苔白腻，脉弦紧。治疗应首选的方剂是

A. 天台乌药散　　B. 右归丸

C. 补中益气汤　　D. 香连化滞丸

E. 附子理中汤

2. 患者，女，36岁，肾绞痛突然发作，尿液检查可见镜下血尿。应首先考虑的诊断是

A. 肾结石　　B. 膀胱结石

C. 急性睾丸炎　　D. 尿道结石

E. 肾结核

3. 患者，男，40岁，腰痛，少腹急满，小便频数短赤，溺时涩痛难忍，淋沥不爽，口干欲饮；舌红，苔黄腻，脉弦细。治疗应首选的方剂是

A. 石韦散　　B. 八正散

C. 济生肾气丸　　D. 龙胆泻肝汤

E. 仙方活命饮

4. 患者，男，50岁，腰膝酸软，手足不温，小便频数，淋沥不尽，阳痿早泄；舌淡胖，苔白，脉沉细。其中医证型是

A. 湿热下注　　B. 脾肾气虚

C. 脾肾阳虚　　D. 肾阳虚衰

E. 脾胃虚弱

5. 患者，男，55岁，进行性尿频、排尿困难1年。应首先考虑的诊断是

A. 急性前列腺炎　　B. 膀胱结石

C. 前列腺增生症　　D. 肾结石

E. 尿道结石

6. 患者，男，45岁，小便不畅，尿液点滴

而下，小腹拘急胀痛；舌质紫暗有瘀斑，脉涩。
治疗应首选的方剂是

　　A. 少腹逐瘀汤　　　B. 石韦散

　　C. 八正散　　　　　D. 沉香散

　　E. 天台乌药散

B1 型题

　　A. 排尿突然中断，并感疼痛，可放射至
　　　阴茎头部和远端尿道，改变体位后可
　　　缓解症状

　　B. 突发性尿线变细，排尿费力，呈点滴
　　　状，尿流中断

　　C. 肾绞痛、腰腹部钝痛、放射痛、血尿、
　　　梗阻

　　D. 尿频、尿急、尿痛，腰痛，发热

　　E. 尿道口滴脓

1. 属肾脏结石和输尿管结石的临床表现为

2. 属尿道结石的临床表现为

　　A. 排尿困难，夜尿增多

　　B. 会阴部胀痛，疼痛向腰骶及大腿根部
　　　放射，尿频、尿急、尿痛

　　C. 睾丸肿痛

　　D. 无痛性血尿，排尿困难

　　E. 尿道口滴白，性功能障碍

3. 属急性前列腺炎临床表现的是

4. 属急性睾丸炎临床表现的是

　　A. 排尿困难，夜尿增多

　　B. 会阴部胀痛，疼痛向腰骶及大腿根部
　　　放射，尿频、尿急、尿痛

　　C. 睾丸肿痛

　　D. 无痛性血尿，排尿困难

　　E. 尿道口滴白，性功能障碍

5. 属慢性前列腺炎临床表现的是

6. 属前列腺增生症临床表现的是

　　A. 龙胆泻肝汤　　　B. 滋阴除湿汤

　　C. 八正散　　　　　D. 暖肝煎

　　E. 济生肾气丸

7. 治疗睾丸炎湿热下注证应首选

8. 治疗睾丸炎寒湿凝滞证应首选

参考答案

A1 型题

　　1. B　　　2. C　　　3. D

A2 型题

　　1. A　　　2. A　　　3. B　　　4. D　　　5. C

　　6. D

B1 型题

　　1. C　　　2. B　　　3. B　　　4. C　　　5. E

　　6. A　　　7. A　　　8. D

第二十一单元　周围血管疾病

A1 型题

1. 诊断下肢静脉曲张应首选

　　A. B 超　　　　　B. CT

　　C. X 线检查　　　D. 静脉造影

　　E. 动脉造影

2. 下列哪项不是深静脉血栓形成的诊断方法

　　A. 放射性核素检查

　　B. 血流图

　　C. 计算机数字减影下静脉造影检查

　　D. CT

E. 超声多普勒检查

3. 动脉硬化性闭塞症的病变部位主要是

    A. 大动脉   B. 大、中动脉

    C. 小动脉   D. 微动脉

    E. 主动脉

4. 动脉硬化性闭塞症的西医治疗原则主要是

    A. 应用血管扩张剂

    B. 降低血液黏稠度

    C. 治疗高血压

    D. 治疗糖尿病

    E. 降低血脂，改善血压，改善血液高凝状态

A2 型题

1. 患者，女，50 岁，左下肢有蚯蚓状静脉迂曲，站立时明显，平卧时减轻，应首先考虑的诊断是

    A. 浅静脉炎

    B. 动脉硬化性闭塞症

    C. 血栓闭塞性脉管炎

    D. 下肢深静脉血栓形成

    E. 下肢静脉曲张

2. 患者，女，64 岁，突发性左下肢疼痛，明显肿胀，股三角区及小腿有明显压痛，并见明显静脉曲张，患肢皮肤呈暗红色，应首先考虑的诊断是

    A. 浅静脉炎

    B. 动脉硬化性闭塞症

    C. 血栓闭塞性脉管炎

    D. 下肢深静脉血栓形成

    E. 下肢静脉曲张

3. 患者，男，30 岁，有吸烟史 10 年，右下肢疼痛 1 年，逐渐加重，疼痛剧烈，伴有局部感觉异常，右足背动脉搏动消失，足尖发凉，应首先考虑的诊断是

    A. 浅静脉炎

    B. 动脉硬化性闭塞症

    C. 血栓闭塞性脉管炎

    D. 下肢深静脉血栓形成

    E. 下肢静脉曲张

4. 患者，男，65 岁，出现右下肢酸痛、麻木、皮温发凉，伴间歇性跛行，夜间症状明显加重，应首先考虑的诊断是

    A. 浅静脉炎

    B. 动脉硬化性闭塞症

    C. 血栓闭塞性脉管炎

    D. 下肢深静脉血栓形成

    E. 下肢静脉曲张

5. 患者，女，50 岁，教师，右下肢沉重、酸胀 2 年余，检查可见右下肢浅静脉隆起、迂曲，状如蚯蚓。为确诊，应做的检查是

    A. 多普勒肢体血流图

    B. 静脉造影

    C. 红外热像仪测定

    D. 肢体光电容积描记

    E. 血液流变学检查

6. 患者，男，52 岁，左下肢发凉，间歇性跛行 1 年，冠心病史 3 年，心电图检查示冠状动脉供血不足。应首先考虑的诊断是

    A. 下肢深静脉血栓形成

    B. 动脉硬化性闭塞症

    C. 单纯性下肢静脉曲张

    D. 血栓闭塞性脉管炎

    E. 干性坏疽

B1 型题

    A. 附桂八味丸加减   B. 十全大补汤加减

    C. 四妙勇安汤加减   D. 桃红四物汤加减

    E. 阳和汤加减

1. 血栓闭塞性脉管炎气血两虚证宜用

2. 血栓闭塞性脉管炎血瘀证宜用

    A. 附桂八味丸加减   B. 十全大补汤加减

    C. 四妙勇安汤加减   D. 桃红四物汤加减

    E. 阳和汤加减

3. 血栓闭塞性脉管炎肾阳虚宜用

4. 血栓闭塞性脉管炎寒湿证宜用

A. 阳和汤　　　　　B. 桃红四物汤

C. 四妙勇安汤　　　D. 八珍汤合左归丸

E. 十全大补汤

5. 治疗动脉硬化性闭塞症寒凝血脉证应首选

6. 治疗动脉硬化性闭塞症脾肾阳虚证应首选

参考答案

A1 型题

1. D　　2. D　　3. B　　4. E

A2 型题

1. E　　2. D　　3. C　　4. B　　5. B

6. B

B1 型题

1. B　　2. D　　3. A　　4. E　　5. A

6. D

第二十二单元　皮肤及性传播疾病

A1 型题

1. 带状疱疹的最主要的症状是

A. 瘙痒　　　　　B. 神经痛

C. 乏力　　　　　D. 寒战高热

E. 少尿

2. 下列不属于带状疱疹局部治疗药物的是

A. 龙胆紫溶液　　B. 阿昔洛韦

C. 无环鸟苷　　　D. 阿糖胞苷

E. 益康唑

3. 以下容易诱发丹毒的疾病是

A. 带状疱疹　　　B. 足癣

C. 银屑病　　　　D. 梅毒

E. 湿疹

4. 下列不属于足癣的特征的是

A. 通过接触传染　B. 局部瘙痒

C. 多见于成年人　D. 真菌培养阴性

E. 易继发感染

5. 以下可出现苔藓样变的疾病是

A. 急性湿疹　　　B. 亚急性湿疹

C. 慢性湿疹　　　D. 带状疱疹

E. 银屑病

6. 下列不属于局限性皮肤瘙痒症好发部位的是

A. 肛门　　　　　B. 阴囊

C. 女阴　　　　　D. 小腿

E. 双手

7. 下列不属于银屑病临床分型的是

A. 全身型　　　　B. 寻常型

C. 脓疱型　　　　D. 关节病型

E. 红皮病型

8. 有点状出血现象的疾病是

A. 寻常型银屑病　B. 脓疱型银屑病

C. 急性湿疹　　　D. 慢性湿疹

E. 皮肤瘙痒症

9. 下列不属于白癜风的特征的是

A. 皮损为局部色素脱失斑

B. 皮损可发于任何部位

C. 脱色斑为先天性

D. 多无自觉症状

E. 皮损周边有色素沉着带

10. 治疗梅毒首选抗生素为

A. 青霉素类　　　B. 万古霉素

C. 红霉素　　　　D. 喹诺酮类

E. 氨基糖苷类

11. 下列哪项不是荨麻疹的证型

A. 风寒束表证　　B. 风热犯表证

C. 胃肠湿热证　　D. 寒邪蕴表证

E. 血虚风燥证

A2 型题

1. 患者，男，41 岁。左足底皮肤皲裂 1 月，伴疼痛。查体可见左足底皮肤增厚、粗糙、脱屑、干燥，有皲裂，舌质淡红，苔薄白，脉细。诊断为足癣鳞屑角化型。其中医证型是

A. 肝经郁热证　　B. 脾虚湿蕴证

C. 气滞血瘀证　　D. 湿热蕴结证

E. 血虚风燥证

2. 患者，男，23 岁。左侧第 4、5 趾间瘙痒，查体可见局部潮湿，皮肤浸渍发白，应首先考虑的诊断是

A. 皮肤瘙痒症　　B. 足癣

C. 银屑病　　D. 梅毒

E. 湿疹

3. 患者，女，47 岁。左侧前臂皮肤破溃伴瘙痒 1 周，急性发病，皮损为密集的粟粒大小的丘疹、丘疱疹，基底潮红，有抓痕，有结痂。诊断为急性湿疹，应首选的方剂是

A. 清风散和四物汤加减

B. 除湿胃苓汤加减

C. 柴胡疏肝散加减

D. 萆薢渗湿汤加减

E. 清营汤加减

4. 患者，男，21 岁。颈部皮肤出现白斑 1 年，无疼痛，无瘙痒。查体可见颈部约 4cm×5cm 白斑，周边有色素沉着带。应首先考虑的诊断是

A. 皮肤瘙痒症　　B. 白癜风

C. 银屑病　　D. 梅毒

E. 湿疹

5. 患者，男，34 岁。有冶游史。胸壁、腹壁广泛多发皮疹 1 月，轻度瘙痒，无疼痛。梅毒螺旋体检查和梅毒血清试验阳性。应首先考虑的诊断是

A. 一期梅毒　　B. 二期梅毒

C. 三期梅毒　　D. 隐性梅毒

E. 先天性梅毒

B1 型题

A. 一期梅毒　　B. 二期梅毒

C. 三期梅毒　　D. 隐性梅毒

E. 先天性梅毒

1. 主要表现为外生殖器硬下疳的是

2. 主要表现为杨梅疮的是

A. 带状疱疹　　B. 湿疹

C. 银屑病　　D. 梅毒

E. 白癜风

3. 皮疹多沿某一周围神经分布，排列呈带状，发于身体一侧，不超过正中线，疼痛剧烈的是

4. 局部色素脱失斑，呈乳白色斑点或斑片，境界清楚，边缘褐色，无疼痛的是

参考答案

A1 型题

1. B　2. E　3. B　4. D　5. C

6. E　7. A　8. A　9. C　10. A

11. D

A2 型题

1. E　2. B　3. D　4. B　5. B

B1 型题

1. A　2. B　3. A　4. E

中西医结合妇产科学

第一单元　女性生殖系统解剖

A1 型题

1. 成年女子宫体与宫颈的比例是
    A. 2∶1　　　　　B. 1∶2
    C. 1∶1　　　　　D. 3∶1
    E. 3∶2

2. 下列关于女性外生殖器解剖的叙述，正确的是
    A. 女性外生殖器即会阴
    B. 阴阜即耻骨联合前面隆起的脂肪垫
    C. 双侧小阴唇前端为腹股沟韧带终止点
    D. 前庭大腺称斯氏腺
    E. 阴道前庭为双侧大阴唇之间的菱形区

3. 下列各项，不属女性外阴组成的是
    A. 阴阜　　　　　B. 阴道
    C. 小阴唇　　　　D. 前庭大腺
    E. 大阴唇

4. 维持子宫底保持前倾的主要韧带是
    A. 子宫圆韧带　　B. 宫颈横韧带
    C. 卵巢固有韧带　D. 主韧带
    E. 子宫骶骨韧带

5. 下列关于子宫韧带解剖的叙述，正确的是
    A. 圆韧带起于子宫角，止于腹股沟
    B. 阔韧带富有肌纤维与子宫体肌纤维相接
    C. 卵巢固有韧带使子宫倾向后方

    D. 主韧带横行于子宫颈两侧和骨盆侧壁之间
    E. 子宫骶骨韧带使子宫侧向后方

6. 下列关于输卵管解剖生理的叙述，正确的是
    A. 全长为 6~8cm
    B. 伞端有腹膜遮盖
    C. 平滑肌收缩时输卵管由近端向远端蠕动
    D. 内壁为复层柱状上皮
    E. 管壁由浆膜、肌层和黏膜组成

7. 下列关于子宫解剖的叙述，错误的是
    A. 子宫位于骨盆中央，呈倒置的梨形
    B. 子宫重量约 50~70g
    C. 子宫的容积 5~6mL
    D. 成人宫体与宫颈比例为 2∶1
    E. 子宫峡部内膜与宫颈内膜相同

8. 下列关于子宫解剖的叙述，错误的是
    A. 长 7~8cm，宽 4~5cm，厚 2~3cm
    B. 子宫峡部的上端又称组织学内口
    C. 子宫内膜分为基底层和功能层
    D. 子宫前面腹膜覆盖膀胱形成膀胱子宫凹陷返折
    E. 子宫后面腹膜向下再折向直肠形成道格拉斯陷凹

9. 下列关于阴道解剖的叙述，错误的是
    A. 阴道位于骨盆下部的中央
    B. 阴道上端较下端宽敞

C. 阴道后壁较前壁长

D. 阴道上端包绕宫颈，下端开口于前庭前部

E. 阴道为复层扁平上皮所覆盖，无腺体

10. 下列关于女性生殖器解剖的叙述，错误的是

    A. 阴道上皮为复层扁平上皮，无腺体

    B. 子宫颈管黏膜上皮是高柱状上皮，有腺体

    C. 子宫内膜分为功能层与基底层

    D. 输卵管的最外端称为伞部

    E. 卵巢的表面为腹膜

11. 下列关于阴道的形态学及组织学特征的叙述，正确的是

    A. 阴道下端比上端宽

    B. 阴道黏膜受性激素影响有周期性变化

    C. 下端开口于前庭前部

    D. 黏膜覆以单层柱状上皮

    E. 阴道壁有丰富的腺体

12. 子宫最狭窄的部分是

    A. 组织学内口   B. 解剖学内口

    C. 宫颈管   D. 子宫峡部

    E. 子宫外口

13. 下列关于宫颈的叙述，正确的是

    A. 主要由结缔组织构成

    B. 宫颈管内膜为复层鳞状上皮

    C. 腺体能分泌少量酸性黏液

    D. 宫颈内口是宫颈癌的好发部位

    E. 宫颈黏膜无周期性的变化

14. 下列各项，不属女性生殖器邻近器官的是

    A. 膀胱   B. 输尿管

    C. 阑尾   D. 乙状结肠

    E. 直肠

15. 下列关于输卵管结构的叙述，正确的是

    A. 由浆膜层、肌层、黏膜下层及黏膜层四层构成

    B. 内膜上皮为复层柱状上皮，有纤毛

C. 壶腹部是管腔最狭窄的部分

D. 伞部开口于腹腔

E. 平滑肌蠕动方向是自内向外

16. 下列关于输卵管的叙述，错误的是

    A. 为精子与卵子结合的场所

    B. 分间质部、峡部、壶腹部、伞部4个部分

    C. 伞端有"拾卵"作用

    D. 由浆膜层、黏膜层构成

    E. 黏膜受激素影响发生周期性变化

17. 下列关于宫颈的叙述，错误的是

    A. 宫颈主要由平滑肌纤维组成

    B. 分阴道上部和阴道部

    C. 宫颈管黏膜有腺体、分泌碱性黏液

    D. 鳞柱状上皮交界处为宫颈癌的好发部位

    E. 宫颈黏液栓有利于防止病原体侵入

18. 下列关于卵巢特征的叙述，正确的是

    A. 成年妇女卵巢重5~6g

    B. 卵巢表面有腹膜覆盖

    C. 卵巢白膜是一层平滑肌组织

    D. 髓质内含数以万计的原始卵泡

    E. 卵巢内侧以骨盆漏斗韧带与子宫相连

19. 固定宫颈位置的主要韧带是

    A. 圆韧带   B. 主韧带

    C. 骨盆漏斗韧带   D. 阔韧带

    E. 宫骶韧带

20. 横行于宫颈两侧和骨盆侧壁之间的韧带是

    A. 圆韧带   B. 阔韧带

    C. 主韧带   D. 宫骶韧带

    E. 卵巢固有韧带

21. 自输卵管伞端延伸至盆壁的韧带是

    A. 主韧带   B. 阔韧带

    C. 骨盆漏斗韧带   D. 子宫骶骨韧带

    E. 圆韧带

22. 下列各项，不属女性内生殖器的是

    A. 小阴唇   B. 阴道

C. 子宫　　　　　D. 输卵管

E. 卵巢

23. 下列关于前庭大腺的叙述，错误的是

A. 又称巴氏腺，位于大阴唇后部

B. 左右各一个

C. 开口于处女膜与小阴唇之间的沟内

D. 正常时如黄豆大小，检查时可触及

E. 腺管堵塞，可形成前庭大腺囊肿或脓肿

24. "子门"指的是

A. 宫颈外口　　　　B. 阴道口

C. 子宫　　　　　　D. 外阴部

E. 阴道壁

25. 下列各项，不属古籍中有关子宫的名称是

A. 胞宫　　　　　　B. 女子胞

C. 子处　　　　　　D. 子门

E. 血室

B1 型题

A. 大阴唇　　　　　B. 小阴唇

C. 前庭大腺　　　　D. 阴道前庭

E. 阴蒂

1. 当外阴部受到损伤时，最易形成血肿的部

位是

2. 当外阴部发生炎症时，最易形成囊肿的部位是

A. 卵巢固有韧带　　B. 主韧带

C. 骶韧带　　　　　D. 骨盆漏斗韧带

E. 圆韧带

3. 从输卵管伞端下方向外延伸达骨盆壁的韧带是

4. 起于子宫双角前面，止于大阴唇前端的韧带是

参考答案

A1 型题

1. A　2. B　3. B　4. A　5. D

6. E　7. E　8. B　9. D　10. E

11. B　12. D　13. A　14. D　15. D

16. D　17. A　18. A　19. B　20. C

21. C　22. A　23. D　24. A　25. D

B1 型题

1. A　2. C　3. D　4. E

第二单元　女性生殖系统生理

A1 型题

1. 妇女的主要生理特点是

A. 经、带、胎、产　　B. 经、孕、产、乳

C. 经、孕、胎、产　　D. 经、孕、胎、乳

E. 经、带、产、乳

2. 下列关于"天癸"的叙述，错误的是

A. 天癸就是月经

B. 先有天癸后有月经

C. 肾气盛才能天癸至

D. 天癸男女都有

E. 天癸是一种阴精

3. 称为"先天之本"的脏腑是

A. 肝　　　　　　　B. 肾

C. 肺　　　　　　　D. 心

E. 脾

4. 下列关于冲脉的叙述，错误的是

A. 冲为十二经之海

B. 冲为血海

C. 是气血运行的要冲

D. 是人体妊养之本

E. 冲脉为月经之本

5. 称为"血海"的经脉是

A. 冲脉　　　　　B. 任脉

C. 督脉　　　　　D. 带脉

E. 肝脉

6. "主胞胎"的经脉是

A. 冲脉　　　　　B. 任脉

C. 督脉　　　　　D. 带脉

E. 肝脉

7. 身体无病，每三月一行经者，称为

A. 激经　　　　　B. 暗经

C. 居经　　　　　D. 避年

E. 并月

8. 下列各项，属青春期开始的重要标志是

A. 周期性排卵　　B. 月经初潮

C. 卵泡开始发育　D. 具有孕育功能

E. 第一性征开始出现

9. 妊娠初期，仍按月行经而无损于胎儿者，称为

A. 暗经　　　　　B. 居经

C. 激经　　　　　D. 胎漏

E. 子病

10. 子宫内膜从增殖期变成分泌期，其最直接的原因是

A. 促性腺激素释放激素的作用

B. 促性腺激素的作用

C. 雌激素的作用

D. 孕激素的作用

E. HCG 的作用

11. 子宫内膜呈周期性变化的是

A. 子宫肌层　　　B. 致密层

C. 功能层　　　　D. 海绵层

E. 基底层

12. 下列各项，属雌、孕激素协同作用的是

A. 宫颈黏液的变化

B. 输卵管蠕动强度

C. 阴道上皮细胞角化现象的变化

D. 乳腺的发育

E. 子宫平滑肌对缩宫素的敏感性

13. 下列关于孕激素的生理作用的叙述，正确的是

A. 使子宫肌肉对催产素的敏感性增强

B. 使阴道上皮角化，糖原增加

C. 使子宫内膜呈增殖期变化

D. 使宫颈口闭合，黏液减少变稠，拉丝度减少

E. 促进骨中钙的沉积

14. 正常月经来潮是由于

A. 体内雌孕激素撤退性出血

B. 体内雌激素的撤退性出血

C. 体内孕激素的突破性出血

D. 体内雌孕激素的突破性出血

E. 体内孕激素的撤退性出血

B1 型题

A. 雌激素　　　　　B. 孕激素

C. 雄激素　　　　　D. FSH

E. LH

1. 使子宫内膜增生的激素是

2. 使子宫内膜由增殖期变为分泌期的激素是

A. 藏而不泻　　　　B. 泻而不藏

C. 亦泻亦藏　　　　D. 主月经

E. 孕育胎儿

3. 在月经后、妊娠期胞宫的生理功能是

4. 在月经期、分娩时胞宫的生理功能是

A. 使阴道上皮细胞增生角化

B. 使阴道上皮细胞脱落加快

C. 促进阴毛和腋毛的生长

D. 直接促进窦前卵泡及窦状卵泡的生长发育

E. 抑制垂体 FSH 分泌

5. 孕激素的作用是

6. 促卵泡素的作用是

A. 月经间隔时间正常，但经期延长 9~10 天

B. 月经周期紊乱，经期长短不一，出血量时多时少

C. 月经周期缩短，月经频发

D. 月经周期正常，量少

E. 月经中期出血，量少

7. 子宫内膜脱落不全的主要表现是

8. 黄体功能不足的主要表现是

参考答案

A1 型题

1. B   2. A   3. B   4. D   5. A

6. B   7. C   8. B   9. C   10. D

11. C   12. D   13. D   14. A

B1 型题

1. A   2. B   3. A   4. B   5. B

6. D   7. A   8. C

第三单元 　妊娠生理

A1 型题

1. 精子和卵子受精的部位是

A. 输卵管峡部

B. 输卵管壶腹部与峡部连接处

C. 输卵管伞部

D. 输卵管间质部

E. 子宫腔

2. 下列关于受精的叙述，正确的是

A. 卵子停留在输卵管峡部等待受精

B. 精子获能的主要部位是阴道

C. 精子与卵子相遇时发生顶体反应

D. 精子与卵子相遇，标志受精过程已开始

E. 精原核与卵原核相融合，标志受精过程即将完成

3. 下列各项，不属受精卵着床条件的是

A. 透明带消失

B. 滋养细胞分化出合体滋养细胞

C. 囊胚与子宫内膜必须同步发育

D. 必须有足够的孕酮

E. 子宫内膜发生蜕膜变

4. 下列关于受精卵的发育、运行及着床的叙述，正确的是

A. 精子获能发生在宫腔及输卵管腔

B. 卵子受精发生在输卵管的峡部

C. 受精后第 4 日受精卵分裂为桑椹胚

D. 受精卵着床时透明带尚未消失

E. 受精卵第 8 日进入宫腔，第 10 日开始植入

5. 下列关于叶状绒毛膜的叙述，正确的是

A. 构成胎盘的胎儿部分

B. 是胎盘最里层

C. 是胎盘母体部分

D. 具有一定弹性

E. 无血管、神经及淋巴

6. 下列各项，不属胎儿附属物的是

A. 胎盘　　　　　B. 胎膜

C. 胎脂　　　　　D. 脐带

E. 羊水

7. 下列关于乳汁形成与分泌的机制的叙述，错误的是

A. 雌激素促进乳腺管发育，孕激素刺激乳腺腺泡发育

B. 大量雌激素抑制乳汁生成

C. 雌激素在产后是促使乳汁排出的主要激素

D. 胎盘生乳素促进乳汁生成

E. 催乳素是产后促使乳汁排出的主要激素

8. 下列关于胎盘组成的叙述，正确的是

A. 平滑绒毛膜+包蜕膜+羊膜

B. 平滑绒毛膜+底蜕膜+真蜕膜

C. 叶状绒毛膜+包蜕膜+真蜕膜

D. 叶状绒毛膜+底蜕膜+羊膜

E. 叶状绒毛膜+真蜕膜+底蜕膜

9. 下列关于妊娠期子宫变化的叙述，错误的是

A. 孕卵着床后，子宫内膜受孕激素的影响发生蜕膜变

B. 妊娠后期多数子宫有不同程度的右旋

C. 足月妊娠时，子宫下段可达7~10cm

D. 妊娠晚期，子宫呈球形且不对称

E. 妊娠晚期，子宫肌细胞肥大，长约为500μm，宽约为10μm

10. 下列关于妊娠期孕妇循环系统改变的叙述，错误的是

A. 妊娠晚期心脏向左、向上、向前移位

B. 心排出量妊娠32~34周达高峰

C. 心率在妊娠末期增加10~15次/分

D. 妊娠20~28周血容量的增加达高峰

E. 孕期血红蛋白常轻度降低

11. 下列关于妊娠期血液变化的叙述，错误的是

A. 血红蛋白下降

B. 血浆增加多于红细胞增加

C. 中性粒细胞降低

D. 血细胞沉降率加快

E. 血浆蛋白下降

参考答案

A1 型题

1. B	2. C	3. E	4. A	5. A
6. C	7. C	8. D	9. D	10. D
11. C				

第四单元　产前保健

A1 型题

1. 下列各项，最简便且较准确测定胎儿安危的方法是

A. 胎儿电子监护　　B. 尿雌三醇测定

C. 胎动计数　　　　D. 羊膜镜检查

E. 缩宫素激惹试验

2. 孕妇尿中与胎儿胎盘功能关系密切的激素是

A. 雌二醇　　　　　B. 雌酮

C. 雌三醇　　　　　D. 孕酮

E. 睾酮

3. 目前我国采用的围生期是

A. 妊娠满20周到产后4周

B. 妊娠满28周到产后1周

C. 妊娠满 20 周到产后 1 周

D. 围绕分娩前后 1 周以内的阶段

E. 分娩前 1 周到分娩后 24 小时内

4. 下列各项，不属首次产前检查内容的是

  A. 血、尿常规检查   B. 心肺检查

  C. 测量基础血压   D. 常规妇科检查

  E. 常规胸片检查

5. 下列各项，不属胎盘功能检查的是

  A. 孕妇尿中雌三醇值

  B. 缩宫素激惹试验

  C. 孕妇尿中 β-HCG 值

  D. 孕妇血清胎盘生乳素值

  E. 阴道脱落细胞检查

6. 下列各项，提示胎儿储备能力异常的项目是

  A. OCT 阴性

  B. FHR 有加速和减速的变化

  C. 胎动 30 次/12 小时

  D. NST 是宫缩时 FHR 的变化

  E. NST 出现反应型

7. 下列关于中期妊娠的诊断与监护的叙述，错误的是

  A. 从妊娠早期至妊娠中期，胎动随妊娠周数逐渐减少

  B. 妊娠 18~20 周起孕妇自觉胎动

  C. 妊娠 18~20 周经孕妇腹部可听到胎心音

  D. 妊娠 20 周可经腹壁触及宫内胎体

E. 妊娠 16 周子宫底达脐耻之间

8. 下列各项，不属常用的胎盘功能检测项目的是

  A. HPL   B. OCT

  C. 羊膜镜检查   D. 尿 E_3 测定

  E. 阴道脱落细胞检查

B1 型题

  A. 使胎儿第 8 对脑神经及肾受害

  B. 出现灰婴综合征

  C. 可引起溶血，导致发生肝损害及核黄疸

  D. 可产生新生儿血小板减少症

  E. 可引起青少年期发生阴道腺病及阴道与宫颈透明细胞癌

1. 孕妇用氯霉素，对胎儿的影响是

2. 孕妇用氨基糖苷类药，对胎儿的影响是

参考答案

A1 型题

1. C   2. C   3. B   4. E   5. C

6. D   7. A   8. C

B1 型题

1. B   2. A

第五单元　正常分娩

A1 型题

1. 正常分娩时最主要的产力是

  A. 子宫收缩力   B. 肛提肌收缩力

  C. 腹肌收缩力   D. 膈肌收缩力

  E. 骨骼肌收缩力

2. 下列关于正常产道的叙述，正确的是

  A. 中骨盆平面的横径长而前后径短

  B. 入口平面是前后径长而横径短

C. 出口平面是前后径短而横径长

D. 骨盆轴的上段向下向后，中段向下，下段向下向前

E. 骨盆倾斜度正常值为70°

3. 胎头衔接指的是

A. 枕骨进入骨盆入口，双顶径接近或达到坐骨棘水平

B. 顶骨进入骨盆入口，双顶径接近或达到坐骨棘水平

C. 双顶径进入骨盆入口，颅骨最低点接近或达到坐骨棘水平

D. 双顶径进入骨盆入口，双顶径到达坐骨棘水平

E. 双顶径进入骨盆入口，双顶径到达坐骨结节水平

4. 下列关于正常枕先露分娩机制的叙述，正确的是

A. 下降，衔接，内旋转，俯屈，仰伸复位，外旋转

B. 衔接，俯屈，内旋转，下降，仰伸复位，外旋转

C. 衔接，下降，俯屈，内旋转，仰伸复位，外旋转

D. 下降，俯屈，衔接，内旋转，仰伸复位，外旋转

E. 衔接，下降，内旋转，俯屈，仰伸复位，外旋转

5. 临产的主要标志是

A. 见红，规律宫缩，胎先露下降

B. 规律宫缩，破膜，胎先露下降

C. 见红，破膜，宫口扩张

D. 规律宫缩，宫口扩张，胎先露下降

E. 见红，破膜，规律宫缩

6. 下列各项，属进入第二产程征象的是

A. 产妇屏气向下用力

B. 胎头部分露于阴道

C. 产妇排尿困难

D. 子宫颈口开全

E. 脐带脱出于阴道口外

7. 临产后肛检了解胎头下降程度的标志是

A. 骶岬　　　　B. 骶骨

C. 坐骨结节　　D. 坐骨棘

E. 坐骨切迹

8. 下列关于临产诊断的叙述，错误的是

A. 胎膜破裂　　B. 有节律性的宫缩

C. 宫颈管的消失　D. 宫口逐渐扩张

E. 先露部下降

9. 下列各项，不属软产道范围的是

A. 子宫体部　　B. 子宫下段

C. 宫颈　　　　D. 外阴

E. 阴道

10. 下列关于分娩的先兆症状的叙述，错误的是

A. 见红多在分娩开始前24~48小时

B. 见红是分娩即将开始比较可靠的征象

C. 初产妇见红血量比经产妇多

D. 假临产的特点是持续时间短且不恒定，常夜间出现，清晨消失

E. 镇静剂可抑制假临产

11. 下列各项，不属决定分娩难易的重要因素的是

A. 胎儿大小　B. 胎方位

C. 胎心率　D. 骨盆大小

E. 产力强弱

A2型题

1. 初产妇，孕39周，近日来食欲增加，晚11点有腹部阵痛，一夜未睡，今晨7点就诊，精神疲乏，有宫缩，10~20秒/10~35分，宫缩时宫壁不硬。肛检：先露头，半固定，宫口开指尖，前羊水囊不明显，坐骨切迹>2横指。应首选的处理措施是

A. 肥皂水灌肠

B. 催产素静滴

C. 人工破膜

D. 杜冷丁 100mg 肌注

E. 补液纠酸

2. 产妇临产 8 小时，肛检检查头先露，宫口已开全，先露+4。此时产力的组成是

 A. 子宫收缩力

 B. 子宫收缩力+腹肌收缩力

 C. 子宫收缩力+膈肌收缩力

 D. 子宫收缩力+腹肌收缩力+膈肌收缩力

 E. 子宫收缩力+腹肌收缩力+膈肌收缩力+肛提肌收缩力

3. 初产妇，孕 40 周临产，规则宫缩 12 小时，破膜 10 小时，肛检宫口开大 5cm，先露+0.5。首先应考虑的诊断是

 A. 胎膜早破 B. 正常潜伏期

 C. 正常活跃期 D. 潜伏期延长

 E. 第一产程延长

4. 患者，女，24 岁。G_2P_0，孕 40 周，晚 11 时起宫缩为 20~30 秒/5~6 分，4 小时后 30~35 秒/4~5 分，急诊查胎心 140 次/分，宫颈消失，宫口开大 2cm，有羊膜囊感。应首选的治疗措施是

 A. 待破膜后入院待产

 B. 待宫缩加密后再入院

 C. 立即收住院待产

 D. 注射杜冷丁 100mg，区别真假临产

E. 暂留急诊室观察

B1 型题

 A. 衔接 B. 下降

 C. 俯屈 D. 内旋转

 E. 仰伸

1. 胎头双顶径进入骨盆入口平面，胎头颅骨最低点接近或达到坐骨棘水平称为

2. 胎头沿骨盆轴前进的动作称为

参考答案

A1 型题

1. A 2. D 3. C 4. C 5. D

6. D 7. D 8. A 9. A 10. C

11. C

A2 型题

1. D 2. E 3. C 4. C

B1 型题

1. A 2. B

第六单元　正常产褥

A1 型题

1. 产褥期是指产后

A. 4 周 B. 6 周

C. 8 周 D. 10 周

E. 12 周

2. 宫颈完全恢复至未孕状态所需的时间是

A. 1 周 B. 2 周

C. 3 周 D. 4 周

E. 5 周

3. 胎盘附着面的子宫内膜完全修复所需的时间是

A. 产后 2 周 B. 产后 3 周

C. 产后 4 周 D. 产后 5 周

E. 产后 6 周

4. 下列说法正确的是

A. 产后第一天，宫底平脐

B. 产后 12 小时体温可超过 38℃

C. 产后 10 天为血性恶露

D. 产后脉搏一般偏快

E. 产褥早期白细胞即恢复正常

5. 初乳指的是

A. 产后 4 天分泌的乳汁

B. 产后 5 天分泌的乳汁

C. 产后 6 天分泌的乳汁

D. 产后 7 天分泌的乳汁

E. 产后 8 天分泌的乳汁

6. 产后子宫复旧的时间是

A. 产后 4 周 　 B. 产后 6 周

C. 产后 8 周 　 D. 产后 10 周

E. 产后 12 周

7. 产褥期母体变化最大的器官是

A. 乳房 　 B. 子宫

C. 肾脏 　 D. 心脏

E. 肝脏

8. 下列关于新产后和哺乳期的生理特点的叙述，错误的是

A. 有恶露的排出，1 个月左右干净

B. 体温在产后 24 小时内略升高

C. 产褥早期产妇血液处于高凝状态

D. 12 小时可开始哺乳

E. 生理性闭经

9. 下列关于初乳的叙述，错误的是

A. 呈淡黄色，含有丰富的脂质

B. 含蛋白质多

C. 含乳糖较少

D. 含 β 胡萝卜素多

E. 含大量免疫抗体，如分泌型 IgA

10. 下列关于产褥期处理的叙述，错误的是

A. 缩宫素滴鼻可帮助排乳

B. 肝炎患者不可用大剂量雌激素退奶

C. 产后子宫复旧不良者给予子宫收缩剂

D. 产后排尿困难者常规导尿

E. 每日用 1∶2000 高锰酸钾液冲洗阴道

A2 型题

1. 初产妇，24 岁。从分娩后第 3 天体温在 38.5℃左右，子宫收缩好，无压痛，会阴伤口无肿胀及压痛，恶露淡红色，无臭味，双乳肿胀且硬。首先应考虑的诊断是

A. 会阴伤口感染 　 B. 乳腺炎

C. 产褥感染 　 D. 上呼吸道感染

E. 泌乳热

B1 型题

A. 产后 3~5 天 　 B. 产后 1 周

C. 产后 10 天 　 D. 产后 2 周

E. 产后 6 周

1. 产后子宫复旧降至骨盆腔的时间是

2. 轻度会阴撕裂产后愈合的时间是

A. 白色恶露 　 B. 血性恶露

C. 浆液恶露 　 D. 红色恶露

E. 脓性恶露

3. 以血液为主要成分，持续 3~4 天的恶露是

4. 以浆液为主要成分，持续 10 天的恶露是

参考答案

A1 型题

1. B 　 2. D 　 3. E 　 4. A 　 5. D

6. B 　 7. B 　 8. D 　 9. A 　 10. E

A2 型题

1. E

B1 型题

1. C 　 2. A 　 3. B 　 4. C

第七单元　妇产科疾病的病因与发病机制

A1 型题

1. 湿邪为病，多责之于
　　A. 脾肾二脏　　　　　B. 肝肾二脏
　　C. 脾肝二脏　　　　　D. 脾肺二脏
　　E. 肝脾肾三脏

2. 以下各项，与寒邪无关的是
　　A. 月经后期　　　　　B. 痛经
　　C. 月经过少　　　　　D. 月经先后无定期
　　E. 妊娠腹痛

3. 下列各项，属湿热为患的是
　　A. 产后发热　　　　　B. 热入血室
　　C. 不孕　　　　　　　D. 带下、阴痒
　　E. 月经先期

4. 脏腑功能失常多引起妇科病，涉及的脏腑主要是
　　A. 心肺肾　　　　　　B. 肝脾肾
　　C. 心肝肾　　　　　　D. 肺脾心
　　E. 肺脾肾

5. 肾阴亏损，精血不足，胞脉失养，可导致的疾病是
　　A. 月经先后无定期
　　B. 经行后期，月经过少
　　C. 月经先期
　　D. 经行泄泻
　　E. 带下

6. 下列各项，不属热扰冲任引起的是
　　A. 崩漏　　　　　　　B. 月经过多
　　C. 月经先期　　　　　D. 月经过少
　　E. 经行吐衄

7. 妇科疾病的病机与内、外科及其他各科疾病的病机不同点是
　　A. 必须损伤肾气
　　B. 必须损伤冲任
　　C. 必须影响肝主疏泄和藏血功能
　　D. 必须影响气血，使气血失调
　　E. 必须影响脾的运化功能

8. 若疾病因为情志所伤，表现为月经后期、量少的病机是
　　A. 肝血不足
　　B. 肝失调达
　　C. 肝的疏泄功能太过
　　D. 肝的疏泄功能不及
　　E. 以上都不是

9. 妇科疾病的病理特点是
　　A. 脏腑功能失常
　　B. 血失调
　　C. 冲任二脉损伤
　　D. 胞宫、胞脉病变
　　E. 以上都是

10. 七情多易导致的是
　　A. 气血为病　　　　　B. 血分为病
　　C. 气分为病　　　　　D. 冲任为病
　　E. 以上都不是

参考答案

A1 型题

1. A　　2. D　　3. D　　4. B　　5. B
6. D　　7. B　　8. D　　9. E　　10. C

第八单元 妇产科疾病的中医诊断与辨证要点

A1 型题

1. 问月经史要注意月经的
   A. 量色质味　　　　B. 期量色质
   C. 期量色味　　　　D. 初潮年龄
   E. 绝经年龄

2. 带下病的辨证要点是
   A. 量、色、质、味　　B. 量、色
   C. 质、味　　　　　　D. 期、量
   E. 色、质

3. 产后三冲指的是
   A. 冲肝，冲脾，冲肾
   B. 冲心，冲肾，冲肝
   C. 冲心，冲肺，冲胃
   D. 冲心，冲肺，冲肾
   E. 冲脾，冲肾，冲胃

4. 正常胎位指的是
   A. 枕右后　　　　　B. 枕左前
   C. 骶右后　　　　　D. 肩左前
   E. 骶右前

5. 初孕妇初感胎动的时间是
   A. 孕 12～16 周　　B. 孕 16～18 周
   C. 孕 18～20 周　　D. 孕 22～24 周
   E. 孕 24～26 周

6. 下列各项，尿妊娠试验不适用的是
   A. 早期妊娠　　　　B. 过期妊娠
   C. 异位妊娠　　　　D. 先兆流产
   E. 葡萄胎

7. 新产三病指的是
   A. 痉，郁冒，盗汗
   B. 呕吐，痉，郁冒
   C. 痉，郁冒，大便难
   D. 呕吐，腹痛，泄泻
   E. 痉，郁冒，泄泻

8. 产后三急指的是
   A. 呕吐，盗汗，泄泻
   B. 呕吐，自汗，泄泻
   C. 呕吐，眩晕，泄泻
   D. 盗汗，眩晕，便秘
   E. 呕吐，缺乳，腹痛

B1 型题

   A. 水肿　　　　　　B. 气肿
   C. 子肿　　　　　　D. 子晕
   E. 子痫

1. 妊娠肿胀皮薄而光亮，按之凹陷，即时难起，是

2. 皮厚而色不变，按之无明显凹陷，随按随起，是

   A. 湿热　　　　　　B. 肾虚
   C. 虚寒　　　　　　D. 脾虚
   E. 热毒

3. 带下色白质稠，如唾如涕，绵绵不断，多属

4. 带下量多质薄，清稀如水，兼腰膝酸软，多属

参考答案

A1 型题

1. B　　2. A　　3. C　　4. B　　5. C
6. B　　7. C　　8. A

B1 型题

1. A　　2. B　　3. D　　4. B

第九单元　治法概要

A1 型题

1. 下列各项，不属妇科外治法的是
   A. 外阴熏洗　　　　B. 阴道纳药
   C. 肛门导入　　　　D. 体育气功
   E. 贴敷法

2. 下列各项，不属物理疗法电疗法的是
   A. 直流电疗法　　　B. 药物离子导入法
   C. 紫外线疗法　　　D. 脉冲疗法
   E. 高频电疗法

3. 下列各项，不属中医妇科常用外治法的是
   A. 电疗法　　　　　B. 熏洗法
   C. 纳药法　　　　　D. 灌肠法
   E. 割治法

4. 治疗盆腔炎性疾病后遗症应首选的外治法是
   A. 冲洗法　　　　　B. 坐浴法
   C. 熏洗法　　　　　D. 中药保留灌肠
   E. 纳药法

5. 妇科疾病外治法不包括
   A. 熏洗法　　　　　B. 纳药法
   C. 敷贴法　　　　　D. 保留灌肠
   E. 肌肉注射

B1 型题

   A. 肾气丸　　　　　B. 举元煎
   C. 真武汤　　　　　D. 六味地黄丸
   E. 内补丸

1. 滋补肾阴的代表方是
2. 补中益气的代表方是

   A. 四君子汤　　　　B. 理中丸
   C. 逍遥散　　　　　D. 天仙藤散
   E. 举元煎

3. 治疗脾胃虚弱型妇产科病证的代表方是
4. 治疗肝郁气滞型妇产科病证的代表方是

   A. 米非司酮　　　　B. 三苯氧胺
   C. 溴隐亭　　　　　D. 环磷酰胺
   E. 雌二醇

5. 具有抗早孕作用的药物是
6. 具有抗催乳素作用的药物是

   A. 外阴肿痛　　　　B. 痛经
   C. 阴道炎　　　　　D. 宫颈癌
   E. 外阴炎

7. 贴敷法可用于治疗的病证是
8. 热熨法可用于治疗的病证是

参考答案

A1 型题

1. D　　2. C　　3. E　　4. D　　5. E

B1 型题

1. D　　2. B　　3. A　　4. C　　5. A
6. C　　7. A　　8. B

第十单元　妊娠病

A1型题

1. 下列各项，不属妊娠剧吐临床表现的是
    A. 择食、食欲不振
    B. 恶心呕吐频繁
    C. 呕吐物中有胆汁或咖啡渣样物
    D. 脉搏增快
    E. 体温升高

2. 下列各项，与妊娠剧吐有关的激素是
    A. 雌激素
    B. 孕激素
    C. 绒毛膜促性腺激素
    D. 促黄体生成素
    E. 催乳素

3. 下列各项，属妊娠剧吐主要发病机理的是
    A. 冲气上逆，胃失和降
    B. 痰浊上扰，胃失和降
    C. 肝胃不和，胃失和降
    D. 脾气虚弱，胃失和降
    E. 阴血下注，阳气偏亢

4. 异位妊娠最常发生的部位是
    A. 子宫颈　　　　B. 卵巢
    C. 阔韧带　　　　D. 输卵管
    E. 腹腔

5. 下列各项，属异位妊娠破裂时最主要的症状是
    A. 停经史和早孕反应
    B. 不规则阴道出血
    C. 突感一侧下腹撕裂样剧痛
    D. 晕厥与休克
    E. 急性贫血

6. 胎动不安的主要病机是
    A. 冲任不固，胎失所系

B. 冲任损伤，胎元不固
    C. 冲任不固，胎元不健
    D. 热扰冲任，损伤胎气
    E. 瘀阻胞脉，胎失所养

7. 治疗血热型胎动不安，应首选的方剂是
    A. 保阴煎　　　　B. 胎元饮
    C. 清热固经汤　　D. 寿胎丸
    E. 固阴煎

8. 下列各项，属子肿临床表现的是
    A. 腹大异常，遍身浮肿，小便短少
    B. 头痛，视物不清
    C. 头面遍身浮肿，皮薄而光亮，小便短少
    D. 脚部轻度浮肿，无其他不适
    E. 自膝至脚肿，皮色不变，小便如常

9. 治疗阴虚肝旺型子晕，应首选的方剂是
    A. 一贯煎　　　　B. 六味地黄丸
    C. 知柏地黄丸　　D. 杞菊地黄丸
    E. 麦味地黄丸

10. 下列各项，不属寿胎丸药物组成的是
    A. 菟丝子　　　　B. 桑寄生
    C. 续断　　　　　D. 旱莲草
    E. 阿胶

11. 下列各项，不属子晕临床表现的是
    A. 头晕目眩，头胀而痛
    B. 视物昏花，甚至失明
    C. 眩晕欲厥
    D. 抽搐昏迷
    E. 面浮肢肿

A2型题

1. 患者，女，26岁，已婚。孕48天，阴道不规则出血5天，突感一侧下腹撕裂样剧痛，拒

按。首先应考虑的诊断是

 A. 胎动不安 B. 胞阻

 C. 异位妊娠 D. 堕胎

 E. 小产

2. 患者，女，30岁。妊娠47天，恶心呕吐，多为食物，呕不能食，或食入即吐，脘腹胀满，不思饮食，头晕乏力，倦怠思睡，舌淡，苔白，脉缓滑无力。治疗应首选的方剂是

 A. 加味温胆汤 B. 香砂六君子汤

 C. 小半夏加茯苓汤 D. 干姜人参半夏丸

 E. 苏叶黄连汤

3. 患者，女，29岁。妊娠53天，呕吐剧烈，吐出物带血丝，消瘦明显，嘴唇燥裂，口渴，大便干燥，皮肤弹性差，精神萎靡，舌红，苔花剥，脉细滑无力。其中医证型是

 A. 脾胃虚弱型 B. 肝胃不和型

 C. 痰湿阻滞型 D. 气阴两亏型

 E. 阴虚火旺型

4. 患者，女，24岁。停经67天，腹痛伴阴道流血3天。妇科检查：宫口见有胚胎样组织物堵塞，子宫孕9周大小。首先应考虑的诊断是

 A. 先兆流产 B. 难免流产

 C. 不全流产 D. 过期流产

 E. 流产感染

5. 患者，女，24岁，G_1P_1。现孕36周，"先兆子痫"入院。入院后2天，经治疗血压持续在165/120mmHg，感视物模糊，现自数胎动减少，做NST为无反应型，再做B型超声生物物理评分为4分。应首选的治疗措施是

 A. 立即终止妊娠

 B. 继续治疗妊娠高血压病至妊娠37周

 C. 次日复查NST

 D. 吸氧观察

 E. 做OCT

6. 患者，女，27岁。孕36周，面浮肢肿，皮薄光亮，按之凹陷，脘腹胀满，气短懒言，食欲不振，小便短少，舌淡胖，边有齿痕，苔薄白，脉缓滑无力。治疗应首选的方剂是

 A. 千金鲤鱼汤 B. 白术散

 C. 五苓散 D. 真武汤

 E. 天仙藤散

7. 患者，女，32岁，G_1P_0。孕38周，目前已临产10小时，主诉头痛、胸闷，血压160/105mmHg，宫缩持续45秒，间歇2~3分钟，强度中等，胎心率140次/分，肛检宫口已开全，胎膜破裂，羊水清，胎头高位于坐骨棘水平下2cm。应首选的治疗措施是

 A. 继续观察1小时 B. 立即行剖宫产术

 C. 缩宫素静脉滴注 D. 行产钳术

 E. 预防产后出血

B1 型题

A. "有故无殒，亦无殒也"

B. 大补气血

C. 安胎

D. 照顾气血

E. 下胎益母

1. 先兆流产的治疗原则是

2. 胎堕难留的治疗原则是

A. 妊娠恶阻 B. 妊娠肿胀

C. 妊娠咳嗽 D. 胎动不安

E. 胎萎不长

3. 孕后阴血聚于下，使冲气偏盛，胃失和降，可致的妇科病证是

4. 素体虚弱，肾气不足，冲任不固，系胎无力，可致的妇科病证是

A. 当归芍药散 B. 寿胎丸

C. 黄芪建中汤 D. 胎元饮

E. 逍遥散

5. 治疗气血虚弱型胎动不安，应首选的方剂是

6. 治疗肾虚型胎动不安，应首选的方剂是

A. 白术散 B. 天仙藤散

C. 健固汤   D. 鲤鱼汤

E. 茯苓导水汤

7. 治疗脾虚型子肿，应首选的方剂是

8. 治疗气滞型子肿，应首选的方剂是

6. B   7. A   8. C   9. D   10. D

11. D

A2 型题

1. C   2. B   3. D   4. B   5. A

6. B   7. B

参考答案

B1 型题

1. C   2. E   3. A   4. D   5. D

A1 型题

6. B   7. A   8. B

1. A   2. C   3. A   4. D   5. C

第十一单元　胎膜早破

A. 创伤   B. 宫颈内口松弛

C. 下生殖道感染   D. 羊膜腔内压力升高

E. 以上都正确

A1 型题

4. 胎膜早破引起的并发症，错误的是

A. 母儿感染   B. 产后出血

1. 胎膜早破患者阴道流液的 pH 值是

C. 前置胎盘   D. 早产

A. 4.5~5.5   B. 5.5~6.0

E. 胎盘早剥

C. 6.0~6.5   D. ≥6.5

E. ≤4.5

2. 胎膜早破指的是

A. 临产前胎膜破裂

参考答案

B. 临产后胎膜破裂

C. 宫口开全后胎膜破裂

A1 型题

D. 妊娠 20 周前胎膜破裂

E. 妊娠 28 周后胎膜破裂

1. D   2. A   3. E   4. C

3. 胎膜早破的病因，正确的说法是

第十二单元　分娩期并发症

超过

A1 型题

A. 200mL   B. 300mL

C. 400mL   D. 500mL

1. 产后出血指胎儿娩出后 24 小时内失血量

E. 600mL

2. 引起产后出血最常见的原因是

　　A. 子宫收缩乏力　　　B. 凝血功能障碍

　　C. 软产道损伤　　　　D. 胎盘因素

　　E. 产妇的精神心理因素

3. 下列提示子宫即将破裂的是

　　A. 听不到胎心

　　B. 宫底上升

　　C. 宫缩增强，出现病理缩复环

　　D. 阴道大量出血

　　E. 胎儿先露部内诊触不到

4. 下列与子宫破裂有关的是

　　A. 胎儿畸形　　　　　B. 软产道损伤

　　C. 横位　　　　　　　D. 面先露

　　E. 宫缩乏力

5. 临床上病理缩复环最常见于

　　A. 胎儿脑积水　　　　B. 宫缩乏力

　　C. 胎头下降受阻　　　D. 软产道异常

　　E. 臀位

6. 下列不是先兆子宫破裂临床表现的是

　　A. 病理缩复环　　　　B. 血尿

　　C. 下腹部压痛　　　　D. 胎心率变化

　　E. 阴道流血

参考答案

A1 型题

1. D　　2. A　　3. C　　4. C　　5. C

6. E

第十三单元　产后病

A1 型题

1. 下列各项，属产褥感染的是

　　A. 产褥期所发生的感染

　　B. 分娩后生殖道的感染

　　C. 分娩及产褥期生殖道感染

　　D. 分娩后体温升高，达到或超过 38℃

　　E. 产后所发生的一切感染

2. 下列关于产后感染邪毒发热主证的叙述，错误的是

　　A. 高热寒战　　　　　B. 小腹疼痛拒按

　　C. 恶露色暗如败酱　　D. 口干不欲饮

　　E. 舌红，苔黄，脉数

3. 治疗暑入阳明型产褥中暑，应首选的方剂是

　　A. 清暑益气汤　　　　B. 白虎汤

　　C. 紫雪丹　　　　　　D. 竹叶石膏汤

　　E. 清营汤

4. 下列关于产褥感染的西医治疗的叙述，错误的是

　　A. 根据药敏试验选用抗生素

　　B. 缩宫剂必须与抗生素同用

　　C. 会阴伤口感染化脓时要及早拆线

　　D. 高热时给物理降温

　　E. 平卧休息，供给足够营养

5. 下列各项，不属导致晚期产后出血直接原因的是

　　A. 胎盘残留　　　　　B. 胎儿过小

　　C. 蜕膜残留　　　　　D. 子宫复旧不全

　　E. 剖宫产伤口裂开

6. 治疗血瘀型晚期产后出血，应首选的方剂是

　　A. 血府逐瘀汤　　　　B. 膈下逐瘀汤

　　C. 生化汤合失笑散　　D. 桃红四物汤

　　E. 少腹逐瘀汤

A2 型题

1. 患者，女，34 岁。产后 5 天，高热不退，烦渴引饮，大便燥结，恶露不畅，臭秽如脓，小腹疼痛拒按，神昏谵语，舌紫暗，苔黄而燥，脉滑数。治疗应首选的方剂是

    A. 解毒活血汤　　　B. 大黄牡丹皮汤

    C. 清营汤　　　　　D. 安宫牛黄丸

    E. 五味消毒饮

2. 患者，女，25 岁。产后恶露过期不止，量较多，色红质稠，大便干燥，舌红，脉滑数。其中医证型是

    A. 血瘀型　　　　　B. 气虚型

    C. 阴虚型　　　　　D. 血热型

    E. 湿热型

3. 患者，女，27 岁。产后 2 周，高热汗出，烦躁，斑疹隐隐，舌红绛，苔黄燥，脉弦细而数。化验血：白细胞：$20×10^9$/L。治疗应首选的方剂是

    A. 解毒活血汤　　　B. 荆防败毒散

    C. 紫雪丹　　　　　D. 安宫牛黄丸

    E. 清营汤

B1 型题

    A. 冲任不固，血失统摄

    B. 冲任损伤，不能制约经血

    C. 血热气逆，冲任失调

    D. 热伤冲任，迫血妄行

    E. 冲任损伤，气血运行失常

1. 产后恶露不绝的发病机理是

2. 倒经的发病机理是

    A. 血府逐瘀汤　　　B. 少腹逐瘀汤

    C. 生化汤合失笑散　D. 生化汤加味

    E. 失笑散

3. 治疗血瘀型晚期产后出血，应首选的方剂是

4. 治疗血瘀型产后腹痛，应首选的方剂是

    A. 解毒活血汤

    B. 荆防败毒饮

    C. 五味消毒饮合失笑散

    D. 清营汤

    E. 清瘟败毒饮

5. 产后高热，恶露不畅，有臭气，小腹痛，大便秘，舌红，苔黄，脉数。治疗应首选的方剂是

6. 产后高热，汗出，烦躁，斑疹隐隐，舌红绛，苔黄燥，脉弦细而数。治疗应首选的方剂是

参考答案

A1 型题

1. C　　2. D　　3. B　　4. E　　5. B

6. C

A2 型题

1. E　　2. D　　3. E

B1 型题

1. E　　2. C　　3. C　　4. D　　5. C

6. D

第十四单元　外阴色素减退性疾病

A1 型题

1. 下列外阴硬化性苔藓证型，归肾丸适用的是

A. 肝郁气滞　　　　B. 肝肾阴虚

C. 血虚化燥　　　　D. 脾肾阳虚

E. 湿热下注

2. 外阴鳞状上皮增生湿热下注型适用的方剂是

A. 黑逍遥散　　　　B. 人参养荣汤

C. 二至丸　　　　　D. 龙胆泻肝汤

E. 归肾丸

3. 阴痒的主要病机是

A. 肝肾亏损　　　　B. 湿虫滋生

C. 肝经湿热　　　　D. 肝郁气滞

E. 脾肾阳虚

参考答案

A1 型题

1. B　　2. D　　3. A

第十五单元　女性生殖系统炎症

A1 型题

1. 下列关于女性生殖系统炎症的叙述，错误的是

A. 滴虫阴道炎患者其性配偶也应检查

B. 生殖器炎症常为需氧菌及厌氧菌混合感染

C. 衣原体支原体所致生殖器炎症属性传播疾病

D. 滴虫阴道炎治疗一疗程后复查阴性即为治愈

E. 外阴阴道念珠菌病久治不愈，应查血糖

2. 下列关于滴虫阴道炎的叙述，错误的是

A. 为性传播疾病

B. 分泌物为豆腐渣样

C. 性伴侣应同时检查和治疗

D. 治疗后复查为阴性并不能确诊为治愈

E. 为感染阴道毛滴虫所引起

3. 下列各项，不属外阴阴道念珠菌病的治疗药物

A. 制霉菌素栓　　　B. 克霉唑栓

C. 甲硝唑　　　　　D. 伊曲康唑

E. 达克宁栓

4. 下列各项，不属盆腔炎性疾病后遗症临床表现的是

A. 下腹疼痛　　　　B. 发热恶寒

C. 腰骶酸痛　　　　D. 带下量多

E. 伴有不孕

B1 型题

A. 膈下逐瘀汤　　　B. 血府逐瘀汤

C. 银甲丸　　　　　D. 少腹逐瘀汤

E. 慢盆方

1. 治疗湿热瘀结型盆腔炎性疾病后遗症，应首选的方剂是

2. 治疗气滞血瘀型盆腔炎性疾病后遗症，应首选的方剂是

参考答案

A1 型题

1. D　　2. B　　3. C　　4. B

B1 型题

1. C　　2. A

第十六单元　月经病

A1 型题

1. 可疑黄体功能不全，应选择诊刮的时间是

A. 经前期或月经来潮 6 小时内

B. 月经来潮后 12 小时

C. 月经来潮后 24 小时

D. 行经第 2 天

E. 行经第 5 天

2. 生育期无排卵性异常子宫出血的治疗原则是

A. 减少月经量，纠正贫血

B. 调整周期，减少月经量

C. 调整垂体与性腺功能

D. 止血，调整周期，促排卵

E. 促进子宫发育，调整垂体功能

3. 下列关于无排卵性异常子宫出血的叙述，错误的是

A. 多见于青春期及绝经过渡期

B. 基础体温单相型

C. 周期短，规律，经量多少不定

D. 药物治疗是异常子宫出血的一线治疗

E. 月经前刮宫，内膜为增殖期

4. 下述各项，不属无排卵性异常子宫出血的特点是

A. 多见于青春期与绝经过渡期

B. 下丘脑-垂体-卵巢轴功能失调

C. 血雌激素水平正常

D. 子宫内膜呈早泌期改变

E. 无排卵性最常见的，约占异常子宫出血的 85%

5. 下述各项，不属排卵性月经过多临床表现的是

A. 月经周期正常

B. 盆腔检查正常

C. 基础体温双相

D. 经期内膜既有增殖期又有分泌期

E. 阴道脱落细胞检查提示雌激素偏高

6. 下述各项，不属排卵期出血特点的是

A. 月经中期出血

B. 出血量少

C. 基础体温双相

D. 出血常发生在体温开始上升时

E. 多发生在青春期

7. 下列各项，属错误治疗的是

A. 黄体功能不全——孕激素替代疗法

B. 绝经过渡期异常子宫出血调整月经周期——孕、雄激素合并疗法

C. 绝经过渡期异常子宫出血止血——大剂量雌激素

D. 青春期异常子宫出血促排卵——小剂量雌激素周期疗法

E. 青春期异常子宫出血调整月经周期——雌、孕激素序贯疗法

8. 崩漏的治疗原则是

A. 固气摄血，调理冲任

B. 求因治本，正本清源

C. 急则治标，缓则治本

D. 益肾固冲，止血调经

E. 辨证论治，止血为先

9. "治崩三法"指的是

A. 止血、固脱、调经

B. 调经、固本、善后

C. 补肾、扶脾、调肝

D. 塞流、澄源、复旧

E. 塞流、固本、调经

10. 崩漏的发生机制是

A. 冲任损伤，不能制约经血

B. 任带损伤，不能制约经血

C. 任督损伤，不能制约经血

D. 肾虚不固，不能封藏经血

E. 瘀阻冲任胞宫，血不归经

11. 下列各项，不属血瘀型崩漏的主证的是

A. 经色淡　　　　B. 血色紫暗有块

C. 小腹胀痛　　　D. 舌紫暗，脉涩

E. 经血非时而下

12. 治疗血瘀型崩漏，应首选的方剂是

A. 血府逐瘀汤　　B. 膈下逐瘀汤

C. 桃红四物汤　　D. 逐瘀止血汤

E. 四物汤合三七粉

13. 治疗肾阳虚型崩漏，应首选的方剂是

A. 右归丸　　　　B. 六味地黄丸

C. 固本止崩汤　　D. 归肾丸

E. 健固汤

14. 原发性闭经指的是

A. 年逾 16 岁，第二性征未发育，无月经来潮

B. 年逾 15 岁，第二性征已发育，无月经来潮

C. 年逾 14 岁，第二性征已发育，无月经来潮

D. 年逾 16 岁，第二性征已发育，无月经来潮

E. 年逾 15 岁，第二性征未发育，无月经来潮

15. 临床上最常见的闭经是

A. 子宫性闭经　　B. 垂体性闭经

C. 下丘脑性闭经　D. 卵巢性闭经

E. 性腺发育不全性闭经

16. 下列各项，不属气血虚弱型闭经临床表现的是

A. 月经 2 月未潮　B. 心悸气短

C. 倦怠神疲　　　D. 头晕乏力

E. 舌淡脉沉细

17. 闭经的治疗原则是

A. 健脾除湿，调理冲任

B. 滋肾益精，调理冲任

C. 虚则补而通之，实则泻而通之

D. 活血祛瘀，调理冲任

E. 补肾养肝，调理冲任

18. 治疗阴虚血燥型闭经，应首选的方剂是

A. 两地汤　　　　B. 知柏地黄丸

C. 左归丸　　　　D. 加减一阴煎

E. 保阴煎

19. 下列各项，不属导致子宫性闭经原因的是

A. 子宫发育不全　B. 宫腔粘连

C. 子宫切除术后　D. 子宫内膜炎

E. 口服避孕药

20. 治疗气血虚弱型闭经，应首选的方剂是

A. 小营煎　　　　B. 八珍益母汤

C. 人参养营汤　　D. 四君子汤

E. 人参归脾汤

21. 痛经的主要病机是

    A. 血海空虚，冲任失养

    B. 阳虚内寒，冲任不足

    C. 湿热内阻，冲任阻滞

    D. 寒凝血瘀，冲任受阻

    E. 冲任子宫阻滞或失养

22. 治疗湿热瘀阻型痛经，应首选的方剂是

    A. 龙胆泻肝汤　　　B. 清热调血汤

    C. 萆薢渗湿汤　　　D. 止带方

    E. 解毒活血汤

23. 下列各项，属肝肾亏虚型痛经的是

    A. 经行小腹绞痛喜暖

    B. 经行小腹隐痛空坠

    C. 经行小腹胀痛喜暖

    D. 经行小腹隐痛腰酸

    E. 经行小腹疼痛灼热

24. 治疗气血虚弱型痛经，应首选的方剂是

    A. 八珍益母汤　　　B. 人参养荣汤

    C. 归脾汤　　　　　D. 补中益气汤

    E. 滋血汤

25. 下列各项，不属雌激素替代疗法适应证的是

    A. 绝经综合征　　　B. 骨质疏松症

    C. 绝经后期　　　　D. 血栓性疾病

    E. 老年性阴道炎

26. 治疗肝肾阴虚型绝经综合征，应首选的方剂是

    A. 杞菊地黄丸　　　B. 右归丸

    C. 肾气丸　　　　　D. 归肾丸

    E. 大补元煎

27. 下列关于绝经过渡期病理生理变化的叙述，错误的是

    A. 肾气渐衰，天癸将绝

    B. 肾阴阳失和

    C. 卵巢功能衰退

    D. 雌激素减少

    E. 促性腺激素降低

28. 治疗肾虚肝郁型绝经综合征，应首选的方剂是

    A. 六味地黄丸　　　B. 知柏地黄丸

    C. 加减一阴煎　　　D. 二至丸

    E. 一贯煎

29. 二仙汤的药物组成是

    A. 仙茅、仙灵脾、菟丝子、知母、黄柏、当归

    B. 仙茅、仙灵脾、巴戟天、知母、黄柏、当归

    C. 仙茅、仙灵脾、山萸肉、知母、黄柏、白芍

    D. 仙茅、仙灵脾、川续断、知母、黄柏、当归

    E. 仙茅、仙灵脾、生地黄、知母、黄柏、白芍

A2 型题

1. 患者，女，31 岁。月经周期不规则，周期、经期延长，量偏多，婚后 4 年不孕，双合诊检查：子宫后倾后屈，基础体温呈单相。首先应考虑的诊断是

    A. 子宫位置异常

    B. 黄体萎缩不全

    C. 无排卵性异常子宫出血

    D. 黄体发育不全

    E. 子宫内膜修复延长

2. 患者，女，45 岁，已婚。月经紊乱 1 年，15~20 天/40~60 天，量时多时少，此次经停 50 天后阴道持续出血半月。妇科检查：阴道有多量血液，子宫正常大小，附件（－），血红蛋白80g/L。应首选的治疗措施是

    A. 雌激素　　　　　B. 孕激素

    C. 雄激素　　　　　D. 子宫切除术

    E. 诊刮术

3. 患者，女，47 岁。阴道不规则出血 10 个月，诊断性刮宫病理示：子宫内膜分泌早期。妇

科检查：子宫正常大小，质软，双侧附件未见异常。B超检查示：子宫 7cm×4cm×3cm，内膜厚 0.8cm，双侧卵巢正常。诊刮后仍有少量不规则出血。应首选的治疗措施是

    A. 雌激素

    B. 全子宫切除，保留双卵巢

    C. 孕激素

    D. 雄激素

    E. 子宫内膜切除术

4. 患者，女，26 岁。结婚 3 年一直同居而未孕，月经 10 天/20~50 天，量时多时少，妇科检查无异常，基础体温为单相。首先应考虑的诊断是

    A. 黄体功能不全

    B. 子宫内膜不规则脱落

    C. 无排卵性异常子宫出血

    D. 有排卵性异常子宫出血

    E. 排卵期出血

5. 患者，女，35 岁，G_3P_2。流产后月经 9~10 天/28~30 天，量中等，痛经（-），基础体温为双相但下降缓慢。首先应考虑的诊断是

    A. 无排卵性异常子宫出血

    B. 黄体功能不全

    C. 排卵期出血

    D. 子宫内膜不规则脱落

    E. 正常月经

6. 患者，女，20 岁。近半年来出现月经提前，甚则半月一行，经量时多时少，色紫红，夹有瘀块，伴胸闷胁胀，烦躁易怒，口苦咽干，舌红，苔薄，脉弦数。其中医证型是

    A. 阳盛血热型   B. 气虚型

    C. 虚热型   D. 血瘀型

    E. 肝郁血热型

7. 患者，女，25 岁，未婚。近 1 年月经周期 28~50 天，量多如注，持续 10 余日不净，经色淡，质稀，神疲肢软，舌淡，苔薄，脉细弱，基础体温为单相。首先应诊断的病证是

    A. 肾阳虚型无排卵性异常子宫出血

    B. 气虚型卵泡期出血

    C. 脾虚型无排卵性异常子宫出血

    D. 肾虚型黄体萎缩不全

    E. 脾虚型黄体功能不全

8. 患者，女，21 岁，未婚。月经不定期、经期延长，量时多时少已 2 年余，肛检：外阴发育正常，宫体较小。前次月经约行 50 天方净。本次又值经期，已 4 天，量多如注，色鲜红，质稍稠，腰膝酸软，头晕耳鸣，心烦口干，舌红，少苔，脉细数。应首选的方剂是

    A. 固本止崩汤

    B. 左归丸合二至丸

    C. 清热固经汤

    D. 固经丸

    E. 保阴煎

9. 患者，女，39 岁。3 年前临产曾因胎盘早剥大出血，休克经抢救成功，但此后一直闭经至今，现生殖器萎缩、脱发、全身无力。首先应考虑的诊断是

    A. 下丘脑性闭经   B. 垂体性闭经

    C. 卵巢性闭经   D. 子宫性闭经

    E. 营养不良性闭经

10. 患者，女，32 岁。1 年前人流后，至今闭经，测基础体温为双相型，诊刮宫内无组织刮出。首先应考虑的诊断是

    A. 下丘脑性闭经   B. 垂体性闭经

    C. 卵巢性闭经   D. 子宫性闭经

    E. 原发性闭经

11. 患者，女，25 岁，未婚。初潮晚，月经后期，量少、色淡，渐至闭经，头晕耳鸣，腰酸腿软，舌淡暗，苔薄白，脉沉弱。治疗应首选的方剂是

    A. 右归丸   B. 寿胎丸

    C. 人参养荣汤   D. 加减苁蓉菟丝子丸

    E. 当归地黄饮

12. 患者，女，28 岁，G_3P_1。以往月经尚规律，量中等，近 2 年月经开始渐渐后错，量少，现已半年余月经未潮，尿妊娠试验（-），小腹隐

隐作痛，喜温喜按，舌淡，苔薄白，脉沉细。首先应考虑的诊断是

  A. 月经后期 B. 月经过少

  C. 原发性闭经 D. 继发性闭经

  E. Turner 综合征

13. 患者，女，21 岁，未婚。月经 17 岁初潮，量少、色淡红，渐至闭经 1 年余，头晕耳鸣，腰腿酸软，舌淡暗，苔薄白，脉沉细。其中医证型是

  A. 肾气亏损型 B. 气血虚弱型

  C. 肝肾不足型 D. 脾气不足型

  E. 阴虚血燥型

14. 患者，女，34 岁，已婚。近 3 年月经量少，渐至停闭，五心烦热，两颧潮红，骨蒸劳热，舌红，少苔，脉细数。治疗应首选的方剂是

  A. 保阴煎 B. 加减一阴煎

  C. 两地汤 D. 人参养营汤

  E. 左归丸

15. 患者，女，41 岁，已婚。月经逐渐后延，量少、色淡、质稀，继而停闭不行，心悸气短，神疲肢倦，食欲不振，毛发不泽，舌淡，苔薄白，脉沉缓，尿妊娠试验（-）。治疗应首选的方剂是

  A. 八珍汤 B. 举元煎

  C. 人参滋血汤 D. 圣愈汤

  E. 人参养营汤

16. 患者，女，20 岁。1 年来经行后小腹隐隐作痛，喜按，月经量少，色淡、质稀，头晕耳鸣，腰膝酸软，舌淡红，脉沉细。治疗应首选的方剂是

  A. 肾气丸 B. 调肝汤

  C. 八珍益母丸 D. 归肾丸

  E. 当归地黄饮

17. 患者，女，16 岁。1 年来每逢月经来潮时下腹冷痛，拒按，得热痛减，经血量少，色暗有块，畏寒，舌淡暗，苔白腻，脉沉紧。治疗应首选的方剂是

  A. 理冲汤 B. 膈下逐瘀汤

  C. 少腹逐瘀汤 D. 血府逐瘀汤

  E. 艾附暖宫丸

18. 患者，女，25 岁。经前、经期小腹胀痛拒按，胸胁、乳房胀痛，经行不畅，经色紫暗有块，块下痛减，舌暗，脉弦滑。治疗应首选的方剂是

  A. 血府逐瘀汤 B. 少腹逐瘀汤

  C. 膈下逐瘀汤 D. 桃红四物汤

  E. 柴胡疏肝散

19. 患者，女，35 岁。经前小腹灼痛拒按，痛连腰骶，经色紫暗、有块，平素少腹疼痛，带下量多，色黄、质稠，有臭味，舌红，苔黄腻，脉弦数。治疗应首选的方剂是

  A. 清热调血汤 B. 解毒活血汤

  C. 止带方 D. 血府逐瘀汤

  E. 红藤败酱解毒汤

20. 患者，女，32 岁。经后小腹隐痛，经量少、色淡，腰腿酸软，头晕耳鸣，舌淡红，脉沉细。其中医证型是

  A. 气血虚弱型 B. 肝肾亏虚型

  C. 阳虚内寒型 D. 脾肾阳虚型

  E. 肾阴不足型

21. 患者，女，18 岁，经行腹痛 4 年余，每次行经前 2~3 日即感小腹疼痛拒按，胸胁及乳房作胀，经行不畅，经色紫暗、有血块，血块排出后痛减，经净后疼痛消失，舌紫暗，脉弦。其中医治法是

  A. 疏肝理气，散寒止痛

  B. 养血活血，逐瘀止痛

  C. 理气行滞，逐瘀止痛

  D. 疏肝解郁，活血止痛

  E. 理气暖宫，活血止痛

22. 患者，女，38 岁。月经数月不行，形体肥胖，胸脘满闷，呕恶痰多，带下量多，舌苔白腻，脉滑，尿妊娠试验（-）。其中医治法是

  A. 燥湿祛痰，行气通经

  B. 健脾祛湿，活血调经

  C. 燥湿祛痰，理气活血

D. 燥湿健脾，活血通经

E. 燥湿化痰，活血通经

23. 患者，女，38岁。停经8个月，小腹胀痛拒按，精神抑郁，烦躁易怒，胸胁胀满，舌紫暗，边有瘀点，脉沉弦，尿妊娠试验（-）。治疗应首选的方剂是

    A. 逍遥散　　　　　B. 柴胡疏肝散

    C. 加味乌药散　　　D. 血府逐瘀汤

    E. 少腹逐瘀汤

24. 患者，女，46岁。月经紊乱近1年，头晕耳鸣，腰膝酸软，时有烘热汗出，舌红，少苔，脉细数。治疗应首选的方剂是

    A. 右归丸　　　　　B. 杞菊地黄丸

    C. 右归丸合二至丸　D. 丹栀逍遥丸

    E. 二仙汤合二至丸

25. 患者，女，48岁。月经先后不定期，潮热汗出，五心烦热，头晕耳鸣，腰酸腿软，失眠多梦，舌质红，少苔，脉细数。其中医治法是

    A. 益肾养阴，佐以潜阳

    B. 滋肾降火，养心安神

    C. 滋阴清热，养血活血

    D. 育阴潜阳，养肝补肾

    E. 滋阴清热，宁心安神

26. 患者，女，48岁。停经7个月，阴道流血3天。自觉烘热汗出，头晕耳鸣，心悸失眠，焦虑，烦躁，盆腔检查未见异常。首先应考虑的诊断是

    A. 经断复来　　　　B. 月经不调

    C. 绝经综合征　　　D. 崩漏

    E. 绝经过渡期异常子宫出血

27. 患者，女，50岁。经断前后，潮热汗出，头晕耳鸣，腰酸膝软，时有畏寒，便溏浮肿，时有烘热汗出，舌淡，苔薄，脉沉细。其中医证型是

    A. 肾阴虚型　　　　B. 肾阳虚型

    C. 肾阴阳两虚型　　D. 心肾两虚型

    E. 脾肾两虚型

28. 患者，女，51岁。月经紊乱，潮热汗出，头晕耳鸣，腰酸膝软，时有畏寒，时有烘热汗出，舌淡，苔薄，脉沉细。治疗应首选的方剂是

    A. 右归丸

    B. 右归饮

    C. 二仙汤

    D. 二仙汤合二至丸

    E. 右归丸合二至丸

29. 患者，女，50岁，丧偶。近1年月经紊乱，现阴道流血3个月余，量时多时少，伴有烘热汗出，心烦不寐。应首选的治疗措施是

    A. 药物止血　　　　B. 激素替代疗法

    C. 中医辨证治疗　　D. 药物性刮宫

    E. 诊断性刮宫

A3型题

患者，女，32岁。已婚5年，未避孕，未怀孕。患者平素月经量少，35～40天一行，带下量多，头晕头重，时有胸闷泛恶，四肢倦怠，体胖，体毛多，舌体胖大、色淡，苔白腻，脉滑。

1. 其诊断是

    A. 异常子宫出血　　B. 闭经

    C. 多囊卵巢综合征　D. 子宫内膜异位症

    E. 子宫腺肌病

2. 其证型是

    A. 肾阴虚证　　　　B. 肾阳虚证

    C. 肝经湿热证　　　D. 痰湿阻滞证

    E. 气滞血瘀证

3. 其治法是

    A. 燥湿除痰，活血调经

    B. 滋阴补肾，调补冲任

    C. 温肾助阳，调补冲任

    D. 清肝解郁，除湿调经

    E. 行气活血，祛瘀通经

4. 治疗应首选

    A. 左归丸　　　　　B. 右归丸

    C. 龙胆泻肝汤　　　D. 膈下逐瘀汤

    E. 苍附导痰丸合佛手散

选的方剂是

B1 型题

A. 四物汤　　　　B. 举元煎
C. 补中益气汤　　D. 固本止崩汤
E. 保阴煎

1. 治疗脾气虚型黄体功能不足，应首选的方剂是

2. 治疗气虚型子宫内膜不规规脱落，应首选的方剂是

A. 保阴煎　　　　B. 两地汤合二至丸
C. 左归丸合二至丸　D. 清经散
E. 清热固经汤

3. 治疗肾阴虚型无排卵性异常子宫出血，应首选的方剂是

4. 治疗阴虚血热型有排卵性异常子宫出血，应首选的方剂是

A. 止血，调整周期，促进排卵

B. 止血，调整周期，减少血量，防内膜病变

C. 促进黄体功能恢复

D. 止血，抗感染，调整周期

E. 塞流、澄源、复旧

5. 青春期无排卵性异常子宫出血的治疗原则是

6. 绝经过渡期无排卵性异常子宫出血的治疗原则是

A. 雄激素　　　　B. 孕激素
C. 雌激素　　　　D. 三合激素
E. 甲状腺素

7. 治疗青春期无排卵性异常子宫出血大量出血者，应首选的药物是

8. 能起到药物刮宫作用的激素是

A. 清经散　　　　B. 清热调血汤
C. 保阴煎　　　　D. 丹栀逍遥散
E. 清热固经汤

9. 治疗实热型无排卵性异常子宫出血，应首

10. 治疗阳盛血热型排卵性异常子宫出血，应首选的方剂是

A. 崩漏　　　　　B. 月经过多
C. 经期延长　　　D. 月经先期
E. 月经后期

11. 属黄体功能不全的病证是

12. 属子宫内膜脱落不全的病证是

A. 子宫性闭经　　B. 卵巢性闭经
C. 垂体性闭经　　D. 下丘脑性闭经
E. 原发性闭经

13. 年逾 16 岁，第二性征已发育，无月经来潮，首先应考虑的诊断是

14. 人流后 7 个月无月经来潮，有周期性下腹痛。首先应考虑的诊断是

A. 气滞血瘀型　　B. 肾气亏损型
C. 痰湿阻滞型　　D. 气血虚弱型
E. 阴虚血燥型

15. 闭经，伴头晕耳鸣，腰腿酸软，舌淡暗，苔薄白，脉沉细。其中医证型是

16. 闭经，伴头晕眼花，心悸气短，苔薄白，脉沉细。其中医证型是

A. 肾气丸　　　　B. 调肝汤
C. 固阴煎　　　　D. 加减苁蓉菟丝子丸
E. 六味地黄丸

17. 治疗肾气亏损型闭经，应首选的方剂是

18. 治疗肝肾亏虚型痛经，应首选的方剂是

A. 苍附导痰丸

B. 小半夏加茯苓汤

C. 启宫丸

D. 温胆汤

E. 半夏白术天麻汤

19. 治疗痰湿阻滞型闭经，应首选的方剂是

20. 治疗痰湿阻滞型妊娠剧吐，应首选的方剂是

A. 肝郁气滞型　　　B. 气血虚弱型

C. 湿热瘀阻型　　　D. 寒凝血瘀型

E. 气滞血瘀型

21. 经行小腹疼痛，拒按，得热痛减者，辨
证多属于

22. 经行小腹隐痛，喜揉喜按者，辨证多属于

A. 身痛逐瘀汤　　　B. 血府逐瘀汤

C. 膈下逐瘀汤　　　D. 少腹逐瘀汤

E. 桃红四物汤

23. 治疗气滞血瘀型痛经，应首选的方剂是

24. 治疗寒湿凝滞型痛经，应首选的方剂是

A. 杞菊地黄丸　　　B. 丹栀逍遥散

C. 六味地黄丸　　　D. 知柏地黄丸

E. 二仙汤合二至丸

25. 治疗肝肾阴虚型绝经综合征，应首选的
方剂是

26. 治疗肾阴阳两虚型绝经综合征，应首选
的方剂是

参考答案

A1 型题

1. A　　2. D　　3. C　　4. D　　5. D

6. E	7. C	8. C	9. D	10. A
11. A	12. D	13. A	14. D	15. C
16. A	17. C	18. D	19. E	20. C
21. E	22. B	23. D	24. A	25. D
26. A	27. E	28. E	29. B	

A2 型题

1. C	2. E	3. C	4. C	5. D
6. E	7. C	8. B	9. B	10. D
11. D	12. D	13. A	14. B	15. E
16. B	17. C	18. C	19. A	20. B
21. C	22. E	23. D	24. B	25. A
26. C	27. C	28. D	29. E	

A3 型题

1. C　　2. D　　3. A　　4. E

B1 型题

1. C	2. B	3. C	4. B	5. A
6. B	7. C	8. B	9. E	10. A
11. D	12. C	13. E	14. A	15. B
16. D	17. D	18. B	19. A	20. B
21. D	22. B	23. C	24. D	25. A
26. E				

第十七单元　女性生殖器官肿瘤

A1 型题

1. 下列各项，属女性生殖器最常见的良性肿
瘤是

A. 子宫肌瘤

B. 阴道腺病

C. 输卵管内膜异位病灶

D. 卵巢皮样囊肿

E. 卵巢浆液性囊腺瘤

2. 下列各项，属子宫肌瘤与经血量增多关系
密切的是

A. 肌瘤的大小

B. 肌瘤的数目

C. 肌瘤生长的部位

D. 肌瘤与子宫肌层的关系

E. 肌瘤发生的年龄

3. 浆膜下子宫肌瘤的主要临床表现是

　　A. 阴道不规则出血　B. 白带增多

　　C. 下腹坠痛　　　　D. 下腹部包块

　　E. 贫血

4. 下列各项，属子宫肌瘤生成的主要因素的是

　　A. 肾上腺皮质激素　B. 雄激素

　　C. 雌激素　　　　　D. 孕激素

　　E. 甲状腺素

5. 子宫肌瘤主要生长的部位是

　　A. 子宫黏膜下　　　B. 子宫肌壁间

　　C. 子宫阔韧带　　　D. 子宫浆膜下

　　E. 子宫颈部

6. 子宫肌瘤临床分类的依据是

　　A. 按妇科检查子宫肌瘤大小分类

　　B. 按临床症状严重程度分类

　　C. 按子宫大小分类

　　D. 按子宫肌瘤与子宫内膜的关系分类

　　E. 按子宫肌瘤与子宫肌壁的关系分类

7. 下列各项，不属子宫肌瘤变性的是

　　A. 玻璃样变　　　　B. 囊性变

　　C. 红色样变　　　　D. 肉瘤样变

　　E. 白色样变

8. 下列各项，属较大的子宫肌壁间肌瘤主要症状的是

　　A. 月经间隔时间长，持续时间短

　　B. 绝经后出血

　　C. 月经过多

　　D. 阴道不规则出血

　　E. 接触性出血

9. 下列各项，不属子宫肌瘤手术指征的是

　　A. 子宫肌瘤如孕 3 个月大小

　　B. 月经过多，继发贫血

　　C. 经过较长时间药物治疗无效

　　D. 32 岁已婚未生育

E. 肌瘤有恶变可能

10. 下列各项，不属子宫肌瘤药物治疗适应证的是

　　A. 年轻要求生育者

　　B. 症状较轻

　　C. 身体虚弱不能手术者

　　D. 有手术禁忌证

　　E. 子宫肌瘤如孕 4 月大小

11. 治疗寒湿凝滞型子宫肌瘤，应首选的方剂是

　　A. 血府逐瘀汤　　　B. 抵当汤

　　C. 桂枝茯苓丸　　　D. 桃红四物汤

　　E. 少腹逐瘀汤

12. 治疗气滞血瘀型子宫肌瘤，应首选的方剂是

　　A. 血府逐瘀汤　　　B. 抵当汤

　　C. 膈下逐瘀汤　　　D. 清宫消癥汤

　　E. 少腹逐瘀汤

13. 桂枝茯苓丸的药物组成是

　　A. 桂枝、茯苓、赤芍、桃仁、丹参

　　B. 桂枝、茯苓、红花、桃仁、丹参

　　C. 桂枝、茯苓、丹皮、赤芍、桃仁

　　D. 桂枝、茯苓、赤芍、白术、丹参

　　E. 桂枝、茯苓、白芍、桃仁、丹参

A2 型题

1. 患者，女，48 岁。月经周期正常，月经量多 5 年，子宫如孕 2 个半月大小，表面不平，宫体左侧可扪及直径约 5cm 大小包块，质硬，与子宫体分不开，无压痛。首先应考虑的诊断是

　　A. 多发性子宫肌瘤　B. 卵巢实质性肿瘤

　　C. 子宫腺肌瘤　　　D. 盆腔炎性包块

　　E. 子宫内膜异位囊肿

2. 患者，女，48 岁。月经量多 1 年，妇科检查：子宫增大如孕 6 周大小，质较硬，表面凹凸不平。应首选的治疗措施是

　　A. 雄激素治疗

B. 手术治疗剔除肌瘤

C. 雌激素治疗

D. 中药治疗

E. 孕激素治疗

3. 患者，女，35 岁。近半年感下腹部有一包块，固定不移，胀痛拒按，面色晦暗，舌边有瘀点，脉沉涩。B 超示：子宫肌瘤。治疗应首选的方剂是

　　A. 银甲丸　　　　　B. 膈下逐瘀汤

　　C. 失笑散　　　　　D. 温经汤

　　E. 桂枝茯苓丸

4. 患者，女，45 岁。月经量多 4 年，血红蛋白 60g/L。妇检：子宫增大如孕 12 周大小，质软硬不均，表面不平，部分有囊性感。盆腔 B 超示：子宫肌瘤。应首选的治疗措施是

　　A. 子宫切除

　　B. 手术剔除子宫肌瘤

　　C. 雄激素治疗

　　D. 宫腔镜治疗

　　E. 孕激素治疗

5. 患者，女，20 岁，未婚。发现下腹部肿块 1 年，突发下腹部疼痛伴恶心、呕吐 6 小时。肛查：子宫前位，大小正常，左侧盆腔扪及 7cm×8cm×8cm 肿块，边界清楚，压痛明显。首先应考虑的诊断是

　　A. 卵巢肿瘤出血

　　B. 卵巢肿瘤蒂扭转

　　C. 卵巢肿瘤破裂

　　D. 卵巢巧克力囊肿破裂

　　E. 卵巢肿瘤变性

B1 型题

A. 定期检查、随访

B. 经阴道肌瘤摘除术

C. 经腹肌瘤切除术

D. 子宫全切

E. 子宫+双附件切除术

1. 患者，女，32 岁，未育。患单个较大肌壁间肌瘤，经量明显增多。应首选的治疗措施是

2. 患者，女，40 岁。患子宫肌瘤数年，肌瘤大小直径 3cm，无症状。应首选的治疗措施是

　　A. 桂枝茯苓丸　　　B. 开郁二陈汤

　　C. 苍附导痰丸　　　D. 开郁种玉汤

　　E. 启宫丸

3. 治疗痰湿瘀阻型子宫肌瘤，应首选的方剂是

4. 治疗痰湿阻滞型闭经，应首选的方剂是

　　A. 肌壁间肌瘤　　　B. 黏膜下肌瘤

　　C. 浆膜下肌瘤　　　D. 游离性肌瘤

　　E. 阔韧带肌瘤

5. 临床最常见的肌瘤类型是

6. 可脱出于宫颈口或阴道内的是

　　A. 脂肪性变　　　　B. 囊性变

　　C. 红色样变　　　　D. 肉瘤样变

　　E. 钙化

7. 子宫肌瘤于妊娠期或产褥期容易出现的是

8. 绝经后妇女的子宫肌瘤常见的是

　　A. 月经过多

　　B. 尿潴留

　　C. 下腹部可触及包块

　　D. 下腹坠胀不适

　　E. 经行腹痛

9. 子宫黏膜下肌瘤最常见的症状是

10. 子宫浆膜下肌瘤最常见的症状是

参考答案

A1 型题

1. A　　2. C　　3. D　　4. C　　5. B

6. E　　7. E　　8. C　　9. D　　10. E

11. E   12. C   13. C

A2 型题

1. A   2. D   3. B   4. A   5. B

1. C   2. A   3. B   4. C   5. A

6. B   7. C   8. D   9. A   10. C

第十八单元　妊娠滋养细胞疾病

A1 型题

1. 下列各项，属葡萄胎最重要的组织学特征是

　　A. 黄素化囊肿　　　B. 绒毛构型完好

　　C. 滋养细胞增生　　D. 绒毛间质水肿

　　E. 间质内胚源性血管消失

2. 下列各项，对诊断葡萄胎最有意义的是

　　A. 子宫妊娠 5 个月大小，摸不到胎体

　　B. 盆腔 B 超示落雪状影像

　　C. 血 HCG>100kU/L

　　D. 下腹疼痛

　　E. 停经后阴道流血

3. 下列关于葡萄胎确诊后治疗措施的叙述，错误的是

　　A. 尽快采用吸宫术，迅速排空宫腔

　　B. 术前不应用缩宫素，以防肺栓塞或转移

　　C. 术中静脉滴注缩宫素，但需在宫口扩大后

　　D. 为减少出血及子宫穿孔，术前静脉滴注缩宫素

　　E. 第 1 次吸刮后 1 周行第 2 次刮宫

4. 下列关于部分性葡萄胎的叙述，错误的是

　　A. 停经后阴道流血

　　B. 子宫小于停经月份多见

　　C. 常出现黄素化囊肿

　　D. 易与不全流产相混淆

　　E. 较完全性葡萄胎少见

5. 下列各项，属良性葡萄胎追踪的主要目的是

　　A. 及早发现妊娠

　　B. 及早发现恶变

　　C. 指导避孕

　　D. 了解盆腔恢复情况

　　E. 了解腹痛情况

6. 下列各项，不属良性葡萄胎临床表现的是

　　A. 阴道流血　　　　B. 痰中带血

　　C. 贫血　　　　　　D. 妊高征

　　E. 甲亢

7. 下列各项，不属葡萄胎排出后随访内容的是

　　A. 定期做妇科检查

　　B. 至少避孕 1 年

　　C. 定期做 HCG 定量测定

　　D. 定期做阴道细胞学检查

　　E. 定期做胸部 X 线摄片

8. 下列各项，不属妊娠滋养细胞疾病临床表现的是

　　A. 闭经　　　　　　B. 不规则阴道流血

　　C. 黄素囊肿　　　　D. 甲亢

　　E. 糖尿病

9. 下列关于良性葡萄胎之处理的叙述，错误的是

　　A. 嘱患者术后避孕 1 年

　　B. 随访有困难者宜行预防性化疗

　　C. 有高危因素者宜行预防性化疗

D. 术后严密追访至妊免试验阴性为止

E. 一经确诊，应尽快清宫

10. 下述各项，对诊断葡萄胎的价值最大的是

    A. 出现卵巢黄素化囊肿

    B. 妊娠试验

    C. 盆腔 B 超诊断

    D. 子宫大于孕月

    E. 停经后阴道出血

11. 葡萄胎经诊断明确后，应首选的治疗措施是

    A. 先止血再清宫

    B. 服补益肝肾中药

    C. 行清宫术并送病检

    D. 行全子宫切除术

    E. 服活血化瘀中药

12. 下列各项，属葡萄胎化疗适应证的是

    A. 30 岁以上的患者

    B. 刮出的水泡较大

    C. 双侧黄素囊肿较大

    D. 刮宫术后出血

    E. 病理报告为滋养细胞高度增生者

13. 葡萄胎随访期间最好的避孕方法是

    A. 安全期   B. 避孕套

    C. 宫内节育器   D. 避孕药

    E. 绝育术

14. 葡萄胎的随访时间是

    A. 3 个月   B. 6 个月

    C. 1 年   D. 2 年

    E. 3 年

A2 型题

1. 患者，女，27 岁，已婚。停经 3 个月，不规则阴道流血 10 天，近日有恶心、呕吐，宫底高度平脐，未闻及胎心。应首选的检查是

    A. 血 HCG 定量测定   B. 妇科检查

    C. 多普勒检测   D. X 线腹部平片

    E. 盆腔 B 超检查

2. 患者，女，24 岁，已婚。停经 35 日，阴道流血 1 日，血 HCG＞100kU/L。首先应考虑的诊断是

    A. 早期妊娠   B. 多胎妊娠

    C. 先兆流产   D. 异位妊娠

    E. 葡萄胎

3. 患者，女，41 岁，G_2P_1。诊断为葡萄胎，子宫超过孕 14 周大。应首选的治疗措施是

    A. 清除宫腔内容物   B. 手术切除子宫

    C. 先清宫再切除子宫   D. 化疗

    E. 先化疗再清宫

参考答案

A1 型题

1. C   2. B   3. D   4. B   5. B

6. B   7. D   8. E   9. D   10. C

11. C   12. E   13. B   14. D

A2 型题

1. E   2. E   3. C

第十九单元　子宫内膜异位症及子宫腺肌病

A1 型题

1. 下列各项，不属子宫内膜异位症好发部位的是
   - A. 卵巢
   - B. 子宫颈
   - C. 子宫骶骨韧带
   - D. 子宫后壁
   - E. 子宫直肠窝

2. 继发性痛经伴月经失调常见的疾病是
   - A. 卵巢囊肿
   - B. 子宫肌瘤
   - C. 子宫内膜异位症
   - D. 多囊卵巢综合征
   - E. 异常子宫出血

3. 下列各项，不属盆腔子宫内膜异位症主症的是
   - A. 痛经
   - B. 性交痛
   - C. 白带量多，色黄
   - D. 不孕
   - E. 月经不调

4. 下列各项，属诊断子宫内膜异位症金标准的是
   - A. 盆腔 B 超检查
   - B. 病理检查
   - C. 妇科检查
   - D. 腹腔镜检查
   - E. 盆腔 CT 检查

5. 最易被子宫内膜异位症侵犯的器官是
   - A. 卵巢
   - B. 输卵管
   - C. 肠管
   - D. 输尿管
   - E. 膀胱

6. 下列各项，属子宫内膜异位症根治性手术的是
   - A. 切除子宫及双附件
   - B. 切除子宫、双附件及清除盆腔内所有病灶
   - C. 清除双附件及盆腔内所有内膜异位病灶
   - D. 子宫、双附件及盆腔淋巴结清扫

   - E. 清除子宫、双附件及盆腔内所有内膜异位病灶

7. 下列关于子宫内膜异位症的叙述，错误的是
   - A. 常发生于育龄期妇女
   - B. 以手术治疗为主
   - C. 腹腔镜是最佳辅助检查方法
   - D. 最常发生的部位是卵巢
   - E. 可合并子宫肌瘤

8. 达那唑治疗子宫内膜异位症，其服药时间是
   - A. 月经周期第 1 天
   - B. 月经周期第 3 天
   - C. 月经周期第 5 天
   - D. 月经周期第 6 天
   - E. 月经周期第 7 天

9. 下列各项，属子宫内膜异位症临床特点的是
   - A. 多发生在 40~50 岁
   - B. 病变局限在生殖系统
   - C. 不影响受孕
   - D. 继发性和进行性加重的痛经
   - E. 痛经发生在月经第 1~2 天

10. 治疗气滞血瘀型子宫内膜异位症，应首选的方剂是
    - A. 少腹逐瘀汤
    - B. 膈下逐瘀汤
    - C. 血府逐瘀汤
    - D. 桃红四物汤
    - E. 理冲汤

11. 根据子宫腺肌病的临床表现，属于中医疾病范畴的是
    - A. 痛经、癥瘕、不孕症
    - B. 痛经、癥瘕
    - C. 癥瘕、不孕症
    - D. 痛经、不孕症
    - E. 痛经、月经过多

12. 有关子宫腺肌病，下述表达正确的是

A. 多数合并子宫内膜异位症

B. 多发生在初产妇

C. 病灶中异位内膜对卵巢激素敏感

D. 假孕疗法有效

E. 月经量增多，经期延长，继发痛经，子宫均增大和质地较硬

13. 下列各项，不属子宫腺肌病临床表现的是

  A. 进行性痛经　　　B. 经量增多

  C. 尿频　　　　　　D. 经期延长

  E. 子宫均匀增大

14. 关于子宫腺肌病的好发年龄，正确的是

  A. 30~40 岁　　　　B. 35~45 岁

  C. 40~50 岁　　　　D. 30~50 岁

  E. 30~45 岁

15. 下列关于子宫腺肌病的描述，错误的是

  A. 多见于经产妇

  B. 约半数合并子宫肌瘤

  C. 子宫呈均匀性增大

  D. 约有 30% 可无临床症状

  E. 约有 50% 合并子宫内膜异位症

A2 型题

1. 患者，女，31 岁。近 2 年经期或经后腹痛，喜温喜按，月经色淡、质稀，神疲乏力，舌淡暗，苔薄白，脉细无力，诊断为子宫内膜异位症。治疗应首选的方剂是

  A. 少腹逐瘀汤　　　B. 膈下逐瘀汤

  C. 血府逐瘀汤　　　D. 桃红四物汤

  E. 理冲汤

2. 患者，女，30 岁。婚后 5 年不孕，近 6 年开始痛经，进行性加重，曾做子宫输卵管碘油造影提示双侧输卵管通而不畅。妇科检查：阴道后穹隆扪及触痛结节，子宫大小正常，右附件区扪及 4cm×4cm×3cm 大小不活动的囊性包块。为明确诊断，应首选的检查是

  A. 腹腔镜检查　　　B. 宫腔镜检查

  C. 盆腔 B 超检查　　D. 剖腹探查

  E. 盆腔 CT 检查

3. 患者，女，30 岁，G_2P_0。痛经 5 年。妇科检查：阴道后穹隆可扪及触痛结节，宫体后壁有多个小结节，右附件可扪及 5cm×4cm×4cm 大小囊肿，欠活动，压痛，诊断为子宫内膜异位症。下列的处理错误的是

  A. 达那唑治疗

  B. 孕三烯酮治疗

  C. 子宫及右附件切除术

  D. 雷诺德治疗

  E. 腹腔镜手术

4. 患者，女，38 岁。痛经 6 年，每于经前小腹冷痛，经血色暗、有块，形寒肢冷，面色苍白，舌紫暗，苔薄白，脉沉紧。治疗应首选的方剂是

  A. 少腹逐瘀汤　　　B. 膈下逐瘀汤

  C. 血府逐瘀汤　　　D. 桃红四物汤

  E. 艾附暖宫丸

5. 患者，女，29 岁。近 4 年经行后腹痛，痛引腰骶，月经量少，色淡暗、质稀，头晕耳鸣，舌有瘀点，苔薄白，脉沉细涩，腹腔镜检查为子宫内膜异位症。治疗应首选的方剂是

  A. 五子衍宗丸合失笑散

  B. 归肾丸合桃红四物汤

  C. 右归丸合失笑散

  D. 六味地黄丸合桃红四物汤

  E. 肾气丸合桃红四物汤

6. 患者，女，30 岁。因痛经行腹腔镜检查示：子宫大小正常，子宫后壁下段颗粒状散在结节。首先应考虑的诊断是

  A. 盆腔结核　　　　B. 子宫内膜异位症

  C. 慢性盆腔炎　　　D. 盆腔淤血综合征

  E. 子宫腺肌病

7. 女，40 岁，已婚，经产妇，月经期延长，量多，痛经明显，子宫孕 50 天大小，有压痛，双附件正常，最可能的诊断是

  A. 子宫肌瘤　　　　B. 子宫肌腺病

C. 子宫肥大　　　D. 子宫内膜异位症

E. 早孕

8. 40 岁妇女，人工流产术后 10 年未孕，近 3 年来，月经量多，经期腰腹坠痛加重，妇检子宫鹅卵大，球形，硬，附件正常，首选诊断是

A. 子宫肌瘤

B. Asherman 综合征

C. 盆腔炎性肿物与子宫粘连

D. 子宫腺肌病

E. 子宫内膜癌

B1 型题

A. 开郁二陈汤

B. 桂枝茯苓丸

C. 苍附导痰丸合佛手散

D. 理冲汤合佛手散

E. 桃红四物汤合丹溪痰湿方

1. 治疗痰瘀互结型子宫内膜异位症，应首选的方剂是

2. 治疗痰湿凝滞型多囊卵巢综合征，应首选的方剂是

A. 月经周期第 6 天　　B. 月经周期第 5 天

C. 月经周期第 3 天　　D. 月经周期第 1 天

E. 月经周期第 4 天

3. GnRH-α 的给药时间是

4. 达那唑的服药时间是

A. 根治性手术

B. 半根治性手术

C. 切除病灶，保留生育功能

D. 中药治疗

E. 假孕疗法

5. 子宫内膜异位症，症状轻微者，应首选的治疗是

6. 子宫内膜异位症，要求生育者，应首选的治疗是

A. 理冲汤　　　B. 血府逐瘀汤

C. 清经散　　　D. 桂枝茯苓丸

E. 清热调血汤

7. 治疗湿热瘀结型子宫内膜异位症，应首选的方剂是

8. 治疗气虚血瘀型子宫内膜异位症，应首选的方剂是

参考答案

A1 型题

1. B　　2. C　　3. C　　4. D　　5. A

6. E　　7. B　　8. A　　9. D　　10. B

11. B　　12. E　　13. C　　14. D　　15. E

A2 型题

1. E　　2. A　　3. C　　4. A　　5. B

6. B　　7. B　　8. D

B1 型题

1. E　　2. C　　3. D　　4. D　　5. D

6. C　　7. E　　8. A

第二十单元 子宫脱垂

A1 型题

1. 下列各项，不属引起子宫脱垂原因的是
   A. 第二产程延长
   B. 产后过早过重劳动
   C. 慢性咳嗽
   D. 便秘
   E. 剖宫产

2. 下列关于预防子宫脱垂措施的叙述，错误的是
   A. 严密观察产程，避免滞产和第二产程延长
   B. 产后绝对卧床休息，避免劳动
   C. 对头盆不称者应及早剖宫产
   D. 预防加重腹压的慢性疾病
   E. 加强营养

3. 下列各项，不属阴道前壁脱垂临床表现的是
   A. 阴道口中肿物脱出
   B. 尿潴留
   C. 张力性尿失禁
   D. 便秘
   E. 腰酸、下坠感

4. 下列各项，属Ⅱ度重型子宫脱垂临床表现的是
   A. 下坠感
   B. 外阴部有肿物脱出
   C. 排尿困难
   D. 排便困难
   E. 张力性尿失禁

5. 下列关于子宫脱垂临床特点的叙述，错误的是

   A. 长期摩擦导致宫颈溃疡，出血
   B. 继发感染，有脓性分泌物渗出
   C. 有尿潴留出现
   D. 可发生张力性尿失禁
   E. 合并妊娠时，子宫脱垂程度加重

6. 预防子宫脱垂的最关键的措施是
   A. 积极开展计划生育
   B. 防治慢性气管炎和便秘
   C. 推行科学接生和做好产褥期保健
   D. 对老年人适当补充雌激素
   E. 加强营养，增强体质

7. 下列各项，不属子宫脱垂的非手术治疗的是
   A. 增强体质，加强营养
   B. 保持大便通畅
   C. 治疗慢性疾病
   D. 使用子宫托
   E. 脱垂子宫悬吊

8. 下列关于子宫脱垂使用子宫托的原则的叙述，错误的是
   A. 适用于Ⅰ度重Ⅱ度轻型及老年体弱，不能耐受手术者
   B. 生殖道急慢性炎症或宫颈有恶性可疑者禁用
   C. 子宫托的大小应适宜
   D. 子宫托只需要月经期取出
   E. 上托定期检查

9. 下列各项，与子宫脱垂发病有关的脏腑是
   A. 脾、肾　　　　　B. 肺、肾
   C. 肝、肾　　　　　D. 心、肾
   E. 肝、脾

10. 下列关于子宫脱垂症状的叙述，错误的是

A. 带下量多　　　B. 小腹下坠

C. 月经量多　　　D. 尿频

E. 排便困难

11. 中医对子宫脱垂的称谓，错误的是

A. 阴挺　　　　　B. 阴颓

C. 阴菌　　　　　D. 阴䕝

E. 阴茧

12. 下列关于阴道前壁膨出的叙述，错误的是

A. 与产伤有关

B. 与产褥期过早参加体力劳动有关

C. 咳嗽或用力屏气时有块状物排出

D. 不需要手术治疗

E. 可练习缩肛运动

13. 子宫脱垂最主要的原因是

A. 圆韧带松弛

B. 阔韧带松弛

C. 骨盆漏斗韧带松弛

D. 主韧带松弛

E. 盆底松弛

A2 型题

1. 患者，女，39 岁。阴道脱出一物 3 年。查：宫颈已脱出至阴道口外，宫体在阴道内，双附件无异常，诊断为子宫脱垂。其程度应属于

A. Ⅰ度轻　　　　B. Ⅰ度重

C. Ⅱ度轻　　　　D. Ⅱ度重

E. Ⅲ度

2. 患者，女，62 岁。外阴脱出肿物 1 年。妇科检查：部分宫体脱出阴道。首先应考虑的诊断和治疗是

A. 子宫Ⅱ度脱垂轻——手术

B. 子宫Ⅱ度脱垂重——手术

C. 子宫Ⅲ度脱垂——手术

D. 子宫Ⅰ度脱垂轻——子宫托

E. 子宫Ⅰ度脱垂重——子宫托

3. 患者，女，62 岁。近 2 年劳动、行走或

咳嗽时阴道内有物脱出，小腹坠痛，四肢无力，少气懒言，面色无华，小便频数，舌淡，苔薄，脉虚细。诊断为轻度子宫脱垂，治疗应首选的方剂是

A. 归脾汤　　　　B. 补中益气汤

C. 大补元煎　　　D. 八珍汤

E. 举元煎

4. 患者，女，56 岁。阴道内有物脱出，咳嗽，劳动时加重，伴有带下增多，小腹下坠。检查：宫颈达处女膜缘，用力向下屏气时宫颈脱出阴道口，但宫体仍在阴道内。首先应考虑的诊断是

A. 子宫脱垂Ⅰ度轻　B. 子宫脱垂Ⅰ度重

C. 子宫脱垂Ⅱ度轻　D. 子宫脱垂Ⅱ度重

E. 膀胱膨出

5. 患者，女，57 岁。子宫颈脱出阴道口外近 1 周，红肿疼痛，发热口渴，小便黄赤，舌质红，苔黄腻，脉弦滑。治疗应首选的方剂是

A. 萆薢渗湿汤合五苓散

B. 止带方加生薏苡仁、野菊花

C. 龙胆泻肝汤合五味消毒饮

D. 知柏地黄汤合易黄汤

E. 五味消毒饮合大黄牡丹皮汤

6. 患者，女，36 岁，G_3P_2。产后阴道脱出物 3 年且逐渐加重。查：用力时全宫颈及部分宫体脱出阴道口外，宫颈长 4cm，阴道前后壁膨出。应首选的治疗措施是

A. 使用子宫脱

B. 经腹子宫悬吊术

C. 经腹子宫全切术

D. 行 Manchester 手术

E. 行 Le Fort 手术

B1 型题

A. 子宫脱垂Ⅰ度轻型

B. 子宫脱垂Ⅰ度重型

C. 子宫脱垂Ⅱ度轻型

D. 子宫脱垂Ⅱ度重型

E. 子宫脱垂Ⅲ度

1. 子宫颈及子宫体全部脱出阴道口外，应诊断的是

2. 宫颈及部分宫体脱出阴道口外，应诊断的是

A. 补中益气，升提举陷

B. 健脾利湿，升举阳气

C. 补肾固脱，益气升提

D. 温肾纳气，升阳举陷

E. 收涩固脱，升举阳气

3. 患者子宫下垂，劳则加剧，下腹下坠，纳差腹胀，小便频数，大便溏，舌淡，苔薄白，脉虚细。其中医治法是

4. 患者子宫下垂，腰酸腿软，小腹下坠，夜尿多，头晕耳鸣，舌质淡，苔薄白，脉沉细。其中医治法是

A. 中药治疗

B. 子宫托

C. 阴道纵隔形成术

D. 经阴道子宫全切术

E. 一般支持疗法

5. 患者，50岁。用力后子宫颈及部分宫体脱出阴道口外。应首选的治疗措施是

6. 患者，70岁。有高血压病，用力后子宫颈及部分宫体脱出阴道口外。应首选的治疗措施是

A. 大补元煎   B. 归脾汤

C. 八珍汤   D. 举元煎

E. 补中益气汤

7. 治疗气虚型子宫脱垂，应首选的方剂是

8. 治疗肾虚型子宫脱垂，应首选的方剂是

参考答案

A1 型题

1. E	2. B	3. D	4. B	5. E
6. C	7. E	8. D	9. A	10. C
11. E	12. D	13. E		

A2 型题

1. C	2. B	3. B	4. C	5. C	6. D

B1 型题

1. E	2. D	3. A	4. C	5. D
6. C	7. E	8. A		

第二十一单元 不孕症与辅助生殖技术

A1 型题

1. 女子婚后同居1年，未避孕而从未受孕，应诊断为

A. 断绪   B. 断产

C. 五不女   D. 全不产

E. 暗产

2. 区分原发性不孕和继发性不孕的主要依据是

A. 结婚2年以上未孕

B. 夫妻同居

C. 未采取避孕措施

D. 是否孕育过

E. 有正常性生活

3. 下列各项，不属不孕症的必查项目的是

A. 体格检查　　　B. 妇科检查

C. 卵巢功能测定　　D. 盆腔 CT 检查

E. 精液常规检查

4. 下列关于输卵管碘油造影的叙述，错误的是

A. 了解输卵管通与不通

B. 了解子宫腔的形态

C. 了解卵巢有无排卵

D. 同时可起到治疗的作用

E. 明确输卵管的形态

5. 下列各项，属不孕症伴有痛经患者常见的疾病是

A. 子宫内膜异位症　　B. 多囊卵巢综合征

C. 子宫肌瘤　　D. 皮样囊肿

E. 生殖器结核

6. 下列各项，属使用避孕套疗法适应证的是

A. 性传播疾病　　B. 免疫性不孕

C. 男方精液异常　　D. 女性阴道炎症

E. 女性排卵障碍

7. 治疗肝郁型不孕症，应首选的方剂是

A. 逍遥散　　B. 乌药汤

C. 五子衍宗丸　　D. 开郁种玉汤

E. 柴胡疏肝散

8. 治疗痰湿内阻型不孕症，应首选的方剂是

A. 二陈汤　　B. 乌药汤

C. 启宫丸　　D. 开郁二陈汤

E. 苍附导痰汤

9. 治疗瘀血阻滞型不孕症，应首选的方剂是

A. 桃红四物汤　　B. 桂枝茯苓丸

C. 失笑散　　D. 开郁种玉汤

E. 少腹逐瘀汤

10. 输卵管不通不孕症患者常配合的疗法是

A. 中药人工周期疗法

B. 西药人工周期

C. 针灸疗法

D. 气功疗法

E. 中药灌肠疗法

11. 下列各项，属导致女性不孕的最常见的原因是

A. 输卵管炎症　　B. 子宫肌瘤

C. 阴道炎　　D. 宫颈息肉

E. 子宫畸形

A2 型题

1. 患者，女，26 岁。3 年前行人工流产，术后夫妇同居，未避孕，至今未再受孕。首先应考虑的诊断是

A. 断绪　　B. 无子

C. 五不女　　D. 全不产

E. 全无子

2. 患者，女，29 岁。结婚 4 年未孕，月经 38~50 天一行，量少色淡，面色晦暗，腰酸腿软，性欲淡漠，舌淡，苔白滑，脉沉细。其中医治法是

A. 滋阴养血，调冲益精

B. 温肾助阳，化湿固精

C. 疏肝解郁，养血调经

D. 燥湿化痰，理气调经

E. 活血化瘀，调经助孕

3. 患者，女，31 岁。结婚 3 年未孕，月经 50~60 天一行，量少色淡，腰痛如折，小便频数，舌淡，苔白滑，脉沉迟无力。首先应考虑的诊断是

A. 肾阳虚型无子　　B. 肾气虚型无子

C. 肾阴虚型无子　　D. 肾阳虚型断绪

E. 肾气虚型断绪

4. 患者，女，27 岁。结婚 2 年未孕，月经 2~3 月一行，量或多或少，头晕耳鸣，腰酸腿软，舌淡，苔薄，脉沉细。治疗应首选的方剂是

A. 开郁种玉汤　　B. 养精种玉汤

C. 归肾丸　　D. 毓麟珠

E. 温胞饮

5. 患者，女，29 岁。结婚 4 年未孕，月经周期不规律，经来腹痛，月经量少，色暗有小血块，经前乳胀，烦躁易怒，舌红，苔白，脉弦。

治疗应首选的方剂是

    A. 启宫丸　　　　B. 养精种玉汤

    C. 开郁种玉汤　　D. 柴胡疏肝散

    E. 逍遥散

6. 患者，女，35 岁。结婚 6 年未孕，月经先后不定期，经来腹痛，月经量少，经行不畅，有小血块，经前乳胀，胸闷不舒，舌红，苔薄，脉弦。其中医治法是

    A. 滋阴养血，调冲益精

    B. 温肾养血，调补冲任

    C. 疏肝解郁，养血理脾

    D. 燥湿化痰，理气调经

    E. 活血化瘀，理气调经

7. 患者，女，28 岁。药物流产后 2 年未再孕，形体肥胖，月经 2~6 月一行，胸闷纳呆，白带增多，苔白腻，脉滑。治疗应首选的方剂是

    A. 启宫丸　　　　B. 完带汤

    C. 开郁种玉汤　　D. 二妙丸

    E. 温胞饮

8. 患者，女，30 岁。婚后 5 年不孕，幼时患过结核性胸膜炎，已愈，月经规则，妇检无异常，经前诊刮为分泌期子宫内膜，未见结核，输卵管碘油造影示双侧输卵管通畅，男方精液检查正常。应首选的检查是

    A. 腹腔镜检查　　B. 子宫镜检查

    C. 内分泌检测　　D. 免疫试验

    E. 腹部平片

B1 型题

    A. 月经干净后 3~7 天

    B. 排卵期

    C. 月经期

    D. 加减苁蓉菟丝子丸

    E. 月经干净 1~2 天

1. 子宫输卵管碘油造影检查的时间是

2. 宫腔镜检查的时间是

参考答案

A1 型题

1. D　2. D　3. D　4. C　5. A

6. B　7. D　8. E　9. E　10. E

11. A

A2 型题

1. A　2. B　3. A　4. D　5. C

6. C　7. A　8. D

B1 型题

1. A　2. A

第二十二单元　计划生育

A1 型题

1. 下列各项，不属宫内节育器的禁忌证的是

    A. 月经过多过频　B. 生殖器急性炎症

    C. 正常产后 6 个月　D. 子宫畸形

    E. 重度宫颈糜烂

2. 人工流产后感染，其中医治法是

    A. 清热利湿，解毒活血

    B. 益气滋阴，清热解毒

    C. 活血化瘀，益气补肾

    D. 清热解毒，凉血化瘀

    E. 活血化瘀，清热解毒

3. 人工流产后宫颈口粘连的临床表现是

A. 月经失调　　　B. 周期性腹痛，闭经

C. 基础体温单相　　　D. 子宫稍大，压痛

E. 带下增多

4. 下列关于人工流产并发症的叙述，错误的是

A. 术后感染多由吸宫不全或术后过早性交引起

B. 人流综合征主要是由于心脏病引起的

C. 术后出血停止后又有较多量的出血，应考虑为吸宫不全

D. 漏吸多因胎囊过小，子宫过度屈曲或子宫畸形引起

E. 发生子宫穿孔时应停止手术，给予催产素或抗生素

5. 下列各项，不属药物抗早孕禁忌证的是

A. 高危人流对象　　　B. 高血压

C. 哮喘　　　D. 带器妊娠

E. 可疑宫外孕

6. 下列各项，不属避孕方法的是

A. 输卵管结扎术

B. 人工流产

C. 安全期避孕

D. 宫内节育器的放置

E. 药物避孕

A2 型题

1. 患者，女，27 岁。负压吸宫术后突然出现心动过缓、血压下降、面色苍白、出汗、头晕、胸闷。首先考虑的诊断是

A. 子宫穿孔　　　B. 栓塞

C. 人流综合征　　　D. 休克

E. 心衰

2. 患者，女，31 岁。人工流产术后 3 周，阴道出血时多时少，色暗红，有时夹血块，腹痛。B 超提示：宫腔内回声不均。首先应考虑的诊断是

A. 子宫穿孔　　　B. 术后子宫内膜炎

C. 子宫收缩欠佳　　　D. 吸宫不全

E. 漏吸

3. 患者，女，27 岁。人工流产术后 4 天，寒战、高热，小腹疼痛拒按，阴道出血时多时少，色暗如败酱，气味臭秽，口干喜饮，舌质红，苔黄腻，脉弦数。治疗应首选的方剂是

A. 五味消毒饮合失笑散

B. 生化汤

C. 清经散

D. 清热调血汤

E. 仙方活命饮

4. 患者，女，30 岁。人工流产术后 2 月余，月经未潮，每月有周期性的下腹疼痛，伴肛门坠胀，尿妊娠试验阴性。首先应考虑的诊断是

A. 闭经

B. 宫外孕

C. 宫腔或宫颈内口粘连

D. 盆腔感染

E. 子宫内膜异位症

5. 患者，女，23 岁。新婚，想半年后要孩子，应首选的避孕方法是

A. 宫内节育器　　　B. 口服避孕药

C. 避孕套　　　D. 皮下埋植避孕

E. 紧急避孕药

B1 型题

A. 妊娠 5 周以内　　　B. 妊娠 10 周以内

C. 妊娠 11 周　　　D. 妊娠 12 周

E. 妊娠 7 周以内

1. 负压吸宫术的适应证是

2. 药物流产的适应证是

A. 吸宫不全　　　B. 人流综合征

C. 宫外孕　　　D. 子宫穿孔

E. 葡萄胎

3. 人工流产时，宫腔深度超过检查时子宫的大小，未吸出组织，患者腹痛剧烈，出冷汗，面

色苍白。应首先考虑的诊断是

4. 人工流产术中，吸出大量的蜕膜组织，未见绒毛或胚胎组织。应首先考虑的诊断是

    A. 内分泌紊乱   B. 术后感染

    C. 子宫收缩不良   D. 胎漏

    E. 吸宫不全

5. 人工流产术后 1 周，下腹疼痛，阴道少量出血，臭秽，发热，双合诊时子宫或双附件区压痛。首先应考虑的诊断是

6. 人工流产术后 2 周，下腹阵发性疼痛，阴道出血量时多时少，有血块，B 超检查时宫腔内回声不均。首先应考虑的诊断是

    A. 八珍汤   B. 清经散

    C. 丹栀逍遥散   D. 两地汤合二至丸

    E. 固冲汤

7. 人流术后阴道出血量少，淋沥不尽，色鲜红，质稀，口干心烦，手足心热，腰酸膝软，舌红，少苔，脉细数。治疗应首选的方剂是

8. 人流术后阴道出血量多，持续不尽，色淡红，质稀，头晕乏力，小腹空坠，舌淡，苔薄白，脉沉细。治疗应首选的方剂是

    A. 人工流产术   B. 钳刮术

    C. 药物引产术   D. 中期引产术

    E. 人工取胎术

9. 孕 45 天，要求终止妊娠，但惧怕手术。应首选的方法是

10. 孕 45 天，要求终止妊娠，有哮喘病史。应首选的方法是

    A. 药物引产术

    B. 卡孕栓配伍丙酸睾丸酮

    C. 人工流产术

    D. 中期引产术

    E. 人工取胎术

11. 孕 50 天，要求终止妊娠，无其他禁忌证。应首选的方法是

12. 孕 60 天，要求终止妊娠，B 超：宫内见胎芽及胎心。应首选的方法是

参考答案

A1 型题

1. C   2. D   3. B   4. B   5. A

6. B

A2 型题

1. C   2. D   3. A   4. C   5. C

B1 型题

1. B   2. E   3. D   4. C   5. B

6. E   7. D   8. A   9. C   10. A

11. A   12. C

中西医结合儿科学

第一单元　儿科学基础

A1 型题

1. 下列各项，不属小儿生理特点的是
   A. 易虚易实　　　　B. 脏腑娇嫩
   C. 形气未充　　　　D. 生机蓬勃
   E. 发育迅速

2. 小儿从出生后到满1周岁之前，应属
   A. 新生儿期　　　　B. 婴儿期
   C. 幼儿期　　　　　D. 学龄前期
   E. 学龄期

3. 1岁正常男孩进行体格检查，其标准身长约是
   A. 50cm　　　　　　B. 60cm
   C. 65cm　　　　　　D. 75cm
   E. 85cm

4. 小儿正常前囟闭合的时间是
   A. 4~5 个月　　　　B. 6~8 个月
   C. 10~12 个月　　　D. 12~18 个月
   E. 18~24 个月

5. 健康小儿1岁时，其头围是
   A. 38cm　　　　　　B. 46cm
   C. 50cm　　　　　　D. 52cm
   E. 64cm

6. 小儿出生后能独自坐稳的月龄是
   A. 1~2 个月　　　　B. 2~3 个月
   C. 3~4 个月　　　　D. 4~5 个月

E. 6~7 个月

7. 称小儿为"纯阳"之体，应理解为
   A. 小儿生机旺盛　　B. 小儿气血未充
   C. 小儿纯阳无阴　　D. 小儿脏腑娇嫩
   E. 小儿阳盛阴衰

8. 按公式计算，6岁小儿收缩压的正常值是
   A. 75mmHg　　　　　B. 92mmHg
   C. 80mmHg　　　　　D. 85mmHg
   E. 100mmHg

9. 小儿体格发育最快的时期是
   A. 新生儿期　　　　B. 婴儿期
   C. 幼儿期　　　　　D. 学龄前期
   E. 学龄期

10. 小儿望诊中望神的重点是
    A. 察耳　　　　　　B. 察舌
    C. 察口　　　　　　D. 察鼻
    E. 察目

11. 下列各项，不属按诊内容的是
    A. 按皮肤　　　　　B. 按四肢
    C. 按毛发　　　　　D. 按胸胁
    E. 按头颅

12. 小儿为"纯阳"之体的含义是
    A. 小儿纯阳无阴　　B. 小儿阳盛阴衰
    C. 小儿气血未充　　D. 小儿生机旺盛
    E. 小儿脏腑娇嫩

13. 小儿哭声绵长，口作吮乳状，多是
    A. 口疮　　　　　　B. 腹痛

C. 针刺　　　　　　D. 虫咬

E. 饥饿

14. 察指纹的适用年龄是

　　A. 3 岁以内　　　　B. 3~4 岁

　　C. 4 岁以内　　　　D. 4~5 岁

　　E. 5 岁以内

15. 3 周岁小儿按公式计算：身长体重应该是

　　A. 身长 85cm、体重 12kg

　　B. 身长 90cm、体重 12kg

　　C. 身长 90cm、体重 14kg

　　D. 身长 100cm、体重 14kg

　　E. 身长 120cm、体重 26kg

16. 小儿出生时体重正常值是

　　A. 体重 2kg　　　　B. 体重 2.5kg

　　C. 体重 3kg　　　　D. 体重 4kg

　　E. 体重 4.5kg

17. 卫气营血辨证与三焦辨证常用于治疗的疾病是

　　A. 心理性疾病　　　B. 急性传染病

　　C. 营养性疾病　　　D. 结缔组织病

　　E. 肠寄生虫病

18. 下列关于母乳喂养优点的叙述，错误的是

　　A. 含优质蛋白质、必需氨基酸多

　　B. 含饱和脂肪酸多，利于消化吸收

　　C. 钙磷比例适宜，较少发生低钙血症

　　D. 有促进婴儿免疫力的作用

　　E. 哺乳可促进子宫收缩，利于母亲早日康复

19. 我国现行的 1 岁内婴儿免疫程序不包括

　　A. 卡介苗

　　B. 脊髓灰质炎三型混合疫苗

　　C. 百日咳、白喉、破伤风类毒素混合制剂

　　D. 麻疹减毒疫苗及乙型肝炎病毒疫苗

　　E. 流感疫苗

20. 小儿问诊的内容不包括

　　A. 出生史　　　　　B. 喂养史

　　C. 学习经历　　　　D. 生长发育史

　　E. 预防接种史

A2 型题

1. 患儿，6 个月。每闻声响则惊哭不安。其病位是

　　A. 心　　　　　　　B. 肺

　　C. 肝　　　　　　　D. 脾

　　E. 肾

2. 患儿，5 岁。因发热咳嗽就诊。脉搏 120 次/分，轻按应手。其脉象是

　　A. 常脉　　　　　　B. 虚数

　　C. 沉数　　　　　　D. 沉迟

　　E. 浮数

3. 6 个月婴儿，夜间哭闹，多汗烦躁，发稀，此时应首先添加的辅食是

　　A. 肉泥　　　　　　B. 鱼肝油制剂

　　C. 蛋黄　　　　　　D. 肝泥

　　E. 鱼泥

4. 一初生婴儿，察舌时见其舌红无苔，此证候是

　　A. 心阴虚　　　　　B. 肝肾阴虚

　　C. 正常舌象　　　　D. 心气阴两虚

　　E. 肾阴虚

5. 患儿，3 岁。晨起流涕、喷嚏，未经用药，当晚症状消失，其易趋康复的生理基础是

　　A. 发病容易　　　　B. 传变迅速

　　C. 稚阴稚阳之体　　D. 纯阳之体

　　E. 心神怯弱

6. 患儿，3 岁。常出现厌食，食后腹痛腹胀。其治法是

　　A. 清热化滞　　　　B. 消食导滞

　　C. 化食通腑　　　　D. 健脾理气

　　E. 健胃养阴

7. 小儿发病容易出现烦躁惊乱，神志昏迷，啼哭无常，原因是

　　A. 心常有余　　　　B. 肾常虚

　　C. 肝常有余　　　　D. 肺常不足

　　E. 脾常不足

8. 素脾胃虚弱小儿，常出现食欲不振，在健脾益气方药中常佐以的药物种类是

  A. 导滞通腑   B. 清热化滞

  C. 消导理气   D. 理气活血

  E. 健胃养阴

9. 患儿，3岁。夜间发热，腹壁手足心热，腹满不食，病因可能是

  A. 湿热蕴滞   B. 内伤乳食

  C. 阳明热盛   D. 外感风热

  E. 阴虚燥热

10. 患儿，2岁。生后至今不能站立与行走，头项歪斜，其病变脏腑是

  A. 心肾   B. 肺脾

  C. 心肝   D. 脾肾

  E. 心脾

11. 患儿，1岁。大便呈果酱色，伴有阵发性哭闹，其诊断是

  A. 食积   B. 肠炎

  C. 痢疾   D. 虫积

  E. 肠套叠

12. 患儿，4岁。过食瓜果冷饮后，现感腹部不适，可能损伤的脏腑是

  A. 肝阳   B. 肺阴

  C. 脾阳   D. 肺气

  E. 肾阴

13. 牙16个，会用勺子吃饭，会说2~3个字构成的句子，最可能的年龄是

  A. 1岁   B. 2岁

  C. 3岁   D. 4岁

  E. 5岁

B1 型题

  A. 脏腑娇嫩，形气未充

  B. 发病容易，传变迅速

  C. 不易发病，传变迅速

  D. 发病容易，传变较缓

  E. 脏器清灵，传变迅速

1. 小儿生理特点是

2. 小儿病理特点是

  A. 肾常虚   B. 肺常不足

  C. 肝常有余   D. 脾常不足

  E. 稚阴稚阳

3. 小儿易见高热、惊厥，其病机是

4. 小儿常见呕吐、泄泻，其病机是

  A. 肺常不足   B. 脾常不足

  C. 心常有余   D. 肾常虚

  E. 阴常不足

5. 小儿易患泄泻、疳证，主要是

6. 小儿易患解颅、五迟五软，主要是

  A. 42cm   B. 46cm

  C. 48cm   D. 50cm

  E. 54cm

7. 2岁小儿的头围大约是

8. 5岁小儿的头围大约是

参考答案

A1 型题

1. A	2. B	3. D	4. D	5. B
6. E	7. A	8. B	9. B	10. E
11. C	12. D	13. E	14. A	15. C
16. C	17. B	18. B	19. E	20. C

A2 型题

1. A	2. E	3. B	4. C	5. D
6. B	7. A	8. C	9. B	10. D
11. E	12. C	13. B		

B1 型题

1. A	2. B	3. C	4. D	5. B
6. D	7. C	8. D		

第二单元　新生儿疾病

A1 型题

1. 下列症状除哪项外，其他均可在阳黄中出现

    A. 舌苔厚腻微黄　　　B. 大便灰白而溏

    C. 烦躁啼哭　　　　　D. 身有微热

    E. 黄色鲜明

2. 下列关于病理性黄疸的叙述，错误的是

    A. 黄疸程度较重

    B. 黄疸出现时间较早或太晚

    C. 黄疸进展快

    D. 黄疸持续时间较短

    E. 消退后可反复出现

3. 下列各项，可导致新生儿黄疸的病因是

    A. 脂肪代谢异常　　B. 蛋白质代谢异常

    C. 胆红素代谢异常　D. 水盐代谢异常

    E. 糖代谢异常

4. 新生儿病理性黄疸寒湿阻滞证的治法是

    A. 清热利湿　　　　B. 温中化湿

    C. 活血化瘀　　　　D. 解表化湿

    E. 平肝息风

5. 下列各项，与胎黄发病无关的脏腑是

    A. 肝　　　　　　　B. 胆

    C. 脾　　　　　　　D. 胃

    E. 肾

6. 治疗新生儿湿热胎黄证，应首选的方剂是

    A. 茵陈四苓散　　　B. 膈下逐瘀汤

    C. 茵陈理中汤　　　D. 茵陈蒿汤

    E. 羚角钩藤汤合茵陈蒿汤

A2 型题

1. 男婴，生后 15 天。症见面目皮肤发黄，

黄色淡而晦暗，身倦神疲，四肢不温，大便溏薄灰白，小便少，舌质淡，苔白腻，首选方剂是

    A. 茵陈五苓散　　　B. 茵陈理中汤

    C. 参苓白术散　　　D. 茵陈术附汤

    E. 复元活血汤

2. 足月新生儿，出生 3 天后皮肤发黄，吮乳及大便正常，其诊断是

    A. 病理性黄疸　　　B. 新生儿败血症

    C. 生理性黄疸　　　D. 新生儿溶血症

    E. 阻塞性黄疸

3. 足月新生儿，25 天。出生后 2 周出现身黄，目黄，其色晦暗，精神倦怠，四肢欠温，不欲吮乳，大便溏薄，小便短少，舌质偏淡，舌苔白腻。治疗应首选的方剂是

    A. 茵陈蒿汤　　　　B. 茵陈理中汤

    C. 血府逐瘀汤　　　D. 茵陈四逆汤

    E. 茵陈四苓汤

4. 足月新生儿。出生后 24 小时出现黄疸，肤黄色晦，面色少华，神疲易吐，青筋怒张，胁肋下有痞块，舌质暗红伴少许瘀斑，苔黄，指纹紫滞。其首选方剂是

    A. 血府逐瘀汤加减　B. 茵陈蒿汤加减

    C. 黄连解毒汤加减　D. 羚角钩藤汤加减

    E. 茵陈理中汤加减

B1 型题

    A. 茵陈蒿汤

    B. 茵陈四苓散

    C. 羚角钩藤汤合茵陈蒿汤

    D. 血府逐瘀汤

    E. 膈下逐瘀汤

1. 治疗新生儿黄疸湿热熏蒸证应首选的方剂是

2. 治疗新生儿黄疸瘀积发黄证应首选的方剂是

A. 出生后 3~4 天

B. 出生后 2~3 天

C. 出生后 6~7 天

D. 出生后 24 小时内

E. 出生后 4~5 天

3. 生理性胎黄，黄疸出现的时间是

4. 病理性胎黄，黄疸出现的时间是

A. 生理性黄疸　　　B. 母乳性黄疸

C. 病理性黄疸　　　D. 新生儿败血症

E. 胆道闭锁

5. 生后 24 小时内出现黄疸

6. 大便色白，肝大明显

7. 结合胆红素增高为主

参考答案

A1 型题

1. B　　2. D　　3. C　　4. B　　5. E

6. D

A2 型题

1. B　　2. C　　3. B　　4. A

B1 型题

1. A　　2. D　　3. B　　4. D　　5. C

6. E　　7. E

第三单元　呼吸系统疾病

A1 型题

1. 小儿感冒发病率最高的年龄阶段是

A. 新生儿　　　　　B. 婴儿

C. 婴幼儿　　　　　D. 学龄前儿童

E. 学龄儿童

2. 小儿上呼吸道感染的主要病原体是

A. 病毒　　　　　　B. 流感杆菌

C. 钩端螺旋体　　　D. 葡萄球菌

E. 立克次体

3. 下列各项，不属急性上呼吸道感染的部位是

A. 鼻　　　　　　　B. 气管

C. 鼻窦　　　　　　D. 喉

E. 咽

4. 小儿上呼吸道感染的常见兼夹证是

A. 夹湿、夹惊、夹滞

B. 夹火、夹痰、夹食

C. 夹痰、夹滞、夹惊

D. 夹火、夹痰、夹湿

E. 夹风、夹痰、夹食

5. 小儿上呼吸道感染的中医治疗，应以何法为主

A. 清法　　　　　　B. 分利

C. 解表　　　　　　D. 宣肺

E. 通腑

6. 治疗肺炎首选五虎汤合葶苈大枣泻肺汤的证型是

A. 风寒闭肺　　　　B. 痰热闭肺

C. 风热闭肺　　　　D. 阴虚肺热

E. 毒热闭肺

7. 有关支原体肺炎临床特点的叙述，错误的是

A. 发病无季节性

B. 热型不定，热程 1~3 周

C. 早期即可闻及满肺中细湿啰音

D. 刺激性咳嗽为突出表现

E. 白细胞计数可正常或稍增高

8. 肺炎按病因分类，下列错误的是

    A. 大叶性肺炎　　　　B. 过敏性肺炎

    C. 病毒性肺炎　　　　D. 霉菌性肺炎

    E. 细菌性肺炎

9. 急性支气管炎患儿，咳嗽频作，咽痒声重，咳痰稀薄，苔薄白，脉浮紧。其证候是

    A. 痰湿咳嗽　　　　　B. 痰热咳嗽

    C. 风热咳嗽　　　　　D. 阴虚咳嗽

    E. 风寒咳嗽

10. 关于肺炎合并心力衰竭的诊断要点，错误的是

    A. 呼吸突然加快，超过 60 次/分

    B. 心率突然超过 180 次/分

    C. 心音低钝，颈静脉怒张

    D. 脾脏迅速增大

    E. 突然极度烦躁不安，发绀

11. 关于肺炎的主要临床表现，错误的是

    A. 肺部固定湿啰音

    B. 气急

    C. 咳嗽

    D. 发热

    E. 肺部不固定湿啰音

12. 治疗肺炎喘嗽毒热闭肺证应首选的方剂是

    A. 定喘汤

    B. 五虎汤合葶苈大枣泻肺汤

    C. 麻杏石甘汤合黄连解毒汤

    D. 银翘散合麻杏石甘汤

    E. 桑菊饮

13. 治疗肺炎喘嗽变证心阳虚衰证的首选方剂是

    A. 桑菊饮

    B. 参附龙牡救逆汤

    C. 五虎汤合葶苈大枣泻肺汤

    D. 七味白术汤

    E. 独参汤

14. 治疗肺炎首选五虎汤合葶苈大枣泻肺汤的证型是

    A. 风热闭肺　　　　　B. 风寒闭肺

    C. 阴虚肺热　　　　　D. 毒热闭肺

    E. 痰热闭肺

15. 小儿肺炎喘嗽的病机是

    A. 肺脾气虚　　　　　B. 风寒闭肺

    C. 肺气郁闭　　　　　D. 风热闭肺

    E. 痰热闭肺

16. 诊断急性支气管炎，主要的肺部体征是

    A. 双肺可闻及捻发音

    B. 双肺呼吸音增粗

    C. 双肺呼吸音减弱

    D. 双肺可有不固定的干湿啰音，体位改变可减少或消失

    E. 双下肺可闻及固定湿啰音

17. 小儿反复呼吸系统感染的可能原因不包括

    A. 先天性免疫功能缺陷

    B. 维生素 A 缺乏

    C. 抵抗力差

    D. 照顾不周

    E. 过敏

18. 寒性哮喘的治法是

    A. 补益肺气

    B. 清热化痰，定喘止咳

    C. 温肺散寒，化痰定喘

    D. 健脾化痰

    E. 解表清里，定喘止咳

19. 哮喘的病位在

    A. 心、肝、肺　　　　B. 肺、脾、肾

    C. 心、肺、脾　　　　D. 心、肝、肾

    E. 肺、肝、肾

20. 小儿哮喘发作期的病机是

    A. 外邪袭肺，触动伏痰

B. 风热犯肺，肺失清肃

C. 感受外邪，袭于肺卫

D. 外邪犯肺，肺气郁闭

E. 风寒犯肺，肺气失宣

A. 氨茶碱加定喘汤

B. 色甘酸二钠加定喘汤

C. 糖皮质激素加定喘汤

D. 糖皮质激素加射干麻黄汤

E. 抗胆碱加定喘汤

A2 型题

1. 患儿，2岁。咳嗽1月余，症见潮热盗汗，面色潮红，干咳无痰，舌红而干。其证候是

　　A. 阴虚肺热　　　　B. 风寒闭肺

　　C. 风热闭肺　　　　D. 痰热闭肺

　　E. 邪陷厥阴

2. 患儿，4岁。轻咳少痰，鼻流清涕，苔白而润。其诊断是

　　A. 外感风热　　　　B. 外感风寒

　　C. 胃肠积冷　　　　D. 肺虚咳嗽

　　E. 乳食内停

3. 患儿，3岁。发热2天，咳嗽气急，双肺下部啰音固定。突然烦躁，面色苍白，口唇发绀，心率快170次/分，心音低钝，肝脏增大，查心电图，T波低平。其诊断是

　　A. 支气管肺炎，风寒闭肺

　　B. 支气管肺炎，风热闭肺

　　C. 支气管肺炎，心阳虚衰

　　D. 支气管肺炎，邪陷厥阴

　　E. 间质性肺炎，风热犯肺

4. 患儿，5岁。发热3天，咳嗽气急，心率稍快，脊柱两旁湿啰音固定。症见汗出口渴，痰多色黄，咽部红赤，苔薄黄脉浮数。其诊断是

　　A. 支气管肺炎，肺脾气虚

　　B. 支气管肺炎，阴虚肺热

　　C. 支气管肺炎，风寒闭肺

　　D. 支气管肺炎，风热闭肺

　　E. 支气管肺炎，痰热闭肺

5. 患儿，7岁。哮喘反复发作3年，发热心烦，咳喘哮鸣，声高气涌，舌红，苔黄略腻。检查：两肺哮鸣音，经用β受体激动剂未能缓解。治疗应首选方剂是

6. 患儿，2岁。咳嗽4天，先为干咳，渐有黏痰，双肺听诊粗湿啰音，血象正常。应首先考虑的诊断是

　　A. 支气管哮喘　　　B. 支气管肺炎

　　C. 上呼吸道感染　　D. 急性喉炎

　　E. 急性支气管炎

7. 患儿，5岁。咳嗽2天，夜间突然咳嗽加重，端坐喘促，痰鸣哮吼，其诊断是

　　A. 感冒　　　　　　B. 咳嗽

　　C. 支气管炎　　　　D. 支气管哮喘

　　E. 肺炎喘嗽

8. 患儿，男，12岁。哮喘病史5年。面色㿠白，气短懒言，语声低微，倦怠乏力，自汗畏冷，四肢不温，脉细无力。其诊断是

　　A. 哮喘缓解期，肺脾气虚证

　　B. 哮喘缓解期，肺阴亏损证

　　C. 哮喘缓解期，阴虚肺热证

　　D. 哮喘缓解期，肾虚失纳证

　　E. 寒性哮喘

9. 患儿，4岁。发热咳嗽流涕1天，伴腹胀恶心，口气秽浊，大便酸臭，小便短少，舌红，苔厚腻，脉滑，其证候是

　　A. 风热感冒　　　　B. 风寒感冒

　　C. 暑邪感冒　　　　D. 时邪感冒

　　E. 感冒夹滞

10. 患儿，男，7岁。支气管哮喘急性发作。治疗应首选

　　A. 异丙肾上腺素

　　B. 心得乐（纳多洛尔）

　　C. 心得宁（普拉洛尔）

　　D. 酚妥拉明

　　E. 顺尔宁（孟鲁司特钠）

11. 患儿，男，7岁。哮喘反复发作3年，

发热面红，口渴心烦，咳喘哮鸣，声高气涌，舌红，苔黄略腻。检查：两肺哮鸣音，经用β受体激动剂未能缓解。治疗应首选

    A. 色甘酸二钠加定喘汤

    B. 氨茶碱加定喘汤

    C. 抗胆碱加定喘汤

    D. 糖皮质激素加定喘汤

    E. 糖皮质激素加射干麻黄汤

B1 型题

    A. 三拗汤   B. 新加香薷饮

    C. 银翘散   D. 麻杏石甘汤

    E. 荆防败毒散

1. 治疗暑邪感冒应首选的方剂是

2. 治疗风寒感冒应首选的方剂是

    A. 呼吸道合胞病毒   B. 肺炎双球菌

    C. 柯萨奇病毒   D. 肺炎支原体

    E. 疱疹病毒

3. 急性毛细支气管炎（喘憋性肺炎）的主要病原体是

4. 急性支气管肺炎的主要病原体是

    A. 镇静剂   B. 强心剂

    C. 镇咳剂   D. 化痰剂

    E. 激素

5. 支气管肺炎（肺炎喘嗽）合并心力衰竭应及时选用的药物是

6. 支气管肺炎（肺炎喘嗽）合并惊厥应及时选用的药物是

    A. 三拗汤

    B. 都气丸

    C. 大青龙汤

    D. 麻杏石甘汤合苏葶丸

    E. 小青龙汤合三子养亲汤

7. 治疗寒性哮喘的首选方剂是

8. 治疗热性哮喘的首选方剂是

    A. 健脾化痰   B. 益气化痰

    C. 补肾固本   D. 温肺散寒

    E. 纳气补肺

9. 哮喘脾气虚弱的正确治法是

10. 哮喘肾虚不纳的正确治法是

    A. 脾肾阳虚，肾不纳气

    B. 肺脾肾不足，痰饮内伏

    C. 感受外邪，肺气失宣

    D. 感受外邪，肺气郁闭

    E. 外邪引动伏痰，痰阻气道

11. 哮喘发作期的主要病机是

12. 哮喘缓解期的主要病机是

参考答案

A1 型题

1. C	2. A	3. B	4. C	5. D
6. B	7. C	8. A	9. E	10. D
11. E	12. C	13. B	14. E	15. C
16. D	17. E	18. C	19. B	20. A

A2 型题

1. A	2. B	3. C	4. D	5. C
6. E	7. D	8. A	9. E	10. A
11. D				

B1 型题

1. B	2. E	3. A	4. B	5. B
6. A	7. E	8. D	9. A	10. C
11. E	12. B			

第四单元 循环系统疾病

A1 型题

1. 病毒性心肌炎的主要病原体是
   A. 流感病毒 B3　　B. 埃可病毒
   C. 呼吸道合胞病毒　D. 肠道病毒
   E. 柯萨奇病毒

2. 治疗病毒性心肌炎湿热侵心证应首选的方剂是
   A. 复脉汤　　　　B. 葛根黄芩黄连汤
   C. 甘麦大枣汤　　D. 银翘散
   E. 生脉散

3. 病毒性心肌炎的中医病因是
   A. 暑湿疫毒　　　B. 麻毒时邪
   C. 温热邪毒　　　D. 暑温邪毒
   E. 疫疠之邪

4. 下列各项，不属病毒性心肌炎临床诊断依据的是
   A. 心电图表现为心房颤动
   B. 心脏扩大
   C. 肌酸磷酸激酶同工酶升高
   D. 心功能不全或心源性休克
   E. ST-T 段改变，T 波高耸

5. 病毒性心肌炎的主要病理产物是
   A. 湿热　　　　B. 痰湿
   C. 血瘀　　　　D. 痰瘀
   E. 痰火

6. 病毒性心肌炎的治疗原则是
   A. 扶正祛邪　　　B. 回阳救逆
   C. 滋阴养血　　　D. 补益脾肾
   E. 宁心安神

A2 型题

1. 患儿，5 岁。诊断为病毒性心肌炎。以胸闷胸痛，头晕乏力，心悸不适，脘痞痰多，时欲呕恶，舌质紫暗，苔白腻，脉结代，辨证为痰瘀阻络。其首选方剂是
   A. 银翘散
   B. 清营汤
   C. 温胆汤
   D. 炙甘草汤合生脉散
   E. 瓜蒌薤白半夏汤合失笑散

2. 患儿，4 岁。胸闷憋气，神疲乏力，时觉心前区疼痛，活动后诸症加重。2 周前曾患流行性腮腺炎。心电图示二度Ⅱ型房室传导阻滞。为明确诊断，下列检查中最有意义的是
   A. 血培养　　　　B. C 反应蛋白
   C. 心肌酶学检查　D. 血沉
   E. 抗"O"

3. 患儿，7 岁。感冒 2 周未愈，乏力，时觉胸痛，间见憋气，纳差便调，咽红咳嗽，苔黄，脉数。其治则是
   A. 清热解毒，宁心安神
   B. 清热化湿，宁心安神
   C. 豁痰活血，化瘀通络
   D. 温振心阳，化瘀通络
   E. 豁痰活血，宁心安神

4. 患儿，3 岁。病毒性心肌炎病史 4 个月，乏力，憋气，心悸不适，活动后症状加重，舌光红少苔，脉细数。辨证为气阴亏虚，其首选方剂是
   A. 银翘散
   B. 炙甘草汤合生脉散
   C. 独参汤
   D. 桂枝甘草龙骨牡蛎汤
   E. 百合固金汤

B1 型题

A. 黄芪桂枝五物汤

B. 炙甘草汤合生脉散

C. 桂枝甘草龙骨牡蛎汤

D. 炙甘草汤

E. 参附汤

1. 病毒性心肌炎气阴亏虚证治疗应首选的方剂是

2. 病毒性心肌炎心阳虚弱证治疗应首选的方剂是

A. 心悸不宁，胸闷憋气，心前区痛如针刺，舌质紫暗，脉结代

B. 心悸不宁，憋气乏力，少气懒言，烦热口渴，舌红少苔，脉细数

C. 心悸怔忡，神疲乏力，畏寒肢冷，舌质淡胖，脉缓无力

D. 寒热起伏，心悸胸闷，肌肉酸痛，腹痛泄泻，舌质红，苔黄腻，脉濡数

E. 心悸气短，胸闷胸痛，发热咳嗽，咽红肿痛，舌红脉数

3. 病毒性心肌炎湿热侵心证的证候有

4. 病毒性心肌炎痰瘀阻络证的证候有

参考答案

A1 型题

1. E   2. B   3. C   4. A   5. D

6. A

A2 型题

1. E   2. C   3. A   4. B

B1 型题

1. B   2. C   3. D   4. A

第五单元　消化系统疾病

A1 型题

1. 鹅口疮的主要特征是

A. 口腔舌面满布白屑，状如鹅口

B. 口腔周围及舌体生白色小疮点

C. 咽喉部有白色假膜

D. 齿龈白色小疱疹

E. 口腔内红色溃烂

2. 下列有关小儿腹泻的西医治疗原则，错误的是

A. 加强护理，防止并发症

B. 尽早使用止泻剂

C. 纠正水、电解质紊乱

D. 控制肠道内外感染

E. 调整饮食

3. 治疗心脾积热型鹅口疮应首选

A. 泻心导赤散　　　B. 知柏地黄丸

C. 参苓白术散　　　D. 清热泻脾散

E. 凉膈散

4. 引起鹅口疮的病原菌是

A. 链球菌　　　　　B. 葡萄球菌

C. 白色念珠菌　　　D. 柯萨奇病毒

E. 流感杆菌

5. 治疗婴幼儿腹泻伤食证，应首选

A. 葛根芩连汤　　　B. 藿香正气散

C. 四君子汤　　　　D. 保和丸

E. 附子理中汤

6. 治疗婴幼儿腹泻风寒泄泻证，应首选

    A. 藿香正气散   B. 参苓白术散

    C. 柴胡葛根汤   D. 七味白术散

    E. 痛泻要方

7. 婴幼儿腹泻湿热泄泻证的治法是

    A. 消食导滞，和中止泻

    B. 疏风散寒，理气化湿

    C. 补脾温肾，固涩止泻

    D. 健脾益气，升提助运

    E. 清热利湿，清肠止泻

8. 下列除哪项外均是应与胃炎相鉴别的疾病

    A. 消化性溃疡   B. 急性胰腺炎

    C. 肠蛔虫症   D. 肠痉挛

    E. 肠套叠

9. 疱疹性口炎心火上炎证的治法是

    A. 清心泻火   B. 疏风清热

    C. 清热解毒   D. 滋阴降火

    E. 引火归原

10. 常见肠炎类型不包括

    A. 轮状病毒肠炎

    B. 肠梗阻

    C. 诺如病毒肠炎

    D. 产毒性细菌引起的肠炎

    E. 侵袭性细菌引起的肠炎

A2 型题

1. 患儿，2 岁。患疱疹性口炎，舌上、舌边溃烂，色赤疼痛，烦躁多啼，小便短黄，舌尖红，苔薄黄。治疗应首先考虑的方剂是

    A. 泻心导赤散   B. 凉膈散

    C. 清热泻脾散   D. 泻黄散

    E. 清胃散

2. 患儿，6 个月。因腹泻长期使用广谱抗生素。症见：满口白屑，状如雪花，不易擦去。应首先考虑的是

    A. 奶麻   B. 口糜

    C. 鹅口疮   D. 乳垢

    E. 疳积

3. 患儿，13 个月。腹泻、呕吐 3 天，伴发烧、呕吐及尿少。体检：血压 7.98/3.99kPa（60/30mmHg），神萎、嗜睡状，呼吸促，前囟、眼眶明显凹陷、口唇樱红，皮肤干燥，伴花纹，弹性差，心肺（-），腹稍胀，此时最重要的处理措施是

    A. 扩容、纠正酸中毒及水、电解质紊乱

    B. 纠正酸中毒

    C. 降温

    D. 纠正电解质紊乱

    E. 控制感染

4. 患儿，男，3 岁。腹泻 2 天，大便如蛋花汤样，泻下急迫，气味臭秽，食欲不振，发热烦躁，口渴，小便短黄，舌质红，苔黄腻，指纹紫。其证型是

    A. 伤食泻   B. 脾虚泻

    C. 风寒泻   D. 寒湿泻

    E. 湿热泻

5. 患儿，11 个月。患腹泻病 2 个月，身体日渐消瘦，现仍泻下不止，日行 7~8 次，精神萎靡，哭声微弱，面色青灰，四肢厥冷，脉微细欲绝。其证候是

    A. 阴竭阳脱   B. 脾阳虚弱

    C. 阴津耗伤   D. 气阴两伤

    E. 肾阳虚衰

B1 型题

    A. 腹痛胀满，痛则欲泻，嗳腐厌食，大便馊臭，舌苔黄垢，脉滑实

    B. 泄泻清稀，臭味不甚，常伴发热，鼻流清涕，舌苔薄白，脉浮紧

    C. 大便稀薄，久泻不愈，面色萎黄，神疲倦怠，舌淡苔白，脉弱无力

    D. 久泻不止，食入即泻，完谷不化，或见脱肛，舌淡苔白，脉弱

    E. 泻下急迫，气味殊臭，肛门灼热，常伴口渴，舌苔黄腻，脉浮数

1. 小儿脾虚泻的证候特点是

2. 小儿脾肾阳虚泻的证候特点是

A. 凉膈散　　　　　B. 参苓白术散

C. 七味白术散　　　D. 清热泻脾散

E. 六味地黄丸

3. 治疗鹅口疮心脾积热型，应首选的方剂是

4. 治疗疱疹性口炎风热乘脾型，应首选的方剂是

参考答案

A1 型题

1. A　　2. B　　3. D　　4. C　　5. D

6. A　　7. E　　8. E　　9. A　　10. B

A2 型题

1. A　　2. C　　3. A　　4. E　　5. A

B1 型题

1. C　　2. D　　3. D　　4. A

第六单元　泌尿系统疾病

A1 型题

1. 中医学认为与水肿发生密切相关的三脏是

A. 肺脾肾三脏　　　B. 心肝脾三脏

C. 心肝肺三脏　　　D. 肝肺脾三脏

E. 心肝肾三脏

2. 小儿急性肾炎（阳水）变证水毒内闭证的治法是

A. 清热解毒，利湿消肿

B. 益肾健脾，温阳利水

C. 通腑泄浊，解毒利尿

D. 温运中阳，行气利水

E. 泻肺逐水，温阳扶正

3. 下列哪项不是小儿急性肾炎的临床特征

A. 多数患儿都有血尿

B. 浮肿为可凹性、上行性

C. 病程早期常有高血压

D. 血压急剧升高时可出现高血压脑病

E. 部分病例可出现急性肾功能不全

4. 小儿急性肾炎（阳水）变证水气上凌心肺证应首选

A. 五味消毒饮

B. 温胆汤合附子泻心汤

C. 五皮饮

D. 己椒苈黄丸合参附汤

E. 防己茯苓汤

5. 下列哪项不是急性肾炎（阳水）风水相搏证的症状

A. 水肿自眼睑开始

B. 全身浮肿颜面为甚

C. 尿少

D. 血尿

E. 双下肢凹陷性水肿

6. 单纯性肾病的临床特征，下列错误的是

A. 明显水肿　　　　B. 低白蛋白血症

C. 高脂血症　　　　D. 大量蛋白尿

E. 高血压

7. 急性肾炎（阳水）水肿最先出现的部位是

A. 胫骨前　　　　　B. 眼睑

C. 踝部　　　　　　D. 腰部

E. 面部

8. 下列哪项不是肾炎性肾病的诊断依据

A. 血清总补体或 C3 反复降低

B. 反复出现高血压

C. 持续低比重尿

D. 持续性氮质血症

E. 血尿（2 周内 3 次尿沉渣红细胞 10 个/高倍视野）

9. 小儿肾病综合征脾肾阳虚证的中医治法是

A. 温肾健脾，化气行水

B. 活血化瘀，利水消肿

C. 行气利水，健脾益气

D. 健脾利水，益气消肿

E. 清热解毒，化浊利湿

10. 下列哪项不是小儿肾病综合征的临床特征

A. 大量蛋白尿

B. 低蛋白血症

C. 明显水肿

D. 尿频、尿急、尿痛

E. 高胆固醇血症

11. 下列各项，不属急性肾小球肾炎临床特征的是

A. 水肿　　　　　B. 少尿

C. 高脂血症　　　D. 血尿

E. 蛋白尿

12. 肾病综合征应用肾上腺皮质激素的长程疗法，其疗程是

A. 1~3 个月　　　B. 2~4 个月

C. 3~5 个月　　　D. 5~7 个月

E. 9~12 个月

A2 型题

1. 患儿，3 岁，反复浮肿 6 月，大量蛋白尿，低白蛋白血症。血清胆固醇 > 5.7mmol/L，全身明显浮肿，下肢为甚，面目虚浮，畏寒肢冷，神疲踡卧，恶心呕吐，纳少便溏，舌质淡胖，苔白滑。其中西医结合诊断是

A. 肾病综合征风水相搏证

B. 肾病综合征脾肾阳虚证

C. 病综合征湿热内侵证

D. 肾病综合征脾虚湿困证

E. 肾病综合征肝肾阴虚证

2. 患儿，男，6 岁。西医确诊为急性肾小球肾炎。病程第 9 日，症见肢体浮肿，尿少，咳嗽气急，喘息不得平卧，心悸，胸闷，口唇青紫，脉细无力。其证型是

A. 风水相搏　　　B. 湿热内侵

C. 水毒内闭　　　D. 邪陷厥阴

E. 水气上凌心肺

3. 患儿，8 岁。患感冒 1 周未愈。昨起水肿从眼睑开始，继而四肢、全身、颜面为甚，舌苔薄白，脉浮。治疗应首先考虑的方剂是

A. 越婢加术汤

B. 五苓散

C. 五皮饮

D. 麻黄连翘赤小豆汤合五苓散

E. 麻黄汤

4. 患儿，5 岁。患肾病综合征。症见全身浮肿，按之没指，面白虚浮，神疲乏力，头晕耳鸣，小便短少不利，舌质稍红，苔少，脉沉细。其证候是

A. 脾肾阳虚　　　B. 风水相搏

C. 脾虚湿困　　　D. 肝肾阴虚

E. 气阴两虚

5. 患儿，9 岁，颜面浮肿 1 个月，近日来波及下肢。查体：血压 128/83mmHg。实验室检查：尿常规蛋白（+++），红细胞 40~60 个/高倍视野。应首先考虑的是

A. 慢性肾炎　　　B. 急进性肾炎

C. 肾炎性肾病　　D. 单纯性肾病

E. 急性泌尿系感染

6. 患儿，5 岁。浮肿 5 天。全身明显浮肿，尿少，色如浓茶，头晕恶心，嗜睡，舌淡，苔白腻，脉滑数。治疗应首选的方剂是

A. 温胆汤合附子泻心汤

B. 己椒苈黄丸合参附汤

C. 龙胆泻肝汤合羚角钩藤汤

D. 真武汤合黄连温胆汤

E. 附子泻心汤合五苓散

B1 型题

A. 麻黄连翘赤小豆汤合五苓散

B. 真武汤

C. 五味消毒饮合小蓟饮子

D. 三妙丸

E. 五苓散

1. 治疗急性肾小球肾炎风水相搏型，应首选的方剂是

2. 治疗急性肾小球肾炎湿热内侵型，应首选的方剂是

A. 酸中毒

B. 严重循环充血和急性心力衰竭

C. 营养不良

D. 血液高凝状态和血栓形成

E. 中毒性脑病

3. 肾病综合征的常见并发症是

4. 急性肾小球肾炎的常见并发症是

A. 大量蛋白尿，低白蛋白血症，高胆固醇血症，明显浮肿

B. 血尿，低白蛋白血症

C. 血尿，水肿，高血压，程度不等的肾功能损害

D. 高血压，大量蛋白尿

E. 高血压，低白蛋白血症

5. 急性肾炎的临床特征是

6. 肾病综合征的临床特征是

参考答案

A1 型题

1. A　2. C　3. B　4. D　5. E
6. E　7. B　8. C　9. A　10. D
11. C　12. E

A2 型题

1. B　2. E　3. D　4. E　5. C
6. A

B1 型题

1. A　2. D　3. D　4. B　5. C
6. A

第七单元　神经系统疾病

A1 型题

1. 癫痫的主要表现不包括

A. 一过性的意识丧失

B. 一过性的意识改变

C. 角弓反张

D. 出现行为、情感、知觉等方面的异常

E. 肢体肌肉强直或阵挛性抽搐

2. 病毒性脑炎常见证型是

A. 风痰阻络　　B. 风火上扰

C. 痰热壅盛　　D. 毒热内蕴

E. 热邪扰心

3. 关于病毒性脑膜炎的常见临床表现错误的是

A. 肢体突然瘫痪

B. 婴儿烦躁不安，激惹

C. 年长儿自诉头痛

D. 嗜睡、昏睡

E. 发热、惊厥

A2 型题

1. 患儿，3 个月。高热不退，呕吐，烦躁不安，易激惹，前囟饱满，呼吸节律不规则，可以排除的病证是

　　A. 腮腺炎病毒性脑炎

　　B. 化脓性脑膜炎

　　C. 化脓性脑膜炎合并硬膜下积液

　　D. Reye 综合征

　　E. 颅内高压合并脑疝

2. 患儿，5 岁。突然出现全身肢体抽搐，伴神志丧失，持续约 5 分钟，自行缓解。无发热，大便稀溏。查大便常规：未见异常。查脑电图：可见棘、尖慢波，呈爆发现象。有高热惊厥史 3 次。其诊断是

　　A. 疫毒痢　　　　B. 癫痫

　　C. 急惊风　　　　D. 暑温

　　E. 慢惊风

3. 患儿，2 岁。高热不退，头痛剧烈，恶心呕吐，神识不清，颈项强直，烦躁不安，四肢抽搐，舌质红绛，舌苔黄腻，脉滑数，应首选的方剂是

　　A. 青蒿鳖甲汤合清络饮加减

　　B. 犀角地黄汤合增液汤加减

　　C. 清瘟败毒饮加减

　　D. 涤痰汤加减

　　E. 龙胆泻肝汤加减

4. 患儿，3 岁。高热不退，呕吐，烦躁不安，神识不清，颈有抵抗感，布氏征（＋），脑脊液检查外观清亮，压力增加，白细胞数正常。错误的治疗方案是

　　A. 过度通气，静脉注射甘露醇控制脑水肿

　　B. 静脉补充维生素

　　C. 维持水，电解质平衡

　　D. 抗病毒治疗

　　E. 惊厥时应用抗惊厥药物，如地西泮等

B1 型题

　　A. 涤痰活血，化瘀通络

　　B. 清热解毒，宁心安神

　　C. 益气养血，化瘀通络

　　D. 泻火涤痰

　　E. 涤痰开窍

1. 病毒性脑炎痰热壅盛证的治法是

2. 病毒性脑炎痰瘀阻络证的治法是

参考答案

A1 型题

　　1. C　　　2. C　　　3. A

A2 型题

　　1. A　　　2. B　　　3. C　　　4. B

B1 型题

　　1. D　　　2. A

第八单元　小儿常见心理障碍

A1 型题

1. 多发性抽动症的主要病位是

　　A. 肝　　　　　　　B. 心

　　C. 肺　　　　　　　D. 脾

　　E. 肾

2. 多发性抽动症发病特点错误的论述是

　　A. 男孩多发　　　　B. 青春期多发

　　C. 智力正常　　　　D. 多呈慢性过程

　　E. 抽动可受意志遏制

3. 多发性抽动症常用治法中错误的是

　　A. 清肝泻火　　　　B. 健脾平肝

　　C. 健脾益肾　　　　D. 息风镇惊

　　E. 滋阴潜阳

4. 儿童多发性抽动症肝亢风动证治疗应首选的方剂是

　　A. 羚角钩藤汤　　　B. 镇肝息风汤

　　C. 龙胆泻肝汤　　　D. 天麻钩藤饮

　　E. 黄连温胆汤

5. 下列各项，不属于注意力缺陷多动障碍主要中医病因的是

　　A. 先天禀赋不足　　B. 外感风寒

　　C. 后天饮食失调　　D. 产伤

　　E. 情志失调

A2 型题

1. 患儿，6岁。头面、躯干、四肢肌肉抽动月余。刻下症见：挤眉眨眼、耸肩鼓肚、频繁清嗓，怪声不断，烦躁口渴，睡眠不安，大便秘结。舌红苔黄腻，脉滑数。其治法是

　　A. 清肝泻火，息风镇惊

　　B. 滋阴潜阳，柔肝息风

　　C. 滋阴降火，息风镇惊

　　D. 清心泻火，息风镇惊

　　E. 清热化痰，息风止动

2. 患儿，9岁。头面、躯干、四肢肌肉抽动，发作频繁，抽动有力，口出异声，烦躁易怒，大便秘结，小便黄，舌质红苔黄，脉弦数。其证型是

　　A. 肝亢风动证　　　B. 痰火扰神证

　　C. 外风引动证　　　D. 脾虚肝旺证

　　E. 阴虚风动证

3. 患儿，10岁。耸鼻清嗓、挤眉眨眼、口出秽语，反复发作3年。形体消瘦，潮红盗汗，五心烦热，夜卧不安，舌质红绛，脉细数。其治法是

　　A. 滋水涵木，柔肝息风

　　B. 平肝潜阳，息风止动

　　C. 抑土扶木，调和肝脾

　　D. 清心化痰，息风止动

　　E. 健脾益肾，息风镇惊

4. 患儿，7岁。挤眉眨眼，喉中吭吭半年。刻下症见：挤眉眨眼，频繁清嗓，烦躁易怒，面红目赤，大便秘结。舌红苔黄，脉弦数。脑电图正常。治疗应首选的方剂是

　　A. 大定风珠　　　　B. 银翘散

　　C. 缓肝理脾汤　　　D. 天麻钩藤饮

　　E. 杞菊地黄汤

5. 患儿，10岁。性情急躁，冲动任性，注意力不集中，胸闷懊恼，口苦纳呆，便秘尿赤，舌红苔黄腻，脉滑数。其诊断是

　　A. 多发性抽动症　　肝亢风动证

　　B. 注意力缺陷多动障碍　　肾虚肝亢证

　　C. 注意力缺陷多动障碍　　痰火内扰证

D. 多发性抽动症　痰火扰心证

E. 多发性抽动症　阴虚风动证

B1 型题

A. 摇头耸肩，喉中作声，口出秽语，挤眉眨眼，舌红苔黄，脉弦数

B. 摇头耸肩，喉中作声，口出秽语，挤眉眨眼，舌淡苔白，脉弦

C. 摇头耸肩，喉中作声，口出秽语，挤眉眨眼，舌淡苔白，脉沉弦无力

D. 摇头耸肩，喉中作声，口出秽语，挤眉眨眼，舌红苔腻，脉滑数

E. 头耸肩，喉中作声，口出秽语，挤眉眨眼，舌红苔剥，脉细数无力

1. 多发性抽动症肝风亢动证常见症状是

2. 多发性抽动症脾虚肝旺证常见症状是

A. 清肝泻火，息风镇惊

B. 泻火涤痰，清心安神

C. 滋养肝肾，平肝潜阳

D. 清热化痰，宁心安神

E. 滋水涵木，柔肝息风

3. 治疗小儿多发性抽动症阴虚风动证的治法是

4. 治疗小儿注意力缺陷多动障碍肝肾阴虚证的治法是

参考答案

A1 型题

1. A　　2. B　　3. C　　4. D　　5. B

A2 型题

1. E　　2. A　　3. A　　4. D　　5. C

B1 型题

1. A　　2. C　　3. E　　4. C

第九单元　造血系统疾病

A1 型题

1. 小儿营养性缺铁性贫血的骨髓象改变，错误的是

A. 各期红细胞均较正常大

B. 以中、晚幼红细胞增生明显

C. 白细胞系及巨核细胞一般正常

D. 幼红细胞增生活跃

E. 骨髓细胞总数增加

2. 免疫性血小板减少症急性型的病程是

A. 病程≤6 个月　　B. 病程≤7 个月

C. 病程≤9 个月　　D. 病程≤10 个月

E. 病程≤12 个月

3. 下列关于小儿营养性缺铁性贫血的描述，错误的是

A. 食欲减退，异食癖，消化不良

B. 起病较缓，面唇渐苍白，疲乏无力

C. 烦躁不安，注意力不集中

D. 呈大细胞性贫血

E. 血清铁蛋白减少

4. 治疗营养性缺铁性贫血心脾两虚证的首选方剂是

A. 四君子汤　　B. 归脾汤

C. 六君子汤　　D. 七味白术散

E. 小建中汤

5. 小儿缺铁性贫血的主要病理基础是

　　A. 肌肤失养　　　　B. 脾胃失调

　　C. 生化乏源　　　　D. 阴虚火旺

　　E. 血虚不荣

6. 铁剂治疗营养性缺铁性贫血的停药指征是

　　A. 血红蛋白升至正常后半个月左右

　　B. 血红蛋白升至正常后 2 个月左右

　　C. 血红蛋白升至正常后 3 个月左右

　　D. 血红蛋白升至正常后 4 个月左右

　　E. 血红蛋白升至正常后 5 个月左右

7. 缺铁性贫血的主要病变脏腑是

　　A. 脾胃心肝　　　　B. 心肝脾肺

　　C. 肺脾肝肾　　　　D. 心脾肺肾

　　E. 心肝脾肾

8. 免疫性血小板减少症的主要病机是

　　A. 风、热、瘀　　　B. 痰、风、瘀

　　C. 火、虚、瘀　　　D. 热、虚、瘀

　　E. 痰、热、瘀

A2 型题

1. 患儿，5 岁。面部及四肢皮肤出现瘀点瘀斑，色泽鲜红，伴见鼻衄、齿衄，尿色红赤，心烦，口渴，便秘尿赤，舌红，脉数有力。治疗应首选的方剂是

　　A. 麻黄连翘赤小豆汤

　　B. 犀角地黄汤

　　C. 银翘散

　　D. 黄连解毒汤

　　E. 连翘败毒散

2. 患儿，5 岁。诊断为营养性缺铁性贫血，症见面色萎黄，唇甲淡白，发黄枯燥，容易脱落，心悸气短，头晕目眩，夜寐欠安，语声低微，精神萎靡，食欲不振，舌淡红，苔薄白，脉细弱，指纹淡红。其首选方剂是

　　A. 归脾汤　　　　　B. 左归丸

　　C. 参苓白术散　　　D. 右归丸

　　E. 异功散

3. 患儿，13 岁。皮肤反复出现瘀斑 1 年余，查体：面部及四肢可见针尖至米粒大小红色皮疹，压之不退色，心肺（-），肝、脾未触及，血常规：血红蛋白 110g/L，白细胞总数 5×10^9/L，血小板 85×10^9/L；骨髓象：粒、红系统基本正常，巨核细胞增多。其诊断是

　　A. 再生障碍性贫血

　　B. 脾功能亢进

　　C. 免疫性血小板减少症

　　D. 过敏性紫癜

　　E. 白细胞增多性急性白血病

4. 患儿，10 个月。以奶糕喂养为主，食欲不振，时有泄泻，近 5 个月来面色㿠白，唇甲色淡，精神萎靡，毛发稀黄，手足欠温，舌淡苔白，指纹淡。查血常规：血红蛋白 65g/L。其证候是

　　A. 脾胃虚弱　　　　B. 心脾两虚

　　C. 肝肾阴虚　　　　D. 脾肾阳虚

　　E. 气血亏虚

5. 患儿，4 岁。有久泻病史。近 3 月来，面黄唇淡，发黄稀疏，食欲不振，体倦乏力，头晕目眩，睡眠不安，舌淡红，脉细弱。查血常规：血红蛋白 95g/L，红细胞 3.3×10^{12}/L。其证候是

　　A. 心脾两虚证　　　B. 脾胃虚弱证

　　C. 脾肾阳虚证　　　D. 肝肾阴虚证

　　E. 气虚血瘀证

6. 患儿，11 岁。皮肤紫癜反复出现 3 年余，瘀斑瘀点颜色紫暗，面色萎黄，神疲乏力，食欲不振，头晕心慌，舌淡苔薄，脉细无力。治疗应首选的方剂是

　　A. 犀角地黄汤

　　B. 麻黄连翘赤小豆汤

　　C. 连翘败毒散

　　D. 大补阴丸

　　E. 归脾汤

B1 型题

　　A. 铁

B. 锌

C. 维生素 B_{12} 和叶酸

D. 维生素 C

E. 维生素 D

1. 营养性巨幼红细胞贫血是由于缺乏

2. 小儿小细胞低色素性贫血是由于缺乏

A. 智力及动作发育落后有倒退现象

B. 兴奋、多动

C. 注意力不集中，记忆力减退

D. 腱反射减弱

E. 感觉异常

3. 缺铁性贫血神经系统表现

4. 营养性巨幼红细胞性贫血神经系统表现

A. 健运脾胃，益气养血

B. 补脾养心，益气养血

C. 扶正固本，温补脾胃

D. 温补脾肾，益精生血

E. 滋养肝肾，益精生血

5. 营养性缺铁性贫血脾胃虚弱证的治法是

6. 营养性缺铁性贫血肝肾阴虚证的治法是

A. 六味地黄丸　　B. 知柏地黄丸

C. 左归丸　　D. 右归丸

E. 大补阴丸

7. 治疗营养性缺铁性贫血肝肾阴虚证的首选方剂是

8. 治疗免疫性血小板减少症阴虚火旺证的首选方剂是

参考答案

A1 型题

1. A　2. A　3. D　4. B　5. E

6. B　7. E　8. D

A2 型题

1. B　2. C　3. C　4. D　5. A

6. E

B1 型题

1. E　2. A　3. C　4. A　5. A

6. E　7. C　8. E

第十单元　内分泌疾病

A1 型题

1. 真性与假性性早熟最有意义的诊断标准是

A. 生长加速　　B. 骨龄提前

C. GnRH 激发试验　　D. 乳房发育

E. 月经来潮

2. 肝经郁热型性早熟首选方剂是

A. 丹栀逍遥散　　B. 龙胆泻肝汤

C. 泻青丸　　D. 柴胡疏肝散

E. 清肝达郁汤

3. 阴虚火旺型性早熟首选方剂是

A. 二至丸　　B. 左归丸

C. 一贯煎　　D. 知柏地黄丸

E. 补肾地黄丸

4. 一般认为女孩在（　）岁，男孩（　）岁以前出现性发育征象，临床可判断为性早熟

A. 7，8　　B. 8，9

C. 9，10　　D. 9，8

E. 10，9

A2 型题

1. 女孩，6 岁，因"乳房增大，身高增长加速近 1 年，阴道出血 3 天"来院就诊。查体：身高 120cm，手腕 X 片示：骨龄 9 岁，乳房 B4 期，阴毛 P2 期，最可能的诊断是
 A. 单纯性乳房早发育
 B. 特发性性早熟
 C. McCune-Albright 综合征
 D. 先天性肾上腺皮质增生
 E. 原发性甲减伴性早熟

B1 型题

 A. 同性性早熟 B. 异性性早熟
 C. 真性性早熟 D. 假性性早熟
 E. 特发性性早熟

1. 性别与真实性别一致者为
2. 性别与真实性别不一致者为
3. 内源性或外源性激素导致第二性征提前出现者为
4. 下丘脑-垂体-性激素提前发动，功能亢进者为
5. 真性性早熟中无特殊原因查明者为

参考答案

A1 型题

 1. C 2. A 3. D 4. B

A2 型题

 1. B

B1 型题

 1. A 2. B 3. D 4. C 5. E

第十一单元　免疫系统疾病

A1 型题

1. 过敏性紫癜患儿最易出现的损害是
 A. 心脏 B. 肝脏
 C. 肺脏 D. 脾脏
 E. 肾脏

2. 下列各项，不属皮肤黏膜淋巴结综合征诊断标准的是
 A. 外周血以淋巴细胞为主，异常淋巴细胞大于 10%
 B. 颈淋巴结非化脓性肿大
 C. 躯干部多形性充血性红斑
 D. 不明原因发热，持续 5 天或更久

 E. 球结膜弥漫性充血

3. 下述各项，不属过敏性紫癜临床特点的是
 A. 可伴腹痛及关节痛紫
 B. 皮疹压之退色
 C. 红色斑丘疹高出皮肤
 D. 皮疹多呈对称性分布
 E. 紫癜多见于下肢伸侧及臀部、关节周围

4. 皮肤黏膜淋巴结综合征的治疗原则是
 A. 疏风清热 B. 清热解毒凉血
 C. 疏风解表 D. 清热散结
 E. 清瘟败毒

5. 皮肤黏膜淋巴结综合征治疗的首选药是
 A. 糖皮质激素 B. 潘生丁

C. 阿司匹林　　　D. 青霉素

E. 丙种球蛋白

A2 型题

1. 患儿，2 岁。发热 7 天，体温 40℃，昼轻夜重，烦躁不宁，目赤唇红，手足肿胀，肌肤斑疹，杨梅舌。诊断为皮肤黏膜淋巴结综合征，其病机是

A. 邪在肺胃　　　B. 卫气同病

C. 邪在少阴　　　D. 邪在太阳

E. 气营两燔

2. 患儿，10 岁。2 天前臀部及双下肢皮肤出现紫癜，伴腹痛阵作，口臭纳呆，腹胀便秘，今日出现便血，舌红，苔黄，脉滑数。其证型是

A. 胃肠积热　　　B. 血热妄行

C. 风热伤络　　　D. 气虚血瘀

E. 肝肾阴虚

B1 型题

A. 犀角地黄汤加减

B. 银翘散加减

C. 葛根黄芩黄连汤加味

D. 四妙散加味

E. 茜根散加减

1. 中医治疗过敏性紫癜风热伤络型的首选方是

2. 中医治疗过敏性紫癜湿热痹阻型的首选方是

A. 银翘散合白虎汤

B. 银翘散合竹叶石膏汤

C. 犀角地黄汤

D. 清营汤

E. 沙参麦冬汤

3. 中医治疗皮肤黏膜淋巴结综合征卫气同病证的首选方剂是

4. 中医治疗皮肤黏膜淋巴结综合征气营两伤证的首选方剂是

参考答案

A1 型题

1. E　　2. A　　3. B　　4. B　　5. C

A2 型题

1. E　　2. A　　6. B

B1 型题

1. B　　2. D　　3. A　　4. E

第十二单元　营养性疾病

A1 型题

1. 蛋白质-能量营养不良属中医"疳证"范围，主要病变部位是

A. 脾胃　　　　　B. 肝脾

C. 心脾　　　　　D. 心肝

E. 脾肺

2. 小儿佝偻病的主要病因是

A. 缺钙

B. 甲状旁腺功能不全

C. 缺乏维生素 D

D. 食物中钙、磷比例不当

E. 食物中热量和蛋白质不足

3. 佝偻病肾虚骨弱型的治法是

A. 平肝息风，健脾助运

B. 调和营卫，健脾益肺

C. 补中益气，健脾补肾

D. 健脾补肾，填精补髓

E. 补气养血，健脾助运

4. 婴儿手足搐搦症缺乏的物质是

A. 锌

B. 维生素 C

C. 维生素 B_2 和叶酸

D. 铁

E. 维生素 D

5. 维生素 D 缺乏性佝偻病后遗症期主要的临床表现是

A. 意识障碍

B. X 线片出现不规则钙化

C. 骨骼畸形

D. 血磷下降，血钙正常

E. 易激惹

6. 治疗维生素 D 缺乏性佝偻病肺脾气虚型，应首选的方剂是

A. 人参五味子汤　　B. 四君子汤

C. 小建中汤　　　　D. 大建中汤

E. 养脏汤

A2 型题

1. 患儿，女，8 个月。早产，人工喂养，未及时添加辅食。1 个月来间断惊厥 3 次，发作时不发热，每次持续 2~3 分钟，发作时意识丧失，惊厥停止后意识恢复。应首先考虑的诊断是

A. 低钠血症

B. 低血糖症

C. 癫痫

D. 维生素 D 缺乏性手足搐搦症

E. 维生素 B_1 缺乏症

2. 患儿，男，1 岁。明显消瘦，体重 7kg，面色萎黄，毛发稀疏，精神烦躁，大便酸臭，尿短黄，舌淡苔腻。查体：腹部膨胀，腹部皮下脂肪 0.3cm。诊断为营养不良，其程度及证型是

A. Ⅰ度，疳证　　　B. Ⅰ度，疳积

C. Ⅱ度，疳证　　　D. Ⅱ度，疳积

E. Ⅲ度，干疳

3. 患儿，6 个月。混合喂养，未加辅食。睡眠不安，易惊，多汗，二便正常。检查：未见骨骼异常。应首先考虑的诊断是

A. 佝偻病活动早期（初期）

B. 营养不良

C. 佝偻病恢复期

D. 结核感染

E. 正常儿

4. 患儿，男，5 个月，因多汗、易惊来诊。检查：精神、面色尚可，头发稀疏，有枕秃，前囟 2cm×2cm，左顶部如按乒乓球感，血清钙 2.25mmol/L（9mg/dL）。其诊断是

A. 佝偻病初期　　　B. 佝偻病激期

C. 佝偻病恢复期　　D. 佝偻病后遗症期

E. 脑积水

5. 患儿，5 个月。多汗夜惊，烦躁易哭，方颅，前囟 2cm×2cm，纳乳差，精神倦怠，形体虚胖。其治疗首选方剂是

A. 玉屏风散　　　　B. 益脾镇惊散

C. 牡蛎散　　　　　D. 四君子汤

E. 八珍汤

6. 患儿，2 岁。多汗夜惊，方颅，胁骨串珠，"O"形腿，形瘦神疲，面白虚烦，四肢乏力。其证候是

A. 肺脾气虚　　　　B. 肾虚骨弱

C. 脾虚肝旺　　　　D. 肾阴不足

E. 心肝火旺

B1 型题

A. 多汗，夜惊，易激惹，睡眠不安，有枕秃，血钙正常，血磷降低，碱性磷酸酶增高

B. 多汗，夜惊，易激惹，方颅，肋骨串珠，"O"形腿

C. X形腿，血钙、血磷正常，骨骼X线检查

D. 正常血钙，血磷，碱性磷酸酶均降低

E. 发作时意识不清楚，双腕屈曲，手指伸直，大拇指紧贴掌心，血钙<1.88mmol/L

1. 佝偻病初期的临床表现是

2. 维生素D缺乏性手足搐搦症的临床表现是

A. 补肾壮骨，健脾益气

B. 健脾益肺，调和营卫

C. 健脾助运，平肝息风

D. 平肝潜阳，健脾益气

E. 温脾助运，平肝息风

3. 佝偻病活动初期肺脾气虚证治则是

4. 佝偻病激期脾虚肝旺证的治则是

A. 手足搐搦   B. 郝氏沟

C. 蛙腹   D. 肌肉韧带松弛

E. 肋骨串珠

5. 骨骺端骨样组织增生形成的体征是

6. 婴幼儿血钙降低导致的病证是

参考答案

A1 型题

1. A   2. C   3. D   4. E   5. C

6. B

A2 型题

1. D   2. C   3. A   4. B   5. B

6. B

B1 型题

1. A   2. E   3. B   4. C   5. E

6. A

第十三单元　感染性疾病

A1 型题

1. 麻疹各期的治疗原则不正确的是

A. 见形期，继续透疹

B. 见形期，重用苦寒

C. 初热期，辛凉宣透

D. 恢复期，清解余邪

E. 恢复期，养阴益气

2. 麻疹发热和出疹的关系是

A. 发热1~2日高热出疹

B. 发热2~3日热退出疹

C. 发热3~4日高热出疹

D. 发热3~4日热退出疹

E. 发热5~6日高热出疹

3. 下列哪项对麻疹有早期诊断意义

A. 麻疹黏膜斑

B. 耳后发际玫瑰色斑丘疹

C. 双眼结膜充血，羞明流泪

D. 体温达高峰时出疹

E. 皮肤麦麸样脱屑

4. 麻疹顺证的正确分型是

A. 邪侵肺卫，毒在气营，疹后阴伤

B. 邪郁在表，邪毒内盛

C. 发热期，出疹期

D. 初热期，见形期，收没期

E. 风热轻证，毒热重证

5. 治疗风疹邪郁肺卫证，应首选

A. 桑菊饮

B. 银翘散

C. 五虎汤

D. 葶苈大枣泻肺汤

E. 麻杏石甘汤

6. 风疹的病原体是

A. 麻疹病毒

B. 水痘-带状疱疹病毒

C. 风疹病毒

D. 腺病毒

E. 柯萨奇病毒

7. 下列各项，不属幼儿急疹临床表现的是

A. 突发高热，体温达 39~40℃

B. 可见枕部，颈部淋巴结轻度肿大

C. 高热 3~5 天，热退疹出

D. 疹退后无脱屑及色素沉着

E. 全身症状较差

8. 幼儿急疹最多见的发病年龄是

A. 小于 6 个月　　　B. 6~18 个月

C. 1~3 岁　　　　　D. 3~5 岁

E. 5~7 岁

9. 诊断水痘最有意义的体征是

A. 皮疹为红色混蚀的"露珠"状硬性疱疹

B. 皮疹为红色斑丘疹

C. 皮疹为红色斑疹

D. 皮疹较重的可发生痛感或痒感

E. 呈向心性分布的各期皮疹同时存在

10. 猩红热的病位是

A. 肺脾　　　　　　B. 脾胃

C. 肝脾　　　　　　D. 心脾

E. 肺胃

11. 猩红热的病原体是

A. 大肠杆菌

B. A 组甲型溶血性链球菌

C. 肺炎双球菌

D. A 组乙型溶血性链球菌

E. 金黄色葡萄球菌

12. 治疗猩红热毒在气营证应首选

A. 解肌透痧汤　　　B. 凉营清气汤

C. 透疹凉解汤　　　D. 竹叶石膏汤

E. 白虎汤

13. 治疗流行性腮腺炎热毒蕴结证应首选的方剂是

A. 仙方活命饮　　　B. 普济消毒饮加减

C. 五味消毒饮　　　D. 银翘散

E. 黄连解毒汤

14. 导致流行性腮腺炎发病的风温邪毒从口鼻而入，壅阻的经脉是

A. 足太阳、足阳明

B. 足少阳、足阳明

C. 足少阳、足厥阴

D. 手太阳、手少阴

E. 手太阴、手阳明

15. 水痘的主要表现，错误的描述是

A. 发热 1~2 日出疹

B. 愈后有色素沉着

C. 疹色红润，疱浆清

D. 丘疹、疱疹、结痂同时并见

E. 皮疹呈向心性分布

A2 型题

1. 患儿，5 岁。发热，两侧腮腺肿大，张口及吃硬食物疼痛加重。查体：体温 38.5℃，双侧肿大腮腺以耳垂为中心向周边蔓延，表面灼热有触痛，无波动感。实验室检查：血白细胞总数 $4.0×10^9/L$，中性粒细胞 42%，淋巴细胞 58%。应首先考虑的是

A. 流行性腮腺炎　　B. 淋巴结炎

C. 颌下腺炎　　　　D. 腮腺管阻塞

E. 化脓性腮腺炎

2. 患儿，4 岁。低热恶寒，鼻塞流涕，全身皮肤成批出疹，为红色斑疹和斑丘疹，继有疱疹，疱浆清亮，头面、躯干多见，舌红苔薄白，

脉浮数。其诊断是

    A. 风疹邪郁肺卫证

    B. 水痘邪郁肺卫证

    C. 猩红热邪侵肺胃证

    D. 幼儿急疹肺卫蕴热证

    E. 麻疹见形期

3. 患儿，2 岁。发热 4 天，持续不退，起伏如潮，每潮一次，疹随外出，依序而现，疹点细小，由疏转密，触之碍手，疹色先红后暗红，烦渴嗜睡，咳嗽增多，便秘尿少，舌质红，苔薄黄，脉洪数。治疗应首先考虑的方剂是

    A. 银翘散　　　　B. 沙参麦冬汤

    C. 青蒿鳖甲汤　　D. 犀角地黄汤

    E. 清解透表汤

4. 患儿，8 岁。发热伴皮疹 3 天。皮疹呈向心性分布，躯干部多，四肢远端、手掌、足底较少。斑、丘、疱疹和结痂同时存在，疱疹形似露珠水滴，壁薄易破，周围有红晕，发热为 38℃ 左右。应首先考虑的诊断是

    A. 手足口病　　　B. 风疹

    C. 丘疹样荨麻疹　D. 水痘

    E. 脓疱疮

5. 患儿，8 岁。发热，出皮疹 2 天，伴咽痛。查体：面颊潮红，咽部充血明显，草莓舌，口唇周围苍白，皮疹呈针尖大小，遍及全身，疹间一片红晕，压之褪色，皮肤皱褶处皮疹密集。应首先考虑的诊断是

    A. 麻疹　　　　　B. 水痘

    C. 猩红热　　　　D. 幼儿急疹

    E. 风疹

6. 患儿，3 岁。发热 3 天，鼻塞流涕，眼睑红赤，泪水汪汪，口腔颊黏膜见一细小白色疹点，周围红晕，舌苔薄黄。治疗应首选

    A. 银翘散　　　　B. 宣毒发表汤

    C. 清解透表汤　　D. 透疹发表汤

    E. 桑菊饮

7. 患儿，6 岁。双侧腮腺漫肿已 5 天。近日热退腮肿渐消退，现又出现睾丸肿痛，痛引睾

腹，治疗应首选方剂是

    A. 银翘散　　　　B. 导赤散

    C. 温胆汤　　　　D. 龙胆泻肝汤

    E. 丹栀逍遥丸

B1 型题

    A. 水痘　　　　　B. 猩红热

    C. 幼儿急疹　　　D. 麻疹

    E. 风疹

1. 发热伴咳嗽流涕，热甚疹出者，应首先考虑的疾病是

2. 突然发热，热退疹出者，应首先考虑的疾病是

    A. 甘露消毒丹　　B. 紫雪丹

    C. 导赤丹　　　　D. 清瘟败毒饮

    E. 清解透表汤

3. 手足口病邪犯肺脾证的首选方剂是

4. 手足口病湿热蒸盛证的首选方剂是

    A. 透疹凉解汤　　B. 银翘散

    C. 桑菊饮　　　　D. 清胃解毒汤

    E. 清解透表汤

5. 治疗风疹邪郁肺卫证，应首选的方剂是

6. 治疗水痘风热轻证，应首选的方剂是

参考答案

A1 型题

1. B	2. C	3. A	4. D	5. B
6. C	7. E	8. B	9. A	10. E
11. D	12. B	13. B	14. C	15. B

A2 型题

1. A	2. B	3. E	4. D	5. C
6. B	7. D			

B1 型题

1. D   2. C   3. A   4. D   5. B

6. B

第十四单元　寄生虫病

A1 型题

1. 治疗蛔虫证的首选方剂是
   A. 化虫丸　　　　B. 使君子散
   C. 乌梅丸　　　　D. 驱虫粉
   E. 驱蛔承气汤

2. 治疗小儿胆道蛔虫症，应首选的方剂是
   A. 乌梅丸　　　　B. 使君子散
   C. 驱蛔承气汤　　D. 资生健脾丸
   E. 肥儿丸

3. 下列各项，对蛔虫的诊断最有意义的症状是
   A. 饮食不洁　　　B. 反复腹痛
   C. 吐蛔、排蛔　　D. 肛周瘙痒
   E. 夜间磨牙

4. 蛲虫的主要临床表现是
   A. 腹痛　　　　　B. 腹泻
   C. 贫血　　　　　D. 便血
   E. 肛门瘙痒

A2 型题

1. 某童反复脐周疼痛，时作时止，食欲异常，形体消瘦，面部有白斑。其诊断是
   A. 蛲虫病　　　　B. 钩虫病
   C. 绦虫病　　　　D. 姜片虫病
   E. 蛔虫病

2. 患儿，4岁。近日睡眠不宁，烦躁不安，尿频，伴有搔抓阴部，食欲下降。舌淡苔白，脉

无力。其治疗的方法是
   A. 祛蛔安神　　　B. 健脾理气
   C. 杀虫止痒　　　D. 安蛔定痛
   E. 调理脾胃

3. 患儿，6岁。反复脐周疼痛半年，加重一天，食入即吐，大便2日未行，腹部胀满，扪之有团块，舌苔黄腻。治疗首选的方剂是
   A. 大承气汤　　　B. 小承气汤
   C. 增液承气汤　　D. 驱蛔承气汤
   E. 调胃承气汤

B1 型题

   A. 安蛔定痛　　　B. 调理脾胃
   C. 散结下虫　　　D. 通腑排蛔
   E. 驱蛔杀虫

1. 治疗蛔厥证的主要方法是
2. 治疗蛔虫证的主要方法是

参考答案

A1 型题

1. B   2. A   3. C   4. E

A2 型题

1. E   2. C   3. D

B1 型题

1. A   2. E

第十五单元　小儿危重症的处理

A1 型题

1. 心肺复苏的药物治疗中首选的药物是
   A. 肾上腺素　　　B. 碳酸氢钠
   C. 阿托品　　　　D. 钙剂
   E. 葡萄糖

2. 下列各项，不属心搏呼吸骤停临床表现的是
   A. 突然昏迷
   B. 大动脉搏动消失
   C. 瞳孔缩小
   D. 呼吸停止或严重呼吸困难
   E. 心音消失

3. 一般心肺复苏的正确步骤是
   A. 建立呼吸，通畅气道，胸外心脏按压
   B. 先口对口人工呼吸，再胸外心脏按压，心腔内注射药物
   C. 先胸外按压恢复心跳，再口对口呼吸及药物治疗
   D. 先心腔内注射药物恢复心跳，再进行口对口呼吸及胸外心脏按压
   E. 通畅气道，建立呼吸，循环支持，药物治疗

4. 下列各项，不属心脏按压有效指征的是
   A. 颈动脉搏动
   B. 扩大的瞳孔缩小
   C. 口唇颜色较红
   D. 心率正常
   E. 出现自主呼吸

A2 型题

1. 患儿，8 岁。诊断为感染性休克。症见神

志不清，面色苍白，呼吸促而弱，皮肤干燥，尿少口干，四肢厥冷，唇舌干绛，苔少而干，脉细数而无力。其中医证型是
   A. 热毒内闭　　　B. 气阴亏竭
   C. 心阳虚衰　　　D. 阴竭阳脱
   E. 肝肾阴虚

2. 患儿，6 岁。诊断为感染性休克。症见高热，烦躁，神志昏迷，强直抽搐，喉中痰鸣，胸腹灼热，面色苍白，手足厥冷，口渴喜饮，小便短赤，大便秘结，色红，苔黄燥，脉细数。其中医证型是
   A. 肝肾阴虚　　　B. 气阴亏竭
   C. 阴竭阳脱　　　D. 热毒内闭
   E. 心阳虚衰

B1 型题

   A. 独参汤
   B. 清瘟败毒饮合小承气汤
   C. 羚角钩藤汤
   D. 生脉散加减
   E. 参附龙牡救逆汤

1. 感染性休克热毒内闭证的首选方剂是
2. 感染性休克阴竭阳脱证的首选方剂是

参考答案

A1 型题

1. A　　2. C　　3. E　　4. D

A2 型题

1. B　　2. D

B1 型题

1. B　　2. E

第十六单元 中医相关病证

A1 型题

1. 小儿厌食脾胃气虚的治疗原则是

　A. 滋阴清热　　　B. 和脾助运

　C. 滋脾养胃　　　D. 健脾益气

　E. 调脾助运

2. 腹部中寒腹痛的临床特点是

　A. 疼痛拒按　　　B. 痛处喜暖

　C. 腹痛绵绵　　　D. 脘腹胀满

　E. 痛如锥刺

3. 痰多色白，或喉间痰鸣，舌质淡，苔白腻，属

　A. 痰湿蕴肺证　　B. 痰热郁肺证

　C. 肺气虚证　　　D. 肺阴虚证

　E. 脾气虚证

4. 慢性咳嗽风伏肺络证的方药是

　A. 二陈汤合三子养亲汤加减

　B. 清气化痰汤加减

　C. 三拗汤合苍耳子散加减

　D. 黛蛤散合泻白散加减

　E. 异功散合玉屏风散加减

5. 积滞脾虚夹积证的治疗首选方剂是

　A. 消乳丸或保和丸　B. 资生健脾丸

　C. 肥儿丸或疳积散　D. 肥儿丸

　E. 健脾丸加减

6. 厌食与积滞的主要区别是

　A. 形体消瘦　　　B. 食欲不振

　C. 精神异常　　　D. 脘腹胀满

　E. 腹部疼痛

7. 下列各项，不属小儿惊风"八候"临床表现的是

　A. 昏　　　　　　B. 搐

　C. 搦　　　　　　D. 颤

　E. 窜

8. 小儿急惊风的主要病位是

　A. 肝、脾　　　　B. 肝、肾

　C. 心、肾　　　　D. 心、肝

　E. 心、脾

9. 下列各项，不属急惊风主要临床表现的是

　A. 四肢抽搐　　　B. 狂躁谵语

　C. 颈项强直　　　D. 角弓反张

　E. 神志昏迷

10. 湿热迫蒸型汗证的治法是

　A. 益气化湿　　　B. 调和营卫

　C. 清热泻脾　　　D. 清热利湿

　E. 益气养阴

11. 下列除哪项外均是便秘的病因病机

　A. 乳食积滞　　　B. 燥热内结

　C. 肠道蛔虫　　　D. 气机郁滞

　E. 气血不足

12. 治疗便秘的基本法则是

　A. 消积导滞　　　B. 清热和中

　C. 清腑泄热　　　D. 疏肝理气

　E. 润肠通便

13. 尿血的中医辨证分型不包括

　A. 风热伤络证　　B. 下焦湿热证

　C. 脾肾两虚证　　D. 肝脾不和证

　E. 阴虚火旺证

14. 小儿遗尿的主要病因不包括

　A. 下元虚寒　　　B. 肺脾气虚

　C. 心肾失交　　　D. 气滞血瘀

　E. 肝经湿热

A2 型题

1. 患儿，1 岁。急起发病，高热头痛，狂躁

不安，颈项强直，口渴，舌质深红，苔黄燥，脉数，诊为急惊风，气营两燔。治疗应首选的方剂是

    A. 黄连解毒汤加减

    B. 琥珀抱龙丸加减

    C. 香连丸

    D. 羚角钩藤汤

    E. 清瘟败毒饮加减

2. 患儿，男，4岁。咳嗽1周，痰多，色白而稀，喉间痰声辘辘，神乏困倦，胸闷纳呆。舌淡红，苔白腻，脉滑。其证型是

    A. 风热咳嗽　　　　B. 风寒咳嗽

    C. 气虚咳嗽　　　　D. 痰热咳嗽

    E. 痰湿咳嗽

3. 患儿，4岁。不思纳食2个月，强迫进食后脘腹胀满，伴嗳气，大便不畅。查体：面色少华，形体偏瘦，舌苔白腻，脉缓，应首先考虑的诊断是

    A. 营养不良，疳积

    B. 厌食，胃阴不足证

    C. 厌食，脾失健运证

    D. 厌食，脾胃气虚证

    E. 营养不良，干疳

4. 患儿，12岁。因暴饮暴食诱发腹痛，脘腹胀满，按之不舒，嗳腐吞酸，大便夹有不消化食物，苔厚腻，脉滑实。其病证是

    A. 饮食积滞　　　　B. 寒积食阻

    C. 气滞食阻　　　　D. 热结食滞

    E. 食滞痰阻

5. 患儿，8岁。腹痛时作时止1月余，腹痛绵绵，痛处喜温喜按，面色少华，精神倦怠，手足冷，纳呆，大便稀溏，舌淡白，脉沉缓。其治疗原则是

    A. 调理气机，疏通经络

    B. 健脾助运，消食化滞

    C. 温中理脾，缓急止痛

    D. 健脾益气，佐以助运

    E. 通腑理气，健脾和中

6. 患儿，5岁。咳嗽，痰多，不易咯出，口渴咽痛，发热，舌质红，苔薄黄，脉浮数。其治法是

    A. 疏风解热，宣肺止咳

    B. 疏风解表，宣肺止咳

    C. 清肺化痰止咳

    D. 燥湿化痰止咳

    E. 养阴润肺，化痰止咳

7. 患儿，6岁。食欲不振3个月，食而乏味，多食则胸脘痞闷，嗳气泛恶，精神如常。二便调，舌淡红，苔薄腻。其病机是

    A. 脾胃气虚　　　　B. 脾虚湿困

    C. 乳食积滞　　　　D. 脾失健运

    E. 肝胃失和

8. 患儿，2岁。体重11kg，近来食欲不振，食而不化，倦怠乏力，面黄少华，大便偏稀，夹不消化食物。其诊断是

    A. 厌食　　　　　　B. 积滞

    C. 疳证　　　　　　D. 疰夏

    E. 泄泻

A3 型题

患儿，男，4岁。大便秘结，脘腹胀痛，不思饮食，手足心热，小便黄，恶心呕吐，舌质红，苔黄厚，脉沉有力。

1. 其诊断是

    A. 乳食积滞便秘　　B. 燥热内结便秘

    C. 气机郁滞便秘　　D. 气虚不运便秘

    E. 血虚肠燥便秘

2. 其治法是

    A. 消积导滞，清热和中

    B. 清腑泄热，润肠通便

    C. 疏肝理气，导滞通便

    D. 健脾益气，润肠通便

    E. 滋阴养血，润肠通便

3. 治疗应首选

    A. 麻子仁丸加减　　B. 六磨汤加减

C. 黄芪汤加减　　　D. 润肠丸加减

E. 保和丸加减

B1 型题

A. 阴虚肺燥　　　　B. 外感风寒

C. 外感风热　　　　D. 风湿犯肺

E. 外感暑热

1. 咳声清扬，鼻流清涕者，应首先考虑的是

2. 咳声重浊，痰黄者，应首先考虑的是

A. 食少饮多，便干尿黄，苔花剥

B. 食少形瘦，嗜睡懒言，苔黄厚

C. 食欲不振，泻下酸臭，苔黄腻

D. 食少汗多，大便不消化，脉无力

E. 食少便秘，烦躁低热，脉洪数

3. 胃阴不足型厌食的证候表现是

4. 脾胃气虚型厌食的证候表现是

A. 小建中汤合理中丸加减

B. 少腹逐瘀汤加减

C. 大承气汤加减

D. 香砂平胃散加减

E. 养脏散加减

5. 小儿腹痛乳食积滞证其首选方剂是

6. 小儿腹痛脾胃虚寒证其首选方剂是

参考答案

A1 型题

1. D	2. B	3. A	4. C	5. E
6. D	7. A	8. D	9. B	10. C
11. C	12. E	13. D	14. D	

A2 型题

| 1. E | 2. E | 3. D | 4. A | 5. C |
| 6. A | 7. D | 8. A | | |

A3 型题

| 1. A | 2. A | 3. E |

B1 型题

| 1. B | 2. C | 3. A | 4. D | 5. D |
| 6. A | | | | |

针 灸 学

第一单元　经络系统

A1 型题

1. 手足三阳经在四肢的分布规律是
   A. 太阳在前，少阳在中，阳明在后
   B. 太阳在前，阳明在中，少阳在后
   C. 阳明在前，太阳在中，少阳在后
   D. 阳明在前，少阳在中，太阳在后
   E. 少阳在前，阳明在中，太阳在后

2. 足三阳经在下肢的分布规律是
   A. 太阳在前，阳明在中，少阳在后
   B. 太阳在前，少阳在中，阳明在后
   C. 少阳在前，太阳在中，阳明在后
   D. 阳明在前，太阳在中，少阳在后
   E. 阳明在前，少阳在中，太阳在后

3. 足三阴经在内踝上 8 寸以下的分布规律是
   A. 厥阴在前，太阴在中，少阴在后
   B. 少阴在前，厥阴在中，太阴在后
   C. 厥阴在前，少阴在中，太阴在后
   D. 太阴在前，厥阴在中，少阴在后
   E. 太阴在前，少阴在中，厥阴在后

4. 下列各组经脉中，不属于表里关系的是
   A. 手太阴肺经、手阳明大肠经
   B. 足少阴肾经、足太阳膀胱经
   C. 手少阴心经、手少阳三焦经
   D. 足太阴脾经、足阳明胃经
   E. 足厥阴肝经、足少阳胆经

5. 相表里的阴经与阳经的循行交接部位是

   A. 心中　　　　　B. 胸中
   C. 腹中　　　　　D. 头面部
   E. 手足末端

6. 相互衔接的阴经与阴经的循行交接部位是
   A. 头面部　　　　B. 肘膝部
   C. 胸部　　　　　D. 腹部
   E. 手足末端

7. 手少阳三焦经与足少阳胆经的循行交接部位是
   A. 鼻旁　　　　　B. 目外眦
   C. 目内眦　　　　D. 无名指端
   E. 足小趾端

8. 足太阴脾经与手少阴心经的循行交接部位是
   A. 心中　　　　　B. 肺中
   C. 胸中　　　　　D. 手小指端
   E. 足大趾内端

9. 足少阴肾经与手厥阴心包经的循行交接部位是
   A. 肺内　　　　　B. 腹中
   C. 胸中　　　　　D. 心中
   E. 目旁

10. 足三阳经的循行规律是
    A. 从胸走手　　　B. 从足走头
    C. 从头走足　　　D. 从足走胸
    E. 从胸走足

11. 下列各项中，被称为"一源三歧"的是
    A. 任脉、督脉、带脉

B. 任脉、督脉、冲脉

C. 任脉、冲脉、带脉

D. 任脉、督脉、阴跷脉

E. 任脉、督脉、阴维脉

12. 对奇经八脉的叙述中，错误的是

　　A. 阳维脉总督六阳

　　B. 阳跷脉调节肢体运动

　　C. 冲脉涵蓄十二经气血

　　D. 任脉总任六阴经

　　E. 阴跷脉司眼睑开合

13. 被称为"十二经之海"的是

　　A. 任脉　　　　　　B. 冲脉

　　C. 督脉　　　　　　D. 带脉

　　E. 阴维脉

14. 被称为"阳脉之海"的是

　　A. 带脉　　　　　　B. 督脉

　　C. 冲脉　　　　　　D. 阳维脉

　　E. 阳跷脉

15. 十二经脉的别络从本经分出的部位是

　　A. 腕踝关节以下

　　B. 肘膝关节以下

　　C. 肘膝关节以上

　　D. 肩关节、髀枢周围

　　E. 四肢末端的指、趾部

16. 属于十五络脉的是

　　A. 带脉之络、冲脉之络、脾之大络

　　B. 带脉之络、冲脉之络、胃之大络

　　C. 任脉络、督脉络、脾之大络

　　D. 任脉络、督脉络、胃之大络

　　E. 任脉络、督脉络、冲脉之络

17. 属于脏，循行分布于上肢内侧和胸腹的是

　　A. 奇经八脉　　　　B. 手三阴经

　　C. 手三阳经　　　　D. 足三阴经

　　E. 足三阳经

B1 型题

　　A. 厥阴在前，太阴在中，少阴在后

B. 少阴在前，厥阴在中，太阴在后

C. 厥阴在前，少阴在中，太阴在后

D. 太阴在前，厥阴在中，少阴在后

E. 太阴在前，少阴在中，厥阴在后

1. 足三阴经在内踝上 8 寸以下的分布规律是

2. 足三阴经在内踝上 8 寸以上肢体部的分布规律是

　　A. 从胸走手　　　　B. 从手走胸

　　C. 从手走头　　　　D. 从头走足

　　E. 从胸腹走足

3. 手三阴经的循行走向规律是

4. 足三阳经的循行走向规律是

　　A. 任脉　　　　　　B. 冲脉

　　C. 带脉　　　　　　D. 阴跷脉

　　E. 阴维脉

5. 具有调节全身阴经经气作用的是

6. 具有调节六阴经经气作用的是

　　A. 调节全身阴经经气　B. 涵蓄十二经气血

　　C. 调节六阴经经气　　D. 调节肢体运动

　　E. 约束纵行躯干的诸条经脉

7. 带脉的功能是

8. 冲脉的功能是

参考答案

A1 型题

1. D　　2. E　　3. A　　4. C　　5. E

6. C　　7. B　　8. A　　9. C　　10. C

11. B　　12. A　　13. B　　14. B　　15. B

16. C　　17. B

B1 型题

1. A　　2. D　　3. A　　4. D　　5. A

6. E　　7. E　　8. B

第二单元 经络学说的临床应用

A1 型题

1. 不属于经络学说临床应用的是
   A. 通过经络望诊帮助诊断疾病
   B. 依据经络学说指导针灸临床选穴
   C. 依据经络学说指导刺灸方法的选用
   D. 经络可以运行气血，濡养周身
   E. 指导药物归经

2. 经络按诊最常用的部位是

A. 交会穴　　　　B. 五输穴
C. 背俞穴　　　　D. 八会穴
E. 八脉交会穴

参考答案

A1 型题

1. D　　2. C

第三单元 腧穴的分类

A1 型题

1. 腧穴的分类是
   A. 十四经穴、奇穴、特定穴
   B. 十四经穴、奇穴、阿是穴
   C. 十二经穴、奇穴、特定穴
   D. 十二经穴、奇穴、阿是穴
   E. 十二经穴、奇穴、五输穴

2. 最新国家标准规定的经穴数是
   A. 354 个　　　　　B. 359 个
   C. 361 个　　　　　D. 362 个
   E. 365 个

3. 下列关于奇穴的描述，错误的是
   A. 有固定名称和位置
   B. 某些奇穴是多个穴点的组合
   C. 分布都不在十四经循行路线上
   D. 对某些病证有特殊疗效
   E. 是在"阿是穴"的基础上发展起来

B1 型题

A. 无固定位置　　　B. 无固定名称
C. 又称为压痛点　　D. 又称为天应穴
E. 多数对某些病证有特殊疗效

1. 有关奇穴，叙述正确的是
2. 有关阿是穴，叙述不正确的是

A. 以痛为腧　　　　B. 是经验效穴
C. 主治病证较多　　D. 归属于十四经脉
E. 是腧穴的主要组成部分

3. 以上选项中，属于阿是穴特性的是
4. 以上选项中，属于奇穴特性的是

参考答案

A1 型题

1. B　　2. D　　3. C

B1 型题

1. E   2. E   3. A   4. B

第四单元 腧穴的主治特点

A1 型题

1. 属于腧穴特殊作用的是
   - A. 养老治疗肩背痛
   - B. 三阴交治疗下肢不遂
   - C. 中脘治疗胃痛、呕吐
   - D. 天枢既可治泄泻，又可治便秘
   - E. 合谷可以治疗痛证和头面部病证

2. 属于腧穴远治作用的是
   - A. 气病胸闷取膻中
   - B. 头项强痛取昆仑
   - C. 腰痛取大肠俞
   - D. 失眠多梦取神门
   - E. 皮肤瘙痒取膈俞

3. 属于腧穴近治作用的是
   - A. 气病取膻中
   - B. 血病取膈俞
   - C. 膝痛取梁丘
   - D. 头痛取列缺
   - E. 呕吐取公孙

B1 型题

- A. 睛明治疗眼病
- B. 下脘治疗胃痛
- C. 大椎退热
- D. 合谷治疗五官病
- E. 听宫治疗耳鸣

1. 属于腧穴特殊作用的是
2. 属于腧穴远治作用的是

参考答案

A1 型题

1. D   2. B   3. C

B1 型题

1. C   2. D

第五单元 特定穴

A1 型题

1. 脏腑之气汇聚于胸腹部的腧穴称为
   - A. 原穴
   - B. 络穴
   - C. 募穴
   - D. 五输穴
   - E. 八会穴

2. 大肠的募穴是
   - A. 下脘
   - B. 中脘
   - C. 梁门
   - D. 水道
   - E. 天枢

3. 治疗急性胃痛应首选的腧穴是
   - A. 梁门
   - B. 梁丘
   - C. 内庭
   - D. 上巨虚

E. 下巨虚

4. 解溪穴的特定穴属性是
   A. 原穴　　　　　B. 输穴
   C. 经穴　　　　　D. 郄穴
   E. 络穴

5. 既为脾经络穴又属于八脉交会穴的是
   A. 公孙　　　　　B. 丰隆
   C. 后溪　　　　　D. 列缺
   E. 阴陵泉

6. 心的募穴是
   A. 极泉　　　　　B. 膻中
   C. 巨阙　　　　　D. 鸠尾
   E. 天池

7. 后溪穴的特定穴属性是
   A. 荥穴　　　　　B. 输穴
   C. 经穴　　　　　D. 络穴
   E. 郄穴

8. 下列腧穴中，小肠的募穴是
   A. 中极　　　　　B. 关元
   C. 气海　　　　　D. 神阙
   E. 中脘

9. 阴谷穴的特定穴属性是
   A. 原穴　　　　　B. 络穴
   C. 经穴　　　　　D. 郄穴
   E. 合穴

10. 以下腧穴中，胆的募穴是
    A. 胆俞　　　　　B. 阳陵泉
    C. 章门　　　　　D. 期门
    E. 日月

11. 募穴指的是
    A. 脏腑之气输注于背腰部的腧穴
    B. 脏腑之气汇聚于胸腹部的腧穴
    C. 十二经脉与奇经八脉相通的 8 个输穴
    D. 六腑之气下合于足三阳经的腧穴
    E. 两经或数经相交会的腧穴

12. 中极属于募穴，与其相应的脏腑是
    A. 大肠　　　　　B. 小肠
    C. 膀胱　　　　　D. 肾

E. 肝

13. 下列各组腧穴中，不属于同一脏腑俞穴、募穴的是
    A. 肺俞、中府　　　B. 胃俞、中脘
    C. 肝俞、章门　　　D. 膀胱俞、中极
    E. 大肠俞、天枢

14. 八脉交会穴中通于阴维脉的是
    A. 列缺　　　　　B. 内关
    C. 照海　　　　　D. 公孙
    E. 大陵

15. 八脉交会穴中通于督脉的是
    A. 照海　　　　　B. 后溪
    C. 申脉　　　　　D. 外关
    E. 足临泣

16. 八脉交会穴中通于冲脉的是
    A. 内关　　　　　B. 太白
    C. 公孙　　　　　D. 照海
    E. 列缺

17. 下列八脉交会穴所通奇经错误的是
    A. 后溪——督脉
    B. 外关——阳维脉
    C. 足临泣——阳跷脉
    D. 内关——阴维脉
    E. 照海——阴跷脉

18. 治疗急症宜选用
    A. 原穴　　　　　B. 络穴
    C. 郄穴　　　　　D. 募穴
    E. 八会穴

19. 治疗肺系、咽喉、胸膈疾病宜选用
    A. 鱼际、曲池　　　B. 外关、足临泣
    C. 照海、列缺　　　D. 后溪、申脉
    E. 内关、公孙

20. 治疗腑病多选用
    A. 背俞穴　　　　B. 五输穴
    C. 原穴　　　　　D. 募穴
    E. 郄穴

21. 特定穴中，多用于治疗急性病的是
    A. 募穴　　　　　B. 原穴

C. 郄穴　　　　　D. 络穴

E. 输穴

22. 治疗耳聋，应首选的背俞穴是

A. 肺俞　　　　　B. 肝俞

C. 脾俞　　　　　D. 肾俞

E. 三焦俞

23. 八脉交会穴中，主治目内眦、项、耳、肩疾患的是

A. 照海、阳陵泉　B. 后溪、申脉

C. 列缺、照海　　D. 外关、足临泣

E. 内关、公孙

24. 下列有关募穴概念的叙述，错误的是

A. 均位于胸腹部

B. 是脏腑经气汇聚的地方

C. 位于相关脏腑的附近

D. 在各脏腑所属的经脉循行线上

E. 腑病取之，有"阳病引阴"之意

25. 治疗腰脊强痛应首选

A. 列缺　　　　　B. 足临泣

C. 公孙　　　　　D. 照海

E. 后溪

26. 根据俞募配穴法，治疗胃痛应选用

A. 中脘、足三里　B. 太冲、三阴交

C. 中脘、胃俞　　D. 章门、胃俞

E. 中脘、脾俞

27. 治疗肝胆两经病证应首选

A. 蠡沟　　　　　B. 公孙

C. 大钟　　　　　D. 飞扬

E. 丰隆

B1 型题

A. 井穴　　　　　B. 荥穴

C. 输穴　　　　　D. 经穴

E. 合穴

1. 急救时宜选用

2. 治疗热证时宜选用

A. 膈俞　　　　　B. 石门

C. 章门　　　　　D. 期门

E. 血海

3. 三焦的募穴是

4. 八会穴之血会是

A. 原穴　　　　　B. 络穴

C. 郄穴　　　　　D. 下合穴

E. 背俞穴

5. 治疗六腑病常选

6. 治疗表里经同病宜选

A. 悬钟　　　　　B. 太渊

C. 太白　　　　　D. 公孙

E. 足临泣

7. 既是原穴又是八会穴的穴是

8. 既是络穴又是八脉交会穴的是

A. 气海　　　　　B. 中脘

C. 膻中　　　　　D. 关元

E. 太渊

9. 心包的募穴是

10. 八会穴之气会是

A. 郄门　　　　　B. 地机

C. 阳交　　　　　D. 跗阳

E. 养老

11. 治疗痛经、崩漏，常选用

12. 治疗急性肩背疼痛，常选用

A. 太渊　　　　　B. 阳池

C. 后溪　　　　　D. 内关

E. 合谷

13. 既属于原穴，又属于八会穴的是

14. 既属于络穴，又属于八脉交会穴的是

A. 八脉交会穴　　B. 下合穴

C. 原穴　　　　　D. 络穴

E. 郄穴

15. 病在腑者，治疗应首选的是

16. 表里两经同病者，治疗应首选的是

    A. 脏病　　　　　　　B. 腑病

    C. 血病　　　　　　　D. 髓病

    E. 筋病

17. 俞穴偏于治疗

18. 募穴偏于治疗

    A. 期门　　　　　　　B. 章门

    C. 中脘　　　　　　　D. 膻中

    E. 膈俞

19. 治疗脾病，宜选用的腧穴是

20. 治疗肝病，宜选用的腧穴是

    A. 外关　　　　　　　B. 公孙

    C. 列缺　　　　　　　D. 太渊

    E. 后溪

21. 与任脉脉气相通的八脉交会穴是

22. 与督脉脉气相通的八脉交会穴是

参考答案

A1 型题

1. C	2. E	3. B	4. C	5. A
6. C	7. B	8. B	9. E	10. E
11. B	12. C	13. C	14. B	15. B
16. C	17. C	18. C	19. C	20. D
21. C	22. D	23. B	24. D	25. E
26. C	27. A			

B1 型题

1. A	2. B	3. B	4. A	5. D
6. B	7. B	8. D	9. C	10. C
11. B	12. E	13. A	14. D	15. B
16. D	17. A	18. B	19. B	20. A
21. C	22. E			

第六单元　腧穴的定位方法

A1 型题

1. 眉间至后发际正中的骨度分寸是
    A. 12 寸　　　　　　　B. 13 寸
    C. 14 寸　　　　　　　D. 15 寸
    E. 16 寸

2. 耳后两乳突之间的骨度分寸是
    A. 4 寸　　　　　　　B. 6 寸
    C. 8 寸　　　　　　　D. 9 寸
    E. 12 寸

3. 肩胛骨内缘（近脊柱侧）至后正中线的骨度分寸是
    A. 3 寸　　　　　　　B. 4 寸
    C. 5 寸　　　　　　　D. 6 寸
    E. 8 寸

4. 耻骨联合上缘至股骨内上髁上缘的骨度分寸是
    A. 13 寸　　　　　　　B. 14 寸
    C. 16 寸　　　　　　　D. 18 寸
    E. 19 寸

5. 腋前、后纹头至肘横纹（平肘尖）的骨度分寸是
    A. 6 寸　　　　　　　B. 8 寸
    C. 9 寸　　　　　　　D. 12 寸
    E. 13 寸

6. 属于横指同身寸法量取规定的是

　　A. 中指中节横纹　　B. 食指中节横纹

　　C. 无名指中节横纹　D. 小指中节横纹

　　E. 小指末节横纹

7. 下列各项中，叙述错误的是

　　A. 股骨大转子至腘横纹 19 寸

　　B. 耻骨联合上缘至股骨内上髁上缘 18 寸

　　C. 腘横纹至外踝尖 16 寸

　　D. 两肩胛骨喙突内侧缘之间 12 寸

　　E. 胫骨内侧髁下方至内踝尖 12 寸

B1 型题

　　A. 6 寸　　　　　　　B. 8 寸

　　C. 9 寸　　　　　　　D. 12 寸

　　E. 13 寸

1. 胫骨内侧髁下方至内踝尖的骨度分寸是

2. 肘横纹（平肘尖）至腕掌（背）侧横纹的骨度分寸是

　　A. 13 寸　　　　　　　B. 14 寸

　　C. 16 寸　　　　　　　D. 18 寸

　　E. 19 寸

3. 腘横纹至外踝尖的骨度分寸是

4. 股骨大转子至腘横纹的骨度分寸是

　　A. 6 寸　　　　　　　B. 8 寸

　　C. 9 寸　　　　　　　D. 12 寸

　　E. 13 寸

5. 前额两发角（头维）之间的骨度分寸是

6. 前发际正中至后发际正中的骨度分寸是

参考答案

A1 型题

1. D　　2. D　　3. A　　4. D　　5. C

6. A　　7. E

B1 型题

1. E　　2. D　　3. C　　4. E　　5. C

6. D

第七单元　手太阴肺经、腧穴

A1 型题

1. 既治疗咳嗽、气喘，又治疗头项疾患的是

　　A. 鱼际　　　　　　B. 尺泽

　　C. 列缺　　　　　　D. 太渊

　　E. 少商

2. 肺的募穴所属的经脉是

　　A. 肺经　　　　　　B. 任脉

　　C. 胃经　　　　　　D. 脾经

　　E. 肾经

3. 不属于尺泽穴主治病证的是

　　A. 咯血、咽喉肿痛

　　B. 咳嗽、气喘

　　C. 急性腹痛、吐泻

　　D. 肘臂挛痛、小儿惊风

　　E. 齿痛、口眼㖞斜

B1 型题

　　A. 大陵　　　　　　B. 太渊

　　C. 合谷　　　　　　D. 鱼际

　　E. 后溪

1. 在腕前区，桡骨茎突与手舟骨之间，拇长

展肌腱尺侧凹陷中的穴位是

2. 在手外侧，第1掌骨桡侧中点赤白肉际处的穴位是

    A. 鱼际   B. 太渊

    C. 列缺   D. 尺泽

    E. 少商

3. 治疗咽痛、掌中热首选的是

4. 治疗齿痛、项强首选的是

参考答案

A1 型题

  1. C   2. A   3. E

B1 型题

  1. B   2. D   3. A   4. C

第八单元　手阳明大肠经、腧穴

A1 型题

1. 循行"入下齿中"的经脉是

    A. 小肠经   B. 大肠经

    C. 胃经   D. 脾经

    E. 肝经

2. 下列各项中，不正确的是

    A. 肩髎属于手少阳三焦经

    B. 养老属于手太阳小肠经

    C. 肩髃属于手阳明大肠经

    D. 阳池属于手太阳小肠经

    E. 后溪属于手太阳小肠经

3. 下列腧穴中，治疗高血压首选

    A. 曲泽   B. 尺泽

    C. 曲池   D. 中渚

    E. 小海

4. 下列腧穴中，可以治疗胆道蛔虫病的是

    A. 商阳   B. 合谷

    C. 曲池   D. 手三里

    E. 迎香

5. 经脉循行中，不与目内眦或目外眦发生联系的是

    A. 手少阳三焦经   B. 手太阳小肠经

    C. 手阳明大肠经   D. 足阳明胃经

    E. 足少阳胆经

6. 下列各项中，不属于手阳明大肠经腧穴主治病证的是

    A. 热病   B. 神志病

    C. 皮肤病   D. 胸胁病

    E. 头面五官疾患

7. 手太阴肺经与手阳明大肠经的循行交接部位是

    A. 拇指   B. 食指

    C. 中指   D. 无名指

    E. 小指

8. 位于肘横纹上，肱二头肌腱桡侧缘凹陷中的腧穴是

    A. 少海   B. 曲泽

    C. 尺泽   D. 曲池

    E. 列缺

9. 应注意避开血管针刺的是

    A. 列缺   B. 合谷

    C. 血海   D. 太渊

    E. 鱼际

10. 下列腧穴中，治疗头痛项强应首选

A. 中府　　　　　B. 尺泽

C. 列缺　　　　　D. 太渊

E. 鱼际

11. 既可治疗咳嗽，又可治疗昏迷、癫狂的是

A. 少商　　　　　B. 鱼际

C. 尺泽　　　　　D. 太渊

E. 孔最

B1 型题

A. 商阳　　　　　B. 合谷

C. 阳池　　　　　D. 偏历

E. 阳溪

1. 手阳明大肠经的原穴是

2. 手阳明大肠经的经穴是

A. 胸痛，口喎　　　B. 经闭，齿痛

C. 瘾疹，湿疹　　　D. 带下，遗尿

E. 惊悸，怔忡

3. 曲池穴主治的病证是

4. 合谷穴主治的病证是

参考答案

A1 型题

1. B　　2. D　　3. C　　4. E　　5. C

6. D　　7. B　　8. C　　9. D　　10. C

11. A

B1 型题

1. B　　2. E　　3. C　　4. B

第九单元　足阳明胃经、腧穴

A1 型题

1. 胃的募穴所属的经脉是

A. 肺经　　　　　B. 任脉

C. 胃经　　　　　D. 脾经

E. 肾经

2. 头维穴所属的经脉是

A. 足少阳胆经　　B. 足阳明胃经

C. 足太阳膀胱经　D. 手阳明大肠经

E. 手少阳三焦经

3. 在胸部，距前正中线 4 寸循行的经脉是

A. 足少阴肾经　　B. 足阳明胃经

C. 手太阴肺经　　D. 足太阴脾经

E. 手厥阴心包经

4. 在小腿外侧，外踝尖上 8 寸，胫骨前肌外

缘的穴位是

A. 丰隆　　　　　B. 地机

C. 解溪　　　　　D. 上巨虚

E. 足三里

5. 以下各项中，不属于天枢穴主治病证的是

A. 疝气　　　　　B. 痛经

C. 月经不调　　　D. 腹痛、腹胀

E. 便秘、泄泻

6. 胃经循行未至的部位是

A. 口　　　　　　B. 目

C. 鼻　　　　　　D. 膈

E. 下齿

7. 循行至第 3 趾的经脉是

A. 足太阴脾经　　B. 足厥阴肝经

C. 足阳明胃经　　D. 足少阳胆经

E. 足太阳膀胱经

8. 位于股前区，髌底上 2 寸，股外侧肌与股直肌肌腱之间的腧穴是
　　A. 血海　　　　　B. 梁丘
　　C. 归来　　　　　D. 丰隆
　　E. 条口

9. 位于足背第 2、3 趾间，趾蹼缘后方赤白肉际处的腧穴是
　　A. 内庭　　　　　B. 行间
　　C. 侠溪　　　　　D. 太白
　　E. 然谷

B1 型题

　　A. 足三里　　　　B. 上巨虚
　　C. 下巨虚　　　　D. 条口
　　E. 丰隆
1. 用于强壮保健的要穴是
2. 治疗痰饮病证的要穴是

　　A. 上巨虚　　　　B. 下巨虚
　　C. 条口　　　　　D. 丰隆
　　E. 承山

3. 位于小腿外侧，犊鼻下 8 寸，犊鼻与解溪连线上的腧穴是
4. 位于小腿外侧，犊鼻下 9 寸，犊鼻与解溪连线上的腧穴是

　　A. 梁丘　　　　　B. 归来
　　C. 梁门　　　　　D. 丰隆
　　E. 厉兑
5. 治疗便秘的腧穴是
6. 治疗热病的腧穴是

参考答案

A1 型题

1. B　　2. B　　3. B　　4. A　　5. A
6. E　　7. C　　8. B　　9. A

B1 型题

1. A　　2. E　　3. C　　4. B　　5. D
6. E

第十单元　足太阴脾经、腧穴

A1 型题

1. 在足趾，大趾末节内侧，趾甲根角侧后方 0.1 寸的穴位是
　　A. 隐白　　　　　B. 大敦
　　C. 太冲　　　　　D. 至阴
　　E. 足临泣

2. 下列各项中，不属于三阴交穴主治病证的是
　　A. 脾胃虚弱证

　　B. 妇产科病证
　　C. 生殖泌尿系统病证
　　D. 心悸、失眠
　　E. 阳虚诸证

3. "起于大指之端……夹咽，连舌本，散舌下"的经脉是
　　A. 手少阴心经　　B. 足厥阴肝经
　　C. 足太阴脾经　　D. 足少阴肾经
　　E. 手厥阴心包经

4. 位于小腿内侧，胫骨内侧髁下缘与胫骨内侧缘之间的凹陷中的腧穴是

A. 复溜   B. 悬钟

C. 阳陵泉   D. 足三里

E. 阴陵泉

E. 上巨虚

3. 位于小腿内侧，内踝尖上 3 寸，胫骨内侧缘后际的腧穴是

4. 位于股前区，髌底内侧端上 2 寸，股内侧肌隆起处的腧穴是

B1 型题

A. 隐白   B. 公孙

C. 地机   D. 三阴交

E. 阴陵泉

1. 善治脾湿证的腧穴是
2. 善治出血证的腧穴是

A. 血海   B. 阴陵泉

C. 三阴交   D. 悬钟

参考答案

A1 型题

1. A   2. E   3. C   4. E

B1 型题

1. E   2. A   3. C   4. A

第十一单元　手少阴心经、腧穴

A1 型题

1. 属于手少阴心经的腧穴是

     A. 曲泽   B. 通里

     C. 中渚   D. 少泽

     E. 曲池

2. 在手指，小指末节桡侧，指甲根角侧上方 0.1 寸的腧穴是

     A. 少冲   B. 劳宫

     C. 少泽   D. 少商

     E. 商阳

3. 在胸部没有穴位的经脉是

     A. 手太阴肺经   B. 手少阴心经

     C. 手厥阴心包经   D. 足少阴肾经

     E. 足太阴脾经

B1 型题

A. 神门   B. 合谷

C. 通里   D. 内关

E. 少冲

1. 常用于治疗心痛、昏迷、热病的腧穴是
2. 常用于治疗心悸、暴暗的腧穴是

A. 曲泽   B. 神门

C. 通里   D. 少冲

E. 尺泽

3. 在腕前区，腕掌侧远端横纹尺侧端，尺侧腕屈肌腱的桡侧缘的腧穴是

4. 在前臂前区，腕掌侧远端横纹上 1 寸，尺侧腕屈肌腱的桡侧缘的腧穴是

参考答案

A1 型题

1. B   2. A   3. B

B1 型题

1. E   2. C   3. B   4. C

第十二单元 手太阳小肠经、腧穴

A1 型题

1. 循行"绕肩胛"的经脉是
   A. 手阳明大肠经　　B. 足太阳膀胱经
   C. 手太阳小肠经　　D. 手少阳三焦经
   E. 足少阳胆经

2. 属于手太阳小肠经的腧穴是
   A. 听会　　　　　　B. 听宫
   C. 耳门　　　　　　D. 神门
   E. 下关

3. 下列经脉中，经穴数目最少的是
   A. 足阳明胃经　　　B. 足太阴脾经
   C. 手阳明大肠经　　D. 手太阳小肠经
   E. 手少阳三焦经

4. 在面部，耳屏正中与下颌骨髁突之间的凹陷中的腧穴是
   A. 后溪　　　　　　B. 听宫
   C. 养老　　　　　　D. 外关
   E. 下关

5. 循行既到目内眦又到目外眦的经脉是
   A. 手阳明大肠经　　B. 手太阳小肠经
   C. 手少阳三焦经　　D. 足太阳膀胱经
   E. 足少阳胆经

6. 养老穴的主治病证是
   A. 目视不明　　　　B. 疣症
   C. 乳痈　　　　　　D. 疟疾
   E. 聤耳

7. 可治疗癫狂、头痛、咽喉肿痛的腧穴是
   A. 后溪　　　　　　B. 少泽
   C. 养老　　　　　　D. 太溪
   E. 听宫

B1 型题

   A. 肺　　　　　　　B. 脾
   C. 肾　　　　　　　D. 胃
   E. 胆

1. 手少阴心经循行联络的脏腑有

2. 手太阳小肠循行联络的脏腑有

   A. 后溪　　　　　　B. 内关
   C. 外关　　　　　　D. 养老
   E. 支沟

3. 位于前臂后区，腕背横纹上1寸，尺骨头桡侧凹陷中的腧穴是

4. 位于手内侧，第5掌指关节尺侧近端赤白肉际凹陷中的腧穴是

   A. 乳痈　　　　　　B. 气喘
   C. 癫狂痫　　　　　D. 目视不明
   E. 齿痛

5. 后溪的主治病证是

6. 听宫的主治病证是

参考答案

A1 型题

1. C　　2. B　　3. D　　4. B　　5. B
6. A　　7. B

B1 型题

1. A　　2. D　　3. D　　4. A　　5. C
6. E

第十三单元　足太阳膀胱经、腧穴

A1 型题

1. 循行至头顶并入络脑的经脉是
   A. 足厥阴肝经　　　B. 足太阳膀胱经
   C. 手少阳三焦经　　D. 足少阳胆经
   E. 手太阳小肠经

2. 下列腧穴中，常用于治疗呃逆的是
   A. 睛明　　　　　　B. 攒竹
   C. 承泣　　　　　　D. 四白
   E. 印堂

3. 下列经脉中，腧穴数最多的是
   A. 督脉　　　　　　B. 足太阳膀胱经
   C. 足阳明胃经　　　D. 足少阳胆经
   E. 手太阳小肠经

4. 治疗虚劳诸证首选的腧穴是
   A. 中脘　　　　　　B. 膏肓
   C. 百会　　　　　　D. 膈俞
   E. 血海

5. 治疗急性吐泻有速效的腧穴是
   A. 太溪　　　　　　B. 委中
   C. 承山　　　　　　D. 内关
   E. 昆仑

6. 治疗痔疾常取的腧穴是
   A. 天枢　　　　　　B. 支沟
   C. 承山　　　　　　D. 申脉
   E. 昆仑

7. 下列有关睛明穴针刺操作的叙述，不正确的是
   A. 遇到阻力时，可继续进针
   B. 不捻转，不提插
   C. 出针后按压针孔片刻
   D. 针具宜细，消毒宜严
   E. 禁灸

8. 与腰阳关穴在同一水平线上的腧穴是
   A. 膈俞　　　　　　B. 大肠俞
   C. 肝俞　　　　　　D. 脾俞
   E. 肾俞

9. 常用于治疗皮肤瘙痒等皮肤病证的腧穴是
   A. 心俞　　　　　　B. 肝俞
   C. 脾俞　　　　　　D. 肾俞
   E. 膈俞

B1 型题

A. 在脊柱区，第 3 胸椎棘突下，后正中线旁开 1.5 寸
B. 在脊柱区，第 5 胸椎棘突下，后正中线旁开 1.5 寸
C. 在脊柱区，第 6 胸椎棘突下，后正中线旁开 1.5 寸
D. 在脊柱区，第 7 胸椎棘突下，后正中线旁开 1.5 寸
E. 在脊柱区，第 9 胸椎棘突下，后正中线旁开 1.5 寸

1. 心俞穴的定位是
2. 肝俞穴的定位是

A. 手阳明大肠经　　B. 足阳明胃经
C. 足太阳膀胱经　　D. 手太阳小肠经
E. 足少阳胆经

3. 起于目内眦的经脉是
4. 起于目锐眦的经脉是

A. 滞产　　　　　　B. 痛经
C. 丹毒　　　　　　D. 呃逆
E. 便秘

5. 次髎穴的主治病证是

6. 委中穴的主治病证是

参考答案

A1 型题

1. B　　2. B　　3. B　　4. B　　5. B

6. C　　7. A　　8. B　　9. E

B1 型题

1. B　　2. E　　3. C　　4. E　　5. B

6. C

第十四单元　足少阴肾经、腧穴

A1 型题

1. 下列经脉中，在大腿部没有经穴分布的是

　　A. 足阳明胃经　　　B. 足少阳胆经

　　C. 足太阴脾经　　　D. 足厥阴肝经

　　E. 足少阴肾经

2. 下列腧穴中，治疗肾虚首选的是

　　A. 太溪　　　　　　B. 后溪

　　C. 太渊　　　　　　D. 申脉

　　E. 照海

3. 下列各项中，不属于照海穴主治病证的是

　　A. 不寐，癫痫

　　B. 呕吐涎沫，吐舌

　　C. 月经不调，带下

　　D. 小便频数，癃闭

　　E. 咽喉干痛，目赤肿痛

4. 循行中"贯脊"的经脉是

　　A. 督脉　　　　　　B. 带脉

　　C. 足少阴肾经　　　D. 足太阳膀胱经

　　E. 足少阳胆经

5. 肾经循行中，未发生联系的脏腑是

　　A. 肝　　　　　　　B. 肺

　　C. 心　　　　　　　D. 膀胱

　　E. 心包

B1 型题

　　A. 昆仑　　　　　　B. 丘墟

　　C. 照海　　　　　　D. 申脉

　　E. 公孙

1. 在踝区，外踝尖直下，外踝下缘与跟骨之间凹陷中的腧穴是

2. 在踝区，内踝尖下 1 寸，内踝下缘边际凹陷中的腧穴是

参考答案

A1 型题

1. E　　2. A　　3. B　　4. C　　5. E

B1 型题

1. D　　2. C

第十五单元　手厥阴心包经、腧穴

A1 型题

1. 在肘前区，肘横纹上，肱二头肌腱的尺侧缘凹陷中的腧穴是
 A. 少海　　　　B. 小海
 C. 曲泽　　　　D. 曲池
 E. 尺泽

2. 除心、胸、神志病外，手厥阴经腧穴还可用于治疗的病证是
 A. 胃病　　　　B. 肾病
 C. 肝病　　　　D. 胆病
 E. 脾病

3. 下列不属于曲泽穴主治病证的是
 A. 心痛、善惊　　B. 胃痛、呕吐
 C. 咳嗽、胸满　　D. 热病
 E. 肘臂挛痛

B1 型题

 A. 5 寸　　　　B. 4 寸
 C. 3 寸　　　　D. 2 寸

 E. 1 寸

1. 外关穴位于前臂后区，尺骨与桡骨间隙中点，腕背侧远端横纹上
2. 内关穴位于前臂前区，掌长肌腱与桡侧腕屈肌腱之间，腕掌侧远端横纹上

 A. 内关　　　　B. 劳宫
 C. 间使　　　　D. 外关
 E. 曲泽

3. 善于治疗心痛、烦闷、口疮、口臭的腧穴是
4. 善于治疗胃痛、呕吐、热病、中暑的腧穴是

参考答案

A1 型题

1. C　　2. A　　3. C

B1 型题

1. D　　2. D　　3. B　　4. E

第十六单元　手少阳三焦经、腧穴

A1 型题

1. 下列腧穴中，治疗便秘效果较好的是
 A. 后溪　　　　B. 中渚
 C. 合谷　　　　D. 支沟
 E. 外关

2. 位于颈部，耳垂后方，乳突下端前方凹陷中的腧穴是
 A. 风池　　　　B. 翳风
 C. 听宫　　　　D. 下关
 E. 头临泣

3. 下列不属于支沟穴主治病证的是
 A. 失眠、癫狂痫　　B. 便秘、热病

C. 耳鸣、耳聋　　　D. 暴喑、瘰疬

E. 胁肋疼痛

4. 循行"从耳后入耳中，出走耳前，过客主人，前交颊，至目锐眦"的经脉是

A. 足少阳胆经　　　B. 足少阴肾经

C. 手阳明大肠经　　D. 手少阳三焦经

E. 手太阳小肠经

B1 型题

A. 曲池　　　　　　B. 支沟

C. 照海　　　　　　D. 中渚

E. 后溪

1. 常用于治疗便秘、瘰疬、胁肋疼痛的腧穴是

2. 常用于治疗耳鸣、耳聋、肘臂肩背痛的腧

穴是

A. 目上　　　　　　B. 目下

C. 鼻旁　　　　　　D. 目内眦

E. 目外眦

3. 手少阳经与足少阳经相交接的部位是

4. 手太阳经与足太阳经相交接的部位是

参考答案

A1 型题

1. D　　2. B　　3. A　　4. D

B1 型题

1. B　　2. D　　3. E　　4. D

第十七单元　足少阳胆经、腧穴

A1 型题

1. "其支者，从耳后入耳中，出走耳前，至目锐眦后"的经脉是

A. 足太阳膀胱经　　B. 手太阳小肠经

C. 足阳明胃经　　　D. 手阳明大肠经

E. 足少阳胆经

2. 不属于足少阳胆经的腧穴是

A. 听会　　　　　　B. 阴陵泉

C. 风池　　　　　　D. 足临泣

E. 头临泣

3. 以下腧穴中，治疗带下病应首选的是

A. 太冲　　　　　　B. 归来

C. 带脉　　　　　　D. 隐白

E. 大敦

4. 针刺环跳穴的最佳体位是

A. 坐位　　　　　　B. 站位

C. 仰卧位　　　　　D. 俯卧位

E. 侧卧位

5. 下列各项中，不属于阳陵泉主治病证的是

A. 黄疸、胁痛、口苦

B. 腹泻、水肿、小便不利

C. 呕吐、吞酸

D. 膝肿痛、下肢痿痹

E. 小儿惊风、脚气

6. 位于头部，眉上 1 寸，瞳孔直上的腧穴是

A. 太阳　　　　　　B. 阳白

C. 睛明　　　　　　D. 印堂

E. 隐白

7. 光明穴可以治疗的病证是

A. 痴呆　　　　　　B. 热病

C. 失眠　　　　　　D. 乳房胀痛

E. 足跗肿痛

B1 型题

A. 手太阳、足少阳、手少阳经

B. 手阳明、足太阳、足少阳经

C. 手太阴、手阳明、足少阳经

D. 手少阴、足厥阴、足少阴经

E. 手太阴、足厥阴、手太阳经

1. 以上各组经脉中，皆通于耳的是

2. 以上各组经脉中，皆与肺联系的是

A. 在足背，第 4、5 趾间，趾蹼缘后方赤白肉际处

B. 在踝区，外踝的前下方，趾长伸肌腱的外侧凹陷中

C. 在小腿外侧，外踝尖上 3 寸，腓骨前缘

D. 在足趾，第 4 趾末节外侧，趾甲根角侧后方 0.1 寸

E. 在足背，第 4、5 跖骨底结合部的前方，第 5 趾长伸肌腱外侧凹陷中

3. 丘墟穴的定位是

4. 悬钟穴的定位是

A. 23 个   B. 28 个

C. 44 个   D. 45 个

E. 67 个

5. 手少阳三焦经的穴数是

6. 足少阳胆经的穴数是

A. 八风   B. 翳风

C. 风门   D. 风市

E. 风池

7. 常用于治疗内、外风证的腧穴是

8. 常用于感冒、胸背痛治疗的腧穴是

参考答案

A1 型题

1. E   2. B   3. C   4. E   5. B

6. B   7. D

B1 型题

1. A   2. D   3. B   4. C   5. A

6. C   7. E   8. C

第十八单元　足厥阴肝经、腧穴

A1 型题

1. 循行"环阴器"的经脉是

A. 足太阴脾经   B. 足阳明胃经

C. 足太阳膀胱经   D. 足厥阴肝经

E. 足少阳胆经

2. 下列各项中，不属于期门穴主治病证的是

A. 胸胁胀痛   B. 呕吐、腹胀

C. 奔豚气   D. 乳痈

E. 癃闭、遗尿

3. 肝经循行中未发生联系的部位是

A. 喉咙   B. 唇内

C. 耳中   D. 目系

E. 颊部

4. "循喉咙之后，上入颃颡，连目系，上出额"的经脉是

A. 足厥阴肝经   B. 手太阴肺经

C. 足阳明胃经   D. 手阳明大肠经

E. 手少阴心经

5. 足厥阴肝经的起始穴是

A. 大敦   B. 涌泉

C. 隐白　　　　　　D. 章门

E. 期门

6. 期门穴位于胸部，前正中线旁开 4 寸

　　A. 第 3 肋间隙　　　B. 第 4 肋间隙

　　C. 第 5 肋间隙　　　D. 第 6 肋间隙

　　E. 第 7 肋间隙

B1 型题

　　A. 足厥阴、足少阳、足少阴经

　　B. 手太阴、足阳明、手厥阴经

　　C. 足太阴、手阳明、足厥阴经

　　D. 足阳明、手阳明、手厥阴经

　　E. 足厥阴、手太阳、足太阴经

1. 以上各组经脉中，皆与肝相联系的是

2. 以上各组经脉中，皆与胃相联系的是

　　A. 期门　　　　　　B. 大敦

　　C. 隐白　　　　　　D. 中脘

　　E. 太冲

3. 常用于治疗疝气、少腹痛的腧穴是

4. 常用于治疗口歪、痛经、小便不利的腧穴是

参考答案

A1 型题

　　1. D　　2. E　　3. C　　4. A　　5. A

　　6. D

B1 型题

　　1. A　　2. E　　3. B　　4. E

第十九单元　督脉、腧穴

A1 型题

1. 下列对百会穴的描述，不正确的是

　　A. 位于头部，前发际正中直上 7 寸

　　B. 可治疗神志病证

　　C. 可治疗头面病证

　　D. 可治疗气虚下陷证

　　E. 可用灸法

2. 下列各项中，不属于大椎穴主治病证的是

　　A. 热病、疟疾　　　B. 项强、脊痛

　　C. 癫狂、惊风　　　D. 痢疾、脱肛

　　E. 风疹、痤疮

3. 位于颈后区，第 2 颈椎棘突上际凹陷中，后正中线上的腧穴是

　　A. 风池　　　　　　B. 哑门

　　C. 下关　　　　　　D. 大椎

　　E. 翳风

B1 型题

　　A. 印堂　　　　　　B. 腰阳关

　　C. 哑门　　　　　　D. 中板

　　E. 大椎

1. 以上腧穴中，退热的要穴是

2. 以上腧穴中，治疗神志病的要穴是

　　A. 印堂　　　　　　B. 关元

　　C. 大椎　　　　　　D. 水沟

　　E. 百会

3. 既治疗骨蒸潮热，又治疗癫狂痫证的腧穴是

4. 既治疗急危重症，又治疗闪挫腰痛的腧穴是

参考答案

A1 型题

1. A   2. D   3. B

第二十单元 任脉、腧穴

A1 型题

1. 气海穴的定位是在下腹部，前正中线上
   A. 脐中下 0.5 寸   B. 脐中下 1 寸
   C. 脐中下 1.5 寸   D. 脐中下 2 寸
   E. 脐中下 2.5 寸

2. 下列腧穴中，不属于任脉的是
   A. 廉泉   B. 中极
   C. 水沟   D. 中脘
   E. 膻中

3. 任脉循行未至的部位是
   A. 口唇   B. 面部
   C. 咽喉   D. 鼻
   E. 目

4. 不属于神阙穴主治病证的是
   A. 虚脱、中风脱证   B. 便秘、脱肛
   C. 水肿、泄泻   D. 身体虚弱
   E. 食谷不化

B1 型题

   A. 中脘   B. 膻中
   C. 中极   D. 气海
   E. 关元

1. 善于治疗虚劳羸瘦、脏气衰惫、乏力等气虚病证的腧穴是

2. 善于治疗遗尿、尿频、尿急、癃闭等泌尿系病证的腧穴是
   A. 中极   B. 关元
   C. 中脘   D. 气海
   E. 膻中

3. 位于上腹部，脐中上 4 寸，前正中线上的腧穴是

4. 位于下腹部，脐中下 4 寸，前正中线上的腧穴是
   A. 气海   B. 中极
   C. 关元   D. 膻中
   E. 肾俞

5. 善于治疗气虚病证的腧穴是

6. 善于治疗阳虚病证的腧穴是

参考答案

A1 型题

1. C   2. C   3. D   4. E

B1 型题

1. D   2. C   3. C   4. A   5. A
6. C

第二十一单元 奇 穴

A1 型题

1. 夹脊穴位于脊柱区，后正中线旁开 0.5 寸
   A. 第 1 颈椎至第 12 胸椎棘突下两侧
   B. 第 7 颈椎至第 5 腰椎棘突下两侧
   C. 第 1 胸椎至第 5 腰椎棘突下两侧
   D. 第 1 胸椎至第 12 胸椎棘突下两侧
   E. 第 1 胸椎至骶管裂孔棘突下两侧

2. 胆囊穴位于小腿外侧，腓骨小头直下
   A. 1 寸　　　　　　B. 1.5 寸
   C. 2 寸　　　　　　D. 2.5 寸
   E. 3 寸

3. 不属于十宣穴主治病证的是
   A. 昏迷　　　　　　B. 晕厥
   C. 高热　　　　　　D. 手指麻木
   E. 牙松龈痛

4. 下列病证中，不属于四神聪穴主治病证的是
   A. 头痛　　　　　　B. 失眠，健忘
   C. 癫痫　　　　　　D. 眩晕
   E. 脱肛

B1 型题

A. 在膝上部，髌底的中点上方 2 寸处

B. 在小腿外侧，腓骨小头直下 3 寸
C. 在膝部，髌韧带内侧凹陷处的中央
D. 在小腿内侧，内踝尖上 5 寸，胫骨内侧面的中央
E. 在小腿外侧，腓骨小头直下 2 寸

1. 内膝眼穴的定位是
2. 胆囊穴的定位是

A. 外劳宫　　　　　　B. 太阳
C. 十宣　　　　　　　D. 风池
E. 攒竹

3. 位于手背，第 2、3 掌骨间，掌指关节后 0.5 寸凹陷中的腧穴是
4. 位于头部，当眉梢与目外眦之间，向后约一横指的凹陷中的腧穴是

参考答案

A1 型题

1. C　　2. C　　3. E　　4. E

B1 型题

1. C　　2. E　　3. A　　4. B

第二十二单元 毫针刺法

A1 型题

1. 适用于皮肤松弛部位腧穴的进针方法是
   A. 单手进针法　　　　B. 舒张进针法
   C. 提捏进针法　　　　D. 夹持进针法
   E. 指切进针法

2. 属于行针基本手法的是
   A. 循法　　　　　　　B. 弹法
   C. 刮法　　　　　　　D. 提插法
   E. 震颤法

3. 下列有关提插法的叙述，不正确的是
   A. 将针刺入腧穴一定深度后，施以上提下插的操作
   B. 幅度不宜过大，一般以 3~5 分为宜
   C. 指力一定要均匀一致
   D. 频率应较快，每分钟 100 次左右
   E. 保持针身垂直

4. 以下各项中，不属于得气感觉或反应的是
   A. 针刺部位有酸胀、麻重感
   B. 针刺部位出现热、凉、痒、痛、抽搐、蚁行等感觉
   C. 患者出现循经性肌肤瞤动、震颤
   D. 医者刺手体会到针下空松、虚滑
   E. 医者刺手体会到针体颤动

5. 下列有关捻转补泻中补法的叙述，错误的是
   A. 捻转角度小　　　　B. 用力重
   C. 频率慢　　　　　　D. 操作时间短
   E. 拇指向前，食指向后（左转用力为主）

6. 下列有关捻转补泻中泻法的叙述，错误的是
   A. 捻转角度小　　　　B. 用力重

C. 频率快　　　　　　D. 操作时间长
   E. 拇指向后，食指向前（右转用力为主）

7. 下列有关提插补泻中补法的叙述，错误的是
   A. 先深后浅
   B. 重插轻提
   C. 提插幅度小，频率慢
   D. 操作时间短
   E. 以下插用力为主

8. 下列有关毫针泻法的叙述，错误的是
   A. 病人吸气时进针，呼气时出针为泻法
   B. 进针时徐徐刺入，少捻转，疾速出针者为泻法
   C. 进针时针尖迎着经脉循行来的方向刺入为泻法
   D. 出针时摇大针孔而不按为泻法
   E. 针下得气后，捻转角度大，用力重，频率快，操作时间长为泻法

9. 属于捻转补泻中补法的操作是
   A. 捻转角度小，用力轻，频率慢，操作时间短
   B. 捻转角度小，用力重，频率慢，操作时间短
   C. 捻转角度大，用力轻，频率快，操作时间短
   D. 捻转角度小，用力轻，频率慢，操作时间长
   E. 捻转角度大，用力轻，频率慢，操作时间短

10. 呼吸补泻中泻法的操作是
    A. 患者吸气时捻转，呼气时提插
    B. 患者吸气时提插，呼气时捻转
    C. 患者吸气时进针，呼气时出针

D. 患者吸气时进针，呼气时捻转

E. 患者吸气时捻转，呼气时出针

11. 有关晕针处理方法的叙述，不正确的是

    A. 立即停止针刺，将针全部起出

    B. 使患者平卧，头部抬高

    C. 宽衣解带，注意保暖

    D. 予以饮温开水或糖水

    E. 重者可刺人中、素髎、内关、足三里等穴

12. 有关妊娠妇女针刺注意事项的叙述，不正确的是

    A. 孕期不可以针刺三阴交、合谷

    B. 怀孕 3 个月以内者，不宜针刺小腹部的腧穴

    C. 怀孕 3 个月以上者，腹部腧穴不宜针刺

    D. 怀孕 3 个月以上者，腰骶部腧穴不宜针刺

    E. 可用昆仑、至阴保胎

13. 适宜仰靠坐位针刺的腧穴是

    A. 头、面、胸部腧穴和上、下肢部分腧穴

    B. 身体侧面腧穴和上、下肢部分腧穴

    C. 头、项、脊背、腰骶部的腧穴

    D. 前头、颜面和颈前等部位的腧穴

    E. 后头和项、背部的腧穴

14. 下列腧穴中，不适宜俯卧位针刺的是

    A. 天柱   B. 天枢

    C. 天宗   D. 风门

    E. 风市

15. 下列各组腧穴中，宜取仰卧位的是

    A. 攒竹、命门、昆仑

    B. 血海、照海、臑俞

    C. 气海、大包、阳陵泉

    D. 隐白、次髎、中极

    E. 天柱、委中、申脉

16. 下列关于针刺方向的叙述，错误的是

    A. 补法针尖须与经脉循行的方向一致，泻法针尖则与经脉循行的方向相反

    B. 背部膀胱经第 1 侧线腧穴，针尖一般朝向脊柱方向

    C. 为使针感达到病变所在的部位，针尖应朝向病所

    D. 根据病位深浅、病性的虚实选择针尖朝向阳经或阴经

    E. 哑门穴，针尖应朝向舌根方向缓慢刺入

17. 下列关于针刺导致外周神经损伤的叙述，错误的是

    A. 一旦出现神经损伤症状，应立即停止操作，切忌拔针

    B. 原因是粗针强刺激后，仍然大幅度的提插

    C. 主要临床表现是触电样针感或麻木、灼痛等症状

    D. 出现症状后可应用 B 族维生素类药物治疗

    E. 针刺神经干附近穴位时手法宜轻

B1 型题

    A. 短针

    B. 长针

    C. 皮肤松弛部位的腧穴

    D. 皮肤紧张部位的腧穴

    E. 皮肉浅薄部位的腧穴

1. 指切进针法适宜于

2. 舒张进针法适宜于

    A. 针下得气后，捻转角度小，用力轻，频率慢

    B. 针下得气后，捻转角度大，用力重，频率快

    C. 进针时针尖迎着经脉循行来的方向刺入

    D. 进针时针尖随着经脉循行去的方向

刺入

　E. 出针时摇大针孔而不按压

3. 属于捻转补法操作的是

4. 属于捻转泻法操作的是

　A. 先深后浅，轻插重提，提插幅度大，频率快，操作时间长

　B. 先浅后深，重插轻提，提插幅度小，频率慢，操作时间短

　C. 患者吸气时进针，呼气时出针

　D. 出针时摇大针孔而不按压

　E. 出针后迅速按压针孔

5. 属于提插补法操作的是

6. 属于提插法泻法操作的是

　A. 仰卧位　　　　B. 侧卧位

　C. 俯卧位　　　　D. 仰靠坐位

　E. 俯伏坐位

7. 针刺肾俞、环跳、足临泣，宜采用

8. 针刺人迎、廉泉、通里，宜采用

参考答案

A1 型题

1. B　2. D　3. D　4. D　5. B
6. A　7. A　8. B　9. A　10. C
11. B　12. E　13. D　14. B　15. C
16. E　17. A

B1 型题

1. A　2. C　3. A　4. B　5. B
6. A　7. B　8. D

第二十三单元　灸　法

A1 型题

1. 瘢痕灸治疗的病证是
　A. 肺痨瘰疬　　　B. 虚寒病证
　C. 风寒痹痛　　　D. 阳痿早泄
　E. 疮疡久溃不敛

2. 有关瘢痕灸的叙述，不正确的是
　A. 选用大小适宜的艾炷
　B. 施灸前先在所灸腧穴部位涂以少量大蒜汁
　C. 每壮艾炷不必燃尽，燃剩 1/4 时应易炷再灸
　D. 灸后 1 周左右，施灸部位化脓形成灸疮
　E. 常用于治疗哮喘、肺痨、瘰疬等慢性顽疾

3. 有关灸法注意事项的叙述，不正确的是
　A. 先灸上部，后灸下部
　B. 先灸阴部，后灸阳部
　C. 壮数应先少后多
　D. 艾炷应先小后大
　E. 施灸也应注意补泻的操作方法

4. 下列各项中，施灸的禁忌证是
　A. 泄泻　　　　　B. 脱肛
　C. 瘿瘤　　　　　D. 乳痈初起
　E. 阴虚发热证

5. 用药物或其他材料将艾炷与施灸腧穴部位的皮肤隔开进行施灸的方法，称为
　A. 温和灸　　　　B. 雀啄灸
　C. 直接灸　　　　D. 隔物灸
　E. 温针灸

B1 型题

A. 瘰疬、初起的肿疡

B. 哮喘、肺痨、瘰疬

C. 吐泻并作、中风脱证

D. 因寒而致的呕吐、腹痛

E. 命门火衰而致的阳痿、早泄

1. 隔蒜灸的适应证是
2. 隔姜灸的适应证是

A. 瘰疬、初起的肿疡

B. 风寒痹痛、呕吐

C. 吐泻并作、中风脱证

D. 因寒而致的呕吐、腹痛

E. 疮疡久溃不敛

3. 隔盐灸的适应证是

4. 隔附子饼灸的适应证是

A. 隔姜灸   B. 隔蒜灸

C. 隔盐灸   D. 隔附子饼灸

E. 瘢痕灸

5. 有温补肾阳作用的灸法是
6. 有温胃止呕作用的灸法是

参考答案

A1 型题

1. A   2. C   3. B   4. E   5. D

B1 型题

1. A   2. D   3. C   4. E   5. D

6. A

第二十四单元   拔罐法

A1 型题

1. 留罐法的留置时间一般为

A. 3~5 分钟   B. 5~10 分钟

C. 10~15 分钟   D. 15~20 分钟

E. 20~30 分钟

2. 以下各项中，不属于走罐法适宜治疗部位的是

A. 脊背   B. 头部

C. 腰臀   D. 大腿

E. 肩胛

3. 将罐吸附在体表后，使罐子吸拔留置于施术部位一定时间的操作方法，称为

A. 闪罐法   B. 留罐法

C. 走罐法   D. 刺血拔罐法

E. 留针拔罐法

4. 治疗热证、实证、瘀血证时宜选用的拔罐

法是

A. 闪罐法   B. 留罐法

C. 走罐法   D. 留针拔罐法

E. 刺血拔罐法

5. 治疗局部皮肤麻木、疼痛或功能减退等疾患时宜选用的拔罐法是

A. 闪罐法   B. 留罐法

C. 走罐法   D. 留针拔罐法

E. 刺血拔罐法

6. 不可进行拔罐的病证是

A. 中风   B. 腹痛

C. 头痛   D. 抽搐

E. 失眠

7. 不宜进行拔罐的病证是

A. 伤风感冒   B. 溃疡患处

C. 瘀血痹阻   D. 体弱疲劳

E. 闪挫扭伤

8. 有关拔罐，操作不当的是

A. 动作要稳准轻快

B. 起罐时旋转罐具

C. 拔罐起小泡无需处理

D. 留针拔罐时应避免碰压针柄

E. 留罐过程中出现疼痛可减压放气

C. 闪罐法　　　　　D. 留针拔罐法

E. 刺血拔罐法

3. 在肌肉松弛部位拔罐时，多选用

4. 在面积较大、肌肉丰厚处拔罐时，多选用

B1 型题

A. 闪罐法　　　　　B. 留罐法

C. 走罐法　　　　　D. 刺血拔罐法

E. 留针拔罐法

1. 治疗丹毒、扭伤常选用

2. 治疗局部皮肤麻木或功能减退常选用

A. 留罐法　　　　　B. 走罐法

参考答案

A1 型题

1. C　　2. B　　3. B　　4. E　　5. A

6. D　　7. B　　8. B

B1 型题

1. D　　2. A　　3. C　　4. B

第二十五单元　针灸治疗总论

A1 型题

1. 不属于针灸选穴原则的是

A. 辨证选穴　　　　B. 对症选穴

C. 近部取穴　　　　D. 远部取穴

E. 上下取穴

2. 下列各项中，属于近部选穴的是

A. 头痛取膈俞　　　B. 脱肛取百会

C. 咳嗽取列缺　　　D. 鼻病选迎香

E. 鼻病选合谷

3. 下列各项中，不属于对症选穴的是

A. 落枕取外劳宫　　B. 目赤取耳尖

C. 发烧取大椎　　　D. 痛经取次髎

E. 肝阳上亢者取太冲

4. 下列各项中，属于远部选穴的是

A. 面瘫选风池　　　B. 胃痛选中脘

C. 耳聋选听宫　　　D. 扭伤取阿是穴

E. 头痛选至阴

5. 下列各项中，不属于远部选穴的是

A. 目赤选关冲　　　B. 胃痛选足三里

C. 耳聋选中渚　　　D. 咳嗽取中府

E. 头痛选至阴

6. 下列各项中，属于对证选穴的是

A. 前额痛选合谷、内庭

B. 肾阴不足选肾俞、太溪

C. 面瘫选风池、地仓

D. 落枕选外劳宫

E. 发热选大椎

7. 下列各项中，不属于对证选穴的是

A. 胃火牙痛选合谷、内庭

B. 肾阴不足选肾俞、太溪

C. 风火牙痛选风池、地仓

D. 中气不足取百会

E. 腰痛取委中

8. 下列各项中，属于表里经配穴的是

A. 咳嗽取尺泽、鱼际

B. 感冒取列缺、合谷

C. 膝痛取阳陵泉、阴陵泉

D. 胃痛取中脘、内庭

E. 痛经取地机、隐白

9. 下列各项中，不属于同名经配穴的是

    A. 耳鸣取中渚、足临泣

    B. 头痛取外关、阳陵泉

    C. 失眠取神门、三阴交

    D. 牙痛取合谷、内庭

    E. 便秘取天枢、曲池

10. 下列各组取穴中，不属于前后配穴的是

    A. 中府、肺俞　　　B. 中脘、膈俞

    C. 期门、外关　　　D. 天枢、肾俞

    E. 中极、次髎

11. 下列各组取穴中，属于俞募配穴的是

    A. 厥阴俞、巨阙　　B. 三焦俞、京门

    C. 肝俞、章门　　　D. 心俞、膻中

    E. 胆俞、日月

B1 型题

A. 头痛取率谷、太冲

B. 头痛取头维、丰隆

C. 牙痛取合谷、内庭

D. 腰痛取命门、肾俞

E. 腹泻取天枢、尺泽

1. 属于本经配穴的是

2. 属于同名经配穴的是

    A. 感冒取列缺、合谷

    B. 牙痛取合谷、内庭

    C. 耳鸣取耳门、中渚

    D. 胃痛取双侧梁丘

    E. 头痛取头临泣、足临泣

3. 属于左右配穴的是

4. 属于表里经配穴的是

参考答案

A1 型题

1. E　　2. D　　3. E　　4. E　　5. D

6. B　　7. E　　8. B　　9. C　　10. C

11. E

B1 型题

1. B　　2. C　　3. D　　4. A

第二十六单元　内科病证的针灸治疗

A1 型题

1. 治疗肝阳上亢头痛应配用的是

    A. 风门、列缺　　　B. 太溪、太冲

    C. 中脘、丰隆　　　D. 血海、膈俞

    E. 印堂、内庭

2. 治疗太阳头痛应配用的是

    A. 天柱、后溪、昆仑

    B. 率谷、外关、足临泣

C. 印堂、内庭、偏历

D. 太冲、内关、四神聪

E. 血海、膈俞、内关

3. 治疗血虚头痛应配用的是

    A. 风门、列缺　　　B. 脾俞、足三里

    C. 血海、膈俞　　　D. 太冲、太溪

    E. 中脘、丰隆

4. 风池善于治疗外感头痛，其主要依据是

    A. 穴居头部，近治作用突出

    B. 穴属胆经，肝胆经相表里

C. 是足少阳与阳维脉的交会穴

D. 具有较强的活血通经的作用

E. 具有较强的清利头目的作用

5. 痛在腰脊中部，与之相关的经脉是

A. 足太阳膀胱经　　B. 足少阴肾经

C. 足少阳胆经　　　D. 带脉

E. 督脉

6. 针灸治疗腰痛，应主取的是

A. 督脉、足少阴经穴

B. 局部阿是穴、足少阴经穴

C. 局部阿是穴、足少阳经穴

D. 局部阿是穴、足太阳经穴

E. 督脉、足太阳经穴

7. 针灸治疗腰痛的主穴是

A. 阿是穴、肾俞、太溪

B. 腰眼、委中、太溪

C. 阿是穴、大肠俞、委中

D. 阿是穴、背俞穴、太溪

E. 肾俞、昆仑、委中

8. 肾虚腰痛除主穴外，应加取

A. 命门、腰阳关　　B. 膈俞、次髎

C. 太冲、肝俞　　　D. 肾俞、太溪

E. 关元、后溪

9. 辨证为痛痹者，治疗应加用

A. 肾俞、关元　　　B. 大椎、曲池

C. 肝俞、太冲　　　D. 膈俞、血海

E. 阴陵泉、足三里

10. 辨证为热痹者，治疗应加用

A. 肝俞、太冲　　　B. 膈俞、血海

C. 肾俞、关元　　　D. 大椎、曲池

E. 合谷、内庭

11. 下列各项中，不属于中风病因的是

A. 风　　　　　　　B. 火

C. 痰　　　　　　　D. 湿

E. 瘀

12. 治疗中风中脏腑闭证，除十二井穴外，应主取的是

A. 督脉、手厥阴经穴

B. 任脉、手厥阴经穴

C. 督脉、足厥阴经穴

D. 任脉、足厥阴经穴

E. 任脉、手足厥阴经穴

13. 治疗眩晕实证的主穴是

A. 风池、百会、太阳、列缺

B. 风池、头维、太阳、百会

C. 风池、百会、内关、太冲

D. 风池、百会、肝俞、肾俞

E. 百会、内关、后溪、水沟

14. 取百会治疗眩晕虚证，因本穴具有

A. 醒神定眩作用　　B. 安神定志作用

C. 清利脑窍作用　　D. 升提气血作用

E. 清泻肝胆作用

15. 与面瘫主要相关的是

A. 手太阳、足阳明经筋

B. 手阳明、足太阳经筋

C. 足少阳、足太阳经筋

D. 手阳明、足厥阴经筋

E. 手少阳、足太阳经筋

16. 与瘖寐关系密切的经脉是

A. 心经、阳维脉　　B. 心经、阴维脉

C. 阳维脉、阴维脉　D. 阳跷脉、阴跷脉

E. 督脉、脾经

17. 治疗感冒的主穴是

A. 列缺、合谷、肺俞、太渊、大椎

B. 太渊、肺俞、合谷、鱼际、三阴交

C. 列缺、合谷、大椎、太阳、风池

D. 鱼际、尺泽、膻中、肺俞、定喘

E. 尺泽、肺俞、膏肓、太溪、足三里

18. 治疗饮食伤胃型胃痛，除主穴外，还应加用

A. 三阴交、内庭　　B. 膈俞、三阴交

C. 胃俞、脾俞　　　D. 天枢、梁门

E. 期门、太冲

19. 治疗便秘的主穴，除天枢外，还有

A. 神阙、足三里、公孙

B. 支沟、大肠俞、上巨虚

C. 上巨虚、阴陵泉、水分

D. 支沟、下脘、关元

E. 支沟、足三里、中脘

20. 治疗面痛主选的经穴是

　　A. 手、足阳明及足少阳经脉

　　B. 手、足阳明及足太阳经脉

　　C. 手、足太阳及足厥阴经脉

　　D. 手、足少阳及足太阳经脉

　　E. 手、足阳明及足少阴经脉

21. 治疗面痛属于风热证者，除主穴外，应加用

　　A. 列缺、风池　　　B. 曲池、外关

　　C. 内关、三阴交　　D. 行间、内庭

　　E. 太溪、风池

22. 有关针灸治疗坐骨神经痛的叙述，不正确的是

　　A. 以通经止痛为法

　　B. 以足太阳、足少阳经穴为主

　　C. 腰部取腰夹脊

　　D. 属于气血不足者，配足三里、三阴交

　　E. 向下肢的放射样针感以多次重复出现为佳

A2 型题

1. 患者 3 日来头痛如裹，痛无休止，肢体困重，苔白腻，脉濡。针灸治疗除主穴外，宜取

　　A. 风门、列缺　　　B. 曲池、大椎

　　C. 丰隆、中脘　　　D. 阴陵泉、头维

　　E. 足临泣、太冲

2. 患者头部空痛 10 年，头痛隐隐，遇劳发作，兼头晕，神疲乏力，面色不华，舌淡，脉细弱。其辨证为

　　A. 风湿头痛　　　B. 血虚头痛

　　C. 痰浊头痛　　　D. 瘀血头痛

　　E. 肝阳上亢头痛

3. 患者腰部冷痛重着，拘挛不可俯仰，舌淡，苔白，脉紧，针灸治疗除阿是穴、大肠俞、委中外，还应选取

　　A. 膈俞、次髎　　　B. 命门、腰阳关

　　C. 肾俞、足三里　　D. 肾俞、太溪

　　E. 悬钟、申脉

4. 患者 3 年来腰部时常酸痛，腰部肌肉僵硬，久坐加重，舌质淡暗，边有瘀点。针灸治疗除主穴外，应加取

　　A. 膈俞、次髎　　　B. 肾俞、足三里

　　C. 命门、腰阳关　　D. 悬钟、太冲

　　E. 肾俞、太溪

5. 患者肘关节肌肉酸痛重着不移 2 个月，伴有肿胀，肌肤麻木不仁，阴雨天加重，苔白腻，脉濡缓。针灸治疗除主穴外，应加取

　　A. 膈俞、血海　　　B. 曲池、尺泽

　　C. 曲池、大椎　　　D. 肾俞、关元

　　E. 足三里、阴陵泉

6. 患者突然出现右半身活动不利，舌强语謇，兼眩晕头痛，烦躁，舌红，苔黄，脉弦而有力。针灸治疗除主穴外，应加用

　　A. 丰隆、合谷　　　B. 曲池、内庭

　　C. 太冲、太溪　　　D. 足三里、气海

　　E. 太溪、风池

7. 患者头晕目眩，昏眩欲仆，伴耳鸣，腰膝酸软，舌淡，脉沉细。除主穴外，应选用

　　A. 行间、侠溪、太溪

　　B. 头维、丰隆、中脘

　　C. 气海、脾俞、胃俞

　　D. 太溪、悬钟、三阴交

　　E. 血海、膈俞、内关

8. 患者 2 天前受凉后出现右侧面部肌肉板滞，额纹消失，眼裂变大，鼻唇沟变浅，口角歪向左侧，舌淡，苔薄白，脉浮紧。治疗除面部穴位、合谷外，还应取

　　A. 外关、关冲　　　B. 风府、风池

　　C. 太冲、曲池　　　D. 列缺、风池

　　E. 内庭、足三里

9. 患者 2 天前受风后出现左侧面部麻木，额纹变浅，眼裂变大，鼻唇沟变浅，舌淡，苔薄

白。针刺面部穴位应采用

　　A. 直刺深刺　　　　B. 多穴重刺

　　C. 轻刺浅刺　　　　D. 提插泻法

　　E. 电针强刺激

　　10. 患者寐而易醒，头晕耳鸣，腰膝酸软，五心烦热，舌红，脉细数。除主穴外，还应选取

　　A. 行间、侠溪　　　B. 心俞、脾俞

　　C. 心俞、胆俞　　　D. 太溪、肾俞

　　E. 足三里、内关

　　11. 患者经常寐而易醒，伴心悸健忘，面色无华，纳差倦怠，舌淡，脉细弱。针灸治疗除主穴外，应加取

　　A. 行间、侠溪　　　B. 心俞、脾俞

　　C. 心俞、胆俞　　　D. 太溪、肾俞

　　E. 足三里、内关

　　12. 患者微恶风寒，发热重，浊涕，痰稠或黄，咽喉肿痛，苔薄黄，脉浮数。治疗取大椎穴，宜采用的刺灸法是

　　A. 刺络拔罐法　　　B. 毫针捻转补法

　　C. 毫针提插补法　　D. 毫针平补平泻法

　　E. 温针灸

　　13. 患者胃脘隐痛，喜按喜暖，兼泛吐清水，便溏，舌淡苔薄，脉虚弱，治疗除主穴外，应加取

　　A. 梁门、下脘

　　B. 期门、太冲

　　C. 膈俞、三阴交

　　D. 胃俞、三阴交、内庭

　　E. 关元、脾俞、胃俞

　　14. 患者胃脘疼痛，时胀痛或刺痛，针灸治疗应取的腧穴是

　　A. 胃俞、脾俞、太冲

　　B. 期门、阳陵泉、中脘

　　C. 三阴交、膈俞、中脘

　　D. 足三里、内关、中脘

　　E. 合谷、太冲、中脘

　　15. 患者大便不通1周，伴腹中胀痛，胸胁痞满，苔薄腻，脉弦，治疗应选

　　A. 大肠的募穴、足阳明、足少阳经穴

　　B. 大肠的背俞穴、手阳明经穴

　　C. 大肠的背俞穴、募穴及下合穴

　　D. 大肠的下合穴、足阳明经穴

　　E. 大肠的募穴、足阳明、足太阴经穴

　　16. 患者大便排出困难，腹中冷痛，面色㿠白，畏寒喜暖，小便清长，舌淡苔白，脉沉迟。治疗除主穴外，还应加用

　　A. 合谷、内庭　　　B. 太冲、中脘

　　C. 脾俞、气海　　　D. 神阙、关元

　　E. 足三里、气海

　　17. 患者右面部疼痛2年，间断发作，呈闪电样剧痛，持续数秒，痛时面部抽搐，伴流泪，有灼热感，舌红，苔薄黄，脉浮数。其辨证为

　　A. 外感风寒　　　　B. 外感风热

　　C. 气血瘀滞　　　　D. 肝胃郁热

　　E. 阴虚阳亢

B1 型题

　　A. 风门、列缺　　　B. 印堂、内庭

　　C. 曲池、大椎　　　D. 太溪、太冲

　　E. 中脘、丰隆

　　1. 治疗风寒头痛宜取

　　2. 治疗风热头痛宜取

　　A. 太冲、太溪　　　B. 太溪、悬钟

　　C. 中脘、丰隆　　　D. 血海、膈俞

　　E. 脾俞、足三里

　　3. 治疗痰浊头痛，除主穴外应配合

　　4. 治疗血虚头痛，除主穴外应配合

　　A. 印堂、内庭、后溪

　　B. 率谷、外关、足临泣

　　C. 血海、膈俞、内关

　　D. 天柱、后溪、昆仑

　　E. 太冲、内关、四神聪

　　5. 治疗太阳头痛，除主穴外应配用

　　6. 治疗厥阴头痛，除主穴外应配用

A. 大肠俞、膈俞、次髎

B. 大肠俞、志室、腰夹脊

C. 肾俞、志室、申脉

D. 大肠俞、命门、腰阳关

E. 肾俞、太溪、后溪

7. 腰痛固定不移，触之僵硬，舌暗，除阿是穴、委中外，应选取

8. 腰部冷痛重着，俯仰受限，舌淡红，除阿是穴、委中外，应选取

A. 肾俞、关元　　B. 膈俞、血海

C. 肝俞、太冲　　D. 大椎、曲池

E. 阴陵泉、足三里

9. 治疗行痹，应对证选用

10. 治疗痛痹，应对证选用

A. 太冲、太溪

B. 丰隆、合谷

C. 曲池、丰隆、内庭

D. 足三里、气海、血海

E. 太溪、风池

11. 治疗中经络之痰热腑实证，应配用

12. 治疗中经络之阴虚风动证，应配用

A. 太溪、中封

B. 商丘、解溪

C. 丘墟透照海

D. 颊车、合谷、太冲

E. 廉泉、通里、哑门

13. 治疗中风足内翻者，宜加用

14. 治疗中风语言謇涩者，宜加用

A. 风池、百会、内关、太冲

B. 百会、行间、侠溪、太冲

C. 风池、气海、脾俞、胃俞

D. 风池、太溪、悬钟、三阴交

E. 风池、百会、肝俞、足三里

15. 治疗眩晕实证，应选取

16. 治疗眩晕虚证，应选取

A. 风池、风府　　B. 足三里、气海

C. 外关、关冲　　D. 列缺、风池

E. 太溪、太冲

17. 治疗风热侵袭型面瘫，宜加用

18. 治疗气血不足型面瘫，宜加用

A. 行间、侠溪　　B. 心俞、胆俞

C. 心俞、脾俞　　D. 足三里、内关

E. 太溪、肾俞

19. 治疗脾胃不和型不寐，应配合

20. 治疗心胆气虚型不寐，应配合

A. 毫针补法　　　B. 毫针泻法

C. 毫针平补平泻法　D. 温和灸

E. 点刺出血

21. 治疗失眠取照海穴，宜用

22. 治疗失眠取申脉穴，宜用

A. 阴陵泉　　　　B. 太冲

C. 委中　　　　　D. 尺泽

E. 足三里

23. 治疗感冒夹暑者，宜加用

24. 治疗体虚感冒者，宜加用

A. 胃俞、三阴交、内庭

B. 膈俞、三阴交

C. 梁门、下脘

D. 期门、太冲

E. 气海、关元

25. 治疗胃阴不足型胃痛，应加用

26. 治疗瘀血停胃型胃痛，应加用

A. 合谷、曲池　　B. 太冲、中脘

C. 照海、太溪　　D. 足三里、气海

E. 神阙、关元

27. 治疗便秘之气秘，应加用

28. 治疗便秘之虚秘，应加用

    A. 丝竹空、阳白、外关

    B. 内关、太冲、三阴交

    C. 颧髎、迎香

    D. 承浆、颊车、翳风

    E. 人中、印堂

29. 面痛之眼部痛者，应配用

30. 面痛之下颌痛者，应配用

参考答案

A1 型题

1. B	2. A	3. B	4. C	5. E
6. D	7. C	8. D	9. A	10. D
11. D	12. A	13. C	14. D	15. A

| 16. D | 17. C | 18. D | 19. B | 20. B |
| 21. B | 22. E | | | |

A2 型题

1. D	2. B	3. B	4. A	5. E
6. C	7. D	8. B	9. C	10. D
11. B	12. A	13. E	14. D	15. C
16. D	17. B			

B1 型题

1. A	2. C	3. C	4. E	5. D
6. E	7. A	8. D	9. B	10. A
11. C	12. E	13. C	14. E	15. A
16. E	17. C	18. B	19. D	20. B
21. A	22. B	23. C	24. E	25. A
26. B	27. B	28. D	29. A	30. D

第二十七单元　妇儿科病证的针灸治疗

A1 型题

1. 针灸治疗实证痛经应主取的是
    A. 任脉、足少阴经穴
    B. 任脉、足厥阴经穴
    C. 任脉、足太阴经穴
    D. 冲脉、足厥阴经穴
    E. 督脉、足厥阴经穴

2. 针灸治疗气血不足型痛经应主取的是
    A. 带脉、中极、阴陵泉、十七椎
    B. 三阴交、足三里、次髎、十七椎
    C. 足三里、肝俞、脾俞、十七椎
    D. 三阴交、足三里、关元、十七椎
    E. 关元、三阴交、肾俞、十七椎

3. 针灸治疗遗尿，常选的耳穴是

    A. 肾、膀胱、尿道、皮质下、脑点

    B. 膀胱、三焦、脾、肺、肾

    C. 尿道、肾、三焦、肺、交感

    D. 内分泌、膀胱、脾、肺、三焦

    E. 肾、脾、肺、尿道、脑点

4. 针灸治疗绝经前后诸证的主穴，除气海、三阴交外，还包括

    A. 肝俞、脾俞、太冲

    B. 肾俞、肝俞、太溪

    C. 脾俞、带脉、中极

    D. 肝俞、地机、足三里

    E. 肾俞、归来、命门

A2 型题

1. 某女，26 岁。每至经期出现腹痛，痛势

绵绵，月经色淡，量少，伴面色苍白，倦怠无力，舌淡，脉细弱。治疗除三阴交、关元、足三里、十七椎外，宜选取

    A. 太冲、血海   B. 关元、归来

    C. 太冲、气海   D. 太溪、肾俞

    E. 气海、脾俞

2. 治疗睡中遗尿，精神疲乏，肢冷畏寒，舌淡，脉沉细。除膀胱的背俞穴、募穴外，应主选的是

    A. 足太阳、足少阴经穴

    B. 足太阳、手太阴经穴

    C. 足太阳、手少阳经穴

    D. 任脉、足太阴经穴

    E. 任脉、足太阳经穴

3. 患儿，女，6岁。白天小便频而量少，夜晚睡中遗尿，面白，气短，大便溏，舌淡苔白，脉细。针灸治疗除主穴外，应加取

    A. 百会、神门

    B. 阳陵泉、行间

    C. 肾俞、命门、太溪

    D. 脾俞、肾俞、足三里

    E. 气海、肺俞、足三里

B1 型题

    A. 太溪、肾俞   B. 阴陵泉、外关

    C. 太冲、血海   D. 气海、脾俞

    E. 关元、归来

1. 针灸治疗气血虚弱痛经，宜加用

2. 针灸治疗肾气亏损痛经，宜加用

    A. 肾俞、命门、太溪

    B. 行间、阳陵泉

    C. 四神聪、列缺

    D. 肺俞、气海、足三里

    E. 百会、命门、阴陵泉

3. 遗尿脾肺气虚者，宜加用

4. 遗尿肾气不足者，宜加用

参考答案

A1 型题

1. C   2. D   3. A   4. B

A2 型题

1. E   2. D   3. E

B1 型题

1. D   2. A   3. D   4. A

第二十八单元　皮外伤科病证的针灸治疗

A1 型题

1. 针灸治疗颈椎病，除颈夹脊、天柱、阿是穴外，还包括

    A. 风池、合谷、申脉

    B. 肩髎、外关、养老

    C. 肩髃、风府、太溪

    D. 曲池、合谷、列缺

    E. 风池、合谷、列缺

2. 治疗落枕的主穴是

    A. 天柱、肩井、天髎、肩贞、合谷

    B. 天柱、养老、后溪、阳池、合谷

    C. 阿是穴、外关、天髎、肩井、合谷

D. 阿是穴、外劳宫、后溪、悬钟、天柱

E. 后溪、外劳宫、外关、束骨、昆仑

3. 与漏肩风相关的经脉是

A. 手三阳、足太阳　　B. 手三阴、手太阳

C. 手三阳、手太阴　　D. 手三阴、足少阳

E. 手三阴、足阳明

A2 型题

1. 患者颈部冬季外出未注意保暖，受寒后觉后项部疼痛，喜热恶寒，头晕，头痛，舌淡苔白，脉沉紧。治疗本病除取局部阿是穴、夹脊穴外，还应选取

A. 百会、四神聪　　B. 合谷、手三里

C. 中脘、内关　　　D. 合谷、列缺

E. 外关、肾俞

2. 患者因夜吹风扇，晨起出现右颈项痛，转动受限，痛向同侧肩部放射。针灸治疗除主穴外，宜选取

A. 血海、膈俞、肩髃

B. 合谷、曲池、大椎

C. 风池、内关、肩井

D. 风池、合谷、肩髃

E. 大椎、束骨、天宗

3. 治疗肩周疼痛，以肩后部为重，疼痛拒按，除肩部穴外，还应选取的是

A. 手太阳小肠经穴　　B. 手阳明大肠经穴

C. 手少阳三焦经穴　　D. 足少阳胆经穴

E. 足太阳膀胱经穴

B1 型题

A. 风池、合谷　　　B. 大椎、束骨

C. 内关、合谷　　　D. 风池、肩井

E. 血海、肩井

1. 风寒袭络型落枕，除主穴外应配用

2. 气血瘀滞型落枕，除主穴外应配用

A. 风池　　　　　　B. 肩髃

C. 大椎　　　　　　D. 天宗

E. 至阳

3. 落枕兼肩痛者，宜配用

4. 落枕兼背痛者，宜配用

A. 合谷　　　　　　B. 足三里

C. 外关　　　　　　D. 三阴交

E. 后溪

5. 漏肩风肩后部压痛明显者，应配用

6. 漏肩风肩外侧压痛明显者，应配用

参考答案

A1 型题

1. D　　2. D　　3. C

A2 型题

1. E　　2. D　　3. A

B1 型题

1. A　　2. C　　3. B　　4. D　　5. E

6. C

第二十九单元　五官科病证的针灸治疗

A1 型题

1. 治疗耳聋实证，应主选的是

A. 足少阴、手太阳经穴

B. 足少阳、手少阳经穴

C. 足少阴、手少阴经穴

D. 足少阳、手少阴经穴

E. 足少阴、手少阳经穴

2. 治疗耳聋虚证，应主选的是听宫、翳风以及

A. 合谷、神门　　　B. 百会、风池

C. 太溪、肾俞　　　D. 中渚、侠溪

E. 太冲、太溪

3. 治疗耳鸣实证，应主选的是听会、翳风以及

A. 合谷、风池　　　B. 百会、风池

C. 太溪、肾俞　　　D. 中渚、侠溪

E. 太冲、阳陵泉

4. 与上牙痛关系密切的经脉是

A. 手阳明大肠经　　B. 手太阳小肠经

C. 足少阳胆经　　　D. 足阳明胃经

E. 手少阳三焦经

5. 治疗牙痛的主穴是

A. 合谷、地仓、上关

B. 合谷、颊车、上关

C. 太冲、地仓、下关

D. 合谷、颊车、下关

E. 外关、颊车、下关

A2 型题

1. 某男，65 岁。耳中如蝉鸣，时作时止，

按之鸣声减弱，听力下降，同时伴神疲乏力，食少腹胀，便溏，脉细弱。治疗宜在听宫、翳风、太溪、肾俞基础上，加用

A. 行间、丘墟　　　B. 外关、合谷

C. 丰隆、阴陵泉　　D. 气海、足三里

E. 肾俞、肝俞

2. 患者暴病耳聋 1 周，鸣声隆隆，伴畏寒，发热，脉浮，宜在听会、翳风、中渚、侠溪基础上，加取

A. 外关、合谷　　　B. 行间、丘墟

C. 丰隆、阴陵泉　　D. 气海、足三里

E. 肾俞、肝俞

3. 患者右上齿痛半年，隐隐作痛，时作时止，脉沉。针灸治疗在合谷、颊车、下关的基础上，应加取

A. 外关、风池　　　B. 内庭、二间

C. 太溪、行间　　　D. 风池、侠溪

E. 风池、太冲

B1 型题

A. 翳风、中渚　　　B. 听宫、中渚

C. 行间、丘墟　　　D. 中渚、侠溪

E. 外关、合谷

1. 治疗耳鸣的处方中，属于同名经配穴的是

2. 治疗耳鸣的处方中，属于本经配穴的是

A. 肾俞、太溪　　　B. 太溪、行间

C. 内庭、二间　　　D. 外关、风池

E. 大杼、束骨

3. 治疗胃火牙痛，宜加用

4. 治疗阴虚牙痛，宜加用

参考答案

A1 型题

1. B   2. C   3. D   4. D   5. D

A2 型题

1. D   2. A   3. C

B1 型题

1. D   2. A   3. C   4. B

西医综合

诊断学基础

第一单元 症状学

A1 型题

1. 可被患者自行感知的体征是
   A. 肝肿大　　　　　B. 心脏杂音
   C. 水肿　　　　　　D. 肺部啰音
   E. 病理反射阳性

2. 表现为典型弛张热的疾病是
   A. 风湿热　　　　　B. 渗出性胸膜炎
   C. 疟疾　　　　　　D. 布鲁杆菌病
   E. 肺炎球菌性肺炎

3. 体温上升期的临床表现是
   A. 皮肤潮红而灼热
   B. 畏寒或寒战，皮肤苍白无汗
   C. 呼吸加快、加强
   D. 心率减慢，脉搏有力
   E. 可有出汗，尿少色黄

4. 体温下降呈渐降形式的是
   A. 疟疾　　　　　　B. 输液反应
   C. 风湿热　　　　　D. 肺炎球菌性肺炎
   E. 急性肾盂肾炎

5. 脑出血引起发热的主要原因是
   A. 自主神经功能紊乱
   B. 体温调节中枢的功能失常
   C. 无菌性坏死物质的吸收
   D. 皮肤散热量的减少
   E. 感染性发热

6. 属感染性发热的疾病是
   A. 肝癌　　　　　　B. 斑疹伤寒
   C. 白血病　　　　　D. 风湿热
   E. 广泛性皮炎

7. 甲状腺功能亢进引起发热的主要原因是
   A. 产热过多　　　　B. 散热过少
   C. 抗原-抗体反应　　D. 坏死物质吸收
   E. 自主神经功能紊乱

8. 下列可引起反射性呕吐的是
   A. 晕动病　　　　　B. 脑膜炎
   C. 幽门梗阻　　　　D. 休克
   E. 有机磷中毒

9. 浅昏迷的主要临床特点是
   A. 对声、光刺激仍有反应
   B. 对强烈疼痛刺激无反应
   C. 意识完全丧失，有较少无意识自发动作
   D. 角膜、对光反射消失
   E. 吞咽反射消失

10. 典型心绞痛的疼痛性质是
    A. 灼痛　　　　　　B. 刺痛
    C. 闷痛　　　　　　D. 压榨样痛
    E. 酸痛

11. 下列各项，可引起腹痛伴急性高热、寒战的是
    A. 急性化脓性胆管炎
    B. 结缔组织病

C. 急性腹腔内出血

D. 肠梗阻

E. 结核性腹膜炎

12. 下列各项，可引起腹痛伴休克的是

    A. 溃疡性结肠炎   B. 肝破裂

    C. 慢性胰腺炎   D. 胃癌

    E. 急性阑尾炎

13. 可引起持续性广泛性剧烈腹痛的是

    A. 消化性溃疡   B. 胆道蛔虫梗阻

    C. 肾结石   D. 肠梗阻

    E. 急性弥漫性腹膜炎

14. 急性喉头水肿的主要临床表现是

    A. 体温 38℃ 以上   B. 心率加快

    C. 烦躁不安   D. 饮水呛咳

    E. 吸气时出现"三凹征"

15. 吗啡中毒引起呼吸困难的主要原因是

    A. 兴奋呼吸中枢   B. 使支气管痉挛

    C. 使肺淤血   D. 肺泡弹性减弱

    E. 呼吸中枢受抑制

16. 肺气肿时，呼吸困难的主要特点是

    A. 呼吸深快   B. 吸气费力

    C. 呼吸深慢   D. 呼气费力

    E. 吸气和呼气均感费力

17. 心源性哮喘最主要的临床表现是

    A. 气闷、气促   B. 心率加快

    C. 发绀、出汗   D. 端坐呼吸

    E. 两肺哮鸣音及湿啰音

18. 夜间阵发性呼吸困难，夜间发作的原因主要是

    A. 迷走神经兴奋性增高

    B. 呼吸中枢被抑制

    C. 代谢性酸中毒

    D. 压力感受器受刺激

    E. 肺通气、换气功能不良

19. 支气管哮喘发作时的主要临床表现是

    A. 胸闷、咳嗽   B. 出汗、微绀

    C. 鼻痒、喷嚏   D. 双肩耸起

    E. 呼气延长伴哮鸣音

20. 支气管扩张的典型症状是

    A. 发热、盗汗   B. 消瘦、贫血

    C. 长期干咳   D. 呼吸困难

    E. 慢性咳嗽、咯脓性痰

21. 可引起混合性呼吸困难的疾病是

    A. 肺气肿   B. 支气管哮喘

    C. 急性喉炎   D. 重症肺炎

    E. 支气管异物

22. 咳嗽伴杵状指的疾病是

    A. 支气管炎   B. 支气管扩张症

    C. 肺结核   D. 肺炎球菌性肺炎

    E. 胸膜炎

23. 主动脉瘤引起嘶哑样咳嗽的主要原因是

    A. 压迫喉返神经   B. 气管受压

    C. 刺激胸膜   D. 刺激支气管黏膜

    E. 引起急性肺水肿

24. 引起痰分层现象的疾病是

    A. 慢性支气管炎   B. 肺脓肿

    C. 肺结核   D. 肺炎链球菌肺炎

    E. 心源性哮喘

25. 引起咯血最常见的疾病是

    A. 肺结核   B. 肺淤血

    C. 肺部恶性肿瘤   D. 肺炎球菌性肺炎

    E. 肺梗死

26. 大咯血的日咯血量应是

    A. 100～200mL   B. 200～300mL

    C. 300～400mL   D. 400～500mL

    E. >500mL

27. 可引起咯血伴黄疸的疾病是

    A. 流行性出血热   B. 肺炎支原体肺炎

    C. 钩端螺旋体病   D. 支气管肺癌

    E. 肺吸虫病

28. 咯血量较大而能骤然停止的疾病是

    A. 支气管扩张症   B. 肺结核空洞

    C. 肺脓肿   D. 二尖瓣狭窄

    E. 肺炎球菌性肺炎

29. 发生妊娠呕吐，最可能的原因是

    A. 精神因素

B. HCG 增加

C. 维生素 B$_6$缺乏

D. 前庭功能障碍

E. 颅内压增高

30. 呕吐与头部位置改变有密切关系的疾病是

    A. 颅内高压症   B. 甲状腺危象

    C. Addison 病危象   D. 迷路炎

    E. 脑疝形成

31. 幽门梗阻时,呕吐物的特点是

    A. 含血液   B. 隔夜食物

    C. 大量黏液   D. 咖啡色

    E. 黄绿色稀薄液

32. 引起上消化道出血最常见的疾病是

    A. 胃癌   B. 胃炎

    C. 急性胆囊炎   D. 消化性溃疡

    E. 肝硬化

33. 导致大量出血后 24 小时内低热的原因是

    A. 坏死物质吸收

    B. 继发感染

    C. 失血导致体温调节中枢功能障碍

    D. 代谢障碍

    E. 植物神经功能紊乱

34. 符合溶血性黄疸表现的是

    A. 网织红细胞减少

    B. 尿中尿胆原减少

    C. 尿中有胆红素

    D. 大便色浅

    E. 结合胆红素与总胆红素比值<20%

35. 符合阻塞性黄疸表现的是

    A. 粪便颜色加深

    B. 尿中胆红素阴性

    C. 尿中尿胆原增加

    D. 心率增快

    E. 血清碱性磷酸酶明显增高

36. 可引起阻塞性黄疸的疾病是

    A. 原发性胆汁性肝硬化

    B. 系统性红斑狼疮

C. 毒蕈中毒

D. 蚕豆病

E. 病毒性肝炎

37. 可引起黄疸持续性加重的疾病是

    A. 胆石症   B. 肝炎

    C. 肝癌   D. 急性胰腺炎

    E. 胆道蛔虫症

38. 可引起黄疸伴寒战、高热的疾病是

    A. 病毒性肝炎   B. 肝硬化

    C. 胆石症   D. 急性胆囊炎

    E. 壶腹癌

39. 引起黄疸伴持续性右上腹部痛的疾病是

    A. 肝脓肿   B. 病毒性肝炎

    C. 中毒性肝炎   D. 胆道结石

    E. 胆道蛔虫症

40. 正常人血中胆红素主要来自

    A. 骨髓内血红蛋白分解

    B. 骨髓内在红细胞成熟前血红素分解

    C. 骨髓内新生红细胞分解

    D. 由肝、肾内铁卟啉蛋白产生

    E. 周围血中红细胞被裂解

41. 病毒性肝炎时出现黄疸的主要原因是

    A. 非结合胆红素生成增加

    B. 胆红素转化过程障碍

    C. 胆红素排泄障碍

    D. 骨髓内新生红细胞破坏

    E. 肝、肾内铁卟啉蛋白增加

42. 显性黄疸的诊断标准是

    A. 超过 1.7μmol/L

    B. 超过 8.55μmol/L

    C. 超过 17.1μmol/L

    D. 超过 34.2μmol/L

    E. 超过 51.3μmol/L

43. 溶血性黄疸的主要特点是

    A. 血中结合胆红素增高

    B. 血中非结合胆红素增高

    C. 血中两种胆红素均增高

    D. 尿胆红素阳性

E. 尿胆原阴性

44. 阻塞性黄疸的主要特点是

    A. 血中非结合胆红素增高

    B. 血中两种胆红素均增高

    C. 血中结合胆红素增高

    D. 尿胆红素阴性

    E. 尿胆原阳性

45. 下列各项，属内因性中毒引起抽搐的是

    A. 一氧化碳　　　B. 有机磷农药

    C. 阿托品　　　　D. 尿毒症

    E. 乙醇

46. 先有体温升高后有意识障碍的疾病是

    A. 脑出血　　　　B. 病毒性脑炎

    C. 蛛网膜下腔出血　D. 巴比妥中毒

    E. 冬眠灵中毒

47. 意识障碍伴呼吸缓慢的疾病是

    A. 代谢性酸中毒　　B. 肝昏迷

    C. 吗啡中毒　　　　D. 尿毒症

    E. 脑型疟疾

48. 下列各项，引起意识障碍伴瞳孔缩小的是

    A. 乌头碱中毒　　B. 吗啡中毒

    C. 乙醇中毒　　　D. 氰化物中毒

    E. 颠茄类中毒

49. 意识障碍伴瞳孔散大的是

    A. 巴比妥类中毒　　B. 吗啡类中毒

    C. 颠茄类中毒　　　D. 有机磷农药中毒

    E. 毒蕈类中毒

50. 表现为慢性、周期性、节律性上腹部疼痛的疾病是

    A. 慢性胃炎　　　B. 消化性溃疡

    C. 胃癌　　　　　D. 慢性胆囊炎

    E. 慢性胰腺炎

51. 下列关于咯血与呕血的鉴别要点，正确的是

    A. 咯血多为暗红色

    B. 呕血多为鲜红色

    C. 呕血中常伴有泡沫

D. 咯血患者可有黑便

E. 咯血多为酸性

52. 可引起胸痛并向左肩、左前臂放射的是

    A. 急性心包炎　　B. 纵隔疾病

    C. 急性胸膜炎　　D. 心绞痛

    E. 食管炎

53. 腹痛位于右上腹部，并向右肩部放射的是

    A. 肠炎　　　　　B. 阿米巴痢疾

    C. 胃炎　　　　　D. 胆囊炎

    E. 胰腺炎

54. 可引起咳嗽伴鸡鸣样吼声的是

    A. 纵隔肿瘤　　　B. 声带炎

    C. 喉头水肿　　　D. 百日咳

    E. 支气管肺癌

55. 心源性水肿最常见的病因是

    A. 左心衰竭　　　B. 右心衰竭

    C. 渗出性心包炎　D. 缩窄性心包炎

    E. 心绞痛

56. 营养不良性水肿主要的发病机理是

    A. 淋巴回流受阻

    B. 血浆胶体渗透压降低

    C. 毛细血管壁通透性增加

    D. 毛细血管内滤过压升高

    E. 肾血流量减少

57. 可表现为非凹陷性水肿的疾病是

    A. 急性肾炎　　　B. 肾病综合征

    C. 右心衰竭　　　D. 肝硬化

    E. 甲状腺功能减退症

58. 肾源性水肿者，其水肿常先出现的部位是

    A. 下肢　　　　　B. 上肢

    C. 眼睑　　　　　D. 胸腔

    E. 腹腔

59. 可出现水肿伴肝掌、蜘蛛痣的疾病是

    A. 右心衰竭

    B. 肾病综合征

    C. 肝硬化

D. 甲状腺功能减退症

E. 原发性醛固酮增多症

60. 可出现水肿伴颈静脉怒张、肝颈静脉反流征阳性的是

A. 右心衰竭

B. 肾小球肾炎

C. 肝硬化

D. 甲状腺功能减退症

E. 肾病综合征

61. 水肿多表现为局部性的是

A. 心性水肿　　　B. 肝性水肿

C. 营养不良性水肿　D. 肾性水肿

E. 血管神经性水肿

B1 型题

A. 寄生虫

B. 甲状腺功能亢进

C. 广泛皮炎

D. 风湿热

E. 白血病

1. 属感染性发热的疾病是

2. 属无菌坏死物质吸收而发热的疾病是

3. 属抗原-抗体反应而发热的疾病是

A. 重症脱水　　　B. 慢性心功能不全

C. 内出血　　　　D. 溶血反应

E. 脑出血

4. 内分泌与代谢障碍引起发热的疾病是

5. 体温调节中枢功能失常引起发热的疾病是

6. 皮肤散热减少引起发热的疾病是

A. 败血症　　　　B. 结核病

C. 伤寒　　　　　D. 霍奇金病

E. 急性肾盂肾炎

7. 热型呈稽留热的是

8. 热型呈弛张热的是

9. 热型呈间歇热的是

A. 稽留热　　　　B. 弛张热

C. 间歇热　　　　D. 回归热

E. 波状热

10. 疟疾常出现的热型是

11. 伤寒常出现的热型是

12. 肺炎链球菌肺炎的热型是

A. 刀割样痛　　　B. 烧灼样痛

C. 压榨样痛　　　D. 绞痛

E. 胀痛

13. 消化性溃疡的疼痛性质是

14. 胆道蛔虫症梗阻的疼痛性质是

15. 肾结石的疼痛性质是

A. 带状疱疹

B. 自发性气胸

C. 非化脓性肋软骨炎

D. 食道疾患

E. 流行性胸痛

16. 胸痛常位于胸骨后的是

17. 多侵犯第1、2肋软骨的疾病是

18. 可引起患侧剧烈胸痛的是

A. 中毒性心肌炎　B. 胰头癌

C. 化脓性胆管炎　D. 慢性肠炎

E. 绞窄性肠梗阻

19. 腹痛伴高热、寒战的是

20. 腹痛伴黄疸的是

21. 腹痛伴血便的是

A. 肺栓塞　　　　B. 肺气肿

C. 肺结核　　　　D. 急性肺水肿

E. 肺纤维化

22. 呼吸困难伴大量咯血的是

23. 呼吸困难伴窒息感的是

24. 呼吸困难伴一侧胸痛的是

A. 肺炎链球菌肺炎　B. 支气管扩张

C. 支气管哮喘　　　　D. 肺癌

E. 急性肺水肿

25. 咳嗽伴大量脓痰的是

26. 咳嗽伴铁锈色痰的是

27. 咳嗽伴粉红色泡沫痰的是

　　A. 脑肿瘤　　　　　　B. 大量胸腔积液

　　C. 左心衰竭　　　　　D. 尿毒症

　　E. 败血症

28. 能导致库斯莫尔呼吸（Kussmaul 呼吸）的是

29. 能导致中枢性呼吸困难的是

30. 能导致混合性呼吸困难的是

　　A. 百日咳　　　　　　B. 急性肺水肿

　　C. 支气管扩张　　　　D. 主动脉瘤

　　E. 胸膜炎

31. 可引起长期慢性咳嗽的是

32. 可引起声音嘶哑的咳嗽的是

33. 可引起金属音调咳嗽的是

　　A. 肺脓肿　　　　　　B. 胸膜炎

　　C. 气管异物　　　　　D. 急性咽炎

　　E. 大片肺不张

34. 咳嗽、咯痰伴杵状指（趾）的是

35. 咳嗽伴哮鸣音的是

36. 清晨起床或夜间卧下时咳嗽加剧的是

　　A. 浸润型肺结核　　　B. 支气管扩张症

　　C. 肺囊肿　　　　　　D. 急性肺水肿

　　E. 风湿性二尖瓣狭窄

37. 可引起大量咯血的是

38. 可引起粉红色泡沫样痰的是

39. 引起痰中带血最多见的是

　　A. 肺结核　　　　　　B. 咽炎

　　C. 急性支气管炎　　　D. 慢性支气管炎

　　E. 自发性气胸

40. 咳嗽伴明显呼吸困难的是

41. 胸膜疾病引起的咳嗽是

42. 咳嗽伴体重减轻的是

　　A. 肺炎球菌性肺炎　　B. 急性肺水肿

　　C. 胸腔积液　　　　　D. 肺结核

　　E. 支气管扩张症

43. 双肺满布大、中、小水泡音的是

44. 局限性持久性肺下部湿啰音的是

45. 一侧肺尖部局限性响性水泡音的是

　　A. 钩端螺旋体病　　　B. 肺癌

　　C. 肺炎　　　　　　　D. 肺吸虫病

　　E. 鼻咽癌

46. 咯血伴皮肤黏膜出血的疾病是

47. 不属咯血范围的疾病是

48. 多次反复少量咯血的疾病是

　　A. 伴眩晕及眼球震颤

　　B. 吐后即感舒适

　　C. 呕吐物有酸臭味

　　D. 呕吐物呈咖啡色

　　E. 呕吐物有粪臭味

49. 胃及十二指肠溃疡的呕吐特点是

50. 梅尼埃病的呕吐特点是

51. 低位肠梗阻的特点是

　　A. 破伤风　　　　　　B. 铅中毒

　　C. 癫痫　　　　　　　D. 癔症性抽搐

　　E. 蛛网膜下腔出血

52. 抽搐前伴剧烈头痛的是

53. 抽搐伴瞳孔散大、意识丧失的是

54. 抽搐伴苦笑面容的是

参考答案

A1 型题

1. C　　2. A　　3. B　　4. C　　5. B

6. B	7. A	8. C	9. C	10. D
11. A	12. B	13. E	14. E	15. E
16. D	17. E	18. A	19. E	20. E
21. D	22. B	23. A	24. B	25. A
26. E	27. C	28. A	29. B	30. D
31. B	32. D	33. A	34. E	35. E
36. A	37. C	38. D	39. A	40. E
41. B	42. D	43. B	44. C	45. D
46. B	47. C	48. B	49. C	50. B
51. D	52. D	53. D	54. D	55. B
56. B	57. E	58. C	59. C	60. A
61. E				

6. B	7. C	8. A	9. E	10. C
11. A	12. A	13. B	14. D	15. D
16. D	17. C	18. B	19. C	20. B
21. E	22. C	23. D	24. A	25. B
26. A	27. E	28. D	29. A	30. B
31. C	32. D	33. D	34. A	35. C
36. A	37. B	38. D	39. A	40. E
41. E	42. A	43. B	44. E	45. D
46. A	47. B	48. E	49. B	50. A
51. E	52. E	53. C	54. A	

B1 型题

1. A　　2. E　　3. D　　4. A　　5. E

第二单元　问　诊

A1 型题

1. 正确诊断的第一步是
   A. 体格检查　　　　　B. 问诊
   C. 实验室检查　　　　D. CT 检查
   E. 心电图检查

2. 通过问诊就可基本确定诊断的疾病是
   A. 肺炎球菌性肺炎　B. 风湿性心脏病
   C. 慢性支气管炎　　D. 肝硬化
   E. 肺结核

3. 医师正确的询问方法应是
   A. "你心前区疼痛向左肩、左前臂内侧
      放射吗？"
   B. "你是不是下午发热？"
   C. "发热前有寒战吗？"
   D. "你腹痛时还有别的什么不舒服吗？"
   E. "你头痛时伴有呕吐吗？"

4. 符合书写要求的主诉是
   A. 寒战、高热、咳嗽、右胸痛两天

B. 风心病 5 年
C. 2 年前开始多饮、多食、多尿
D. 已患高血压 3 年
E. 因慢性腹泻全身乏力 1 个月

5. 对危重病人正确的做法是
   A. 必须仔细问诊，以免误诊
   B. 简要问诊，重点体检，迅速抢救
   C. 全面体检，收集完整资料
   D. 等待化验结果，然后治疗
   E. 立即转院

6. 下列属"个人史"内容的是
   A. 过敏史　　　　　B. 习惯与嗜好
   C. 预防接种　　　　D. 生育史
   E. 手术史

7. 下列属于"既往史"内容的是
   A. 发病时间　　　　B. 预防接种
   C. 疫水接触史　　　D. 病因与诱因
   E. 工业毒物接触史

B1 型题

A. 心绞痛　　　　B. 风湿性关节炎
C. 颈静脉怒张　　D. 甲状腺功能亢进
E. 焦虑

1. 属症状的是
2. 问诊即可基本确定诊断的疾病是
3. 属体征的是

A. 月经情况　　　B. 生育情况
C. 冶游史　　　　D. 家族遗传病史
E. 预防接种史

4. 属于既往史的是
5. 属于个人史的是

参考答案

A1 型题

1. B　　2. C　　3. D　　4. A　　5. B
6. B　　7. B

B1 型题

1. E　　2. A　　3. C　　4. E　　5. C

第三单元　检体诊断

A1 型题

1. 在所有体格检查方法中，使用器械最少、得到体征最多的是
   A. 视诊　　　　　B. 触诊
   C. 叩诊　　　　　D. 听诊
   E. 嗅诊

2. 下列各项，不属机械性肠梗阻表现的是
   A. 腹部绞痛　　　B. 频繁呕吐
   C. 无排气、排便　D. 肠蠕动波
   E. 肠鸣音减弱或消失

3. 下列各项，属麻痹性肠梗阻表现的是
   A. 腹部胀痛
   B. 腹部绞痛
   C. 肠型及蠕动波
   D. 肠鸣音呈金属音调
   E. 频繁排气、排便

4. 下列各项，对急性阑尾炎最有诊断意义的体征是
   A. 发热

B. 腰大肌试验阳性
C. 结肠充气试验阳性
D. 腹肌紧张
E. 阑尾点固定性压痛

5. 幽门梗阻的体征有
   A. 肠型　　　　　B. 移动性浊音
   C. 液波震颤　　　D. 振水音
   E. 全腹膨隆

6. 可引起胆囊肿大、无压痛，伴显著黄疸的疾病是
   A. 胆囊炎　　　　B. 胆管炎
   C. 胰头癌　　　　D. 胆囊结石
   E. 胆总管结石

7. 脑性瘫痪患者常采取的步态是
   A. 醉酒步态　　　B. 慌张步态
   C. 剪刀步态　　　D. 跨阈步态
   E. 共济失调步态

8. 可引起胆囊肿大伴有压痛的疾病是
   A. 急性胆囊炎　　B. 慢性胆囊炎
   C. 胆囊癌　　　　D. 胰头癌
   E. 肝癌

9. 可引起肝浊音界消失的疾病是

    A. 急性胃炎　　　　B. 急性胆囊炎

    C. 急性胰腺炎　　　D. 急性阑尾炎

    E. 胃溃疡穿孔

10. 腹部反跳痛发生的病理机制是

    A. 空腔脏器扩张

    B. 内脏肿大与肿瘤压迫

    C. 腹膜后淋巴结肿大压迫

    D. 腹腔脏器炎症累及壁层腹膜

    E. 腹腔脏器炎症累及脏层腹膜

11. 下列关于正常脾脏大小的描述，正确的是

    A. 在左腋中线第 6~9 肋之间叩到脾浊音

    B. 在左腋前线第 9~11 肋之间叩到脾浊音

    C. 其长度为 7~9cm

    D. 其长度为 9~11cm

    E. 前方不超过腋前线

12. 腹部叩诊鼓音范围缩小见于

    A. 肝、脾极度肿大

    B. 胃肠穿孔

    C. 肠梗阻

    D. 胃肠高度胀气

    E. 人工气腹

13. 肿大的脾触诊时的显著特征是

    A. 形态不规则，表面凸凹不平

    B. 质软，有压痛

    C. 质硬，有压痛

    D. 摩擦感

    E. 有明显切迹

14. 下列各项，可引起紫纹的是

    A. 肥胖者　　　　　B. 经产妇

    C. 皮质醇增多症　　D. Addison 病

    E. 流行性出血热

15. 下列各项，可引起腹式呼吸增强的是

    A. 急性腹膜炎　　　B. 膈肌麻痹

    C. 腹水　　　　　　D. 腹腔内巨大肿物

    E. 胸腔疾病

16. 诊断主动脉瓣关闭不全最重要的体征是

    A. 靴形心

    B. 水冲脉

    C. 心尖区第一心音减弱

    D. 心尖部柔和收缩期杂音

    E. 主动脉瓣区舒张期杂音

17. 不属于阻塞性肺气肿体征的是

    A. 桶状胸

    B. 触觉语颤增强

    C. 叩诊呈过清音，心浊音界缩小

    D. 肺下界和肝浊音界下降

    E. 肺泡呼吸音降低，呼气明显延长

18. 胸廓前后径与横径之比为 1:1，肋骨与脊柱夹角大于 45°，此种胸廓为

    A. 正常胸廓　　　　B. 扁平胸

    C. 桶状胸　　　　　D. 漏斗胸

    E. 鸡胸

19. 触诊肠管或索条状包块最适用的是

    A. 浅部滑行触诊法　B. 深部滑行触诊法

    C. 深压触诊法　　　D. 双手触诊法

    E. 冲击触诊法

20. 当实质性器官被含气组织覆盖时，其叩诊音为

    A. 清音　　　　　　B. 浊音

    C. 实音　　　　　　D. 鼓音

    E. 过清音

21. 下列关于腋测法体温测量的描述，正确的是

    A. 放置腋窝深处，测量 5 分钟读数

    B. 寒冷季节可以隔薄衣测量

    C. 正常值为 35℃~37℃

    D. 优点是安全、方便，不易交叉感染

    E. 因是测量体外温度，因此结果不可靠

22. 伤寒患者可见的面容是

    A. 无欲貌　　　　　B. 水肿面容

    C. 面具面容　　　　D. 急性热病容

    E. 慢性病容

23. 甲状腺功能减退病人可见的面容为
   A. 无欲貌　　　　B. 苦笑面容
   C. 面具面容　　　D. 肢端肥大面容
   E. 黏液水肿面容

24. 患者因病不能自行改变自己的体位是
   A. 自动体位　　　B. 被动体位
   C. 强迫体位　　　D. 角弓反张位
   E. 辗转体位

25. 震颤麻痹患者常采取的步态是
   A. 蹒跚步态　　　B. 醉酒步态
   C. 慌张步态　　　D. 剪刀步态
   E. 跨阈步态

26. 长期服用肾上腺糖皮质激素的病人会出现的面容是
   A. 黏液性水肿病容　B. 满月面容
   C. 二尖瓣面容　　　D. 无欲貌
   E. 苦笑面容

27. 下列各项，不属于皮肤黏膜出血的是
   A. 瘀点　　　　　B. 瘀斑
   C. 紫癜　　　　　D. 蜘蛛痣
   E. 血肿

28. 下列可以引起全身淋巴结肿大的疾病是
   A. 急性化脓性扁桃体炎
   B. 肺炎球菌性肺炎
   C. 肺癌
   D. 再生障碍性贫血
   E. 系统性红斑狼疮

29. 胃癌常引起淋巴结转移的部位是
   A. 颈部　　　　　B. 左锁骨上窝
   C. 右锁骨上窝　　D. 腋窝
   E. 滑车上

30. 可出现草莓舌的疾病是
   A. 贫血　　　　　B. 结核
   C. 猩红热　　　　D. 维生素 A 缺乏
   E. 慢性萎缩性胃炎

31. 蜘蛛痣罕见的部位是
   A. 面颊部　　　　B. 前胸
   C. 上臂　　　　　D. 手背

E. 下肢

32. 可引起心室收缩时颈静脉搏动的疾病是
   A. 高血压性心脏病
   B. 三尖瓣关闭不全
   C. 主动脉瓣关闭不全
   D. 甲状腺功能亢进症
   E. 严重贫血

33. 提示左心衰竭的体征是
   A. 脉搏过缓　　　B. 脉搏有力
   C. 奇脉　　　　　D. 舒张早期奔马律
   E. 脉搏绝对不齐

34. 下列各项，叩诊不出现浊音的是
   A. 胸壁水肿　　　B. 肺空洞
   C. 肺不张　　　　D. 胸膜肥厚粘连
   E. 胸腔积液

35. 对脾脏肿大与腹腔肿块的鉴别，最有意义的是
   A. 质地　　　　　B. 大小
   C. 活动度　　　　D. 有无压痛
   E. 有无切迹

36. 空腹听诊，可出现振水音的疾病是
   A. 肝硬化腹水　　B. 结核性腹膜炎
   C. 急性肠炎　　　D. 幽门梗阻
   E. 肾病综合征

37. 下列关于中枢性瘫痪的描述，正确的是
   A. 肌张力降低　　B. 肌肉萎缩明显
   C. 深反射消失　　D. 不出现病理反射
   E. 肌张力增强

38. 查体出现"三偏"征，常见的病变部位是
   A. 脑干　　　　　B. 脊髓
   C. 内囊　　　　　D. 基底节
   E. 脑皮质

39. 呼吸有烂苹果味最常见于
   A. 糖尿病酮症酸中毒
   B. 尿毒症
   C. 酒精中毒
   D. 有机磷农药中毒

E. 昏迷

40. 乳腺炎时常出现淋巴结肿大的部位是

    A. 右锁骨上淋巴结   B. 左锁骨上淋巴结

    C. 滑车上淋巴结   D. 腋窝淋巴结

    E. 腹股沟淋巴结

41. 肾绞痛病人常采取的体位是

    A. 强迫侧卧位   B. 强迫俯卧位

    C. 强迫坐位   D. 辗转体位

    E. 角弓反张位

42. 可见匙状甲的疾病是

    A. 发绀型先天性心脏病

    B. 缺铁性贫血

    C. 支气管扩张

    D. 肝硬化

    E. 支气管扩张症

43. 可引起球结膜水肿的疾病是

    A. 沙眼

    B. 虹膜炎

    C. 肝豆状核变性

    D. 甲状腺功能亢进症

    E. 颅内高压

44. 不出现肝颈静脉回流征的疾病是

    A. 上腔静脉阻塞综合征

    B. 右心衰竭

    C. 心包积液

    D. 缩窄性心包炎

    E. 肺心病

45. 正常肺泡呼吸音最明显的听诊部位在

    A. 喉部   B. 胸骨角附近

    C. 右肺尖   D. 肩胛下部

    E. 肩胛上部

46. 肺气肿时，心脏浊音界的改变多为

    A. 心浊音界向左扩大

    B. 心浊音界向右扩大

    C. 心底部扩大

    D. 心浊音界向两侧扩大

    E. 心浊音界缩小

47. 容易闻及二尖瓣狭窄杂音的体位是

    A. 平卧位   B. 左侧卧位

    C. 右侧卧位   D. 坐位

    E. 立位

48. 在胸骨左缘第 3、4 肋间触及收缩期震颤，应考虑的疾病是

    A. 二尖瓣狭窄

    B. 主动脉瓣关闭不全

    C. 三尖瓣狭窄

    D. 肺动脉瓣狭窄

    E. 室间隔缺损

49. 高血压性心脏病左心室增大，其心脏浊音界呈

    A. 梨形   B. 靴形

    C. 烧瓶形   D. 普大型

    E. 右位心

50. 风湿性心脏瓣膜病二尖瓣狭窄的特有体征是

    A. 心尖部第一心音亢进

    B. 胸骨左缘第 2 肋间隙第二心音亢进伴
       分裂

    C. 心尖部舒张期隆隆样杂音

    D. 心尖部收缩期吹风样杂音

    E. 开瓣音

51. 听诊心包摩擦音最清楚的部位是

    A. 心尖部

    B. 胸骨左缘第 3、4 肋间

    C. 胸骨右缘第 3、4 肋间

    D. 左侧腋前线第 3、4 肋间

    E. 心底部

52. 上肢锥体束征是

    A. Babinski（巴宾斯基征）

    B. Chaddock（查多克征）

    C. Hoffmann（霍夫曼征）

    D. Gordon（戈登征）

    E. Oppenheim（奥本海姆征）

53. 肛门与直肠的检查，错误的体位是

    A. 仰卧位   B. 俯卧位

    C. 左侧卧位   D. 蹲位

E. 肘膝位

54. 多发生脊柱前凸的部位是

　　A. 颈段　　　　　　B. 颈胸段

　　C. 胸段　　　　　　D. 腰椎

　　E. 骶椎

55. 下列各项，不出现胸壁压痛的是

　　A. 肋间神经炎　　　B. 肋骨骨折

　　C. 肋软骨炎　　　　D. 胸壁带状疱疹

　　E. 胸膜炎

56. 乳腺皮肤呈"橘皮样"改变伴有乳头血性分泌物，最可能的疾病是

　　A. 急性乳腺炎　　　B. 乳腺增生

　　C. 乳腺结核　　　　D. 乳腺囊肿

　　E. 乳腺癌

57. 严重的代谢性酸中毒常出现的呼吸类型为

　　A. Biots 呼吸

　　B. 间停呼吸

　　C. Cheyne-Stokes 呼吸

　　D. 叹息样呼吸

　　E. Kussmaul 呼吸

58. 正常人触诊语音震颤较强的部位是

　　A. 左胸上部　　　　B. 右胸上部

　　C. 右胸下部　　　　D. 乳房下部

　　E. 肩胛间区

59. 胸部触诊时语音震颤增强常见于

　　A. 大叶性肺炎

　　B. 胸腔积液

　　C. 胸壁皮下气肿

　　D. 支气管哮喘发作时

　　E. 阻塞性肺不张

60. 触诊胸膜摩擦感最明显的部位是

　　A. 两肺尖

　　B. 锁骨中线第3~5肋间隙

　　C. 腋中线第5~7肋间隙

　　D. 肩胛线第7~9肋间隙

　　E. 双侧前胸下部

61. 不使肺泡呼吸音减弱的疾病是

　　A. 胸腔积液　　　　B. 贫血

　　C. 支气管哮喘　　　D. 重症肌无力

　　E. 慢性支气管炎

62. 下列各项，最常出现病理性支气管呼吸音的是

　　A. 气胸

　　B. 支气管哮喘

　　C. 慢性支气管炎

　　D. 大叶性肺炎实变期

　　E. 慢性阻塞性肺气肿

63. 下列各项，可引起听觉语音增强的是

　　A. 气管异物　　　　B. 阻塞性肺气肿

　　C. 胸腔积液　　　　D. 肺实变

　　E. 胸膜增厚粘连

64. 鉴别胸膜摩擦音和心包摩擦音主要依靠的是

　　A. 声音发出的部位

　　B. 声音粗糙的程度

　　C. 屏住呼吸看声音是否存在

　　D. 声音持续的时间长短

　　E. 伴有啰音还是杂音

65. 慢性阻塞性肺气肿时不会出现的体征是

　　A. 桶状胸

　　B. 触觉语颤减弱

　　C. 肺下界下移

　　D. 肺下界移动度减小

　　E. 吸气期明显延长

66. 引起青少年脊柱后凸"成角畸形"的是

　　A. 佝偻病　　　　　B. 胸椎骨折

　　C. 强直性脊柱炎　　D. 胸椎结核

　　E. 胸椎肿瘤

67. 下列各项，属脊柱器质性侧凸特点的是

　　A. 可见于正常人

　　B. 平卧时可消失

　　C. 向前弯腰时可消失

　　D. 改变体位不能使侧弯得到纠正

　　E. 俗称驼背

68. 下列疾病，不出现杵状指（趾）的是

A. 发绀型先天性心脏病

B. 佝偻病

C. 肺间质纤维化

D. 支气管扩张

E. 肺癌

69. 下列关于周围性面瘫的叙述，正确的是

A. 病灶对侧颜面肌麻痹

B. 病灶同侧颜面肌麻痹

C. 能够皱额、皱眉

D. 面部无汗

E. 多因脑血管病引起

70. 肢体可做水平移动但不能抬起，此时的肌力为

A. 1 级　　　　　B. 2 级

C. 3 级　　　　　D. 4 级

E. 5 级

71. 腰椎间盘脱出所致的坐骨神经痛的体征是

A. 戈登征阳性

B. 布鲁津斯基征阳性

C. 查多克征阳性

D. 拉塞格征阳性

E. 霍夫曼征阳性

72. 帕金森病常出现的体征是

A. 铅管样强直

B. 折刀样肌张力增强

C. 肌张力降低

D. 交叉瘫

E. 三偏征

73. 属脑膜刺激征的体征是

A. Babinski 征　　　B. Oppenheim 征

C. Hoffmann 征　　D. Chaddock 征

E. Kernig 征

74. 下列各项，呈抬举样心尖搏动的是

A. 左心室肥大　　B. 右心室肥大

C. 肺源性心脏病　D. 病毒性心肌炎

E. 心包积液

75. 第二心音产生的机理主要是

A. 两个房室瓣关闭时的震动

B. 两个半月瓣关闭时的震动

C. 心室壁的震动

D. 血液流动的声音

E. 乳头肌拉紧时的震动

76. 主动脉瓣狭窄，可出现的体征是

A. 心尖部舒张期震颤

B. 胸骨左缘第 2 肋间收缩期震颤

C. 胸骨左缘第 2 肋间舒张期震颤

D. 胸骨右缘第 2 肋间收缩期震颤

E. 胸骨右缘第 2 肋间舒张期震颤

77. 下列各项，最易触及心包摩擦感的是

A. 坐位，胸骨左缘第 4 肋间处，深吸气末

B. 坐位，胸骨左缘第 4 肋间处，深呼气末

C. 卧位，胸骨左缘第 2 肋间处，深呼气末

D. 卧位，胸骨左缘第 2 肋间处，深吸气末

E. 卧位，剑突下，屏住呼吸时

78. 心包摩擦音和胸膜摩擦音的鉴别要点是

A. 有无心脏病史

B. 呼吸是否增快

C. 改变体位后摩擦音是否消失

D. 咳嗽后摩擦音是否消失

E. 屏住呼吸后摩擦音是否消失

79. 下列各项，可见剑突下异常搏动的是

A. 左心室肥大　　B. 右心室肥大

C. 大量腹水　　　D. 右位心

E. 门静脉高压

80. 下列各项，可引起心尖区出现舒张期震颤的是

A. 二尖瓣狭窄　　B. 主动脉瓣狭窄

C. 肺动脉瓣狭窄　D. 室间隔缺损

E. 动脉导管未闭

81. 下列各项，心浊音界呈三角形的是

A. 左、右心室增大

B. 左、右心房增大

C. 心包积液

D. 大量腹腔积液

E. 左心房显著增大

82. 单纯二尖瓣狭窄时，第一心音亢进的原因是

 A. 心脏收缩时，二尖瓣前叶处于低位置

 B. 二尖瓣及腱索增厚

 C. 心脏收缩时，二尖瓣后叶关闭延迟

 D. 心肌收缩力提高

 E. 心室收缩时间延长

83. 闻及开瓣音提示的是

 A. 二尖瓣轻、中度狭窄，瓣膜弹性和活动性较好

 B. 二尖瓣严重狭窄，瓣膜钙化

 C. 二尖瓣狭窄伴二尖瓣关闭不全

 D. 二尖瓣狭窄伴左心衰竭

 E. 二尖瓣狭窄分离术的禁忌证

84. 下列各项，不出现第一心音强弱不等的是

 A. 频发室性早搏

 B. 室性心动过速

 C. Ⅰ度房室传导阻滞

 D. Ⅲ度房室传导阻滞

 E. 心房颤动

85. 下列各项，不出现水冲脉的是

 A. 贫血

 B. 高热

 C. 甲状腺功能亢进症

 D. 主动脉瓣狭窄

 E. 主动脉瓣关闭不全

86. 下列关于奇脉的描述，正确的是

 A. 脉律不规则

 B. 吸气时脉搏增加

 C. 吸气时脉搏明显减弱或消失

 D. 常见于主动脉瓣关闭不全

 E. 常见于主动脉瓣狭窄

87. 下列各项，不属周围血管征的是

 A. 水冲脉

 B. 枪击音

 C. Duroziez 双重杂音

 D. 颈静脉搏动

 E. 毛细血管搏动征

88. 下列关于主动脉瓣区器质性收缩期杂音的特点的描述，错误的是

 A. 粗糙   B. 向颈部传导

 C. 常伴震颤   D. 常有 A_2 亢进

 E. 主要见于主动脉瓣狭窄

89. 触诊心尖搏动在心浊音界内侧的疾病是

 A. 高血压性心脏病

 B. 风湿性心脏病

 C. 扩张性心肌病

 D. 冠状动脉粥样硬化性心脏病

 E. 心包积液

90. 可在胸骨左缘第1、2肋间及其附近区域听到连续性杂音的疾病是

 A. 二尖瓣狭窄

 B. 二尖瓣关闭不全

 C. 主动脉瓣狭窄

 D. 主动脉瓣关闭不全

 E. 动脉导管未闭

91. 剑突下出现心脏搏动，吸气时加强，提示的是

 A. 左心房扩大   B. 右心房扩大

 C. 左心室扩大   D. 右心室扩大

 E. 脉压增大

92. 周围血管征的发生机理是

 A. 收缩压升高   B. 舒张压升高

 C. 脉压增大   D. 右心室肥大

 E. 左心室肥大

93. 叩诊发现心影呈梨形的是

 A. 二尖瓣狭窄

 B. 二尖瓣关闭不全

 C. 主动脉瓣狭窄

 D. 主动脉瓣关闭不全

 E. 室间隔缺损

94. 老年人听到第三心音，常提示的是
    A. 高血压　　　　B. 动脉粥样硬化
    C. 健康人　　　　D. 贫血
    E. 心功能不全

95. 心尖区触及舒张期震颤，可提示的疾病是
    A. 二尖瓣狭窄　　B. 二尖瓣关闭不全
    C. 肺动脉瓣狭窄　D. 主动脉瓣狭窄
    E. 室间隔缺损

96. 下列疾病，不会出现脉搏强而大的是
    A. 甲亢
    B. 发热
    C. 主动脉瓣狭窄
    D. 主动脉瓣关闭不全
    E. 高血压病

97. 心房颤动时可出现的体征是
    A. 奇脉　　　　　B. 重搏脉
    C. 交替脉　　　　D. 水冲脉
    E. 短绌脉

98. 下列各项，引起心尖搏动向左下移位的是
    A. 左心房增大　　B. 左心室增大
    C. 右心房增大　　D. 右心室增大
    E. 心包积液

99. 下列器质性心脏病中，不易触及震颤的是
    A. 二尖瓣狭窄
    B. 主动脉瓣关闭不全
    C. 肺动脉瓣狭窄
    D. 动脉导管未闭
    E. 室间隔缺损

100. 急性纤维蛋白性心包炎最具特征的体征是
    A. 颈静脉怒张　　B. 心尖搏动减弱
    C. 心包叩击音　　D. 心包摩擦音
    E. 腹水

101. 引起肺动脉瓣第二心音亢进的疾病是
    A. 二尖瓣狭窄
    B. 肺动脉瓣狭窄
    C. 主动脉瓣狭窄
    D. 主动脉瓣关闭不全
    E. 病毒性心肌炎

102. 毛细血管搏动征最常见于
    A. 甲亢
    B. 贫血
    C. 二尖瓣关闭不全
    D. 主动脉瓣狭窄
    E. 主动脉瓣关闭不全

103. 下列疾病可见脉压减低的是
    A. 贫血　　　　　B. 甲亢
    C. 缩窄性心包炎　D. 动脉导管未闭
    E. 主动脉瓣关闭不全

104. 可见颈外静脉怒张伴收缩期搏动的是
    A. 二尖瓣狭窄　　B. 二尖瓣关闭不全
    C. 三尖瓣狭窄　　D. 三尖瓣关闭不全
    E. 主动脉瓣关闭不全

105. 可出现单侧上眼睑下垂的疾病是
    A. 动眼神经麻痹　B. 面神经麻痹
    C. 重症肌无力　　D. 营养不良
    E. 先天性上眼睑下垂

106. 大骨节病的患者可出现的异常步态是
    A. 偏瘫步态　　　B. 蹒跚步态
    C. 慌张步态　　　D. 醉酒步态
    E. 剪刀步态

107. 叩出移动性浊音阳性，腹水量至少是
    A. 100mL　　　　B. 300mL
    C. 500mL　　　　D. 1000mL
    E. 3000mL

108. 下列属于湿啰音的听诊特点的是
    A. 是气流冲击管腔内黏稠分泌物引起震动所致
    B. 是气流通过狭窄的气道时发生漩涡所致
    C. 性质多变
    D. 部位较恒定
    E. 呼气时更加清楚

109. 正常心尖搏动的位置是
    A. 左侧第 5 肋间锁骨中线内 0.5 ~ 1.0cm 处
    B. 左侧第 5 肋间锁骨中线外 0.5 ~ 1.5cm 处
    C. 左侧第 5 肋间锁骨中线内 1.5 ~ 2.0cm 处
    D. 左侧第 5 肋间锁骨中线外 1.5 ~ 2.0cm 处
    E. 左侧第 5 肋间锁骨中线内 2.0 ~ 2.5cm 处

110. 主动脉听诊区的位置是
    A. 胸骨左缘第 2 肋间
    B. 胸骨右缘第 2 肋间
    C. 胸骨左缘第 3、4 肋间
    D. 心尖部
    E. 剑突下偏左、偏右处

111. 关于体温，正确的是
    A. 腋下温度正常值是 36.5℃ ~ 37.5℃
    B. 正常人 24 小时内体温恒定不变
    C. 妇女在月经前期或妊娠期体温略低
    D. 体温在 39.1℃ ~ 41℃ 为超高热
    E. 体温过低可见于甲状腺功能减退症

112. 下列可引起血压增高的疾病是
    A. 肾动脉狭窄
    B. 甲状腺功能减退症
    C. 肾上腺皮质功能减退症
    D. 心包填塞
    E. 休克

113. 可引起第二磨牙的颊黏膜处针头大小白色斑点周围绕以红晕的是
    A. 风疹   B. 麻疹
    C. 带状疱疹   D. 幼儿急疹
    E. 伤寒

114. 淋巴结结核常发生的部位是
    A. 颌下   B. 颈部血管周围
    C. 腋窝   D. 滑车上
    E. 腹股沟

115. 可引起颈静脉怒张的疾病是
    A. 严重贫血
    B. 缩窄性心包炎
    C. 二尖瓣关闭不全
    D. 主动脉瓣关闭不全
    E. 左心衰竭

116. 诊断甲状腺功能亢进，最有意义的体征是
    A. 甲状腺肿大，质地柔软
    B. 甲状腺弥漫、对称性肿大
    C. 甲状腺结节性肿大
    D. 甲状腺可随吞咽上下移动
    E. 甲状腺可触及震颤或能听到连续性血管杂音

117. 检查发现某患者呼吸由浅慢逐渐变深快，然后由深快转为浅慢，随之出现短时暂停，周而复始。其呼吸变化是
    A. 间停呼吸   B. 叹息样呼吸
    C. 潮式呼吸   D. 库斯莫尔呼吸
    E. 抽泣样呼吸

118. 正常支气管呼吸音的部位是
    A. 胸骨上窝、喉部
    B. 背部第 3、4 胸椎附近
    C. 乳房下部
    D. 肩胛下区
    E. 胸骨角附近

119. 可出现第一心音增强的是
    A. 心肌炎
    B. 二尖瓣狭窄
    C. 主动脉瓣狭窄
    D. 二尖瓣关闭不全
    E. 主动脉瓣关闭不全

120. 动脉导管未闭时杂音性质是
    A. 机器样   B. 吹风样
    C. 隆隆样   D. 叹气样
    E. 乐音样

B1 型题

A. 舟状腹　　　　B. 尖腹

C. 气腹　　　　　D. 蛙腹

E. 球状腹

1. 肝硬化腹水的腹部外形常呈

2. 结核性腹膜炎的腹部外形常呈

A. 腹壁静脉血流方向脐以上向上，脐以下向下

B. 腹壁静脉血流方向脐以上向上，脐以下向上

C. 腹壁静脉血流方向脐以上向下，脐以下向下

D. 腹壁静脉血流方向脐以上向下，脐以下向上

E. 胸壁静脉血流方向向下

3. 门静脉阻塞有门脉高压时血流方向是

4. 下腔静脉阻塞时血流方向是

A. 腹壁柔软　　　　B. 腹部饱满

C. 板状腹　　　　　D. 揉面感

E. 腹肌紧张度降低

5. 结核性腹膜炎时腹部触诊的表现为

6. 癌性腹膜炎时腹部触诊的表现为

A. 急性肝炎　　　　B. 肝淤血

C. 脂肪肝　　　　　D. 肝硬化

E. 肝癌

7. 可引起肝脏轻度肿大，表面光滑，边缘钝，质稍韧，有压痛的疾病是

8. 可引起肝脏明显肿大，表面光滑，边缘钝，质韧，有压痛，肝颈静脉反流征阳性的疾病是

A. 脾脏轻度肿大，质地柔软

B. 脾脏中度肿大，质地较硬

C. 脾脏高度肿大

D. 脾脏压痛，有摩擦感

E. 脾脏有囊性感

9. 脾梗死时脾脏触诊的表现为

10. 慢性粒细胞白血病时触诊脾脏的表现为

A. 胆囊不肿大，明显黄疸

B. 胆囊不肿大，墨菲征阴性

C. 胆囊肿大、实性感

D. 胆囊肿大、囊性感、有压痛

E. 胆囊肿大、囊性感、无压痛，黄疸渐进性加深

11. 急性胆囊炎时触诊胆囊的表现为

12. 胰头癌时触诊胆囊的表现为

A. 胃肠胀气　　　　B. 急性肝炎

C. 急性胃肠穿孔　　D. 右下肺不张

E. 肺气肿

13. 肝浊音界消失见于

14. 肝浊音界上移见于

A. 右锁骨中线与肋缘交界处

B. 脐与髂前上棘连线的中外 1/3 交界处

C. 脐水平线上腹直肌外缘

D. 髂前上棘水平腹直肌外缘

E. 第 12 肋与腰肌外缘交角的顶点

15. 胆囊点位于

16. 上输尿管压痛点位于

A. 匙状甲　　　　　B. 杵状指（趾）

C. 肢端肥大症　　　D. 爪形手

E. 指间关节梭形

17. 类风湿性关节炎常出现的体征是

18. 支气管扩张常出现的体征是

A. 匙状甲　　　　　B. 指间关节梭形

C. 肢端肥大症　　　D. 爪形手

E. 杵状指

19. 尺神经损伤常出现的体征是

20. 垂体前叶肿瘤常出现的体征是

    A. 呼气时更加清楚，性质多变，部位变换不定

    B. 呼气时更加清楚，性质多变，部位较恒定

    C. 吸气终末时多而清楚，性质多变，部位较恒定

    D. 呼气时更加清楚，性质不易改变，部位变换不定

    E. 吸气终末时多而清楚，性质不易改变，部位较恒定

21. 湿啰音的听诊特点是

22. 干啰音的听诊特点是

    A. 两肺散在哮鸣音   B. 局限性湿啰音

    C. 两肺散在湿啰音   D. 局限性哮鸣音

    E. 胸膜摩擦音

23. 支气管肺癌的体征是

24. 支气管扩张症的体征是

    A. 气管异物   B. 支气管哮喘

    C. 肺癌早期   D. 胸腔积液

    E. 大叶性肺炎

25. 双肺满布哮鸣音常见于

26. 肺部局部而持久的干啰音常见于

    A. 呼吸音增强   B. 呼吸音粗糙

    C. 呼吸音正常   D. 呼吸音减弱

    E. 呼吸音消失

27. 甲状腺功能亢进症的体征是

28. 肺气肿的体征是

    A. 清音   B. 过清音

    C. 实音   D. 浊音

    E. 鼓音

29. 气胸患者病变部位的叩诊音为

30. 大量胸腔积液患者病变部位的叩诊音为

    A. 桶状胸   B. 扁平胸

    C. 鸡胸   D. 漏斗胸

    E. 肋骨串珠

31. 胸廓前后径常不到横径的一半，此种胸廓称为

32. 胸骨下部显著前凸，两侧肋骨凹陷，此种胸廓称为

    A. 直肠周围脓肿   B. 直肠息肉

    C. 直肠癌   D. 肛裂

    E. 直肠炎

33. 直肠触诊触及柔软光滑而有弹性的包块，应考虑的是

34. 直肠触诊触及质地坚硬，表面凹凸不平的包块，应考虑的是

    A. 皮下气肿

    B. 胸骨压痛

    C. 吸气时肋间隙回缩

    D. 上腔静脉阻塞

    E. 肋间隙膨隆

35. 大量胸腔积液时可见

36. 白血病可见

    A. 心源性哮喘   B. 支气管哮喘

    C. 支气管扩张   D. 慢性支气管炎

    E. 肺炎球菌性肺炎

37. 两肺散在干、湿啰音，其多少及部位不固定者，见于

38. 患侧呼吸运动减弱，叩诊浊音，可闻及支气管呼吸音者，见于

    A. 肺脓肿   B. 肺气肿

    C. 阻塞性肺不张   D. 气胸

    E. 肺实变

39. 患侧呼吸活动度减弱伴叩诊为浊音，呼

吸音消失者，见于

40. 患侧呼吸活动度减弱伴叩诊为鼓音，呼吸音消失者，见于

    A. 肺气肿   B. 大量胸腔积液

    C. 气胸   D. 支气管肺炎

    E. 肺不张

41. 肺部叩诊呈过清音的是

42. 胸部叩诊呈鼓音的是

    A. 交替脉   B. 水冲脉

    C. 奇脉   D. 颈静脉搏动

    E. 脉搏短绌

43. 主动脉瓣关闭不全多表现为

44. 缩窄性心包炎多表现为

    A. 双颊暗红，口唇紫绀

    B. 表情淡漠，反应迟钝，呈无欲状态

    C. 面色苍白，颜面浮肿

    D. 眼裂增大，眼球突出，目光闪烁，呈惊恐貌

    E. 面色潮红，兴奋不安，口唇干燥

45. 典型二尖瓣面容的特点是

46. 典型伤寒面容的特点是

    A. 左侧卧位   B. 右侧卧位

    C. 坐位体前倾   D. 仰卧位深吸气

    E. 俯卧位

47. 听诊二尖瓣狭窄的舒张期杂音时应选取的体位是

48. 听诊主动脉瓣关闭不全的舒张期杂音时应选取的体位是

    A. 麦氏点压痛

    B. 墨菲征阳性

    C. 库瓦济埃征阳性

    D. 库瓦济埃征阴性

    E. 板状腹

49. 胰头癌的体征是

50. 急性胆囊炎的体征是

    A. 收缩期吹风样杂音

    B. 舒张期隆隆样杂音

    C. 舒张期叹气样杂音

    D. 连续性机器样杂音

    E. 乐音样杂音

51. 二尖瓣狭窄的杂音是

52. 主动脉瓣关闭不全的杂音是

    A. 胸骨左缘第5肋间锁骨中线内搏动

    B. 负性心尖搏动

    C. 抬举性搏动

    D. 剑突下搏动

    E. 胸骨右缘第2肋间搏动

53. 粘连性心包炎的体征是

54. 高血压性心脏病的体征是

    A. 二尖瓣狭窄   B. 二尖瓣关闭不全

    C. 肺动脉瓣狭窄 D. 主动脉瓣狭窄

    E. 主动脉瓣关闭不全

55. S_1亢进，P_2亢进的疾病是

56. 出现周围血管征的疾病是

    A. 水冲脉   B. 交替脉

    C. 重搏脉   D. 奇脉

    E. 无脉

57. 符合左心功能不全的体征是

58. 符合甲状腺功能亢进症的体征是

    A. 半月瓣关闭   B. 半月瓣开放

    C. 心肌收缩力   D. 房室瓣开放

    E. 房室瓣关闭

59. 第一心音产生的主要构成成分是

60. 第二心音产生的主要构成成分是

    A. 梨形心

B. 靴形心

C. 三角烧瓶状心

D. 心底部浊音界增宽

E. 心浊音界明显缩小

61. 二尖瓣狭窄时心脏叩诊可见到的体征是

62. 心包积液时坐位心脏叩诊可见到的体征是

A. 氨味 　　　　B. 腥臭味

C. 血腥味 　　　D. 刺激性蒜味

E. 烂苹果味

63. 糖尿病酮症酸中毒患者可出现的呼气味是

64. 尿毒症患者可出现的呼气味是

参考答案

A1 型题

1. A	2. E	3. A	4. E	5. D
6. C	7. C	8. A	9. E	10. D
11. E	12. A	13. E	14. C	15. E
16. E	17. B	18. C	19. B	20. B
21. D	22. A	23. E	24. B	25. C
26. B	27. D	28. E	29. D	30. C
31. E	32. B	33. D	34. E	35. E
36. D	37. E	38. C	39. A	40. D
41. D	42. B	43. E	44. A	45. D
46. E	47. B	48. E	49. E	50. C

51. B	52. C	53. B	54. D	55. E
56. E	57. E	58. B	59. A	60. C
61. B	62. D	63. D	64. C	65. E
66. D	67. D	68. B	69. B	70. B
71. D	72. A	73. E	74. A	75. B
76. D	77. B	78. E	79. B	80. A
81. C	82. A	83. A	84. C	85. D
86. E	87. D	88. D	89. E	90. E
91. D	92. C	93. A	94. E	95. A
96. C	97. E	98. B	99. B	100. D
101. A	102. E	103. C	104. D	105. A
106. B	107. D	108. D	109. A	110. B
111. E	112. A	113. B	114. B	115. B
116. E	117. C	118. A	119. B	120. A

B1 型题

1. D	2. B	3. A	4. B	5. D
6. D	7. A	8. B	9. D	10. C
11. D	12. E	13. C	14. D	15. A
16. C	17. E	18. B	19. D	20. C
21. E	22. A	23. D	24. B	25. B
26. C	27. A	28. D	29. B	30. C
31. B	32. C	33. C	34. C	35. E
36. B	37. D	38. E	39. C	40. D
41. A	42. C	43. B	44. C	45. A
46. B	47. A	48. C	49. C	50. B
51. B	52. C	53. C	54. C	55. A
56. E	57. B	58. A	59. E	60. A
61. A	62. C	63. E	64. A	

第四单元　实验室诊断

A1 型题

1. 判断成年女性贫血的血红蛋白含量应低于

A. 120g/L 　　　B. 115g/L

C. 105g/L 　　　D. 100g/L

E. 90g/L

2. 引起红细胞相对性增多的疾病是

A. 脾功能亢进

B. 真性红细胞增多症

C. 肺源性心脏病

D. 紫绀型先心病

E. 大面积烧伤

3. 引起红细胞病理性绝对性增多的疾病是

A. 系统性红斑狼疮　　B. 大面积烧伤

C. 肺源性心脏病　　　D. 脾功能亢进

E. 严重腹泻

4. 由于维生素 B_{12} 缺乏所引起的贫血是

A. 缺铁性贫血　　　B. 巨幼细胞贫血

C. 再生障碍性贫血　D. 溶血性贫血

E. 失血性贫血

5. 由于红细胞破坏过多所引起的贫血是

A. 失血性贫血　　　B. 再生障碍性贫血

C. 缺铁性贫血　　　D. 溶血性贫血

E. 巨幼细胞贫血

6. 出现小细胞低色素性贫血的常见疾病是

A. 缺铁性贫血　　　B. 巨幼细胞贫血

C. 失血性贫血　　　D. 溶血性贫血

E. 再生障碍性贫血

7. 正常情况下，白细胞分类计数正常时，淋巴细胞所占的百分比是

A. 0%～1%　　　　B. 1%～5%

C. 3%～8%　　　　D. 20%～40%

E. 50%～70%

8. 白细胞分类计数正常时，单核细胞所占的百分比是

A. 0%～1%　　　　B. 1%～5%

C. 3%～8%　　　　D. 20%～40%

E. 50%～70%

9. 引起白细胞总数及中性粒细胞增多的疾病是

A. 伤寒　　　　　　B. 流行性感冒

C. 化脓性感染　　　D. 脾功能亢进

E. 麻疹

10. 引起中性粒细胞增多的疾病是

A. 脾功能亢进　　　B. 伤寒

C. 麻疹　　　　　　D. 流行性感冒

E. 急性大失血

11. 引起中性粒细胞减少的疾病是

A. 脾功能亢进　　　B. 尿毒症

C. 肺炎链球菌肺炎　D. 急性心肌梗死

E. 急性溶血

12. 外周血象检查出现核右移的疾病是

A. 急性大失血　　　B. 巨幼细胞贫血

C. 化脓性感染　　　D. 急性中毒

E. 急性溶血

13. 引起嗜酸性粒细胞增多的原因是

A. 伤寒　　　　　　B. 应激状态

C. 库欣综合征　　　D. 寄生虫病

E. 应用皮质激素后

14. 引起淋巴细胞比例相对增高的疾病是

A. 风疹

B. 流行性腮腺炎

C. 传染性单核细胞增多症

D. 病毒性肝炎

E. 再生障碍性贫血

15. 下列各项，不引起淋巴细胞增多的疾病是

A. 百日咳　　　　　B. 流行性腮腺炎

C. 肾综合征出血热　D. 免疫缺陷性疾病

E. 结核病

16. 引起网织红细胞减少的贫血是

A. 巨幼细胞贫血　　B. 缺铁性贫血

C. 再生障碍性贫血　D. 溶血性贫血

E. 失血性贫血

17. 引起网织红细胞明显增多的贫血是

A. 缺铁性贫血　　　B. 溶血性贫血

C. 巨幼细胞贫血　　D. 再生障碍性贫血

E. 骨髓病性贫血

18. 引起血小板增多的疾病是

A. 再生障碍性贫血

B. 急性放射病

C. 慢性粒细胞白血病

D. 急性白血病

E. 脾功能亢进

19. 下列各项，不属血小板减少的疾病是

    A. 脾功能亢进   B. 急性白血病

    C. 再生障碍性贫血   D. 急性放射病

    E. 急性大失血

20. 引起血小板减少的疾病是

    A. 急性白血病

    B. 真性红细胞增多症

    C. 慢性粒细胞白血病

    D. 急性大失血

    E. 急性溶血

21. 下列各项，不引起血沉增快的疾病是

    A. 活动性结核病   B. 恶性肿瘤

    C. 多发性骨髓瘤   D. 心绞痛

    E. 严重贫血

22. 下列各项，不引起血沉增快的疾病是

    A. 细菌性急性炎症   B. 良性肿瘤

    C. 慢性肾炎   D. 急性心肌梗死

    E. 系统性红斑狼疮

23. 监测肝素治疗的首选指标是

    A. 活化部分凝血活酶时间（APTT）测定

    B. 血浆纤维蛋白原（Fg）测定

    C. 血浆 D-二聚体测定

    D. 血浆凝血酶原时间（PT）测定

    E. 出血时间（BT）测定

24. 引起血浆凝血酶原时间延长的疾病是

    A. 心肌梗死   B. 多发性骨髓瘤

    C. 严重肝病   D. 脑血栓形成

    E. 深静脉血栓形成

25. 引起血浆纤维蛋白原增高的疾病是

    A. DIC   B. 原发性纤溶症

    C. 重症肝炎   D. 肝硬化

    E. 多发性骨髓瘤

26. 下列各项，不属血浆纤维蛋白原减少的疾病是

    A. 糖尿病   B. 肝硬化

    C. 重症肝炎   D. DIC

    E. 原发性纤溶症

27. 正常人血清白蛋白/球蛋白（A/G）的比值是

    A. （0.5~1.0）：1

    B. （1.0~1.5）：1

    C. （1.5~2.0）：1

    D. （1.5~2.5）：1

    E. （3.0~4.5）：1

28. 引起血清总蛋白及白蛋白减少的疾病是

    A. 急性肝炎   B. 疟疾

    C. 肾病综合征   D. 多发性骨髓瘤

    E. 黑热病

29. 导致血清白蛋白减少，γ球蛋白增多的疾病是

    A. 肾病综合征   B. 肝硬化

    C. 急性肝炎   D. 糖尿病肾病

    E. 多发性骨髓瘤

30. 引起白蛋白/球蛋白（A/G）降低的疾病是

    A. 肾上腺皮质功能减退症

    B. 急性肝炎

    C. 阻塞性黄疸

    D. 甲状腺功能亢进症

    E. 慢性肝炎

31. 血清蛋白电泳时，α_2及β球蛋白增高，白蛋白及γ球蛋白减低的疾病是

    A. 多发性骨髓瘤   B. 肾病综合征

    C. 肝硬化   D. 肝癌

    E. 原发性巨球蛋白血症

32. 以非结合胆红素增加为主的疾病是

    A. 病毒性肝炎   B. 胆石症

    C. 中毒性肝炎   D. 蚕豆病

    E. 胰头癌

33. 下列各项，不属肝细胞性黄疸实验室检查结果的是

    A. 总胆红素增高

    B. 非结合胆红素增高

    C. 结合胆红素增高

    D. 尿胆原增高

E. 尿胆红素阴性

34. 尿胆原减低或缺如，尿胆红素强阳性的疾病是

    A. 胰头癌　　　　B. 溶血性贫血

    C. 蚕豆病　　　　D. 中毒性肝炎

    E. 病毒性肝炎

35. 血清中 LDH_1 和 LDH_2 均增高，且 LDH_1/$LDH_2>1$。考虑的诊断是

    A. 急性心肌梗死　　B. 心肌炎

    C. 急性肝炎　　　　D. 阻塞性黄疸

    E. 肝硬化

36. 急性病毒性肝炎时明显增高的酶是

    A. 肌酸激酶（CK）

    B. 乳酸脱氢酶（LDH）

    C. 碱性磷酸酶（ALP）

    D. 天门冬氨酸氨基转移酶（AST）

    E. 丙氨酸氨基转移酶（ALT）

37. 丙氨酸氨基转移酶（ALT）增高最明显的疾病是

    A. 急性心肌梗死　　B. 肝硬化

    C. 急性病毒性肝炎　D. 肝癌

    E. 急性重症肝炎

38. ALT 基本正常，AST 显著增高，ALT/AST<1 的疾病是

    A. 肝硬化　　　　B. 酒精性肝病

    C. 脂肪肝　　　　D. 急性病毒性肝炎

    E. 慢性病毒性肝炎

39. 碱性磷酸酶明显增高的疾病是

    A. 骨软化症　　　B. 阻塞性黄疸

    C. 纤维性骨炎　　D. 甲亢

    E. 佝偻病

40. 提示既往感染过甲型肝炎病毒，已获得免疫力，并可作为流行病学调查指标的是

    A. HAVAg 阳性

    B. HAV-RNA 阳性

    C. 抗 HAV-IgM 阳性

    D. 抗 HAV-IgA 阳性

    E. 抗 HAV-IgG 阳性

41. 下列各项，属于保护性抗体的是

    A. 抗 HBc-IgA 阳性

    B. 抗-HBs 阳性

    C. 抗-HBe 阳性

    D. 抗 HBc-IgG 阳性

    E. 抗 HBc-IgM 阳性

42. 提示病毒复制，传染性强，持续阳性，表明肝细胞损害较重，且可转为慢性乙型肝炎的指标是

    A. HBsAg　　　　B. HBeAg

    C. HBcAg　　　　D. 抗-HBs

    E. 抗 HBc

43. 一般情况下血液中测不到，但其阳性提示病人感染 HBV，传染性强的是

    A. HBsAg　　　　B. HBeAg

    C. 抗-HBs　　　　D. HBcAg

    E. 抗 HBc

44. 当内生肌酐清除率（Ccr）为 15mL/min 时，肾功能的分期是

    A. 肾功能正常　　B. 肾衰竭代偿期

    C. 肾衰竭失代偿期　D. 肾衰竭期

    E. 肾衰竭终末期

45. 血肌酐（Cr）测定反映的功能是

    A. 肾小球滤过功能

    B. 肾小管排泌功能

    C. 肾小管重吸收功能

    D. 肾脏调节水液平衡功能

    E. 肾脏调节酸碱平衡功能

46. 因肾后性因素引起血尿素氮增高的疾病是

    A. 尿毒症

    B. 上消化道出血

    C. 尿路结石

    D. 甲状腺功能亢进症

    E. 大面积烧伤

47. 反映远端肾小管和集合管稀释-浓缩功能的敏感试验是

    A. 血肌酐

B. 昼夜尿比密试验

C. 血 β_2-微球蛋白（β_2-MG）测定

D. 血尿酸（UA）测定

E. 尿 β_2-微球蛋白（β_2-MG）测定

48. 作为诊断痛风主要依据的试验是

    A. 内生肌酐清除率测定

    B. 昼夜尿比密试验

    C. 血 β_2-微球蛋白测定

    D. 血尿酸测定

    E. 血清尿素氮测定

49. 昼夜尿比密试验结果为：尿量明显增多，而各次尿比密均明显降低的疾病是

    A. 急性肾盂肾炎   B. 肾病综合征

    C. 急性肾小球肾炎   D. 尿崩症

    E. 糖尿病

50. 下列各项，不引起空腹血糖增高的疾病是

    A. 胰高血糖素瘤

    B. 急性脑血管病

    C. 甲状腺功能亢进症

    D. 颅脑外伤

    E. 急性酒精中毒

51. 下列各项，不引起空腹血糖降低的是

    A. 胰岛 β 细胞肿瘤

    B. 严重营养不良

    C. 甲状腺功能亢进症

    D. 肾上腺皮质激素缺乏

    E. 急性酒精中毒

52. 引起血清总胆固醇增高的疾病是

    A. 肝硬化

    B. 甲状腺功能亢进症

    C. 严重贫血

    D. 严重营养不良

    E. 肾病综合征

53. 下列各项，不引起血清总胆固醇增高的疾病是

    A. 阻塞性黄疸   B. 肝硬化

    C. 高脂蛋白血症   D. 肾病综合征

    E. 糖尿病

54. 可防止动脉粥样硬化的发生，与冠心病发病呈负相关的试验是

    A. 高密度脂蛋白（HDL）测定

    B. 低密度脂蛋白（LDL）测定

    C. 血清总胆固醇（TC）测定

    D. 血清糖化血红蛋白（GHb）测定

    E. 血清甘油三酯（TG）测定

55. 下列各项，不引起高钾血症的疾病是

    A. 急性肾功能衰竭   B. 严重溶血

    C. 缺铁性贫血   D. 挤压综合征

    E. 代谢性酸中毒

56. 引起高钾血症的疾病是

    A. 急性肾衰竭多尿期

    B. 醛固酮增多症

    C. 心功能不全

    D. 肾上腺皮质功能减退症

    E. 代谢性碱中毒

57. 引起高钠血症的疾病是

    A. 醛固酮增多症   B. 幽门梗阻

    C. 肺结核   D. 尿崩症

    E. 大面积烧伤

58. 因抗利尿激素分泌过多而引起血钠减低的疾病是

    A. 醛固酮增多症   B. 尿崩症

    C. 幽门梗阻   D. 肺结核

    E. 大面积烧伤

59. 引起低氯血症的疾病是

    A. 尿路梗阻

    B. 肾上腺皮质功能亢进症

    C. 急性肾衰竭

    D. 充血性心力衰竭

    E. 呼吸性酸中毒

60. 引起高钙血症的疾病是

    A. 甲状旁腺功能亢进症

    B. 维生素 D 缺乏症

    C. 骨质软化症

    D. 阻塞性黄疸

E. 佝偻病

61. 引起低钙血症的原因是

    A. 甲状旁腺功能亢进症

    B. 多发性骨髓瘤

    C. 骨质软化症

    D. 应用维生素 D

    E. 急性肾衰竭

62. 血清铁及血清铁蛋白均增高的疾病是

    A. 维生素 C 缺乏症   B. 消化性溃疡

    C. 缺铁性贫血   D. 再生障碍性贫血

    E. 恶性肿瘤

63. 作为诊断血色病的可靠指标，血清转铁蛋白饱和度（Tfs）应大于的数值是

    A. 20%   B. 33%

    C. 55%   D. 60%

    E. 70%

64. 引起尿淀粉酶明显增高的疾病是

    A. 急性胆囊炎   B. 胰腺癌

    C. 流行性腮腺炎   D. 急性胃肠炎

    E. 急性胰腺炎

65. 对急性胰腺炎有诊断价值的血清淀粉酶的数值应大于

    A. 800U/L   B. 1800U/L

    C. 3500U/L   D. 5000U/L

    E. 6000U/L

66. 怀疑急性胰腺炎时，血清淀粉酶的数值应大于

    A. 800U/L   B. 1800U/L

    C. 3500U/L   D. 5000U/L

    E. 6000U/L

67. 下列各项，不属急性心肌梗死检测指标的是

    A. 天门冬氨酸氨基转移酶（AST）

    B. 碱性磷酸酶（ALP）

    C. 乳酸脱氢酶（LDH）

    D. 肌酸激酶（CK）

    E. 心肌肌钙蛋白 T（cTnT）

68. 用于急性心肌梗死早期诊断的敏感指标是

    A. 丙氨酸氨基转移酶（ALT）

    B. 碱性磷酸酶（ALP）

    C. 肌酸激酶（CK）

    D. 乳酸脱氢酶（LDH）

    E. γ-谷氨酰转移酶（γ-GT）

69. 原发性巨球蛋白血症时，明显增高的 Ig 是

    A. IgG   B. IgA

    C. IgM   D. IgD

    E. IgE

70. 支气管哮喘时，增高的 Ig 是

    A. IgG   B. IgA

    C. IgM   D. IgD

    E. IgE

71. 多发性骨髓瘤可分别有 4 种 Ig 增高，并以此分型，应除外的是

    A. IgG   B. IgA

    C. IgM   D. IgD

    E. IgE

72. 表现为 IgG、IgA、IgM 均增高的疾病是

    A. 类风湿性关节炎

    B. 原发性巨球蛋白血症

    C. 多发性骨髓瘤

    D. 支气管哮喘

    E. 过敏性鼻炎

73. 血清免疫球蛋白测定中，不属多克隆增高的疾病是

    A. 类风湿性关节炎   B. 系统性红斑狼疮

    C. 淋巴瘤   D. 慢性肝病

    E. 寄生虫感染

74. 可引起总补体溶血活性（CH50）增高的疾病是

    A. 肾小球肾炎   B. 类风湿性关节炎

    C. 慢性肝炎   D. 系统性红斑狼疮

    E. 恶性肿瘤

75. 下列各项，不引起总补体溶血活性（CH50）减低的疾病是

A. 慢性肝炎　　　　B. 系统性红斑狼疮

C. 类风湿性关节炎　D. 急性炎症

E. 肾小球肾炎

76. 可引起补体 C_3 增高的疾病是

A. 急性炎症　　　　B. 急性肾炎

C. 狼疮性肾炎　　　D. 系统性红斑狼疮

E. 类风湿性关节炎

77. 可引起补体 C_3 减低的原因是

A. 急性炎症　　　　B. 狼疮性肾炎

C. 传染病早期　　　D. 恶性肿瘤

E. 排斥反应

78. 血清抗体效价 O>1∶80 及 H>1∶160 时，考虑的诊断是

A. 副伤寒　　　　　B. 伤寒

C. 狼疮性肾炎　　　D. 风湿热

E. 风湿性关节炎

79. 血清甲胎蛋白阳性最常见的疾病是

A. 生殖腺胚胎肿瘤　B. 原发性肝癌

C. 肝硬化　　　　　D. 转移性肝癌

E. 卵巢癌

80. 导致抗核抗体（ANA）阳性的主要疾病是

A. 多发性骨髓瘤　　B. 原发性肝癌

C. 肝硬化　　　　　D. 系统性红斑狼疮

E. 甲状腺功能亢进症

81. 下列各项免疫学检查，系统性红斑狼疮患者常呈阳性，但应除外的是

A. 类风湿因子（RF）

B. 抗核抗体（ANA）

C. 抗双链 DNA（dsDNA）

D. 狼疮细胞（LE 细胞）

E. 抗甲状腺球蛋白抗体（ATG）

82. 引起病理性尿量增多的疾病是

A. 休克　　　　　　B. 水肿

C. 高热　　　　　　D. 糖尿病

E. 急性肾炎

83. 少尿时 24 小时尿量应低于的数值是

A. 100mL　　　　　B. 200mL

C. 300mL　　　　　D. 400mL

E. 500mL

84. 下列各项，不属尿量减少的疾病是

A. 尿路梗阻　　　　B. 休克

C. 急性肾炎　　　　D. 心功能不全

E. 尿崩症

85. 肉眼血尿时，每升尿液中的含血量至少应该是

A. 1mL　　　　　　B. 2mL

C. 3mL　　　　　　D. 4mL

E. 5mL

86. 引起血红蛋白尿的疾病是

A. 急性肾小球肾炎　B. 溶血性贫血

C. 阻塞性黄疸　　　D. 肾盂肾炎

E. 血小板减少性紫癜

87. 阵发性睡眠性血红蛋白尿患者，尿液改变的特点是

A. 肉眼血尿　　　　B. 镜下血尿

C. 酱油色尿　　　　D. 胆红素尿

E. 乳糜尿

88. 尿液呈浓茶色，镜检无红细胞，隐血试验阳性。考虑的疾病是

A. 急性肾小球肾炎

B. 丝虫病

C. 血小板减少性紫癜

D. 膀胱炎

E. 蚕豆病

89. 引起脓尿和菌尿的疾病是

A. 急性肾小球肾炎　B. 丝虫病

C. 肾结石　　　　　D. 肾盂肾炎

E. 恶性疟疾

90. 引起病理性尿比重减低的疾病是

A. 急性肾小球肾炎　B. 慢性肾衰竭

C. 糖尿病　　　　　D. 心功能不全

E. 脱水

91. 蛋白尿阳性时，24 小时尿蛋白量应大于

A. 50mg　　　　　　B. 100mg

C. 150mg　　　　　D. 200mg

E. 250mg

92. 巨球蛋白血症患者出现蛋白尿的类型是
 A. 肾小球性蛋白尿　B. 肾小管性蛋白尿
 C. 溢出性蛋白尿　　D. 组织性蛋白尿
 E. 混合性蛋白尿

93. 出现尿酮体阳性的疾病是
 A. 糖尿病酮症酸中毒
 B. 恶性疟疾
 C. 阵发性睡眠性血红蛋白尿
 D. 肾盂肾炎
 E. 急性肾小球肾炎

94. 引起应激性糖尿的疾病是
 A. 糖尿病
 B. 慢性肾炎
 C. 甲状腺功能亢进症
 D. 肝硬化
 E. 颅脑外伤

95. 尿中出现大量白细胞的疾病是
 A. 急性肾炎
 B. 慢性肾炎急性发作
 C. 肾病综合征
 D. 泌尿系统感染
 E. 肾动脉硬化

96. 尿中出现尾形上皮细胞的疾病是
 A. 急性肾小球肾炎　B. 尿道炎
 C. 肾结核　　　　　D. 肾病综合征
 E. 输尿管炎

97. 正常人尿中可出现的管型是
 A. 细胞管型　　　B. 颗粒管型
 C. 透明管型　　　D. 蜡样管型
 E. 脂肪管型

98. 尿中出现红细胞管型的疾病是
 A. 狼疮性肾炎　　B. 间质性肾炎
 C. 肾盂肾炎　　　D. 肾动脉硬化
 E. 膀胱炎

99. 出现脂肪管型的疾病是
 A. 尿道炎　　　　B. 急性膀胱炎
 C. 肾盂肾炎　　　D. 肾病综合征

E. 肾结石

100. 尿菌阳性提示尿路感染时，尿菌落计数的数值应大于
 A. 10^4/mL　　　B. 10^5/mL
 C. 10^6/mL　　　D. 10^7/mL
 E. 10^8/mL

101. 霍乱患者的粪便性状是
 A. 米泔样便　　　B. 粥样稀便
 C. 鲜血便　　　　D. 冻状便
 E. 柏油样便

102. 粪便显微镜检查出现巨噬细胞的疾病是
 A. 急性胃肠炎　　B. 阿米巴痢疾
 C. 直肠癌　　　　D. 溃疡性结肠炎
 E. 直肠息肉

103. 粪便隐血试验呈持续阳性的疾病是
 A. 消化性溃疡　　B. 急性胃肠炎
 C. 阿米巴痢疾　　D. 钩虫病
 E. 消化道癌症

104. 下列各项，不引起渗出液的疾病是
 A. 胸膜炎　　　　B. 恶性肿瘤
 C. 结核性腹膜炎　D. 心包炎
 E. 肾病综合征

105. 下列各项，不引起漏出液的疾病是
 A. 重度营养不良
 B. 恶性肿瘤
 C. 肝硬化
 D. 慢性心功能不全
 E. 肾病综合征

106. 漏出液的特点是
 A. 外观脓性
 B. 能自凝
 C. 比重<1.018
 D. 黏蛋白定性阳性
 E. 可找到致病菌

107. 渗出液的特点是
 A. 外观淡黄色
 B. 不能自凝
 C. 比重<1.018

D. 黏蛋白定性阳性

E. 无致病菌

108. 浆膜腔积液化验结果为：混浊，黄色，比重为 1.020，黏蛋白定性阳性，细胞数为 $600 \times 10^6/L$。考虑的疾病是

  A. 结核性腹膜炎 B. 重度营养不良

  C. 肝硬化 D. 慢性心功能不全

  E. 肾病综合征

109. 浆膜腔积液化验结果为：淡黄色，比重为 1.016，黏蛋白定性阴性，细胞数为 $80 \times 10^6/L$。考虑的疾病是

  A. 胸膜炎 B. 恶性肿瘤

  C. 结核性腹膜炎 D. 肝硬化

  E. 心包炎

110. 脑脊液外观呈毛玻璃样混浊的疾病是

  A. 化脓性脑膜炎 B. 结核性脑膜炎

  C. 病毒性脑膜炎 D. 蛛网膜下腔出血

  E. 流行性乙型脑炎

111. 脑脊液检查蛋白质定量显著增加的疾病是

  A. 化脓性脑膜炎 B. 结核性脑膜炎

  C. 病毒性脑膜炎 D. 蛛网膜下腔出血

  E. 脑肿瘤

112. 脑脊液检查结果：蛋白质定性（+++），葡萄糖（-），氯化物 96mmol/L。最可能的疾病是

  A. 流行性乙型脑炎 B. 病毒性脑膜炎

  C. 脑膜白血病 D. 化脓性脑膜炎

  E. 结核性脑膜炎

113. 关于化脓性脑膜炎脑脊液特点的叙述，错误的是

  A. 外观呈毛玻璃样混浊

  B. 压力显著增高

  C. 细胞数显著增加

  D. 可发现致病菌

  E. 细胞分类以中性粒细胞为主

A2 型题

1. 腹泻患者，粪便以黏液和脓血为主，镜检发现大量白细胞。最可能的诊断是

  A. 急性胃肠炎 B. 阿米巴痢疾

  C. 细菌性痢疾 D. 急性阑尾炎

  E. 甲状腺功能亢进症

2. 患者烦渴多饮，多尿达 8L/24h，尿比重为 1.003。最可能的疾病是

  A. 糖尿病 B. 尿崩症

  C. 慢性肾炎 D. 心功能不全

  E. 肾病综合征

3. 患者尿量为 3000mL/24h，尿比重为 1.035。应考虑的原因是

  A. 大量饮水后 B. 肾功能不全

  C. 糖尿病 D. 尿崩症

  E. 精神性多尿

B1 型题

  A. 巨幼细胞贫血 B. 缺铁性贫血

  C. 再生障碍性贫血 D. 溶血性贫血

  E. 失血性贫血

1. 维生素 B_{12} 或叶酸缺乏引起的贫血是

2. 红细胞破坏过多引起的贫血是

  A. 血红蛋白 S 病 B. 缺铁性贫血

  C. 乙醇中毒 D. 骨髓纤维化

  E. 自身免疫性溶血性贫血

3. 出现球形红细胞的疾病是

4. 出现镰形红细胞的疾病是

  A. 镰形红细胞 B. 口形红细胞

  C. 球形红细胞 D. 椭圆形红细胞

  E. 靶形红细胞

5. 珠蛋白生成障碍性贫血患者红细胞的形态改变是

6. 乙醇中毒患者可出现的红细胞形态改变是

  A. 中性粒细胞 B. 嗜酸性粒细胞

  C. 嗜碱性粒细胞 D. 淋巴细胞

  E. 单核细胞

7. 脾功能亢进时主要减少的细胞是

8. 支气管哮喘时增多的细胞是

    A. 真性红细胞增多症

    B. 大面积烧伤

    C. 急性白血病

    D. 急性失血性贫血

    E. 糖尿病酮症酸中毒

9. 引起网织红细胞减少的疾病是

10. 引起网织红细胞明显增多的疾病是

    A. 1 : 1   B. 10 : 1

    C. 20 : 1   D. 50 : 1

    E. 200 : 1

11. 骨髓增生明显活跃时，成熟红细胞与有核细胞的比值是

12. 骨髓增生减低时，成熟红细胞与有核细胞的比值是

    A. 糖尿病肾病

    B. 原发性巨球蛋白血症

    C. 阻塞性黄疸

    D. 多发性骨髓瘤

    E. 慢性肝炎

13. 引起血清白蛋白减少，γ 球蛋白增多的疾病是

14. 引起血清白蛋白减少，γ 球蛋白减少的疾病是

	STB	CB	UCB	尿胆原	尿胆红素
A	↑↑	轻度↑或正常	↑↑↑	(+++)	(-)
B	↑↑↑	↑↑↑	轻度↑或正常	(-)	(+++)
C	↑↑	↑↑	↑↑	(-)	(-)
D	↑↑	正常	↑↑	(-)	(-)
E	↑↑	↑	↑	(+)	(+)

15. 溶血性黄疸的实验室检查结果是

16. 阻塞性黄疸的实验室检查结果是

    A. 丙氨酸氨基转移酶（ALT）

    B. 碱性磷酸酶（ALP）

    C. 天门冬氨酸氨基转移酶（AST）

    D. γ-谷氨酰转移酶（γ-GT）

    E. 淀粉酶（AMS）

17. 急性病毒性肝炎时明显增高的酶是

18. 急性心肌梗死时明显增高的酶是

    A. ALT   B. AMS

    C. ALP   D. AST

    E. AFP

19. 肝癌时明显增高的酶是

20. 阻塞性黄疸时明显增高的酶是

	HBsAg	抗-HBs	HBeAg	抗-HBe	抗-HBc
A	+	+	+	-	-
B	-	+	+	+	-
C	+	-	+	-	+
D	-	+	+	-	+
E	+	-	-	+	+

21. 乙型肝炎病毒检测中"大三阳"指的是

22. 乙型肝炎病毒检测中"小三阳"指的是

    A. 肾功能正常   B. 肾衰竭代偿期

    C. 肾衰竭失代偿期 D. 肾衰竭期

    E. 肾衰竭终末期

23. 当 Ccr 为 51~80mL/min 时，肾功能的分期是

24. 当 Ccr 为 50~20mL/min 时，肾功能的分期是

    A. 肾脏调节酸碱平衡功能

    B. 肾小管排泌功能

    C. 肾小管重吸收功能

    D. 肾脏调节水液平衡功能

    E. 肾小球滤过功能

25. 尿 β_2-微球蛋白测定反映的功能是

26. 血 β_2-微球蛋白测定反映的功能是

A. 肾功能正常　　B. 肾衰竭代偿期

C. 肾衰竭失代偿期　D. 肾衰竭期

E. 肾衰竭终末期

27. 当血 Cr < 178μmol/L 时，肾功能的分期是

28. 当血 Cr 为 178～445μmol/L 时，肾功能的分期是

A. 丙氨酸氨基转移酶（ALT）

B. 碱性磷酸酶（ALP）

C. γ-谷氨酰转移酶（γ-GT）

D. 肌酸激酶（CK）

E. 淀粉酶（AMS）

29. 急性胰腺炎时明显增高的酶是

30. 急性心肌梗死时明显增高的酶是

A. 天门冬氨酸氨基转移酶（AST）

B. 肌酸激酶同工酶（CK-MB）

C. 乳酸脱氢酶（LDH）

D. 肌酸激酶（CK）

E. 心肌肌钙蛋白 T（cTnT）

31. 对急性心肌梗死早期诊断最灵敏，且具有高度特异性的指标是

32. 用于判断微小心肌损伤的指标是

A. 血清铁增高、血清铁蛋白正常

B. 血清铁、铁蛋白均降低

C. 血清铁增高、血清铁蛋白降低

D. 血清铁、铁蛋白均增高

E. 血清铁降低、血清铁蛋白增高

33. 符合溶血性贫血改变的指标是

34. 符合缺铁性贫血改变的指标是

A. 风湿热　　B. 伤寒

C. 艾滋病　　D. 梅毒

E. 肾综合征出血热

35. 表现为稽留热，肥达反应阳性的疾病是

36. 表现为弛张热，抗链球菌溶血素"O"

增高的疾病是

A. 大量蛋白尿　　B. 尿酮体阳性

C. 血红蛋白尿　　D. 乳糜尿

E. 胆红素尿

37. 肾病综合征主要的尿液改变是

38. 丝虫病患者尿液改变的特点是

A. 溶血性黄疸　　B. 肝细胞性黄疸

C. 急性肾小球肾炎　D. 泌尿系结石

E. 膀胱炎

39. 出现胆红素尿的疾病是

40. 出现脓尿和菌尿的疾病是

A. 血尿　　B. 蛋白尿

C. 血红蛋白尿　　D. 胆红素尿

E. 乳糜尿

41. 恶性疟疾患者尿液改变的特点是

42. 阻塞性黄疸患者尿液改变的特点是

A. 肾小球性蛋白尿　B. 肾小管性蛋白尿

C. 溢出性蛋白尿　　D. 组织性蛋白尿

E. 混合性蛋白尿

43. 肾病综合征患者出现蛋白尿的类型是

44. 多发性骨髓瘤患者出现蛋白尿的类型是

A. 肾小球性蛋白尿　B. 肾小管性蛋白尿

C. 溢出性蛋白尿　　D. 组织性蛋白尿

E. 假性蛋白尿

45. 间质性肾炎患者出现蛋白尿的类型是

46. 膀胱炎患者出现蛋白尿的类型是

A. 小圆上皮细胞　　B. 大圆上皮细胞

C. 扁平上皮细胞　　D. 尾形上皮细胞

E. 脂肪颗粒细胞

47. 膀胱炎患者尿中大量出现的细胞是

48. 成年女性尿中可出现的细胞是

A. 小圆上皮细胞 　B. 大圆上皮细胞

C. 扁平上皮细胞 　D. 尾形上皮细胞

E. 脂肪颗粒细胞

49. 尿道炎患者尿中大量出现的细胞是

50. 肾盂肾炎患者尿中可出现的细胞是

A. 透明管型 　　B. 蜡样管型

C. 白细胞管型 　D. 红细胞管型

E. 脂肪管型

51. 肾盂肾炎患者尿中常出现的管型是

52. 急性肾炎患者尿中常出现的管型是

A. 透明管型 　　B. 蜡样管型

C. 白细胞管型 　D. 红细胞管型

E. 脂肪管型

53. 提示肾小管病变严重的管型是

54. 间质性肾炎患者尿中常出现的管型是

A. 灰白色便 　　B. 粥样稀便

C. 米泔样便 　　D. 细条状便

E. 柏油样便

55. 急性胃肠炎患者粪便的性状是

56. 直肠癌患者粪便的性状是

A. 冻状便 　　　B. 灰白色便

C. 绿色便 　　　D. 鲜血便

E. 暗红色果酱样便

57. 阻塞性黄疸患者粪便的性状是

58. 阿米巴痢疾患者粪便的性状是

A. 冻状便 　　　B. 灰白色便

C. 绿色便 　　　D. 鲜血便

E. 暗红色果酱样便

59. 消化不良患者粪便的性状是

60. 肠易激综合征患者粪便的性状是

A. 冻状便 　　　B. 柏油样便

C. 绿色便 　　　D. 鲜血便

E. 暗红色果酱样便

61. 上消化道出血患者粪便的性状是

62. 肛裂患者粪便的性状是

参考答案

A1 型题

1. B	2. E	3. C	4. B	5. D
6. A	7. D	8. C	9. C	10. E
11. A	12. B	13. D	14. E	15. D
16. C	17. B	18. C	19. E	20. A
21. D	22. B	23. A	24. C	25. E
26. A	27. D	28. C	29. B	30. E
31. B	32. D	33. E	34. A	35. A
36. E	37. C	38. B	39. B	40. E
41. B	42. B	43. D	44. D	45. A
46. C	47. B	48. D	49. D	50. E
51. C	52. E	53. B	54. A	55. C
56. D	57. A	58. B	59. E	60. A
61. C	62. D	63. E	64. E	65. D
66. C	67. B	68. C	69. C	70. E
71. C	72. A	73. E	74. E	75. D
76. A	77. B	78. B	79. B	80. D
81. E	82. D	83. E	84. E	85. A
86. B	87. C	88. B	89. D	90. B
91. C	92. C	93. A	94. E	95. D
96. E	97. C	98. A	99. D	100. B
101. A	102. D	103. E	104. E	105. B
106. C	107. D	108. A	109. D	110. B
111. A	112. D	113. A		

A2 型题

1. C	2. B	3. C

B1 型题

1. A	2. D	3. E	4. A	5. E
6. B	7. A	8. B	9. C	10. D

11. B	12. D	13. E	14. A	15. A		41. C	42. D	43. A	44. C	45. B
16. B	17. A	18. C	19. E	20. C		46. E	47. B	48. C	49. C	50. D
21. C	22. E	23. B	24. C	25. C		51. C	52. D	53. B	54. C	55. B
26. E	27. B	28. C	29. E	30. D		56. D	57. B	58. E	59. C	60. A
31. B	32. E	33. D	34. B	35. B		61. B	62. D			
36. A	37. A	38. D	39. B	40. E						

第五单元　心电图诊断

A1 型题

1. 反映左、右心房电激动过程的是

A. P 波　　　　　　B. P-R 段

C. QRS 波群　　　　D. ST 段

E. T 波

2. 前间壁心肌梗死特征性心电图改变出现的导联是

A. V_1、V_2、V_3

B. V_1、V_2、V_3、V_4、V_5

C. V_3、V_4、V_5

D. V_5、Ⅰ、aVL

E. Ⅱ、Ⅲ、aVF

3. 典型心绞痛发作时，心电图的改变是

A. P 波高尖

B. 异常 Q 波

C. ST 段水平压低 0.1mV 以上

D. P-R 间期延长

E. 完全性右束支传导阻滞

4. 下列各项，对急性心肌梗死最有诊断意义的是

A. 心电图+血清酶　B. 测中心静脉压

C. X 线胸片　　　　D. 测定血压及脉搏

E. 心音图

5. 下列最不符合Ⅲ度房室传导阻滞的是

A. P 与 QRS 无传导关系

B. 心房率快于心室率

C. 心房率慢于心室率

D. 心室率 40~60 次/分时，QRS 波群形态正常

E. 心室率 40 次/分以下时，QRS 波群宽大、畸形

6. 下列各项，可引起 U 波增高的是

A. 低血钙　　　　　B. 低血钾

C. 高血压　　　　　D. 冠心病

E. 高血钠

7. 左心室肥大的心电图诊断标准是

A. $R_{V5}+S_{V1}>4.0mV$

B. $R_{V1}+S_{V5}>3.5mV$

C. $R_{V5}+S_{V1}>1.2mV$

D. $R_{V1}+S_{V5}>1.2mV$

E. 心电轴正常

8. QRS 波群代表的是

A. 心室肌除极过程　B. 心房肌除极过程

C. 心室肌复极过程　D. 心房肌复极过程

E. 房室交界区的兴奋性

9. I度房室传导阻滞时的心电图改变是

A. P 波增宽>0.12s

B. QRS 增宽>0.12s

C. P-R 间期≥0.21s

D. P-R 间期<0.21s

E. P-R 间期逐渐延长

10. 下壁心肌梗死的心电图表现是

A. Ⅱ、Ⅲ、aVF 导联有病理性 Q 波

B. V₁、V₂、V₃有病理性 Q 波

C. V₄、V₅、V₆有病理性 Q 波

D. V₇、V₈有病理性 Q 波

E. Ⅰ、aVL 导联有病理性 Q 波

11. 下列关于右心室肥厚的描述，错误的是

A. $R_{V_1} \geq 1.0 mV$

B. V₁、V₂呈 R、RS 及 QR 型

C. V₁导联 R/S>1

D. 心电轴右偏

E. $R_{V_5} \geq 2.5 mV$

12. 下列关于胸导联电极的安放，错误的是

A. V₁导联在胸骨右缘第 4 肋间处

B. V₂导联在胸骨左缘第 4 肋间处

C. V₃导联在 V₂导联与 V₄导联连线的中点处

D. V₄导联在左锁骨中线第 5 肋间处

E. V₅导联在左腋中线第 5 肋间处

13. 下列关于心电图价值的描述，错误的是

A. 能反映心功能　　B. 能确诊心律失常

C. 诊断心肌梗死　　D. 辅助诊断房室肥大

E. 辅助诊断电解质紊乱

14. 下列关于心电轴的描述，错误的是

A. Ⅰ导联主波向上，Ⅲ导联主波向下，电轴左偏

B. Ⅰ、Ⅲ导联主波向上，电轴不偏

C. Ⅰ导联主波向下，Ⅲ导联主波向上，电轴右偏

D. 正常心电轴在 0°～+90°之间

E. −30°～−90°为电轴显著右偏

15. 右房肥大的心电图表现为

A. P 波呈双峰状　　B. P 波增宽

C. P 波出现切迹　　D. P 波尖锐高耸

E. P 波低平

16. 心肌梗死的"损伤型"心电图改变的主要表现为

A. R 波电压降低　　B. 异常 Q 波

C. T 波直立高耸　　D. ST 段抬高

E. T 波对称性倒置

17. 下列各项提示 P 波异常的是

A. Ⅱ导联 P 波直立

B. Ⅲ导联 P 波双向

C. aVR 导联 P 波倒置

D. aVL 导联 P 波低平

E. V₅导联 P 波倒置

18. 下列各项，不属室性早搏心电图特点的是

A. 提前出现宽大的 QRS 波

B. 宽大 QRS 波前无 P 波

C. QRS 波时间>0.12s

D. 其 T 波方向与 QRS 主波方向相反

E. 代偿间期不完全

19. 下列关于阵发性房性心动过速的心电图特点描述，正确的是

A. 连续 3 个以上的房性早搏

B. 心率 140～160 次/分

C. 心律整齐

D. QRS 波型正常

E. ST 段可下移，T 波倒置

20. 心电图示心率 180 次/分，QRS 波时间为 0.10s，R-R 绝对整齐，心电图诊断是

A. 窦性心动过速

B. 阵发性室上性心动过速

C. 阵发性室性心动过速

D. 心房纤颤

E. 心室颤动

21. Ⅱ度Ⅰ型房室传导阻滞的心电图特征是

A. P-R 间期进行性缩短

B. R-R 间距进行性延长

C. 房室传导比例 3∶1 下传多见

D. P-R 间期进行性延长，伴 QRS 波脱漏

E. QRS 波宽大畸形

22. 下列各项，不出现心电轴左偏的是

A. 左后分支传导阻滞

B. 左心室肥厚

C. 左心室起源的室性心动过速

D. 横位心脏

E. 肥胖

23. 下列各项，不符合心房纤颤的心电图特征的是

    A. P 波消失，代之以一系列大小、形态及间距均不等的心房纤颤波（f 波）

    B. f 波频率为 250~350 次/分

    C. R-R 间期绝对不规则

    D. QRS 波群与窦性 QRS 波群相同

    E. 伴 III 度房室传导阻滞时，心室率可规整

24. 不符合 III 度房室传导阻滞心电图特征的是

    A. 心房率<心室率

    B. 心房率>心室率

    C. P-P 间期相等

    D. R-R 间期相等

    E. QRS 波群形态可正常，也可呈宽大畸形

25. 引起心电图 ST 段上抬超过正常范围且弓背向上的疾病是

    A. 急性心肌梗死   B. 急性心包炎

    C. 陈旧性心肌梗死   D. 慢性心包炎

    E. 心室肥厚

26. ST 段下移在各导联均应不超过

    A. -0.05mV   B. -0.1mV

    C. -0.2mV   D. -0.3mV

    E. -0.5mV

27. 典型心绞痛发作时，面对缺血区的导联 ST 段的改变为

    A. 延长   B. 缩短

    C. 不变   D. 下移

    E. 抬高

28. 诊断左心室肥大的最基本条件是

    A. 电轴左偏

    B. 左室高电压

    C. V_5、V_6导联 VAT>0.05s

D. ST-T 改变

E. QRS 波群时间延长达 0.10~0.11s

29. 下列各项，符合正常 Q 波的是

    A. V_1、V_2导联可有 Q 波

    B. Q 波振幅大于同导联 R 波的 1/4

    C. Q 波时间>0.04s

    D. aVR 导联常出现 Q 波

    E. Q 波常见于 V_5、V_6导联

B1 型题

    A. P 波   B. QRS 波群

    C. ST 段   D. T 波

    E. Q-T 间期

1. 代表心室除极和复极总时间的是

2. 代表心房除极波形的是

    A. $0°$~$+90°$ B. $+30°$~$+90°$

    C. $-30°$~$-90°$ D. $+120°$~$+180°$

    E. $+90°$~$+120°$

3. 心电轴显著右偏的是

4. 心电轴显著左偏的是

    A. aVR   B. aVL

    C. aVF   D. V_1

    E. V_2

5. 正常 P 波一定倒置的导联是

6. 正常 P 波一定直立的导联是

    A. ST 段下垂型压低

    B. ST 段上抬型压低

    C. ST 段抬高，对应导联 ST 段压低

    D. ST 段弓背向上抬高

    E. ST 段弓背向下抬高

7. 典型心绞痛

8. 变异型心绞痛

    A. V_1、V_2、V_3

B. Ⅰ、Ⅱ、Ⅲ

C. Ⅰ、aVL、V₆

D. Ⅱ、Ⅲ、aVF

E. V₇、V₈、V₉

9. 反映侧壁心肌梗死的导联是

10. 反映下壁心肌梗死的导联是

A. 时间　　　　　B. 速度

C. 振幅　　　　　D. 电压

E. 频率

11. 心电图纸上横向距离代表

12. 心电图纸上纵向距离代表

A. $R_{V1} > 1.0mV$、$R_{V1} + S_{V5} > 1.2mV$

B. V₃、V₄导联呈 RS 型，R/S 接近于 1

C. V₅、V₆导联以 R 波为主，R/S > 1，$R_{V5} < 2.5mV$

D. V₁至 V₅，R 波逐渐增大，而 S 波逐渐变小

E. $R_{V5} > 2.5mV$，V₁ 或 $R_{V5} + S_{V1} > 3.5 \sim 4.0mV$

13. 左心室肥大的心电图可表现为

14. 右心室肥大的心电图可表现为

A. 急性心肌梗死

B. 心绞痛

C. 急性心包炎

D. 主动脉夹层动脉瘤

E. 室壁瘤

15. 可引起 ST 段下移 0.07mV 的疾病是

16. 可引起 ST 段弓背向下抬高的疾病是

A. P 波时间 = 0.15s

B. P 波时间 = 0.10s

C. Ⅰ 导联 P 波振幅 = 0.1mV

D. aVL 导联 P 波振幅 = 0.22mV

E. Ⅱ 导联 P 波振幅 = 0.3mV

17. 符合左心房肥大心电图特点的是

18. 符合右心房肥大心电图特点的是

参考答案

A1 型题

1. A	2. A	3. C	4. A	5. C
6. B	7. A	8. A	9. C	10. A
11. E	12. E	13. A	14. E	15. D
16. D	17. E	18. E	19. B	20. B
21. D	22. A	23. B	24. A	25. A
26. B	27. D	28. B	29. E	

B1 型题

1. E	2. A	3. D	4. C	5. A
6. C	7. A	8. C	9. C	10. D
11. A	12. D	13. A	14. A	15. B
16. C	17. A	18. E		

第六单元　影像诊断

A1 型题

1. 婴幼儿咳嗽、发烧，首选的 X 线检查方法是

A. 摄胸片正位　　　B. 摄胸片侧位

C. 摄胸片正侧位　　D. 胸部透视

E. 支气管造影

2. 消化道造影检查常用的造影剂是

A. 碘化油　　　　　B. 硫酸钡

C. 胆影葡胺 　　　D. 泛影葡胺

E. 气体

3. 下列关于 CT 临床应用优点的描述，错误的是

 A. CT 对癌症及微小病变的早期发现和诊断有重要意义

 B. CT 对头颅病变、脊椎与脊髓及盆部器官的疾病诊断都有良好的运用价值

 C. 双源 CT 下的冠脉造影，可以帮助判断冠状动脉有无狭窄及狭窄程度

 D. CT 检查具有无 X 线辐射、无痛苦、无骨性伪影的特点

 E. CT 对中枢神经系统疾病的诊断价值更高

4. 下列关于 MRI 诊断的临床应用的描述，错误的是

 A. MRI 检查具有无 X 线辐射、无痛苦、无骨性伪影的特点

 B. MRI 具有高度的软组织分辨能力

 C. MRI 对肺癌的早期发现和诊断有重要意义

 D. MRI 对钙化与颅骨病变的诊断能力较差

 E. MRI 检查时间长，容易产生运动伪影

5. 慢性支气管炎的常见并发症是

 A. 肺气肿 　　　B. 肺不张

 C. 肺空洞 　　　D. 胸膜炎

 E. 肺钙化灶

6. 支气管肺炎的基本病变是

 A. 渗出 　　　B. 增殖

 C. 纤维化 　　　D. 钙化

 E. 肺水肿

7. 肺结核的干酪性病灶液化的基本 X 线表现是

 A. 渗出 　　　B. 增殖

 C. 纤维化 　　　D. 钙化

 E. 空洞

8. 肺结核早期病变的 X 线表现是

 A. 渗出 　　　B. 增殖

 C. 纤维化 　　　D. 钙化

 E. 空洞

9. 肺结核的治愈阶段的 X 线表现是

 A. 渗出 　　　B. 增殖

 C. 纤维化及钙化 　　　D. 干酪性病灶

 E. 空洞

10. 急性肺脓肿的典型 X 线表现是

 A. 两上肺多发纤维空洞，周围纤维索条，斑片状密度较高的阴影

 B. 中下野大团片状致密阴影内见液平呈厚壁空洞

 C. 肺野边缘部见甚细的薄壁空洞

 D. 团块边缘有毛刺或呈分叶状，中心有空洞，内壁不光整，有结节

 E. 大片状密度均匀、边缘模糊的阴影

11. 肺结核原发综合征的原发灶早期是

 A. 渗出性病变 　　　B. 纤维索条

 C. 肿块 　　　D. 增殖性病变

 E. 钙化

12. 胸部肿块的 X 线平片的检查方法是

 A. 胸部正位片 　　　B. 胸部双斜位片

 C. 胸部前弓位片 　　　D. 胸部侧位片

 E. 胸部正侧位片

13. 大叶性肺炎出现典型的 X 线表现是在

 A. 充血期

 B. 实变期

 C. 消散期

 D. 实变期与消散期之间

 E. 潜伏期

14. 支气管肺炎发生在小儿，主要表现是

 A. 可出现三角形的肺不张，尖端指向肺门

 B. 脊柱旁及心脏边缘部病变较多

 C. 肺门增大、模糊，伴局限性肺气肿改变

 D. 不局限于一个肺野或肺段的密度增高阴影

E. 两肺中下部内、外带，沿肺纹理分布的病变

15. 原发综合征的典型表现为
    A. 通常位于上野的片状阴影，中央密度较深，周围逐淡
    B. 条状边缘模糊阴影，由病变区伸向肺门
    C. 肺门及气管、支气管淋巴结肿大
    D. 原发病灶、肺门淋巴结及结核性淋巴管炎组成的哑铃状影
    E. 两肺散在斑点状密度增高影

16. Ⅱ型肺结核是指
    A. 浸润型肺结核
    B. 原发型肺结核
    C. 血型播散型肺结核
    D. 慢性纤维空洞型肺结核
    E. 结核性胸膜炎

17. 原发性支气管肺癌的最常见组织类型为
    A. 鳞状细胞癌　　B. 腺癌
    C. 小细胞未分化癌　D. 混合癌
    E. 大细胞未分化癌

18. 周围型肺癌是指肿瘤发生在
    A. 主支气管
    B. 肺叶支气管
    C. 肺段支气管
    D. 肺段以下、细支气管以上
    E. 细支气管以下

19. 中央型肺癌最早出现的征象是
    A. 黏液嵌塞征
    B. 局限性肺气肿
    C. 段或叶的肺不张
    D. 阻塞性肺炎
    E. 肺门阴影增浓

20. 最常见的支气管扩张类型是
    A. 囊状扩张
    B. 柱状扩张
    C. 囊状或柱状扩张混合存在
    D. 局限性梭形扩张
    E. 球状扩张

21. 肺癌空洞常发生于
    A. 鳞状上皮癌
    B. 腺癌
    C. 大细胞未分化癌
    D. 小细胞未分化癌
    E. 细支气管-肺泡癌

22. 右上肺中心型肺癌的典型X线表现为
    A. 两上肺锁骨下区的片状阴影
    B. 左心缘影呈直线状斜向外下方
    C. 肺门肿块和右肺上叶不张连在一起形成横行"S"状的下缘
    D. 肺内有多发的薄壁空洞
    E. 肺内有多发的肿块影

23. 胸膜粘连最常见的是
    A. 肺尖部胸膜　　B. 肋膈角处
    C. 心膈角处　　　D. 纵隔胸膜
    E. 叶间胸膜

24. 高血压型心脏病的心脏形状是
    A. 二尖瓣型　　　B. 主动脉型
    C. 梨形　　　　　D. 普大型
    E. 三角形

25. 慢性肺源性心脏病的心脏形态是
    A. 靴形　　　　　B. 主动脉型
    C. 二尖瓣型　　　D. 球形
    E. 三角形

26. 胃肠道穿孔应采用的检查方法是
    A. 卧位腹平片　　B. 立位腹平片
    C. 卧位腹透　　　D. 盆腔像
    E. 全消化道造影

27. 十二指肠溃疡的好发部位是
    A. 降部　　　　　B. 升部
    C. 水平部　　　　D. 球部
    E. 壶腹部

28. 食管内非金属异物的X线检查方法是
    A. 硫酸钡造影法　B. 钡棉造影法
    C. 胸部正侧位像　D. 断层像
    E. 碘剂造影法

29. 消化道 X 线诊断目前常用的最佳检查方法是

 A. 腹部平片像

 B. 硫酸钡造影检查

 C. 双重对比造影检查

 D. 碘化油造影检查

 E. 腹部透视

30. 胃癌的好发部位是

 A. 胃体前壁

 B. 胃体大弯侧

 C. 胃底部

 D. 胃窦部幽门前区

 E. 胃体后壁

31. 胃溃疡的好发部位是

 A. 胃体小弯、胃窦部

 B. 胃体后壁

 C. 胃底部

 D. 胃体大弯侧

 E. 胃体前壁

32. 下列食管癌的分型，错误的是

 A. 浸润型食管癌 B. 增生型食管癌

 C. 狭窄型食管癌 D. 溃疡型食管癌

 E. 混合型食管癌

33. 下列关于十二指肠球部溃疡的间接征象描述，错误的是

 A. 激惹征

 B. 幽门痉挛，开放延迟

 C. 胃分泌增多和胃张力及蠕动方面的改变

 D. 十二指肠球部狭窄，通过缓慢、受阻

 E. 球部固定压痛

34. 下列关于胃癌的描述，错误的是

 A. 胃内形态不规则的充盈缺损，多见于覃伞型癌

 B. 胃腔狭窄，胃壁僵硬，多见于浸润型癌

 C. 形状不规则、位于胃轮廓之内的龛影，多见于增生型癌

 D. 黏膜皱襞破坏、消失或中断

 E. 肿瘤区蠕动消失

35. 盆腔内病变 X 线平片最佳的检查方法是

 A. 照腹平片 B. 照骨盆像

 C. 照盆腔像 D. 照骶骨像

 E. 照腹部侧位像

36. 临床怀疑泌尿系结石，应首选的检查方法是

 A. 卧位腹平片

 B. 立位腹平片

 C. 体层检查

 D. 上消化道造影检查

 E. 腹部侧位片

37. 为观察肾的分泌、排泄功能，应做的检查是

 A. 逆行肾盂造影 B. 静脉肾盂造影

 C. 口服胆囊造影 D. 静脉胆道造影

 E. "T" 管造影

38. 肠结核的好发部位是

 A. 回盲部和升结肠

 B. 横结肠

 C. 空肠

 D. 回肠

 E. 直肠和乙状结肠

39. 胃溃疡的主要 X 线表现是

 A. 黏膜破坏 B. 黏膜中断

 C. 龛影 D. 充盈缺损

 E. 痉挛性切迹

40. 充盈缺损的主要 X 线表现是

 A. 向腔内突出的轮廓缺损

 B. 黏膜消失

 C. 向腔外突出的乳头状影

 D. 蠕动减弱

 E. 管腔狭窄

41. 龛影的主要 X 线表现是

 A. 切线位圆形钡斑

 B. 钡斑周围环绕透明带

 C. 胃黏膜溃烂

D. 切线位见向腔外突出的钡斑阴影

E. 胃壁僵直

42. 骨及关节病变 X 线检查的首选方法是

A. 透视检查　　　　B. 摄片检查

C. 放大摄影　　　　D. 体层检查

E. 关节造影

43. 腰椎椎体不易除外骨破坏病变时，须做的检查是

A. 腰椎正位像　　　B. 腰椎侧位像

C. 腰椎双斜位　　　D. 腰椎 CT

E. 高千伏像

44. 周围型类风湿性关节炎的骨骼早期 X 线改变常规最佳的投照位置是

A. 双手正位像（包括腕关节）

B. 双手正斜位像

C. 双膝关节正位像

D. 双手正侧位像

E. 双骶髂关节正位像

45. 慢性化脓性骨髓炎，显示死骨的最佳检查方法是

A. 平片检查　　　　B. 透视检查

C. CT 检查　　　　D. 造影检查

E. 放大像检查

46. 正常骨骼中，下列组织在 X 线平片不能显示的是

A. 骨膜　　　　　　B. 骨皮质

C. 骨髓腔　　　　　D. 骨松质

E. 骨骺线

47. 慢性化脓性骨髓炎的骨膜反应的 X 线表现为

A. 与骨皮质表面平行的线状阴影

B. 花边状

C. 葱皮样

D. 放射状

E. 袖口状

48. 儿童骨折的特点是

A. 青枝骨折

B. 与成人骨折一样

C. 易见骨折线

D. 不易发生骨骺分离

E. 多数为完全骨折

49. 科勒斯骨折是指

A. 桡骨近端骨折　　B. 桡骨远端骨折

C. 尺骨远端骨折　　D. 尺骨近端骨折

E. 肱骨骨折

50. 急性化脓性骨髓炎骨改变的 X 线表现在发病多长时间可出现

A. 即刻2周　　　　B. 3 天内

C. 3~7 天　　　　　D. 1~2 周

E. 2 周以上

51. 急性化脓性骨髓炎的主要 X 线表现是

A. 骨膜增生　　　　B. 新生骨形成

C. 骨质破坏　　　　D. 死骨形成

E. 骨质增生

52. 慢性化脓性骨髓炎的主要 X 线表现是

A. 骨干增粗　　　　B. 骨膜增厚

C. 骨皮质增厚　　　D. 骨质硬化增生

E. 骨质破坏

53. 长骨结核与化脓性骨髓炎的明显不同点是

A. 病变区骨膜反应轻微

B. 常破坏关节

C. 易向骨干发展

D. 弥漫性骨质破坏

E. 病变部位软组织肿胀

54. 关于骨关节结核叙述错误的是

A. 好发于骺和干骺端，可见骨质疏松；骨质破坏区有时可见"泥沙"状死骨

B. 骨膜反应轻微，病变发展破坏骺可侵入关节

C. 脊椎结核好发于腰椎，可累及相邻的两个椎体，附件较少受累

D. 脊椎结核发生塌陷变形或呈楔形改变，椎间隙变窄或消失，无冷脓肿

E. 滑膜型结核以髋关节和膝关节常见，早期关节间隙正常或增宽，周围骨骼

骨质疏松

55. 椎间盘突出最常见于

    A. $L_{4\sim5}$ 和 $L_5\sim S_1$

    B. $C_{5\sim6}$

    C. $T_{10\sim11}$

    D. 骶椎

    E. $L_{1\sim2}$

56. 骨肉瘤的好发部位是

    A. 扁骨   B. 短骨干骺端

    C. 长骨干骺端   D. 长骨骨干

    E. 关节面软骨

57. 骨巨细胞瘤的好发部位是

    A. 长骨骨端   B. 长骨干骺端

    C. 短骨干骺端   D. 长骨骨干

    E. 扁骨

58. 骨软骨瘤的好发部位是

    A. 长骨骨干   B. 长骨干骺端

    C. 短骨干骺端   D. 长骨骨端

    E. 扁骨

59. 骨肉瘤主要的 X 线表现为

    A. 骨质破坏   B. 软组织肿块

    C. 骨膜反应   D. 瘤骨形成

    E. 骨质增生

60. 退行性骨关节病主要的病变部位是

    A. 关节软骨   B. 骨皮质

    C. 关节韧带   D. 滑膜组织

    E. 骨膜

61. 下列关于颈椎病的描述，错误的是

    A. 颈椎生理曲度变直或向后反向成角

    B. 椎体前缘唇样骨质增生或后缘骨质增生、后翘

    C. 椎间隙变窄，椎间孔变小

    D. CT、MRI 对颈椎病的诊断不一定优于普通 X 线平片

    E. 前、后纵韧带及项韧带钙化

62. 脑血管病的影像检查方法目前最常用的是

    A. 头颅平片   B. 体层摄影

    C. CT 检查   D. 造影检查

    E. 核磁共振检查

63. 下列各项，不属急性粟粒性肺结核的 X 线表现的是

    A. 密度均匀   B. 大小均匀

    C. 分布均匀   D. 边缘清楚

    E. 厚壁空洞

64. 浸润型肺结核不常发生的部位是

    A. 肺尖   B. 锁骨下区

    C. 下叶背段   D. 肺底

    E. 肺上叶后段

65. 下列各项，不属周围型肺癌的典型 X 线表现的是

    A. 肺野中外带见一团块状致密阴影

    B. 边缘不规则

    C. 呈分叶状

    D. 可伴有细小毛刺样影

    E. 肺门影明显增大

66. 下列关于结肠癌的描述，错误的是

    A. 好发于降结肠

    B. 绝大多数结肠癌是腺癌

    C. 浸润型表现为肠腔狭窄

    D. 增生型表现为腔内充盈缺损

    E. 混合型多是晚期表现

67. 下列关于骨肉瘤的描述，错误的是

    A. 好发于长骨的干骺端

    B. 在股骨远端、胫骨近端、肱骨近端多见

    C. 多见于 10~25 岁的青少年，男性比女性多 1 倍

    D. 均为溶骨性破坏

    E. 疼痛肿块是最常见的临床症状

68. 下列关于脊柱结核的描述，错误的是

    A. 好发于青年   B. 以腰椎最多

    C. 椎体骨质破坏   D. 椎间隙变窄

    E. 不形成椎旁冷脓肿

69. 下列关于脑出血的描述，错误的是

    A. 急性期血肿呈圆形、椭圆形或不规则

形的均匀密度增高影

B. 周围有环形密度减低影（水肿带）

C. 囊变期与脑梗死软化灶不难鉴别

D. 血液进入脑室或蛛网膜下腔时，可见脑室或蛛网膜下腔内有积血影

E. 吸收期可见血肿缩小、密度降低，水肿带增宽

70. 颅内肿瘤的 X 线检查方法目前最常用的是

A. 头颅平片   B. 体层摄影

C. CT 检查   D. 造影检查

E. 核磁共振检查

71. 小儿右髋部摔伤，首选的 X 线检查方法是

A. 透视检查

B. 摄右髋关节正位片

C. 摄右髋关节侧位片

D. 摄右髋关节正侧位片

E. 摄骨盆正位片，包括两侧髋关节

72. 患者上腹痛 1 月余，伴恶心呕吐，首选的 X 线检查方法是

A. 腹部透视   B. 摄腹部平片

C. 胃肠道造影   D. 食管造影

E. 钡剂灌肠

73. 胸片后前位右上肺野呈大片状密度增高阴影，下缘整齐，以水平裂为界，上缘模糊不清，在实变的阴影中间见到支气管气像。应考虑的疾病是

A. 大叶性肺炎   B. 支气管肺炎

C. 右上肺不张   D. 肺结核

E. 中心性肺癌

74. 胸片后前位两侧肺野透亮度减低，可见大小相等、密度一致、分布均匀的小结节状阴影。应考虑的疾病是

A. 支气管肺炎   B. 过敏性肺炎

C. 浸润性肺结核   D. 粟粒性肺结核

E. 肺水肿

75. 胸片后前位示左肺门肿块影约 3cm 大小，边缘有分叶征，伴有左上叶肺不张。应考虑的疾病是

A. 肺结核   B. 肺炎

C. 结节病   D. 肺癌

E. 肺脓肿

76. 胸片示左侧全胸呈均匀的致密增高阴影，与纵隔连成一片，患侧肋间隙增宽，膈肌下降，气管纵隔移向右侧。应考虑的疾病是

A. 左侧肺结核   B. 左侧肺炎

C. 左侧胸腔积液   D. 左侧肺癌

E. 左侧肺不张

77. 胸片示左侧全胸呈均匀的致密增高阴影，与纵隔连成一片，患侧肋间隙变窄，气管纵隔移向左侧。应考虑的疾病是

A. 左侧肺结核   B. 左侧肺炎

C. 左侧胸腔积液   D. 左侧肺不张

E. 左侧肺癌

78. 心脏后前位 X 线片示心脏阴影向两侧增大，心缘弧度消失呈烧瓶状。应考虑的疾病是

A. 二尖瓣狭窄   B. 心包积液

C. 心肌病   D. 高血压性心脏病

E. 肺源性心脏病

79. 消化道造影所示食管中、下段的黏膜皱襞明显增宽、迂曲，呈蚯蚓状或串珠状充盈缺损，管壁边缘呈锯齿状。应考虑的疾病是

A. 食管癌   B. 食管静脉曲张

C. 反流性食管炎   D. 正常食管影像

E. 食管异物

80. 结肠气钡双重对比造影检查可见肠管从下向上呈连续性的向心性狭窄，边缘僵直，同时肠管明显缩短，肠腔舒张或收缩受限，形如硬管状。应考虑的疾病是

A. 结肠炎症   B. 结肠憩室

C. 结肠多发息肉病   D. 结肠癌

E. 溃疡性结肠炎

81. X 线表现为：肠管扩张，积气、积液，立位或侧位水平摄片可见肠管扩张，呈阶梯状气液平。应考虑的疾病是

A. 消化道穿孔　　B. 消化道溃疡

C. 肠梗阻　　　　D. 消化道肿瘤

E. 消化道结核

82. X 线平片脊柱旁双肾区可见圆形、卵圆形致密影，密度高而均匀。应考虑的疾病是

A. 肾结核　　　　B. 肾结石

C. 胆囊结石　　　D. 肾癌

E. 肾囊肿

83. 尿路造影可见肾盏伸长、狭窄、受压变形；CT 可见肾实质内密度略高于周围肾实质的类圆形影，突向肾外。应考虑的疾病是

A. 肾癌　　　　　B. 肾囊肿

C. 肾结核　　　　D. 肾结石

E. 肾错构瘤

84. X 线平片在长骨干骺端可见到偏侧性的膨胀性骨质破坏透亮区，其内可见数量不等的骨嵴；CT 平扫可见骨端的囊性膨胀性骨破坏区，骨壳基本完整，骨破坏与正常骨小梁的交界处多没有骨增生硬化带。应考虑的疾病是

A. 溶骨型骨肉瘤　　B. 成骨型骨肉瘤

C. 混合型骨肉瘤　　D. 骨巨细胞瘤

E. 骨软骨瘤

85. X 线表现可见大片致密的骨质硬化改变，骨膜增生明显，软组织肿块中有肿瘤骨形成。应考虑的疾病是

A. 溶骨型骨肉瘤　　B. 成骨型骨肉瘤

C. 混合型骨肉瘤　　D. 骨巨细胞瘤

E. 骨软骨瘤

86. 双手 X 线可见多发对称性梭形软组织肿胀，关节间隙变窄，发生在关节边缘的关节面骨质侵蚀（边缘性侵蚀）。应考虑的疾病是

A. 类风湿性关节炎　B. 双手退行性改变

C. 内生骨软骨瘤　　D. 双手结核

E. 双手恶性骨肿瘤

87. X 线可见双膝关节间隙变窄，关节面变平，边缘有骨赘突出，软骨下骨质致密，关节面下方骨内呈不规整形透明区。应考虑的疾病是

A. 双膝关节结核

B. 双膝关节骨质增生

C. 双膝关节囊肿

D. 双膝关节肿瘤

E. 双膝关节退行性改变

88. CT 可见颅内圆形、椭圆形的均匀密度增高影，边界清楚，周围有环形密度减低影，局部脑室受压移位，中线移位。应考虑的疾病是

A. 脑梗死　　　　B. 蛛网膜下腔出血

C. 脑出血　　　　D. 脑挫裂伤

E. 腔隙性脑梗死

B1 型题

A. 上消化道钡餐造影

B. 小肠导管造影

C. 钡剂灌肠

D. 立位腹平片

E. 断层摄影

1. 胃肠道穿孔应做的检查是

2. 小肠梗阻应做的检查是

A. 上消化道钡餐造影

B. 小肠导管造影

C. 钡剂灌肠

D. 腹部透视

E. 断层摄影

3. 胃溃疡应做的检查是

4. 结肠癌应做的检查是

A. 两肺锁骨下区的片状阴影

B. 左上缘影呈直线状斜向外下方

C. 右上肺与肺门部形成 "S" 状影

D. 肺内有多发的薄壁空腔

E. 肺内有多发的肿块影

5. 右上中心型肺癌的 X 线表现是

6. 浸润型肺结核的典型征象是

A. 渗出　　　　　B. 增殖

C. 空洞　　　　　　D. 钙化

E. 纤维化

7. 肺部大范围炎症破坏，坏死组织液化并经支气管排出形成的是

8. 肺部慢性炎症的通常表现是

9. 肺部炎症破坏后发生坏死、出血、机化，钙盐沉着最终导致的结果是

A. 厚壁空洞

B. 薄壁空洞

C. 空洞壁厚伴有液平

D. 不规则偏心空洞

E. 虫蚀样空洞

10. 在原发性周围型肺癌中可出现的 X 线表现是

11. 肺脓肿通常形成的空洞特点是

12. 肺大泡表现为

A. 肺气肿　　　　　B. 肺不张

C. 黏液嵌塞征　　　D. 阻塞性肺炎

E. 肺门区及纵隔肿块

13. 中央型肺癌的直接 X 线征象是

14. 中央型肺癌常规胸部 X 线片不易被发现的征象是

A. 肺野大片致密，胸廓塌陷，纵隔向患侧移位

B. 肺野大片致密，肋间隙增宽，纵隔向健侧移位

C. 肺纹理增多、增粗、紊乱

D. 肺野透亮度增加

E. 一侧肺野团块状阴影

15. 一侧胸腔积液的表现是

16. 一侧肺不张的表现是

A. 梨形心　　　　　B. 靴形心

C. 主动脉型心脏　　D. 横位心

E. 悬滴状心

17. 正常肥胖人的心影呈

18. 风湿性心脏病二尖瓣狭窄时的心影呈

A. 结肠充盈良好，管壁光滑，结肠袋规则整齐

B. 结肠内充盈缺损，与肠壁不固定，随肠内容物活动

C. 结肠局限性不规则充盈缺损，结肠袋消失，管腔变窄，与正常肠壁分界清楚

D. 结肠有痉挛，可见向心性狭窄，肠袋变浅，肠壁见小毛刺状突出龛影

E. 结肠黏膜呈蚯蚓状或串珠状

19. 结肠癌的 X 线表现是

20. 结肠炎的 X 线表现是

A. 小肠扩张，大量积气、积液

B. 两膈下可见新月形透亮气体影

C. 内积气

D. 结肠内可见气体

E. 腹部均致密，腰大肌清晰

21. 小肠机械性肠梗阻的 X 线表现

22. 胃肠道穿孔的 X 线表现

A. 颅内圆形均匀密度增高影，边界清楚，周围有环形密度减低影，中线移位

B. 基底节区可见多发点状低密度影，边缘清晰

C. 右额叶低密度区内散在斑点状高密度出血灶，中线向左移位

D. 脑沟、脑池、脑裂内密度增高影

E. 颅板下见梭形高密度影

23. 脑挫裂伤的 X 线表现

24. 蛛网膜下腔出血的 X 线表现

A. 椎体可见栅栏样高密度影

B. 椎体密度不均，边缘可见高密度影

C. 椎体楔形改变，密度稍高，有帽檐征，椎间隙正常

D. 椎体楔形改变，可见溶骨性破坏累及附件，椎间隙正常

E. 椎体后缘唇样肥大增生

25. 椎体压缩骨折的 X 线表现

26. 椎体转移癌（溶骨转移）的 X 线表现

A. 由长骨干骺端向外突出的类圆形或圆形骨质阴影，基底与骨体相连，又称外生骨疣

B. 在长骨干骺端可见偏心性膨胀性的骨质破坏透亮区，呈圆形、分叶状或椭圆形，边界清楚

C. 在骨骺与干骺端间可见一透亮带

D. 在骨端可见一条或数条横行致密影

E. 病灶区磨玻璃样斑片状骨质硬化改变

27. 骨巨细胞瘤的 X 线表现是

28. 骨软骨瘤的 X 线表现是

参考答案

A1 型题

1. C	2. B	3. D	4. C	5. A

6. A	7. E	8. A	9. C	10. B
11. A	12. E	13. B	14. C	15. D
16. C	17. A	18. D	19. E	20. A
21. A	22. C	23. C	24. C	25. C
26. B	27. D	28. B	29. C	30. D
31. A	32. C	33. D	34. C	35. C
36. C	37. B	38. A	39. D	40. A
41. D	42. B	43. D	44. A	45. C
46. A	47. B	48. A	49. B	50. E
51. C	52. D	53. B	54. C	55. A
56. C	57. A	58. B	59. D	60. A
61. B	62. C	63. C	64. D	65. E
66. C	67. D	68. C	69. C	70. D
71. E	72. C	73. A	74. D	75. D
76. C	77. D	78. B	79. B	80. E
81. C	82. B	83. A	84. C	85. B
86. A	87. E	88. C		

B1 型题

1. D	2. D	3. A	4. C	5. C
6. A	7. C	8. B	9. D	10. D
11. B	12. A	13. E	14. A	15. B
16. C	17. D	18. A	19. C	20. D
21. A	22. B	23. C	24. D	25. C
26. D	27. C	28. A		

第七单元　病历与诊断方法

A1 型题

1. 门诊（电子）病历常规记录内容不包括
   A. 患者的基本个人信息
   B. 就诊 ID 号
   C. 就诊时间与科别
   D. 诊疗操作记录
   E. 初诊与复诊等

2. 初诊门诊病历重点记录内容不包括
   A. 本次就诊的主诉
   B. 现病史
   C. 既往史
   D. 家族史
   E. 诊断修正情况

3. 下列哪项不是初诊门诊病历的要求
   A. 重点记录内容为本次就诊的主诉、现病史

B. 既往史、家族史等仅扼要记录与本次
发病有关的内容

C. 系统体格检查（包括一般情况、心、
肺、腹、四肢及神经反射等）结果按
顺序逐项详细记载

D. 阳性体征及具有鉴别诊断价值的阴性
体征应重点记载

E. 专科检查结果应详细记载

4. 下列哪项可以不依据即能做出初步诊断

A. 主诉

B. 现病史

C. 体格检查

D. 已有的辅助检查结果

E. 组织学病理检查结果

5. 初诊门诊病历记录医嘱药品不包括

A. 药物名称

B. 药物剂量

C. 药物用法

D. 药物所给总量

E. 药物不良反应

6. 以下哪项不是复诊门诊病历重点记录内容

A. 上次就诊治疗后病情变化

B. 治疗效果与对治疗（药物）的反应

C. 有无新发症状

D. 辅助检查结果

E. 家族史

7. 复诊门诊病历重点记录内容不包括

A. 诊断（无改变者）

B. 药物品名、剂量、用法及所给总量

C. 特殊治疗措施

D. 健康教育与人文关怀内容

E. 预约诊疗日期及随访要求等

8. 以下哪项不是入院记录的内容

A. 患者一般情况

B. 病史

C. 体格检查

D. 辅助检查

E. 诊疗计划

B1 型题

A. 心房颤动　　　B. 心慌气短

C. 下肢浮肿　　　D. 二尖瓣狭窄

E. 风湿性心脏病

1. 属病因诊断的是

2. 属病理解剖诊断的是

3. 属病理生理诊断的是

A. 会诊记录　　　B. 入院记录

C. 病程记录　　　D. 出院记录

E. 死亡记录

4. 病人住院期间的全部病情经过应记录在

5. 内容同住院病历，但重点更突出、更简要
的是

参考答案

A1 型题

1. D　　2. E　　3. C　　4. E　　5. E

6. E　　7. A　　8. E

B1 型题

1. E　　2. D　　3. A　　4. C　　5. B

药 理 学

第一单元 药物作用的基本原理

A1 型题

1. 药物的副作用是
   A. 与治疗目的无关的作用
   B. 用药量过大或用药时间过久引起的反应
   C. 用药后给病人带来的不舒适的反应
   D. 停药后，残存药物引起的反应
   E. 在治疗剂量时产生的与治疗目的无关的作用

2. 停药后血药浓度已降至阈浓度以下仍残存的药理效应是
   A. 停药反应
   B. 过敏反应
   C. 后遗效应
   D. 耐受性
   E. 毒性反应

3. 存在首过效应的给药途径是
   A. 口服
   B. 静脉注射
   C. 皮肤给药
   D. 肌内注射
   E. 舌下给药

4. 药物自给药部位进入血液循环的过程是
   A. 分布
   B. 吸收
   C. 排泄
   D. 转化
   E. 消除

5. 酸性药物过量中毒，为加速排泄，可以采用的方法是
   A. 碱化尿液，减少肾小管重吸收
   B. 酸化尿液，促进肾小管重吸收
   C. 碱化尿液，促进肾小管重吸收
   D. 酸化尿液，减少肾小管重吸收
   E. 酸化尿液，促进肾小球滤过

6. 药物转化酶系统中属于非专一性的酶是
   A. 胆碱酯酶
   B. 单胺氧化酶
   C. 过氧化物歧化酶
   D. 肝脏微粒体细胞色素 P_{450} 酶系
   E. 胃蛋白酶

7. 根据药物在体内的相互作用，其中不属于拮抗作用的是
   A. 药理性拮抗
   B. 生理性拮抗
   C. 生化性拮抗
   D. 化学性拮抗
   E. 无关性拮抗

8. 关于影响药物分布的因素叙述错误的是
   A. 不同药物的血浆蛋白结合率差异较大
   B. 只有游离型的药物才有药理活性
   C. 药物与血浆蛋白结合后，不能透出血管到达靶器官
   D. 药物与血浆蛋白的结合是非特异性的
   E. 药物与血浆蛋白的结合是不可逆的

9. 下列关于药物体内过程的叙述正确的是
   A. 只有排出体外才能消除其活性
   B. 药物代谢后会增加脂溶性
   C. 药物代谢后肯定会减弱其药理活性
   D. 肾脏排泄和肝脏代谢是两种主要消除途径
   E. 药物只有分布到血液外才会消除效应

10. 下列叙述错误的是
    A. 剂量是决定血药浓度和药物效应的主要因素
    B. 药物效应是指药物原发作用所引起的机体机能或形态的改变
    C. 最大有效量指引起最大效应而刚中毒的剂量
    D. 效能指药物产生的最大效应
    E. 阈剂量指刚引起药理效应的剂量

11. 下列关于注射给药，叙述错误的是
    A. 吸收迅速而完全
    B. 皮下注射、肌内注射是常用的两种注射给药途径
    C. 药物效应的产生比口服更快
    D. 适用于肝脏首过消除明显的药物
    E. 适用于在胃肠中易破坏或易吸收的药物

12. 反映心理依赖性的特征是
    A. 也称躯体依赖性或成瘾性
    B. 可出现强烈的戒断症状
    C. 不产生明显的戒断症状
    D. 机体有生理生化改变
    E. 可出现身体多处不舒服的感觉，不能自制

13. 关于药物在体内的相互作用叙述错误的是
    A. 包括药动学和毒理学两个方面
    B. 竞争血浆蛋白结合
    C. 影响生物转化
    D. 妨碍吸收
    E. 影响药物排泄

14. 可以通过血脑屏障的药物是
    A. 脂溶性高、分子量较小
    B. 脂溶性低、分子量较小
    C. 脂溶性低、分子量较大
    D. 水溶性高、分子量较大
    E. 脂溶性高、分子量较大

15. 关于药物的转化，下列叙述错误的是
    A. 转化的器官主要是肝脏

    B. 药物经转化后有可能会活化或灭活
    C. 转化过程第Ⅰ时相是氧化、还原、水解过程
    D. 所有药物经过转化后药理活性都减弱或消失
    E. 药物在体内的转化必须在酶的催化下才能进行

16. 下列选项中不属于妨碍药物吸收的是
    A. 吸附、络合或结合
    B. 与血浆蛋白结合
    C. 影响胃排空和肠蠕动
    D. 改变肠壁功能
    E. 改变胃肠道 pH

B1 型题

    A. 副作用　　　　B. 毒性反应
    C. 停药反应　　　D. 后遗效应
    E. 变态反应

1. 因腹痛服用硫酸阿托品后出现口干、便秘，属于的不良反应种类是

2. 因失眠，睡前服用苯巴比妥钠，第二天上午呈现宿醉现象，属于的不良反应种类是

    A. 效能　　　　　B. 效价强度
    C. 剂量　　　　　D. 药物量效曲线
    E. 曲线的斜率

3. 药物产生的最大效应是

4. 反映药物量效变化速度的是

    A. 致畸作用　　　B. 继发反应
    C. 致突变作用　　D. 变态反应
    E. 后遗效应

5. 发生于少数过敏体质者的病理性免疫反应是

6. 长期服用广谱抗生素后的肠道菌群平衡紊乱是

    A. 对药酶活性无影响

B. 对药酶含量无影响

C. 能够增强药酶活性

D. 能够增强或减弱药酶活性

E. 能够减弱药酶活性

7. 药酶诱导药是

8. 药酶抑制药是

B1 型题

1. A　　2. D　　3. A　　4. E　　5. D
6. B　　7. C　　8. E

参考答案

A1 型题

1. E　　2. C　　3. A　　4. B　　5. A

第二单元　拟胆碱药

A1 型题

1. 毛果芸香碱滴眼后产生的作用是

A. 扩瞳、降眼压，调节痉挛

B. 扩瞳、升眼压，调节麻痹

C. 缩瞳、升眼压，调节痉挛

D. 缩瞳、降眼压，调节痉挛

E. 缩瞳、升眼压，调节麻痹

2. 毛果芸香碱治疗虹膜睫状体炎应采用的方法是

A. 与缩瞳药同时应用

B. 单独使用

C. 与扩瞳药交替使用

D. 与缩瞳药交替使用

E. 与扩瞳药同时使用

3. 有关毛果芸香碱的叙述，错误的是

A. 可使眼内压升高

B. 可使汗腺和唾液腺的分泌明显增加

C. 常用制剂为 1%~2% 滴眼液

D. 可用于治疗青光眼

E. 能直接激动 M 受体，产生 M 样作用

4. 毛果芸香碱全身给药可用于下列哪种药中毒的抢救

A. 烟碱　　　　　B. 毒扁豆碱

C. 氯解磷定　　　D. 新斯的明

E. 阿托品

5. 关于新斯的明临床应用的叙述，错误的是

A. 重症肌无力

B. 支气管哮喘

C. 解救筒箭毒碱过量引起的中毒

D. 手术后腹气胀和尿潴留

E. 阵发性室上性心动过速

6. 新斯的明作用最强的是

A. 血管平滑肌　　B. 胃肠平滑肌

C. 支气管平滑肌　D. 膀胱平滑肌

E. 骨骼肌

7. 关于毛果芸香碱对眼的调节药理作用，错误的是

A. 瞳孔括约肌收缩

B. 悬韧带松弛

C. 作用于睫状肌 M 受体

D. 瞳孔括约肌松弛

E. 环状肌向瞳孔中心方向收缩

8. 重症肌无力病人应选用的药物是

A. 山莨菪碱　　　B. 氯解磷定

C. 新斯的明　　　D. 阿托品

E. 毛果芸香碱

E. 吗啡

3. 可用于肌松药过量解救的药物是

4. 可用于治疗青光眼的药物是

B1 型题

A. 直接作用于受体　B. 影响递质的储存

C. 影响代谢酶　　　D. 影响递质的释放

E. 影响递质的生物合成

1. 新斯的明对胃肠、膀胱的作用是

2. 毛果芸香碱的作用是

A. 度冷丁　　　　B. 新斯的明

C. 阿托品　　　　D. 毛果芸香碱

参考答案

A1 型题

1. D　　2. C　　3. A　　4. E　　5. B

6. E　　7. D　　8. C

B1 型题

1. C　　2. A　　3. B　　4. D

第三单元　有机磷酸酯类中毒与解救

A1 型题

1. 抢救有机磷农药中度中毒的药物是

A. 阿托品 + AchE 复活药

B. 毛果芸香碱 + AchE 抑制药

C. 阿托品 + AchE 抑制药

D. 毛果芸香碱 + AchE 复活药

E. 单用阿托品

2. 关于抢救有机磷酸酯类中毒的方法，错误的是

A. 及时带离中毒现场

B. 配合注射新斯的明

C. 及早、足量注射阿托品

D. 清洗皮肤

E. 使用胆碱酯酶复活药

3. 可使磷酰化胆碱酯酶复活的药物是

A. 阿托品　　　　B. 毒扁豆碱

C. 毛果芸香碱　　D. 新斯的明

E. 氯解磷定

4. 关于氯解磷定作用，正确的是

A. 不需与阿托品合用

B. 对中毒过久"老化"的磷酰化胆碱酯酶解毒效果差

C. 能直接对抗体内已积聚的 Ach

D. 在骨骼肌的神经肌肉接头处最不明显

E. 易透过血脑屏障

5. 关于有机磷酸酯类农药中毒，正确叙述的是

A. 皮肤吸收是唯一的中毒途径

B. 与胆碱酯酶结合牢固，易水解

C. 造成体内 Ach 大量、持久地堆积

D. 酶的活性可逆性恢复

E. 不易挥发，脂溶性高

6. 关于氯解磷定用于中重度有机磷酸酯类中毒的解救，错误的是

A. 是胆碱酯酶复活药的首选药

B. 制成注射剂供肌内或静脉注射

C. 剂量过大会加剧中毒程度

D. 能直接对抗体内 Ach

E. 需较大剂量才对中枢中毒症状有一定疗效

7. 下列属于胆碱酯酶复活药的是
    A. 马拉硫磷　　　B. 对硫磷
    C. 内吸磷　　　　D. 双复磷
    E. 对氧磷

8. 最早应用的 AchE 复活药是
    A. 碘解磷定　　　B. 氯解磷定
    C. 双复磷　　　　D. 阿托品
    E. 毛果芸香碱

B1 型题

    A. 以 M 样症状为主
    B. 以 N 样症状为主
    C. M 样症状加重，出现 N 样症状
    D. M 样症状加重，出现中枢神经系统症状
    E. M、N 样症状加重，出现中枢神经系统
       症状

1. 有机磷酸酯类轻度中毒的症状是
2. 有机磷酸酯类严重中毒的症状是

    A. 乐果、敌百虫
    B. 内吸磷、敌敌畏
    C. 内吸磷、马拉硫磷、对硫磷
    D. 乐果
    E. 敌百虫、敌敌畏

3. 氯解磷定用于解救有机磷酸酯类中毒疗效
较好的是

4. 氯解磷定用于解救有机磷酸酯类中毒无效
的是

参考答案

A1 型题

    1. A　　2. B　　3. E　　4. B　　5. C
    6. D　　7. D　　8. A

B1 型题

    1. A　　2. E　　3. C　　4. D

第四单元　抗胆碱药

A1 型题

1. 阿托品对眼睛的作用是
    A. 扩瞳、降低眼内压和调节麻痹
    B. 扩瞳、升高眼内压和调节麻痹
    C. 扩瞳、升高眼内压和调节痉挛
    D. 缩瞳、降低眼内压和调节痉挛
    E. 缩瞳、升高眼内压和调节痉挛

2. 有关阿托品的应用各项叙述，错误的是
    A. 可用于各种内脏绞痛
    B. 能解救有机磷酸酯类中毒
    C. 用于缓慢型心律失常
    D. 可用于全麻前给药以抑制腺体分泌
    E. 可用于治疗视力模糊

3. 全身麻醉前给药，应选用的药物是

    A. 毛果芸香碱　　　B. 新斯的明
    C. 毒扁豆碱　　　　D. 阿托品
    E. 安定

4. 治疗量的阿托品的作用是
    A. 腺体分泌增加
    B. 胃肠平滑肌松弛
    C. 瞳孔散大，眼内压降低
    D. 心率减慢
    E. 中枢抑制

5. 选用于缓慢型心律失常的药物是
    A. 樟柳碱　　　　B. 山莨菪碱
    C. 阿托品　　　　D. 新斯的明
    E. 东莨菪碱

6. 下列不属于山莨菪碱的是
    A. 用于感染性休克
    B. 人工合成品 654-2

C. 用于内脏平滑肌绞痛

D. 用于血管神经性头痛

E. 合成扩瞳药

7. 关于阿托品常见的不良反应，错误的是

  A. 皮肤苍白、体温升高

  B. 便秘

  C. 口干

  D. 视力模糊

  E. 心悸、眩晕

8. 关于后马托品的描述，错误的是

  A. 扩瞳作用比阿托品快

  B. 调节麻痹作用比阿托品短暂

  C. 调节麻痹作用比阿托品持久

  D. 不良反应比阿托品轻微

  E. 用于一般眼科检查、验光

B1 型题

A. 毛果芸香碱　　B. 毒扁豆碱

C. 新斯的明　　D. 后马托品

E. 溴化丙胺太林

1. 属于合成扩瞳药的是

2. 用于胃、十二指肠溃疡及妊娠呕吐的药物是

参考答案

A1 型题

1. B　　2. E　　3. D　　4. B　　5. C

6. E　　7. A　　8. C

B1 型题

1. D　　2. E

第五单元　拟肾上腺素药

A1 型题

1. 不属于肾上腺素临床应用的是

  A. 甲状腺功能亢进

  B. 心脏骤停

  C. 与局麻药配伍及局部止血

  D. 过敏性休克

  E. 支气管哮喘

2. 首选异丙肾上腺素的是

  A. 药物中毒引起心脏骤停

  B. 溺水引起心脏骤停

  C. 麻醉意外引起心脏骤停

  D. 窦房结功能衰竭而并发的心脏骤停

  E. 传染病引起心脏骤停

3. 抢救血容量已补足但有心收缩力减弱及尿量减少的休克病人，采用的药物是

  A. 麻黄碱　　B. 多巴胺

  C. 去甲肾上腺素　　D. 肾上腺素

  E. 异丙肾上腺素

4. 与利尿药合用治疗急性肾功能衰竭的药物是

  A. 多巴胺　　B. 去甲肾上腺素

  C. 异丙肾上腺素　　D. 麻黄碱

  E. 肾上腺素

5. 可延长局麻药局麻作用时间的药物是

  A. 去甲肾上腺素　　B. 肾上腺素

  C. 异丙肾上腺素　　D. 甲状腺素

  E. 多巴胺

6. 关于异丙肾上腺素的作用叙述错误的是

  A. 正性肌力和正性频率作用

  B. 促进代谢

C. 激动支气管平滑肌的 β_2 受体

D. 激动血管平滑肌的 β_2 受体

E. 升高血糖作用比肾上腺素强

7. 对 α 受体和 β 受体均有强大激动作用的药物是

　　A. 去甲肾上腺素　　B. 可乐定

　　C. 异丙肾上腺素　　D. 肾上腺素

　　E. 多巴酚丁胺

8. 临床上可代替去甲肾上腺素用于各种休克早期的药物是

　　A. 麻黄碱　　　　　B. 肾上腺素

　　C. 间羟胺　　　　　D. 异丙肾上腺素

　　E. 去甲肾上腺素

9. 以皮肤黏膜血管收缩最为强烈的药物是

　　A. 异丙肾上腺素　　B. 多巴胺

　　C. 乙酰胆碱　　　　D. 肾上腺素

　　E. 麻黄碱

10. 下列选项属于异丙肾上腺素适应证的是

　　A. 冠心病　　　　　B. 支气管哮喘

　　C. 糖尿病　　　　　D. 甲状腺功能亢进

　　E. 心肌炎

B1 型题

　　A. 5-羟色胺　　　　B. 去甲肾上腺素

　　C. 多巴胺　　　　　D. 乙酰胆碱

　　E. 肾上腺素

1. 与利尿药合用治疗急性肾功能衰竭的药物是

2. 用于过敏性休克抢救的首选药物是

参考答案

A1 型题

1. A　　2. D　　3. B　　4. A　　5. B

6. E　　7. D　　8. C　　9. D　　10. B

B1 型题

1. C　　2. E

第六单元　抗肾上腺素药

A1 型题

1. 关于 β 受体阻滞药的禁忌证，错误的是

　　A. 严重心功能不全

　　B. 支气管哮喘

　　C. 高血压

　　D. 重度房室传导阻滞

　　E. 窦性心动过缓

2. 关于酚妥拉明的适应证，正确的是

　　A. 支气管哮喘

　　B. 外周血管痉挛性疾病

　　C. 慢性心肌梗死

　　D. 肾功能衰竭

　　E. Ⅰ、Ⅱ级高血压

3. 关于 β 受体阻滞药的适应证，错误的是

　　A. 心律失常　　　　B. 支气管哮喘

　　C. 心肌梗死　　　　D. 高血压

　　E. 心绞痛

4. β 受体阻滞药的主要药理作用是

　　A. 促进肾素释放

　　B. 松弛支气管平滑肌

　　C. 促进代谢

　　D. 阻断 β_1 受体，抑制心脏

　　E. 直接扩张外周血管

5. β 受体阻滞药对心脏的影响是

　　A. 降低心肌收缩力　B. 加快心率

　　C. 增加心输出量　　D. 增加心肌耗氧量

E. 加快心房传导

6. 关于酚妥拉明的应用，叙述错误的是

  A. 外周血管痉挛性疾病

  B. 急性心肌梗死

  C. 心律失常

  D. 顽固性充血性心力衰竭

  E. 肾上腺嗜铬细胞瘤

7. 不属于 β 受体阻滞药的作用的是

  A. 抑制心脏   B. 膜稳定作用

  C. 减慢代谢   D. 内在拟交感活性

  E. 扩张支气管

8. 酚妥拉明抗休克，合用的是

  A. 去甲肾上腺素   B. 肾上腺素

  C. 异丙肾上腺素   D. 普萘洛尔

  E. 酚苄明

9. 关于酚妥拉明的药理作用，叙述错误的是

  A. 舒张血管

  B. 拟组胺样作用

  C. 拟胆碱作用

  D. 增加胃肠平滑肌张力

  E. 抑制心脏

B1 型题

A. 美托洛尔   B. 哌唑嗪

  C. 普萘洛尔   D. 酚妥拉明

  E. 酚苄明

1. 属于长效类 α 受体阻滞药的是

2. 属于短效类 α 受体阻滞药的是

  A. 普萘洛尔   B. 哌唑嗪

  C. 酚妥拉明   D. 肾上腺素

  E. 利血平

3. 用于急性心肌梗死和顽固性充血性心力衰竭的 α 受体阻滞药是

4. 用于心绞痛和心肌梗死的 β 受体阻滞药是

参考答案

A1 型题

1. C   2. B   3. B   4. D   5. A

6. C   7. E   8. A   9. E

B1 型题

1. E   2. D   3. C   4. A

第七单元　镇静催眠药

A1 型题

1. 治疗失眠宜选用的药物是

  A. 氯丙嗪   B. 地西泮

  C. 苯巴比妥   D. 苯妥英钠

  E. 硫喷妥钠

2. 下列有关地西泮的应用，错误的是

  A. 焦虑症   B. 持续睡眠障碍

  C. 癫痫小发作   D. 中枢性肌痉挛

  E. 破伤风

3. 下列关于苯二氮䓬类镇静催眠特点的叙述，错误的是

  A. 无肝药酶诱导作用

  B. 安全范围大

  C. 依赖性轻

D. 无明显后遗效应

E. 对 REMS 影响大

4. 地西泮的药理作用是

    A. 抗老年痴呆　　　　B. 抗焦虑

    C. 抗抑郁　　　　　　D. 抗精神失常

    E. 抗帕金森病

5. 属于中效苯二氮䓬类的药物是

    A. 地西泮　　　　　　B. 奥沙西泮

    C. 艾司唑仑　　　　　D. 三唑仑

    E. 氟西泮

6. 下列关于地西泮不良反应的描述，错误的是

    A. 长期使用出现耐受性

    B. 长期使用有依赖性

C. 服药次日有宿醉现象

D. 常规剂量可以造成呼吸抑制

E. 突然停药有"反跳"现象

7. 地西泮过量中毒的特效拮抗药是

    A. 纳洛酮　　　　　　B. 氟西泮

    C. 利多卡因　　　　　D. 苯妥英钠

    E. 氟马西尼

参考答案

A1 型题

1. B　　2. C　　3. E　　4. B　　5. C

6. D　　7. E

第八单元　抗癫痫药

A1 型题

1. 对各种类型癫痫均有治疗作用的药物是

    A. 苯妥英钠　　　　　B. 地西泮

    C. 乙琥胺　　　　　　D. 苯巴比妥

    E. 丙戊酸钠

2. 对癫痫持续状态无效的药物是

    A. 苯巴比妥　　　　　B. 乙琥胺

    C. 丙戊酸钠　　　　　D. 氯硝西泮

    E. 地西泮

3. 除癫痫外，苯妥英钠还可用于

    A. 尿崩症　　　　　　B. 心律失常

    C. 帕金森病　　　　　D. 心绞痛

    E. 失眠

B1 型题

    A. 乙琥胺　　　　　　B. 苯妥英钠

C. 硝西泮　　　　　　D. 地西泮

E. 丙戊酸钠

1. 治疗失神发作的首选药是

2. 治疗癫痫持续状态的首选药是

    A. 丙戊酸钠　　　　　B. 乙琥胺

    C. 苯巴比妥　　　　　D. 丙戊酸钠

    E. 卡马西平

3. 中枢抑制作用明显的药物是

4. 治疗外周神经痛的药物是

参考答案

A1 型题

1. E　　2. B　　3. B

B1 型题

1. A　　2. D　　3. C　　4. E

第九单元　抗精神失常药

A1 型题

1. 下列有关氯丙嗪的药理作用，错误的是
   A. 抗精神病
   B. 镇静催眠
   C. 镇吐
   D. 加强中枢抑制药的作用
   E. 调节体温

2. 下列关于氯丙嗪的临床应用，错误的是
   A. 精神分裂症
   B. 抑郁症
   C. 放射治疗引起的呕吐
   D. 严重创伤和感染的辅助治疗
   E. 顽固性呃逆

3. 氯丙嗪对体温的影响是
   A. 不需要配合物理降温可使体温下降
   B. 使体温随环境温度变化而升降
   C. 降低发烧体温，对正常体温无影响
   D. 降低正常体温，对发热者无效
   E. 在高温环境中，对体温无影响

4. 下列属于氯丙嗪药理作用的是
   A. 激动 M 受体　　B. 减少催乳素分泌
   C. 收缩血管升压　　D. 肾上腺素翻转
   E. 抗帕金森病

B1 型题

   A. 阻断结节-漏斗通路 D_2 受体
   B. 阻断黑质-纹状体通路 D_2 受体
   C. 阻断中脑-边缘系统和中脑-皮层通路的 D_2 受体

   D. 阻断脑干网状结构上行激活系统 α 受体
   E. 阻断 M 胆碱受体
   1. 氯丙嗪引起乳房肿大、泌乳的原因是
   2. 氯丙嗪引起口干、便秘、视力模糊的原因是

   A. 帕金森综合征　　B. 静坐不能
   C. 迟发性运动障碍　D. 急性肌张力障碍
   E. 中枢抑制
   3. 氯丙嗪引起肌张力增高、面容呆板、动作迟缓、肌肉震颤属于
   4. 氯丙嗪引起强迫性张口、伸舌、斜颈属于

   A. 氟西汀　　　　　B. 丙咪嗪
   C. 氯丙嗪　　　　　D. 吗啡
   E. 左旋多巴
   5. 能同时阻断 α 受体、M 受体、D_2 样受体的药物是
   6. 能同时阻断组胺受体、M 受体及 α_1 受体的药物是

参考答案

A1 型题

1. B　　2. B　　3. B　　4. D

B1 型题

1. A　　2. E　　3. A　　4. D　　5. C
6. B

第十单元 抗帕金森病药

A1 型题

1. 左旋多巴的临床应用是
   A. 脑膜炎后遗症　　B. 乙型肝炎
   C. 失眠　　　　　　D. 脑血栓
   E. 肝昏迷

2. 左旋多巴抗帕金森病的特点是
   A. 1~2 周起效
   B. 对重症帕金森病疗效好
   C. 对肌肉强直效果好
   D. 对震颤疗效好
   E. 用于氯丙嗪引起的锥体外系症状

B1 型题

A. 在脑内多巴胺脱羧酶的作用下生成 DA

B. 阻断黑质-纹状体通路 D_2 受体
C. 抑制 NA 再摄取
D. 阻断 M 受体
E. 抑制多巴脱羧酶

1. 左旋多巴的作用是
2. 卡比多巴的作用是

参考答案

A1 型题

1. E　　2. C

B1 型题

1. A　　2. E

第十一单元 镇痛药

A1 型题

1. 吗啡的药理作用是
   A. 扩瞳
   B. 镇咳平喘
   C. 提高胃肠平滑肌张力
   D. 兴奋呼吸
   E. 降低颅内压

2. 吗啡的临床应用的是
   A. 失眠　　　　　B. 心源性哮喘
   C. 心源性休克　　D. 抑郁症

   E. 成瘾替代治疗

3. 吗啡急性中毒致死的主要原因是
   A. 欣快　　　　　B. 抑制呼吸
   C. 胆绞痛　　　　D. 免疫抑制
   E. 升高颅内压

4. 与吗啡治疗心源性哮喘有关的作用是
   A. 欣快　　　　　B. 抑制呼吸中枢
   C. 镇痛　　　　　D. 收缩支气管
   E. 扩张脑血管

5. 阿片受体的特异性拮抗药是
   A. 纳洛酮　　　　B. 美沙酮
   C. 芬太尼　　　　D. 吗啡

E. 烯丙吗啡

6. 吗啡治疗胆绞痛需要合用的药物是

    A. 阿托品   B. 哌替啶

    C. 阿司匹林   D. 对乙酰氨基酚

    E. 可待因

7. 吗啡的作用是

    A. 降低肠道张力

    B. 增加胆道和胆囊压力

    C. 收缩血管

    D. 增加分娩子宫张力

    E. 松弛支气管

8. 吗啡的临床应用是

    A. 颅脑损伤   B. 分娩止痛

    C. 支气管哮喘   D. 休克

    E. 血压正常的心肌梗死剧痛

9. 下列关于哌替啶应用的叙述，错误的是

    A. 咳嗽

    B. 麻醉前给药

    C. 各种剧痛

    D. 与氯丙嗪、异丙嗪组成冬眠合剂

    E. 配合阿托品用于内脏绞痛

B1 型题

    A. 哌替啶   B. 喷他佐辛

    C. 美沙酮   D. 纳洛酮

    E. 吲哚美辛

1. 镇痛强度为吗啡的 1/10，可代替吗啡使用的药物是

2. 镇痛强度与吗啡相近，但成瘾性发生慢，戒断症状相对减轻的药物是

    A. 呕吐   B. 便秘

    C. 针尖样瞳孔   D. 依赖性

    E. 耐受性

3. 吗啡急性中毒的表现是

4. 吗啡造成强迫性觅药行为的原因是

参考答案

A1 型题

1. C   2. B   3. B   4. B   5. A

6. A   7. B   8. E   9. A

B1 型题

1. A   2. C   3. C   4. D

第十二单元　解热镇痛药

A1 型题

1. 阿司匹林的作用是

    A. 抗炎、免疫抑制 B. 镇痛、镇静

    C. 镇痛、抗炎   D. 解热、镇静

    E. 抗炎、抗休克

2. 小剂量阿司匹林临床用于

    A. 风湿性关节炎   B. 头痛

    C. 发热   D. 神经痛

    E. 预防血栓形成

3. 阿司匹林的不良反应是

    A. 成瘾性   B. 凝血障碍

    C. 锥体外系反应   D. 免疫抑制

    E. 降低正常体温

4. 下列关于对乙酰氨基酚的叙述，错误的是

A. 镇痛作用较强

B. 解热作用较强

C. 抗炎作用与阿司匹林相近

D. 用于神经痛、关节痛、肌肉痛

E. 用于感冒发热

5. 选择性抑制 COX-2 的药物是

A. 阿司匹林　　　B. 塞来昔布

C. 对乙酰氨基酚　D. 布洛芬

E. 保泰松

6. 阿司匹林的禁忌证不包括

A. 胃溃疡　　　　B. 手术前 1 周

C. 哮喘　　　　　D. 病毒性感染

E. 脑血栓形成

B1 型题

A. 阿司匹林　　　B. 布洛芬

C. 塞来昔布

D. 保泰松

E. 对乙酰氨基酚

1. 主要用于解热镇痛，抗炎作用较弱的药

物是

2. 选择性抑制 COX-2，主要用于类风湿性关节炎、骨关节炎的药物是

A. 直接刺激作用

B. 水杨酸中毒

C. 白三烯等脂氧酶代谢产物增多

D. 能抑制血小板聚集、凝血酶原形成

E. 抑制胃黏膜 PG 合成

3. 阿司匹林哮喘形成的原因是

4. 阿司匹林引起凝血障碍的原因是

参考答案

A1 型题

1. C　　2. E　　3. B　　4. C　　5. B

6. E

B1 型题

1. E　　2. C　　3. C　　4. D

第十三单元　抗组胺药

A1 型题

1. H_1 受体阻滞药的药理作用是

A. 收缩支气管平滑肌

B. 降低毛细血管通透性

C. 收缩胃肠平滑肌

D. 扩张血管

E. 降低血压

2. 首选 H_1 受体阻滞药治疗的疾病是

A. 荨麻疹

B. 过敏性休克

C. 过敏性支气管哮喘

D. 红斑狼疮

E. 类风湿性关节炎

3. 中枢抑制作用较强的 H_1 受体阻滞药物是

A. 氯丙嗪　　　　B. 异丙嗪

C. 西替利嗪　　　D. 氯雷他定

E. 阿司咪唑

4. H_1 受体阻滞药的临床应用不包括

A. 过敏性支气管哮喘的预防性治疗

B. 晕动病

C. 荨麻疹

D. 过敏性鼻炎

E. 过敏性休克

B1 型题

A. 苯海拉明   B. 氯雷他定

C. 西替利嗪   D. 雷尼替丁

E. 酮替芬

1. 治疗晕动病的药物是

2. 预防性治疗支气管哮喘的药物是

A1 型题

1. B   2. A   3. B   4. E

B1 型题

1. A   2. E

第十四单元 利尿药与脱水药

A1 型题

1. 利尿药分类和相应的代表药，正确的是

A. 高效利尿药——氢氯噻嗪

B. 高效利尿药——氢氟噻嗪

C. 低效利尿药——呋塞米

D. 中效利尿药——布美他尼

E. 低效利尿药——螺内酯

2. 呋塞米的利尿作用特点是

A. 迅速、强大而持久

B. 迅速、强大而短暂

C. 迅速、微弱而短暂

D. 缓慢、强大而持久

E. 缓慢、微弱而短暂

3. 氢氯噻嗪增加钙重吸收的部位是

A. 近曲小管   B. 远曲小管

C. 髓袢升支   D. 髓袢升支粗段

E. 集合管

4. 呋塞米利尿作用的机制是

A. 抑制肾脏的稀释功能

B. 抑制肾脏的浓缩功能

C. 阻滞 Na^+ 重吸收

D. 对抗醛固酮的作用

E. 抑制肾脏的稀释和浓缩功能

5. 关于氢氯噻嗪的适应证，不适合的是

A. 尿崩症

B. I 级高血压

C. 心源性水肿

D. 糖尿病伴 I 级高血压

E. 特发性高尿钙

6. 关于呋塞米的不良反应，错误的是

A. 血尿酸浓度降低   B. 低钾血症

C. 低钠血症   D. 耳毒性

E. 低氯性碱中毒

7. 关于氢氯噻嗪的不良反应，错误的是

A. 低血镁症   B. 高尿酸血症

C. 高血糖症   D. 高脂血症

E. 高血钾症

8. 联合用药时，与高效利尿药合用增加耳毒性的药物是

A. 解热镇痛药

B. 氨基糖苷类抗生素

C. 第三代头孢菌素

D. 多巴胺

E. 青霉素

9. 关于脱水药特点的叙述，错误的是

A. 易经肾小球滤过

B. 不易从血管透入组织液

C. 易被肾小管重吸收

D. 不易透过毛细血管

E. 在体内不易被代谢

10. 长期应用易使血钾升高的药物是

    A. 氢氯噻嗪   B. 呋塞米

    C. 螺内酯   D. 乙酰唑胺

    E. 氯噻嗪

11. 不属于呋塞米的临床应用的是

    A. 严重水肿

    B. 尿崩症

    C. 药物中毒

    D. 急慢性肾功能衰竭

    E. 高血钙症

12. 属于螺内酯的不良反应的是

    A. 低血钾症   B. 女性多毛

    C. 血小板减少   D. 过敏性皮炎

    E. 粒细胞减少

B1 型题

A. 作用于髓袢升支粗段的髓质和皮质部，抑制 $Na^+-K^+-2Cl^-$ 共同转运系统

B. 作用于髓袢升支粗段皮质部，抑制 Na^+-Cl^- 共同转运系统

C. 作用于远曲小管和集合管，竞争醛固

酮受体，对抗醛固酮的作用

D. 作用于远曲小管和集合管，阻滞 Na^+ 通道，减少 Na^+ 的重吸收

E. 作用于近曲小管，抑制碳酸酐酶，减少 H^+-Na^+ 交换

1. 呋塞米利尿作用的机制是

2. 螺内酯利尿作用的机制是

    A. 呋塞米   B. 甘露醇

    C. 螺内酯   D. 氢氯噻嗪

    E. 高渗葡萄糖

3. 尿崩症病人宜选用的利尿药是

4. 醛固酮增高性水肿病人宜选用的药物是

参考答案

A1 型题

1. E   2. B   3. B   4. E   5. D
6. A   7. E   8. B   9. C   10. C
11. B   12. B

B1 型题

1. A   2. C   3. D   4. C

第十五单元　抗高血压药

A1 型题

1. 高血压伴有心力衰竭者不宜用的药物是

    A. 哌唑嗪   B. 氢氯噻嗪

    C. 普萘洛尔   D. 卡托普利

    E. 依那普利

2. 高血压合并消化性溃疡者宜选用的药物是

    A. 可乐定   B. 甲基多巴

    C. 肼屈嗪   D. 利血平

    E. 胍乙啶

3. 普萘洛尔具有的作用是

    A. 减少心输出量

    B. 促进肾素分泌

    C. 不引起支气管收缩

    D. 引起血管收缩

    E. 增强心肌收缩力

4. 高肾素型高血压病宜选用的药物是

A. 氢氯噻嗪　　　　B. 卡托普利

C. 肼屈嗪　　　　　D. 硝苯地平

E. 尼群地平

5. 下列药物的降压作用不是通过影响 Ca^{2+} 的是

A. 硝苯地平　　　　B. 普萘洛尔

C. 尼卡地平　　　　D. 尼莫地平

E. 地尔硫䓬

6. 关于血管紧张素转化酶抑制药（ACEI）的叙述，错误的是

A. 增加醛固酮的生成

B. 抑制缓激肽降解

C. 抑制 ACE

D. 减少血管紧张素Ⅱ的生成

E. 降低循环与血管组织 RAS 活性

7. 降压药分类和相应的代表药正确的是

A. 血管紧张素转化酶抑制剂——氯沙坦

B. 血管紧张素Ⅱ受体拮抗剂——卡托普利

C. β受体阻滞药——硝苯地平

D. 利尿降压药——氢氯噻嗪

E. 钙通道阻滞药——普萘洛尔

8. 硝苯地平与普萘洛尔合用可拮抗的副作用是

A. 反射性心率加快

B. 心搏出量减少

C. 血浆肾素活性增高

D. 反射性心率加快和心搏出量减少

E. 反射性心率加快和血浆肾素活性增高

9. 禁用于消化性胃溃疡患者的降压药是

A. 可乐定　　　　　B. 卡托普利

C. 硝普钠　　　　　D. 利血平

E. 硝苯地平

10. 第一个用于临床的非肽类 AngⅡ受体拮抗药的是

A. 缬沙坦　　　　　B. 卡托普利

C. 赖诺普利　　　　D. 伊白沙坦

E. 氯沙坦

11. 属于硝苯地平的不良反应是

A. 踝部水肿　　　　B. 水钠潴留

C. 支气管痉挛　　　D. 反射性心动过缓

E. 高尿酸血症

12. 关于抗高血压药物的合理应用，错误的是

A. Ⅱ级高血压可采用一线降压药的任何两类联用

B. Ⅲ级高血压在联合用药基础上可加用直接血管扩张药

C. 高血压危象宜采用静脉滴注或肌注快速起效

D. 同类药物联合用药

E. 联合用药可从不同环节协同降压

B1 型题

A. 硝苯地平　　　　B. 哌唑嗪

C. 卡托普利　　　　D. 氢氯噻嗪

E. 普萘洛尔

1. 高血压伴有高血钾者，禁用的药物是

2. 高血压伴有糖尿病及痛风者，不宜选用的药物是

A. 硝苯地平　　　　B. 哌唑嗪

C. 利血平　　　　　D. 普萘洛尔

E. 氢氯噻嗪

3. 低肾素性高血压者，宜选用的药物是

4. 高血压伴血浆肾素活性增高者，宜选用的药物是

A. 氢氯噻嗪　　　　B. 普萘洛尔

C. 硝苯地平　　　　D. 氯沙坦

E. 卡托普利

5. 可诱发哮喘的降压药物是

6. 可引起咳嗽的降压药物是

参考答案

A1 型题

1. C　　2. A　　3. A　　4. B　　5. B

6. A   7. D   8. E   9. D   10. E | 6. E

11. A   12. D

B1 型题

1. C   2. D   3. A   4. D   5. B

第十六单元　抗心律失常药

A1 型题

1. 治疗阵发性室上性心动过速的药物是
    A. 螺内酯　　　　　B. 维拉帕米
    C. 苯妥英钠　　　　D. 普罗帕酮
    E. 利多卡因

2. 治疗危及生命的室性心律失常的药物是
    A. 苯妥英钠　　　　B. 胺碘酮
    C. 美托洛尔　　　　D. 普萘洛尔
    E. 普罗帕酮

3. 使用奎尼丁治疗心房纤颤时，常先用强心苷的原因是
    A. 强心苷提高奎尼丁的血药浓度
    B. 强心苷拮抗奎尼丁的血管扩张作用
    C. 强心苷能抑制房室传导，从而控制心室率
    D. 强心苷能促进房室传导，从而控制心室率
    E. 强心苷拮抗奎尼丁对心脏的兴奋作用

4. 关于利多卡因的应用，错误的是
    A. 心肌梗死致室性心律失常
    B. 强心苷中毒致室性心律失常
    C. 室性心律失常
    D. 室性早搏
    E. 心房纤颤

5. 无抗心律失常作用的药物是
    A. 奎尼丁　　　　　B. 呋塞米

C. 维拉帕米　　　　D. 普萘洛尔
E. 胺碘酮

6. 关于普萘洛尔抗心律失常的叙述，错误的是
    A. 用于运动和情绪激动引起的室性心律失常
    B. 阻滞心脏的 β_1 受体
    C. 减慢房室传导
    D. 用于窦性心动过速
    E. 加快浦肯野纤维的传导速度

7. 奎尼丁的药理作用的叙述，正确的是
    A. 适度抑制 Na^+ 内流，降低心肌自律性
    B. 可使正常窦房结自律性明显降低
    C. 竞争性阻断 β 受体，有抗胆碱作用
    D. 可缩短动作电位时程
    E. 可加快心脏传导速度

8. 可治疗室上性和室性心律失常的药物是
    A. 利多卡因　　　　B. 苯妥英钠
    C. 普罗帕酮　　　　D. 胺碘酮
    E. 强心苷

9. 关于抗心律失常药的叙述，错误的是
    A. 普萘洛尔不宜用于室性心律失常
    B. 奎尼丁久用引起金鸡纳反应
    C. 普罗帕酮属于ⅠC类抗心律失常药
    D. 利多卡因用于室性心律失常
    E. 胺碘酮是广谱抗心律失常药

10. 抗心律失常药分类和相应药物，不正确的是

A. Ⅰ A 类　适度阻滞钠通道–奎尼丁

B. Ⅰ B 类　轻度阻滞钠通道–利多卡因

C. Ⅰ C 类　高度阻滞钠通道–苯妥英钠

D. Ⅲ类　延长动作电位时程药–胺碘酮

E. Ⅳ类　钙通道阻滞药–维拉帕米

11. 与利多卡因相比，苯妥英钠不同的是

A. 用于室性心律失常

B. 是癫痫强直–阵挛发作和局限性发作的首选药

C. 用于强心苷中毒所致室性心律失常

D. 用于室性心律失常

E. 用于室上性心律失常

12. 关于胺碘酮的叙述，错误的是

A. 阻滞心肌细胞膜钾通道，阻滞钠通道和钙通道

B. 适用于冠心病并发的心律失常

C. 收缩血管

D. 广谱抗心律失常药

E. 拮抗 T_3、T_4 与受体结合

13. 关于维拉帕米的叙述，正确的是

A. 阻滞心肌细胞膜的 Na^+ 通道，促进 Ca^{2+} 内流

B. 升高自律性

C. 作用于慢反应细胞的窦房结和房室结

D. 加快传导

E. 用于强心苷中毒引起的房性早搏

14. 关于利多卡因的叙述，错误的是

A. 抑制 4 相 Na^+ 内流

B. 促进 K^+ 外流

C. 相对延长 ERP

D. 大剂量时传导明显加快

E. 治疗剂量对心房肌和窦房结无明显影响

B1 型题

A. 利多卡因　　　　B. 阿托品

C. 苯妥英钠　　　　D. 维拉帕米

E. 普萘洛尔

1. 急性心肌梗死引起的室性心律失常的首选药是

2. 强心苷中毒致室性心律失常、癫痫强直–阵挛发作和局限性发作的首选药是

A. 奎尼丁　　　　　B. 普萘洛尔

C. 阿托品　　　　　D. 维拉帕米

E. 普罗帕酮

3. 适用于冠心病、高血压并发心律失常者的药物是

4. 适用于焦虑、甲状腺功能亢进等引起的窦性心动过速的药物是

A. 奎尼丁　　　　　B. 胺碘酮

C. 二氮嗪　　　　　D. 呋塞米

E. 利多卡因

5. 缩短 APD 和 ERP，相对延长有效不应期的药物是

6. 适度阻滞 Na^+ 通道，心房颤动宜选用的药物是

参考答案

A1 型题

1. B　　2. E　　3. C　　4. E　　5. B

6. E　　7. A　　8. D　　9. A　　10. C

11. B　　12. C　　13. C　　14. D

B1 型题

1. A　　2. C　　3. D　　4. B　　5. E

6. A

第十七单元 抗慢性心功能不全药

A1 型题

1. 关于强心苷的药理作用，正确的是

A. 正性频率作用

B. 正性肌力作用

C. 激活心肌细胞膜的 Na^+,K^+-ATP 酶

D. 延长心房不应期

E. 正性传导作用

2. 关于强心苷的临床应用，错误的是

A. 慢性心功能不全

B. 心房颤动

C. 心房扑动

D. 阵发性室上性心动过速

E. 急性心肌梗死

3. 应用强心苷后最早出现的心电图变化是

A. Q-T 间期缩短

B. T 波幅度变小、低平或倒置

C. S-T 段降低呈鱼钩状

D. P-P 间期延长

E. P-R 间期延长

4. 强心苷中毒的特征反应是

A. 胃肠道反应

B. 视觉障碍（黄视、绿视及视物模糊）

C. 室性早搏

D. 室性心动过速

E. 房室传导阻滞

5. 强心苷中毒最严重的反应是

A. 胃肠道反应　　B. 视觉障碍

C. 中枢反应　　D. 心脏反应

E. 失眠幻觉

6. 强心苷中毒心脏反应中最多且早见的不良反应是

A. 室上性心动过速　B. 窦性心动过缓

C. 室性早搏　　D. 室性心动过速

E. 房室传导阻滞

7. 强心苷中毒心脏反应中最为严重的是

A. 室性心动过速　B. 室上性心动过速

C. 窦性心动过缓　D. 室上性心律失常

E. 房室传导阻滞

8. 下列原因导致的慢性心功能不全，强心苷疗效较好的是

A. 高血压、心脏瓣膜病、先天性心脏病

B. 甲状腺功能亢进

C. 缩窄性心包炎、严重二尖瓣狭窄

D. 肺源性心脏病、活动性心肌炎

E. 重度贫血

9. 利尿药治疗慢性心功能不全的主要药理依据是

A. 首选呋塞米，并与排钾利尿药合用

B. 促进 Na^+ 和水的排出，减轻心脏的负荷

C. 增加血容量

D. 增加血管平滑肌张力

E. 促进 Na^+-Ca^{2+} 交换

10. 血管扩张药治疗慢性心功能不全的主要药理依据是

A. 增加心肌供氧，增加心脏前负荷

B. 减少心肌耗氧，增加心脏后负荷

C. 扩张小静脉或小动脉，减轻心脏的前、后负荷

D. 反射性兴奋交感神经

E. 降低心输出量

11. 能防止和逆转 CHF 病人的心室肥厚并能改善心肌的顺应性的药物是

A. 地高辛　　　　B. 硝普钠

C. 氢氯噻嗪　　　D. 呋塞米

E. 卡托普利

B1 型题

A. 兴奋窦房结

B. 加强心肌收缩力

C. 抑制房室传导，延长房室结的 ERP

D. 缩短心房的 ERP

E. 减少心输出量

1. 强心苷治疗心衰的药理基础是

2. 强心苷治疗房颤的药理基础是

A. 减少衰竭心脏的心输出量，正常人心输出量增加

B. 增加衰竭心脏的心肌耗氧量，正常心脏的耗氧量减少

C. 减少衰竭心脏的心输出量，正常人心输出量增加不明显

D. 增加衰竭心脏的心输出量，正常人心输出量增加不明显

E. 减少衰竭心脏的心肌耗氧量，正常心脏的耗氧量增加

3. 强心苷对心输出量的影响是

4. 强心苷对心肌耗氧量的影响是

参考答案

A1 型题

1. B 2. E 3. B 4. B 5. D

6. C 7. A 8. A 9. B 10. C

11. E

B1 型题

1. B 2. C 3. D 4. E

第十八单元　抗心绞痛药

A1 型题

1. 关于硝酸甘油作用的叙述，错误的是

A. 降低心肌耗氧量

B. 降低心脏前、后负荷

C. 直接扩张冠脉，减少心肌供血

D. 改善缺血区心肌供血

E. 抑制血小板聚集、黏附

2. 关于硝酸甘油的抗心肌缺血作用，错误的是

A. 扩张静脉

B. 扩张动脉

C. 扩张冠状动脉的输送血管

D. 扩张冠状动脉的侧支血管

E. 收缩心外膜输送血管

3. 硝酸酯类与 β 受体阻滞药联合应用于治疗心绞痛，不正确的是

A. 降低血压，加快心率

B. 消除反射性心率加快

C. 降低室壁肌张力

D. 作用机制不同产生协同作用

E. 缩短射血时间

4. 不宜使用普萘洛尔的是

A. 稳定型心绞痛　　B. 变异型心绞痛

C. 不稳定型心绞痛　D. 高血压伴心绞痛

E. 心律失常伴心绞痛

5. 硝酸甘油抗心绞痛的作用机制是

A. 心肌收缩力减弱

B. 心率减慢，心脏舒张期相对延长

C. 扩张小静脉，外周阻力不变

D. 扩张小动脉、小静脉和较大的冠状

动脉

E. 扩张大动脉，回心血量减少，心室容积减少，心肌耗氧量降低

6. 关于钙拮抗剂抗心绞痛的描述，错误的是

A. 阻断钙离子通道，阻止钙离子内流

B. 心肌收缩性增强，心率加快

C. 扩张冠脉，改善缺血区供血、供氧

D. 心肌收缩性减弱，心率减慢

E. 减轻心脏后负荷，降低心肌耗氧

7. 关于β受体阻滞药抗心绞痛的作用，错误的是

A. 开放侧支循环增加对缺血区的血液灌注

B. 改善心肌代谢

C. 增加缺血区血液供应

D. 促进氧合血红蛋白解离

E. 降低心肌耗氧量

8. 硝苯地平对下列哪类心绞痛最有效

A. 卧位型心绞痛

B. 稳定型心绞痛

C. 急性冠状动脉功能不全

D. 变异型心绞痛

E. 梗死后心绞痛

9. 具有抗血栓形成的抗心绞痛药物是

A. 普萘洛尔   B. 维拉帕米

C. 地尔硫䓬   D. 硝苯地平

E. 硝酸甘油

10. 适用于伴有心衰或支气管哮喘的抗心绞痛药物是

A. 硝酸异山梨酯   B. 哌唑嗪

C. 哌克昔林   D. 普尼拉明

E. 普萘洛尔

B1 型题

A. 哌唑嗪   B. 哌克昔林

C. 硝酸甘油   D. 奎尼丁

E. 维拉帕米

1. β受体阻滞药可对抗哪个药物的心脏反应

2. 可用于心房扑动的药物是

A. 美托洛尔   B. 硝酸甘油

C. 阿替洛尔   D. 普萘洛尔

E. 硝苯地平

3. 治疗稳定型心绞痛的首选药是

4. 治疗变异型心绞痛最有效的药物是

参考答案

A1 型题

1. C   2. E   3. A   4. B   5. D

6. B   7. A   8. D   9. E   10. C

B1 型题

1. C   2. D   3. B   4. E

第十九单元　血液系统药

A1 型题

1. 治疗恶性贫血，宜选用的药物是

A. 维生素 B_{12} B. 维生素 B_6

C. 硫酸亚铁   D. 右旋糖酐铁

E. 维生素 K

2. 叶酸用于治疗巨幼红细胞性贫血，疗效较

好的是

    A. 恶性贫血所致的巨幼红细胞性贫血

    B. 营养性、妊娠期和婴儿期巨幼红细胞性贫血

    C. 甲氨蝶呤使二氢叶酸还原酶功能障碍所致的巨幼红细胞性贫血

    D. 维生素 B_{12} 缺乏所致的巨幼红细胞性贫血

    E. 肝脏因素所致的巨幼红细胞性贫血

3. 治疗急性血栓栓塞性疾病选用的药物是

    A. 肝素   B. 右旋糖酐

    C. 叶酸   D. 维生素 K_1

    E. 维生素 K_4

4. 关于华法林的描述，错误的是

    A. 口服有效

    B. 用于血栓性疾病

    C. 体内有效

    D. 属于香豆素类的抗凝血药

    E. 仅体外有效

5. 香豆素类药物的抗凝作用机制是

    A. 激活纤溶酶原

    B. 妨碍肝脏合成 Ⅱ、Ⅶ、Ⅸ、Ⅹ 凝血因子

    C. 激活血浆中的 AT Ⅲ

    D. 抑制凝血酶原转变成凝血酶

    E. 耗竭体内的凝血因子

6. 阿司匹林的抗血栓机制是

    A. 抑制磷脂酶 A_2，使 TXA_2 合成减少

    B. 抑制脂氧酶，使 TXA_2 合成减少

    C. 抑制 TXA_2 合成酶，使 TXA_2 合成减少

    D. 抑制环氧酶，使 TXA_2 合成减少

    E. 激活环氧酶，使 TXA_2 合成增多

7. 不属于抗血小板的药物是

    A. 潘生丁   B. 氯吡格雷

    C. 右旋糖酐   D. 阿司匹林

    E. 依前列醇

8. 关于肝素的叙述，错误的是

    A. 可增加纤溶酶的活性

    B. 可用于血栓栓塞性疾病

    C. 具有体内外抗凝作用

    D. 适用于快速抗凝治疗

    E. 用于 DIC 早期

9. 用于生长发育期需求增加和慢性失血而引起的贫血，宜选用的药物是

    A. 叶酸   B. 维生素 B_{12}

    C. 亚叶酸钙   D. 维生素 K

    E. 硫酸亚铁

10. 大剂量可用于抗凝血类灭鼠药中毒的解救的药物是

    A. 维生素 K_3 B. 双香豆素

    C. 维生素 K_1 D. 醋硝香豆素

    E. 维生素 B_{12}

11. 肝素抗凝作用的主要机制是

    A. 直接灭活凝血因子

    B. 与血中 Ca^{2+} 结合

    C. 抑制肝脏合成凝血因子

    D. 激活纤溶酶原

    E. 提高血浆中的 AT Ⅲ 活性

12. 治疗弥散性血管内凝血（DIC），早期应用的药物是

    A. 阿司匹林

    B. 维生素 K

    C. 组织型纤溶酶原激活剂

    D. 肝素

    E. 双嘧达莫

13. 双嘧达莫抗血小板聚集的机制是

    A. 抑制环氧酶，减少 PGI_2 生成

    B. 激活腺苷酸环化酶

    C. 激活血浆中的 AT Ⅲ

    D. 抑制环氧酶，促进 TXA_2 生成

    E. 抑制磷酸二酯酶，抑制腺苷摄取而激活腺苷酸环化酶

14. 关于维生素 K 的叙述，错误的是

    A. 止血作用与凝血因子 Ⅱ、Ⅶ、Ⅸ、Ⅹ 有关

    B. 对先天性或严重肝病所致的低凝血酶

原血症无效

  C. 维生素 K_1、K_2 为水溶性维生素

  D. 用于胆道蛔虫所致的胆绞痛

  E. 用于维生素 K 缺乏引起的出血

B1 型题

  A. 枸橼酸铁铵 B. 肝素

  C. 氨甲环酸 D. 硫酸鱼精蛋白

  E. 华法林

1. 在体内外均具有抗凝作用的药物是

2. 仅在体内才具有抗凝作用的药物是

  A. 直接激活纤维蛋白溶酶

  B. 直接使纤维蛋白溶酶原转变为纤维蛋白溶酶

  C. 直接抑制纤维蛋白溶酶原

  D. 与纤溶酶原结合形成 SK-纤溶酶原复合物，促进纤溶酶原转变为纤溶酶

  E. 改变血栓纤维蛋白构型，易于与纤溶酶原结合，激活纤溶酶原成为纤溶酶

3. 尿激酶促进纤维蛋白溶解的作用机制是

4. 链激酶促进纤维蛋白溶解的作用机制是

参考答案

A1 型题

1. A 2. B 3. A 4. E 5. B

6. D 7. C 8. A 9. E 10. C

11. E 12. D 13. E 14. C

B1 型题

1. B 2. E 3. B 4. D

第二十单元 消化系统药

A1 型题

1. 雷尼替丁抑制胃酸分泌的机制是

  A. 阻断 H_1 受体 B. 阻断 H_2 受体

  C. 阻断 M_1 受体 D. 促进 PGE_2 合成

  E. 抑制胃壁细胞质子泵活性

2. 下列有关奥美拉唑的描述中哪项是错误的

  A. 不可逆地使质子泵失活，抑酸作用强大而持久

  B. 减少胃蛋白酶分泌

  C. 用药 4~6 周可致血浆胃泌素降低

  D. 合用抗幽门螺杆菌药能较好地根除 Hp

  E. 其他药物无效的消化性溃疡也无效

3. 硫糖铝治疗消化性溃疡的主要机制是

  A. 中和胃酸 B. 抑制胃酸分泌

  C. 抗幽门螺杆菌 D. 保护胃肠黏膜

  E. 抑制胃壁细胞的质子泵

4. 下列有关氢氧化铝的描述中哪项是错误的

  A. 中等抗酸作用，起效较慢

  B. 能保护溃疡面，有收敛作用

  C. 能降低胃蛋白酶活性

  D. 可引起轻度腹泻

  E. 与三硅酸镁合用，增加疗效，减少不良反应

5. 多潘立酮止吐的作用机制是

  A. 通过血脑屏障，阻断纹状体 D 受体

  B. 脑内抗胆碱

  C. 激动胃肠平滑肌 5-HT_4 受体

  D. 阻断中枢及迷走神经传入纤维的 5-HT_3 受体

  E. 阻断胃肠 D_2 受体，促进其顺向运动

6. 抗消化性溃疡药的分类与代表药的正确搭配是

  A. 抗酸药——替硝唑

  B. 黏膜保护药——胶体果胶铋

C. H₂ 受体阻断药——奥美拉唑

D. 质子泵抑制药——胃舒平

E. 抗幽门螺杆菌药——西咪替丁

B1 型题

A. 抑制胃壁细胞的质子泵

B. 阻断 H₂ 受体

C. 中和胃酸

D. 抗幽门螺杆菌

E. 保护胃黏膜

1. 米索前列醇治疗消化性溃疡病的机制是

2. 西咪替丁治疗消化性溃疡病的机制是

A. 晕动病引起的呕吐

B. 除晕动病外的各种呕吐

C. 胃食管反流病

D. 肿瘤化疗引起的呕吐

E. 内耳眩晕症引起的呕吐

3. 昂丹司琼主要用于

4. 硫乙拉嗪主要用于

参考答案

A1 型题

1. B   2. C   3. D   4. D   5. E

6. B

B1 型题

1. E   2. B   3. D   4. B

第二十一单元　呼吸系统药

A1 型题

1. 下列哪个药物是外周性镇咳药

   A. 可待因   B. 喷托维林

   C. 右美沙芬   D. 苯佐那酯

   E. 氯哌斯汀

2. 茶碱类主要用于治疗

   A. 支气管哮喘   B. 支气管扩张

   C. 气管炎   D. 肺不张

   E. 慢性阻塞性肺炎

3. 平喘药的分类与代表药的正确搭配是

   A. 拟肾上腺素药——色甘酸钠

   B. 糖皮质激素药——曲安西龙

   C. 抗过敏平喘药——特布他林

   D. M 胆碱受体阻断药——氨茶碱

   E. 茶碱类药物——麻黄碱

4. 仅用于预防过敏性哮喘发作的药物是

   A. 沙丁胺醇   B. 特布他林

   C. 氨茶碱   D. 色甘酸钠

   E. 异丙肾上腺素

5. 沙丁胺醇平喘作用的主要机制是

   A. 抑制腺苷酸环化酶，降低支气管平滑肌细胞内 cAMP 浓度

   B. 激活腺苷酸环化酶，增加支气管平滑肌细胞内 cAMP 浓度

   C. 直接松弛支气管平滑肌

   D. 激活鸟苷酸环化酶，增加支气管平滑肌细胞内 cGMP 浓度

   E. 抑制鸟苷酸环化酶，降低支气管平滑肌细胞内 cGMP 浓度

6. 对支气管哮喘和心源性哮喘均有效的药物是

   A. 氨茶碱   B. 哌替啶

   C. 吗啡   D. 色甘酸钠

   E. 沙丁胺醇

7. 糖皮质激素治疗支气管哮喘的作用机制不包括

A. 抑制参与哮喘发病的炎性细胞因子和黏附分子生成

B. 抗变态反应，减少过敏介质释放

C. 降低气道血管通透性，加强儿茶酚胺对腺苷酸环化酶的激活作用

D. 非特异的抗炎作用，能抑制气道高反应性

E. 直接松弛支气管平滑肌

8. 不能控制哮喘发作症状的药物是

A. 色甘酸钠 　　　 B. 地塞米松

C. 氨茶碱 　　　 D. 异丙肾上腺素

E. 硝苯地平

B1 型题

A. 选择性激动 β_2 受体

B. 阻断 M 胆碱受体

C. 抗炎、抗过敏

D. 稳定肥大细胞膜

E. 促进儿茶酚胺类物质释放

1. 色甘酸钠平喘作用的机制是

2. 沙丁胺醇平喘作用的机制是

A. 氨茶碱 　　　 B. 沙丁胺醇

C. 哌仑西平 　　　 D. 色甘酸钠

E. 二丙酸倍氯米松

3. 抢救哮喘持续状态宜选用

4. 伴有心脏功能不全的哮喘急性发作患者，宜选用

参考答案

A1 型题

1. D 　　 2. A 　　 3. B 　　 4. D 　　 5. B

6. A 　　 7. E 　　 8. A

B1 型题

1. D 　　 2. A 　　 3. E 　　 4. A

第二十二单元 糖皮质激素

A1 型题

1. 下列关于糖皮质激素用法的描述，错误的是

A. 大剂量突击疗法

B. 一般剂量长期疗法

C. 小剂量替代疗法

D. 隔周疗法

E. 隔日疗法

2. 下列关于糖皮质激素药理作用的叙述，错误的是

A. 具有抗炎、抗休克作用

B. 能增强免疫

C. 能够提高食欲

D. 能使中性白细胞增多

E. 有抗毒素和中枢兴奋作用

3. 糖皮质激素用于严重细菌感染的主要目的是

A. 加强抗生素的抗菌作用

B. 提高机体的抗病能力

C. 直接对抗内毒素

D. 使中性粒细胞数增多，并促进其游走和吞噬功能

E. 抗炎、提高机体对细菌内毒素耐受力，制止危重症状的发展

4. 糖皮质激素诱发和加重感染的主要原因是

　　A. 激素用量不足

　　B. 患者对激素不敏感

　　C. 激素能促使病原微生物增殖

　　D. 激素降低了机体对病原微生物的抵抗力

　　E. 细菌对激素耐药

5. 糖皮质激素隔日清晨一次给药法（隔日疗法）可避免的不良反应是

　　A. 反跳现象

　　B. 诱发和加重感染

　　C. 对胃酸和胃蛋白酶分泌的刺激作用

　　D. 类肾上腺皮质功能亢进综合征

　　E. 停药后肾上腺皮质功能不全

6. 下列关于糖皮质激素对血液与造血系统作用的错误叙述是

　　A. 使血小板增多

　　B. 使红细胞和血红蛋白增加

　　C. 降低纤维蛋白原浓度

　　D. 使中性粒细胞数增多

　　E. 抑制中性粒细胞的游走和吞噬功能

7. 下列关于糖皮质激素的临床应用，错误的是

　　A. 鹅口疮　　　　B. 中毒性菌痢

　　C. 过敏性休克　　D. 重症伤寒

　　E. 暴发型流行性脑膜炎

8. 小剂量糖皮质激素替代疗法的临床应用是

　　A. 肾上腺皮质癌

　　B. 肾病综合征

　　C. 肾上腺嗜铬细胞瘤

　　D. 垂体肿瘤

　　E. 垂体前叶功能减退

9. 下列关于糖皮质激素所引起的不良反应，错误的是

　　A. 高血压　　　　B. 高血钾

　　C. 高血糖　　　　D. 低血钙

　　E. 低血磷

10. 下列关于糖皮质激素对消化系统的影响，错误的是

　　A. 诱发胰腺炎

　　B. 诱发脂肪肝

　　C. 抑制胃黏液分泌

　　D. 促进胃蛋白酶分泌

　　E. 抑制食欲，减弱消化

B1 型题

　　A. 肾病综合征　　　B. 鹅口疮

　　C. 中毒性菌痢　　　D. 阿狄森病

　　E. 肾上腺皮质次全切术后

1. 糖皮质激素大剂量突击治疗的临床适应证是

2. 糖皮质激素隔日清晨一次适量给药的临床适应证是

　　A. 甲泼尼龙　　　　B. 地塞米松

　　C. 氢化可的松　　　D. 泼尼松龙

　　E. 去氧皮质酮

3. 抗炎作用强，几乎无钠潴留作用的药物是

4. 主要影响水盐代谢，水钠潴留作用强的药物是

　　A. 医源性肾上腺皮质功能亢进症（库欣综合征）

　　B. 诱发或加重感染

　　C. 骨质疏松

　　D. 肾上腺皮质萎缩和功能不全

　　E. 诱发或加重消化性溃疡

5. 糖皮质激素长期应用突然停药或减量过快时，容易引起的不良反应是

6. 糖皮质激素能抑制钙磷吸收，促其排泄，所引起的不良反应是

　　A. 感染性休克

　　B. 器官移植

　　C. 库欣综合征

　　D. 风湿性及类风湿性关节炎

　　E. 糖尿病

7. 静脉滴注大剂量的氢化可的松，疗程不超过 3 天，主要用于

8. 糖皮激素类的禁忌证是

参考答案

A1 型题

1. D 2. B 3. E 4. D 5. E

6. C 7. A 8. E 9. B 10. E

B1 型题

1. C 2. A 3. B 4. E 5. D

6. C 7. A 8. E

第二十三单元　抗甲状腺药

A1 型题

1. 硫脲类药物的临床应用，不包括
   A. 甲亢轻症
   B. 甲亢手术前准备
   C. 甲状腺危象的治疗
   D. 甲亢不宜手术者
   E. 单纯性甲状腺肿

2. 下列关于甲状腺激素的正确叙述是
   A. 能调控生长发育
   B. 使机体对儿茶酚胺类的反应降低
   C. 血浆蛋白结合率低
   D. 可使呆小病患者痊愈
   E. 可使心率减慢

3. 甲亢术前准备的正确给药是
   A. 先给硫脲类药物，术前两周再给碘化物
   B. 先给碘化物，术前两周再给硫脲类
   C. 只给硫脲类药物
   D. 只给碘化物
   E. 硫脲类药物和碘化物都不给

4. 硫脲类抗甲状腺药严重的不良反应是
   A. 粒细胞减少
   B. 黏膜出血
   C. 再生障碍性贫血
   D. 血小板减少性紫癜

E. 溶血性贫血

5. 甲亢术前准备用硫脲类抗甲状腺药的主要目的是
   A. 使甲状腺血管减少，减少手术出血
   B. 使甲状腺功能恢复或接近正常，防止术后发生甲状腺危象
   C. 使甲状腺体缩小变韧，有利于手术进行
   D. 防止手术过程中血压下降
   E. 使甲状腺功能恢复或接近正常，防止术后甲状腺功能低下

6. 下列关于硫脲类抗甲状腺药的叙述，错误的是
   A. 硫脲类是最常用的抗甲状腺药
   B. 主要代表药为甲硫氧嘧啶
   C. 可用于甲亢的外科治疗
   D. 可用于甲状腺手术前准备
   E. 可用于甲状腺危象时的辅助治疗

7. 硫脲类抗甲状腺药起效慢的主要原因是
   A. 口服后吸收不完全
   B. 肝内代谢转化快
   C. 肾脏排泄速度快
   D. 待已合成的甲状腺激素耗竭后才能生效
   E. 口服吸收缓慢

B1 型题

A. 卡比马唑（甲亢平）

B. 甲硫氧嘧啶

C. 丙硫咪唑

D. 甲巯咪唑（他巴唑）

E. 丙硫氧嘧啶

1. 还能抑制周围组织内 T_4 脱碘生成 T_3，起效较其他药物快的是

2. 不良反应较多的药物是

参考答案

A1 型题

1. E   2. A   3. A   4. A   5. B
6. C   7. D

B1 型题

1. E   2. B

第二十四单元 降血糖药

A1 型题

1. 胰岛素的临床应用不包括

    A. 胰岛素依赖型糖尿病

    B. 糖尿病并发各种症状

    C. 非胰岛素依赖型糖尿病用口服降血糖药未控制者

    D. 合并重度感染、消耗性疾病等糖尿病

    E. 2 型糖尿病早期

2. 对尿崩症有效的降血糖药是

    A. 降糖灵   B. 优降糖

    C. 氯磺丙脲   D. 胰岛素

    E. 降糖片

3. 磺酰脲类降糖药的主要作用机制是

    A. 加速胰岛素合成

    B. 抑制胰岛素降解

    C. 提高胰岛 β 细胞功能

    D. 刺激胰岛 β 细胞释放胰岛素

    E. 促进胰岛素与受体结合

4. 下列关于双胍类药物描述错误的是

    A. 作用时间短

    B. 血浆蛋白结合率高

    C. 血浆蛋白结合率低

    D. 用于轻症糖尿病

    E. 尤适用于肥胖性、饮食控制无效的糖尿病

5. 可造成乳酸血症的降血糖药是

    A. 格列吡嗪   B. 氯磺丙脲

    C. 格列本脲   D. 甲苯磺丁脲

    E. 二甲双胍

6. 下列关于胰岛素治疗糖尿病的叙述，错误的是

    A. 妊娠期糖尿病

    B. 幼年重型糖尿病

    C. 轻型糖尿病

    D. 合并严重感染的糖尿病

    E. 酮症

7. 可促进抗利尿激素分泌的降血糖药是

    A. 格列齐特   B. 格列吡嗪

    C. 甲苯磺丁脲   D. 二甲双胍

    E. 氯磺丙脲

8. 下列关于胰岛素的药理作用描述错误的是

    A. 促进糖原分解

    B. 促进氨基酸的转运和蛋白质合成

    C. 促进脂肪合成并抑制其分解

D. 抑制蛋白质分解

E. 促进葡萄糖的氧化和酵解

9. 磺酰脲类降血糖药的主要不良反应是

A. 肾损伤

B. 乳酸血症

C. 黏膜出血

D. 粒细胞减少及肝损伤

E. 肾上腺皮质功能减退

10. 降血糖药物分类与代表药的错误配对是

A. 胰岛素制剂-低精蛋白锌胰岛素

B. 磺酰脲类-格列本脲

C. 双胍类-二甲双胍

D. α-葡萄糖苷酶抑制药-甲巯咪唑

E. 胰岛素增敏药-罗格列酮

B1 型题

A. 二甲双胍　　　 B. 氯磺丙脲

C. 阿卡波糖　　　 D. 格列吡嗪

E. 甲苯磺丁脲

1. 促进抗利尿激素（ADH）分泌的药物是

2. 易引起乳酸血症的药物是

A. 增加血糖去路，减少血糖来源

B. 直接作用于胰岛 β 细胞，刺激内源性胰岛素释放

C. 抑制 α-葡萄糖苷酶，延缓淀粉水解，

降低餐后血糖峰值

D. 增加肌肉和脂肪组织对胰岛素的敏感性

E. 增加糖的无氧酵解、增加去路、减少来源和降低胰高血糖素水平

3. 格列喹酮（糖适平）降血糖的作用机制是

4. 罗格列酮降血糖的作用机制是

A. 1 型糖尿病

B. 心、肝、肾等疾病的辅助治疗

C. 2 型糖尿病

D. 胰岛素抵抗

E. 低血糖

5. 二甲双胍的临床适应证是

6. 降血糖药最常见的不良反应是

参考答案

A1 型题

1. E　　2. C　　3. D　　4. B　　5. E

6. C　　7. E　　8. A　　9. D　　10. D

B1 型题

1. B　　2. A　　3. B　　4. D　　5. C

6. E

第二十五单元　合成抗菌药

A1 型题

1. 能竞争性拮抗磺胺类药物抗菌作用的化学物质是

A. 乙酰水杨酸　　 B. 对氨基水杨酸

C. 对氨基苯甲酸　　 D. 叶酸

E. 对氨基苯环酸

2. 磺胺类药物作用机制是

A. 抑制二氢叶酸还原酶

B. 抑制二氢叶酸合成酶

C. 抑制一碳单位转移酶

D. 抑制四氢叶酸还原酶

E. 抑制叶酸还原酶

3. 磺胺类药物主要不良反应不包括

    A. 泌尿系统损害　　B. 过敏反应

    C. 血液系统反应　　D. 肝损害

    E. 二重感染

4. 氟喹诺酮类药物抗革兰阴性菌的作用机制是

    A. 抑制细菌二氢叶酸合成酶

    B. 抑制细菌蛋白合成

    C. 抑制细菌 DNA 回旋酶 A 亚基，阻碍 DNA 复制

    D. 抑制细菌的转肽酶而影响细菌黏肽合成

    E. 抑制细菌二氢叶酸还原酶

5. 首选治疗青霉素高度耐药的肺炎链球菌感染的药物是

    A. 吡哌酸　　　　　B. 诺氟沙星

    C. 依诺沙星　　　　D. 培氟沙星

    E. 左氧氟沙星

6. 甲氧苄啶与磺胺甲基异噁唑合用的原因是

    A. 促进吸收

    B. 促进分布

C. 减慢排泄

D. 能互相提高血药浓度

E. 发挥协同抗菌作用

B1 型题

    A. 磺胺嘧啶　　　　B. 甲硝唑

    C. 甲氧苄啶　　　　D. 诺氟沙星

    E. 呋喃唑酮

1. 治疗各种厌氧菌感染的重要药物是

2. 可以代替大环内酯类用于支原体肺炎的药物是

参考答案

A1 型题

1. C　　2. B　　3. E　　4. C　　5. E

6. E

B1 型题

1. B　　2. D

第二十六单元　抗生素

A1 型题

1. 青霉素 G 最常见的不良反应是

    A. 二重感染　　　　B. 变态反应

    C. 胃肠道反应　　　D. 肝、肾损害

    E. 耳毒性

2. 对青霉素 G 不敏感的细菌是

    A. 革兰阴性杆菌　　B. 革兰阴性球菌

    C. 革兰阳性杆菌　　D. 革兰阳性球菌

    E. 梅毒螺旋体

3. 青霉素 G 治疗何种疾病时可引起赫氏反应

    A. 大叶性肺炎

    B. 梅毒或钩端螺旋体病

    C. 草绿色链球菌心内膜炎

    D. 回归热

    E. 破伤风

4. 下列关于第三代头孢菌素类药物的特点，错误的是

    A. 对肾脏毒性更低

    B. 对 β-内酰胺酶有较高的稳定性

C. 对革兰阴性菌的作用比第一、二代强

D. 对铜绿假单胞菌有较强的作用

E. 对革兰阳性菌的作用也比第一、二代强

5. 四环素的抗菌机制是

    A. 抑制敏感细菌细胞壁的生长

    B. 抑制敏感细菌 RNA 合成

    C. 抑制敏感细菌的蛋白质合成

    D. 抑制敏感细菌 S 期

    E. 抑制敏感细菌 G_1 期

6. 可用于耐药金黄色葡萄球菌感染的半合成青霉素是

    A. 苯唑西林　　　　B. 氨苄西林

    C. 羧苄西林　　　　D. 阿莫西林

    E. 青霉素 V

7. 对青霉素 G 产生的过敏性休克防治方法错误的是

    A. 饥饿时可以应用　B. 详细询问过敏史

    C. 皮试　　　　　　D. 避免局部用药

    E. 注射液应新鲜配置

8. 大环内酯类抗生素不包括

    A. 克拉霉素　　　　B. 螺旋霉素

    C. 阿奇霉素　　　　D. 林可霉素

    E. 罗红霉素

9. 肾功能不良患者禁用的药物是

    A. 青霉素 G　　　　B. 广谱青霉素

    C. 耐酶青霉素类　　D. 第一代头孢菌素

    E. 第三代头孢菌素

10. 抢救青霉素 G 过敏性休克首选的药物是

    A. 肾上腺素　　　　B. 去甲肾上腺素

    C. 抗组胺药　　　　D. 头孢氨苄

    E. 多巴胺

11. 不属于氨基糖苷类不良反应的是

    A. 耳毒性　　　　　B. 肾毒性

    C. 肠毒性　　　　　D. 过敏反应

    E. 神经肌肉阻断作用

12. 治疗急慢性金黄色葡萄球菌骨髓炎的首选药物是

    A. 克林霉素　　　　B. 红霉素

    C. 四环素　　　　　D. 青霉素 G

    E. 头孢菌素

13. 青霉素 G 对哪种菌感染无效

    A. 溶血性链球菌　　B. 白喉杆菌

    C. 脑膜炎球菌　　　D. 结核分枝杆菌

    E. 淋球菌

14. 氨基糖苷类抗生素属于

    A. 繁殖期抑菌剂　　B. 静止期抑菌剂

    C. M 期杀菌剂　　　D. 静止期杀菌剂

    E. 繁殖期杀菌剂

15. 阿奇霉素不具有的特点是

    A. 半衰期短　　　　B. 快速杀菌作用

    C. 口服吸收快　　　D. 组织分布广

    E. 不良反应发生率较红霉素低

16. 氨基糖苷类最常见的不良反应是

    A. 心脏毒性　　　　B. 耳毒性

    C. 变态反应　　　　D. 头痛头晕

    E. 肝脏毒性

17. 治疗钩端螺旋体病首选的药物是

    A. 红霉素　　　　　B. 氯霉素

    C. 四环素　　　　　D. 链霉素

    E. 青霉素 G

18. 下列选项，不属于四环素主要不良反应的是

    A. 二重感染　　　　B. 局部刺激

    C. 影响骨骼生长　　D. 灰婴综合征

    E. 牙齿黄染

19. 氯霉素的下述不良反应中，与其剂量、疗程无关的严重反应是

    A. 二重感染

    B. 灰婴综合征

    C. 可逆性贫血

    D. 不可逆的再生障碍性贫血

    E. 消化道反应

20. 四环素类和氯霉素类均会产生的不良反应是

    A. 过敏性休克

    B. 影响牙、骨生长

    C. 抑制骨髓造血功能

D. 灰婴综合征

E. 二重感染

B1 型题

A. 干扰细菌细胞壁黏肽合成

B. 抑制细菌蛋白质合成

C. 能破坏细菌胞浆膜的完整性

D. 干扰细菌叶酸代谢

E. 影响细菌 DNA 合成

1. 氯霉素的作用机制是

2. 链霉素的作用机制是

A. 链霉素   B. 羧苄青霉素

C. 头孢菌素   D. 林可霉素

E. 红霉素

3. 可引起神经肌肉阻断作用的药物是

4. 可引起二重感染的药物是

A. 链霉素   B. 氯霉素

C. 四环素   D. 青霉素 G

E. 克林霉素

5. 首选用于螺旋体感染的药物是

6. 可用于治疗结核病的抗生素是

A. 红霉素   B. 青霉素 G

C. 庆大霉素   D. 头孢唑啉

E. 磺胺嘧啶

7. 治疗梅毒、回归热的首选药物是

8. 主要用于革兰阳性菌所致呼吸道和尿路感染的药物是

A. 林可霉素   B. 青霉素 G

C. 庆大霉素   D. 四环素

E. 磺胺嘧啶

9. 可用于治疗厌氧菌感染的药物是

10. 可用于流行性脑脊髓膜炎的药物是

A. 青霉素 G   B. 链霉素

C. 红霉素   D. 氯霉素

E. 土霉素

11. 可用于治疗梅毒的药物是

12. 可导致前庭神经功能和耳蜗听神经损害的药物是

参考答案

A1 型题

1. B	2. A	3. B	4. E	5. C
6. A	7. A	8. D	9. D	10. A
11. C	12. A	13. D	14. D	15. A
16. B	17. E	18. D	19. D	20. E

B1 型题

1. B	2. C	3. A	4. C	5. D
6. A	7. B	8. D	9. A	10. B
11. A	12. B			

第二十七单元　抗真菌药与抗病毒药

A1 型题

1. 两性霉素 B 的作用机制是

A. 破坏真菌细胞壁

B. 增加真菌胞浆膜的通透性

C. 抑制蛋白质合成

D. 抑制核酸代谢

E. 抑制叶酸代谢

2. 有抗病毒作用的药物是

A. 特比萘芬　　　B. 阿昔洛韦

C. 氟喹诺酮类　　D. 氟胞嘧啶

E. 咪康唑

3. 阿昔洛韦首选治疗

A. HSV 感染

B. A 型流感病毒感染

C. B 型流感病毒感染

D. 麻疹病毒感染

E. 甲型肝炎病毒感染

B1 型题

A. 阿昔洛韦　　　B. 氯霉素

C. 红霉素　　　　D. 土霉素

E. 制霉菌素

1. 可用于治疗皮肤、口腔及阴道念珠菌感染的药物是

2. 可用于治疗角膜炎、带状疱疹病毒感染的药物是

参考答案

A1 型题

1. B　　2. B　　3. A

B1 型题

1. E　　2. A

第二十八单元　抗菌药物的耐药性

A1 型题

1. 细菌与抗菌药物反复接触后对药物的敏感性降低甚至消失，这种特性称为

A. 耐受性　　　　B. 依赖性

C. 耐药性　　　　D. 成瘾性

E. 习惯性

2. 不是细菌耐药性机制的是

A. 产生灭活酶

B. 靶位的修饰和变化

C. 降低外膜的通透性

D. 加强主动流出系统

E. 增加胞浆膜的通透性

参考答案

A1 型题

1. C　　2. E

第二十九单元　抗结核病药

A1 型题

1. 下列不是一线抗结核病的药物是

A. 利福平　　　　B. 链霉素

C. 异烟肼　　　　D. 乙胺丁醇

E. 氨基水杨酸

2. 应用异烟肼时常并用维生素 B_6 的目的是

A. 增强治疗   B. 减轻肝损害

C. 延缓抗药性   D. 防治周围神经炎

E. 减轻肾损害

3. 可引起视神经炎的药物是

   A. 利福平   B. 链霉素

   C. 异烟肼   D. 氯霉素

   E. 乙胺丁醇

B1 型题

   A. 异烟肼   B. 链霉素

   C. 阿米卡星   D. 利福平

   E. 庆大霉素

1. 对结核杆菌和麻风杆菌作用强的药物是

2. 对结核杆菌有高度选择性的药物是

参考答案

A1 型题

1. E   2. D   3. E

B1 型题

1. D   2. A

第三十单元   抗恶性肿瘤药

A1 型题

1. 大部分抗肿瘤药物最主要的不良反应为

   A. 心脏毒性   B. 中枢毒性

   C. 耐药性   D. 骨髓抑制

   E. 依赖性

2. 大剂量可引起出血性膀胱炎的药物是

   A. 巯基嘌呤   B. 甲氨蝶呤

   C. 氟尿嘧啶   D. 长春新碱

   E. 环磷酰胺

B1 型题

   A. 阿霉素   B. 氟尿嘧啶

   C. 环磷酰胺   D. 顺铂

   E. 阿糖胞苷

1. 有心脏毒性的是

2. 可引起肝损害的是

参考答案

A1 型题

1. D   2. E

B1 型题

1. A   2. C

传染病学

第一单元 传染病学总论

A1 型题

1. 传染病的基本特征为
   A. 有传染性、免疫性和病原体
   B. 有传染性、流行性、地方性和季节性
   C. 有传染性、病原体、免疫性和流行性
   D. 有传染性、传播途径和传染源
   E. 有传染性、免疫性和流行性

2. 下列各项，可降低人群易感性的是
   A. 新生儿增加
   B. 非流行区人口迁入
   C. 免疫人口死亡等
   D. 新的传染病出现或传入
   E. 接种疫苗

3. 下列各项，不属传染源的是
   A. 患者
   B. 隐性感染者
   C. 既往感染者
   D. 病原携带者
   E. 受染动物

4. 潜伏期是指
   A. 自病原体侵入机体至典型症状出现
   B. 自病原体侵入机体至排出体外
   C. 自病原体侵入机体至临床症状开始出现
   D. 自接触传染源至患者开始出现症状
   E. 自接触传染源至典型症状出现

5. 复发是指

   A. 在感染某种病原体基础上再次感染同一病原体
   B. 传染病患者进入恢复期后，已稳定退热一段时间，潜伏于组织内的病原体再度繁殖，使发热等初发症状再度出现
   C. 传染病患者在恢复期，体温未稳定下降至正常，又再度升高
   D. 人体同时感染两种或两种以上的病原体
   E. 传染病痊愈以后再次发病

6. 再燃是指
   A. 在感染某种病原体基础上再次感染同一病原体
   B. 传染病患者进入恢复期后，已稳定退热一段时间，潜伏于组织内的病原体再度繁殖，使发热等初发症状再度出现
   C. 传染病患者在恢复期，体温未稳定下降至正常，又再度升高
   D. 人体同时感染两种或两种以上的病原体
   E. 传染病痊愈以后再次发病

7. 病原体侵入人体后引起疾病的主要因素是
   A. 机体的保护性免疫
   B. 机体的天然屏障作用
   C. 病原体的毒力与数量

D. 病原体的侵入途径与特异性定位

E. 病原体的致病力与机体的免疫机能

8. 传染病与感染性疾病的主要区别是

A. 有无病原体　　B. 有无感染后免疫

C. 有无发热　　　D. 有无传染性

E. 有无皮疹

9. 病原体侵入人体后，局限在机体的某些部位，但机体免疫功能不足以将病原体清除，一旦机体免疫功能低下可发病。此种表现属于

A. 病原携带状态　B. 潜伏性感染

C. 隐性感染　　　D. 显性感染

E. 机会性感染

10. 病原体侵入人体后，仅引起机体发生特异性的免疫应答，而不引起或只引起轻微的组织损伤，临床上不显出任何症状、体征与生化改变，可通过免疫学检查发现。此种表现属于

A. 病原体被清除或排出体外

B. 隐性感染

C. 显性感染

D. 病原携带状态

E. 潜伏性感染

11. 在感染过程中，最常见的表现形式是

A. 病原体被消灭或排出体外

B. 隐性感染

C. 显性感染

D. 病原携带状态

E. 潜伏性感染

12. 隐性感染的发现主要是通过

A. 找到病原体

B. 发现体征

C. 特异性免疫检查

D. 病理检查

E. 生化检查

13. 传染病流行过程的基本条件是

A. 散发、流行、暴发

B. 病原体、人体、外环境

C. 自然因素、社会因素

D. 传染源、传播途径、易感人群

E. 患者、病原携带者、受感染的动物

14. 熟悉传染病潜伏期的目的是

A. 确定诊断　　　B. 确定检疫期

C. 预测流行趋势　D. 追踪传染来源

E. 指导治疗

15. 确定传染病检疫期的依据是

A. 隔离期　　　　B. 传染期

C. 最长潜伏期　　D. 最短潜伏期

E. 平均潜伏期

16. 根据演变过程，一般将急性传染病分为

A. 前驱期、出疹期、恢复期

B. 初期、极期、恢复期

C. 潜伏期、前驱期、症状明显期、恢复期

D. 体温上升期、极期、体温下降期

E. 早期、中期、晚期

17. 下列传染病常见出疹时间，错误的是

A. 水痘多在第 1 病日

B. 猩红热多在第 2 病日

C. 天花多在第 3 病日

D. 麻疹多在第 4 病日

E. 伤寒多在第 5 病日

18. 下列传染病，外周血白细胞正常或减少的是

A. 流行性出血热

B. 狂犬病

C. 流行性脑脊髓膜炎

D. 流行性乙型脑炎

E. 伤寒

19. 一般来说，对于肠道传染病起主导作用的预防措施是

A. 隔离患者　　　B. 治疗带菌者

C. 预防性服药　　D. 预防接种

E. 切断传播途径

20. 对提高人群免疫力起关键作用的措施是

A. 加强营养

B. 锻炼身体

C. 注射丙种球蛋白

D. 预防接种

E. 预防服药

21. 下列各项，不属传染源的是

    A. 患者   B. 病原携带者

    C. 隐性感染者   D. 易感者

    E. 受感染的动物

22. 下列制剂，不属主动免疫的是

    A. 菌苗   B. 灭活死疫苗

    C. 减毒活疫苗   D. 类毒素

    E. 抗毒素

23. 下列传染病，根据传染病防治法要求，不按甲类传染病管理的是

    A. AIDS   B. SARS

    C. 肺炭疽   D. 鼠疫

    E. 霍乱

24. 下列各项，与病原体致病作用无关的是

    A. 侵袭力   B. 毒力

    C. 数量   D. 大小

    E. 变异性

25. 大流行是指

    A. 某传染病流行范围广，甚至超过国界或洲界

    B. 某种传染病在某地区近几年发病率的一般水平

    C. 某种传染病在某地区的发病率高于一般水平

    D. 某种传染病病例的发病时间分布高度集中于一个短时间之内

    E. 某种传染病在某一地区的发病率明显增加

26. 下列感染中，没有传染性的是

    A. 隐性感染

    B. 显性感染的潜伏期

    C. 显性感染的症状明显期

    D. 病原携带状态

    E. 潜伏性感染

27. 传染病流行过程的三环节是

    A. 传染源、传播途径、易感人群

    B. 病原体、传播途径、易感人群

    C. 病原体、社会因素、环境因素

    D. 人体、病原体、外环境

    E. 人体、病原体、社会因素

28. 确定传染病隔离期的主要依据是

    A. 最短潜伏期   B. 平均潜伏期

    C. 最长潜伏期   D. 前驱期

    E. 传染期

29. 下列各项，可致人群对某种传染病易感性增高的是

    A. 该传染病流行过后

    B. 人群中一般抵抗力的提高

    C. 人群中自动免疫的推广

    D. 病原体的变异

    E. 抗生素的广泛应用

30. 下列保护易感人群的措施中，起关键作用的是

    A. 改善营养   B. 锻炼身体

    C. 预防接种   D. 西药预防

    E. 中药预防

31. 病原体的致病作用包括侵袭力、毒力、数量和变异性，其中侵袭力是指

    A. 病原体通过与细胞表面受体结合进入细胞内的能力

    B. 病原体产生毒素、引起病变的能力

    C. 病原体侵入机体并在机体内生长、繁殖的能力

    D. 病原体通过伤口进入人体的能力

    E. 病原体通过消化道或呼吸道进入人体的能力

32. 以下属于经消化道传播的传染病是

    A. 鼠疫   B. 猩红热

    C. 肺结核   D. 霍乱

    E. 流行性乙型脑炎

33. 下列关于医源性感染的说法中错误的是

    A. 是指在医疗工作中人为造成的某些传染病的传播

B. 是药品或生物制品受污染而引起的传播

C. 是指易感者在接受治疗、预防、检验措施时，由于所用器械受医护人员的手污染而引起的传播

D. 是指易感者在接受治疗、预防、检验措施时，由于所用器械受其他工作人员的手污染而引起的传播

E. 是指在医院中获得的感染

34. 下列不属于影响传染病潜伏期长短的因素的是

　　A. 病原体的种类　　B. 所处环境

　　C. 机体的免疫力　　D. 病原体的数量

　　E. 病原体的毒力

35. 流行病学资料在传染病的诊断中占有重要地位，其内容不包括

　　A. 传染病的传播途径

　　B. 传染病的地区分布

　　C. 传染病的人群分布

　　D. 传染病的时间分布

　　E. 传染病的接触史、预防接种史

36. 下列不属于传染病抗病毒治疗药物的是

　　A. 奥司他韦　　　　B. 利巴韦林

　　C. 甲硝唑　　　　　D. 阿昔洛韦

　　E. 更昔洛韦

37. 对于各种传染病，切断传播途径通常是起主导作用的预防措施，不包括

　　A. 严密隔离　　　　B. 预防性消毒

　　C. 终末消毒　　　　D. 血液-体液隔离

　　E. 接种疫苗

B1 型题

　　A. 病原体被清除　　B. 隐性感染

　　C. 潜伏性感染　　　D. 病原体携带状态

　　E. 显性感染

1. 感染过程的表现中最易识别的是

2. 感染过程的表现中最常见是

　　A. 初次感染某种病原体

　　B. 在感染某种病原体基础上再次感染同一病原体

　　C. 人体同时感染两种或两种以上的病原体

　　D. 在感染某种病原体基础上又被其他病原体感染

　　E. 原发感染后出现的病原体感染

3. 上述各项，属重复感染的是

4. 上述各项，属继发感染的是

　　A. IgA　　　　　　B. IgD

　　C. IgE　　　　　　D. IgG

　　E. IgM

5. 在传染病恢复期出现，持续时间较长的抗体是

6. 感染过程中首先出现，常为近期感染标志的抗体是

　　A. 体液传播

　　B. 吸血节肢动物传播

　　C. 消化道传播

　　D. 呼吸道传播

　　E. 土壤传播

7. 乙脑通过

8. 乙型肝炎通过

　　A. 飞沫传播

　　B. 水、食物、苍蝇传播

　　C. 蚊虫传播

　　D. 体液传播

　　E. 土壤传播

9. 流感主要经

10. 流脑主要经

　　A. 病原体被消灭或排出体外

　　B. 病原携带状态

　　C. 隐性感染

D. 潜在性感染

E. 显性感染

11. 人体与病原体处于相持状态，不出现临床症状，不排出病原体

12. 感染病原体后不出现临床表现，但产生了特异性免疫

    A. 高热持续，24 小时内体温波动不超过 1℃

    B. 24 小时内体温波动超过 2℃，但最低未达正常水平

    C. 24 小时内体温波动于高热与正常体温之间

    D. 高热骤起、持续数日后骤退，间歇无热数日，高热重复出现

    E. 发热患者体温曲线无规律

13. 弛张热

14. 稽留热

    A. 斑丘疹   B. 丘疹

    C. 出血疹   D. 疱疹

    E. 荨麻疹

15. 流行性出血热的皮疹属

16. 伤寒的皮疹属

参考答案

A1 型题

1. C	2. E	3. C	4. C	5. B
6. C	7. E	8. D	9. B	10. B
11. B	12. C	13. D	14. B	15. C
16. C	17. E	18. E	19. E	20. D
21. D	22. E	23. A	24. D	25. A
26. E	27. A	28. E	29. D	30. C
31. C	32. D	33. E	34. B	35. A
36. C	37. E			

B1 型题

1. E	2. B	3. B	4. E	5. D
6. E	7. B	8. A	9. A	10. A
11. D	12. C	13. B	14. A	15. C
16. A				

第二单元　病毒感染

细目一　病毒性肝炎

A1 型题

1. 感染 HBV 后最早出现的抗体是

    A. 抗-HAV   B. 抗-HBs

    C. 抗-HBc   D. 抗-HBe

    E. 抗-HDV

2. 感染 HBV 后最早出现的血清学标志是

    A. HBsAg   B. 抗-HBs

    C. HBeAg

    D. 抗-HBe   E. 抗-HBc

3. 下列各种病毒，属肝炎病毒的是

    A. HGV   B. TTV

    C. HEV   D. CMV

    E. EBV

4. 下列肝炎病毒，属 DNA 病毒的是

A. HAV B. HBV

C. HCV D. HDV

E. HEV

5. 下列有关甲肝病毒的叙述，正确的是

A. 为嗜肝 DNA 病毒

B. 只有一个血清型

C. 60℃30 分钟可被灭活

D. 对紫外线照射不敏感

E. 只有 1 个基因型

6. 下列各项，表示 HBV 复制活跃的指标是

A. 抗-HBs B. HBsAg

C. HBeAg D. 抗-HBe

E. 抗-HBc

7. 下列 HBV 标志物，有保护作用的是

A. HBsAg B. 抗-HBs

C. HBeAg D. 抗-HBe

E. 抗-HBc

8. 下列血清标志物，急性乙型肝炎窗口期可检出的是

A. HBsAg B. 抗-HBs

C. HBeAg D. 抗-HBc

E. HBcAg

9. 下列各项，对确诊急性 HBV 感染最有意义的是

A. 抗-HBc 阳性 B. HBeAg 阳性

C. 抗-HBe 阳转 D. 抗-HBs 阳转

E. HBV DNA 阳性

10. 下列各项，不符合慢性 HBV 携带者诊断的是

A. 血清 HBsAg 阳性

B. 血 HBV DNA 阴性

C. 血清 HBeAg 阳性

D. 血清 ALT 在正常范围

E. 血清抗-HBe 阳性

11. 下列各项，不符合非活动性 HBsAg 携带者诊断的是

A. 血清 HBsAg 阳性

B. 血清 HBV DNA 阴性

C. 血清 HBeAg 阳性

D. 血清 ALT 在正常范围

E. 血清抗-HBe 阳性

12. 诊断甲型肝炎常用的实验室检查是

A. 抗-HAV B. 抗-HAV IgM

C. 抗-HAV IgG D. HAV RNA

E. HAVAg

13. 诊断戊型肝炎常用的实验室检查是

A. 抗-HEV B. 抗-HEV IgM

C. 抗-HEV IgG D. HEV RNA

E. HEVAg

14. 急性自限性 HBV 感染时血中 HBsAg 一般可持续

A. 11～12 周 B. 1～6 周

C. 1～2 周 D. 20 周

E. 1 个月以上

15. 下列有关 B 型超声检查临床意义的叙述，不恰当的是

A. 对急性肝炎有诊断意义

B. 对肝炎肝硬化有诊断意义

C. 对肝癌有诊断意义

D. 对肝大块坏死有诊断意义

E. 对脂肪肝有诊断意义

16. 乙肝疫苗的主要成分是

A. HBsAg B. 抗-HBs

C. HBeAg D. 抗-HBe

E. 抗-HBc IgG

17. 下列有关病毒性肝炎血清学的叙述，错误的是

A. 抗-HEV IgM 阳性可诊断为 HEV 近期感染

B. HBsAg 和 HDVAg 均呈阳性，可诊断为 HBV 及 HDV 联合感染

C. HCV-RNA 阳性可诊断为 HCV 现症感染

D. 单项抗-HBc 阳性时，可诊断为 HBV 现症感染

E. 抗-HAV IgM 阳性可诊断为 HAV 近

期感染

18. 下列有关病毒性肝炎的叙述，错误的是
　　A. 妊娠后期合并戊肝病死率高
　　B. 急性丙肝易转为慢性肝炎
　　C. 甲型肝炎不转为慢性
　　D. 丙肝病毒感染易致重型肝炎
　　E. 慢性丙型肝炎可演变为肝硬化

19. 下列有关病毒性肝炎的叙述，正确的是
　　A. 甲型肝炎可呈慢性经过
　　B. 乙型肝炎一般无慢性经过
　　C. 丙型肝炎易演变为慢性
　　D. 丁型肝炎一般不演变为慢性
　　E. 戊型肝炎可呈慢性经过

20. 下列有关甲型肝炎的叙述，错误的是
　　A. 一般不转为慢性
　　B. 主要经粪-口途径传播
　　C. 可通过注射疫苗来预防
　　D. 临床上黄疸型肝炎较多见
　　E. 不会通过血液传播

21. 下列有关乙型肝炎的叙述，错误的是
　　A. 重叠感染 HDV 易演变为重型肝炎
　　B. 对慢性患者的治疗应以抗病毒为主
　　C. HBV 感染是肝细胞癌的重要病因
　　D. 婴幼儿感染 HBV 易演变为慢性乙肝病毒携带者
　　E. 家庭聚集现象不明显

22. 有关肝炎病毒血清学标志物的描述，错误的是
　　A. 慢性 HBV 感染抗-HBc IgM 也可阳性
　　B. 抗-HAV IgM 阳性可诊断为急性 HAV 感染
　　C. HBsAg 阳性表明患者有传染性
　　D. 抗-HCV 阳性为 HCV 既往感染
　　E. 抗-HBs 是保护性抗体

23. 诊断病毒性肝炎最可靠的依据是
　　A. 发病季节　　　B. 起病方式
　　C. 症状及体征　　D. 接触史
　　E. 病原学及肝功能检查结果

24. 下列各项，对急性重型肝炎诊断无提示意义的是
　　A. 丙氨酸氨基转氨酶>1000U/L
　　B. 肝性脑病
　　C. 深度黄疸
　　D. 肝脏迅速缩小
　　E. 腹水、肠胀气

25. 下列各项，对诊断病毒性肝炎最有意义的是
　　A. 病程的长短　　B. 病情的轻重
　　C. 血清转氨酶检查　D. 病原学检查
　　E. 肝穿刺活检

26. 下列有关丙型肝炎的叙述，正确的是
　　A. 丙型肝炎只通过输血传播
　　B. 抗-HCV 属保护性抗体
　　C. 丙型肝炎黄疸型发生率较高
　　D. 丙型肝炎不易演变为慢性
　　E. 急性丙型肝炎的治疗可使用干扰素

27. 重型肝炎的特征性表现是
　　A. 血清转氨酶明显升高
　　B. 肝脾肿大
　　C. 精神神经症状
　　D. 肝区疼痛明显
　　E. 黄疸明显

28. 下列有关重型肝炎的叙述，正确的是
　　A. 重型肝炎的病死率较低
　　B. 急性重型肝炎的病程一般不超过 14 天
　　C. 急性重型肝炎和亚急性重型肝炎的主要区别是后者肝性脑病出现较早
　　D. 慢性重型肝炎是指重型肝炎的病程超过 24 周
　　E. 在我国以 HBV 感染所致者最多见

29. 丙型肝炎的主要传播途径是
　　A. 输血　　　　　B. 性交
　　C. 粪-口　　　　D. 日常生活接触
　　E. 母婴传播

30. 下列各项，不属丙型肝炎传播途径的是

A. 静脉注射　　　B. 粪-口

C. 输血　　　　　D. 母婴传播

E. 性接触

31. 急性病毒性肝炎黄疸最早出现的部位是

A. 手（脚）掌皮肤　B. 四肢皮肤

C. 口腔黏膜　　　　D. 面部皮肤

E. 巩膜

32. 对确定急性 HBV 感染最有意义的是

A. 抗-HBc IgM 阳性，抗-HBc IgG 阴性

B. HBsAg 阳性，抗-HBe 阳性

C. HBsAg 阳性，HBeAg 阳性

D. 抗-HBs 阳性，抗-HBc IgG 阴性

E. 抗-HBs 阳性，抗-HBc IgG 阳性

33. 有明显出血倾向的肝炎是

A. 急性黄疸型肝炎

B. 急性无黄疸型肝炎

C. 淤胆型肝炎

D. 重型肝炎

E. 慢性肝炎

34. 重型病毒性肝炎患者，出血倾向最主要的原因是

A. 维生素 K 吸收障碍

B. 凝血因子合成障碍

C. 凝血因子消耗增加

D. 血小板减少

E. 毛细血管脆性增加

35. 我国慢性肝炎主要为

A. 甲型肝炎　　　B. 乙型肝炎

C. 丙型肝炎　　　D. 丁型肝炎

E. 戊型肝炎

36. 下列各项，诊断重型病毒性肝炎最有意义的是

A. 血清胆红素明显升高

B. 酶胆分离

C. 凝血酶原活动度明显降低

D. A/G 比值倒置

E. 血清转肽酶活性明显升高

37. 诊断早期肝硬化的依据是

A. 临床症状　　　B. 生化改变

C. 蛋白电泳　　　D. 免疫学检查

E. 肝穿刺活组织学检查

38. 急性病毒性肝炎早期患者的饮食是

A. 多食糖　　　　B. 高蛋白

C. 高脂肪　　　　D. 清淡易消化

E. 尽量多食

39. 有关甲型肝炎的治疗，最重要的是

A. 休息　　　　　B. 保肝

C. 降酶　　　　　D. 抗病毒

E. 调节免疫

40. 下列急性肝炎治疗措施，最主要的是

A. 一般治疗及对症治疗

B. 抗病毒治疗

C. 调节免疫治疗

D. 保肝治疗

E. 抗肝纤维化治疗

41. 下列慢性乙型肝炎治疗措施，最主要的是

A. 一般治疗　　　B. 对症治疗

C. 抗病毒治疗　　D. 保肝治疗

E. 抗肝纤维化治疗

42. 有明显出血倾向的病毒性肝炎是

A. 急性黄疸型　　B. 慢性肝炎重度

C. 重型　　　　　D. 淤胆型

E. 慢性肝炎中度

43. 下列有关抗 HBV 药物核苷类似物的叙述，正确的是

A. 间接抑制 HBV 复制

B. 毒副作用明显

C. 患者依从性差

D. 抗病毒作用较强

E. 不能用于肝功能失代偿者

44. 下列有关干扰素治疗慢性乙型肝炎的叙述，正确的是

A. 可发生耐药变异

B. 毒副作用不明显

C. HBeAg 血清学转换率较高

D. 抗病毒作用较强

E. 可用于肝功能失代偿者

45. 预防 HBsAg 阳性母亲所生新生儿感染 HBV，最有效的措施是

    A. 注射丙种球蛋白

    B. 注射乙肝免疫球蛋白

    C. 注射乙肝疫苗

    D. 注射乙肝免疫球蛋白加乙肝疫苗

    E. 注射乙肝疫苗加丙种球蛋白

46. 下列关于丙型肝炎病毒的说法，正确的是

    A. 血清中 HCVAg 含量较高，很容易检出

    B. 抗-HCV IgM 持续阳性，提示病毒持续复制

    C. 抗-HCV IgM 在发病后即可检测到，一般持续 2 周

    D. HCV 对氯仿等有机溶剂不敏感

    E. HCV 2a 基因型在我国较常见

47. 下列关于丁型肝炎病毒的说法，错误的是

    A. HDV 是一种缺陷的负链 RNA 病毒

    B. HDV 归属于代尔塔病毒属

    C. 临床上 HBV 和 HDV 可同时感染机体

    D. 血清或肝组织中检出 HDV RNA 是诊断 HDV 的直接证据

    E. 100℃ 10 分钟或 60℃ 10 小时可被灭活

48. 下列关于 HEV 基因型的说法正确的是

    A. 基因 1 型和 3 型只感染人

    B. 基因 2 型和 4 型既可感染人，又可感染动物

    C. 基因 4 型分布于墨西哥及少数非洲国家

    D. 基因 2 型流行于亚洲

    E. 基因 3 型广泛分布于欧美和日本

49. 下列关于病毒性肝炎发病机制的说法，正确的是

    A. 在甲型肝炎的发病机制中细胞免疫起重要作用，无体液免疫参与

    B. 免疫应答既可清除病毒，还会导致肝细胞损伤，甚至诱导病毒变异

    C. HCV 进入体内后，首先引起病毒血症，但很快消失

    D. 乙型肝炎的肝外损伤主要是由缺血、缺氧和内毒素损伤引起

    E. HDV 感染者常伴有自身免疫改变，如胆管病理损伤

50. 下列关于急性肝炎病理表现的说法，错误的是

    A. 肝脏肿大，肝细胞气球样变和嗜酸性变

    B. 如出现碎屑状坏死，提示极可能转为慢性

    C. 汇管区炎症细胞浸润，坏死区肝细胞增生，网状支架和胆小管结构正常

    D. 肝实质广泛破坏，弥漫性纤维增生

    E. 甲型和戊型肝炎，在汇管区可见较多的浆细胞

51. 下列各项，可诊断 HAV 新近感染的指标是

    A. HAV RNA   B. HAVAg

    C. 抗-HAV IgM   D. 抗-HAV IgG

    E. 抗-HAV

52. 下列各项，不属于急性肝炎临床表现的是

    A. 起病较急，常有畏寒发热、乏力、食欲不振、恶心呕吐

    B. 肝大，质偏软

    C. ALT 显著升高

    D. 肝掌、蜘蛛痣

    E. 尿胆红素阳性

53. 下列关于核苷类似物治疗慢性乙型肝炎的叙述，错误的是

    A. 皮下或肌内注射给药

    B. 使用方便、安全、耐受性好，患者依从性好

C. 不良反应少而轻微

D. 肝功能失代偿者亦可使用

E. 长期应用可发生耐药变异，且用药时间越长耐药发生率越高

54. 下列对 HBV 感染育龄期及妊娠期妇女的管理，叙述正确的是

A. 妊娠中、后期如果患者 HBV DNA 载量>2×10⁶ IU/mL，即可予 TDF、LdT 抗病毒治疗，产后停药

B. 有生育要求的 CHB 患者，若有治疗适应证，应尽量在孕前应用 IFN 或 NAs 治疗

C. 如意外怀孕，应用 IFN-α 者，须立即停药

D. 如意外怀孕，应用 NAs 者，应终止妊娠

E. 有生育要求的 CHB 患者，若有治疗适应证，应尽量在妊娠中、后期应用 IFN 或 NAs 治疗

B1 型题

A. 呼吸道传染病　　B. 肠道传染病

C. 人畜共患病　　　D. 虫媒传染病

E. 血液传播疾病

1. 乙型肝炎属

2. 甲型肝炎属

A. 杯状病毒　　　　B. 嗜肝 DNA 病毒

C. 缺陷病毒　　　　D. 黄病毒

E. 微小 RNA 病毒

3. 乙肝病毒属

4. 丙肝病毒属

A. 体液　　　　　　B. 吸血节肢动物

C. 消化道　　　　　D. 呼吸道

E. 土壤

5. 戊型肝炎的主要传播途径是

6. 乙型肝炎的主要传播途径是

A. 呼吸道传染病　　B. 肠道传染病

C. 人畜共患病　　　D. 虫媒传染病

E. 性传播疾病

7. 丙型肝炎属

8. 甲型肝炎属

A. 肠道病毒　　　　B. 嗜肝 DNA 病毒

C. 缺陷病毒　　　　D. 黄病毒

E. 微小 RNA 病毒

9. 甲肝病毒属

10. 丁肝病毒属

A. 肝炎病毒属　　　B. 嗜肝 DNA 病毒

C. 代尔塔病毒属　　D. 黄病毒

E. 微小 RNA 病毒

11. 丁肝病毒

12. 戊肝病毒

A. 超过 2 周　　　　B. 超过 1 月

C. 超过 2 月　　　　D. 超过半年

E. 超过 1 年

13. 慢性肝炎的病程

14. 慢性菌痢的病程

A. HBcAg　　　　　B. 抗-HBs

C. 抗-HBcIgG　　　D. 抗-HBcIgM

E. 抗-HBe

15. 感染 HBV 后，最早出现的抗体是

16. 不游离存在于血液中的是

A. HBsAg　　　　　B. 抗-HBs

C. HBeAg　　　　　D. 抗-HBe

E. 抗-HBc

17. 能预防 HBV 感染的是

18. 表示病毒复制活跃的是

A. HBsAg　　　　B. 抗-HBs

C. 抗-HBc IgG　　D. 抗-HBc IgM

E. 抗-HBe

19. 乙肝疫苗的主要成分是

20. 病毒复制活跃的标志是

A. 甲型肝炎　　　B. 乙型肝炎

C. 丙型肝炎　　　D. 丁型肝炎

E. 戊型肝炎

21. 其流行特征有地区性差异的是

22. 常以水媒流行形式出现，多发生于雨季或者洪水泛滥之后的是

参考答案

A1 型题

1. C　　2. A　　3. C　　4. B　　5. B

6. C	7. B	8. D	9. D	10. B
11. C	12. B	13. B	14. B	15. A
16. A	17. D	18. D	19. C	20. E
21. E	22. D	23. E	24. A	25. E
26. E	27. C	28. E	29. A	30. B
31. E	32. A	33. D	34. B	35. B
36. C	37. E	38. D	39. A	40. A
41. C	42. C	43. D	44. C	45. D
46. B	47. C	48. E	49. B	50. D
51. C	52. D	53. A	54. B	

B1 型题

1. E	2. B	3. B	4. D	5. C
6. A	7. E	8. B	9. E	10. C
11. C	12. A	13. D	14. C	15. D
16. A	17. B	18. C	19. A	20. D
21. B	22. E			

细目二　流行性感冒

A1 型题

1. 下列有关流感的叙述，正确的是

A. 潜伏期长　　　B. 起病较缓

C. 传播迅速　　　D. 青壮年高发

E. 夏秋季多见

2. 下列有关流感流行病学的叙述，错误的是

A. 潜伏期即有传染性

B. 可经日常生活接触传播

C. 各型之间无交叉免疫

D. 感染后对同型病毒免疫力持久

E. 人类普遍易感

3. 流感传染性最强的时期是

A. 潜伏期　　　　B. 发病 3 日内

C. 发病 1 周内　　D. 发病 10 日内

E. 全病程

4. 流感的传染源主要是

A. 犬　　　　　　B. 猪

C. 禽类　　　　　D. 患者

E. 旅行者

5. 流感的流行季节是

A. 春季　　　　　B. 夏季

C. 秋季　　　　　D. 冬季

E. 不定

6. 下列各项，不属流感病毒性肺炎病理特征性改变的是

A. 肺充血　　　　B. 肺水肿

C. 肺透明膜形成　D. 支气管黏膜坏死

E. 呼吸道黏膜充血

7. 流感的潜伏期一般是

A. 24 小时　　　　B. 1~3 日

C. 3~5 日   D. 5~10 日

E. 2 周

8. 下列有关流感的叙述，错误的是

A. 起病多急骤

B. 头痛多不明显

C. 体温可高达 39℃ 或以上

D. 呼吸道症状较轻

E. 少数有消化道症状

9. 流感患者发病后 12 小时出现高热、烦躁、呼吸困难、咳血痰和明显发绀，应考虑的临床类型是

A. 单纯型   B. 肺炎型

C. 中毒型   D. 脑炎型

E. 胃肠型

10. 抗流感病毒药奥司他韦作用机制是

A. 抑制 RNA 聚合酶

B. 阻滞离子通道 M2

C. 抑制血凝素

D. 抑制神经氨酸酶

E. 激活神经氨酸酶

11. 下列流感实验室检查结果，不符合单纯型流感的是

A. 白细胞总数减少

B. 中性粒细胞数减少

C. 淋巴细胞数相对增加

D. 血小板减少

E. 单核细胞数正常

12. 下列病毒，属正黏病毒科的是

A. 甲肝病毒

B. 冠状病毒

C. 流感病毒

D. 人类免疫缺陷病毒

E. 流行性出血热病毒

13. 流感病毒容易发生变异的原因是

A. 有两层包膜

B. 表面分布有血凝素

C. 表面分布有神经氨酸酶

D. 核酸分节段

E. 核心中含 RNA 多聚酶

14. 肺炎型流感最常见的人群是

A. 2 岁以下儿童   B. 学龄前儿童

C. 青少年   D. 老年

E. 孕妇

15. 流感病毒分型的依据是

A. 核蛋白   B. 血凝素

C. 神经氨酸酶   D. 基质蛋白 M1

E. 核酸

16. 下列有关流感的治疗，错误的是

A. 加强支持治疗

B. 发病初期即应抗病毒治疗

C. 奥司他韦成人每日剂量为 150mg

D. 甲、乙型流感均可用神经氨酸酶抑制剂

E. 使用抗菌药物预防继发感染

17. 下列流感病毒亚型，不属人流感病毒的是

A. H1   B. H2

C. N1   D. N2

E. N3

18. 下列关于流感与普通感冒相鉴别的叙述，错误的是

A. 流感起病更急

B. 普通感冒多为散发

C. 普通感冒不发热或低热

D. 流感全身症状明显

E. 流感咳嗽、咽痛等症状突出

B1 型题

A. 接种疫苗

B. 对密切接触者进行检疫

C. 管好食品

D. 隔离患者

E. 开窗通风

1. 霍乱的重要预防措施是

2. 流感的主要预防措施是

A. 干扰素 　　　　B. 利巴韦林

C. 奥司他韦 　　　D. 拉米夫定

E. 沙奎那韦

3. 流行性出血热抗病毒治疗首选的药物是

4. 流感抗病毒治疗首选的药物是

A. 血培养 　　　　B. 血常规

C. 病毒分离 　　　D. 影像学检查

E. 粪便培养

5. 上述检查，可确诊流感的是

6. 上述检查，可确诊流脑的是

A. 变异幅度小，出现频率低

B. 变异幅度小，出现频率高

C. 变异幅度大，出现频率低

D. 变异幅度大，出现频率高

E. 发生于乙型

7. 抗原漂移指的是

8. 抗原转换指的是

A. 24 小时内 　　　B. 1~3 日

C. 3~4 日 　　　　D. 7 日

E. 10 日

9. 流感的潜伏期通常是

10. 流感发热持续时间通常是

A. 老年人 　　　　B. 婴幼儿

C. 发热患者 　　　D. 免疫力低下者

E. 合并慢性基础病患者

11. 不属流感高危人群的是

12. 不属流感疫苗接种对象的是

参考答案

A1 型题

1. C	2. D	3. B	4. D	5. D
6. E	7. B	8. B	9. B	10. D
11. D	12. C	13. D	14. A	15. A
16. E	17. E	18. E		

B1 型题

1. D	2. A	3. B	4. C	5. C
6. A	7. B	8. C	9. B	10. C
11. C	12. C			

细目三　人感染高致病性禽流感

A1 型题

1. 引起人禽流感的主要病毒亚型是

A. H1N1 　　　　B. H3N2

C. H5N1 　　　　D. H7N5

E. H9N2

2. 下列关于禽流感病毒的叙述，错误的是

A. 属正黏病毒科

B. 加热可灭活

C. 人对其不易感

D. 包括甲型流感病毒的全部亚型

E. 在自然环境中存活时间短暂

3. 人禽流感的主要传播途径是

A. 血液 　　　　　B. 虫媒

C. 消化道 　　　　D. 呼吸道

E. 母婴

4. 下列有关人禽流感的叙述，错误的是

A. 由禽流感病毒引起

B. 属人、禽、畜共患传染病

C. 病禽及带毒健康禽为传染源

D. 一年四季均可发生

E. 人群普遍易感

5. 下列各项，属人禽流感疑似病例的是

    A. 1周内有流行病学接触史，出现流感样症状

    B. 有流行病学史和临床表现，呼吸道分泌物标本中分离出特定病毒

    C. 出现高热、咳嗽等流感样症状

    D. 有临床表现，急性期和恢复期双份血清抗禽流感病毒抗体滴度4倍以上升高

    E. 有流行病学史和临床表现，呼吸道分泌物标本甲型流感病毒和 H5 型单克隆抗体抗原检测阳性

6. 确诊人禽流感的依据是

    A. 血常规　　　　B. 肝功能

    C. 病毒分离　　　D. 骨髓穿刺

    E. 胸部 X 线检查

7. 鉴别人禽流感与 SARS 的主要依据是

    A. 流行病学史　　B. 临床表现

    C. 血常规检查　　D. 病原学检查

    E. X 线胸片检查

8. 预防人禽流感病情恶化有较高价值的是

    A. 阿司匹林　　　B. 利巴韦林

    C. 奥司他韦　　　D. 金刚烷胺

    E. 干扰素

9. 下列有关人禽流感的叙述，错误的是

    A. 由禽流感病毒引起

    B. 也可感染其他哺乳动物

    C. 12 岁以下儿童多见

    D. 主要表现有高热、咳嗽、呼吸困难

    E. 预后极差

10. 根据致病性，禽流感病毒分为

    A. 甲、乙、丙三类

    B. 高致病性和低致病性两类

    C. 有致病性和无致病性两类

    D. 高致病性、低致病性和非致病性三类

    E. 高致病性、中致病性和低致病性三类

11. 下列各项，不属人禽流感传播方式的是

    A. 接触病禽

    B. 接触健康带毒禽

    C. 接触被污染的羽毛

    D. 接触被污染的水

    E. 接触人禽流感患者

12. 下列关于人禽流感病理改变的叙述，错误的是

    A. 支气管病变最明显

    B. 肺泡内有透明膜形成

    C. 少数患者有广泛肝小叶中心坏死

    D. 少数患者有急性肾小管坏死

    E. 少数患者有淋巴细胞功能衰竭

13. 下列关于人禽流感临床表现的叙述，正确的是

    A. 潜伏期一般为 1 周

    B. 起病缓慢

    C. 早期表现类似流感

    D. 患者均有消化道症状

    E. 大多无肺实变体征

14. 下列关于人禽流感实验室检查的叙述，错误的是

    A. 外周血白细胞减少

    B. 外周血淋巴细胞减少

    C. 外周血血小板减少

    D. 骨髓穿刺检查示细胞增生低下

    E. 可出现 BUN 升高

15. 下列各项，不属人禽流感并发症的是

    A. 肺炎　　　　　B. 脑炎

    C. 休克　　　　　D. 胸腔积液

    E. ARDS

16. 下列标本，不用于人禽流感病毒分离的是

    A. 鼻咽分泌物　　B. 口腔含漱液

    C. 气管吸出物　　D. 血液

    E. 呼吸道上皮细胞

17. 可确诊人禽流感的检查是

    A. 血常规　　　　B. 血生化

    C. 血清学　　　　D. 骨髓穿刺

    E. 胸部影像学

18. 对人禽流感医学观察病例进行医学观察的时间是

    A. 3 日   B. 7 日

    C. 10 日   D. 2 周

    E. 1 个月

19. 下列不属于人禽流感临床表现的是

    A. 急性起病，早期表现类似流感

    B. H7 亚型感染者症状较轻

    C. H9N2 和 H10N7 感染者仅出现一过性流感症状

    D. 可伴有结膜炎、流涕、鼻塞、咳嗽等

    E. 重症患者病情发展迅速，可出现肺炎、ARDS 等并发症，但较少发生死亡病例

B1 型题

    A. 肾   B. 肺

    C. 脑   D. 肝

    E. 心

1. 人禽流感病理改变最明显的脏器是

2. 流行性出血热病理改变最明显的脏器是

    A. 高热、咳嗽、呼吸困难

    B. 高热、腹痛、脓血便

    C. 高热、抽搐、意识障碍

    D. 高热、头痛、皮下出血

    E. 高热、表情淡漠、相对缓脉

3. 流脑的表现是

4. 人禽流感的表现是

    A. H1N1   B. H3N3

    C. H5N1   D. H7N9

    E. H9N2

5. 致病力最强的人禽流感病毒亚型是

6. 曾引起流感大流行的流感病毒亚型是

    A. 人   B. 禽

    C. 猪   D. 蚊

    E. 鼠

7. 人禽流感的主要传染源是

8. 流行性出血热的主要传染源是

    A. 有发热、咳嗽等典型流感样症状

    B. 1 周内有接触史，出现流感样症状

    C. 有流行病学史和临床表现，呼吸道分泌物标本甲型流感病毒和 H5 单克隆抗体抗原检测阳性

    D. 被诊断为疑似病例，且与其有共同暴露史的人被诊断为确诊病例者

    E. 被诊断为疑似病例，出现 ARDS 者

9. 属人禽流感医学观察病例的是

10. 属人禽流感临床诊断病例的是

    A. 法昔洛韦   B. 扎那米韦

    C. 利巴韦林   D. 恩替卡韦

    E. 奈韦拉平

11. 用于丙型肝炎联合干扰素抗病毒治疗的药物是

12. 用于人禽流感抗病毒治疗的药物是

参考答案

A1 型题

1. C	2. E	3. D	4. E	5. C
6. A	7. D	8. C	9. C	10. D
11. E	12. A	13. C	14. D	15. B
16. D	17. C	18. B	19. E	

B1 型题

1. B	2. A	3. D	4. A	5. C
6. A	7. B	8. E	9. B	10. D
11. C	12. B			

细目四　艾滋病

A1 型题

1. 下列哪项不能传播 AIDS
   - A. 性接触
   - B. 输血
   - C. 母婴传播
   - D. 器官移植
   - E. 蚊虫叮咬

2. HIV 主要感染的细胞是
   - A. CD_4^+ 淋巴细胞
   - B. B 淋巴细胞
   - C. 单核细胞
   - D. 神经胶质细胞
   - E. 直肠黏膜上皮细胞

3. HIV 主要侵犯机体的部位是
   - A. 神经系统
   - B. 内分泌系统
   - C. 呼吸系统
   - D. 循环系统
   - E. 免疫系统

4. HIV 主要侵犯的靶细胞是
   - A. CD_3 细胞
   - B. CD_4 细胞
   - C. CD_8 细胞
   - D. CD_{27} 细胞
   - E. CD_{38} 细胞

5. AIDS 并发机会性感染和恶性肿瘤的机制主要是
   - A. 细胞免疫受损
   - B. 体液免疫受损
   - C. 非特异性免疫受损
   - D. 特异性免疫受损
   - E. 脾脏受损

6. AIDS 发生卡波西肉瘤主要是由于
   - A. 肺孢子菌感染
   - B. 人疱疹病毒 8 感染
   - C. 隐孢子虫感染
   - D. 巨细胞病毒感染
   - E. 弓形体感染

7. 下列各项，不属 AIDS 典型表现的是
   - A. 真菌感染
   - B. 卡波西肉瘤
   - C. 弓形虫感染
   - D. 肥胖
   - E. 肺孢子菌感染

8. AIDS 治疗的关键措施是
   - A. 防治机会性感染
   - B. 调节免疫
   - C. 支持疗法
   - D. 抗病毒治疗
   - E. 心理关怀

9. 下列消毒措施，HIV 不敏感的是
   - A. 高压蒸气消毒法
   - B. 75% 乙醇
   - C. 0.2% 次氯酸钠
   - D. 焚烧
   - E. 紫外线照射

10. 下列有关 AIDS 发病机制的叙述，错误的是
    - A. 对 CD_4^+ 淋巴细胞的直接破坏
    - B. 被感染的 CD_4^+ 淋巴细胞表面表达 gp120，可与其他 CD_4^+ 细胞相互融合，细胞被破坏
    - C. 骨髓干细胞感染 HIV，使免疫细胞生成减少
    - D. HIV 感染 B 细胞，能使其大量破坏，抗体生成减少
    - E. 感染 HIV 后诱发机体的免疫反应，使受感染细胞受到攻击而被破坏

11. 下列关于 HIV 急性感染期的叙述，错误的是
    - A. 通常为 HIV 复制开始阶段
    - B. 可以出现发热、全身不适、淋巴结肿大等表现
    - C. 临床表现较为典型，易识别
    - D. 血中可以检测出 p24
    - E. CD_4^+T 细胞降低明显

12. 下列关于 AIDS 无症状感染期的叙述，正确的是
    - A. 持续时间较长，可达数年或更长
    - B. 血中一般检测不出 HIV
    - C. 抗-HIV 阴性
    - D. 无传染性

E. 常出现口腔毛状白斑

13. 下列有关 AIDS 艾滋病期的描述，错误的是

A. 常有浅表淋巴结肿大

B. 可有持续性发热

C. 可出现脾肿大

D. 一般不出现精神神经症状

E. 盗汗常见

14. 下列有关 AIDS 艾滋病期的叙述，错误的是

A. 出现各种致命性机会感染

B. 肺孢子菌肺炎多见

C. 播散性分枝杆菌感染少见

D. 出现各种恶性肿瘤，如卡波济肉瘤等

E. 预后极差

15. 下列各项，无助于 AIDS 诊断的是

A. 体重下降 10% 以上

B. 慢性咳嗽或腹泻 1 月以上

C. 口腔毛状白斑

D. 腹股沟淋巴结明显肿大

E. 反复出现带状疱疹

16. 下列有关 HIV 的叙述，错误的是

A. 为 RNA 病毒

B. 有包膜

C. 有两个抗原型（HIV-Ⅰ和HIV-Ⅱ）

D. 加热 56℃ 30 分钟仍有传染性

E. 为人类免疫缺陷病毒

17. 下述各项，不属艾滋病传播途径的是

A. 性接触

B. 注射及输血和血制品

C. 母婴传播

D. 器官移植

E. 消化道

18. 下列有关 AIDS 临床分期的叙述，正确的是

A. 潜伏期、前驱期、艾滋病期、恢复期

B. 急性感染期、慢性感染期、机会性感染期

C. 急性感染期、无症状感染期、艾滋病期

D. 窗口期、艾滋病前期、艾滋病期

E. 急性感染期、慢性感染期

19. 下列有关 HIV 感染的叙述，正确的是

A. HIV 只感染 CD_4^+T 淋巴细胞

B. 少部分感染者可以康复

C. 血清抗-HIV 阴性可除外 HIV 感染

D. 血清抗-HIV 阳性仍有传染性

E. 免疫球蛋白常减少

20. AIDS 患者肺部继发感染的常见病原体是

A. 肺炎球菌　　　　B. 葡萄球菌

C. 链球菌　　　　　D. 军团菌

E. 肺孢子菌

21. AIDS 患者常见的恶性肿瘤

A. 卡波济肉瘤　　　B. 淋巴瘤

C. 直肠癌　　　　　D. 结肠癌

E. 鼻咽癌

22. 下列有关 AIDS 患者抗病毒治疗指征的叙述，正确的是

A. CD_4^+ 细胞数<0.35×10^9/L

B. CD_4^+ 细胞数<0.50×10^9/L

C. HIV-RNA 水平>1000 拷贝/mL

D. HIV-RNA 水平>3000 拷贝/mL

E. CD_4^+ 细胞数下降速率 > 每年 0.05×10^9/L

23. 下列关于艾滋病的叙述，错误的是

A. HIV 阳性孕妇中 11%～60% 会发生母婴传播

B. 联合国艾滋病规划署提出了"90-90-90策略"

C. 规范的艾滋病治疗方案为 HAART，俗称"鸡尾酒疗法"

D. 艾滋病的发病机制主要是 HIV 侵犯和破坏 CD_8^+T 淋巴细胞

E. 艾滋病无症状感染期的持续时间一般为 6~8 年，长可达 15 年

24. AIDS 急性感染期最常见的表现是

A. 发热　　　　　B. 头痛

C. 腹泻　　　　　D. 皮疹

E. 淋巴结肿大

A. 隐孢子虫感染　　B. 隐球菌感染

C. 肺孢子菌感染　　D. 口腔毛状白斑

E. 巨细胞病毒感染

7. AIDS 消化系统常见的并发症是

8. AIDS 呼吸系统常见的并发症是

A. 蛋白质芯片　　B. 病毒载量测定

C. 抗原检测　　　D. 抗体检测

E. CD_4^+T 淋巴细胞计数

9. 临床上常用的诊断 HIV 感染的检查是

10. 有助于 AIDS 艾滋病期诊断的检查是

B1 型题

A. 特异性抗原基因

B. 反式激活基因

C. 多聚酶基因

D. 病毒颗粒感染因子

E. 包膜蛋白基因

1. 属 HIV 调节基因的是

2. 属 HIV 辅助基因的是

A. CD_4^+T 细胞

B. 单核-吞噬细胞

C. 神经胶质细胞

D. 骨髓干细胞

E. 中性粒细胞

3. HIV 主要感染的细胞是

4. 可携带 HIV 通过血-脑屏障的细胞是

A. 性传播　　　　B. 母婴传播

C. 器官移植　　　D. 输血

E. 蚊虫叮咬

5. AIDS 的主要传播途径是

6. 一般认为不能传播 AIDS 的是

参考答案

A1 型题

1. E	2. A	3. E	4. B	5. A
6. B	7. D	8. D	9. E	10. D
11. C	12. A	13. D	14. C	15. D
16. D	17. E	18. C	19. D	20. E
21. A	22. A	23. D	24. A	

B1 型题

1. B	2. D	3. A	4. B	5. A
6. E	7. A	8. C	9. D	10. E

细目五　流行性出血热

A1 型题

1. 下列关于流行性出血热的叙述，错误的是

A. 由汉坦病毒引起

B. 具季节性和周期性

C. 鼠类是主要传染源

D. 皮疹多为出血性

E. 均有典型的五期经过

2. 流行性出血热病理损害最明显的器官是

A. 心脏　　　　B. 肝脏

C. 脑实质　　　D. 肾脏

E. 肺

3. 流行性出血热早期低血压的主要原因是

A. 高热失水　　　B. 小动脉痉挛

C. 呕吐致血容量下降　D. 严重腔道出血

E. 小血管通透性增加，大量血浆外渗

4. 流行性出血热的三大主症是

　　A. 发热、出血、腓肠肌疼痛

　　B. 发热、出血、皮疹

　　C. 发热、出血、肾损害

　　D. 发热、出血、昏迷

　　E. 发热、出血、低血压

5. 流行性出血热引起急性肾功能不全的最主要原因是

　　A. 肾小球滤过率下降和缺血性肾小管变性、坏死

　　B. 肾小球微血栓形成和缺血性坏死

　　C. 肾小管中管型形成

　　D. 肾间质水肿压迫肾小管

　　E. 肾素、血管紧张素的激活

6. 确诊流行性出血热的依据是

　　A. 鼠类接触史

　　B. 全身感染中毒症状

　　C. "三痛"和"三红"征

　　D. 特异性 IgM 抗体滴度升高

　　E. 异型淋巴细胞增多

7. 流行性出血热的"三痛"是

　　A. 头痛、眼眶痛和腹痛

　　B. 头痛、关节痛和腰痛

　　C. 头痛、腓肠肌痛和腰痛

　　D. 头痛、眼眶痛和腰痛

　　E. 头痛、腹痛和腰痛

8. 下列有关流行性出血热多尿期的叙述，错误的是

　　A. 一般出现在病程的第 9~14 日

　　B. 血中 BUN 和 Cr 开始下降

　　C. 多尿早期尿毒症症状加重

　　D. 每日尿量可多达 15000mL

　　E. 可发生休克

9. 下列各项，不属流行性出血热临床特点的是

A. 腰痛　　　B. 蛋白尿

C. 眼眶痛　　　D. 出血性皮疹

E. 热退症状缓解

10. 下列有关流行性出血热的叙述，正确的是

　　A. 患者为主要传染源

　　B. 热退后症状减轻

　　C. 血小板常减少

　　D. 外周血白细胞常减少

　　E. 临床上都有五期经过

11. 流行性出血热的病原体属于

　　A. 病毒　　　B. 细菌

　　C. 支原体　　　D. 螺旋体

　　E. 立克次体

12. 流行性出血热病毒属于

　　A. 逆转录病毒　　　B. 副黏病毒

　　C. 肠道病毒　　　D. 布尼亚病毒

　　E. 小 RNA 病毒

13. 我国城市流行性出血热的主要传染源是

　　A. 黑线姬鼠　　　B. 褐家鼠

　　C. 鹿鼠　　　D. 野兔

　　E. 患者

14. 传播流行性出血热可能性较小的途径是

　　A. 鼠排泄物污染的气溶胶

　　B. 破损伤口接触鼠排泄物

　　C. 患病孕妇经胎盘传播给胎儿

　　D. 患者打喷嚏的空气飞沫

　　E. 被鼠类身上的革螨叮咬

15. 野鼠型流行性出血热的流行特征是

　　A. 四季均有发病，无明显高峰

　　B. 春季是发病高峰

　　C. 发病高峰呈双峰状

　　D. 发病高峰仅见于秋冬季

　　E. 流行高峰在夏季

16. 流行性出血热的发病机制主要是

　　A. 病毒本身不致病

　　B. 病毒直接作用

　　C. 免疫损伤作用

D. 病毒直接作用及免疫损伤作用

E. 病毒产生毒素引发机体损伤

17. 流行性出血热常见的休克属

A. 心源性休克　　B. 继发性休克

C. 低血容量性休克　D. 感染性休克

E. 过敏性休克

18. 流行性出血热原发性休克的原因主要是

A. 消化道大出血

B. 左心衰

C. 尿崩症且补液不足

D. DIC

E. 血管通透性增高，血浆外渗

19. 流行性出血热的基本病理改变是

A. 全身小血管和毛细血管内皮细胞变性坏死

B. 肾髓质充血水肿

C. 实质脏器的凝固性坏死

D. 心肌细胞变性坏死

E. 播散性血管内凝血

20. 流行性出血热早期出血的主要机制是

A. 尿毒症

B. DIC

C. 凝血因子缺乏

D. 毛细血管损伤、血小板减少

E. 纤溶系统功能亢进

21. 流行性出血热急性肾衰竭的主要机制是

A. 肾血流灌注不足

B. 肾小管管腔被蛋白、管型所阻塞

C. 肾小球微血栓形成和缺血坏死

D. 肾间质水肿出血压迫肾小管

E. 肾素分泌增加导致血管紧张素激活

22. 下列有关流行性出血热少尿期的叙述，错误的是

A. 可直接由发热期进入少尿期

B. 可与低血压休克期重叠

C. 可与发热期重叠

D. 主要是由低血压引起的

E. 重者可出现高血容量综合征

23. 在流行性出血热临床各期中，血肌酐浓度最高的是

A. 低血压休克期　　B. 少尿期

C. 多尿早期　　　　D. 多尿后期

E. 发热期

24. 流行性出血热患者进入多尿期的标志是

A. 24h 尿量>500mL

B. 24h 尿量>1500mL

C. 24h 尿量由 400mL 增至 2000mL

D. 24h 尿量>3000mL

E. 24h 尿量>4000mL

25. 下列关于流行性出血热实验室检查的叙述，错误的是

A. 血白细胞计数常减少

B. 血小板常减少

C. 外周血异型淋巴细胞增多

D. 尿蛋白常明显增多

E. 尿中出现膜状物有助于诊断

26. 流行性出血热治疗的关键是

A. "三早一少"　　B. 早期抗病毒治疗

C. 及时肾透析　　D. 积极防治 DIC

E. 积极防治继发感染

27. 下列流行性出血热的预防措施中，一般认为效果较差的是

A. 灭鼠防鼠

B. 早期隔离患者

C. 防止食物被鼠类污染

D. 注意灭螨

E. 疫区内高危人群接种疫苗

28. 流行性出血热五期临床经过的正确顺序是

A. 发热期、低血压期、少尿期、多尿期、恢复期

B. 发热期、少尿期、多尿期、低血压期、恢复期

C. 发热期、低血压期、多尿期、少尿期、恢复期

D. 发热期、多尿期、低血压期、少尿

期、恢复期

E. 发热期、少尿期、低血压期、多尿期、恢复期

29. 下列各项，不是流行性出血热出血原因的是

A. 血小板减少、形态异常和功能障碍

B. 尿毒症

C. 血管壁损伤

D. 凝血因子产生障碍

E. DIC 和继发性纤维蛋白溶解

30. 下列有关流行性出血热发热期治疗的叙述，错误的是

A. 发病 3 日内可给予利巴韦林

B. 及时给予解热镇痛剂

C. 给予低分子右旋糖酐

D. 纠正电解质紊乱

E. 中毒症状重者可给予糖皮质激素

31. 下列关于流行性出血热少尿期治疗原则的叙述，错误的是

A. 每日补液量为前日的出量加 500mL

B. 无消化道出血时可进行导泻疗法

C. 腹膜或血液透析

D. 促进利尿

E. 饮食宜高糖、高维生素、高蛋白

32. 下列关于流行性出血热恢复期临床表现的叙述，错误的是

A. 根据发热高低、中毒症状轻重和出血、休克、肾功能损害严重程度的不同，可分为五型

B. 轻型患者发热 38℃ 以下，中毒症状轻，皮肤黏膜可有散在出血点，肾损害轻，无休克和少尿

C. 中型患者中毒症状较重，有明显球结膜水肿，有明显出血和少尿期

D. 重型患者中毒症状及渗出体征严重，可出现中毒性精神症状，休克和肾损害严重

E. 危重型患者在重型基础上合并出现难治性休克，或有重要脏器出血

B1 型题

A. 高热、头痛、皮肤黏膜瘀斑、脑膜刺激征

B. 高热、惊厥、循环衰竭、呼吸衰竭

C. 头痛、腰痛、眼眶痛

D. 眼红、腿痛、淋巴结肿大

E. 高热、相对缓脉、脾大

1. 流脑表现为

2. 流行性出血热早期表现为

A. 汉城病毒　　B. 汉滩病毒
C. 普马拉病毒　D. 辛诺柏病毒
E. 希望山病毒

3. 汉坦病毒Ⅰ型为

4. 汉坦病毒Ⅱ型为

A. 发热期　　　B. 低血压休克期
C. 少尿期　　　D. 多尿期
E. 恢复期

5. 流行性出血热出现"三红"征的病期是

6. 流行性出血热易发生高血容量综合征的病期是

A. 出现大量异型淋巴细胞

B. 嗜酸细胞计数降低或消失

C. 血小板增加

D. 淋巴细胞数增加

E. 白细胞计数减少

7. 流行性出血热血常规检查的特征性改变是

8. 伤寒血常规检查特征性改变是

A. 少于 400mL　B. 少于 1000mL
C. 超过 1500mL　D. 超过 2000mL
E. 超过 3000mL

9. 流行性出血热少尿期尿量为

10. 流行性出血热多尿早期尿量为

A. 特异性抗体 IgM 检测

B. 特异性抗体 IgG 检测

C. 血清特异性抗原检测

D. 白细胞内特异性抗原检测

E. RT-PCR 检测病毒 RNA

11. 流行性出血热临床常用的早期诊断依据是

12. 流行性出血热无早期诊断价值的检查是

参考答案

A1 型题

1. E　2. D　3. E　4. C　5. A

6. D	7. D	8. B	9. E	10. C
11. A	12. D	13. B	14. D	15. C
16. D	17. C	18. E	19. A	20. D
21. D	22. D	23. C	24. C	25. A
26. A	27. B	28. A	29. D	30. B
31. E	32. B			

B1 型题

1. A	2. C	3. B	4. A	5. A
6. C	7. A	8. B	9. A	10. D
11. A	12. B			

细目六　狂犬病

A1 型题

1. 下列有关狂犬病毒的叙述，正确的是

　　A. 属弹状病毒科　　B. DNA 病毒

　　C. 野毒株毒力弱　　D. 固定株毒力强

　　E. 60℃ 10 分钟可灭活

2. 下列各项，不是狂犬病传染源的是

　　A. 病犬　　　　　　B. 蝙蝠

　　C. 臭鼬　　　　　　D. 浣熊

　　E. 患者

3. 下列动物，不会传播狂犬病的是

　　A. 犬　　　　　　　B. 猫

　　C. 狼　　　　　　　D. 蝙蝠

　　E. 蛇

4. 被狂犬病病兽咬伤后容易发病的因素是

　　A. 手指被咬伤　　　B. 创口浅

　　C. 及时清理创口　　D. 素体康健

　　E. 注射过狂犬疫苗

5. 有关狂犬病发病机制的叙述，正确的是

　　A. 病毒进入机体后经血液进入中枢神经系统

　　B. 病毒在单核吞噬细胞系统繁殖

　　C. 主要侵犯脊髓神经元

　　D. 心脏神经节受损可发生猝死

　　E. 呼吸困难主要由脊髓运动神经受损引起

6. 有关狂犬病病理改变的叙述，正确的是

　　A. 主要为急性神经炎改变

　　B. 脑膜也多有改变

　　C. 咬伤部位脊髓节段损伤较轻

　　D. 病变的神经细胞浆中可见内基小体

　　E. 小脑受损常不明显

7. 狂犬病的潜伏期一般是

　　A. 1~3 日　　　　　B. 1 个月

　　C. 1~3 个月　　　　D. 3 个月

　　E. 10 年以上

8. 狂犬病毒刺激周围神经元引起的症状是

　　A. 头痛　　　　　　B. 乏力

　　C. 咽喉紧缩感　　　D. 对风敏感

　　E. 伤口周围虫爬感

9. 狂犬病的特殊症状是

A. 发热　　　　　B. 恐水

C. 失音　　　　　D. 怕风

E. 伤口发痒

10. 狂犬病患者的死因主要是

A. 呼吸或循环衰竭

B. 吸入性肺炎

C. 严重脱水

D. 并发感染

E. 休克

11. 狂犬病的病程一般是

A. 24 小时　　　B. 1~3 日

C. 不超过 6 日　　D. 1 周

E. 2 周

12. 狂犬病麻痹型的典型表现是

A. 兴奋期较长　　B. 恐水明显

C. 肢体瘫痪　　　D. 腱反射亢进

E. 头痛明显

13. 下列外周血常规检查结果，符合狂犬病的是

A. 白细胞总数增加，中性粒细胞增多

B. 白细胞总数减少或正常，中性粒细胞降低

C. 白细胞总数正常

D. 白细胞总数减少或正常，淋巴细胞降低

E. 白细胞总数增加，单核细胞增多

14. 下列脑脊液检查结果，符合狂犬病的是

A. 压力明显升高

B. 蛋白明显增加

C. 细胞数多高于 200×10⁶/L

D. 以淋巴细胞为主

E. 糖和氯化物降低

15. 下列有关狂犬病病原学检查，错误的是

A. 唾液分离病毒

B. 脑脊液分离病毒

C. 脑脊液涂片找内基小体

D. RT-PCR 测病毒 RNA

E. 角膜印片查病毒抗原

16. 传染病中最凶险的是

A. SARS　　　　B. 鼠疫

C. 狂犬病　　　　D. AIDS

E. 霍乱

17. 狂犬病的主要治疗措施是

A. 吸氧　　　　　B. 镇静

C. 抗病毒　　　　D. 预防感染

E. 对症综合治疗

18. 下列有关狂犬病的预防措施，正确的是

A. 病犬加热处理后可食用

B. 疑似病犬应隔离 3 日

C. 被咬伤后预防接种 3 次即可

D. 被咬伤后伤口周围可注射免疫血清

E. 被咬伤后伤口应及时冲洗消毒并缝合

19. 下列关于狂犬病流行病学的叙述，正确的是

A. 猪、牛、马等家畜不属于狂犬病的传染源

B. 狂犬病患者的唾液中亦含有少量病毒，是传染源之一

C. 黏膜和皮肤也是病毒重要的入侵门户，可在宰杀病犬过程中被传染

D. 狂犬病主要通过被患病动物咬伤传播，未见经呼吸道传播的报道

E. 患病动物唾液中含有多量的病毒，发病即具有传染性

B1 型题

A. 拉沙病毒　　　B. 汉坦病毒

C. 嗜肝 DNA 病毒　D. 反转录病毒

E. 黄病毒

1. 狂犬病毒属

2. 流行性乙型脑炎病毒属

A. 病犬　　　　　B. 家猪

C. 鼠　　　　　　D. 患者

E. 病禽

3. 狂犬病的传染源主要是

4. 流行性出血热的传染源主要是

    A. 呼吸道传播   B. 性传播

    C. 消化道传播   D. 接触传播

    E. 虫媒传播

5. 狂犬病的传播途径主要是

6. AIDS 的传播途径主要是

    A. 肠黏膜上皮细胞

    B. 肠黏膜上皮细胞外

    C. 呼吸道黏膜上皮细胞

    D. 神经组织

    E. 肺组织

7. 狂犬病毒主要侵犯

8. 流感病毒主要侵犯

    A. 干酪样坏死   B. 脂肪变

    C. 内基小体   D. 伤寒结节

    E. 网状软化灶

9. 狂犬病的特征性病变

10. 伤寒的特征性病变

    A. 皮肤黏膜瘀点瘀斑

    B. 左下腹压痛

    C. 恐水

    D. 相对缓脉

    E. 畏寒

11. 狂犬病的特征性表现

12. 流脑的特征性表现

参考答案

A1 型题

1. A	2. E	3. E	4. A	5. D
6. D	7. C	8. E	9. B	10. A
11. C	12. C	13. A	14. D	15. C
16. C	17. E	18. D	19. C	

B1 型题

1. A	2. E	3. A	4. C	5. D
6. B	7. D	8. C	9. C	10. D
11. C	12. A			

细目七　流行性乙型脑炎

A1 型题

1. 有关流脑和乙脑鉴别最有意义的是
    A. 外周血白细胞明显升高
    B. 脑膜刺激征明显
    C. 高热、头痛、呕吐、昏迷
    D. 皮肤瘀点瘀斑
    E. 发病季节

2. 下列有关乙脑抽搐的处理，错误的是
    A. 高热以物理降温为主
    B. 中枢性呼吸衰竭者可用呼吸兴奋剂

    C. 脑实质病变引起者首选巴比妥钠镇静剂
    D. 脑水肿以甘露醇脱水治疗为主
    E. 呼吸道分泌物堵塞者以吸痰、给氧为主

3. 下列有关乙脑临床表现的描述，不典型的是
    A. 病理征常阳性
    B. 发热越高，病情越重
    C. 神志不清可于病程第 2 天出现
    D. 呼吸衰竭以中枢性为主
    E. 病程 2 周后出现肢体瘫痪

4. 乙脑的主要死因是
   A. 高热抽搐　　　　B. 意识障碍
   C. 循环衰竭　　　　D. 呼吸衰竭
   E. 脑水肿

5. 下列有关乙脑的叙述，正确的是
   A. 家庭聚集性明显
   B. 我国北方地区多见于3～5月份
   C. 抽搐者均伴有意识障碍
   D. 抗原检测是临床最常用的诊断方法
   E. 患者是主要的传染源

6. 下列有关乙脑脑脊液检查结果的叙述，错误的是
   A. 压力常增高
   B. 外观清
   C. 白细胞计数（50～500）×10^6/L
   D. 蛋白明显增加
   E. 糖正常

7. 下列有关中枢性呼吸衰竭的叙述，错误的是
   A. 呼吸浅表　　　　B. 双吸气
   C. 叹息样呼吸　　　D. 潮式呼吸
   E. 呼吸节律整齐

8. 下列有关乙脑临床分型的叙述，正确的是
   A. 不典型、典型、重型
   B. 轻型、普通型、重型、极重型
   C. 轻型、中型、重型
   D. 不典型型、典型、暴发型
   E. 轻型、普通型、危重型

9. 下列有关中毒型菌痢脑型与乙脑鉴别的叙述，最有意义的是
   A. 起病急骤
   B. 呼吸衰竭
   C. 早期出现休克
   D. 高热、昏迷、抽搐
   E. 粪便常规检查有无白细胞

10. 乙脑病程中最早出现的抗体是
    A. 中和抗体　　　　B. 血凝抑制抗体
    C. 补体结合抗体　　D. 特异性 IgM 抗体

E. "H" 抗体

11. 下列有关乙脑周围性呼吸衰竭原因的叙述，错误的是
    A. 呼吸道痰阻　　　　B. 缺氧
    C. 膈肌麻痹　　　　　D. 肋间麻痹
    E. 肺部感染

12. 下列有关乙脑极期表现的叙述，错误的是
    A. 高热、惊厥
    B. 病理征阳性
    C. 脑膜刺激征阳性
    D. 瘫痪多不对称，肢体松弛
    E. 颅高压表现及呼吸衰竭

13. 下列各种因素，与乙脑病毒侵入人体致病无关的是
    A. 机体的免疫力　　B. 病毒的毒力
    C. 脑寄生虫感染　　D. 侵入病毒的数量
    E. 蚊虫叮咬部位

14. 乙脑患者出现瞳孔不等大、下颌呼吸等，应首先采取的救治措施是
    A. 糖皮质激素
    B. 20%甘露醇快速静脉滴注
    C. 吸痰
    D. 吸氧
    E. 镇痉

15. 乙脑预防的关键措施是
    A. 管理患者　　　　B. 防蚊和灭蚊
    C. 管理猪等家畜　　D. 注射丙种球蛋白
    E. 防蚊、灭蚊和预防注射

16. 下列有关乙脑流行病学叙述，错误的是
    A. 我国新疆地区无本病流行
    B. 呈高度散发
    C. 流行高峰与当地蚊虫密度相一致
    D. 温带和热带地区流行高峰在7～9月
    E. 发病以10岁以下儿童为主

17. 早期诊断乙脑常用的实验室检查是
    A. 特异性抗原　　　B. 中和抗体
    C. 补体结合抗体　　D. 血凝抑制抗体

E. 特异性抗体 IgM

18. 下列各项，不属乙脑中枢性呼吸衰竭原因的是

    A. 缺氧   B. 脑水肿

    C. 脑实质炎症   D. 低血钠性脑病

    E. 脊髓病变致膈肌麻痹

19. 下列乙脑病变部位，损伤最轻的是

    A. 大脑皮质   B. 脊髓

    C. 中脑   D. 间脑

    E. 脑实质

20. 下列有关乙脑病理改变的叙述，错误的是

    A. 病变范围广泛

    B. 胶质细胞增生

    C. 脑实质中性粒细胞浸润

    D. 神经细胞肿胀、变性及坏死

    E. 脑实质及脑膜血管充血扩张

21. 下列乙脑后遗症，常可持续终生的是

    A. 失语   B. 强直性瘫痪

    C. 癫痫   D. 扭转痉挛

    E. 精神失常

22. 下列有关乙脑极期瘫痪患者的叙述，错误的是

    A. 常呈截瘫   B. 病理征阳性

    C. 肌张力增高   D. 必有意识障碍

    E. 深反射先亢进后消失

23. 下列有关乙脑呼吸衰竭的治疗，错误的是

    A. 山梗菜碱   B. 阿拉明

    C. 20%甘露醇   D. 二甲弗林

    E. 尼可刹米

24. 乙脑死亡的主要原因是

    A. 高热   B. 惊厥

    C. 中枢性呼吸衰竭 D. 周围性呼吸衰竭

    E. 休克

25. 下列有关流行性乙型脑炎临床表现的叙述，错误的是

    A. 高热及惊厥

B. 呼吸衰竭常以周围性为主

    C. 意识障碍及颅高压表现

    D. 强直性瘫痪

    E. 脑膜刺激征及病理征阳性

26. 下列有关应用糖皮质激素治疗乙脑的叙述，错误的是

    A. 疗效肯定   B. 有退热作用

    C. 可减轻脑水肿   D. 有抑制免疫作用

    E. 重症患者可短期使用

27. 下列有关乙脑流行病学的叙述，错误的是

    A. 属自然疫源性疾病

    B. 猪是主要的传染源

    C. 人作为传染源的意义也很大

    D. 蚊虫既是传播媒介又是储存宿主

    E. 母亲对乙脑的免疫力可传递给婴儿

28. 下列有关乙脑病毒的叙述，正确的是

    A. 属肠道病毒

    B. 为 DNA 病毒

    C. M 蛋白是主要的抗原成分

    D. 在蚊蝇虫体内可繁殖

    E. 100℃2 分钟可灭活

29. 乙脑患者，高热41℃，反复抽搐、深度昏迷，双侧瞳孔不等大，双吸气。其临床分型属于

    A. 轻型   B. 普通型

    C. 中型   D. 重型

    E. 极重型

30. 乙脑患者病毒分离阳性率最高的标本是

    A. 血液   B. 脑脊液

    C. 尿液   D. 骨髓

    E. 脑组织

31. 下列关于乙脑流行病学的叙述，错误的是

    A. 人群对乙脑病毒普遍易感，且感染后多为隐性感染

    B. 乙脑是人畜共患的自然疫源性疾病

    C. 被感染的候鸟、蝙蝠也可作为乙脑病

毒的越冬宿主

    D. 在我国，乙脑病毒的主要传播媒介是东方伊蚊

    E. 东南亚和西太平洋地区是乙脑的主要流行地区

B1 型题

A. 高热、昏迷、惊厥

B. 高热、头痛、黄疸

C. 高热、头痛、腓肠肌压痛

D. 高热、抽搐、昏迷、休克

E. 高热、头痛、皮肤出血点

1. 乙型脑炎常出现

2. 中毒型菌痢常出现

A. 抗菌治疗   B. 抗病毒治疗

C. 抗毒素治疗   D. 补液治疗

E. 对症治疗

3. 乙脑首选的治疗是

4. 霍乱首选的治疗是

A. 病毒分离   B. 脑脊液检查

C. 血常规检查   D. 粪便常规检查

E. 特异性抗体 IgM 检查

5. 乙脑确诊常用

6. 流行性出血热确诊常用

A. 黄病毒科   B. 棒状病毒科

C. 布尼亚病毒科   D. 逆转录病毒科

E. 副黏液病毒科

7. 流行性出血热病毒属

8. 流行性乙型脑炎病毒属

A. 虫媒传播   B. 接触传播

C. 母婴传播   D. 消化道传播

E. 呼吸道传播

9. 乙型脑炎主要经

10. 戊型肝炎主要经

A. 12~2 月   B. 3~4 月

C. 5~7 月   D. 7~9 月

E. 10~12 月

11. 乙脑流行高峰是

12. 流脑流行高峰是

参考答案

A1 型题

1. D	2. C	3. E	4. D	5. C
6. D	7. E	8. B	9. E	10. D
11. B	12. D	13. E	14. B	15. E
16. D	17. E	18. E	19. B	20. C
21. C	22. A	23. B	24. C	25. B
26. A	27. C	28. E	29. E	30. E
31. D				

B1 型题

1. A	2. D	3. E	4. D	5. E
6. E	7. C	8. A	9. A	10. D
11. D	12. B			

第三单元　细菌感染

细目一　流行性脑脊髓膜炎

A1 型题

1. 下列关于流脑的叙述，错误的是
   A. 病原菌由鼻咽部侵入
   B. 病原菌为革兰染色阴性
   C. 属于化脓性脑膜炎的一种
   D. 病原菌侵入体内仅个别发展为流脑
   E. 皮肤瘀点主要是由于休克或 DIC 所致

2. 下列有关脑膜炎球菌的叙述，正确的是
   A. 能产生毒力较强的外毒素
   B. 目前我国流行株以 B 群为主
   C. 革兰染色阴性，体外抵抗力很强
   D. 其特异性抗原主要存在于细胞膜上
   E. 属奈瑟菌属，在机体内该菌多见于中性粒细胞内

3. 脑膜炎球菌致病的主要因素是
   A. 外毒素　　　　　B. 内毒素
   C. 荚膜　　　　　　D. 菌毛
   E. 自溶酶

4. 流脑的主要传播途径是
   A. 日常生活接触　　B. 蚊虫叮咬
   C. 呼吸道　　　　　D. 粪-口
   E. 体液

5. 流脑败血症期特征性的表现是
   A. 高热　　　　　　B. 休克
   C. 病理征阳性　　　D. 皮肤黏膜瘀斑
   E. 脑膜刺激征

6. 流脑常呈周期性流行，其原因是
   A. 病菌毒力改变
   B. 菌群变迁

C. 人群带菌率上升
D. 人群易感性上升及新易感者增加
E. 预防接种的普及

7. 流脑暴发型败血症型的发病机制是
   A. 高热，失水性休克
   B. 急性肾上腺皮质功能衰竭所致
   C. 外毒素引起的多脏器功能衰竭
   D. 内毒素所致的严重微循环障碍，引起感染性休克
   E. 血管内皮损伤血浆外渗所致低血容量休克

8. 普通型流脑的临床表现是
   A. 低热、头痛、瘀点
   B. 高热、循环衰竭、大片瘀斑
   C. 高热、瘀斑、昏迷、呼吸衰竭
   D. 高热、头痛、瘀斑、脑膜刺激征
   E. 间歇性发热、反复皮肤瘀点、血培养可阳性

9. 普通型流脑的临床诊断依据是
   A. 夏季、突起高热、惊厥、循环衰竭、白细胞增加
   B. 夏季、高热、惊厥、呼吸衰竭、颈项强直、白细胞增高
   C. 冬春季、高热、头痛、无瘀斑、脑膜刺激征阴性、白细胞增加
   D. 长程高热、剧烈头痛、无瘀斑、脑膜刺激征阳性、血白细胞不增加
   E. 冬春季发病、高热、剧烈头痛、有瘀斑、脑膜刺激征阳性、血白细胞增加

10. 下列有关流脑与其他化脓性脑膜炎鉴别的叙述，最有意义的是

A. 发病季节

B. 皮肤黏膜瘀斑瘀点

C. 发病年龄

D. 有无脑膜刺激征

E. 血白细胞升高

11. 典型流脑临床表现为

A. 剧烈头痛、频繁呕吐、抽搐、颈项强
直、脑膜刺激征阳性

B. 剧烈头痛、恶心、嗜睡、肌肉僵硬,
血压升高

C. 剧烈头痛、发热、腰背部疼痛、四肢
麻木

D. 头痛、发热、口渴、烦躁不安、四肢
发软

E. 头痛、发热、全身无力、昏迷

12. 流脑暴发型脑膜脑炎型对症治疗的关
键是

A. 镇静, 止惊

B. 降温, 吸氧

C. 及时脱水治疗

D. 补充有效血容量

E. 使用肾上腺皮质激素

13. 暴发型流脑休克型迅速出现大片瘀斑,
血小板减少, 顽固性休克时, 除抗休克外, 其重
要对症治疗是

A. 止血

B. 纠正酸中毒

C. 使用抗菌药物

D. 及早应用肝素抗凝治疗

E. 20%甘露醇脱水, 预防脑疝

14. 流脑普通型病原治疗首选

A. 氯霉素　　　　B. 青霉素

C. 磺胺药　　　　D. 头孢菌素

E. 氨苄青霉素

15. 与流脑患者密切接触后的重要预防措施是

A. 隔离治疗　　　　B. 注射青霉素

C. 口服磺胺药　　　　D. 口服氯霉素

E. 菌苗预防注射

16. 流脑最重要的传染源是

A. 家畜　　　　B. 带菌者

C. 现症病人　　　　D. 恢复期病人

E. 病程极期病人

17. 普通型占流脑全部病例的比例是

A. 10%　　　　B. 30%

C. 50%　　　　D. 70%

E. 90%

18. 流脑的特征性临床表现是

A. 带状疱疹　　　　B. 皮肤瘙痒

C. 皮肤荨麻疹　　　　D. 皮肤斑丘疹

E. 皮肤瘀点或瘀斑

19. 流行性脑脊髓膜炎血象改变是

A. 白细胞总数下降, 血小板增加

B. 白细胞总数升高, 分类淋巴细胞为主

C. 白细胞总数升高, 分类中性粒细胞
为主

D. 白细胞总数下降, 分类以淋巴细胞
为主

E. 白细胞总数正常, 分类中性粒细胞
减少

20. 典型流脑脑脊液改变是

A. 白细胞减少, 蛋白正常, 糖含量正常

B. 白细胞增多, 蛋白升高, 糖含量明显
降低

C. 白细胞增多, 蛋白升高, 糖含量轻度
降低

D. 白细胞减少, 蛋白升高, 糖含量正常

E. 白细胞增多, 蛋白降低, 糖含量正常

21. 流脑的细菌学检查主要包括

A. 尿样沉渣、痰培养和血培养

B. 血培养、咽拭子、尿沉渣检查

C. 脑脊液培养、咽拭子、大便培养

D. 血培养、咽拭子、大便培养

E. 脑脊液涂片、皮肤瘀点涂片和血培养

22. 流行性脑脊髓膜炎的临床诊断依据是

A. 高热畏寒、头痛、呕吐、全身乏力、
肌肉酸痛

B. 脑脊液氯化物含量、白细胞计数、尿沉渣镜检

C. 发热、剧烈头痛、频繁呕吐、抽搐、意识障碍

D. 临床特征、实验室检查、流行病学史、鉴别诊断

E. 剧烈头痛、频繁呕吐、烦躁不安、抽搐、颈项强直

23. 流行性脑脊髓膜炎的流行病学史是指

A. 与恢复期患者共用餐具，夏季流行

B. 发病前 7 天内与潜伏期或传染期患者密切接触

C. 与头痛发热患者密切接触

D. 20 天前曾经与流脑患者密切接触

E. 与昏迷抽搐患者密切接触

24. 下列有关流脑人群易感性的叙述，错误的是

A. 由于从母体获得抗体，6 个月内的婴儿很少发病

B. 在流行年发病年龄可向高年龄组移动

C. 非同种菌群间交叉免疫力持久

D. 6 个月至 2 岁的婴幼儿发病率最高

E. 因可在多次流行中隐性感染获得免疫力，故成人发病较少

25. 下列实验室结果，支持流脑诊断的是

A. 血液培养发现革兰阴性双球菌

B. 血液培养发现革兰阳性双球菌

C. 血液培养发现革兰阴性杆菌

D. 鼻咽分泌物发现革兰阳性细菌

E. 血液培养发现革兰阳性球菌

26. 下列有关脑膜炎奈瑟菌的叙述，正确的是

A. 革兰阴性杆菌，在体外存活力强

B. 革兰阴性双球菌，在体外存活力低

C. 革兰阴性球菌，在体外存活力强

D. 革兰阳性双球菌，在体外存活力低

E. 革兰阳性双球菌，在体外存活力强

27. 流脑的流行季节是

A. 全年散发，冬春季高发

B. 全年散发，夏秋季高发

C. 只有夏秋季节发生

D. 只有冬春季节发生

E. 全年散发，无高峰

28. 下列有关流脑传染源的叙述，正确的是

A. 人是唯一传染源　　B. 人和感染的猪

C. 哺乳动物　　　　　D. 蚊子

E. 鼠

29. 流脑的潜伏期一般是

A. 2~3 日　　　　　　B. 5~7 日

C. 10 日左右　　　　D. 2 周

E. 2~3 周

30. 下列关于脑膜炎球菌的叙述，错误的是

A. 又称为脑膜炎奈瑟菌

B. 为革兰阳性双球菌

C. 体外能形成自溶酶

D. 为专性需氧菌

E. 可在带菌者鼻咽部及患者的血液、脑脊液和皮肤瘀点中发现

31. 关于流行性脑脊髓膜炎的叙述，错误的是

A. 病原菌自鼻咽部入侵

B. 感染者仅个别发展为败血症或脑脊髓膜炎

C. 外毒素是重要的致病因素

D. 病理损害为化脓性脑脊髓膜炎

E. 暴发型败血症型，即华佛氏综合征

32. 治疗流脑普通型首选的抗菌药物是

A. 青霉素　　　　　　B. 磺胺药

C. 红霉素　　　　　　D. 氨苄西林

E. 庆大霉素

33. 目前我国流脑流行的主要菌群是

A. A 群　　　　　　　B. B 群

C. C 群　　　　　　　D. D 群

E. W135 群

34. 下列各项，不属普通型流脑典型表现的是

A. 头痛　　　　　　B. 呕吐

C. 抽搐　　　　　　D. 出血点

E. 病理征阳性

35. 流脑典型脑脊液外观是

A. 透明　　　　　　B. 毛玻璃样

C. 绿色脓样　　　　D. 混浊

E. 血水样

36. 对诊断流脑最有意义的检查是

A. 血常规检查

B. 头颅 X 光片

C. 头颅 CT

D. 腰穿送脑脊液检查

E. 脑膜刺激征

37. 下列有关流脑暴发型败血症休克型的叙述，错误的是

A. 口唇发绀、低血压

B. 精神萎靡、意识障碍

C. 突发高热、头痛、呕吐

D. 皮肤瘀斑迅速扩大并融合成片

E. 脑膜刺激征明显、脑脊液呈化脓性改变

38. 下列关于流行性脑脊髓膜炎实验室检查的叙述，错误的是

A. 初起后休克型患者脑脊液多无改变

B. 若做细菌培养，应在使用抗菌药物前采集标本

C. 特异性抗原检测主要用于早期诊断

D. 可取患者的瘀斑组织液做病原菌培养

E. 特异性抗体检测多用于早期诊断，阳性率达 90% 以上

39. 下列对于暴发型流脑休克型治疗的叙述，错误的是

A. 高度怀疑有 DIC，宜尽早应用肝素

B. 毒血症症状明显的患者应使用肾上腺皮质激素

C. 注意保护重要脏器的功能

D. 针对病原的治疗首选第三代头孢菌素或青霉素，忌联合用药

E. 在扩充血容量和纠正酸中的基础上，还可使用血管活性药物

B1 型题

A. 高热、出血、肾损害

B. 高热、惊厥、休克、呼吸衰竭

C. 心悸、气促、相对缓脉

D. 高热、瘀斑、休克、呼吸衰竭

E. 高热、皮疹、脾大

1. 暴发型流脑的临床特点是

2. 流行性出血热的临床特点是

A. 1、2 月　　　　　B. 3、4 月

C. 5、6 月　　　　　D. 8、9 月

E. 10~12 月

3. 菌痢多见于

4. 流脑好发于

A. 血培养及肥达反应

B. 特异性抗体 IgM 检测

C. 白细胞计数分类及尿常规

D. 脑脊液检查及白细胞计数

E. 白细胞计数及血涂片找病原体

5. 诊断乙脑常做的检查是

6. 诊断流脑常做的检查是

A. 高热、剧烈头痛、皮肤瘀斑、脑膜刺激征

B. 高热、休克、惊厥、呼吸衰竭

C. 高热、低血压休克、出血、肾损害

D. 高热、目红、腿痛、淋巴结肿大

E. 高热、相对缓脉

7. 流行性脑脊髓膜炎表现为

8. 流行性出血热表现为

A. 压力明显升高，外观混浊，细胞数明显增多，蛋白明显增加，糖明显降低，

氯化物降低

 B. 压力升高，外观微混，细胞数增多，蛋白轻度增加，糖正常，氯化物正常

 C. 压力明显升高，外观毛玻璃样，细胞数增多，蛋白明显增加，放置后可见膜状物，糖降低，氯化物明显降低

 D. 压力正常，外观透明，细胞数正常，蛋白正常，糖正常，氯化物正常

 E. 压力明显升高，外观透明，细胞数增多，蛋白增加，糖降低，氯化物降低

9. 流脑普通型脑脊液改变是

10. 流脑败血症期脑脊液改变是

 A. 脑脊液涂片镜检

 B. 血液涂片镜检

 C. 胸水涂片镜检

 D. 痰涂片镜检

 E. 大便涂片镜检

11. 流脑实验室检查首选

12. 阿米巴痢疾实验室检查首选

 A. 呼吸道传播 B. 消化道传播

 C. 虫媒传播   D. 性传播

 E. 母婴传播

13. 流行性脑脊髓膜炎的主要传播途径是

14. 流行性乙型脑炎的主要传播途径是

 A. 伤寒   B. 乙脑

 C. 流感   D. 流脑

 E. 霍乱

15. 首选青霉素治疗的是

16. 首选氧氟沙星治疗的是

 A. 血培养   B. 粪便培养

 C. 尿培养   D. 临床表现

 E. 肥达反应

17. 流脑确诊的依据是

18. 伤寒确诊的依据是

参考答案

A1 型题

1. E	2. E	3. B	4. C	5. D
6. D	7. D	8. D	9. E	10. B
11. A	12. C	13. D	14. B	15. C
16. B	17. E	18. E	19. C	20. B
21. E	22. E	23. B	24. C	25. A
26. B	27. A	28. A	29. A	30. B
31. C	32. A	33. A	34. E	35. D
36. D	37. E	38. E	39. D	

B1 型题

1. D	2. A	3. D	4. B	5. B
6. D	7. A	8. C	9. A	10. D
11. A	12. E	13. A	14. C	15. D
16. A	17. A	18. A		

细目二 伤 寒

A1 型题

1. 下列各项，不属伤寒典型表现的是

 A. 发热   B. 皮疹

 C. 腹泻   D. 脾肿大

 E. 表情淡漠

 2. 长期发热的患者，诊断伤寒最可靠的依据是

 A. 玫瑰疹   B. 相对缓脉

C. 肥达反应阳性　　D. 血嗜酸粒细胞消失

E. 血培养阳性

3. 伤寒慢性带菌者常见的带菌部位是

A. 血液　　　　　　B. 肝脏

C. 肾脏　　　　　　D. 胆囊

E. 胰腺

4. 伤寒肠穿孔多发生于

A. 病程的第 1 周，在小肠

B. 病程的第 2 周，在十二指肠

C. 病程的第 3 周，在回肠

D. 病程的第 4 周，在结肠

E. 恢复期，部位不定

5. 伤寒第一次菌血症相当于临床上的分期是

A. 潜伏期　　　　　B. 初期

C. 极期　　　　　　D. 缓解期

E. 恢复期

6. 治疗伤寒慢性带菌者首选的药物是

A. 氯霉素　　　　　B. 磺胺嘧啶

C. 四环素　　　　　D. 氨苄西林

E. 红霉素

7. 伤寒患者解除隔离的标志是

A. 体温下降至正常

B. 血嗜酸粒细胞恢复正常

C. 临床症状消失后粪便培养连续 2 次阴性

D. 临床症状消失后 2 周

E. 自发病之日起已隔离满 2 周

8. 诊断伤寒血常规检查最有意义的是

A. 血白细胞计数　　B. 红细胞计数

C. 嗜酸粒细胞计数　D. 嗜碱粒细胞计数

E. 血小板计数

9. 伤寒出现肝脾肿大的主要原因是

A. 单核-巨噬细胞系统增生性反应

B. 合并肝硬化

C. Ⅱ型变态反应

D. Ⅲ型变态反应

E. 中毒性肝炎

10. 下列关于伤寒杆菌的病原学叙述，正确的是

A. 属沙门菌属的 A 群

B. 革兰染色阴性，有荚膜

C. 有菌体（O）抗原、鞭毛（H）抗原

D. Vi 抗原抗原性强，Vi 抗体滴度高，持续时间长

E. 目前在我国耐氯霉素的伤寒菌株不多

11. 引起伤寒不断传播或流行的主要传染源是

A. 潜伏期患者　　　B. 普通型患者

C. 顿挫型患者　　　D. 慢性带菌者

E. 恢复期患者

12. 伤寒的典型临床表现是

A. 持续性高热，肝脾肿大，外周血白细胞不高，肥达反应阳性

B. 长期低热，肝脾肿大，周围血象不高，肥达反应阳性

C. 长期弛张热，肝脾不大，外周血白细胞、中性粒细胞升高，肥达反应阳性

D. 长期间歇高热，肝脾肿大，全血细胞减少，消化道出血，肥达反应阳性

E. 长期间歇寒战、高热，肝脾肿大，外周血白细胞正常，贫血，肥达反应阳性

13. 曾用过抗菌药物疑为伤寒的患者，最有诊断价值的实验室检查是

A. 粪培养　　　　　B. 血培养

C. 骨髓培养　　　　D. 肥达反应

E. 血嗜酸性粒细胞计数

14. 伤寒患者皮疹开始出现的时间是

A. 热退以后　　　　B. 病程的第 1 天

C. 病程的第 3 天　　D. 病程的第 6 天

E. 病程的第 2 周

15. 伤寒发病第 1 周，实验室检查阳性率最高的是

A. 大便培养　　　　B. 尿培养

C. 血培养　　　　　D. 肥达反应

E. 补体结合试验

16. 下列属于伤寒特征性表现的是
    A. 草莓舌　　　　B. 玫瑰疹
    C. 发热　　　　　D. 眼结膜充血
    E. 肝脾肿大

17. 下列关于伤寒发病机制的说法，错误的是
    A. 细菌致病性和宿主的防御能力是决定是否发病的关键
    B. 只有摄入的伤寒杆菌达到一定数量才会发病
    C. 未被胃酸杀灭的伤寒杆菌将到达回肠下段，形成出发病灶
    D. 第一次菌血症发生时，临床上处于潜伏期
    E. 第二次菌血症发生时，临床上处于初期和极期

B1 型题

    A. 氟喹诺酮类　　　B. 复方磺胺甲噁唑
    C. 头孢菌素类　　　D. 氯霉素
    E. 阿莫西林

1. 伤寒病原治疗首选的抗菌药物是
2. 菌痢治疗首选的抗菌药物是

    A. 血培养　　　　　B. 尿培养
    C. 骨髓培养　　　　D. 粪便培养
    E. 玫瑰疹刮取物培养

3. 伤寒病程中阳性率最高且操作简便的实验室检查是
4. 伤寒病程中阳性率最高的实验室检查是

    A. 骨髓炎　　　　　B. 伤寒
    C. 伤寒带菌者　　　D. 慢性菌痢
    E. 伤寒临床诊断病例

5. 表现为持续发热，脾大，粒细胞减少，骨髓培养伤寒杆菌阳性，其诊断是
6. 慢性胆囊炎患者大便培养伤寒杆菌阳性，其诊断是

    A. 轻型　　　　　　B. 普通型
    C. 迁延型　　　　　D. 逍遥型
    E. 顿挫型

7. 伤寒患者，起病急，症状典型，于1周左右迅速痊愈，其临床分型是
8. 伤寒患者，症状轻，可照常工作，因肠穿孔就医而被发现，其临床分型是

    A. 轻型　　　　　　B. 普通型
    C. 迁延型　　　　　D. 逍遥型
    E. 顿挫型

9. 伤寒患者，持续性高热，皮疹，相对缓脉，中毒血症状明显，其临床分型是
10. 伤寒患者，体温38℃左右，症状较轻，2周左右痊愈，其临床分型是

    A. 氯霉素
    B. 复方磺胺甲基异唑
    C. 青霉素
    D. 头孢曲松
    E. 环丙沙星

11. 伤寒病原治疗首选
12. 小儿伤寒治疗首选

参考答案

A1 型题

1. C	2. E	3. D	4. C	5. A
6. D	7. C	8. C	9. A	10. C
11. D	12. A	13. C	14. D	15. C
16. B	17. A			

B1 型题

1. A	2. A	3. A	4. C	5. B
6. C	7. E	8. D	9. B	10. A
11. E	12. D			

细目三 细菌性痢疾

A1 型题

1. 下列针对可疑菌痢患者的检查项目，错误的是
   - A. 血常规检查
   - B. 大便常规检查
   - C. 大便细菌培养
   - D. 乙状结肠镜检查
   - E. 大便涂片找痢疾杆菌

2. 在我国最常见的痢疾杆菌菌群是
   - A. 志贺痢疾杆菌
   - B. 鲍氏痢疾杆菌
   - C. 福氏痢疾杆菌
   - D. 宋内痢疾杆菌
   - E. 舒氏痢疾杆菌

3. 下列检查，对鉴别慢性菌痢与直肠癌最简便而有意义是
   - A. 直肠镜
   - B. 大便潜血
   - C. X 线钡灌肠
   - D. 直肠肛门指诊
   - E. 大便常规

4. 诊断急性菌痢必做的检查是
   - A. 血常规
   - B. 粪便常规
   - C. 直肠镜
   - D. 血培养
   - E. 悬滴检查

5. 慢性菌痢的病程是
   - A. 超过 1 年
   - B. 超过 6 个月
   - C. 超过 2 个月
   - D. 超过 2 周
   - E. 病程不定，反复发作

6. 下列急性菌痢患者的表现不典型的是
   - A. 里急后重
   - B. 发热
   - C. 呕吐
   - D. 腹痛
   - E. 黏液便

7. 中毒型菌痢的基本病理生理改变是
   - A. 严重腹泻导致脱水
   - B. 代谢性酸中毒
   - C. 电解质严重紊乱
   - D. 微循环障碍
   - E. 脑水肿、颅内高压

8. 中毒型菌痢好发年龄是
   - A. 青壮年
   - B. 10~14 岁
   - C. 2~7 岁
   - D. 2 岁以下
   - E. 老年

9. 细菌性痢疾的病原体属于
   - A. 志贺菌属
   - B. 沙门菌属
   - C. 弧菌属
   - D. 弯曲菌属
   - E. 螺旋菌属

10. 细菌性痢疾散发流行的主要传播途径是
    - A. 集体食堂食物被污染
    - B. 供水系统被污染
    - C. 手或蔬菜、瓜果等被污染
    - D. 接触患者的分泌物
    - E. 接触患者的血液

11. 痢疾杆菌的主要致病机制是
    - A. 侵入的细菌数量
    - B. 外毒素
    - C. 神经毒素
    - D. 侵袭力和内毒素
    - E. 肠毒素

12. 细菌性痢疾的主要病变部位是
    - A. 回肠末端
    - B. 乙状结肠与直肠
    - C. 升结肠
    - D. 降结肠
    - E. 小肠

13. 目前菌痢的病原治疗首选
    - A. 氯霉素
    - B. 四环素
    - C. 磺胺药
    - D. 呋喃唑酮
    - E. 氟喹诺酮类

14. 细菌性痢疾的主要预防措施是
    - A. 隔离及治疗现症患者
    - B. 流行季节预防服药
    - C. 及时发现、治疗带菌者
    - D. 口服痢疾活菌苗
    - E. 切断传播途径

15. 菌痢的确诊依据是

A. 粪培养阳性

B. 粪检有巨噬细胞

C. 粪便免疫学检查抗原阳性

D. 粪便镜检有大量脓细胞

E. 典型菌痢临床症状

16. 下列哪项不是中毒型菌痢的临床特征

A. 急性高热，反复惊厥，昏迷

B. 腹痛、腹泻明显

C. 迅速发生休克，呼吸衰竭

D. 大便常规检查发现大量白细胞

E. 脑脊液检查正常

17. 菌痢急性期的基本病变是

A. 全身小血管内皮细胞肿胀，血浆渗出

B. 肠黏膜弥漫性纤维蛋白渗出性炎症

C. 肠黏膜水肿、增厚、溃疡形成

D. 肠壁形成口小底大的烧瓶样溃疡

E. 嗜酸性肉芽肿的形成

18. 鉴别细菌性痢疾和阿米巴痢疾最可靠的依据是

A. 潜伏期的长短

B. 毒血症状的轻重

C. 大便常规检查红白细胞的多少

D. 大便检出病原体

E. 抗生素治疗是否有效

19. 对于中毒型菌痢脑型和乙脑的鉴别最有意义的是

A. 起病急骤

B. 大便检查有无白细胞

C. 高热、昏迷、抽搐

D. 早期休克

E. 呼吸衰竭

20. 下列关于菌痢发病特点的说法，正确的是

A. 终年散发，夏季流行

B. 是由沙门菌感染引起的肠道传染病

C. 感染后可获得免疫，不易复发

D. 一般为急性，而后迁延成慢性

E. 主要表现为腹痛腹泻、排黏液脓血便

和里急后重

21. 下列属于重型菌痢临床表现的是

A. 脓血便，每日 10~20 次

B. 起病急骤，发展快，病势凶险

C. 后期可出现严重腹胀及中毒性肠麻痹

D. 可有烦躁、嗜睡、昏迷或抽搐等

E. 面色苍白，四肢厥冷，皮肤花斑

B1 型题

A. 痢疾志贺菌   B. 福氏志贺菌

C. 宋内志贺菌   D. 鲍氏志贺菌

E. 舒氏痢疾杆菌

1. 抵抗力最强的痢疾杆菌是

2. 感染后易转为慢性的痢疾杆菌是

A. 痢疾志贺菌   B. 福氏志贺菌

C. 宋内志贺菌   D. 鲍氏志贺菌

E. 舒氏志贺菌

3. 感染后病情最重的痢疾杆菌是

4. 感染后病情较轻的痢疾杆菌是

A. 志贺菌属   B. 奈瑟菌属

C. 沙门菌属   D. 埃希菌属

E. 弧菌属

5. 脑膜炎球菌属

6. 痢疾杆菌属

A. 黏液便   B. 水样便

C. 蛋花样便   D. 豆渣样便

E. 果浆样大便

7. 霍乱多见

8. 菌痢多见

A. 中毒型菌痢   B. 急性菌痢轻型

C. 慢性菌痢隐匿型   D. 急性菌痢普通型

E. 慢性菌痢急性发作型

9. 急起发热，腹痛，腹泻，脓血便，可能的

诊断是

10. 突起高热，面色青灰，出冷汗及脉细数，尿少，可能的诊断是

    A. 洗肉水样腹泻，伴发热，腹痛，无里急后重

    B. 腹泻，黏液脓血样便，伴发热，腹痛，里急后重

    C. 腹泻，大便呈果酱状，伴低热，腹痛，无里急后重

    D. 剧烈腹泻，米泔样大便，无发热，无腹痛及里急后重

    E. 发热，脐周痛，腹泻，大便呈水样，有少量黏液

11. 霍乱表现为

12. 细菌性痢疾表现为

    A. 心源性休克

    B. 失水性休克

    C. 失血性休克

    D. 内失血浆性休克

    E. 感染中毒性休克

13. 中毒型菌痢的休克属于

14. 流行性出血热的休克属于

    A. 伤寒

    B. 中毒型菌痢

    C. 流行性出血热

    D. 流行性乙型脑炎

    E. 急性病毒性肝炎

15. 血白细胞增多，血小板明显减少，多见于

16. 血白细胞增多，异型淋巴细胞比例常高于10%，多见于

参考答案

A1 型题

1. E	2. C	3. D	4. B	5. C
6. C	7. D	8. C	9. A	10. C
11. D	12. B	13. E	14. E	15. A
16. B	17. B	18. D	19. B	20. E
21. C				

B1 型题

1. C	2. B	3. A	4. C	5. B
6. A	7. B	8. A	9. D	10. A
11. D	12. B	13. E	14. D	15. C
16. C				

细目四　霍　乱

A1 型题

1. 引起霍乱泻吐的原因是

    A. 内毒素   B. 外毒素

    C. 菌群失调   D. 细菌的侵袭力

    E. 细菌的直接作用

2. 霍乱典型症状是

    A. 发热   B. 呕吐

    C. 腹泻   D. 腹痛

    E. 肌肉痉挛

3. 下列各项，对判断霍乱患者脱水程度最有意义的是

    A. 皮肤黏膜弹性   B. 血压

    C. 血细胞比容   D. 血钠

    E. 血浆比重

4. 霍乱大流行最重要的传播形式是

    A. 食物污染   B. 苍蝇传播

C. 接触患者　　　　D. 水源污染

E. 接触带菌者

5. 治疗霍乱首选抗菌药物为

A. 青霉素　　　　B. 黄连素

C. 环丙沙星　　　D. 复方磺胺甲噁唑

E. 庆大霉素

6. 重型霍乱患者治疗的关键是

A. 大量口服补液　　B. 有效抗菌治疗

C. 短期应用糖皮质激素

D. 禁食　　　　E. 快速静脉补液

7. 霍乱最常见的临床类型是

A. 轻型　　　　B. 中型

C. 重型　　　　D. 暴发型

E. 无症状型

8. 霍乱的典型临床表现是

A. 只泻不吐　　　B. 先泻后吐

C. 先吐后泻　　　D. 腹泻伴腹痛

E. 吐泻同时发生

9. 下列有关霍乱弧菌的叙述，正确的是

A. 需氧，耐酸不耐碱

B. 产生的内毒素是重要的致病因子

C. 革兰染色阳性，有芽孢、荚膜和鞭毛

D. 革兰染色阴性，有鞭毛，运动极为活跃

E. 古典生物型比埃尔托生物型的抵抗力强

10. 下列有关霍乱弧菌的叙述，正确的是

A. 古典生物型属于 O_1 群

B. 埃尔托生物型属于非 O_1 群

C. 目前流行的以古典生物型为主

D. 古典生物型和埃尔托生物型均属于不凝集弧菌

E. 新发现的 O_{139} 霍乱弧菌属于 O_1 群的一个新血清型

11. 霍乱最主要的病理生理改变是

A. 微循环障碍　　B. 脑功能障碍

C. 急性肾功能衰竭　D. 急性心功能不全

E. 大量水分及电解质丧失

12. 下列霍乱的治疗措施，最重要的是

A. 补液　　　　B. 镇静

C. 止痛　　　　D. 降温

E. 止泻

13. 下列霍乱患者静脉补液的原则，不恰当的是

A. 早期，快速，足量

B. 先盐后糖

C. 先快后慢

D. 积极补钾

E. 及时补碱

14. 下列各项，属霍乱致病菌的是

A. 不凝集弧菌

B. O_2 群霍乱弧菌

C. 不典型 O_1 群霍乱弧菌

D. O_{200} 群霍乱弧菌

E. O_{139} 群霍乱弧菌

15. 霍乱弧菌分群的依据是

A. 鞭毛 H 抗原　　B. 菌体 O 抗原

C. 荚膜抗原　　　D. 内毒素

E. 肠毒素

16. 下列各项临床表现，O_{139} 霍乱不常出现的是

A. 发热　　　　B. 腹痛

C. 呕吐　　　　D. 里急后重

E. 腹泻

17. 下列各项，不属霍乱脱水期临床表现的是

A. 烦躁不安　　　B. 表情淡漠

C. 血压下降　　　D. 反应性发热

E. 深大呼吸

18. 霍乱最常见的死因是

A. 脱水　　　　B. 低钾血症

C. 急性肺水肿　　D. 急性肾衰竭

E. 代谢性酸中毒

19. 下列关于霍乱的叙述，错误的是

A. 是由霍乱弧菌引起的烈性肠道传染病

B. 属于我国乙类传染病

C. 起病急，腹泻剧烈，多伴呕吐

D. 严重者可发生循环衰竭和急性肾衰竭

E. 在亚、非、拉、美等地高发

20. O₁₃₉群霍乱的流行特征是

A. 家族聚集性

B. 发病以成人为主，女性多于男性

C. 现有霍乱疫苗对 O₁₃₉群霍乱有效

D. 主要经水和食物传播

E. 人群对 O₁群和 O₁₃₉群霍乱弧菌存在交叉免疫

B1 型题

A. 扩容为主　　　B. 补液为主

C. 对症为主　　　D. 抗菌为主

E. 抗病毒为主

1. 霍乱的主要治疗是

2. 乙脑的主要治疗是

A. 血培养　　　B. 肥达反应

C. 粪便培养　　D. 粪便镜检

E. 胆汁培养

3. 可确诊霍乱的实验室检查是

4. 确诊伤寒常用的实验室检查是

A. 病原体侵入血流，形成菌血症

B. 病原体侵入肠黏膜下层引起黏膜下脓肿

C. 由于病原体的过度繁殖，引起菌群失调

D. 病原体侵入肠黏膜上皮细胞和固有层引起病变

E. 病原体在肠道内产生的毒素与肠黏膜上皮细胞的受体结合致病

5. 霍乱的发病机制是

6. 菌痢的发病机制是

A. 抗菌治疗　　　B. 抗病毒治疗

C. 对症治疗　　　D. 补液治疗

E. 抗体克治疗

7. 霍乱治疗主要是

8. SARS 治疗主要是

A. 家畜　　　　B. 患者

C. 蚊虫　　　　D. 毛蚶

E. 鼠类

9. 霍乱的传染源主要是

10. 流行性出血热的传染源主要是

A. 水样便　　　B. 脓血便

C. 蛋花样便　　D. 果酱样便

E. 柏油样便

11. 菌痢患者的粪便为

12. 霍乱患者的粪便为

A. <3000mL/d

B. 3000～4000mL/d

C. 4000～8000mL/d

D. 8000～12000mL/d

E. >15000mL/d

13. 霍乱中型患者补液量为

14. 霍乱重型患者补液量为

A. 抗菌治疗

B. 补液治疗

C. 强心治疗

D. 糖皮质激素的使用

E. 血管活性药物的使用

15. 霍乱治疗的关键是

16. 可减少霍乱腹泻量及缩短排菌时间的治疗是

A. 肠毒素　　　B. 内毒素

C. 类毒素　　　D. 细胞毒素

E. 神经毒素

17. 霍乱的主要致病因子是

18. 流脑的主要致病因子是

    A. 急性肾衰竭　　B. 感染中毒性休克

    C. 肠出血　　　　D. 肠穿孔

    E. ARDS

19. 上述各项，属霍乱严重并发症的是

20. 上述各项，属伤寒严重并发症的是

参考答案

A1 型题

1. B　2. C　3. E　4. D　5. C

6. E	7. A	8. B	9. D	10. A
11. E	12. A	13. D	14. E	15. B
16. D	17. D	18. D	19. B	20. D

B1 型题

1. B	2. C	3. C	4. A	5. E
6. D	7. D	8. C	9. B	10. E
11. B	12. A	13. C	14. D	15. B
16. A	17. A	18. B	19. A	20. D

细目五　结核病

A1 型题

1. 下列关于结核病的叙述，错误的是
   A. 是由结核分枝杆菌引起的慢性感染性疾病
   B. 以肺结核最为常见
   C. 痰中排菌者称为传染性肺结核
   D. 除少数可急性起病外，临床上多呈慢性过程
   E. 临床表现为高热、咳痰、咯血

2. 下列有关结核分枝杆菌的叙述，正确的是
   A. 免疫接种的卡介苗来源于非洲分枝杆菌
   B. 结核分枝杆菌是专性厌氧菌
   C. 结核杆菌菌体含类脂质、蛋白质和单糖
   D. 在一定条件下，结核杆菌的形态、致病力和药物敏感性可发生改变
   E. 结核杆菌细长而直，两端微钝

3. 结核病的主要传播途径是

    A. 经上呼吸道直接接种

    B. 呼吸道传播

    C. 消化道传播

    D. 垂直传播

    E. 经皮肤伤口感染

4. 以下不属于结核病易感人群的是
   A. 糖尿病患者
   B. 慢性阻塞性肺疾病患者
   C. 营养不良者
   D. 艾滋病患者
   E. 冠心病患者

5. 下列关于结核病临床表现的叙述，错误的是
   A. 全身中毒症状
   B. 长期低热、盗汗
   C. 咳嗽轻微，干咳或仅有少量黏液痰
   D. 支气管结核患者可闻及局限性哮鸣音，于吸气末较明显
   E. 粟粒性肺结核偶可并发急性呼吸窘迫综合征

6. 下列属于结核性脑膜炎临床表现的是

A. 贫血　　　　　B. 喷射性呕吐

C. 肝脾大　　　　D. 消瘦

E. 呼吸困难

7. 肺结核患者的哪种标本传染性最强

A. 痰液　　　　　B. 血液

C. 尿液　　　　　D. 汗液

E. 泪液

8. 结核病诊断的"金指标"是

A. 痰涂片抗酸染色阳性

B. 痰分离培养检出结核杆菌

C. X线胸片见斑点状、密度较高、边缘清楚的结节影

D. 结核菌素试验阳性

E. 特异性结合抗原试验阳性

9. 关于结核杆菌，下列说法错误的是

A. 生长缓慢，2~4周才有可见菌落

B. 抗酸染色镜检为蓝色细长的杆菌

C. 最适宜的生长温度为37℃

D. 煮沸1分钟可杀灭

E. 无芽孢，无鞭毛，不能活动

10. 遇下列情况应高度警惕结核病，除外

A. 反复发作或迁延不愈的咳嗽咳痰

B. 痰中带血或咯血

C. 肩胛间区有湿啰音或局限性哮鸣音

D. 长期低热或所谓"发热待查"

E. 咳嗽，胸痛

11. 皮肤结核菌素试验或γ干扰素释放试验阳性而无活动性结核的临床表现和影像学改变，可诊断为

A. 肺外结核　　　B. 原发性肺结核

C. 潜伏性结核感染　D. 结核性胸膜炎

E. 气管、支气管结核

12. 肺结核临床诊断病例，即三次痰涂片阴性，同时需符合下列条件之一，除外

A. 胸部影像学检查显示与活动性肺结核相符的病变且伴有咳嗽、咳痰、咯血等肺结核可疑症状

B. 胸部影像学检查显示与活动性肺结核

相符的病变且结核菌素强试验阳性

C. 胸部影像学检查显示与活动性肺结核相符的病变且肺外病灶的组织病理学检查提示为结核病变者

D. 胸部影像学检查显示与活动性肺结核相符的病变且有涂阳肺结核患者密切接触史

E. 三次痰涂片阴性的疑似肺结核病例经诊断性治疗或随访观察可排除其他肺部疾病者

13. 肺下叶空洞，脓肿周围的炎症浸润较严重，空洞内常有液平面，可诊断为

A. 肺结核

B. 非结核分枝杆菌肺病

C. 肺癌

D. 肺脓肿

E. 肺炎

14. 肺结核的基本病变是

A. 纤维化、钙化、结核结节

B. 浸润性病变、干酪样坏死

C. 干酪样坏死、支气管播散

D. 结核结节、血行播散性病变

E. 渗出、增生、干酪样坏死

15. 空洞性肺结核有巨大空洞时的听诊表现是

A. 带金属调的空瓮音

B. 支气管呼吸音

C. 细湿啰音

D. 呼吸音降低

E. 局限性哮鸣音

16. 关于原发性肺结核，下列说法正确的是

A. 好发于双肺锁骨上下

B. 多发生明显结核杆菌中毒症状

C. 肺门或纵隔淋巴结结核较原发综合征更为常见

D. 极少发生血行播散

E. 原发灶及淋巴结不会发生干酪样坏死

17. 预防肺结核的最主要措施是

A. 禁止随地吐痰

B. 隔离和有效治疗排菌患者

C. 健全防痨组织

D. 加强登记管理

E. 接种卡介苗，化疗

18. 患者女性，25 岁，5 年前曾患颈淋巴结结核，5 天前过劳后高热，体温 39～40℃，弛张热，午后明显，盗汗，不能进食，卧床不起，肝、脾肋下触及边缘，白细胞 $11×10^9$/L，X 线胸片心肺未见异常。临床诊断最可能是

A. 败血症

B. 伤寒

C. 急性白血病

D. 急性粟粒型肺结核

E. 急性胆囊炎

19. 患者女性，28 岁，近 2 月来常有低热、乏力、干咳、少量咯血、消瘦，使用抗生素和镇咳药未见明显效果，X 线胸片未见异常。可初步诊断为

A. 肺结核　　　　 B. 支气管内膜结核

C. 支气管扩张　　 D. 慢性支气管炎

E. 肺泡细胞癌

20. 患者男性，48 岁，5 年前曾患肺结核，近 2 月咳嗽，右胸痛，少量咳痰，间断咳痰带血，三次痰涂片阴性，X 线胸片示无活动性肺结核病变。进一步应首先检查

A. 胸部 CT

B. 血沉

C. 结核菌素试验

D. 右肺门 X 线断层

E. 支气管造影

B1 型题

A. 干酪样坏死　　 B. 玫瑰疹

C. 脾肿大　　　　 D. 高热

E. 皮肤瘀点瘀斑

1. 结核病的特征性表现是

2. 伤寒的典型表现是

A. 大片状阴影，呈肺叶或肺段分布

B. 大片状阴影，其内有空洞液平面

C. 空洞形成，同侧或对侧有小片状或条索状阴影

D. 空洞形成，空洞呈偏心性，内壁凹凸不平

E. 肺底有弧形阴影

3. 肺脓肿的 X 线表现是

4. 肺结核的 X 线表现是

5. 肺癌的 X 线表现是

A. 肺癌　　　　　 B. 自发性气胸

C. 支气管扩张　　 D. 肺结核

E. 肺脓肿

6. 患者男性，45 岁，吸烟史 20 年，间断痰中带血 3 个月，伴消瘦，诊断首先考虑

7. 患者男性，18 岁，活动后突发胸痛，伴胸闷、干咳，诊断首先考虑

8. 患者女性，40 岁，既往糖尿病病史 3 年，未治疗，咳黄痰伴发热 10 天，消瘦，乏力，诊断首先考虑

A. 痰涂片镜检

B. 复查胸部 X 线片

C. 结核菌素试验

D. 纤维支气管镜刷检和灌洗液找结核杆菌

E. 胸部 CT

9. 患者女性，25 岁，低热，盗汗，乏力，胸部 X 线片可见右上肺密度不均阴影，未明确是否存在空洞，应采取的检查是

10. 患者男性，30 岁，诊断为肺结核，为了解是否有传染性，应选择的检查是

11. 患者男性，45 岁，发热，咳嗽，胸部 X 线片示片状阴影，抗感染治疗 2 周后，应采取的措施是

12. 患者女性，30 岁，有结核病患者的密切接触史，胸部 X 线片正常，还可采取的辅助检查为

参考答案

A1 型题

1. E　2. D　3. B　4. B　5. D

6. B	7. A	8. B	9. B	10. E
11. C	12. D	13. D	14. E	15. A
16. C	17. B	18. D	19. B	20. A

B1 型题

1. A	2. B	3. B	4. C	5. D
6. A	7. B	8. D	9. E	10. A
11. B	12. C			

细目六　布鲁菌病

A1 型题

1. 下列对布鲁菌病种型的说法，正确的是
   A. 4 个种，16 个生物型
   B. 5 个种，18 个生物型
   C. 6 个种，19 个生物型
   D. 7 个种，20 个生物型
   E. 8 个种，21 个生物型

2. 下列对于布鲁菌病易感人群的说法，正确的是
   A. 老人和儿童易感染
   B. 男性易感染
   C. 身体衰弱或有慢性疾病的人易感染
   D. 人群普遍易感
   E. 女性易感染

3. 试管凝集试验阳性的判定标准是滴度大于或等于
   A. 1：500+　　B. 1：50+
   C. 1：50++　　D. 1：100+
   E. 1：100++

4. 关于布鲁菌病感染途径的描述，错误的是
   A. 经呼吸道吸入传播
   B. 经消化道食入传播
   C. 经体表皮肤黏膜接触传播

D. 人与人之间相互传播
   E. 蚊虫叮咬传播

5. 下列关于布鲁菌病临床特征的描述，正确的是
   A. 发热并伴有寒战
   B. 血压升高
   C. 关节、肌肉疼痛
   D. 乏力，多汗，多疲劳不堪
   E. 眼结膜水肿

6. 下列属于乙类传染病的是
   A. 鼠疫　　　B. 流行性腮腺炎
   C. 麻风病　　D. 布鲁菌病
   E. 霍乱

7. 下列不属于布鲁菌病急性感染治疗原则的是
   A. 高热者可用物理方法降温
   B. 合并睾丸炎者，可短期加用小剂量糖皮质激素
   C. 合并脑膜炎者，需给予脱水治疗
   D. 早期、联合、规律、适量、全程用药，必要时延长疗程
   E. 8 岁以下儿童可采用多西环素联合利福平治疗

8. 下列对布鲁氏菌的描述，错误的是
   A. 布氏菌属分为 6 个种

B. 没有鞭毛，可形成芽孢或荚膜

C. 革兰阴性短小杆菌

D. 在自然环境中生活力强，对常用化学消毒剂较敏感

E. 病后可获得一定免疫力，不同布氏菌间有交叉免疫

9. 下列关于布鲁菌病发病机制的叙述，错误的是

A. 不易复发

B. 内毒素在病理损伤、临床症状方面起着重要作用

C. 细菌、毒素以及变态反应不同程度地参与疾病的发生和发展

D. 病原菌可以多次进入血流导致临床症状反复加重

E. 慢性期以变态反应引起的病变为主

10. 针对成人布鲁菌病病原的治疗，首选用哪两种药物联用

A. 多西环素+复方新诺明

B. 多西环素+利福平

C. 链霉素+利福平

D. 三代头孢菌素类药物+复方新诺明

E. 链霉素+利福平

11. 下列关于布鲁菌病预防措施的叙述，错误的是

A. 对疫区的传染源进行检疫

B. 治疗或捕杀病畜

C. 消灭苍蝇、蟑螂，保护水源

D. 做好高危职业人群的劳动防护和菌苗接种

E. 对流行区家畜普遍进行菌苗接种可防止本病流行

12. 下列关于布鲁菌病病理特点的叙述，错误的是

A. 病理变化极为广泛，几乎所有组织器官均可被侵犯

B. 最常见的病变部位为单核-巨噬细胞系统

C. 急性期常有弥漫性细胞增生

D. 病变可累及多系统，以神经系统最为常见

E. 慢性期可出现由上皮细胞、巨噬细胞、浆细胞及淋巴细胞组成的肉芽肿

13. 布鲁菌病急性期的特点，叙述错误的是

A. 高热时伴有明显中毒症状

B. 关节痛主要在大关节，呈游走性

C. 典型热型为波状热

D. 主要为大神经的神经根、神经干病变

E. 半数患者有肝脾肿大和肝区病变

14. 慢性布鲁菌病的临床特征主要为

A. 间断低热

B. 精神抑郁

C. 失眠

D. 固定的关节和肌肉疼痛

E. 脾大

15. 体温正常，有布鲁菌病症状、体征，发病多久可以诊断为慢性感染

A. 5 个月   B. 1 个月

C. 2 周   D. 6 个月

E. 1 年

B1 型题

A. 不规则热   B. 弛张热

C. 波状热   D. 回归热

E. 稽留热

1. 布鲁菌病发热的典型热型是

2. 重症肺结核发热的典型热型是

3. 伤寒发热的典型热型是

A. 多西环素+利福平

B. 多西环素+利福平+复方新诺明

C. 链霉素+利福平

D. 三代头孢菌素类药物+复方新诺明

E. 利福平+复方新诺明

4. 8 岁以下儿童布鲁菌病治疗的首选方案是

5. 妊娠 2 周内孕妇布鲁菌病治疗的首选方案是

6. 布鲁菌病合并中枢神经系统并发症者治疗的首选方案是

  A. 呼吸道传播 B. 消化道传播

  C. 母婴传播   D. 接触传播

  E. 虫媒传播

7. 布鲁菌病的主要传播途径是

8. 伤寒的主要传播途径是

9. 狂犬病的主要传播途径是

  A. 大关节损害、肌腱挛缩

  B. 贫血、白细胞和血小板减少

  C. 腹痛、腹泻

  D. 发热、多汗、乏力、肌肉和关节疼痛

  E. 脱水、循环衰竭

10. 布鲁菌病急性感染的典型临床表现是

11. 布鲁菌病慢性感染的典型临床表现是

参考答案

A1 型题

1. C	2. D	3. E	4. D	5. C
6. D	7. E	8. B	9. A	10. B
11. C	12. D	13. A	14. D	15. D

B1 型题

1. C	2. B	3. E	4. E	5. D
6. B	7. D	8. B	9. D	10. D
11. A				

第四单元 消毒与隔离

A1 型题

1. 下列有关医院感染的叙述，错误的是

  A. 是指在医院内获得的感染

  B. 出院之后的感染有可能是医院感染

  C. 与上次住院有关的感染是医院感染

  D. 入院时处于潜伏期的感染不是医院感染

  E. 新生儿经胎盘获得的感染属医院感染

2. 下列各项，不属医院感染的是

  A. 无明显潜伏期的感染，在入院 48 小时后发生的感染

  B. 本次感染直接与上次住院有关

  C. 有明确潜伏期的感染，自入院时算起没有超过其平均潜伏期的感染

  D. 新生儿经产道时获得的感染

  E. 肿瘤患者住院化疗期间出现带状疱疹

3. 下列有关医院感染的叙述，错误的是

  A. 洗手是预防医院感染的重要措施

  B. 滥用抗菌药物是医院感染的重要原因

  C. 有部分医院感染的发生与消毒隔离缺陷有关

  D. 所有医院感染是可以预防的

  E. 新生儿经产道获得的感染属医院感染

4. 下列有关消毒的叙述，错误的是

  A. 是切断传播途径，防止传染发生的重要措施

  B. 可保护医护人员免受感染

  C. 可防止患者再被其他病原体感染

  D. 即使有了强有力的消毒措施，医护人员也必须采取防护措施

  E. 对不同的传染病消毒效果相似

5. 下列有关消毒的叙述，正确的是

  A. 消毒是针对有确定传染源存在的场所

进行的

  B. 对传染病死亡患者的尸体按规定的处理也属消毒

  C. 对传染病住院患者污染过的物品可待其出院后集中消毒

  D. 对有病原体携带者（没有发病）存在的场所可以不消毒

  E. 饭前便后的洗手不属消毒的范畴

6. 下列有关消毒方法的叙述，错误的是

  A. 微波消毒属灭菌法

  B. 异丙醇属中效消毒法

  C. 通风换气属低效消毒法

  D. 灭菌法可杀灭一切微生物

  E. 病原体及消毒方法相同，在不同的物品上消毒效果相同

7. 下列有关隔离的叙述，错误的是

  A. 是控制传染病流行的重要措施

  B. 便于管理传染源

  C. 可防止病原体向外扩散给他人

  D. 根据传染病的平均传染期来确定隔离期限

  E. 某些传染病患者解除隔离后尚应进行追踪观察

8. 下列有关标准预防的叙述，错误的是

  A. 要防止血源性及非血源性疾病的传播

  B. 强调双向防护

  C. 所有的患者均被视为具有潜在感染者

  D. 要根据疾病的主要传播途径，采取相应的隔离措施

  E. 脱去手套后可以不洗手

9. 下列消毒目的错误的是

  A. 防止并发症

  B. 防止交叉感染

  C. 防止传染病传播

  D. 保护医护人员免受感染

  E. 避免患者重复感染

10. 下列各项，不属预防性消毒的是

  A. 日常卫生消毒

  B. 饮用水消毒

  C. 传染病室的卫生清洁

  D. 垃圾无害化处理

  E. 饭前便后的洗手

11. 下列各项，属终末消毒的是

  A. 卫生敷料的消毒

  B. 病室的通风

  C. 菌痢患者的便后洗手

  D. 对 SARS 患者居家的消毒

  E. 霍乱患者粪便消毒

12. 下列各项，属随时消毒的是

  A. 患者转科前的沐浴

  B. 传染病死亡患者的尸体处理

  C. 传染病室日常紫外线照射

  D. SARS 患者全院后对其原办公室的消毒

  E. 传染病患者转院后病室的消毒

13. 下列各项，不属标准预防技术的是

  A. 洗手   B. 戴手套

  C. 穿隔离衣   D. 戴防护眼罩

  E. 病房的空气处理系统

14. 下列操作，不符合标准预防原则的是

  A. 医生接触冠心病患者的体液时戴手套

  B. 脱手套后立即洗手

  C. 护士的手有伤口，护理患者戴双层手套

  D. 用过的一次性针头套上针头套后放入锐器盒内

  E. 诊疗中可能发生患者体液飞溅到医生面部时，医生应戴口罩

15. 下列不属于临床常见医院感染的是

  A. 术后肺炎、尿路感染

  B. 中心导管相关血流感染

  C. 呼吸机相关肺炎

  D. 尿管相关尿路感染

  E. 手术部位感染

B1 型题

  A. 对传染病住院患者床头柜的按时消毒

B. 传染病患者出院前的沐浴

C. 医院手术室的消毒

D. 剧院的通风

E. 餐馆餐具的消毒

1. 以上各项属终末消毒的是

2. 以上各项属随时消毒的是

A. 对传染病住院患者餐具的按时消毒

B. 传染病患者出院前的更衣

C. 医院手术室的消毒

D. 对传染病患者粪便的及时消毒

E. 对传染病患者床单的定时清洁消毒

3. 以上各项，属预防性消毒的是

4. 以上各项，属终末消毒的是

A. 过氧乙酸　　　B. 臭氧

C. 乙醇　　　　　D. 洗必泰

E. 新洁尔灭

5. 上述各项，属灭菌剂的是

6. 上述各项，属中效消毒剂的是

A. 电离辐射　　　B. 紫外线

C. 超声波　　　　D. 洗手

E. 碘类消毒

7. 上述各项，属灭菌法的是

8. 上述各项，属高效消毒法的是

参考答案

A1 型题

1. E	2. C	3. D	4. E	5. B
6. E	7. D	8. E	9. E	10. C
11. D	12. C	13. E	14. D	15. A

B1 型题

1. B	2. A	3. C	4. B	5. A
6. C	7. A	8. B		

医学人文

医学伦理学

第一单元　医学伦理学与医学目的、医学模式

A1 型题

1. 在医学伦理学的研究内容中不包括以下哪项内容

　　A. 伦理学产生、发展及其规律

　　B. 医学伦理学的基本原则、规范

　　C. 医学伦理学的基本理论

　　D. 医学道德的教育、评价和修养

　　E. 医学道德中特殊问题

2. 属于医德意识现象的是

　　A. 医德教育　　　　B. 医德修养

　　C. 医德信念　　　　D. 医德评价

　　E. 医德行为

3. 属于医德活动现象的是

　　A. 医德情感　　　　B. 医德意志

　　C. 医德理论　　　　D. 医德修养

　　E. 医德原则

4. 医学道德意识现象和活动现象之间的关系是

　　A. 可以互相代替　　B. 可以互相补充

　　C. 互不相干　　　　D. 可以割裂

　　E. 相互依存、相互渗透、不可分割

5. 医学道德是一种职业道德，它不是

　　A. 只存在于从事医生职业活动的人们中间

　　B. 在内容上具有稳定性、连续性

　　C. 在形式上比较具体、生动

　　D. 医务人员容易理解、接受

　　E. 人道主义精神的集中体现

6. 符合医学伦理学研究的是

　　A. 研究人与人之间关系的科学

　　B. 研究人与社会之间关系的科学

　　C. 研究医学活动中的道德关系和道德现象的科学

　　D. 研究道德的形成、本质及其发展规律的科学

　　E. 道德科学或道德哲学

7. 下列关于医学模式的叙述，不正确的是

　　A. 是对医学本质的概括

　　B. 是在特定历史时期内，人们关于健康和疾病的基本观点

　　C. 是人们在观察和处理人类健康和疾病问题时的思维方式和行为方式

　　D. 是对医学实践的反映和概括

　　E. 是人类对医学的需求而形成的目标

8. 下列属于现代医学目的的是

　　A. 重治疗轻预防

　　B. 提高生命质量

　　C. 过度追求技术发展

　　D. 克服疾病

　　E. 避免死亡

9. 医学道德的作用不包括的是

　　A. 对医院人际关系的调节作用

B. 对经济效益的保障作用

C. 对医疗质量的保证作用

D. 对医学科学的促进作用

E. 对社会文明的推动作用

10. 道德是在人们社会生活实践中形成的，是由（   ）来决定的

    A. 经济基础   B. 文化发展

    C. 意识形态   D. 社会进步

    E. 科技发展

11. 道德的评价标准是

    A. 美与丑   B. 虚与实

    C. 公与私   D. 善与恶

    E. 人与物

12. 属于医学伦理学研究主题的是

    A. 医疗行为   B. 医学道德

    C. 科研方法   D. 法律规范

    E. 行为方式

B1 型题

A. 医德观念、医德情感、医德意志、医德信念、医德理论

B. 评价和调整医务人员行为的准则

C. 医德教育

D. 医德评价

E. 医德修养

1. 属于医学道德意识现象的是

2. 属于医学道德规范现象的是

A. 神灵主义医学模式

B. 自然哲学医学模式

C. 机械论医学模式

D. 生物医学模式

E. 生物-心理-社会医学模式

3. 用机械观解释一切人体现象，把疾病是看作人体某部分零件失灵，是

4. 认为人的心理与生理、精神与躯体、机体内外环境相互作用的模式，是

参考答案

A1 型题

1. A   2. C   3. D   4. E   5. A

6. C   7. E   8. B   9. B   10. A

11. D   12. B

B1 型题

1. A   2. B   3. C   4. E

第二单元　中国医学的道德传统

A1 型题

1. "上以疗君亲之疾，下以救贫贱之厄"的中国古代医家是

    A. 华佗   B. 扁鹊

    C. 孙思邈   D. 李时珍

    E. 张仲景

2. 提出的医德原则和医德规范成为中国传统医德的重要内容，并为后世医家行为的规范的医家和著作是

    A. 宋国宾《医业伦理学》

    B. 孙思邈《备急千金要方》

    C. 帕茨瓦尔《医学伦理学》

    D. 陈实功《外科正宗》

    E. 张景岳《景岳全书》

3. 中国古代医德思想中不包括
    A. 仁爱救人，赤诚济世的行医宗旨
    B. 不图名利，清廉正直的道德品质
    C. 探索研究，大胆创新的敬业精神
    D. 普同一等，一心赴救的服务态度
    E. 注重自律，忠于医业的献身精神

4. 被尊称为"万婴之母"的中国近代医家是
    A. 林巧稚   B. 岳美中
    C. 张孝骞   D. 王绍棠
    E. 施今墨

5. 孙思邈主张医家必须具备"精"，指的是
    A. 不断学习，提高医疗技术
    B. 不断学习，对患者要一心赴救
    C. 不断学习，对患者要普同一等
    D. 不断学习，有高尚的医德
    E. 不断学习，仁爱救人

6. 古代医家把医学称作是
    A. 医术   B. 仁术
    C. 人术   D. 技术
    E. 艺术

7. "我们诊治病人就要有'如临深渊，如履薄冰'的态度，一定要认真仔细，避免误诊漏诊、延误病情。病人以性命相托，我们怎能不诚惶诚恐"。他的临床思维和诊治模式是
    A. 为病家谋利益   B. 和病人在一起
    C. 平等对待病人   D. 不伤害病人
    E. 不为妇人施堕胎术

8. 医学伦理学发展到生命伦理学阶段，其理论基础的核心是
    A. 生命神圣论   B. 美德论
    C. 义务论   D. 价值论
    E. 人道论

9. 生命伦理学的含义是
    A. 根据疗效标准和原则，对生命科学内的人类行为进行系统研究的科学
    B. 根据医学价值和原则，对医学科学内的有关生命问题进行系统研究的科学
    C. 根据社会价值和原则，对生命领域内的人类行为进行系统研究的科学
    D. 根据道德价值和原则，对生命科学和卫生保健领域内的人类行为进行系统研究的科学
    E. 根据道德价值和原则，对医学科学内的有关生命问题进行系统研究的科学

10. 下列著作中，属于张仲景所著的是
    A. 《伤寒杂病论》   B. 《外科正宗》
    C. 《备急千金要方》 D. 《医家十戒》
    E. 以上都不是

B1 型题

    A. "生平最爱听的声音，就是婴儿出生后的第一声啼哭"
    B. "这是中医中药走向世界的一项荣誉，它属于科研团队中的每一个人，属于中国科学家群体"
    C. "把重病人都送到我这里来"
    D. "在患者面前，我们永远是个小学生"
    E. "正确的知识、广博的经验、聪明的知觉及对患者的同情，是为医者的四德"

1. 以上名言为屠呦呦所述的是

2. 以上名言为钟南山所述的是

    A. "每一个病例都是一个研究课题"
    B. "医生要有一切必要的知识，要洁身自持，要使患者信赖"
    C. "启我爱医术，复爱世间人"
    D. "愿绝名利心，一切为患者，无分爱与憎，不问富与贫，凡诸疾病者，一视如同仁"
    E. "人命至重，有贵千金，一方济之，德逾于此"

3. 以上名言为张孝骞所述的是

4. 以上名言为孙思邈所述的是

6. B   7. B   8. D   9. D   10. A

参考答案

B1 型题

1. B   2. C   3. A   4. E

A1 型题

1. E   2. B   3. C   4. A   5. A

第三单元　医学伦理学的理论基础

A1 型题

1. 判断生命价值的依据是
   A. 内在价值　　　B. 外在价值
   C. 生命质量　　　D. 健康程度
   E. 内在价值与外在价值的统一

2. 生命神圣论的积极意义不包括
   A. 对人的生命的尊重
   B. 推行医学人道主义，反对非人道的医疗行为
   C. 反对不平等的医疗制度
   D. 合理公正分配卫生资源
   E. 实行一视同仁的医德规范

3. 生命质量的衡量标准不包括
   A. 个体生命健康程度
   B. 个体生命德才素质
   C. 个体生命优化条件
   D. 个体生命治愈希望
   E. 个体生命预期寿命

4. 医院以医学人道主义精神服务于人类社会，主要表现为
   A. 经济效益　　　B. 社会效益
   C. 功利并重　　　D. 功利主义
   E. 优化效益

5. 医学人道主义的核心内容不包括

   A. 尊重患者的生命
   B. 尊重患者的义务
   C. 尊重患者的生命价值
   D. 尊重患者的人格
   E. 尊重患者的权利

6. 医德品质是以下几方面的和谐统一，其中不包括
   A. 高尚的思想　　B. 医德认识
   C. 医德行为　　　D. 情感
   E. 医德意志

7. 医学人道主义在历史发展时期中不包括
   A. 古代朴素的医学人道主义时期
   B. 现代平等的人道主义时期
   C. 实行革命的人道主义时期
   D. 近代医学人道主义时期
   E. 现代医学人道主义时期

8. 不属于医德品质内容的是
   A. 仁爱　　　　　B. 严谨
   C. 诚挚　　　　　D. 公正
   E. 幸福

9. 生命价值论指的是
   A. 生命神圣与人道论的统一
   B. 生命神圣与生命质量的统一
   C. 美德论与义务论的统一
   D. 生命质量与生命价值论的统一
   E. 义务论与公益论的统一

10. 功利论是指

　　A. 关于责任、应当的理论

　　B. 以人们行为的效果作为道德价值基础

　　C. 考虑个别主体利益需求

　　D. 主张医护人员遵守既定的原则规范

　　E. 以人们的动机为道德价值基础

11. 不属于道义论在医学伦理中的局限性的是

　　A. 忽视了动机

　　B. 忽视了医学行为自身价值和后果

　　C. 忽视了医学道德责任

　　D. 忽视了对患者尽义务与对他人和社会尽义务

　　E. 难以回答在现代医疗条件下产生的复杂问题

12. 医学道义论要求医生

　　A. 从医学自身规律和治疗疾病的内在要求出发，尽到一切医者应尽的职责

　　B. 尽到法律法规所要求的职责

　　C. 从良心出发尽职尽责

　　D. 从规则出发尽职尽责

　　E. 重视行为的后果

B1 型题

　　A. 尊重患者的生命

　　B. 尊重患者的人格

　　C. 尊重患者平等的医疗与健康权利

　　D. 注重对社会利益及人类健康利益的维护

　　E. 患者的法律地位

1. 医学人道主义的核心内容中不包括

2. 医学人道主义的根本思想是

　　A. 仁爱　　　　　B. 严谨

　　C. 诚实　　　　　D. 公正

　　E. 奉献

3. 以人道主义精神关心爱护患者的医学道德品质是

4. 对待患者一视同仁，在医疗资源分配等问题上公平公正的医学道德品质是

参考答案

A1 型题

1. E　　2. D　　3. C　　4. B　　5. B

6. C　　7. B　　8. E　　9. B　　10. B

11. A　　12. A

B1 型题

1. E　　2. A　　3. A　　4. D

第四单元　医学道德的规范体系

A1 型题

1. 我国卫生部于 1988 年制定的医务人员医德规范 7 条内容中，不直接涉及医患关系的是

　　A. 第 2 条　　　　　B. 第 3 条

　　C. 第 4 条　　　　　D. 第 5 条

　　E. 第 6 条

2. 医生义务和权利中不包括

　　A. 保证治疗效果

　　B. 保证患者平等的医疗权

　　C. 保证患者医疗权的实现

　　D. 促进和维护患者身心健康

　　E. 履行自己的义务

3. 下列义务中患者应该知情同意后才能合理履行的是

    A. 如实提供病情信息

    B. 尊重医务人员的劳动

    C. 避免将疾病传播给他人

    D. 遵守住院规章制度

    E. 支持医学生实习和见习

4. 作为医学伦理学基本范畴的良心指的是

    A. 医学关系中的主体在道义上应享有的权利和利益

    B. 医学关系中的主体在道义上应履行的职责和使命

    C. 医学关系中的主体在道义上对周围人、事及自身的内心体验和感受

    D. 医学关系中的主体对自己应尽义务的自我认知和评价

    E. 医学关系中的主体在表现出行为前的周密思考和行为中的谨慎负责

5. 违背了不伤害原则的做法是

    A. 有证据证明，生物学死亡即将来临而患者痛苦时，允许患者死亡

    B. 强迫患者进行实验室检查

    C. 不对患者做与诊断无关的检查

    D. 糖尿病患者足部有严重溃疡，有发生败血症的危险，予以截肢

    E. 妊娠危及孕妇生命时，应中止妊娠

6. 在医疗行为中良心的重要作用不包括

    A. 医疗行为之前的选择作用

    B. 医疗行为之中的监督作用

    C. 医疗行为之中的判断作用

    D. 医疗行为之后的评价作用

    E. 医疗行为之后的激励作用

7. 下列不属于医学伦理学的医学道德范畴的是

    A. 医德幸福   B. 医德荣誉

    C. 医德审慎   D. 医德功利

    E. 医德情感

8. 医学伦理学的尊重原则主要包括以下几方面，除了

    A. 尊重患者及其家属的自主权或决定

    B. 尊重患者的一切主观意愿

    C. 治疗要获得患者的知情同意

    D. 保守患者的秘密

    E. 保守患者的隐私

9. 权利和义务在医疗活动中，对医患都不可或缺，因为

    A. 没有权利就无从谈义务，反之亦然

    B. 这是法律规定的

    C. 医患双方的权利与义务是相辅相成、互为条件的

    D. 权利与义务可以互相转化

    E. 这是义务论的要求

10. 医患双方都具有独立人格，要求医生做到

    A. 钻研医术   B. 廉洁奉公

    C. "患者是上帝"   D. 平等对待患者

    E. 团结协作

B1 型题

    A. 无伤原则   B. 行善原则

    C. 公正原则   D. 尊重原则

    E. 平等原则

1. 在医疗服务中一视同仁，公平、正直地对待每一位患者，体现的是

2. 在诊治、护理过程中，不使患者受到身心损害，体现的是

    A. 体现了患者对医务人员的无比信任

    B. 体现了医务人员对患者人格和权利的尊重

    C. 有利于保护医务人员个人的权利

    D. 有利于医护工作的开展和医护质量的提高

    E. 可以避免因泄密而给患者带来危害和发生医患纠纷

3. 医学道德保密作用最核心的是
4. 医学道德保密作用中提法不正确的是

参考答案

A1 型题

1. E 　 2. A 　 3. E 　 4. D 　 5. B

6. C 　 7. D 　 8. B 　 9. C 　 10. D

B1 型题

1. C 　 2. A 　 3. B 　 4. C

第五单元　处理与患者关系的道德要求

A1 型题

1. 医患之间要做到真诚相处，最主要的是
   A. 关系和谐 　　 B. 尽职尽责
   C. 平等相待 　　 D. 互相尊重
   E. 互相信任

2. 下列医患关系中，属于技术关系的是
   A. 医务人员对患者良好的服务态度
   B. 医务人员对患者高度的责任心
   C. 医务人员对患者的同情和尊重
   D. 医务人员以精湛医术为患者服务
   E. 患者对医务人员的尊重

3. 下列属于与患者沟通的原则的是
   A. 自律原则 　　 B. 平等原则
   C. 信任原则 　　 D. 无伤原则
   E. 和谐原则

4. 下列各项中不属医患之间非技术关系的是
   A. 道德关系 　　 B. 心理关系
   C. 价值关系 　　 D. 经济关系
   E. 法律关系

5. 下列属于与患者沟通的方法的是
   A. 了解患者受教育程度
   B. 在沟通中深入分析、及时判断
   C. 快沟通，忙而不乱，快速把握疾病的

　　症状和性质
   D. 以签署知情同意书的方式确认沟通结果
   E. 理解患者和患者家属

6. 与患者沟通的尊重原则内容，不包括
   A. 尊重患者是与患者沟通的前提
   B. 同情是尊重的基础，理解是尊重的前提
   C. 与患者沟通的目的是正确诊断、及时治疗，因而必须严谨、规范、有序
   D. 医务人员之间的相互尊重是与患者沟通的重要保障
   E. 医务人员上下级之间，同级医务人员之间，不同科室、部门之间，院内、院外医务人员之间都要相互尊重

7. 与患者沟通时要有针对性地说明，体现在
   A. 与患者沟通要从诊断、治疗的实际出发，针对患者、患者家属受教育程度、认知水平、工作情况、年龄差异，做出认真、客观、通俗地说明
   B. 老年患者感官能力降低，思维不够敏捷，言语迟缓，医务人员要与其监护人沟通
   C. 对重症患者要快沟通，忙而不乱，快速把握疾病的症状和性质

D. 对急症患者要细沟通，及时对患者家属讲清危险，研究、协商救治方案

E. 患者出院，要以关切的问候方式沟通

8. 下列关于医患冲突的防范的叙述，正确的是

A. 公平、公开、公正地处理纠纷

B. 发现矛盾，尽快向上级和有关部门报告，有效处置

C. 出现纠纷，及时沟通化解

D. 完善医院管理体制

E. 理解患者、患者家属的紧张焦虑心情，避免误解

9. 对于所谓"久病成医者"，最适合采用何种模式

A. 主动-被动型　　B. 指导-合作型

C. 共同参与型　　D. 教士模式

E. 工程模式

10. 尊重患者的自主权，就应该

A. 满足患者提出的一切要求

B. 让精神患者自主选择医疗方案

C. 允许任何患者拒绝治疗

D. 为患者选择医疗方案提供必要的信息

E. 拒绝患者的选择

11. 下列属于处理与患者关系的道德原则的是

A. 信任原则　　B. 无伤原则

C. 和谐原则　　D. 一视同仁

E. 自律原则

B1 型题

A. 良好的医患沟通保证了医学信息的可靠性和治疗手段的科学性

B. 疾病诊断的前提是对患者疾病起因、

发展过程的了解

C. 医疗活动的有效性和高质量，必须有医患双方的共同参与

D. 医患沟通体现了医疗活动中浓浓的人文情愫

E. 患者对医疗内容和方式的理解与医务人员不一致，容易导致医疗纠纷

1. 上述内容体现医患沟通中医学目的需要的是

2. 上述内容体现医患沟通中临床治疗需要的是

A. 医患双方不是双向作用，而是医生对患者单向发生作用

B. 医患双方在医疗活动中都是主动的，医生有权威性，充当指导者

C. 医生和患者具有近似同等的权利

D. 长期慢性病患者已具有一定医学知识水平

E. 急性病患者或虽病情较重但他们头脑是清醒的

3. 指导-合作型的特点是

4. 主动-被动型的特点是

参考答案

A1 型题

1. E　　2. D　　3. A　　4. B　　5. B

6. C　　7. A　　8. E　　9. C　　10. D

11. D

B1 型题

1. A　　2. C　　3. B　　4. A

第六单元 处理医务人员之间关系的道德要求

A1 型题

1. 正确处理医务人员关系的意义是

A. 实现正确诊断、有效治疗

B. 有利于提高医疗服务水平

C. 取他人之长，补己之短

D. 使医务人员之间相互尊重

E. 互相监督，避免疏漏

2. 正确处理医务人员之间关系的道德原则，不包括

A. 互相尊重　　　B. 互相支持

C. 互相爱护　　　D. 互相监督

E. 互相学习

3. 正确处理医务人员关系有利于医务人员成才，体现在

A. 良好的医务人员之间关系可以提高诊断、治疗水平

B. 医务人员之间关系不和谐会贻误患者疾病的诊治，甚至造成不可挽回的后果

C. 各个岗位上的医务人员互相配合、共同努力才能完成诊断、治疗等工作

D. 青年医务人员职业素养、知识技能的提高离不开高年资医务人员的悉心指导，传帮带

E. 在医疗活动中，互相监督，可以避免疏忽，防范差错和事故

4. 医务人员之间互相支持的意义是

A. 只有互相支持，形成合力，才能实现正确诊断、有效治疗

B. 青年医务人员职业素养、知识技能的提高离不开高年资医务人员的悉心指导，传帮带

C. 医务人员的资历、专业、技能、经验不尽相同，虚心向他人学习，可以取他人之长补己之短

D. 在医疗活动中，互相支持，可以避免疏忽，防范差错和事故

E. 医务人员之间互相支持可以避免造成不可挽回的后果

B1 型题

A. 互相尊重　　　B. 互相爱护

C. 互相支持　　　D. 互相监督

E. 互相学习

1. 医务人员之间虽然在职务上有上级和下级之别，在专业分工上有差异，但为患者服务的目标是一致的，体现的道德原则是

2. 分工明确、相互依赖是现代医疗活动的鲜明特点，体现的道德原则是

参考答案

A1 型题

1. B　　2. C　　3. D　　4. A

B1 型题

1. A　　2. C

第七单元　临床诊疗的道德要求

A1 型题

1. 下述内容不属于临床诊疗道德原则的是
   A. 知情同意原则　　　B. 身心统一原则
   C. 最优化原则　　　　D. 保密原则
   E. 生命价值原则

2. 中医四诊的道德要求是
   A. 安神定志　　　　　B. 认真负责
   C. 保守秘密　　　　　D. 知情同意
   E. 尊重患者

3. 为患者进行体格检查时医生首先应做到的是
   A. 态度热情诚恳　　　B. 客观求实公正
   C. 保守患者秘密　　　D. 尊重患者人格
   E. 态度认真负责

4. 在使用辅助检查时应遵循下述要求，但不包括
   A. 严格掌握适应证
   B. 广泛依赖辅助检查
   C. 简单的检查先于复杂的检查
   D. 应从实际需要决定做什么检查
   E. 结合临床症状应用辅助检查

5. 下列符合药物治疗的道德要求的是
   A. 对症下药、合理配伍
   B. 联合用药、尽量周全
   C. 知情同意、免担风险
   D. 灵活用药、观察疗效
   E. 少用药物、减少费用

6. 在手术前的道德要求中不正确的是
   A. 医生必须先判断手术对患者的治疗是最优选择
   B. 必须做到知情同意
   C. 必须认真做好术前各项准备工作

D. 在抢救的情况下，患者不能签字又没有家属在场的情况下医生可以暂时不做手术
   E. 医生在术前应尽量把可能发生的术后并发症如实列在知情同意书上

7. 心理治疗道德要求中不正确的做法是
   A. 运用心理学知识和技巧给患者以心理支持
   B. 要以健康的心理状态去帮助患者
   C. 患者有自伤或伤害他人行为时，不必通知家属
   D. 要以稳定的心理状态影响和帮助患者
   E. 要为患者的隐私保密

8. 下列不属于康复治疗的道德要求的是
   A. 理解患者
   B. 热爱康复工作
   C. 躯体康复与心理康复并重
   D. 保守秘密和隐私
   E. 密切合作

9. 在问诊过程中，做法错误的是
   A. 使患者理解无误
   B. 不打断患者的思路
   C. 对患者的不良情绪立即批评
   D. 不强迫患者回答有关隐私问题
   E. 认真倾听，适当反馈

10. 当有必要选择辅助检查时，医生恰当的做法是
    A. 全面进行辅助检查，以避免遗漏相关信息
    B. 选择必要的辅助检查，以帮助确诊
    C. 为了帮助患者节约费用，尽量避免使用辅助检查手段
    D. 征求患者的意见，由患者决定
    E. 配合相关研究，选择对研究有利的检

查方法

11. 下列不属于中医治疗道德要求的是

    A. 帮助患者建立对中医治疗的认知

    B. 医生要尊重患者的隐私

    C. 尽量减轻患者痛苦

    D. 确保疗效的前提下尽量节约患者的费用

    E. 确保患者安全

12. 在使用药物进行治疗的过程中，医生恰当的做法是

    A. 使用能为医院和医生带来较高回报的药物

    B. 药物使用与选择是医生的权利，不用征求患者的意见

    C. 为了尽快取得效果，加大药物剂量

    D. 公正分配，秉公处方

    E. 联合使用多种药物，力求最佳效果

13. 医生在器官移植问题上的道德责任，错误的是

    A. 对活体的捐献，要保证供者的利他动机

    B. 杜绝任何商业目的的器官移植活动

    C. 对尸体捐献需要有亲属签订的知情同意书

    D. 对器官分配应遵循医学与社会标准

    E. 医生在被抢救的患者病故后，可立即摘取器官

14. 基因工程的伦理原则中不正确的是

    A. 集中用于疾病的治疗，而不是用于"优生"

    B. 知情同意或知情选择

    C. 保护基因隐私和反对基因歧视

    D. 利用基因进行胚胎克隆

    E. 努力促进人人平等、民族和睦和国际和平

15. 关于人类胚胎干细胞研究的伦理原则不正确的是

    A. 尊重原则

    B. 知情同意原则

    C. 安全和有效原则

    D. 防止商品化原则

    E. 保密原则

16. 以下哪项会引起基因工程的遗传信息隐私权的伦理问题

    A. 是否应该把研究结果告诉提供样本的人群

    B. 携带"不良"遗传基因的人可能受到歧视

    C. 有关疾病的遗传检测信息是否可以泄露给保险公司或用人单位

    D. 如何保障提供样本的人的利益

    E. 样本提供者应该是自愿地参与基因工程研究

17. 下列不符合人类辅助生殖技术道德原则的是

    A. 夫妻双方自愿和知情同意的原则

    B. 维护社会公益的原则

    C. 互盲和保密的原则

    D. 确保后代健康的原则

    E. 商品化的原则

B1 型题

    A. 合理配伍、细致观察

    B. 节约费用、公正分配

    C. 对症下药、剂量安全

    D. 关心体贴、细致入微

    E. 知情同意、保守医密

1. 明确疾病的诊断和药物的性能，选择治本或标本兼治的药物符合

2. 根据病情的轻重缓急，进行全面考虑，合理使用药物符合

    A. 中医治疗的道德要求

    B. 临终关怀的道德要求

    C. 药物治疗的道德要求

    D. 手术治疗的道德要求

    E. 诊治急症病人的道德要求

3. 争分夺秒，全力抢救，体现的是

4. 照护为主，缓解患者的疼痛，体现的是

参考答案

A1 型题

1. B   2. A   3. D   4. B   5. A

B1 型题

1. C   2. A   3. E   4. B

第八单元　医学研究的道德要求

A1 型题

1. 医学科研中的人体试验必须坚持
　　A. 使受试者的疾病得到治疗
　　B. 使受试者获得经济利益
　　C. 必须使受试者知情同意
　　D. 要保证受试者的绝对安全
　　E. 要保证受试者无任何不适

2. 人体试验的医学目的原则中不包括
　　A. 为了提高医疗水平，改进预防、诊断、治疗、康复措施
　　B. 为了加深对疾病发病机理的了解
　　C. 为了更好地增进人类健康
　　D. 为了获取更大的经济利益
　　E. 为更好地维护人类的健康

3. 人体试验中应放在首位的是
　　A. 社会利益　　　　B. 科学利益
　　C. 受试者利益　　　D. 实验者利益
　　E. 经济利益

4. 下列临床科研成果应用的道德要求中不包括
　　A. 不谋私利，以人民利益为重
　　B. 立志献身医学科研工作
　　C. 科研成果应用为社会负责
　　D. 科研成果应用增加经济效益
　　E. 科研成果应用对全人类负责

5. 人体试验中知情同意原则中不包括

　　A. 如实向受试者讲明实验的目标、方法
　　B. 如实向患者说明实验潜在的危险
　　C. 受试者可以随时退出实验
　　D. 如实向受试者讲明预期的好处
　　E. 患者退出实验后会影响到合理的治疗

6. 人体试验必须坚持的原则中不包括
　　A. 知情同意原则　　B. 经济利益原则
　　C. 科学对照原则　　D. 医学目的原则
　　E. 维护患者利益原则

7. 下列关于人体试验中伦理审查与科学审查统一原则的叙述，不正确的是
　　A. 保障受试者安全，维护受试者权益
　　B. 在伦理审查中要注重对研究内容科学性的审查
　　C. 在中医药研究伦理审查中，要在伦理审查中弘扬中医药文化
　　D. 正确判定试验结果的客观性
　　E. 在中医药研究伦理审查中，要注重对项目落实整体观念、辨证论治的审查

8. 人体试验的实施过程
　　A. 不是必须由受过严格训练的人员指导监督
　　B. 受试者在实验过程中不能取消承诺
　　C. 必须在医院进行
　　D. 是受试者必须绝对服从实验者的过程
　　E. 要遵守减轻对受试者肉体及精神上伤害的原则，必要时可中断实验

9. 人体试验的知情同意原则主要内容不包括

A. 告诉受试者实验目的

B. 告诉受试者属于实验组还是对照组

C. 告诉受试者实验方法

D. 告诉受试者预期效益

E. 告诉受试者可能出现的不适和潜在危险

10. 人体试验中切实保护受试者利益的体现，下列哪一项除外

A. 人体试验前必须经过动物实验

B. 人体试验前必须制定严密科学的计划

C. 人体试验前必须有严格的审批监督程序

D. 人体试验前必须详细了解患者身心情况

E. 人体试验结束后必须作出科学报告

B1 型题

A. 维护病人利益原则

B. 知情同意原则

C. 伦理审查与科学审查统一原则

D. 科学对照原则

E. 医学目的原则

1. 受试者利益第一，医学利益第二，体现的是

2. 为了提高医疗水平，改进预防和治疗措施，体现的是

参考答案

A1 型题

1. C	2. D	3. C	4. D	5. E
6. B	7. D	8. E	9. B	10. E

B1 型题

1. A   2. E

第九单元　医学道德的评价与良好医德的养成

A1 型题

1. 医学道德评价的标准是

A. 疗效标准、社会标准、科学标准

B. 科学标准、实践标准、疗效标准

C. 疗效标准、医学标准、科学标准

D. 疗效标准、行为标准、科学标准

E. 经济标准、社会标准、科学标准

2. 医学道德评价中自身评价是医务人员

A. 对自己的心理感受所进行的反思

B. 对自己的职业行为所作的评价

C. 对周围同事的错误行为进行的批评

D. 对行业内的不正之风所进行的评价

E. 对所发生的医疗差错事故进行的分析

3. 医学道德评价的方式是依靠

A. 社会舆论、内心信念、传统习俗

B. 社会舆论、内心信念、媒体介入

C. 内心信念、传统习俗、自我认识

D. 社会舆论、媒体介入、传统习俗

E. 自我认识、媒体介入、传统习俗

4. 关于医学道德教育意义的叙述，不包括

A. 医务服务水平的提高

B. 促进卫生健康事业发展

C. 形成良好的医德医风

D. 形成稳定的人格倾向

E. 形成良好的医德行为和习惯

5. 医学道德教育的过程不包括

A. 提高医德认识

B. 培养医德情感

C. 坚定医德信念

D. 形成医德行为和习惯

E. 要学会"慎独"

6. 医学道德修养的根本途径是

  A. 医疗实践　　　B. 理论学习

  C. 自我反省　　　D. 慎独

  E. 自律

7. 医学道德自我表现评价的方式是

  A. 社会舆论　　　B. 内心信念

  C. 医德传统　　　D. 实行奖励

  E. 省悟

8. 在医学道德品质诸要素中，居于主导和核心地位的是

  A. 医德认识　　　B. 医德情感

  C. 医德信念　　　D. 医德意志

  E. 医德活动

9. 在医学道德评价中，我们应坚持

  A. 目的决定论

  B. 手段决定论

  C. 目的决定手段论

  D. 目的手段统一论

  E. 目的手段对立论

10. 评价医学道德行为善恶的根本标准是

  A. 患者的意见

  B. 患者家属的意见

  C. 新闻媒体的认定

  D. 有利于患者、有利于医学发展、有利

于生存环境的改善

E. 社会主义医德规范体系

B1 型题

  A. 经济标准　　　B. 疗效标准

  C. 社会标准　　　D. 行为标准

  E. 科学标准

1. 评价医务人员医疗行为善恶标准的出发点和根本标准是

2. 评价医疗行为是否有利于人类生存和改善，是否有利于人类健康符合

  A. 医德教育　　　B. 医德修养

  C. 医德实践　　　D. 医德情操

  E. 医德评价

3. 培养全面合格的医学人才的重要手段是

4. 对医疗单位的医务人员行为进行善恶评价的方式是

参考答案

A1 型题

1. A　　2. B　　3. A　　4. D　　5. E

6. A　　7. B　　8. C　　9. D　　10. D

B1 型题

1. B　　2. C　　3. A　　4. E

第十单元　医学伦理学文献

A1 型题

1. 在西班牙召开的 2000 年世界生命伦理学

大会上由国际生命伦理学会科学委员会通过的宣言是

A.《苏联医生宣言》

B.《吉汉宣言》

C.《夏威夷宣言》

D.《东京宣言》

E.《迈蒙尼提斯祷文》

2.《赫尔辛基宣言》最初制定时间是

A. 1959 年　　　　　B. 1962 年

C. 1964 年　　　　　D. 1988 年

E. 2001 年

3. 下列关于《中医药临床研究伦理审查管理规范》（2010）的叙述，错误的是

A. 该文件对开展中医药临床研究的医疗机构、科研院所、高等院校的伦理委员会建设作出了规定

B. 涉及人的中医药临床研究伦理审查工作按照本管理规范执行

C. 该文件对在中药临床研究中尊重受试者权益、保护受试者安全作出了具体要求

D. 该文件对受试者有直接受益前景的研究，预期受益与风险应当至少与目前可获得的替代治疗的受益与风险相当

E. 该文件补充了伦理审查的原则、规程、标准和跟踪审查的相关内容

4. 下列关于《涉及人的生物医学研究伦理审查办法》（2016）的叙述，错误的是

A. 该文件进一步明确了医疗卫生伦理委员会的职责和任务

B. 该文件适用于各级各类医疗卫生机构开展涉及人的生物医学研究伦理审查工作

C. 该文件补充了伦理审查的原则、规程、标准和跟踪审查的相关内容

D. 该文件对在临床研究中尊重受试者权

益、保护受试者安全作出了具体要求

E. 该文件进一步阐述了知情同意的基本内容和操作规程

B1 型题

A.《贝尔蒙报告》　　B.《东京宣言》

C.《吉汉宣言》　　　D.《悉尼宣言》

E.《赫尔辛基宣言》

1. 涉及人类受试者医学研究的伦理准则是

2. 坚持主张科技必须考虑公共利益的是

A. 提供已确定的有效治疗作为对照

B. 禁止买卖人类配子、受精卵、胚胎

C. 研究人员、机构与商业实体有权利获得公平回报

D. 科技必须考虑公共利益

E. 应该保护个人、家庭与社群，防止歧视和侮辱

3. 属于《国际性研究中的伦理与政策问题：发展中国家的临床试验》（2001 年）的内容的是

4. 属于《人胚胎干细胞研究伦理指导原则》（2003 年）的内容的是

参考答案

A1 型题

1. B　　2. C　　3. E　　4. D

B1 型题

1. E　　2. C　　3. A　　4. B

卫生法规

第一单元 卫生法概述

A1 型题

1. 我国进行卫生立法活动的基础和依据是
   A. 《中华人民共和国刑法》
   B. 《中华人民共和国宪法》
   C. 《中华人民共和国食品安全法》
   D. 《中华人民共和国执业医师法》
   E. 《中华人民共和国传染病防治法》

2. 卫生法的概念是指
   A. 国家立法机关颁布的卫生法律
   B. 国家行政机关颁布的卫生法规
   C. 国务院卫生行政部门颁布的规章
   D. 卫生行政部门颁布的技术规范
   E. 全部上述保障人体健康的法律规范的总和

3. 我国制定颁布基本法律的立法机关是
   A. 中华人民共和国国务院
   B. 中华人民共和国国务院法制局
   C. 全国人民代表大会
   D. 全国人民代表大会常委会
   E. 全国人民代表大会法制委员会

4. 下列卫生法规范性文件中属于卫生法律的是
   A. 《中华人民共和国执业医师法》
   B. 《中华人民共和国药品管理法实施办法》

   C. 《医疗机构管理条例》
   D. 《医疗事故处理条例》
   E. 《麻醉药品管理办法》

5. 我国卫生法律体系的内容是指
   A. 地方卫生法规、规章
   B. 卫生行政法规
   C. 卫生法律
   D. 《宪法》和基本法律
   E. 上述全部法律部门有机组成

6. 在整个卫生法律体系中享有最高法律效力的规范性文件是
   A. 《中华人民共和国宪法》
   B. 《中华人民共和国食品安全法》
   C. 《中华人民共和国民法典》
   D. 《中华人民共和国刑法》
   E. 《中华人民共和国执业医师法》

7. 卫生行政法规是指
   A. 国务院卫生行政部门依法制定的行政法规文件
   B. 国务院依据宪法和法律制定行政法规，由总理签署国务院令公布
   C. 国务院各部委制定的解决卫生问题的行政法规文件
   D. 国家中医药管理局依法制定的行政法规文件
   E. 省级卫生部门颁布的卫生行政规范性

文件

8. 下列规范性文件中由国务院颁布的是
    A.《中华人民共和国药品管理法》
    B.《医疗机构管理条例实施细则》
    C.《医疗事故处理条例》
    D.《中华人民共和国执业医师法》
    E.《中华人民共和国传染病防治法》

9. 下列哪部法律属于卫生法范畴
    A.《中华人民共和国商标法》
    B.《中华人民共和国专利法》
    C.《中华人民共和国著作权法》
    D.《中华人民共和国药品管理法》
    E.《中华人民共和国合同法》

10. 卫生法所调整的法律关系是
    A. 卫生技术人员在医疗中发生的关系
    B. 所有医药卫生人员在技术服务中的关系
    C. 医疗机构的服务关系
    D. 在卫生活动过程中所发生的社会关系
    E. 国家行政机关管理活动中的关系

11. 卫生法中基本特征显示，随着社会的发展，在世界各国卫生立法中的共识是关注
    A. 卫生标准   B. 技术规范
    C. 社会公众利益   D. 卫生人员行为
    E. 加强卫生管理

12. 法律渊源是指法的各种具体表现形式，也叫
    A. 法律形式   B. 法律责任
    C. 立法权   D. 法律规范
    E. 法定标准

13. 人们在从事卫生活动过程中必须遵守的各种准则是
    A. 卫生行政文件
    B. 卫生法的基本原则
    C. 卫生行政规章
    D. 卫生技术操作规范
    E. 卫生监督标准

14. 卫生法基本原则中的卫生保护原则，其

主要内容之一是
    A. 人人有获得卫生保护的权利
    B. 维护医务人员的合法权益
    C. 维护患者的合法权益
    D. 维护社会公共卫生秩序
    E. 提高群众自我保健意识

15. 医学对人类发展延续和进步发挥着重大作用，卫生法的作用之一在于通过卫生法的制定和实施，能够
    A. 保证卫生法的贯彻落实
    B. 使广大人民群众提高健康意识
    C. 保障公共卫生利益
    D. 保证卫生监督工作进行
    E. 实现经济的发展

16. 医学对人类发展发挥着重大作用，而卫生立法的前提条件是
    A. 医学的存在和发展
    B. 医学教育的发展
    C. 科学技术的发展
    D. 法律制度的建立
    E. 加强法制建设

17. 我国国家的根本大法是
    A.《中华人民共和国宪法》
    B.《中华人民共和国民法典》
    C.《中华人民共和国合同法》
    D.《中华人民共和国婚姻法》
    E.《中华人民共和国刑法》

18. 我国由全国人民代表大会通过和颁布的规范性文件称为
    A. 法律   B. 基本法律
    C. 行政法规   D. 规章
    E. 地方法规

19. 由国务院发布的关于卫生行政管理方面的规范性文件称为
    A. 卫生法律   B. 卫生行政法规
    C. 卫生规章   D. 基本法律
    E. 行政法

20. 国务院卫生行政部门依法制定的规范性

文件称为

　　A. 卫生法律　　　B. 卫生法

　　C. 卫生行政法规　D. 卫生规章

　　E. 行政法规

21. 由省、自治区、直辖市人民代表大会及其常委会制定的医疗卫生方面的规范性文件称作

　　A. 卫生行政法规　B. 卫生规章

　　C. 地方卫生法规　D. 卫生法

　　E. 行政法

22. 下述内容中属于卫生法律的是

　　A.《医疗事故处理条例》

　　B.《医疗机构管理条例》

　　C.《中华人民共和国中医药法》

　　D.《中华人民共和国执业医师法》

　　E.《药品管理法实施条例》

23. 下述规范性文件中属于卫生行政法规的是

　　A.《中华人民共和国执业医师法》

　　B.《中华人民共和国传染病防治法》

　　C.《中华人民共和国食品安全法》

　　D.《中华人民共和国药品管理法》

　　E.《中华人民共和国中医药条例》

24. 下述规范性文件中属于全国人民代表大会制定和颁布的基本法律是

　　A.《中华人民共和国刑法》

　　B.《中华人民共和国执业医师法》

　　C.《中华人民共和国药品管理法》

　　D.《中华人民共和国食品安全法》

　　E.《中华人民共和国传染病防治法》

B1 型题

　　A. 卫生法律　　　B. 卫生行政法规

　　C. 地方卫生法规　D. 基本法律

　　E. 卫生规章

1. 全国人民代表大会制定颁布的是

2. 全国人民代表大会常委会制定颁布的是

　　A. 地方卫生法规　B. 基本法律

　　C. 卫生法律　　　D. 卫生规章

　　E. 卫生行政法规

3. 省级人民代表大会制定颁布的是

4. 国务院卫生行政部门颁布的是

　　A. 法律的渊源　　B. 法律的规范

　　C. 卫生法　　　　D. 卫生法律

　　E. 卫生法规

5. 法的各种具体表现形式是指

6. 法律形式也叫作

　　A. 卫生法律　　　B. 卫生法规

　　C. 卫生法　　　　D. 法律的渊源

　　E. 法律的规范

7. 由国家制定或认同，并以强制力保证实施的保障人体健康的法律规范的总和是指

8. 由全国人大常委会制定颁布的规范性文件称作

　　A. 保护人民身体健康

　　B. 维护医务人员合法权益

　　C. 维护医疗机构权益

　　D. 维护医患双方权益

　　E. 维护社会卫生秩序

9. 卫生法立法目的在于

10. 卫生法的作用之一是

　　A. 卫生法基本原则　B. 卫生法的作用

　　C. 卫生法律体系　　D. 国家卫生监督

　　E. 卫生法规文件

11. "保障公共卫生利益"属于

12. "保护社会健康"属于

　　A. 国家卫生监督　　B. 卫生法规文件

　　C. 卫生法律体系　　D. 卫生法的作用

　　E. 卫生法基本原则

13. "规范卫生行政行为"属于

14. "预防为主"属于

　　A. 卫生法基本原则　B. 法的规范作用
　　C. 卫生法的立法目的 D. 法的社会作用
　　E. 卫生工作社会化

15. 法作为一种特殊社会规范，自身所具有的、对人们的行为发生影响的性能称为

16. 法为达到一定的社会目的或政治目的而对一定的社会关系产生的影响称为

　　A. 法的社会作用
　　B. 法的规范作用
　　C. 卫生法的立法目的
　　D. 卫生法基本原则
　　E. 卫生工作社会化

17. 人们在从事卫生活动过程中必须遵守的各种准则称为

18. 保护人民身体健康，维护社会公共卫生秩序是

参考答案

A1 型题

1. B	2. E	3. C	4. A	5. E
6. A	7. B	8. C	9. D	10. D
11. C	12. A	13. B	14. A	15. C
16. A	17. A	18. B	19. B	20. D
21. C	22. D	23. E	24. A	

B1 型题

1. D	2. A	3. A	4. D	5. A
6. A	7. C	8. A	9. A	10. E
11. B	12. A	13. D	14. E	15. B
16. D	17. D	18. C		

第二单元　卫生法律责任

A1 型题

1. 违反法律规定，依法追究刑事责任是依据
　A.《中华人民共和国宪法》
　B.《中华人民共和国卫生法》
　C.《中华人民共和国药品法》
　D.《中华人民共和国刑法》
　E.《中华人民共和国食品安全法》

2. "危害公共卫生罪"是依据哪部法律定罪
　A.《中华人民共和国宪法》
　B.《中华人民共和国刑法》
　C.《中华人民共和国传染病防治法》
　D.《中华人民共和国食品安全法》
　E.《中华人民共和国执业医师法》

3. 对违反卫生法律法规施行行政处罚的机关是
　A. 各级行政监察机关
　B. 各级党的纪律检查部门
　C. 各级人民法院
　D. 各级人民检察院
　E. 各级卫生行政主管部门

4. 卫生法所涉及的民事责任主要形式是
　A. 行政处罚　　　B. 刑事处罚
　C. 损害责任　　　D. 赔偿损失
　E. 侵害自由权

5. 下列哪项属于行政处罚
　A. 赔礼道歉　　　B. 降级
　C. 撤职　　　　　D. 罚款
　E. 赔偿损失

6. 法律责任是指
   A. 国家机关对违法者所给予的惩罚措施
   B. 违法主体所应承担的法律后果
   C. 违反行政法规的行为
   D. 违反民事法规的行为
   E. 违反刑事法规的行为

7. 卫生法中民事责任的主要特征是
   A. 既包括财产处罚，也包括人身处罚
   B. 只能由特定的国家机关依照法律赋予的权力和程序而实施
   C. 只能由人民法院依法适用
   D. 可以剥夺其政治权利、人身自由甚至生命
   E. 是补偿当事人的损失

8. 卫生法中的行政责任主要是指
   A. 单位和个人在国家行政管理工作中应尽的义务
   B. 单位和个人违反《民法》规定应承担的责任
   C. 单位和个人违反《刑法》规定应承担的责任
   D. 单位和个人违反行政管理法规规定义务应承担的责任
   E. 单位和个人违反《行政诉讼法》应承担的法律责任

9. 对违法者追究行政责任的机关是
   A. 一般单位领导机关
   B. 人民法院审判机关
   C. 刑事审判机关
   D. 民事审判机关
   E. 国家行政机关或企事业单位行政领导机关

10. 《刑法》规定的犯罪行为是指
   A. 危害社会行为　　B. 思想活动行为
   C. 犯罪的客体　　　D. 犯罪的对象
   E. 犯罪的社会关系

11. 依照法律规定剥夺犯罪人某种权益的强制方法是

   A. 行政处分　　　　B. 行政处罚
   C. 民事处罚　　　　D. 刑罚
   E. 吊销执业证

12. 违法主体因其违法行为所应承担的法律后果称为
   A. 法律制裁　　　　B. 法律责任
   C. 违法行为　　　　D. 制裁措施
   E. 依法制裁

13. 国家保障法律实施的重要手段和强制措施是
   A. 追究责任　　　　B. 依法制裁
   C. 法律制裁　　　　D. 违法行为
   E. 惩罚

14. 由国家特定的专门机关对违法者依其应负的法律责任所给予的惩罚措施是
   A. 违法主体　　　　B. 责任行为
   C. 民事行为　　　　D. 法律后果
   E. 法律制裁

15. 我国《民法》主要调整平等主体之间所发生的
   A. 财产关系　　　　B. 社会关系
   C. 因果关系　　　　D. 公民关系
   E. 经济关系

16. 违反卫生法中有关行政管理方面的法律规定应承担的法律责任称为
   A. 刑罚　　　　　　B. 民事责任
   C. 刑事责任　　　　D. 行政责任
   E. 道德责任

17. 行政责任的追究机关的行政行为
   A. 具有强制性　　　B. 具有讨论性
   C. 具有义务性　　　D. 可以协商解决
   E. 可以剥夺人身自由

18. 当事人对追究的行政责任不服，可以依法向上一级行政机关提出
   A. 不执行行政处理
   B. 申请行政复议
   C. 对行政处理拖延
   D. 要求协商处理

E. 申请民事诉讼

19. 只能由司法机关代表国家依照法定程序予以追究的是

    A. 民事责任   B. 行政责任

    C. 刑事责任   D. 行政行为

    E. 纪律处分

20. 统治阶级以国家的名义对行为人进行严厉惩罚的一种手段是

    A. 进行批评教育

    B. 采取行政制裁措施

    C. 给予民事制裁

    D. 依照《刑法》给予刑罚

    E. 给予行政处分

21. 行为人实施违反刑事法律的行为必须承担的法律责任称为

    A. 危害行为   B. 行政行为

    C. 民事责任   D. 行政责任

    E. 刑事责任

B1 型题

    A. 财产关系   B. 财产赔偿

    C. 民事责任   D. 行政责任

    E. 刑事责任

1. 可以由当事人协商解决的是

2. 由国家行政管理机关依法追究的是

    A. 民事责任   B. 刑事责任

    C. 行政责任   D. 财产赔偿

    E. 财产关系

3. 由国家授权的企事业单位领导机关追究的是

4. 恢复被违法行为侵害的财产权利是实现

    A. 行政责任   B. 行政处分

    C. 行政行为   D. 行政复议

    E. 行政处罚

5. 依据行政管理法规而产生的是

6. 国家主管机关对违反行政管理法规的公民或法人采取强制性措施是

    A. 行政处分   B. 行政处罚

    C. 行政责任   D. 行政行为

    E. 行政复议

7. 公民、法人对处理不服，可以向上一级行政机关提出的是

8. 国家机关企事业单位对内部人员的制裁性处理是

    A. 犯罪主体   B. 犯罪客体

    C. 刑事责任   D. 刑事处罚

    E. 犯罪行为、违法行为

9. 危害社会，触犯刑律是

10. 实施犯罪行为，依法应负刑事责任者是

    A. 犯罪客体   B. 犯罪客观

    C. 犯罪主体   D. 犯罪主观

    E. 犯罪对象

11. 受《刑法》保护而为犯罪行为所侵害的社会关系是

12. 犯罪行为和由这种行为所引起的危害社会结果是

    A. 行政行为   B. 行政处分

    C. 行政处罚   D. 行政复议

    E. 行政责任

13. 行政管理机关对违法公民、法人的制裁性处理是

14. 公民、法人对处理不服，可以向上一级行政机关提出的是

    A. 犯罪主体   B. 犯罪客体

    C. 犯罪主观   D. 犯罪客观

    E. 犯罪行为

15. 违反《刑法》、危害社会的是

16. 犯罪自然人具有刑事责任能力的是

A. 犯罪对象　　　　B. 犯罪行为

C. 犯罪客体　　　　D. 犯罪主体

E. 犯罪主观

17. 实施犯罪行为，依法应负刑事责任的自然人是

18. 犯罪行为侵害的具体事物或具体的人是

A. 没收财产　　　　B. 撤职

C. 赔偿损失　　　　D. 恢复名誉

E. 责令停产停业

19. 属于行政处分的是

20. 属于行政处罚的是

A. 赔偿损失　　　　B. 没收非法财物

C. 开除　　　　　　D. 吊销许可证

E. 罚金

21. 以上选项属于刑事责任的是

22. 以上选项属于民事责任的是

A. 支付违约金　　　B. 开除

C. 管制　　　　　　D. 没收财产

E. 罚金

23. 承担民事责任方式的是

24. 承担行政责任方式的是

参考答案

A1 型题

1. D	2. B	3. E	4. D	5. D
6. B	7. E	8. D	9. E	10. A
11. D	12. B	13. C	14. E	15. A
16. D	17. A	18. B	19. C	20. D
21. E				

B1 型题

1. C	2. D	3. C	4. E	5. A
6. C	7. E	8. A	9. E	10. A
11. A	12. B	13. C	14. D	15. E
16. A	17. D	18. A	19. B	20. E
21. E	22. A	23. A	24. B	

第三单元　《中华人民共和国医师法》

A1 型题

1. 《中华人民共和国医师法》中医师是指

A. 取得医师资格的人

B. 依法取得医师资格，经注册在医疗卫生机构中执业的专业医务人员

C. 医疗卫生机构中的医务人员

D. 医学院校中的教授

E. 医疗卫生机构中的工作人员

2. 以下哪项不是医师的职责

A. 坚持人民至上、生命至上，发扬人道主义精神

B. 弘扬敬佑生命、救死扶伤、甘于奉献、大爱无疆的崇高职业精神

C. 恪守职业道德，遵守执业规范，提高执业水平

D. 履行防病治病、保护人民健康的神圣职责

E. 从事医学教育、研究、学术交流

3. 参加医师资格考试的条件是

A. 具有高等学校相关医学专业本科以上学历，在医师指导下，在医疗卫生机构中参加医学专业工作实践满一年

B. 取得执业助理医师执业证书后，具有高等学校相关医学专业专科学历，在医疗卫生机构中执业满一年

C. 具有高等学校相关医学专业专科以上学历，在医师指导下，在医疗卫生机构中参加医学专业工作实践满一年

D. 以师承方式学习中医满二年或者经多年实践医术确有专长的，经县级以上人民政府卫生健康主管部门委托的中医药专业组织或者医疗卫生机构考核合格

E. 以师承方式学习中医或者经多年实践，医术确有专长的，由至少二名中医医师推荐，经省级人民政府中医药主管部门组织实践技能和效果考核合格

4. 参加执业助理医师资格考试的条件

A. 具有高等学校相关医学专业本科以上学历，在医师指导下，在医疗卫生机构中参加医学专业工作实践满一年

B. 取得执业助理医师执业证书后，具有高等学校相关医学专业专科学历，在医疗卫生机构中执业满二年

C. 具有高等学校相关医学专业专科以上学历，在医师指导下，在医疗卫生机构中参加医学专业工作实践满一年

D. 以师承方式学习中医满三年或者经多年实践医术确有专长的，经县级以上人民政府卫生健康主管部门委托的中医药专业组织或者医疗卫生机构考核合格

E. 以师承方式学习中医或者经多年实践，医术确有专长的，由至少二名中医医师推荐，经省级人民政府中医药主管部门组织实践技能和效果考核合格

5. 取得医师资格的，可以向所在地哪级以上地方人民政府卫生健康主管部门申请注册

A. 乡镇级   B. 县级

C. 市级   D. 省级

E. 国家卫生健康委

6. 除《医师法》规定不予注册的情形外，受理申请的卫生健康主管部门应当自受理申请之日起几个工作日内准予注册，将注册信息录入国家信息平台，并发给医师执业证书

A. 5   B. 10

C. 15   D. 20

E. 25

7. 受理申请的卫生健康主管部门对不予注册的，应当自受理申请之日起几个工作日内书面通知申请人和其所在医疗卫生机构，并说明理由

A. 5   B. 10

C. 15   D. 20

E. 25

8. 以下哪项不是不予注册的情形

A. 无民事行为能力或者限制民事行为能力

B. 受刑事处罚，刑罚执行完毕不满二年，或者被依法禁止从事医生职业的期限未满

C. 被吊销医师执业证书满二年

D. 因医师定期考核不合格，被注销注册不满一年

E. 法律、行政法规规定不得从事医疗卫生服务的其他情形

9. 以下哪项不是医师的权利

A. 在注册的执业范围内，按照有关规范进行医学诊查、疾病调查、医学处置、出具相应的医学证明文件，选择合理的医疗、预防、保健方案

B. 获取劳动报酬，享受国家规定的福利待遇，按照规定参加社会保险并享受相应待遇

C. 获得符合国家规定标准的执业基本条件和职业防护装备

D. 从事医学教育、研究、学术交流

E. 尊重、关心、爱护患者，依法保护患者隐私和个人信息

10. 下列哪项不是医师的义务

A. 参加专业培训，接受继续医学教育

B. 树立敬业精神，恪守职业道德，履行医师职责，尽职尽责救治患者，执行疫情防控等公共卫生措施

C. 遵循临床诊疗指南，遵守临床技术操作规范和医学伦理规范等

D. 尊重、关心、爱护患者，依法保护患者隐私和个人信息

E. 努力钻研业务，更新知识，提高医学专业技术能力和水平，提升医疗卫生服务质量

11. 以下哪项医师执业规则表述欠妥

A. 医师实施医疗卫生措施，签署有关医学证明文件，必须亲自诊查、调查，并按照规定及时填写病历等医学文书，不得隐匿、伪造、篡改或者擅自销毁医学文书及有关资料。医师可以出具医学证明文件

B. 对需要紧急救治的患者，医师应当采取紧急措施进行诊治；不得拒绝急救处置

C. 医师应当使用经依法批准或备案的药品、消毒药剂和医疗器械。除按照规范用于诊断治疗外，不得使用麻醉药品、医疗用毒性药品、精神药品和放射性药品

D. 医师在诊疗活动中应当向患者说明病情、医疗措施和其他需要告知的事项

E. 医师应当坚持安全有效、经济合理的用药原则，遵循药品临床应用指导原则、临床诊疗指南和药品说明书等合理用药

12. 在执业活动中，除哪项情形之外，医师应当按照有关规定及时向所在医疗卫生机构或者有关部门、机构报告

A. 发现传染病、突发不明原因疾病或者异常健康事件

B. 发生或者发现诊断错误

C. 发现可能与药品、医疗器械有关的不良反应或者不良事件

D. 发现假药或者劣药

E. 发现患者涉嫌伤害事件或者非正常死亡

13. 按照《医师法》规定，以下哪项负有民事责任

A. 违反《医师法》规定造成人身、财产损害

B. 在医师资格考试中有违反考试纪律等行为

C. 在提供医疗卫生服务或者开展医学临床研究中，未按照规定履行告知义务或者取得知情同意

D. 对需要紧急救治的患者，拒绝急救处置，或者由于不负责任延误诊治

E. 泄露患者隐私或者个人信息

14. 按照《医师法》规定，以下除哪项负有行政责任

A. 出具虚假医学证明文件，或者未经亲自诊查、调查，签署诊断、治疗、流行病学等证明文件或者有关出生、死亡等证明文件

B. 隐匿、伪造、篡改或者擅自销毁病历等医学文书及有关资料

C. 未按照规定使用麻醉药品、医疗用毒性药品、精神药品、放射性药品等

D. 利用职务之便，索要、非法收受财物或者牟取其他不正当利益，或者违反诊疗规范，对患者实施不必要的检查、治疗造成不良后果

E. 违反《医师法》规定，构成犯罪的

15. 按照《医师法》规定，以下哪项负有刑事责任

A. 违反《医师法》规定，医师未按照注册的执业地点、执业类别、执业范围执业的

B. 严重违反医师职业道德、医学伦理规范，造成恶劣社会影响的

C. 违反《医师法》规定，非医师行医的

D. 违反《医师法》规定，医疗卫生机构未履行报告职责，造成严重后果的

E. 违反《医师法》规定，构成犯罪的

B1 型题

A. 具有高等学校相关医学专业本科以上学历，在执业医师指导下，在医疗卫生机构中参加医学专业工作实践满一年

B. 具有高等学校相关医学专业专科学历，取得执业助理医师执业证书后，在医疗卫生机构中执业满一年

C. 具有高等学校相关医学专业专科以上学历，在执业医师指导下，在医疗卫生机构中参加医学专业工作实践满一年

D. 以师承方式学习中医满三年，或者经

多年实践医术确有专长的，经县级以上人民政府卫生健康主管部门委托的中医药专业组织或者医疗卫生机构考核合格

E. 以师承方式学习中医或者经多年实践，医术确有专长的，由至少二名中医医师推荐，经省级人民政府中医药主管部门组织实践技能和效果考核合格

1. 执业助理医师资格考试的条件
2. 执业医师资格考试的条件

参考答案

A1 型题

1. B	2. E	3. A	4. B	5. B
6. D	7. D	8. C	9. E	10. A
11. A	12. B	13. A	14. E	15. E

B1 型题

1. C   2. A

第四单元　《中华人民共和国药品管理法》

A1 型题

1. 《中华人民共和国药品管理法》规定：执业医师收受药品生产经营企业给予财物或其他利益的违法行为情节严重的，由卫生行政部门给予的行政处罚是

A. 警告、降职

B. 处分、没收违法所得

C. 吊销执业医师证书

D. 吊销执业许可证

E. 记过、没收违法所得

2. 下列情形的药品中按假药论处的是

A. 不注明或者更改生产批号

B. 超过有效期的

C. 未标明有效期或者更改有效期的

D. 直接接触药品的包装材料和容器未经批准的

E. 所标明的适应证或者功能主治超出规定范围的

3. 《中华人民共和国药品管理法》明确规定

A. 祖国传统医学与现代医学相结合

B. 中医药是中华民族的传统文化

C. 传统医药与现代医药互相补充

D. 国家发展医药卫生事业

E. 国家发展现代药和传统药

4. 《中华人民共和国药品管理法》规定的药品是指用于

A. 防病、治病的特殊商品

B. 预防、治疗人的疾病的物质

C. 预防、诊断人的疾病的物质

D. 预防、治疗、诊断人的疾病的物质

E. 预防、治疗、诊断人及动物疾病的物质

5. 依据《中华人民共和国药品管理法》规定，合法的药品生产企业必须持有

A. 药品生产许可证、营业执照

B. 药品生产许可证、药品经营许可证

C. 药品生产许可证、制剂许可证

D. 药品经营许可证、制剂许可证

E. 制剂许可证、营业执照

6. 依据《中华人民共和国药品管理法》规定，合法的药品经营企业必须持有

A. 药品经营合格证、营业执照》

B. 药品制剂许可证、营业执照

C. 药品经营许可证、制剂许可证

D. 药品经营许可证、营业执照

E. 药品经营许可证、药品生产许可证

7. 依据《处方管理办法》，为门（急）诊癌症疼痛患者开具的麻醉药品注射剂每张处方不得超过

A. 二日常用量　　　B. 三日常用量

C. 四日常用量　　　D. 五日常用量

E. 七日常用量

8. 《医疗用毒性药品管理办法》规定，毒性药品每次处方剂量不得超过

A. 五日极量　　　B. 四日极量

C. 三日极量　　　D. 二日极量

E. 一日极量

9. 《中华人民共和国药品管理法》立法的核

心目的是

A. 保证药品质量　　　B. 加强药品监督

C. 药品价格管理　　　D. 药品广告管理

E. 保护和促进公众健康

10. 药品作为特殊商品，其特殊性之一是具有两重性，而两重性主要体现在

A. 药品质量　　　B. 用药后果

C. 诊断、治疗　　　D. 功能主治

E. 针对性

11. 药品是特殊商品，限时性的特性主要体现在人们

A. 生产药品需要保证质量时

B. 经营药品追求经济效益时

C. 加强药品质量监督时

D. 治疗疾病需要用药时

E. 需要保健时

12. 药品质量直接关系到人们用药的安全有效，所以进入流通渠道的药品

A. 应是优质产品　　　B. 只能是合格品

C. 可以是等外品　　　D. 分为等级产品

E. 是二级产品

13. 中医临床诊断治疗的"辨证用药""对症下药"反映了药品作为特殊性商品的哪项特殊性

A. 专属性　　　B. 两重性

C. 均一性　　　D. 严格性

E. 限时性

14. 药品必须符合法定的要求，在质量控制方面我国法定的标准是

A. 发达国家药品标准

B. 国际先进药品标准

C. 国家药品标准

D. （省级）地方药品标准

E. 国家推荐标准

15. 药品所标明的适应证或者功能主治超出规定范围属于

A. 可使用药品　　　B. 不能使用药品

C. 不合格药品　　　D. 假药

E. 劣药

16. 超过有效期的药品
    A. 按假药论处　　　B. 按劣药论处
    C. 可使用药品　　　D. 不能使用药品
    E. 不合格药品

17. 医疗机构配制的制剂
    A. 可以在市场销售
    B. 不得在市场销售
    C. 可以自行配制
    D. 标明功能主治可以在市场销售
    E. 经批准在市场销售

18. 医疗机构配制制剂必须取得省级药品监督管理部门批准发给的
    A. 药品生产许可证
    B. 药品经营许可证
    C. 医疗机构制剂许可证
    D. 营业执照
    E. 医疗机构执业许可证

19. 《中华人民共和国药品管理法》规定，医疗机构购进药品必须建立并执行
    A. 药品购进计划
    B. 招标采购计划
    C. 不得在市场销售的规定
    D. 进货检查验收制度
    E. 药品广告管理规定

20. 《中华人民共和国药品管理法实施条例》规定，医疗机构购进药品必须有
    A. 签订的购进合同
    B. 编制采购计划和记录
    C. 价格清单记录
    D. 经过检验的记录
    E. 真实、完整的药品购进记录

21. 医疗机构药剂人员调配药剂时，应当凭
    A. 国家药品标准
    B. 执业医师的诊断证明
    C. 执业助理医师医嘱
    D. 执业医师或者执业助理医师处方
    E. 执业药师的处方

22. 按照《处方管理办法》文件，处方是医师为患者开具的一种
    A. 医疗诊断证明
    B. 患者用药凭证的医疗文书
    C. 用药的标准规范
    D. 用药的技术规范
    E. 资质证明文件

23. 保护患者的隐私权是医师在执业活动中必须
    A. 重视的权利　　　B. 履行的法定义务
    C. 告之患者的义务　D. 关注的社会责任
    E. 审方配药的内容

24. 医师的处方权取得是
    A. 大学毕业后即取得
    B. 医师资格考试合格后取得
    C. 实习 1 年后即取得
    D. 到医疗单位工作即取得
    E. 按照注册医师的执业地点取得

25. 执业医师的合法处方权
    A. 大学毕业后即取得
    B. 实习一年后即取得
    C. 医师资格考试合格后取得
    D. 在经注册的执业地点取得
    E. 到任何聘用单位就有处方权

26. 《处方管理办法》实施的日期是
    A. 2005 年 5 月 1 日　B. 2006 年 5 月 1 日
    C. 2006 年 7 月 1 日　D. 2007 年 5 月 1 日
    E. 2007 年 7 月 1 日

27. 每张处方常用量一般
    A. 不得超过七日　　B. 不得超过五日
    C. 不得超过三日　　D. 应为二日
    E. 应为三日

28. 处方药品名称书写应以
    A. 英文名称为准
    B. 《中国药典》名称为准
    C. 商品名称为准
    D. 缩写名称为准
    E. 简写名称为准

29. 在药品价格管理中,医疗机构必须执行并不得擅自提高价格的药品是

　　A. 企业定价　　B. 企业指导价

　　C. 市场调节价　　D. 政府指导价

　　E. 政府定价、政府指导价

30. 医疗机构应为用药者提供

　　A. 进口药品　　B. 知名品牌药品

　　C. 价格合理药品　　D. 国产药品

　　E. 价格贵的药品

31.《中华人民共和国药品管理法》明确规定,处方药不得在

　　A. 医疗期刊上发布广告

　　B. 药学期刊上发布广告

　　C. 健康报上发布广告

　　D. 医药报上发布广告

　　E. 大众传播媒介上发布广告

32.《中华人民共和国药品管理法》中明确禁止医师等人员以任何名义收受药品生产企业、经营企业或者代理人给予的

　　A. 药物研究试验内容

　　B. 药品临床试验申请

　　C. 委托研发项目

　　D. 合作开发课题

　　E. 财物或者其他利益

33. 依照《中华人民共和国药品管理法》规定,执业医师收受药品生产经营企业或者代理人给予的财物或者其他利益的,应由本单位或卫生健康主管部门给予

　　A. 处分

　　B. 处分,没收违法所得

　　C. 行政处罚

　　D. 罚款

　　E. 吊销执业证书

B1 型题

　　A. 药品生产过程的时间性

　　B. 药品使用的专属性

　　C. 需要用药的限时性

　　D. 用药后果的两重性

　　E. 质量控制的严格性

1. 药品作为特殊商品其不可替代作用及针对性强是指其特殊性的

2. 药品既能防病治病,又能危及人身安全是指其特殊性的

　　A. 药品使用的专属性

　　B. 需要用药的限时性

　　C. 用药后果的两重性

　　D. 质量控制的严格性

　　E. 药品生产过程的时间性

3. 加强药品质量的监督管理体现的是药品特殊性的

4. 人们在需要用药时,时间就是生命,它体现了药品特殊性中的

　　A. 药品经营许可证

　　B. 药品生产许可证

　　C. 医疗机构制剂许可证

　　D. 药品注册商标

　　E. 药品批准文号

5. 企业生产中药饮片应具有

6. 生产中成药应有国务院药品监督管理部门发给的

　　A. 药品注册商标

　　B. 药品注册证书

　　C. 药品生产许可证

　　D. 药品经营许可证

　　E. 医疗机构制剂许可证

7. 医疗机构配制制剂应取得的合法证件是

8. 医疗机构从批发企业购进药品应验明是否具有

　　A. 新药　　B. 处方药

　　C. 非处方药　　D. 劣药

E. 假药

9. 必须凭医师处方销售、调剂和使用的药品是

10. 由消费者自行判断、购买和使用的药品是

A. 戒毒药品　　B. 麻醉药品
C. 精神药品　　D. 放射性药品
E. 医疗用毒性药品

11. 毒性剧烈、治疗剂量与中毒剂量相近，使用不当会致人中毒或死亡的药品是

12. 连续使用后易产生生理依赖性、能成瘾癖的药品是

A. 二日极量　　B. 四日极量
C. 二日常用量　D. 三日常用量
E. 七日常用量

13. 毒性药品每次每张处方不超过

14. 第一类精神药品除注射剂、控缓释制剂外，其他剂型每次每张处方不得超过

A. 二日极量　　B. 一次常用量
C. 三日常用量　D. 四日极量
E. 七日常用量

15. 麻醉药品片剂、酊剂、糖浆剂每张处方不得超过

16. 为门（急）诊患者开具的麻醉药品注射剂每张处方为

A. 责令停产、停业　B. 吊销执照
C. 追究刑事责任　　D. 承担民事责任
E. 给予行政处分

17. 违反特殊管理的药品管理办法规定，医疗机构医生为自己开具麻醉药品应当由单位

18. 违反特殊管理的药品管理办法规定，情节严重，造成犯罪的应当

A. 处方药品名称
B. 君、臣、佐、使
C. 前记、正文、后记
D. 中成药书写规则
E. 药品剂量与数量

19. 中药饮片处方的书写顺序一般是

20. 处方应以国家批准的名称书写的是

A. 仿制药品　　B. 残次药品
C. 特殊管理的药品　D. 假药
E. 劣药

21. 麻醉药品是国家实行

22. 精神药品是国家明文规定实行

A. 劣药　　　　B. 假药
C. 残次药品　　D. 仿制药品
E. 特殊管理的药品

23. 医疗机构未取得医疗机构制剂许可证，配制的制剂品是

24. 精神药品是国家实行

A. 药品零售价
B. 药品市场调节价
C. 药品国家价
D. 药品政府定价、政府指导价
E. 企业零售价

25. 由药品生产、经营企业按国家规定制定的价格称为

26. 医疗机构必须执行的价格是

A. 前记、正文、后记
B. 处方药品名称
C. 药品剂量与数量
D. 中药饮片处方
E. 中成药书写规则

27. 处方一律用阿拉伯数字书写的是

28. 按"君、臣、佐、使"顺序书写的是

26. D 27. A 28. B 29. E 30. C

31. E 32. E 33. B

参考答案

A1 型题

1. C 2. E 3. E 4. D 5. A

6. D 7. B 8. D 9. E 10. B

11. D 12. B 13. A 14. C 15. D

16. B 17. B 18. C 19. D 20. E

21. D 22. B 23. B 24. E 25. D

B1 型题

1. B 2. D 3. D 4. B 5. B

6. E 7. E 8. D 9. B 10. C

11. E 12. B 13. A 14. D 15. C

16. E 17. E 18. C 19. B 20. A

21. C 22. C 23. B 24. E 25. B

26. D 27. C 28. D

第五单元　《中华人民共和国传染病防治法》

A1 型题

1. 疫情报告是传染病管理的重要组成部分，也是有关机构及人员的法定职责和义务，法定疫情责任报告人是指执行职务的

　　A. 患病病人

　　B. 社会公众

　　C. 社会团体及其人员

　　D. 社会福利机构及其人员

　　E. 医疗卫生人员

2. 下列的乙类传染病中依法采取甲类传染病的预防控制措施的是

　　A. 病毒性肝炎

　　B. 伤寒和副伤寒

　　C. 淋病、梅毒

　　D. 淋病、艾滋病

　　E. 肺炭疽、传染性非典型性肺炎、新型冠状病毒肺炎

3. 《中华人民共和国传染病防治法》列入管理的传染病分甲、乙、丙三类共计

　　A. 37 种　　　　　　　B. 36 种

　　C. 35 种　　　　　　　D. 34 种

　　E. 33 种

4. 违反《传染病防治法》规定，造成甲类传染病传播或有传播危险的，依据《刑法》规定应

　　A. 处二年以上有期徒刑或拘役

　　B. 处三年以下有期徒刑或拘役

　　C. 处二年以上七年以下有期徒刑

　　D. 处五年以上七年以下有期徒刑

　　E. 处七年以上有期徒刑

5. 第十届全国人大常委会第十一次会议通过修订的《中华人民共和国传染病防治法》正式施行日期是

　　A. 2004 年 8 月 28 日

　　B. 2004 年 12 月 1 日

　　C. 2005 年 1 月 1 日

　　D. 2005 年 10 月 1 日

　　E. 1989 年 2 月 28 日

6. 《中华人民共和国传染病防治法》的立法目的是为了预防、控制和消除传染病的发生与流行

　　A. 保证社会发展

　　B. 保障人体健康

　　C. 保证正常的社会秩序

D. 保障人体健康和公共卫生

E. 保障公共卫生秩序

7. 《中华人民共和国传染病防治法》中"医源性感染"的含义是指

    A. 在从事医学实验中，因病原体传播引起的感染

    B. 在从事实验室工作中，因接触病原体所致的感染

    C. 在从事医学服务中，因病原体传播引起的感染

    D. 感染病原体、无临床症状、能排出病原体

    E. 人与脊椎动物接触病原体而感染

8. 医院工作人员在医院内获得的感染属于

    A. 医院感染   B. 医源性感染

    C. 病媒生物感染   D. 病原体感染

    E. 潜伏体感染

9. 按照《中华人民共和国传染病防治法》，属于乙类传染病分类，但依法采取甲类传染病预防、控制措施的是

    A. 肺结核   B. 肺炭疽

    C. 艾滋病   D. 病毒性肝炎

    E. 流行性出血热

10. 按照《中华人民共和国传染病防治法》，属于乙类传染病分类，但依法采取甲类传染病预防、控制措施的是

    A. 肺结核   B. 艾滋病

    C. 猩红热   D. 淋病

    E. 感染高致病性禽流感

11. 国家实行预防接种证制度的对象是

    A. 儿童   B. 在校学生

    C. 未成年人   D. 成年人

    E. 全体社会公民

12. 国家对儿童实行预防接种证制度。具体办法的制定是由

    A. 国务院制定

    B. 国务院卫生行政部门制定

    C. 省级卫生行政部门制定

    D. 县级卫生行政部门制定

    E. 各级疾病预防控制机构制定

13. 医疗机构在传染病预防控制中的职责是

    A. 实施传染病预防控制计划

    B. 预测传染病的发生、流行趋势

    C. 开展传染病实验室检测

    D. 严格执行国务院卫生行政部门规定的管理制度、操作规范

    E. 实施免疫规划

14. 《中华人民共和国传染病防治法》明确规定的传染病防治方针是

    A. 防治结合   B. 预防为主

    C. 依靠科学   D. 分类管理

    E. 控制为主

15. 发现传染病疫情应及时按照规定内容、程序、方式和时限报告，报告疫情应遵循的原则是

    A. 系统控制原则   B. 系统通报原则

    C. 属地管理原则   D. 隶属关系原则

    E. 直接向上级领导报告

16. 发现甲类传染病病人、传染性非典型性肺炎的病人或疑似病人，在城镇中的责任报告单位法定报告时限为

    A. 2 小时之内进行报告

    B. 2 小时后即可报告

    C. 3 小时后即可报告

    D. 4 小时后即可报告

    E. 6 小时后即可报告

17. 发现甲类传染病病人、传染性非典型性肺炎的病人或疑似病人，在农村的责任报告单位法定报告时限为

    A. 6 小时之内进行报告

    B. 7 小时后即可报告

    C. 8 小时后即可报告

    D. 10 小时后即可报告

    E. 12 小时后即可报告

18. 《中华人民共和国传染病防治法》规定，国家建立传染病疫情

A. 预防接种制度

B. 全民预防措施

C. 信息公布制度

D. 菌种运输管理制度

E. 鉴定制度

19. 医疗机构发现甲类传染病时，对疑似病人应依法及时采取的措施是

  A. 采取预防措施

  B. 进行医学观察

  C. 予以隔离治疗

  D. 在指定场所进行医学观察

  E. 确诊前在指定场所进行单独隔离治疗

20. 医疗机构发现甲类传染病时，对病源携带者、疑似病人的密切接触者，应依法及时采取的措施是

  A. 在指定场所进行医学观察

  B. 进行医学观察

  C. 采取预防措施

  D. 予以隔离治疗

  E. 确诊前在指定场所进行单独隔离治疗

21. 县级以上人民政府报经上一级人民政府决定，可以采取紧急控制措施的情况是

  A. 发现传染病病人时

  B. 发现流行病时

  C. 发现疑似病人时

  D. 传染病暴发、流行时

  E. 对传染病病人隔离时

22. 对已经发生甲类传染病病例的场所，所在地的县级以上地方人民政府可以

  A. 采取强制隔离措施

  B. 实施隔离措施

  C. 采取必要的预防措施

  D. 予以隔离治疗

  E. 在指定场所进行医学观察

23. 由县级以上人民政府报经上一级政府决定可以在传染病流行时采取的紧急措施是

  A. 隔离治疗

  B. 强制隔离

  C. 指定场所进行医学观察

D. 停工、停业、停课

E. 实施交通检疫

24. 对传染病实施医疗救治活动，医疗机构应当实行传染病

  A. 检疫制度   B. 预警制度

  C. 监测制度   D. 情况通报制度

  E. 预检、分诊制度

25. 单位和个人违反《中华人民共和国传染病防治法》，导致传染病传播、流行，给他人人身造成损害的，应依法

  A. 恢复原状   B. 进行治疗

  C. 承担社会责任   D. 承担民事责任

  E. 承担道德责任

26. 医疗机构及其人员违反《中华人民共和国传染病防治法》规定的情形，由其所在单位对直接责任人员

  A. 追究民事责任   B. 追究刑事责任

  C. 吊销执业证书   D. 给予行政处分

  E. 给予行政处罚

27. 省、自治区、直辖市人民政府对本行政区域内常见、多发的其他地方性传染病，可以

  A. 根据情况决定按照甲类传染病管理并予以公布，报国务院卫生行政部门备案

  B. 根据情况决定按照丙类传染病管理并予以公布，报国务院卫生行政部门备案

  C. 根据情况决定按照乙类或者丙类传染病管理并予以公布，报国务院卫生行政部门备案

  D. 根据情况决定按照乙类传染病管理并予以公布，报国务院卫生行政部门备案

  E. 根据情况决定按照乙类或者丙类传染病管理并备案

28. 下列关于各级医疗机构和疾病预防控制机构在传染病预防控制中的职责的说法，错误的是

  A. 国家、省级疾病预防控制机构负责对传染病发生、流行以及分布进行监

测，对重大传染病流行趋势进行预测，提出预防控制对策

B. 省、自治区、直辖市疾病预防控制机构负责传染病预防控制规划、方案的落实

C. 设区的市和县级疾病预防控制机构负责组织实施免疫、消毒、控制病媒生物的危害，普及传染病防治知识

D. 设区的市和县级疾病预防控制机构负责本地区疫情和突发公共卫生事件监测、报告，开展流行病学调查和常见病原微生物检测

E. 国家、省级疾病预防控制机构开展传染病病原学鉴定，建立检测质量控制体系，开展应用性研究和卫生评价

29. 甲类、乙类传染病暴发、流行时，各级政府应采取的紧急措施的叙述，错误的是

A. 县级以上地方人民政府报经上一级人民政府决定，可以宣布本行政区域部分或者全部为疫区

B. 国务院可以决定并宣布跨省、自治区、直辖市的疫区

C. 省、自治区、直辖市人民政府可以决定对本行政区域内的甲类传染病疫区实施封锁

D. 疫区封锁的解除，由原决定机关决定并宣布

E. 大、中城市的人民政府可以决定对本行政区域内的甲类传染病疫区实施封锁

B1 型题

A. 传染病通报

B. 传染病监测

C. 传染病责任报告人

D. 传染病义务报告人

E. 传染病疫情公布

1. 任何单位和个人发现传染病病人或疑似病人向疾病预防控制机构报告属于

2. 疾病预防控制机构及其执行职务的人员发现传染病病人或疑似病人向有关部门的报告属于

A. 疫点   B. 疫区

C. 疫情通报   D. 疫情报告

E. 疫情措施

3. 医疗机构及其执行职务的人员发现传染病疫情应按规定和时限进行

4. 县级以上人民政府有关部门发现传染病疫情时应当及时向同级人民政府卫生行政部门进行

A. 疫情通报   B. 疫情报告

C. 疫情措施   D. 疫点

E. 疫区

5. 病原体从传染源向周围播散的范围较小或者单个疫源地是

6. 传染病在人群中爆发、流行，其病原体向周围播散时所能波及的地区是

A. 病原携带者 B. 自然疫源地

C. 病媒生物   D. 菌种、毒种

E. 人畜共患传染源

7. 能够将病原体从人或者其他动物传播给人的生物，如蚊、蝇、蚤类等是

8. 可能引起本法规定的传染病发生的细菌、病毒是

A. 病媒生物   B. 菌种、毒种

C. 病原携带者 D. 自然疫源地

E. 人畜共患传染源

9. 某些可引起人类传染病的病原体在自然界的野生动物中长期存在和循环的地区是

10. 感染病原体，无临床症状，但能排出病原体的人是

A. 鼠疫、霍乱

B. 流行性乙型脑炎、风疹

C. 流行性感冒、麻风病

D. 传染性非典型性肺炎、肺炭疽

E. 传染性非典型性肺炎、流行性感冒

11. 丙类传染病是

12. 甲类传染病是

参考答案

A1 型题

1. E　　2. E　　3. A　　4. B　　5. B

6. D	7. C	8. A	9. B	10. E
11. A	12. A	13. D	14. B	15. C
16. A	17. C	18. C	19. E	20. A
21. D	22. B	23. D	24. E	25. D
26. D	27. C	28. B	29. E	

B1 型题

1. D	2. C	3. D	4. C	5. D
6. E	7. C	8. D	9. D	10. C
11. C	12. A			

第六单元　《突发公共卫生事件应急条例》

A1 型题

1. 突发公共卫生事件严重危害

　　A. 公众权益　　　　B. 社会公众利益

　　C. 经济秩序　　　　D. 社会秩序

　　E. 社会公众健康

2. 突发公共卫生事件是指突然发生，造成或者可能造成社会公众健康严重损害的重大

　　A. 传染病疫情事件　B. 社会治安事件

　　C. 公众安全事件　　D. 领导责任事件

　　E. 医疗机构事故

3. 突发公共卫生事件是指突然发生，造成或者可能造成社会公众健康严重损害的重大

　　A. 医疗机构事故　　B. 社会治安事件

　　C. 消防安全事件　　D. 领导责任事件

　　E. 群体不明原因疾病的事件

4. 突发公共卫生事件是指突然发生，造成或者可能造成社会公众健康严重损害的重大

　　A. 公众安全事件　　B. 矿山安全事件

　　C. 食物中毒事件　　D. 医疗机构事故

　　E. 领导责任事件

5. 突发公共卫生事件是指突然发生，造成或者可能造成社会公众健康严重损害的重大

　　A. 食物中毒和职业中毒事件

　　B. 社会治安事件

　　C. 公众安全事件

　　D. 消防安全事件

　　E. 领导责任事件

6. 县级以上人民政府卫生行政部门，具体负责组织突发公共卫生事件的

　　A. 社会治安维护工作

　　B. 正常的社会经济运行

　　C. 调查、控制和医疗救治工作

　　D. 应急处理指挥部

　　E. 统一领导工作

7. 各级人民政府及其有关部门应当建立严格的突发事件

　　A. 应急处理指挥部

　　B. 调查控制领导小组

　　C. 医疗救治指挥部

　　D. 防范和应急处理责任制

　　E. 信息通报制度

8. 国务院卫生行政主管部门按照分类指导、

快速反应的要求，制定

    A. 突发事件医疗救助方案

    B. 突发事件应急处理培训

    C. 突发事件日常监测

    D. 全国突发事件应急预案

    E. 本行政区域的突发事件应急预案

9. 国家建立统一的突发事件

    A. 预防控制体系   B. 医疗救助方案

    C. 日常监测   D. 应急演练

    E. 技能培训

10. 县级以上人民政府卫生行政主管部门应当指定机构负责开展突发事件的

    A. 医疗救助方案   B. 预防控制体系

    C. 应急演练   D. 技能培训

    E. 日常监测

11. 卫生行政部门应当定期组织医疗卫生机构进行突发事件的

    A. 日常监测   B. 应急演练

    C. 技能培训   D. 预防控制体系

    E. 医疗救助方案

12. 医疗卫生机构和有关单位发现有突发卫生事件情形的，向所在地卫生行政主管部门报告的时限要求是在发现

    A. 6 小时后   B. 4 小时后

    C. 3 小时后   D. 2 小时后

    E. 2 小时内

13. 突发事件发生后，医疗机构在医疗救治中为防止交叉感染和污染应当

    A. 采取应急技术指导

    B. 采取卫生预防措施

    C. 保证医疗器械供应

    D. 及时供应药品

    E. 及时治疗病患者

14. 突发公共卫生事件应急工作的方针是

    A. 统一领导、分级负责

    B. 反应及时、措施果断

    C. 预防为主、常备不懈

    D. 依靠科学

    E. 加强合作

15. 下列不属于突发公共卫生事件应急工作原则内容的是

    A. 统一领导、分级负责

    B. 反应及时、措施果断

    C. 预防为主、常备不懈

    D. 依靠科学

    E. 加强合作

16. 在突发公共卫生事件预防控制体系中，县级以上人民政府卫生行政主管部门应

    A. 定期对医疗卫生机构和人员开展突发事件应急处理相关知识、技能的培训

    B. 建立和完善突发事件监测与预警系统

    C. 开展突发事件的日常监测

    D. 收集、分析、报告突发事件的信息

    E. 组织突发事件应急处理专业退伍建设和培训

17. 突发事件的报告时限要求，省、自治区、直辖市人民政府的报告时限是

    A. 接到报告 2 小时内

    B. 接到报告 1 小时内

    C. 接到报告 0.5 小时内

    D. 接到报告 3 小时内

    E. 接到报告 1.5 小时内

B1 型题

    A. 预防为主

    B. 预防为主、常备不懈

    C. 统一领导、分级负责

    D. 统一领导、统一指挥

    E. 调查、控制和医疗救治

1. 县级以上地方人民政府卫生行政主管部门具体负责突发事件的

2. 全国突发事件应急指挥部负责对全国突发事件应急处理的

    A. 调查、控制和医疗救治

B. 预防为主

C. 预防为主、常备不懈

D. 统一领导、统一指挥

E. 统一领导、分级负责

3. 传染病防治的方针是

4. 突发事件应急工作应当遵循的方针是

A. 制定全国突发事件应急预案

B. 制定行政区域应急预案

C. 预防控制体系

D. 监测与预警系统

E. 开展突发事件日常监测

5. 县级以上人民政府建立和完善突发事件

6. 县级以上人民政府卫生行政主管部门指定机构负责

A. 预防控制体系

B. 监测与预警系统

C. 制定行政区域应急预案

D. 全国突发事件应急预案

E. 开展突发事件日常监测

7. 国家建立统一的突发事件

8. 国务院卫生行政主管部门按照分类指导、快速反应的要求，制定并报请国务院批准的是

A. 信息报告系统

B. 监测与预警系统

C. 预防控制体系

D. 制定全国突发事件应急预案

E. 制定行政区域应急预案

9. 省级人民政府根据全国应急预案，结合本地实际情况，应

10. 国务院卫生行政部门建立重大、紧急疫情的

参考答案

A1 型题

1. E	2. A	3. E	4. C	5. A
6. C	7. D	8. D	9. A	10. E
11. B	12. E	13. B	14. C	15. C
16. A	17. B			

B1 型题

1. E	2. D	3. B	4. C	5. D
6. E	7. A	8. D	9. E	10. A

第七单元 《医疗纠纷预防和处理条例》

A1 型题

1. 因紧急抢救未能及时填写病历的，有关义务人员应当据实补记，其时限是在抢救结束后

A. 10 小时内　　　　B. 9 小时内

C. 8 小时内　　　　D. 7 小时内

E. 6 小时内

2. 解决医疗纠纷的途径不包括

A. 协商　　　　B. 诉讼

C. 仲裁　　　　D. 人民调解

E. 行政调解

3. 病历资料封存后医疗纠纷已经解决，或者患者在病历资料封存时限内未提出解决医疗纠纷要求的，医疗结构可以自行启封，其封存期限是

A. 2 年　　　　B. 3 年

C. 4 年　　　　D. 5 年

E. 1 年

4. 申请医疗纠纷人民调解的，医疗纠纷人民调解委员会应当完成调解的时限是

    A. 自受理之日起 30 个工作日

    B. 自受理之日起 15 个工作日

    C. 自受理之日起 20 个工作日

    D. 自受理之日起 30 天

    E. 自受理之日起 60 天

5. 医患双方申请医疗纠纷行政调解的，应当参照人民调解的规定向医疗纠纷发生地有关部门提出申请，其受理部门是

    A. 国务院卫生主管部门

    B. 省级人民政府卫生主管部门

    C. 市级人民政府卫生主管部门

    D. 县级人民政府卫生主管部门

    E. 县级以上卫生主管部门

6. 疑似输液、输血、注射、用药等引起不良后果的，医患双方应当共同对现场实物进行封存、启封，封存的现场实物由医疗机构保管。需要检验的，应当委托具有检验资格的检验机构进行，委托方是

    A. 医疗结构   B. 患者

    C. 第三方   D. 医患双方

    E. 法院

7. 卫生主管部门作出是否受理行政调解的时限是

    A. 自收到申请之日起 7 个工作日

    B. 自收到申请之日起 6 个工作日

    C. 自收到申请之日起 5 个工作日

    D. 自收到申请之日起 4 个工作日

    E. 自收到申请之日起 3 个工作日

8. 患者死亡，医患双方对死因有异议的，应当在死亡后进行尸检，其时限是

    A. 死亡后 12 小时内

    B. 死亡后 24 小时内

    C. 死亡后 60 小时内

    D. 死亡后 72 小时内

    E. 死亡后 48 小时内

9. 医疗机构篡改、伪造、隐匿、毁灭病历资料的，对直接负责的主管人员和其他直接责任人员，由县级以上人民政府卫生主管部门给予或者责令给予降低岗位等级或者撤职的处分，对有关医务人员责令

    A. 暂停 1 个月以上 6 个月以下执业活动

    B. 暂停 6 个月以上 1 年以下执业活动

    C. 暂停 1 年以上 3 年以下执业活动

    D. 暂停 3 年以上执业活动

    E. 吊销执业证书

10. 医疗机构及其医务人员拒绝为患者提供查阅、复制病例资料服务的，由县级以上人民政府卫生主管部门责令改正，给予警告，并处

    A. 1 万元以上 5 万元以下罚款

    B. 3 万元以上 10 万元以下罚款

    C. 5 万元以上 10 万元以下罚款

    D. 10 万元以下罚款

    E. 1 万元以下罚款

11. 下列不属于医疗纠纷处理原则的是

    A. 公平   B. 公正

    C. 公开   D. 实事求是

    E. 及时

12. 以下属于县级以上人民政府在医疗纠纷的合作共治中承担的责任是

    A. 做好医疗纠纷预防和处理的有关工作

    B. 查处、打击侵害患者和医务人员合法权益以及扰乱医疗秩序等违法犯罪行为

    C. 指导医疗纠纷人民调解工作

    D. 指导、监督医疗机构做好医疗纠纷的预防和处理工作

    E. 加强对医疗纠纷预防和处理工作的领导、协调

13. 预防医疗纠纷，医疗机构及其医务人员在诊疗活动中，不应当

    A. 以患者为中心

    B. 加强人文关怀

    C. 严格遵守医疗卫生法律、法规、规章

D. 以自身安全为先

E. 恪守职业道德

14. 患者有权查阅、复制的病历资料，不包括

A. 手术同意书

B. 护理记录

C. 疑难病例讨论记录

D. 病理资料

E. 住院志

15. 医学会、司法鉴定机构出具虚假医疗损害鉴定意见的，由县级以上人民政府卫生、司法行政部门依据职责没收违法所得，并处

A. 1 万元以上 3 万元以下罚款

B. 3 万元以上 5 万元以下罚款

C. 10 万元以上罚款

D. 5 万元以上 10 万元以下罚款

E. 1 万元以下罚款

B1 型题

A. 加强对医疗纠纷预防和处理工作的领导、协调

B. 按照各自职责做好医疗纠纷预防和处理的有关工作

C. 查处、打击侵害患者和医务人员合法权益以及扰乱医疗秩序等违法犯罪行为

D. 指导、监督医疗机构做好医疗纠纷的预防和处理工作

E. 指导医疗纠纷人民调解工作

1. 医疗纠纷的合作共治中，司法行政部门的责任是

2. 医疗纠纷的合作共治中，卫生主管部门的责任是

3. 医疗纠纷的合作共治中，公安机关的责任是

4. 医疗纠纷的合作共治中，财政、民政、保险监督管理等部门和机构的责任是

A. 在诊疗活动中应当向患者说明病情和医疗措施

B. 互相尊重，维护自身权益，应当遵守有关法律、法规的规定

C. 对其医务人员进行医疗卫生法律、法规、规章和诊疗相关规范、常规的培训，并加强职业道德教育

D. 遵守医疗秩序和医疗机构有关就诊、治疗、检查的规定，如实提供与病情有关的信息，配合医务人员开展诊疗活动

E. 改善医疗服务，提高医疗质量

5. 预防医疗纠纷，医疗机构应当

6. 预防医疗纠纷，医务人员应当

7. 预防医疗纠纷，患者应当

A. 6 个月以上 1 年以下

B. 1 个月以上 6 个月以下

C. 3 个月以上 1 年以下

D. 1 年以上 3 年以下

E. 3 个月以上 6 个月以下

8. 医学会、司法鉴定机构出具虚假医疗损害鉴定意见的，对其责令暂停鉴定业务

9. 医疗机构篡改、伪造、隐匿、毁灭病历资料的，对有关医务人员责令暂停执业活动

10. 医务人员未按照规定告知患者病情、医疗措施、医疗风险等，情节严重的，对有关医务人员可以责令暂停执业活动

11. 尸检机构出具虚假尸检报告的，对该尸检机构和有关尸检专业技术人员责令暂停尸检业务

参考答案

A1 型题

1. E　2. C　3. B　4. A　5. D
6. D　7. C　8. E　9. B　10. A

B1 型题

1. E　2. D　3. C　4. B　5. C
6. A　7. D　8. C　9. A　10. B
11. C

第八单元　《中华人民共和国中医药法》

A1 型题

1. 制定《中华人民共和国中医药法》的目的是

　　A. 保护、支持、发展中医药事业

　　B. 继承和弘扬中医药，保障和促进中医药事业发展，保护人民健康

　　C. 保障和促进中医药事业发展，保护人民健康

　　D. 继承和发扬中医药，保障和支持中医药事业发展，保护人民健康

　　E. 继承和发扬中医药，保护人民健康

2. 《中华人民共和国中医药法》施行的日期是

　　A. 2017 年 9 月 1 日

　　B. 2017 年 10 月 1 日

　　C. 2017 年 1 月 1 日

　　D. 2017 年 7 月 1 日

　　E. 2017 年 12 月 1 日

3. 国家大力发展中医药事业，实行中西医并重的方针，鼓励中医、西医

　　A. 相互支持，相互帮助，共同发展

　　B. 相互学习，相互补充，共同提高

　　C. 相互学习，相互补充，协调发展

　　D. 相互交流，相互学习，共同提高

　　E. 相互交流，同步发展

4. 合并、撤销政府举办的中医医疗机构或者改变其中医医疗性质，应当征求

　　A. 县级以上人民政府中医药主管部门

　　B. 省、自治区、直辖市人民政府中医药主管部门

　　C. 国务院中医药管理部门

　　D. 国务院卫生行政主管部门

　　E. 上一级人民政府中医药主管部门

5. 举办中医诊所的，将诊所的名称、地址、诊疗范围、人员配备情况等报（　　）备案后即可开展执业活动

　　A. 县级人民政府中医药主管部门

　　B. 国务院中医药主管部门

　　C. 省、自治区、直辖市人民政府中医药主管部门

　　D. 县级人民政府工商管理部门

　　E. 上一级人民政府工商管理部门

6. 《中华人民共和国中医药法》规定，依法设立的社区卫生服务中心（站）和乡镇卫生院等城乡基层卫生服务机构，应当能够

　　A. 开展各项中医药业务活动

　　B. 提供中医医疗服务

　　C. 提供康复服务活动

　　D. 进行现代设备诊断服务

　　E. 提供保健咨询业务

7. 医疗机构发布中医医疗广告，应当经所在地（　　）部门审查批准

A. 省级人民政府广告监督管理

B. 省级任命政府卫生行政

C. 省级人民政府中医药主管

D. 省级药品监督管理

E. 县级中医药管理

8. 中医诊所被责令停止执业活动的，其直接负责的主管人员自处罚决定作出之日起（　　）不得在医疗机构内从事管理工作

A. 3 年　　　　　　B. 5 年

C. 10 年　　　　　D. 20 年

E. 终身

9. 医疗机构应用传统工艺配制中药制剂未依照本法规定备案，或者为按照备案材料载明的要求配制中药制剂的，按（　　）给予处罚

A. 生产劣药　　　B. 生产假药

C. 过期药品　　　D. 质量不合格药品

E. 不合格药品

10. 下列情形不属于采取备案管理的是

A. 中药新药上市

B. 医疗机构配制仅应用传统工艺配制的中药制剂品种

C. 委托配制中药制剂

D. 在本医疗机构内炮制、使用市场上没有供应的中药饮片

E. 举办中医诊所

11. 《中华人民共和国中医药法》规定，以下医疗机构可以不设置中医药科室的是

A. 政府举办的综合医院

B. 政府举办的妇幼保健机构

C. 有条件的乡镇卫生院

D. 个人诊所

E. 有条件的专科医院

12. 下列关于道地中药材的说法，错误的是

A. 经过中医临床长期应用优选出来的

B. 产在特定区域内

C. 具有较高知名度

D. 与其他地区所产同种中药材相比，品质和疗效更好，且质量稳定

E. 产量较高

13. 下列关于中医药传承与文化传播的叙述，不正确的是

A. 中医药传统知识持有人对他人获取、利用其持有的中医药传统知识知情同意权但不享有利益分享权

B. 组织遴选传承项目

C. 组织遴选传承人

D. 可以开展传承活动

E. 鼓励组织和个人创作中医药文化和科普作品

14. 社会力量举办的中医医疗机构在很多方面享有与政府举办的中医医疗机构同等的权利，其中不包括

A. 准入、执业

B. 财政投入

C. 基本医疗保险

D. 科研教学

E. 医务人员职称评定

15. 中医诊所超出备案范围开展医疗活动的，由所在地县级人民政府中医药主管部门责令改正，没收违法所得，并处

A. 三万元以上五万元以下罚款

B. 二万元以上四万元以下罚款

C. 一万元以上三万元以下罚款

D. 一万元以上五万元以下罚款

E. 五万元以上十万元以下罚款

B1 型题

A. 医疗机构设置规划

B. 中医药专业技术职务任职资格评审

C. 中医药人员培训计划

D. 与中医药有关的评审或鉴定活动

E. 获得定点资格的中医医疗机构

1. 县级以上人民政府应当将中医医疗机构建

设纳入

2. 应当按照规定向参保人员提供基本医疗服务的是

    A. 以中药制剂为基础研制的中药新药

    B. 应用传统工艺配制的中药制剂

    C. 医疗机构配制的中药制剂

    D. 委托配制的中药制剂

    E. 来源于古代经典名方的中药复方制剂

3. 在申请药品批准文号时，可以仅提供非临床安全性研究资料的是

4. 不需要取得制剂批准文号即可配制的中药

制剂是

参考答案

A1 型题

1. B　2. D　3. C　4. E　5. A
6. B　7. C　8. B　9. B　10. A
11. D　12. E　13. A　14. B　15. C

B1 型题

1. A　2. E　3. E　4. B

第九单元　医疗机构从业人员行为规范

1. 医师是指依法取得执业医师资格或执业助理医师资格，经注册在医疗机构从事（　）工作的人员。

    A. 医学物理工程　　B. 护理

    C. 医疗器械检验　　D. 医疗

    E. 药学

2. 管理人员是指在医疗机构及其内设各部门、科室从事（　）工作的人员。

    A. 医学物理工程

    B. 医疗器械检验

    C. 医疗器械维护

    D. 临床、科研、教学

    E. 组织协调

3. 护士是指经执业注册取得护士执业证书，依法在医疗机构从事（　）工作的人员。

    A. 医疗　　　　　B. 临床教学

    C. 护理　　　　　D. 医疗器械检验

    E. 协调

4. 医疗机构从业人员应坚持的宗旨是

    A. 救死扶伤，防病治病

    B. 救死扶伤，预防为主

    C. 尊重患者，关爱生命

    D. 优质服务，医患和谐

    E. 遵纪守法，依法执业

5. 以下各项，属于管理人员行为规范的是

    A. 认真执行医疗文书制度

    B. 竭诚协助医生诊治

    C. 加强医疗质量管理

    D. 不违规签署医学证明文件

    E. 加强药品不良反应监测

6. 以下各项，属于医师行为规范的是

    A. 加强医疗质量管理

    B. 严格落实医疗机构各项内控制度

    C. 合理采集、使用、保护、处置标本

    D. 严格遵循临床诊疗规范和技术操作规范

    E. 加强药品不良反应监测

7. 以下各项，属于护士行为规范的是

    A. 严格执行医嘱

    B. 使用适宜诊疗技术和药物

    C. 不过度医疗

    D. 严格遵循临床诊疗规范和技术操作

规范

E. 不违规签署医学证明文件

8. 以下各项，属于医技人员行为规范的是

A. 竭诚协助医生诊治，密切观察患者病情

B. 不违规进行试验性医疗

C. 严格遵循临床诊疗规范和技术操作规范

D. 使用适宜诊疗技术和药物

E. 合理采集、使用、保护、处置标本

9. 以下各项，属于药学技术人员行为规范的是

A. 使用适宜诊疗技术和药物

B. 认真履行处方审核调配职责

C. 严格执行医嘱

D. 规范书写，妥善保存病历材料

E. 不违规签署医学证明文件

10. 以下对医疗机构从业人员行为规范表述不正确的是

A. 遵纪守法，依法执业

B. 优质服务，医患和谐

C. 以医疗为中心，全心全意为人民健康服务

D. 尊重患者的知情同意权和隐私权

E. 不索取和非法收受患者财物

参考答案

1. D　2. E　3. C　4. A　5. C
6. D　7. A　8. E　9. B　10. C

第十单元　《基本医疗卫生与健康促进法》

A 型题

1. 以下哪项不是《基本医疗卫生与健康促进法》立法目的

A. 发展医疗卫生与健康事业

B. 保障公民享有基本医疗卫生服务

C. 提高公民健康水平

D. 促进经济发展

E. 推进健康中国建设

2. 《基本医疗卫生与健康促进法》自哪天起施行

A. 2020 年 2 月 1 日

B. 2020 年 3 月 1 日

C. 2020 年 4 月 1 日

D. 2020 年 5 月 1 日

E. 2020 年 6 月 1 日

3. 关于《基本医疗卫生与健康促进法》中

对中医药事业的方针，以下叙述哪项不妥

A. 大力发展中医药事业

B. 促进医学科技成果的转化和应用

C. 坚持中西医并重

D. 坚持传承与创新相结合

E. 发挥中医药在医疗卫生与健康事业中的独特作用

4. 国家加大对医疗卫生与健康事业的财政投入，通过增加转移支付等方式重点扶持除哪一项外的地区发展医疗卫生与健康事业

A. 革命老区　　B. 民族地区

C. 边疆地区　　D. 经济欠发达地区

E. 新设置的经济特区

5. 以下哪项不是基本医疗卫生服务的内容

A. 维护人体健康所必需

B. 与经济社会发展水平相适应

C. 公民可公平获得

D. 采用适宜药物、适宜技术、适宜设备

E. 独特疗法

6. 县级以上人民政府通过除以下哪种方式提供基本公共卫生服务

A. 举办专业公共卫生机构

B. 举办基层医疗卫生机构

C. 举办医院

D. 属地摊派营利性医疗卫生机构

E. 从其他医疗卫生机构购买服务

7. 关于基层医疗卫生机构主要提供的基本医疗卫生服务，以下哪项叙述不妥

A. 预防、保健、健康教育、疾病管理，为居民建立健康档案

B. 常见病、多发病的诊疗

C. 留观超出自身服务能力的患者

D. 部分疾病的康复、护理

E. 接收医院转诊患者

8. 关于医院提供的服务，以下哪项叙述不妥

A. 提供疾病诊治，特别是急危重症和疑难病症的诊疗

B. 突发事件医疗处置和救援

C. 食品安全风险监测评估

D. 开展医学教育、医疗卫生人员培训、医学科学研究

E. 对基层医疗卫生机构的业务指导

9. 专业公共卫生机构提供公共卫生服务，以下哪项叙述不妥

A. 传染病、慢性非传染性疾病、职业病、地方病等疾病预防控制和健康教育

B. 妇幼保健、精神卫生

C. 突发事件医疗处置和救援

D. 食品安全风险监测评估

E. 出生缺陷防治

10. 国家和社会尊重、保护公民的健康权。国家实施健康中国战略，通过以下方式提升公民全生命周期健康水平，但哪项叙述不妥

A. 普及健康知识　　B. 优化健康服务

C. 完善健康保障　　D. 建设健康环境

E. 发展健康产业

11. 国家加强职业健康保护。哪一级人民政府应当制定职业病防治规划，建立健全职业健康工作机制，加强职业健康监督管理，提高职业病综合防治能力和水平

A. 省级以上　　　　B. 县级以上

C. 镇级以上　　　　D. 乡级以上

E. 村级以上

12. 应当控制职业病危害因素，采取工程技术、个体防护和健康管理等综合治理措施，改善工作环境和劳动条件的主体是

A. 省级以上人民政府

B. 县级以上人民政府

C. 乡（镇）以上人民政府

D. 居委会

E. 用人单位

13. 应当优先开展残疾儿童康复工作，实行康复与教育相结合的主体是

A. 省级以上　　　　B. 县级以上

C. 镇级以上　　　　D. 乡级以上

E. 村级以上

14. 主要提供基本医疗服务的医疗卫生机构是

A. 营利性医疗卫生机构

B. 非营利性医疗卫生机构

C. 政府举办的医疗卫生机构

D. 社会力量举办的医疗卫生机构

E. 私立医院

15. 国家推进基本医疗服务实行分级诊疗制度，引导非急诊患者首先到基层医疗卫生机构就诊，实行首诊负责制和转诊审核责任制，逐步建立相关机制，并与基本医疗保险制度相衔接。以下哪项机制表述不妥

A. 基层首诊　　　　B. 双向转诊

C. 急慢分治　　　　D. 上下联动

E. 急诊优先

16. 公民接受医疗卫生服务，对相关事项依法享有知情同意的权利。以下哪项权利表述不妥

A. 胎儿性别　　　　B. 病情

C. 诊疗方案　　　D. 医疗风险

E. 医疗费用

17. 国家建立健全符合医疗卫生行业特点的人事、薪酬、奖励制度，体现医疗卫生人员

A. 职业特点和技术劳动价值

B. 医德医风和技术劳动价值

C. 劳动价值和医疗技术价值

D. 奉献精神和医疗技术价值

E. 医德医风和奉献精神

18. 执业医师晋升为副高级技术职称的，应当有在县级以下或者对口支援的医疗卫生机构提供医疗卫生服务的经历，累计时间为

A. 3 个月　　　　B. 6 个月以上

C. 1 年以上　　　D. 2 年以上

E. 3 年以上

19. 国家公布的目录，根据药品临床应用实践、药品标准变化、药品新上市情况等，对目录进行动态调整

A. 基本药物　　　B. 常用药物

C. 保险药物　　　D. 平价药物

E. 特殊药物

20. 国家合理规划和配置医疗卫生资源，采取多种措施，优先支持医疗卫生机构发展，提高其医疗卫生服务能力

A. 以基层为重点，优先支持县级以下医疗机构发展

B. 以基层为重点，优先支持乡（镇）级以下医疗机构发展

C. 以基层为重点，优先支持社区卫生服务中心发展

D. 以基层为重点，优先支持公共卫生机构发展

E. 以基层为重点，优先支持三级医疗机构发展

B 型题

A. 预防、保健、健康教育、疾病管理，为居民建立健康档案，常见病、多发病的诊疗以及部分疾病的康复、护理，接收医院转诊患者，向医院转诊超出自身服务能力的患者等

B. 疾病诊治，特别是急危重症和疑难病症的诊疗，突发事件医疗处置和救援以及健康教育等医疗卫生服务，并开展医学教育、医疗卫生人员培训、医学科学研究和对基层医疗卫生机构的业务指导

C. 传染病、慢性非传染性疾病、职业病、地方病等疾病预防控制和健康教育

D. 食品安全风险监测评估

E. 妇幼保健、精神卫生、院前急救、采供血、出生缺陷防治等

1. 基层医疗卫生机构主要提供的服务

2. 医院主要提供的服务

A. 非营利性医疗卫生机构

B. 营利性医疗卫生机构

C. 政府举办的非营利性医疗卫生机构

D. 社会力量举办的非营利性医疗卫生机构

E. 社会力量举办的医疗卫生机构

3. 医疗卫生服务体系的主体

4. 在基本医疗卫生事业中发挥主导作用，保障基本医疗卫生服务公平可及

A. 违法所得 5~20 倍

B. 违法所得 5~15 倍

C. 违法所得 2~10 倍

D. 违法所得 5~10 倍

E. 违法所得 10~20 倍

5. 未取得医疗机构执业许可证擅自执业的，由县级以上人民政府卫生健康主管部门责令停止执业活动，没收违法所得和药品、医疗器械，并处罚款

6. 伪造、变造、买卖、出租、出借医疗机构执业许可证的，由县级以上人民政府卫生健康主管部门责令改正，没收违法所得，并处罚款

    A. 违法所得 5~20 倍

    B. 违法所得 5~15 倍

    C. 违法所得 2~10 倍

    D. 违法所得 5~10 倍

    E. 违法所得 10~20 倍

7. 医疗卫生机构对外出租、承包医疗科室的，由县级以上人民政府卫生健康主管部门责令改正，没收违法所得，并处罚款

8. 政府举办的医疗卫生机构与其他组织投资设立非独立法人资格的医疗卫生机构的，由县级以上人民政府卫生健康主管部门责令改正，没收违法所得，并处罚款

参考答案

A 型题

1. D	2. E	3. B	4. E	5. E
6. D	7. C	8. C	9. C	10. A
11. B	12. E	13. B	14. C	15. E
16. A	17. A	18. C	19. A	20. A

B 型题

1. A	2. B	3. A	4. C	5. A
6. B	7. C	8. C		

国家中医药管理局直属单位——中国中医药出版社旗下医学培训品牌

专业权威　　顶级师资　　科学教研　　贴心服务

医考关键节点班型推荐——科学规划，省心省力

| 2022.02-2022.04 | **2022执医导学直播课** 免费 |
| 大纲权威解读与全科复习规划指导 | |

| 2021.12-2022.04 | **医学综合-全面精讲班** 1680元 |
| 200小时大纲全考点精讲，基础学习必入 | |

| 2021.12-2022.05 | **医学综合-考点精炼班** 880元 |
| 120小时精华考点深度讲解，巩固提升进阶 | |

| 2022.05 | **实践技能-全面精讲班** 599元 |
| 50小时三站考点全覆盖，技能通关必备 | |

| 2022.05 | **实践技能规范化操作视频** 109元 |
| 技能操作评分指南，2022参考人手一份 | |

| 2022.05-2022.06 | **实践技能-实战特训班** 499元 |
| 三站考试全真模拟，应考策略考前必看 | |

| 2022.07 | **医学综合-冲刺提分班** 699元 |
| 60小时必考要点梳理及考情预测，临考高效突破 | |

专业讲师团队，顶级师资配置

袋鼠医学课程主讲老师均来自北京中医药大学、南京中医药大学等知名院校，其中90%以上为博士，且多年深耕医师资格考试培训领域，能够精准把握医考动态，紧扣最新大纲、高效授课。

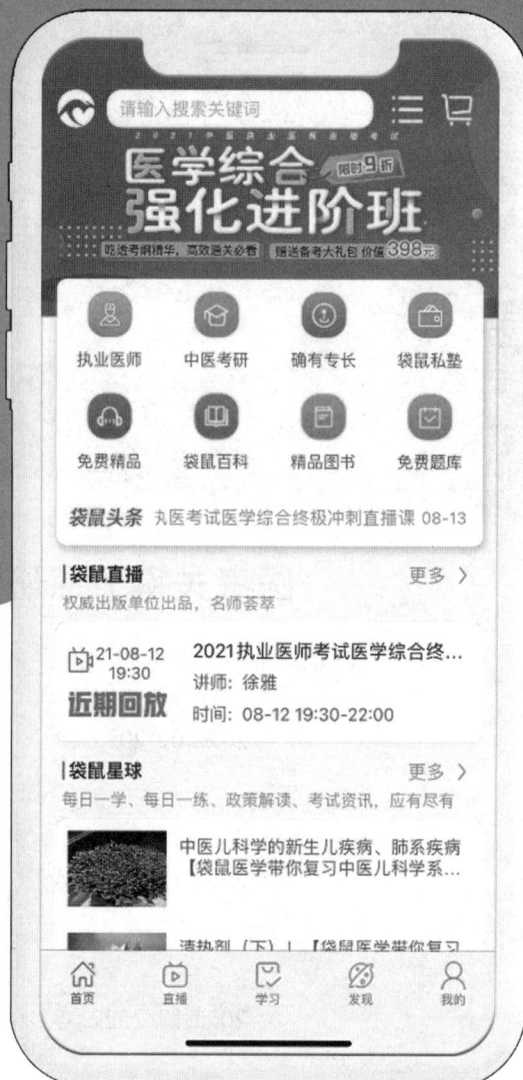